U0230113

心血管科
医生日记

主　审　胡大一　马长生

主　编　张　铭　刘光辉　郑炜平

副主编　崔秀鹏　张步升　田　力　田进伟　靳志涛

编　委　（按姓氏汉语拼音排序）

曹　磊	曹　滢	陈　曦	陈怀生	程　冕	崔秀鹏
付德明	傅　羽	公振华	顾　霞	顾小卫	贾澄辉
靳志涛	李传伟	刘　越	刘光辉	刘凯东	刘茜蒨
马晓民	孟凡吉	任仲侨	宋凌鲲	田　力	田进伟
王　浩	王世鹏	辛永宁	叶正芹	银孟卓	余　航
余海波	张　铭	张步升	郑　杰	郑炜平	周大亮

人民卫生出版社

·北　京·

图书在版编目（CIP）数据

心血管科医生日记 / 张铭，刘光辉，郑炜平主编
. —北京：人民卫生出版社，2023.6
ISBN 978-7-117-34807-2

Ⅰ.①心… Ⅱ.①张…②刘…③郑… Ⅲ.①心脏血
管疾病 – 诊疗 Ⅳ.①R54

中国国家版本馆 CIP 数据核字（2023）第 094625 号

人卫智网	www.ipmph.com	医学教育、学术、考试、健康，购书智慧智能综合服务平台
人卫官网	www.pmph.com	人卫官方资讯发布平台

心血管科医生日记
Xinxueguanke Yisheng Riji

主　　编：张　铭　刘光辉　郑炜平
出版发行：人民卫生出版社（中继线 010-59780011）
地　　址：北京市朝阳区潘家园南里 19 号
邮　　编：100021
E - mail：pmph @ pmph.com
购书热线：010-59787592　010-59787584　010-65264830
印　　刷：北京盛通印刷股份有限公司
经　　销：新华书店
开　　本：710×1000　1/16　印张：45
字　　数：907 千字
版　　次：2023 年 6 月第 1 版
印　　次：2023 年 7 月第 1 次印刷
标准书号：ISBN 978-7-117-34807-2
定　　价：189.00 元

打击盗版举报电话：010-59787491　E-mail：WQ @ pmph.com
质量问题联系电话：010-59787234　E-mail：zhiliang @ pmph.com
数字融合服务电话：4001118166　E-mail：zengzhi @ pmph.com

张运院士题词

心血管医生
日记

张运
二零一零年十月

编 者

（按姓氏汉语拼音排序）

白乙宾　山阴县人民医院心血管内科
蔡怀秋　哈尔滨医科大学第四附属医院超声科
曹　磊　河南科技大学第三附属医院心血管内科
曹　滢　航空总医院老年医学科
柴小计　濮阳市油田总医院心血管内科
陈　曦　珠海市人民医院心血管内科
陈怀生　深圳市人民医院重症监护室
陈全福　广东省中医院心血管病专科
陈乐昀　福建省立医院心血管内科
陈样新　中山大学孙逸仙纪念医院心血管内科
陈志海　福建省立医院心血管内科
程　冕　中国人民解放军联勤保障部队第九〇二医院心血管内科
崔金金　哈尔滨医科大学附属第二医院心血管内科
崔秀鹏　丰县人民医院心血管内科
戴小策　嘉兴市第一医院心血管内科
付德明　太原市中心医院心血管内科
傅　羽　哈尔滨医科大学附属第一医院心血管内科
高志益　泗洪县中心医院内科
葛晓冬　曹县人民医院心电图室
公振华　临沂市中心医院心血管内科
顾　霞　哈尔滨医科大学附属第二医院心血管内科
顾小卫　如东县人民医院心血管内科
郝　丹　哈尔滨市第一医院心血管内科
郝达军　宝应县人民医院消化内科
何朝文　深圳市龙华区中心医院心血管内科
胡　俊　山西汾西矿业（集团）有限责任公司职工总医院
黄碧宏　汕头大学医学院第二附属医院心血管内科
黄智伟　中国医学科学院阜外医院心血管内科

吉胜利　准格尔旗中心医院心血管内科

贾澄辉　西安医学院第一附属医院心胸外科

贾一凡　首都医科大学附属北京安贞医院心血管内科

靳志涛　中国人民解放军火箭军特色医学中心心血管内科

卡木荣　首都医科大学附属北京安贞医院心血管内科

冷利华　中国人民解放军海军安庆医院心血管内科

李　博　首都医科大学附属北京中医医院消化科

李传伟　中国人民解放军陆军军医大学西南医院心血管内科

林　林　山东省千佛山医院心血管内科

林开阳　福建省立医院心血管内科

林燕清　福建省立医院心血管内科

刘　圣　首都医科大学附属北京安贞医院心血管内科

刘　越　哈尔滨医科大学附属第一医院心血管内科

刘春雷　山东省千佛山医院心血管内科

刘光辉　同济大学附属同济医院内分泌代谢科

刘凯东　佛山复星禅城医院心血管内科

刘启明　中南大学湘雅二医院心血管内科

刘茜蒨　北京大学深圳医院心血管内科

卢建文　福建省立医院心血管内科

罗太阳　首都医科大学附属北京安贞医院心血管内科

马广隆　佛山市三水区人民医院心血管内科

马晓民　邱县中医院心血管内科

孟凡吉　哈尔滨医科大学第四附属医院心血管内科

孟新科　深圳市第二人民医院急危重症医学部

穆　清　南阳医学高等专科学校第一附属医院心血管内科

倪思瑶　首都医科大学附属北京安贞医院心血管内科

宁　瑜　中国医学科学院阜外医院心血管内科

丑小菲　渭南市中心医院心电图室

秦健勇　广州医科大学附属第三医院荔湾院区肿瘤专科

裘存新　黄山市人民医院心血管内科

任仲侨　哈尔滨医科大学第四附属医院急诊科

沈　鑫　新疆维吾尔自治区人民医院心血管内科

沈守赋　武警 8660 部队医院心血管内科

石治宇　哈尔滨医科大学附属第一医院心血管内科

宋凌鲲　中国人民解放军陆军军医大学第二附属医院(新桥医院)心血管内科

孙宪彬　哈尔滨市第一医院心血管内科
田　力　哈尔滨医科大学附属第二医院心血管内科
田进伟　哈尔滨医科大学附属第二医院心血管内科
王　浩　北京王府中西医结合医院心血管内科
王　青　杭锦旗人民医院心血管内科
王　炜　首都医科大学附属北京安贞医院心血管内科
王朝清　首都医科大学附属北京安贞医院心血管内科
王晨阳　首都医科大学附属北京安贞医院心血管内科
王世鹏　哈尔滨医科大学附属第二医院心血管内科
王小易　福建省立医院心血管内科
王雪梅　首都医科大学附属北京安贞医院心血管内科
魏潇琪　福建省立医院心血管内科
温婉婉　首都医科大学附属北京安贞医院核医学科
吴　东　北京协和医院消化内科
吴　辉　广州中医药大学第一附属医院心血管科
咸会波　青岛市市立医院急诊科
辛永宁　青岛市市立医院感染性疾病科
徐　瑞　济南市中心医院心血管内科
许卫国　珠海市人民医院介入诊疗科
薛继可　首都医科大学附属北京安贞医院心血管内科
闫慧源　杭锦旗人民医院心血管内科
杨　悦　杭锦旗人民医院心血管内科
杨可馨　首都医科大学附属北京安贞医院心血管内科
杨云潇　首都医科大学附属北京安贞医院心血管内科
叶　明　首都医科大学附属北京安贞医院心血管内科
叶正芹　同济大学附属同济医院老年医学科
银孟卓　广州市第一人民医院老年医学科
尹　明　中国人民解放军总医院第一医学中心心血管内科
游濠乐　福建省立医院心血管内科
于　路　浙江大学医学院附属邵逸夫医院心血管内科
余　航　西安交通大学第一附属医院心血管内科
余海波　泗洪县人民医院心血管内科
余世成　六安市人民医院心血管内科
张　铭　首都医科大学附属北京安贞医院心血管内科
张　铮　中国人民解放军火箭军特色医学中心心血管内科

张步升　上海交通大学医学院附属胸科医院心外科
张辉辉　邯郸市第一医院心血管内科
郑　杰　河北工程大学临床医学院
郑炜平　福建省立医院心血管内科
钟　炜　梅州市人民医院心血管内科
周大亮　哈尔滨市第一医院心血管内科
周庆伟　福建省立医院核医学科
周祥勇　上海远大心胸医院麻醉科

点评专家

（按姓氏汉语拼音排序）

陈　春　巴彦淖尔市医院心脏康复科
陈　慧　福建省立医院心血管内科
陈　林　福建省立医院心血管内科
陈国伟　中山大学附属第一医院心血管内科
陈怀生　深圳市人民医院重症监护室
陈样新　中山大学孙逸仙纪念医院心血管内科
程姝娟　首都医科大学附属北京安贞医院心血管内科
程宇彤　首都医科大学附属北京安贞医院心血管内科
崇　梅　首都医科大学附属北京安贞医院超声科
储慧民　宁波市第一医院心血管内科
丛洪良　天津市胸科医院心血管内科
戴文龙　首都医科大学附属北京安贞医院心血管内科
杜丽萍　巴彦淖尔市医院心血管内科
范祥明　首都医科大学附属北京安贞医院小儿心脏外科
冯玉宝　鄂尔多斯市中心医院心血管内科
高修仁　中山大学第一附属医院心血管内科
郭成军　首都医科大学附属北京安贞医院心血管内科
郭延松　福建省立医院心血管内科
何　华　首都医科大学附属北京安贞医院急危重症中心
吉庆伟　广西壮族自治区人民医院心血管内科
贾德安　首都医科大学附属北京安贞医院心血管内科
靳志涛　中国人民解放军火箭军特色医学中心心血管内科
匡泽民　首都医科大学附属北京安贞医院高血压科
黎荣山　柳州市人民医院心血管内科
李　静　首都医科大学宣武医院心血管内科
李　觉　同济大学医学院心血管内科
李　全　首都医科大学附属北京安贞医院心血管内科
李　扬　首都医科大学附属北京安贞医院心脏外科

李建荣　首都医科大学附属北京安贞医院心脏外科
李述峰　哈尔滨医科大学附属第二医院心血管内科
李晓晴　首都医科大学附属北京安贞医院神经内科
梁　颖　首都医科大学附属北京安贞医院呼吸内科
林　玲　海南省第三人民医院心血管内科
林　运　首都医科大学附属北京安贞医院心血管内科
刘　丰　广州市第一人民医院老年心血管科
刘　双　首都医科大学附属北京安贞医院呼吸内科
刘　彤　首都医科大学附属北京安贞医院心血管内科
刘　彤　天津医科大学第二医院心血管内科
刘　巍　首都医科大学附属北京安贞医院心血管内科
刘丽娟　中山大学第一附属医院黄埔院区心血管内科
刘启明　中南大学湘雅二医院心血管内科
刘日霞　首都医科大学附属北京安贞医院神经内科
刘文娴　首都医科大学附属北京安贞医院心血管内科
刘兴鹏　首都医科大学附属北京朝阳医院心血管内科
柳　弘　首都医科大学附属北京安贞医院心血管内科
柳　俊　中山大学第一附属医院心血管内科
罗太阳　首都医科大学附属北京安贞医院心血管内科
马文林　同济大学附属同济医院老年医学科
孟　旭　首都医科大学附属北京安贞医院心脏外科
孟新科　深圳市第二人民医院急危重症医学部
潘旭东　首都医科大学附属北京安贞医院心血管内科
秦彦文　首都医科大学附属北京安贞医院
　　　　北京市心肺血管疾病研究所
任京媛　首都医科大学附属北京安贞医院高血压科
任丽梅　包头医学院第二附属医院消化内科
任学军　首都医科大学附属北京安贞医院心血管内科
孙　涛　首都医科大学附属北京安贞医院心血管内科
汤日波　首都医科大学附属北京安贞医院心血管内科
唐　恺　同济大学附属第十人民医院心脏中心
王　瑞　首都医科大学附属北京安贞医院影像科
王　苏　首都医科大学附属北京安贞医院心血管内科
王坚刚　首都医科大学附属北京安贞医院心脏外科
王乐民　同济大学附属同济医院心血管内科

王云龙　首都医科大学附属北京安贞医院心血管内科
温绍君　首都医科大学附属北京安贞医院高血压病研究室
吴赛珠　南方医科大学南方医院心血管内科
吴先正　同济大学附属同济医院心血管内科
吴旭斌　广西壮族自治区人民医院心血管内科
肖平喜　南京医科大学附属逸夫医院心血管内科
闫俊芝　巴彦淖尔市医院血液内科
杨大春　中国人民解放军西部战区总医院心血管内科
杨艳敏　中国医学科学院阜外医院急诊中心
杨耀国　首都医科大学附属北京安贞医院血管外科
阴赪茜　首都医科大学附属北京安贞医院心血管内科
于　波　哈尔滨医科大学附属第二医院心血管内科
于　洋　首都医科大学附属北京安贞医院心脏外科
喻荣辉　首都医科大学附属北京安贞医院心血管内科
张　陈　首都医科大学附属北京安贞医院小儿心脏中心内科
张　铭　首都医科大学附属北京安贞医院心血管内科
张步升　上海交通大学医学院附属胸科医院心外科
张建成　福建省立医院心血管内科
赵　侃　哈尔滨医科大学第四附属医院急诊科
赵　林　首都医科大学附属北京安贞医院心血管内科
周胜华　中南大学湘雅二医院心血管内科
周玉杰　首都医科大学附属北京安贞医院心血管内科
朱鹏立　福建省立医院心血管内科

学术指导委员会

陈　忠　　首都医科大学附属北京安贞医院血管外科
陈国伟　　中山大学附属第一医院心血管内科
丛洪良　　天津市胸科医院心血管内科
董　然　　首都医科大学附属北京安贞医院心脏外科
董建增　　首都医科大学附属北京安贞医院心血管内科
范振兴　　首都医科大学宣武医院心血管内科
高　海　　首都医科大学附属北京安贞医院急危重症中心
高修仁　　中山大学附属第一医院心血管内科
顾承雄　　首都医科大学附属北京安贞医院心脏外科
胡大一　　北京大学人民医院心血管内科
李　静　　首都医科大学宣武医院心血管内科
李志忠　　首都医科大学附属北京安贞医院心血管内科
刘　双　　首都医科大学附属北京安贞医院心血管内科
刘兴鹏　　首都医科大学附属北京朝阳医院心血管内科
柳　俊　　中山大学附属第一医院心血管内科
柳景华　　首都医科大学附属北京安贞医院心血管内科
吕树铮　　首都医科大学附属北京安贞医院心血管内科
马长生　　首都医科大学附属北京安贞医院心血管内科
孟　旭　　首都医科大学附属北京安贞医院心血管内科
聂绍平　　首都医科大学附属北京安贞医院急危重症中心
覃　军　　中国人民解放军陆军军医大学第二附属医院(新桥医院)心血管内科
宋现涛　　首都医科大学附属北京安贞医院心血管内科
孙立忠　　首都医科大学附属北京安贞医院心脏外科
王　琳　　华中科技大学同济医学院附属同济医院心血管内科
王乐民　　同济大学附属同济医院心血管内科
吴赛珠　　南方医科大学南方医院心血管内科
吴先正　　同济大学附属同济医院急诊医学科
吴永全　　首都医科大学附属北京安贞医院心血管内科

杨天伦　中南大学湘雅医院心血管内科

杨秀滨　首都医科大学附属北京安贞医院心血管内科

于　波　哈尔滨医科大学附属第二医院心血管内科

曾　勇　首都医科大学附属北京安贞医院心血管内科

曾　智　四川大学华西医院心血管内科

张　运　首都医科大学附属北京安贞医院心血管内科

张宏家　首都医科大学附属北京安贞医院心脏外科

赵全明　首都医科大学附属北京安贞医院心血管内科

周胜华　中南大学湘雅二医院心血管内科

周玉杰　首都医科大学附属北京安贞医院心血管内科

朱俊明　首都医科大学附属北京安贞医院心脏外科

朱鹏立　福建省立医院心血管内科

主编简介

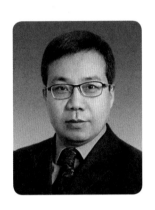

张 铭

医学博士,博士后,首都医科大学附属北京安贞医院心血管内科主任医师、教授(破格晋升)、博士研究生导师,美国梅奥医学中心 postdoctoral research fellow,北京市科技新星,北京市卫生系统高层次人才心血管内科学科骨干,首都医科大学附属北京安贞医院首批优秀青年业务骨干出国研修人员,国家自然基金评审专家,中国临床决策辅助系统心血管专业负责人;北京生理科学会血管医学专业委员会委员脂质代谢组副组长。

长期在门诊、急诊及病房一线工作,在心血管疑难、急危重疾病的诊断和治疗方面积累了丰富的临床实战经验,累计完成各种心血管介入手术 1 万余例,擅长包括左主干、冠状动脉慢性闭塞病变、冠状动脉分叉病变等复杂冠心病的介入治疗,协助全国各地 60 余家医院开展冠心病的介入手术治疗和学术指导,患者的口碑和声誉在全国名列前茅,连续 5 年入选被称为中国医疗行业的"人民选择奖"的中国好大夫榜榜单。

独立主持包括国家自然基金等科研项目 11 项,以第一作者或通讯作者在 *European Heart Journal*、*Journal of the American Heart Association* 等期刊发表 SCI 论文 30 余篇,单篇影响因子(IF)为 35.86 分,累计影响因子 150 余分,主编《心血管科医师日记与点评》《内科疑难病例讨论——循环分册》及《心血管内科医生成长手册》。培养硕士、博士及外国留学生 8 名,2 次入选首都医科大学优秀研究生导师。

主编简介

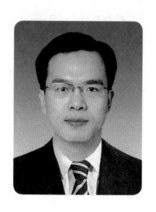

刘光辉

  医学博士,同济大学附属同济医院内分泌代谢科副主任医师,中国心脏联盟心血管疾病预防与康复学会上海分联盟委员,上海市医学会互联网医疗专科分会青年委员、糖尿病专科分会神经病变学组委员。

  主编《心血管科医生日记与点评》《检验与临床的沟通:生化案例分析100例》《内分泌那些事》等8部书籍,主译、副主编、参编20余部医学书籍。以第一或通讯作者发表SCI论文16篇,主持、参与国家级及市局级课题3项。在内分泌代谢急症、内分泌高血压、电解质紊乱等方面积累了丰富的实战经验,曾担任丁香园网站心血管专业版块版主6年。以第一完成人荣获上海康复医学会科技奖(科普类)一等奖,荣获第四届上海市青年医学科普能力大赛二等奖,以第一完成人荣获同济大学教学成果奖二等奖、同济大学医学院PBL教案设计一等奖及课程思政比赛二等奖,荣获同济大学附属同济医院"十佳医生""十佳教师"等称号。

主编简介

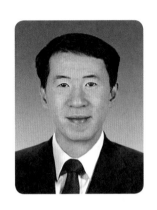

郑炜平

福建省立医院心血管内科主任医师、博士研究生导师,中国临床心电学会全国委员,中华医学会健康管理学分会全国青年委员、临床流行病学和循证医学分会循证医学学组委员,福建省医学会临床流行病学与循证医学分会副主任委员、老年医学分会委员,《实用心电学杂志》编委及国内多个专业期刊审稿专家。

从事心血管内科专业 20 余年,对心血管内科常见疾病的诊治和无创电生理诊断积累了丰富的临床经验,丁香园网站心血管专业版块、医学统计学版块负责人。以通讯作者或第一作者在专业期刊发表论文 30 余篇,其中 SCI 论文 6 篇,《心血管内科医生成长手册》主编,《内分泌那些事儿》《聪明统计学》副主编。以第一作者获福建医学科技奖三等奖 1 项、福建医科大学教学成果奖一等奖 1 项、福建省立医院技术创新奖 2 项,设计的三维心脏模型及医学软件获国家专利 1 项、软件著作权 2 项,其成果在临床、教学中得到广泛应用。参与国家级课题多项,主持省自然基金 2 项、厅中青年骨干基金课题 2 项。

副主编简介

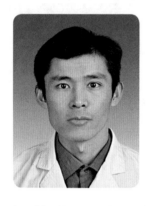

崔秀鹏

　　丰县人民医院心血管内科副主任医师。应主编要求写我的个人简历，蹉跎半生，飘零大半个中国，竟然没有什么能展示的过硬东西，实在惭愧。又想起了葛优征婚的那一段话了，"可以定义为三无伪海龟"，我大概就是如此吧！我本从基层来，游荡了半个中国后又回到了基层，"我本是尘土，现在我依然是尘土"。但是，即使是一粒尘土，我也要尽量努力被定义为"有益无害"的那类尘土。作为一名医生，每天做自己该做的事，吃自己该吃的饭，做到问心无愧，就是对社会最大的"有益无害"了。感谢主编提供了这个桥梁，能把我们作者和读者沟通起来。我其实吃过很多的亏，走过很多的路，总结了很多的经验和教训，有好的也有坏的，有非常高尚的也有不太高尚的，但总归对大家有些用处，来自基层医院临床经验和知识，也非常愿意分享给读者，希望大家开卷有益，少走一些临床的弯路。特别感谢主编和各位读者能给我这个机会。

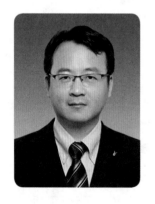

张步升

　　医学博士，上海交通大学医学院附属胸科医院心外科副主任医师。从事心外科专业20年，擅长心脏瓣膜病、冠心病、主动脉瘤、成人先天性心脏病和心律失常的外科治疗，以及心力衰竭的综合治疗。中国医师协会心脏重症专业委员会、结构性心脏病专业委员会委员，中国研究型医院学会神经再生与修复专业委员会心脏重症脑保护学组委员，上海市医学会心脏大血管外科专科分会重症监护学组委员，欧美同学会医师协会大血管外科分会会员；担任《中国胸心血管外科临床杂志》和《临床与病理杂志》中青年编委；曾多次赴美国、西班牙、意大利、澳大利亚等国进行学术交流；主持或参与多项国家自然科学基金、上海市科委等科研课题，发表学术论文30多篇，其中SCI收录10余篇。座右铭：做人诚为贵，为医德先行；但愿世间人长健，何妨架上药生尘。

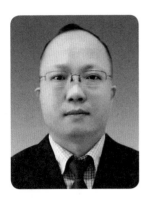

田 力

医学博士,哈尔滨医科大学附属第二医院心血管内科副主任医师,主要从事心血管内科临床、教学及科研工作。熟悉心血管内科常见病、多发病的规范诊疗及疑难少见病症的鉴别诊断,具备规范的临床思维。掌握气管插管、心肺复苏、电除颤、心包穿刺等基本技能,熟悉冠状动脉造影、冠状动脉简单病变的介入治疗,熟悉心脏解剖及阵发性室上性心动过速等心律失常的射频消融和缓慢型心律失常的起搏等操作。参加多项国家自然科学基金及国际多中心大规模临床试验,在心血管专业领域发表中英文论著多篇,参与书籍编写 1 部。参与本科生、进修生及住院医师规范化培训的临床带教工作,受到学生好评。

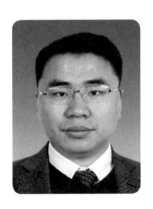

田进伟

医学博士,博士后合作导师,哈尔滨医科大学附属第二医院心血管内科副主任、主任医师、教授、博士研究生导师,中华医学会心血管病学分会青年委员,中国病理生理学会血管医学专业委员会青年委员,中国老年保健医学研究会高血压防治分会常务委员,国际心脏研究会(ISHR)中国分会委员;《中国动脉粥样硬化杂志》常务编委、*Cardiovascular Toxicology* 编委、*Frontiers in Cardiovascular Medicine* 副主编。人生格言:踏踏实实做人,勤勤恳恳做事。

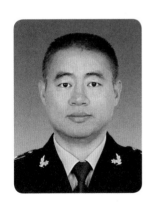

靳志涛

中国人民解放军火箭军特色医学中心心血管内科主任、副主任医师,军队专业技术特殊津贴获得者,获评火箭军技术银星,兼任中华医学会心血管病学分会创新转化学组委员,中国医师协会心血管内科医师分会转化医学学组委员,中国老年学和老年医学学会老年病学分会心血管病精准医疗专家委员会委员,中国医学装备协会心血管装备技术专业委员会委员,中国医疗保健国际交流促进会质量控制分会北京基层心血管病学组委员、心血管疾病预防与治疗分会青年委员、健康科普分会青年委员,中国心血管医生创新俱乐部(CCI)青年会员兼企划宣传部部长,北京腔内影像俱乐部(BIC)及中国 OCT 青年医师俱乐部会员;《中国误诊学杂志》青年编委。担任丁香园网站心血管专业版块版主。近年来,共获得军队医疗成果奖 6 项,军队及地方科研课题 4 项,发表论文 21 篇,参编专著或译著 10 部,拥有 11 项国家专利,获个人三等功等。

序　一

　　随着众多临床试验证据的积累，指南共识也在推陈出新，这有益于我们全面、深刻地认识疾病的发展与转归，并规范医疗行为。临床工作不仅需要良好的沟通技巧、扎实的"三基"功底和缜密的思维能力，还需要把医学、社会学和心理学紧密地联系起来。如何把握常见病和多发病的细节处理？如何使循证医学理念同临床实践有机结合？如何实现指南指导下的个体化治疗，并在此基础上寻找共性的思维方法？如何吸取经验教训，减少误诊与误治？如何避免诊治技术的不恰当使用、过度使用或滥用？这些问题都值得每位临床医生认真思考。

　　要想成为一名优秀的心血管科医生，单纯掌握心血管疾病的诊疗技术是远远不够的。两千多年前，《黄帝内经》就提出"上医治未病，中医治欲病，下医治已病"。"预防为主"曾是中华人民共和国成立后控制传染性疾病的四大卫生方针之一，目前我国政府对非传染性慢性病的预防已给予高度重视。我们需要加强对患者的健康教育，改善其不良生活方式，重视心血管疾病的早期预防。

　　除了关注心血管专业本身，在横向上，心脏学科、内分泌学科、神经学科、老年学科等要紧密联合起来，共同综合管理多种危险因素，多学科必须"碰撞"才能前进，才能让广大老百姓获益；在纵向上，专科医生要关注社区干预、与全科医生联手，将科学研究—院内治疗—院内急救—院前急救（社会、社区）多种医学功能集合起来，结成广泛的大联盟，从一级预防入手，筑成一道全面防线。

　　10余年前，由张铭和刘光辉两位医生主编《心血管科医师日记与点评》，该书一经出版便成为畅销书。医学技术和理念不断迭代更新，更难能可贵的是，这些中青年医生在繁忙的工作之余，仍能以日记的方式记录临床实战经验，于是便有了这本《心血管科医生日记》，可谓"十年磨一剑"。该书写作形式新颖，内容丰富，贴近临床。同时，该书得到了众多心血管领域专家、教授的指导，点评时结合了心血管领域的新进展，条理清晰，重点突出，有益于临床医生学术视野的开阔。本书实用性强，希望能切实提高广大心血管内科、心脏外科、急诊科医生及基层医生的临床诊疗水平。乐而为之序。

2023 年 3 月 9 日

序 二

  医之路亦如人生之路,每位医生在自己的行医生涯中都有自己的心得体会,心血管专科医生亦不例外。10 余年前,张铭和刘光辉医生在丁香园网站向全国征集病例,组织和编写《心血管科医师日记与点评》,这本书是全国近 300 名心血管科医生集体智慧和辛勤劳动的结晶,读后感触颇深。因为把临床实践中的经验教训进行总结并汇集成册,可以让更多年轻医生减少误诊、误治,这是一件很有意义的工作,获得了广大医生的好评。光阴荏苒,岁月如梭,当年这些意气风发的青年医生已经成为专家、学科骨干,但他们仍然不忘初心、再接再厉,与时俱进地推出新版,值得鼓励,也令人欣慰。

  该书具有广泛的群众基础,从乡村卫生院到三级甲等医院,从专科生至博士后,从住院医师至主任医师,来自全国各地近 300 名活跃在临床一线的心血管科医生参与其中;他们结合亲遇的具体病例,反思失误原因,总结临床得失,这有助于提高心血管专科医生的诊疗水平。该书的另一个特色是以日记形式写作,表达形式新颖,别具一格,有别于传统教材和病例讨论。每篇日记都是一个鲜活的故事,读来意趣横生,给人留下深刻的印象。近 370 篇日记展现了200 多位作者风格迥异的临床思维,给广大心血管临床医生带来新的启迪、新的收获。

  本书作者绝大多数是年轻的心血管专科医生,临床经验难免欠缺,但是他们的优势不容忽视,因为奋战在临床工作一线,他们直接接触患者,对于心血管疾病诊治过程中的体会和感悟最深。此外,他们年轻且思维活跃,文献检索能力强,易于接受新事物,在学术领域中与时俱进。同时,本书汇集了全国众多知名专家的点评和指导,弥补了这些年轻医生的不足,拓展了该书的专业广度和深度。

  总之,本书注重临床实用性,有助于提高广大心血管内科、心脏外科、急诊科医生及基层医生的诊疗水平,很荣幸为之作序,也是对青年心血管专业医生的鼓励和支持,衷心希望本书能够为心血管专业的临床医生、医学院校学生提供借鉴和帮助。

2023 年 3 月 1 日

前　言

　　《心血管科医师日记与点评》自 2010 年出版以来受到广大读者的好评,作者大多数都是活跃在丁香园网站的年轻医生和医学生。回想当年在中南大学湘雅二医院研究生宿舍,夏日酷暑,光着膀子,对着电脑在丁香园网站激扬文字,挥斥方遒,对平时在医院遇到的各种有趣和疑难的病例共同讨论和学习,认识了一群天南海北、意气风发的网友,虽从未见面,但志同道合。随着时间积累和经验成熟,出版一本取材于丁香园网站优秀案例、适合青年医生阅读、与众不同的书籍的想法油然而生。

　　每位患者就是一本书,一样可以写得生动、活泼、有趣。经过我和刘光辉版主在丁香园网站动员征集,一群思想活跃、志同道合的网友踊跃投稿,一气呵成,出版成书,汇聚成册,收到了意想不到的效果,一度成为人民军医出版社畅销书籍,在医院附近的复印店经常看到这本书名列其中。光阴荏苒,岁月如梭,一晃 10 余年过去了,当初的锐气已经被世俗的烦事磨去了棱角,曾经的主编刘光辉主任已经转行内分泌专业,以前的很多副主编及主创网友已经失去联络,很多住院医生和研究生经过这 10 余年的岁月磨炼已经成为业内的骨干和专家。

　　因为本书出版以来的广泛好评,出版社的编辑一再催促启动再版,但由于种种原因自感精力有限,一直未能如愿。2020 年春节来势汹汹的新型冠状病毒感染疫情,让很多临床工作趋于停顿,闲暇之时,也有时间对自己的从医历程深入思考。不忘初心,方得始终,萌发启动再版的想法。由于第 1 版印刷册数不多,早已经绝版,远没有满足广大读者的要求,以至于经常要在网上二手书交易市场求购。铁打的营盘流水的兵,令人欣慰的是重新书写并在人民卫生出版社出版的想法得到丁香园网站四叶虫(郑炜平)等几位心血管专业版块的新老版主积极响应,重新招募一批有热情的新老网友,经过大半年准备,在原来的基础上与时俱进,日记更新近70%,同时增加了版主崔秀鹏的冠心病介入专栏,一直坚信高手在民间,版主崔秀鹏尽管来自基层,但其对冠心病介入深刻的认识和理解,通过通俗易懂、幽默犀利的文笔,形象、生动地再现冠心病介入流程,深入浅出,是冠心病介入新手入门的良师益友。该专栏对冠心病从造影入门、进阶和提高,最后到冠心病介入的最后堡垒CTO 病变都有专门的阐述和独到的见解,受益匪浅。本书绝大部分病例分析均找到丁香园网站原作者并征得他们同意以作者实名收录,仅少部分病例分析虽经多方联系未能找到作者实名，因案例优秀而有代表性不忍删除，以作者网名收录，希望作者可与我们联系，再版时改为作者实名。

　　本书共分为13个篇章，收录了关于心血管疾病的稿件近370篇。本书的作者主要来自丁香园网站，且均来自全国二甲以上医院的临床科室，其中不乏主任医师等高年资医师，主要通过日记的方式来阐释临床中的常见病例和疑难问题，形式上主要采用【临床经过】【分析及处理】【心得体会】【经典箴言】等4个步骤循序渐进地阐述。通过在日记中讲述具体的诊治过程，总结深刻的经验和教训，有助于我们认识到临床上常见的诊疗误区。在编写过程中，我们不仅突出了心血管学科的专业性，同时结合国内外指南和共识的内容，还涉及多学科之间的紧密联系，更注重体现作者缜密的临床思维。古人云：“师者，所以传道授业解惑也”。我们对心血管领域还缺乏全面、系统的认识，在医学道路上的每一步成长都离不开上级医师尤其是专家、教授们的悉心指导。本书邀请来自以首都医科大学附属北京安贞医院为主的100多位有丰富临床经验的中青年专家对内容点评和把关，让我们领略到更开阔的学术视野，既拓宽了专业知识的广度，又增加了本书的实用性和可读性。

　　在本书付梓印刷之际，我们诚挚地感谢所有读者及作者，你们的宝贵建议和大力支持是我们编写过程中的不竭动力。感谢所有编者及点评专家，你们的默默付出使本书的质量得以保证。感谢著名的心脏病学专家胡大一教授和马长生教授在百忙之中审阅本书，并为之作序。希望本书能够为心血管内科、心脏外科、急诊科等相关科室的临床医生、医学院校学生提供借鉴和帮助。

　　虽经多次修改，但临床医学的发展永无止境，加之编者的学术水平和临床经验有限，在编写过程中难免存在一些疏漏之处，恳请广大读者批评与指正，欢迎大家在丁香园网站心血管专业版块提出宝贵建议。让我们共同努力，使本书不断完善。

张　铭　刘光辉　郑炜平

2023 年 2 月 18 日

目 录

第四章　心律失常篇 / 172

第五章　心力衰竭篇 / 242

第六章　心肌与心包疾病篇 / 286

第七章　血管疾病篇 / 324

第八章 心脏外科篇 / 381

第九章　心电讨论篇 / 435

第十章 导管室故事篇 / 483

第十一章 学科交叉篇 / 531

第十二章　冠心病介入专栏 / 610

第十三章　综合篇 / 662

第一章

入 门 篇

导言

　　虽然心血管疾病诊疗手段取得了日新月异的发展,但详尽的病史、认真的体格检查及缜密的临床思维依然是确立诊断的基石。作为心血管科医生,我们经常接诊急危重症患者,这就要求我们对病史汇总和分析,对临床细节明察秋毫,对患者病情动态把握。只有这样,才可以避免造成"失之毫厘,谬以千里"的误诊与误治,很多疾病才会迎刃而解。"博学而笃志,切问而近思",心血管科的内容和许多学科相互交叉,需要我们将广博的医学知识融会贯通。如何做到以上几点,相信读者们会从文章中找到答案。

1　询问病史的重要性

【临床经过】

　　今天是个晴天,上午10:00就忙好了,便静静地坐在办公室里思考。我习惯于回顾性分析,做一些临床经验或教训总结,这样有助于自己专业水平的提高。3个月前的一幕在我的脑海里浮现。那天临近中午,门诊收治了一例老年女性患者,因"头晕伴恶心、呕吐4小时"入院。门诊头颅CT检查未见异常,颈椎X线片提示颈椎退行性改变,测量血压(BP)150/90mmHg,心电图提示心肌缺血,拟诊为"椎基底动脉供血不足"收入病房。因为这种疾病在基层医院比较常见,我们科室是大内科,门诊接诊的又是位神经科主治医师,当时值班的医生也就没有太认真地问诊。下医嘱时便常规给予改善脑循环供血以及抑酸等药物,治疗后患者头晕及恶心症状有所改善。

【分析及处理】

　　中午我值二线班,值班医生向我提及了这个病例。我有个习惯,对于新收治入院的病例,我会自己再去采集病史。患者诉晨起时自感上腹部不适,无明显胸痛、心悸及气促,因其老伴有心脏病,就随手拿了一些老伴的药物服用(具体药物不详),未能缓解,之后出现头晕,伴有恶心、呕吐,遂至我院。既往有类似"上腹部不适"症状发生,活动后出现,休息后可自行缓解。入院治疗后头晕改善,但仍感上腹部不适,较晨起时还有所加重。我心想,患者的头晕出现在上腹部不适之后,神经源性疾病引起的头晕好像可能性不是太大;使用抑酸药物后,恶心症状改善,但上腹部不适仍无明显好转,不支持胃肠疾病所致。难道是心脏问题引起的上腹部不适和头晕?是心律失常,还是其他心源性疾病?我进行心脏听诊,心率80次/min,律齐,未闻及病理性杂音,因此亦不支持心律失常。为了进一步排除心源性疾病,我决定再复查一次心电图。心电图提示窦性心律,Ⅱ、Ⅲ、aVF导联ST段明显压低,较入院时心电图有明显动态改变,急查心肌酶谱升高,肌钙蛋白(+),明确诊断为"冠心病,急性非ST段抬高心肌梗死"。立即通知病危,给予心电监护、吸氧,应用扩张冠状动脉、抗凝、抗血小板、调脂等药物,我一边处理一边感叹:"真的是如履薄冰、如临深渊,幸亏及时发现,否则后果不堪设想"。第2天早晨,夜班值班医生交班,患者夜间并发三度房室传导阻滞,对症治疗后转上级医院。随诊得知患者于上级医院行临时起搏器治疗后,冠状动脉植入支架2枚后好转出院,随访至今未诉不适。

【心得体会】

1. 急性心肌梗死患者多数以胸痛为首发症状,但以不典型的胸闷、上腹部疼痛、恶心等为首发症状的病例不在少数,特别是老年患者、糖尿病患者等。以上腹部疼痛、不适、恶心为主要表现的急性心肌梗死,临床中常被误诊为消化系统疾病,从而贻误治疗,导致病情加重。因此,对于老年患者出现上腹部不适症状时,我们一定要注意排除心源性疾病的可能。

2. 北京协和医院张孝骞教授曾经说过:"70%的疾病可以通过问诊进行诊断。"这句话充分体现了问诊在临床诊治中的重要性。其实,不单是问诊,还有视、触、叩、听等物理检查,这些大内科临床基本功,在如今越来越依赖仪器的年代,依然有其不可替代的地位和价值。

【经典箴言】

重视对病史的询问,年轻人讲心要想到胃,老年人讲胃要想到心。

(丁香园 shwyj 供稿　王晨阳编辑审校)

2 病因诊断,从细致查体做起

【临床经过】

今天我值班,下午大约15:40,从急诊科转来一位46岁男性患者,患者以"突发胸闷、气急2小时"入院。2小时前患者无明显诱因出现胸闷、气急,无胸痛及放射痛,无咳嗽、咳痰,无咯血及发热,无头痛及晕厥,由其家人急送到我院急诊科。查血气分析提示 PaO$_2$ 48mmHg,查 D- 二聚体、电解质均正常,查心电图提示心肌缺血。入院查体:血压 122/70mmHg;患者神志清,精神差,口唇发绀,颈静脉无怒张,双肺呼吸音清,未闻及干、湿啰音;心率 96 次 /min,律齐,心音减低,未闻及病理性杂音;腹部平坦、柔软,无压痛、反跳痛,肝、脾肋下未及;双下肢无水肿。患者既往有吸烟史 20 年,20 支 /d,2 年前曾患 "急性前壁心肌梗死",行经皮冠脉介入术(于左前降支植入 1 枚支架)后好转,在心血管内科门诊定期随访。急诊科接诊医生考虑为左心功能不全导致胸闷、气急,给予利尿、扩张冠状动脉等治疗后,患者症状无明显缓解,仍诉胸闷,后经我科医生会诊后转入心血管内科。

【分析及处理】

追问病史,患者既往无 "支气管哮喘" 病史,且查体时未闻及肺部哮鸣音,故不支持。患者突发呼吸困难,应警惕 "肺栓塞" 的可能,查 D- 二聚体正常,且患者无深静脉血栓形成的危险因素,病程中患者无胸痛及咯血等症状,故暂不考虑 "肺栓塞"。患者系中年男性,既往有 "冠心病" 病史,此次以胸闷、气急为首发症状入院,应该考虑为心肌梗死后导致左心功能不全,进一步导致患者出现上述症状,这样的解释似乎合理。于是,我接诊患者时便按照 "急性左心衰竭" 给予处理,同时给予面罩吸氧、心电监护。10 分钟后患者再次诉胸闷、气急,复查血气分析提示 PaO$_2$ 44mmHg,立即请麻醉科进行气管插管呼吸机辅助通气,患者呼吸困难症状逐渐缓解,麻醉科医师说:"在插管时发现患者气道狭窄,颈部有肿块。" 我立即再次查患者颈部,的确触及颈部包块,与周围组织有粘连,活动度差。同时向上级医师汇报病情,请外科医师会诊,经外科取颈部包块病理标本,结果提示 "甲状腺癌"。原来是甲状腺癌侵犯到气管黏膜,突入管腔,从而引起患者呼吸困难,后经外科手术治疗后好转出院。

【心得体会】

1. 这是一个值得吸取教训的病例。在接诊处理患者期间,我仅仅将胸闷、气急的病因锁定在器质性心脏疾病上,使得在诊断上 "左心功能不全" 先入为主,错误的诊断导致了错误的治疗。

2. 病因诊断未清楚,没有进行仔细查体。患者入院时病情较危重,可以暂时采取重点查体,但在采取及时的抢救措施后,便忽视了全面、细致地全身体格检查,也就忽略了颈部包块这一重要的体征,麻醉医师的提醒才让我发现诊断线索。另外,在患者的诊疗过程中,患者在常规的利尿、扩张冠状动脉等治疗后效果欠佳,却没有反思自己先前的诊断是否正确,在以后的临床工作中要注意总结,时刻警醒自己。

3. 专科思维局限,思路狭窄,导致分析不够全面。通过本病例,我意识到专科医生的思路相对局限,在接诊患者时常想到本专业的疾病,应该养成 "先排除其他系统疾病,再考虑本专业疾病" 的思维习惯。遇到呼吸困难的患者,不一定都是心肺疾病,也要想到炎症、肿瘤等可能,在考虑常见病的同时,也要重视少见病。应该培养细致查体的好习惯,这样鉴别诊断才有依据。

【经典箴言】

确立病因诊断,才能有的放矢,从而给予有效的治疗措施,体格检查是每位临床医生的基本功,让每一次查体更细致。

（刘光辉）

3　问诊查体是基础,临床细节是关键

作为心血管科医生,常接诊有呼吸困难症状的患者。但呼吸困难并不是心血管科疾病特有的症状,因此鉴别诊断显得尤为重要。在日常工作中,遇到此类患者,我们还可以具体分析呼吸困难症状的病因到底是什么,但当值夜班或急诊班的时候,我们怎么能拨开迷雾、正确判断病因呢?

在我看来,有特异性的辅助检查确实有效,例如脑钠肽（BNP）检测,但很多基层医院条件有限,也无法开展这些检测项目,这就要求我们要独立于这些辅助检查之外而依靠其他手段进行临床判断。其实我们知道,一份完整的病例,不仅包括辅助检查,而且包括患者病史及体格检查。我们诊断一种疾病,不能完全依靠现在越来越先进的辅助检查,那些基础的问诊及视、触、叩、听依然在诊治疾病中发挥不可替代的作用。在基层医院,我们遇到过很多口服有机磷农药或喷洒有机磷农药中毒的患者,在这些患者中,有些人的首要症状就是呼吸困难,若你忽视了病史的重要性,盲目地进行鉴别诊断,很容易走进"死胡同",也会导致严重的后果。

我们知道,呼吸困难的病因有很多,例如心源性、肺源性、神经源性及精神源性等。前面提及的患者病史资料及辅助检查都很重要,缜密的临床思维起到"穿针引线"的作用。通过查体,我们会发现原来如此重的呼吸困难,真正病因就是气胸;通过 BNP 检测,我们可以明确是否存在心源性呼吸困难;通过超声心动图检查,我们可以排除心包积液等疾病;通过胸部 X 线检查,我们可以明确患者是否存在胸腔积液;通过询问病史,我们可以明确患者发生呼吸困难前,是否有情绪异常,是否可以排除"呼吸性碱中毒"或"癔症"的可能;当我们询问患者是否服用农药或喷洒有机磷农药史后,我们豁然开朗,患者呼吸困难原来是有机磷农药中毒所致,另外,血清胆碱酯酶的结果、患者瞳孔缩小、心率减慢、流涎出汗的体征也可以证实我们的判断。

任何鉴别诊断的策略和手段都不是万能的,关键之处就在于两个字——细节。在疾病诊治的过程中,你是否可以把握一些细节之处,这就是鉴别诊断的真谛,需要靠我们在临床中孜孜不倦地探求并总结。

（余海波）

4 问病史不细致，险酿大错

【临床经过】

近期收治一例心力衰竭患者，男性，45 岁，因"阵发性心悸、呼吸困难 2 天"于 2019 年 1 月 5 日 23 ：00 由急诊平车送入我科。患者既往健康，否认高血压及糖尿病病史，否认吸烟及大量饮酒史。该患者 2 天前劳累后出现心悸、呼吸困难症状，开始为活动后呼吸困难，以后逐渐加重，今天夜间不能平卧，故来我院急诊就诊。

入院查体：血压 121/70mmHg；一般状态差，神志清，半卧位，口唇发绀，双肺可闻及湿啰音；心界向左扩大，心率 145 次 /min，律不齐，心尖区可闻及 4/6 级收缩期吹风样杂音，向腋下传导；腹软，无压痛、反跳痛；双下肢轻度凹陷性水肿。

心电图：窦性心律，频发房性期前收缩。

胸部 X 线片：肺水肿可能，心影增大。

入院诊断：心功能不全，心功能Ⅳ级，心律失常，频发房性期前收缩。

【分析及处理】

患者入院后立即给予心电、血压、血氧饱和度监测，完善相关检查，急检血常规、肾功能、离子、肝功能结果无异常，床旁心脏彩超示"左心房、左心室扩大，心脏收缩与舒张功能减低，射血分数（EF）42%"。入院后给予强心、利尿等降低循环血量及减轻心脏负荷治疗，患者呼吸困难症状很快得到缓解，但是心室率仍然控制不佳，心电监护示阵发性心房颤动、频发房性期前收缩。值班医生欲给患者胺碘酮（可达龙）控制心律，但被我制止，因为是夜间急诊收入的患者，目前检查结果有限，对症治疗症状缓解后，我开始考虑患者的病因。到底是什么原发病导致患者心功能不全、心律失常？任何心脏病原因引起的心肌损伤，最终都可以导致心功能不全。患者无离子紊乱，既往健康，未提供任何病史，会不会有什么遗漏的地方？于是我回到患者床旁，再次询问病史，患者家属诉患者曾发现甲状腺功能异常，但未确诊，未系统诊治，近 5 年未体检，近 1 年已有心悸症状，以为是熬夜和长期喝咖啡所致，未予注意，近半年睡眠欠佳、易激动，伴有乏力、多汗。根据这个病史，我考虑会不会有甲状腺功能亢进症（甲亢）？第 2 天复查甲状腺功能，提示 T_4 升高、TSH 减低，请内分泌代谢科会诊后，确诊为"甲状腺功能亢进性心脏病，心功能不全，心功能Ⅳ级，心律失常、频发房性期前收缩"。根据会诊意见，给予抗甲状腺药物联合 β 受体阻滞剂治疗，继续改善心功能，患者 1 周后好转出院。

【心得体会】

1. 详细询问病史很重要，有些患者病史提供不清晰，需反复追问病史。该患者一直是阵发性心房颤动，如果出现了持续心房颤动，心血管内科医生一般会选择胺碘酮复律治疗,但是胺碘酮含碘 37.2%,它可以引起甲状腺毒症,出现高甲状腺激素血症,加重病情甚至出现甲状腺危象,因此应慎用。

2.《中国甲状腺疾病诊治指南》指出,甲状腺毒症对心脏有 3 个作用:①增强心脏 β 受体对儿茶酚胺的敏感性;②直接作用于心肌收缩蛋白,增强心肌的正性肌力作用;③继发于甲状腺激素的外周血管扩张,阻力下降,心排血量代偿性增加。上述作用导致心动过速、心排血量增加、心房颤动和心力衰竭。因此,以心律失常、心力衰竭为主要表现的患者,即使没有甲状腺疾病的病史,无明显阳性体征,也应考虑到甲状腺功能亢进症的可能。甲状腺功能亢进性心脏病明确诊断后,无禁忌的情况下,应立即给予足量抗甲状腺药物治疗,控制甲状腺功能在正常范围,同时积极改善心功能、纠正心律失常,以避免病情恶化,改善预后。

(郝 丹 周大亮)

5 基本理论是根基,临床观察是途径

心血管内科临床思维和其他内科一样,都来源于临床实践。我觉得理论是第一位的,没有理论基础,就会对很多临床问题不知其所以然。因此,应用理论武装自己,然后回归到实践。我觉得观察病情和与患者聊天很重要:①能直接获得需要的信息和动态变化;②能拉近和患者之间的距离,降低医患冲突的概率。我在做心血管内科住院医生时,最开始是跟副主任值班,一旦有异常情况,他都要半夜起来处理,有用血管活性药物的就站在床边观察,有时自己量血压,和患者说话,问些问题。得到上级医师的言传身教,我深受启发。在临床实践中,我对重症患者的处理都亲自处理,床边观察,调整微泵速度,基本都自己量血压,这样做到心里有底。通过大量的临床观察,你的临床思维会明显提高。不亲自处理,光看别人处理,再多都没用,当你一个人处理时还是无从下手,因为你没自己处理并观察处理后变化的能力。其实,任何医生都是按照自己的临床思维去处理的,别人只能知道一些,具体只有他自己心里最清楚,考虑什么,下一步的处理如何,出现什么变化都要心中有数。接诊同一位患者,如果换不同的医生首诊处理,其过程可能不同,那就是因为每个人的临床思维不同。如何处理心血管内科急症,一个最重要的原则就是先把生命体征尽量稳住,血压低时根据情况应用升压药,氧饱和度下降时就给予吸氧,鼻导管效果欠佳时就用面罩,面罩不行时就用呼吸机(无创或有创);心率太快导致血流动力学不稳定,就考虑早期电复律(窦性心动过速者勿复律)。只要稳住生命体征,就有机会让上级医师进一步指导治疗。即便在处理过程中,你对病情的判断错误,但稳定生命体征的处理是不会有原则性错误的。

在心血管内科,必须很熟悉地掌握各种疾病相关的指南,那样才能减少错误。

不知道指南的具体要求,仅仅凭自己的感觉处理,迟早是要出错的。另外,患者病情多变,需要具体问题具体分析,这样才能做到指南指导下的个体化治疗。简言之,临床思维能力的不断提高,来源于几个方面:一是看书;二是看指南;三是多观察,多交流;四是多思考;五是多听别人的意见,而后自己再分析原因;六是学会做人,学会和患者交流的技巧。

(陈样新)

6 规范医疗细节,从容面对急诊

从自身的临床工作中,我深切地感受到急诊规范诊治程序和病例资料清楚、完整等多种环节的重要性,现总结如下,和大家一起交流。

1. 规范的流程 就是不管患者来的时候是什么状况,不管患者来的时候诊断是否明确,确保患者生命安全、消除隐患是第一要务。要做到这一点,就需要对不同症候群的患者采取相应规范的诊疗程序。其核心就是先救命,后诊病。患者到急诊科,医生首先要明确患者的生命体征是否平稳,并动态监测。任何一项有问题都不可小视。急诊的生命体征的内涵应该比一般病房或普通门诊的患者要广泛一些,除4项生命体征以外,神志和意识状态、血糖、心电图、外周脉搏血氧饱和度都是非常重要的指标。对于这些基本指标的综合监测,应充分应用各种急诊相关评分来对患者的死亡风险和病情严重程度进行早期评价。这些评价方法大多须在几分钟之内就可以完成,而且可多次重复监测,方便、实用、准确、有效。可惜至今,很少急诊科医生能了解这些。

在对急诊患者的病情有一个初步认识以后,就要针对危及生命体征或潜在危及生命体征的问题进行干预。干预措施要尽量一步到位,不要拖泥带水,否则不但增加护士的工作量,混乱的处理思维还耽搁患者的救治,延长患者在急诊不必要的留置时间,增加医疗风险和医疗纠纷的潜在危险性。例如胸痛的患者,一定要首先明确急性冠脉综合征、主动脉夹层、气胸、食管破裂、膈疝、肺栓塞等疾病的可能性,并做相应排除,而且要动态观察和评价。一旦高度怀疑某种疾病,就要完整、正规地按该疾病的诊治流程进行处理。例如急性冠脉综合征,就要完善所有相关的检查或术前的各项准备、治疗用药,同时请心血管专科医师参与抢救治疗。有条件的医院一定要遵从二级或三级医生负责制或专科会诊制度。

2. 规范的病历 不少被动的医疗纠纷,根源就是病历不完善。可能急诊科医生在抢救过程中做了不少工作,但是急诊抢救病历上书写潦草、思维混乱、内容简单甚至严重缺失。一旦患者出现意外,家属第一时间将病历封存或拍照,其中的漏洞就成为医疗纠纷医生承担责任的重要证据,甚至有些医生事后补充、修改病历,又导致篡改病历的重大责任事故，以致纠纷一开始，就已经处于被动的地位。因此，急诊工作中医生一定要注意，一次性认真书写病历，尽量不要涂改或增减内容。对于有潜在风险的患者，一定要有完整的生命体征，有特定症状的患者一定要有相关的重要查体资料，例如胸痛患者一定要有心肺的体格检查、四肢血压、心电图等，昏迷患者一定要有详细的神经系统检查、中毒相关病史、血糖检查等。

3. **病情的交代**　对于患者的病情交代，急诊科医生一定要把可见的危重情况和潜在的危险情况及时和患者家属沟通，对于复杂病例或受社会环境因素影响较大、牵涉面广的患者，一定要及时请示上级获得相关问题的处理指示。与家属沟通时要讲证据，用科学、客观的病历资料说话，切忌天马行空、泛泛而谈，也不要惜字如金，使患者家属疑神疑鬼。要深入浅出、语重心长，这样患者家属才容易听懂。

4. **对患者的态度**　讲究说话艺术，多与患者及其家属沟通，尽量在符合程序规定的范围内满足患者及其家属的要求。特别对住院或检查之类的要求绝不要轻易拒绝。即使病房没有床位，也要跟患者及其家属交代清楚，最好由上级医师或相关部门负责人直接跟患者及其家属交代。

5. **专科会诊**　急诊科医生不是万金油，也不是全科医师，都有自己的专业或专长。不管你是否有把握，涉及专科情况的，一定要请专科医生会诊，写下专科意见。对于专科意见不认同时，须请示上级医生作出最终裁决。

6. **建立良好的病例追踪制度和养成后续随访的习惯**　有人说，急诊科医生只管头，不管尾，意思就是缺乏对患者的持续跟踪，无法了解自己的诊疗措施是否有效。养成对自己诊治过的患者的病情后续随访的习惯，能总结经验与教训，预防犯同样错误。

7. **重视对患者的留观和动态观察，并及时做好记录**　对于自己处理措施有疑问或病情不确定、症状不缓解的患者，切不可放其回家，需要留观。任何一位患者，有不确定因素时，切记告诉患者如有不适，须随时复诊，并记录在病历上，告诉其注意事项。

8. **对于重要的生命体征或重要的处理措施，一定要亲自监督监测和实施**　在病历上下好医嘱，反复向护士交代，并亲自追踪，切不可坐等护士来汇报或等家属来找你。

9. **某些药物切忌反复多次重复使用**　对腹痛患者不要反复多次使用解痉剂，更不要随意使用解热镇痛、麻醉、镇静类药物。确有使用这类药物指征时，最好在保留静脉通路、密切观察的情况下使用。内科医生处理急腹症患者，使用解痉剂2次后仍无症状缓解时，必须请外科医生会诊；外科医生处理急腹症患者不缓解又无确切定位病变时，必须请内科医生会诊，同时需要警惕胸部疾病。使用任何药物都要注意患者既往的基础疾病和其禁忌证，这是急诊科医生很容易出错的一个环节，也是导致医疗纠纷的常见原因之一。

（孟新科）

7 注重病例讨论,从临床查房中提高

临床思维,即临床医师在临床实践中对疾病认识的具体化,并由此指导医疗活动的思维过程。临床思维的认识对象是患者及其疾病过程的表现和演变趋势。

上个月我收治一位患者,门诊拟诊为"冠心病,窦性心动过速"。这是一位 50 岁女性患者,入院后体重仅有 42kg,心率 130 次 /min,血压 180/60mmHg,患者双手颤抖,我边接诊边思考:"脉压这么大,心率快,双手抖动,难道是'甲亢'?"查体时发现患者甲状腺 3 度肿大,基本上心里有底了,立即查甲状腺激素水平,结果证实了我的判断。经过 1 个月的治疗,患者症状明显改善。住院期间我和患者交谈,原来患者 8 年前就闭经了,心悸症状已有 4 年,许多医生考虑心脏病,半年前持续腹泻,当地医生还以为是癌症。其实这位患者的症状非常典型,为什么当地医生不能正确诊断呢?我认为一是责任心不强,二是临床思维有偏差。

我们在科里主要通过以下做法来提高临床医生的临床思维:

1. **坚持临床病例讨论**　诸如疑难病例讨论、出院病例讨论、临床病理讨论、死亡病例讨论等。在讨论中锻炼各级医师的临床思维,医生不定期地开展讲座,可以扩大知识面。

2. **从临床查房中提高**　诸如各级医师的查房,尤其是大内科系统的查房,在查房中结合临床病例举一反三,培养各级医师的临床思维。

3. **坚持抓好医疗质量**　坚持每季度进行一次科室医疗质量分析,在医疗质量的分析中,注重医疗工作正反两方面的总结,既肯定医疗工作好的方面,更注意分析医疗缺陷及其产生的原因,以此教育科室医务人员,防止和克服主观片面性,不断端正医务人员的临床思维。

4. **注意日常诊疗工作的科学性、严谨性**　临床工作服务的对象是人,必须按各项诊疗常规办事,按要求做好医疗文书工作。通过努力,就可以不断地端正临床医师认识疾病的思想方法,大大地提高临床思维的能力,卓有成效地提高临床医师的诊疗水平。

(沈守赋)

8 注意症状动态变化的重要性

【临床经过】

晚上 8 :00 左右,我值班时急诊室转来一位患者,女性,37 岁,因"胸闷、心悸 2

天,加重1小时"入院。心电图示窦性心动过速,心室率155次/min;胸部X线检查示肺纹理增粗,心胸比例正常。10天前有"上呼吸道感染"病史。急诊给予去乙酰毛花苷(西地兰)0.4mg静脉推注后症状无明显好转,且出现恶心、呕吐,非喷射性,急诊接诊医生考虑为"病毒性心肌炎?",遂转入我科进一步诊治。我意识到患者病情的严重程度,便立即仔细询问病史,入院查体:血压100/55mmHg,脉搏151次/min;神志清,精神萎,面色苍白,呼吸急促,营养良好,口唇轻度发绀,颈静脉充盈,听诊双肺呼吸音粗糙,未闻及干、湿啰音;叩诊心界不大,心率151次/min,胸骨左缘第3~4肋间闻及2~3/6级收缩期杂音;肝右肋下1cm、剑突下2cm,质软,无触痛,双肾区叩痛(-);双下肢无水肿。因心电图及胸部X线片在急诊室刚做过就没有复查,急查血常规、肾功能、电解质、心肌酶谱及肌钙蛋白均无异常,CO_2-CP明显偏低,没有做血气分析。

【分析及处理】

患者近期有"上呼吸道感染"病史,心悸、胸闷为此次发病的首发症状,血常规无异常,心电图示窦性心动过速,虽然心肌酶谱及肌钙蛋白不高,但仍考虑"病毒性心肌炎"可能性大。于胸骨左缘第3~4肋间可闻及2~3/6级收缩期杂音,考虑为心动过速引起左室流出道血流速度加快,进一步导致生理性杂音,但不能排除"主动脉瓣狭窄""先天性心脏病室间隔缺损、房间隔缺损、动脉导管未闭型""梗阻性肥厚型心肌病"等器质性心脏病。当时考虑患者虽然有"右心衰竭"征象,如胸闷、颈静脉充盈,口唇发绀,肝大,同时不能除外"左心衰竭",治疗上给予静脉推注呋塞米减轻心脏前负荷,患者胸闷症状有所好转。第2天早上患者心率降至120次/min左右,但胸骨左缘第3~4肋间可闻及3~4/6级连续性机械样杂音,心脏杂音性质及强度发生改变,似乎用心动过速来解释不能使人信服。上级医师建议查超声心动图,进一步明确诊断。超声心动图提示主动脉窦瘤破入右心房,因我院无手术条件,患者转入上级医院接受手术治疗,后无患者随访信息。

【心得体会】

主动脉窦瘤破裂又称瓦氏窦瘤破裂,是由于主动脉窦壁缺乏正常的弹力组织和肌肉组织,受到高压血流冲击,逐渐形成囊状瘤体,向外凸出,最终可导致破裂。此病为较少见的先天性心脏病。本病成年人发病率高,男性多见,病情出现突然并发展迅速。临床表现主要有突然出现的剧烈胸痛、心悸、气促,并易引起心力衰竭,胸骨左缘第3~4肋间可闻及连续性机械样杂音,向心前区传导,伴震颤,有水冲脉和大血管区枪击音。本例虽是中年女性,发病到院有2天时间,时间较长,病程中无明显的胸痛,也无明显心力衰竭症状,心脏杂音开始为非连续性,这些可能都是导致误诊的原因。第2天患者心脏杂音改变而进一步完善超声心动图,由此认识到临床上有与诊断不符的心脏杂音时,我们须多加分析,全面检查才能得出正确的诊断,才不至于延误患者的诊治。

【经典箴言】

注意症状动态变化的重要性,才能拨开迷雾、排除纷扰,找出疾病病因的真相。

（丁香园 tian19750514 供稿　王晨阳编辑审校）

 陈样新　专家点评

在本例患者处理过程中,住院医师受患者心脏杂音变化的启示而进一步追查原因,最终明确诊断,值得借鉴。连续性杂音是诊断该疾病的利器,也是无须超声可以大致推断的关键点。连续性杂音的形成有规律可循,一定是高压腔和低压腔之间存在通道。因为高压腔压力无论何时都高于低压腔,故收缩期和舒张期只影响杂音响度,而不影响杂音的延续性。连续性杂音和双期杂音的重大区别在于分不出是收缩期还是舒张期,杂音不为 S_2 所中断,而室间隔缺损(VSD)等的杂音是可以分出收缩期或者舒张期的,杂音不连续。但是,动脉导管未闭(PDA)、主动脉窦瘤破裂、动静脉异常引流等疾病会出现连续性杂音。

此外,该患者症状只有 2 天,但肝肋下已经明显触及,肝大明显,所以不能单纯考虑为急性主动脉窦瘤破裂,亦不能除外早先已经破裂、近日加重的可能;右心衰竭的其他症状可以是急性的,但肝大一般不会由急性右心衰竭所致,往往是相对长的右心衰竭、肝淤血的结果,近期感染加重心力衰竭或体力劳动诱发瘤口增大急性加重亦应在考虑范围内。因此,必须进一步仔细追问病史,不要局限于患者主诉的 2 天之内症状。该病例虽经超声心动图确诊,但更应该对病史和查体进行深挖掘,这样可以更好地避免误诊与误治。

9　心脏听诊——心血管内科医生成长的基本功

【临床经过】

今天刚接班便接到呼吸内科电话,有一例胸痛患者,血压水平偏高,要求请心血管内科会诊。我走在去会诊的路上,一边走一边思考:"胸痛患者合并高血压,不会是'主动脉夹层'吧,怎么收到了呼吸科呢？"到了呼吸科,床位医生汇报病史:患者男性,46 岁,因"咳嗽伴右侧胸痛 1 天"入院。患者 1 天前无明显诱因出现咳嗽,无明显咳痰,伴有右下胸部疼痛,呈持续性,与活动、进食均无明显关系,但吸气及咳嗽时疼痛加重,无放射性疼痛,无呼吸困难,无咯血及痰中带血。否认高血压、冠心病、糖尿病病史,否认肝炎、结核、慢性支气管炎等病史,有高脂血症病史,有长期吸烟及饮酒史。体格检查示右上肢血压 150/100mmHg，精神萎靡，痛苦面容，口唇无发绀，颈静脉无怒张，双肺呼吸音粗，对称，未闻及明显干、湿啰音；心率 72 次/min，律齐，主动脉瓣第 2 听诊区可闻及 2/6 级收缩期杂音，余各瓣膜区均可闻及杂音；腹部平坦、柔软，无压痛及反跳痛，肝、脾肋下未及，双下肢不肿。胸部 X 线片示右下肺不张可能，心影无明显增大；胸部 CT 示右下肺感染，部分层面似可见胸主动脉管壁不规则，似有假腔形成。初步诊断为"胸痛待查，右下肺感染？"

【分析及处理】

我听诊了患者的两肺，只是呼吸音有些粗，没有明显干、湿啰音，我有些疑惑："胸部 CT 提示右下肺感染究竟是否可信？"虽然胸部 CT 有右下肺感染征象，但患者只有咳嗽，无明显咳痰及发热，且肺部听诊右下肺无干、湿啰音，其胸痛原因不应该是"右下肺炎"那么简单。这时我想到了胸部 CT 的一个重要提示，即"部分层面似可见胸主动脉管壁不规则，似有假腔形成"这一征象，虽然患者无高血压病史，但目前血压高，且有高脂血症病史，有长期吸烟及饮酒史等危险因素，莫非真是一例主动脉夹层？我嘱床位医生拿来血压计，测了四肢血压，分别为（右上肢）150/100mmHg、（左上肢）145/100mmHg、（左下肢）150/100mmHg、（右下肢）155/105mmHg，四肢血压基本对称，似乎不太支持。会不会是肺栓塞？也许胸部 CT 提示的感染灶可能就是栓塞征象，但患者无外伤、手术、长期卧床病史，无下肢静脉曲张或血栓病史等高危因素，无呼吸困难症状，这些又不支持。还是建议急查胸部 MRI 或胸部增强 CT、血气分析和 D- 二聚体，进一步排除肺栓塞和主动脉夹层。接着听诊心脏，心率 80 次/min，心音有力，无期前收缩，但各瓣膜听诊区均可闻及 2/6 级收缩期杂音，以二尖瓣听诊区偏右声音最响。记得患者的心电图好像没做，嘱床位医生立即做心电图，结果提示"窦性心律，Ⅱ、Ⅲ、aVF、$V_1 \sim V_6$ 导联 ST 段轻度抬高约 0.1mV，T 波增高"，莫非是早期复极综合征？但患者有冠心病这一危险因素，必须排除急性心肌梗死。于是嘱床位医生急查床边超声心动图及心肌损伤标志物。治疗上暂时建议先抗感染及对症治疗，待相关检查结果回报。由于感到这位患者的病情比较重，便及时把主任请来了。主任听完汇报病史，接着重点对心、肺查体，又让患者取前倾坐位再次听诊了一次，然后转向我："你是怎么考虑的？"我把自己的思路和诊断说了一遍，主任听完，让我仔细听诊患者的剑突下。我有些诧异，刚才所有的瓣膜区都听诊了，只有一个收缩期杂音，剑突下能听到什么？不听不知道，一听吓一跳，患者剑突下可闻及明显的搔刮样粗糙音，这是"急性心包炎"的典型体征——心包摩擦音。我不禁豁然开朗，这样患者持续性胸痛，吸气及咳嗽后明显加重，心电图 ST 段轻度抬高，T 波增高的原因也好解释了。这时心脏超声室医生来查床边超声心动图，提示"轻度二尖瓣关闭不全，未见节段性室壁活动减弱，微量心包积液"，心肌损伤标志物回报正常，血常规急查回报白细胞 10.2×10^9/L、中性粒细胞百分比 89%。

【心得体会】

1. 胸痛是临床工作中常见的一种症状，其需要鉴别诊断的疾病种类多而复杂，容易导致误诊、误治。对于此例胸痛患者，早期诊断没有想到"急性心包炎"的原因主要是：心脏听诊基本功不够扎实，未能识别心包摩擦音，虽然录音听了很多遍，但实践中比较少见，碰到了还是分不清，有待进一步加深印象；对于心电图出现的 ST-T 改变，结合症状，虽然能够想到"急性心肌梗死"，并行相关检查去排除，但没有想到急性心肌炎、心包炎也常表现为心电图广泛性 ST-T 改变。因此，心脏听诊及心电图的分析能力，是心血管内科医生成长的重要基本功。

2. 对于持续性胸痛患者，要想到"急性心包炎"的可能。其早期主要依靠心脏听诊闻及心包摩擦音来确诊；当病情演变而出现心包积液时，主要依靠超声心动图等检查来确诊。对住院医师来说，熟悉心包摩擦音的特点很有必要，识别心脏杂音关键在于多听，老一辈医学工作者的听诊水平让我们钦佩，更值得我们学习。

【经典箴言】

"纸上得来终觉浅，绝知此事要躬行"，心血管内科医生必须具有扎实的心脏听诊基本功，关键在于在实战中多实践。

（余海波）

10　亮出你的听诊器，相信自己的耳朵

【临床经过】

今天正值白班，接到一个心脏外科的电话，一般来说心脏外科请我们会诊的机会不多，我们处理不了的问题多数会请他们来会诊，因而我带着无比的好奇心去了。患者是一位 44 岁女性，农民，因"心悸 6 年余，加重伴胸痛、气短半年"入院。患者于 6 年前无任何明显的发病诱因下，经常突发心悸，不伴有胸闷、气短，无胸痛，无恶心、呕吐，曾在当地县级医院就诊多次，每次心电图检查均提示心肌缺血，给予对症治疗后症状均可以得到有效改善，具体用药不详。近半年来患者上述症状加重，发作频繁并出现胸痛症状，尤其是活动后症状明显，诉休息 30 分钟后症状可以自行缓解。我仔细阅读病历后，查看患者的入院化验，均未发现任何有价值的信息，查体发现患者左侧第 3~4 肋间可闻及 3~4 级收缩期杂音，我觉得杂音必然有原因，虽然超声并没有报告什么，但是我觉得问题的所在就在杂音这里，这次我们不要床旁超声检查了，去超声室检查。我就和心脏外科医生去了超声室，在我们的要求下，仔细朝着杂音出现的部位扫描，果不其然，发现瓣膜有反流，但更主要的是我们发现了主动脉窦瘤——一种不是很常见的疾病，一般在破裂的情况下更容易发现。据资料记载，主动脉窦瘤在没有破裂的情况下是没有任何症状的。但是，也

不能仅凭这一点发现就确诊患者的病因是由主动脉窦瘤引起的,超声科医生建议我们行主动脉造影和右室流出道造影检查。经与家属交代后,于第2天行造影检查,果然发现主动脉右窦存在一个瘤,体位比较刁钻,多次查找体位后方能显示,后给予右室流出道造影检查,发现在心室收缩时可见主动脉窦瘤凸向肺动脉引起肺动脉狭窄,致使右心室射血减少,不能使心室内的血液有效到达肺动脉,引起通气血流比例改变,从而引起胸闷症状,至此问题得到了合理的解释。

【分析及处理】

任何临床症状的出现都是有问题的,床旁超声是方便了患者,但有时因为机器,的确可能会漏诊,当不能用现有的资料解释疾病的原因时,多听别人的建议也能扩展思路。患者最后经家属同意,行外科手术治疗。

【心得体会】

少见疾病并不是说没有,只是一般很难遇见,多读书是非常有必要的。

【经典箴言】

文献报道只是文献报道,临床症状和表现才是最重要的。

(马晓民)

11 不注意查体,被救错的"急性左心衰竭"

【临床经过】

今天值班冠心病监护治疗病房(CCU),室外冷风刺骨,室内汗流浃背地进行着急症救治。突然CCU大门打开,平车推入一位不能平卧的患者,男性,65岁,因"呼吸困难、不能平卧3小时"入院。患者3小时前举哑铃后突发呼吸困难,伴咳嗽、出汗,无恶心、呕吐,无晕厥及肢体水肿。既往高血压病史多年,口服氨氯地平(络活喜)药物。入院查体:血压190/100mmHg,心率132次/min,呼吸25次/min;一般状况差,端坐呼吸,急性病容,口唇发绀,颈静脉充盈,呼吸急促;双下肢无水肿,四肢皮肤温度可。心电图提示窦性心动过速,多个导联ST-T压低。初步诊断为"冠心病,急性左心衰竭",立即完善入院常规、实验室检查,给予酒精湿化吸氧,双腿悬垂至床边,留置导尿,硝普钠25mg泵入,呋塞米40mg静脉注射,吗啡3mg静脉注射,二羟丙茶碱0.25g静脉注射。0.5小时后,患者仍然端坐位,似乎没有任何缓解,血压较前有所下降。

【分析及处理】

急性左心衰竭不知道救治了多少例,为什么今天这位竟然如此突出,呼吸困难不能缓解呢?患者血压很高,后负荷较大,按临床分型属于哪一型?患者皮温尚可,下肢未见水肿,肺部有没有水钠潴留?我突然意识到忘记进行肺部听诊。为了确认心力衰竭分型,我提着听诊器走至患者床边,但是患者左侧肺部怎么没有听到呼吸音?天哪,不会是气胸吧。立即进行床旁胸部X线检查,结果提示左侧气胸,肺部压缩50%,马上请胸外科医师会诊。经床边评估认为患者闭合性气胸可能性大,建议行引流瓶负压吸引,高浓度吸氧,酌情使用抗生素,肺部引流后患者症状逐渐减轻。至此,我长了记性,呼吸困难一定要鉴别诊断,不能自以为是地认为呼吸困难等同于心力衰竭。

【心得体会】

1. 心脏急症频发而不可预料,诸多疾病表现急骤。如果能救人于危难,心血管内科医生会有很强的成就感。但即使工作再忙碌,基本的诊疗程序不能忽略。本例患者由于医生匆忙之中,忽略了重要的体格检查,导致诊断出现偏差,好在及时弥补,挽救了患者生命。因此,正常诊疗程序是不能忽略的,从易感因素、病史、症状、体征、必要的辅助检查,到综合分析建立初步诊断及鉴别诊断,都需要按部就班地进行。曾经碰到小量气胸的患者,体格检查没有阳性体征,但是必要的胸部X线片、超声心动图等简单易行的物理检查弥补了体格检查的不足,帮助早期准确建立诊断。科技飞速发展与日新月异的今天,再先进的辅助检查都替代不了医生的基本功——病史询问和体格检查。大撒网式的检查绝不可取,应该根据体格检查获取的关键信息,选择有针对性的辅助检查。物理检查,例如胸部X线片、肺部CT检查结果的判读,同样是心血管内科医生需要加强的基本功。众多疾病的诊断和鉴别诊断都可以通过超声心动图提供有价值的信息,因此超声心动图是更为重要的基本技能,床边即可操作,灵活而方便。心血管内科医生应该了解超声心动图检查体位、各种切面的打法以及检查结果的判读。实验室检查,例如BNP测定对于鉴别诊断可提供有意义的信息,不但可以帮助诊断心力衰竭,而且在鉴别诊断、预后判断等方面具有重要意义。

2. 急性左心衰竭的治疗应该建立在正确诊断的基础之上。目前急性左心衰竭的治疗包括:①一般治疗:双腿下垂体位,酒精湿化吸氧,导尿监测出入量。②药物治疗:急性左心衰竭时交感神经过度兴奋,因此镇静治疗相当重要,但在存在Ⅰ型和Ⅱ型呼吸衰竭的患者应该慎用。同时应用支气管舒张药物、肾上腺皮质激素、清理气道、化痰等改善通气,解除气道痉挛。利尿、扩血管、强心是大家耳熟能详的急性左心衰竭治疗方案,但随着人们对急性左心衰竭病理生理机制的深刻理解,逐渐认识到这些药物的使用必须遵守严格的给药顺序,并不能一刀切式地采取利尿—扩血管—强心模式。近年来关于血管活性药物的使用逐渐达成共识,首先需要根据皮肤的冷暖和水钠潴留的有无,进行临床分型,具体血管活性药物的选择请参见相关指南。在这种分型中,干暖型病情最轻,而湿冷型血压下降、濒临心源性休克者最重,往往需要机械辅助治疗度过急性期。③非药物治疗:目前的非药物治疗手段众多,包括机械通气、主动脉内球囊反搏(IABP)、体外膜肺氧合(ECMO)、血液滤过、Impella 心脏轴流泵等,正是这些机械支持方式的出现使众多急性左心衰竭患者安全度过急性期,提高了存活率。但实施机械支持应该选取合适的患者,对终末期患者大肆应用只能徒增医保基金的负担,同时放大患者的痛苦。④病因、诱因的治疗是根本,及时甄别急性左心衰竭的病因、诱因并去除,这才是抢救成功的关键。

【经典箴言】

对于心血管内科医生,匆忙之中避免犯错,协调有序、思路清晰才是应该精进的修行。

(田　力)

12　你做心电图了吗?

我这里讲一个几年前经历的事情。患者是一位中年妇女,其丈夫到外地出差,患者在家中 2 天内出现 4 次头晕、肢体乏力发作,1 次黑矇发作。第 3 天患者再次出现头昏、黑矇,后经过联系由医院派救护车接送入院,在救护车上出现晕厥和四肢抽搐,几分钟后自行恢复正常,入院后常规心电图检查未发现异常,头颅 CT 检查也未发现异常,根据上级医师指示立即给予 24 小时动态心电图检查。

入院当晚刚好碰到一位刚毕业 1 年的年轻医师值班,白天至整个晚上患者没有其他症状。次日早晨 6:30,患者上厕所中再次出现头晕、黑矇发作,在陪护的搀扶下回到病床,并且报告当班的值班医师,值班医师赶到病床时发现患者出现四肢抽搐,考虑为癫痫发作,给予静脉推注地西泮 10mg,不久患者出现呼吸停止,经气管插管等心肺复苏治疗抢救 40 分钟后无效,宣布临床死亡。事后 24 小时动态心电图回放发现患者当时有频发室性期前收缩、短阵室性心动过速,早晨 6:30 黑矇发作时为持续性室性心动过速,心室率 190 次/min,持续约 10 分钟,后转为心室颤动,随即出现室性逸搏,心率 20~30 次/min,最后呈一条直线。

这个病例的教训是,既然怀疑为心律失常,最好还是要有床边心电监护,单纯 24 小时动态心电图检查是不够的,特别是反复晕厥的患者,应在晕厥发作时立即采集心电图,了解患者的晕厥是否与恶性心律失常有关。现在,很多医院的科室都在向专业的纵深发展,但临床工作不是孤立的,需要医生具备一定的多学科诊断和鉴别诊断能力。因此,作为年轻住院医生,应打好全科医生的基本功,只有做好了横向发展,才能在纵向发展中做到游刃有余。

患者阿-斯综合征发作时,在没有心电图检查或床边心电监护(此时再进行检查或床边心电监护已经来不及,只会延误抢救的最佳时机)的情况下,如果听诊听不到心音,应该立即按照心室颤动予以除颤,可以首先胸前捶击,再听诊检查心音,如果不成功,立即电除颤,宜用最大功率360J,争取1次电除颤成功,如果不行,再电除颤1次,尽量减少人为延误的最佳抢救时机。笔者曾成功抢救几例急性心肌梗死并发心室颤动的患者,体会是对于有基础心血管疾病的患者,只要出现阿-斯综合征,第一反应就是患者出现心室颤动,立即给予电除颤。

(黄碧宏)

13 如何学好临床心电图?

心电图是临床医生,特别是一名心血管专业医生应掌握的重要工具。可是,初学者往往感到心电图难学、难懂,不能灵活运用。结合个人学习的一些经历,谈谈自己的心得体会。

1. 做好基础准备 心电图学从问世至今已有百年历史,从最初的经验性学科发展到当前的分子生物学领域,与临床医学、细胞生物学、分子生物学、组织学、生理学、病理生理学、药理学、病理学、物理学等多学科联系紧密,因此,在打算专业性学习心电图时,最好先复习相关基础知识,比如静息电位、动作电位、心脏生理学、心脏解剖与组织学等与心电相关的内容。

2. 从易至难的学习 不要一开始就选用大部头学习,要从一些通俗易懂的"小书"入手,这样学习的好处是可以很快阅读完一本专著,从中了解相关专业性词汇和知识点,为进一步学习做好知识铺垫;相反,如果从大部头开始学习,这些专著局部内容讲得很透彻,但费时,有时认真读,可能1个月还读不完一章;另外,这些大部头专著都是融会贯通的,知识点有所交叉,如果没有全面掌握专业词汇,只能是囫囵吞枣,达不到深入学习的目的。

3. 选择一本好的教材 国内公认的学习临床心电图最好的教材是黄宛教授主编的《临床心电图学》,优点是名家讲解,通俗易懂,该书页数历来均控制在500页以内,可以在较短的时间内进一步掌握临床心电图学的全貌;然后可选用郭继鸿教授主编的《心电图学》,优点是资料翔实,论述充分,深入浅出。

4. 从粗读到精读 第一遍学习教材,我们可以快速阅读,了解相关知识点;第二遍学习,要阅读、理解、掌握每章和每节的重点,深入思考,做好笔记,随时给自己提出这样的问题:这句话我真的理解了吗? 这幅图我真的明白了吗? 如果没有,重新阅读该章节。

5. 参加心电图讨论 现在有很多医学论坛都开展了心电图阅读版块,参加这些讨论有助于发现自己的不足,活跃自己的思维,学习别人分析心电图的方法。心电图学是一门实践性很强的学科,因此必须要过阅读心电图这一关,仅有理论是远远不够的。曾听一位朋友这样谈道:"要看好心电图,至少需要阅读2万份心电图",

可见知识强调的是积累。

6. 有的放矢地学习　根据自己的实际情况,有的放矢地选择自己的学习目的。例如,对于普通大内科医生,掌握常用急诊心电图即可;对于心血管专业的医生,应掌握常见临床心电图模式及其发生机制,能分析急诊心电图;对于心脏电生理和心律失常专业的医生,则要求全面掌握心脏电生理的理论,并能将这些理论与临床实践相结合,能分析疑难心电图,达到学以致用,而不是纸上谈兵。

7. 多方位地学习　除了教材、论坛讨论以外,还须注重其他方面的学习,比如专业期刊的阅读,目前国内的心电图期刊有《心电学杂志》《临床心电学杂志》《中国心脏起搏与心电生理杂志》《实用心电学杂志》;平时注重收集一些典型心电图和疑难心电图,以供自己不同学习阶段时使用,当你掌握到一定深度,会发现原来所下的结论可能是"错误"的或有"疏漏"的地方。

8. 掌握专业英语　最后一点,不是每一位基层医生都具备的,就是掌握好专业英语,阅读国外文献,国外的心电病例报道大都有明确的解答,而不像国内的大多局限于就图论图,通过这些有解答的病例学习,可以极大地开阔视野,活跃思维。

(宋凌鲲)

14　由心脏超声心动图 EF 值想到的

写在前面的话:前两天护士长在给护士妹妹们开护理早会时讲到 EF 值,这时我恰巧路过,护士长突然叫到我:"你来给大家说说 EF 值都是干啥的,有啥用处?"我立马就有些茫然,有种"天狗吃月亮——无从下口"的感觉,便答道:"EF 值用处太大了,从什么地方说起呢? 这个说来话长,我怎么能一两句话说清楚呢? 以后慢慢有机会再说吧",然后就搪塞过去了。在这儿我一并回答这个问题,然后与护士长同步了信息。

这个 EF 值啊,实在太重要了,重要到什么程度呢? 就像前几年赵本山的小品之于春节晚会的重要程度。任何一位心血管科医生,尤其是面对心力衰竭患者,拿过来患者的超声心动图报告,两眼直勾勾地首先搜索的就是"EF 值"。下面先给这个 EF 值下个定义,什么是 EF 值呢? EF 值又叫射血分数(ejection fraction),一般是指左室射血分数(left ventricular ejection fraction,LVEF)。说到 LVEF 这个英文缩写,我们是否发现,在读一篇论文或某个章节的专业文章,只在第一次出现这个名词时出现"左室射血分数(left ventricular ejection fraction,LVEF)",然后如果后面再出现这个名词,直接就给出"LVEF"了,不会再写"左室射血分数"这个中文名称。如果你的英语水平不是那么好,读到文章后面,看着满屏幕的代号,是否感到非常吃力甚至茫然? 大家一般都是努力记住"LVEF",然后如果有过剩的精力,才去记住"left ventricular ejection fraction"。但是,我却相反,这种情况下,我都是先记住这个英文的全称,也就是"left ventricular ejection fraction",然后根据它的全称再去推导它的简称"LVEF"。一开始可能觉得比较痛苦,但是习惯了,你看到一些缩写,立即就能知道哪个字母代表哪个单词,整个字母组合代表什么意思,非常方便。言归正传,这个 EF 值是指每搏输出量占心室舒张末期容积量的百分比。心室收缩时并不能将心室的血液全部射入动脉,正常成人静息状态下,心室舒张期容积左心室约为 145ml,右心室约为 137ml,搏出量为 60~80ml,即射血完毕时心室尚有一定量的余血,把搏出量占心室舒张期容积的百分比称为射血分数,一般 50%以上属于正常范围,人体安静时的射血分数为 55%~65%。射血分数与心肌的收缩能力有关,心肌收缩能力越强,则每搏输出量越多,射血分数也越大。当然,这只是说一般情况下,本身这个指标就有非常大的出入,这是个半定量的指标,什么是半定量的指标呢? 即"不可不信,不可全信"。这是以下几个原因所决定的:

1. 我们测量 EF 值时是用二维超声测量心脏舒张末期的短轴直径和心脏收缩末期的短轴直径,然后我们假设左心室是一个标准的椭球形,然后再计算出这个左心室在各种状态下的体积,一般一个正常的左心室都大体上满足这个要求和假设,这涉及一个物理数学定理:在表面积恒定的情况下,球体的体积最大;相反,在体积一定的情况下,球体的表面积最小。为什么我们吃的西瓜和苹果都尽量长成圆球状而不长成正方体和长方体的形状,是有一定道理的,这是自然选择的结果。但是正常情况下,心脏因为受到多方面因素的影响,比如膈肌的挤压,尤其在怀孕期间更是如此,双肺呼吸对胸腔的压力的影响,会对心脏形成周期性的抽吸和挤压作用,这就会导致心脏,当然也包括左心室发生或多或少的形变,这种形变就和我们假设的这种纺锤形的状态有一定的出入,尤其在病理状态下更是如此,比如节段性收缩不良,甚至是室壁瘤形成后。这点大家也可以理解吧?

2. 我们是在心脏活动状态下,把超声心动图的某个瞬间定帧,左心室最小状态下的定帧我们就认为是它的收缩期,最大状态下的定帧我们就认为是舒张期。但是,我们认为定得"准确"就真的准确吗? 还有,我们定帧的图像是非常粗糙的,粗糙到什么程度呢? 和我们 30 年前看的黑白电视信号不好时,有好多雪花的那个图像差不多,有时为了寻求更好的图像质量,还要跑到外面抱着天线杆来回转,一边转一边大声问:"好了不? 行了不?"里面就回道:"转过了,再转回来点儿!"就是这种图像质量,你能非常准确地分辨出心脏内膜的界面吗? 所以,这里面肯定还有出入。

3. 我们的射血分数准确还有一个前提假设:瓣膜功能完全正常。也就是说,心脏泵出去的血液不会再反流回来,比如主动脉瓣和二尖瓣关闭不全,收缩期泵出70ml 血液,舒张时又我返回 30ml 血液,实际上只有 40ml 的有效泵血,但机器是不考虑这些的,测量的 EF 值很正常,怎么就心力衰竭了呢? 相反,一位扩张型心脏病患者,心脏非常大,虽然 EF 值看着非常低,甚至只有 20%~25%,但是患者却活得比较自如,就是因为这个比值虽然看着比较低,但是它的绝对泵血量却没有那么低。

EF 值的测量确实存在许多人为因素干扰,例如测量切面的不垂直性、测量切面的不确定性、测量点的不确定性,还有心脏切面定帧的不确定性(心脏时刻在搏动,你定帧在心脏舒张前期、中期、末期甚至定到收缩期的某个时期),都会影响 EF 值的最终结果。这些人为变量实在太多,也不好控制。其实,EF 值的测量和血压的测量差不多。即使同一个人,同一个测量者,连续两次测量,都会出现不同的结果。更何况不同的人、不同的时间测量呢? 记得有一位超声科主任,大家都说她测量的 EF 值准确,我当时就很崇拜她。后来发现,这位主任在给患者做超声时会很详细地询问患者的情况,一边做一边问,问不完她就做不完,直到她问满意了,那么 EF 值也就测量出来了。

(崔秀鹏)

👨‍⚕️ 崇　梅　专家点评

左室射血分数(LVEF)是最常用的评估左心室收缩功能的指标,是指每个心动周期从左心室泵出的血液占左心室舒张末期容积的比例,即 LVEF(%)=[(舒张末期容积 − 收缩末期容积)÷ 舒张末期容积]×100%。测量左心室舒张末期容积和收缩末期容积的方法有多种,各有优缺点,其中最常用的是 M 型超声 Teichholz 法和二维超声双尖 Simpson 法。

M 型超声 Teichholz 法是指通过二维超声引导定出 M 型超声取样线位置,在心动周期中测量左心室舒张末期内径(LVDd)和左室收缩末期内径(LVDs),代入校正的立方体公式 $[V=7/(2.4+D)\pi D^3]$,将左心室容积想象成一个近似的椭球体,计算出左心室舒张末期容积、收缩末期容积,从而计算出 LVEF。其优势是测量方便、省时,但缺点也显而易见。对于心力衰竭患者,其左心室舒张末期的形态已接近球形,用近似的椭球体公式计算有些误差。对于节段性室壁运动异常的患者,无法准确测出左心室收缩末期容积,尤其是室壁瘤形成时,无法测量室壁瘤这一部分的额外体积。因此,该方法目前主要用于评估健康人群的左心室功能。

二维超声双尖 Simpson 法的优势是,不管左心室腔是怎样的几何形状,均可以应用;其缺点是测量时间过长,要求心内膜界限显示非常清楚,对操作经验有一定要求。目前各国指南仍然推荐采用二维超声双尖 Simpson 法测量 LVEF。

临床医生要根据临床情况解读 LVEF，如果患者有严重的主动脉瓣反流、二尖瓣反流、室间隔缺损，那么左心室射出的血不一定都能进入体循环，故 LVEF 不代表有效射血分数；严重贫血的患者中，由于单位容积血液携氧量下降，即使其有效射血分数正常，仍然可能因重要脏器灌注不足而引发心力衰竭；肥厚型心肌病、高血压心脏病、缩窄性心包炎患者，由于左心室舒张功能下降而导致左心室充盈受阻，即使 LVEF 正常，但因每搏输出量和每分输出量下降，即出现所谓"射血分数保留的心力衰竭"。医生要根据临床辨证分析，不能仅考虑超声心动图的测量数据。健康成年人左室射血分数的正常范围为 55%~65%，2019 年 *European Heart Journal* 的研究显示，LVEF 与生存率之间的关系为 U 型曲线：当 LVEF 处于 60%~65% 时，生存率最高；当 LVEF 降低至 35%~40% 时，死亡风险增加了 71%；当 LVEF 升高至 70% 以上时，死亡风险增加了 73%。这说明左室射血分数过高或过低都不好。目前认为，"LVEF 值低于 50% 代表心功能受损，LVEF 值低于 30% 代表心功能严重受损"这一提法是可以接受的。

15 如何向患者家属交代病情？

马广隆：我在心内科临床实践中有些心得体会，现简要总结如下。

1. 心血管疾病患者多是老年人，多合并多器官系统疾病，在患者入院时，要尽量把可能的诊断、并发症及预见情况都交代到位。

2. 针对病情危重的患者，必要时签署病危通知单，这样可以让家属提前有心理准备，规范诊疗程序的同时也让其更好地了解病情并配合治疗。

3. 对于疑难或病情变化快的患者，需要密切观察，多巡视患者，待抢救结束时宜及时交代病情，动之以情，晓之以理，让家属对患者的病情有动态了解。

Jinshangbo：和患者及其家属沟通是一门学问，其中蕴含着无穷的技巧。

1. 互相尊重是构建和谐医患关系的前提。举个例子，我们科里收治了一位病情复杂的老年患者，从呼吸内科转到消化内科，又从消化内科转到心血管内科，很多管过他的医生都说这位患者不容易相处。最近正好上级医师出差了，只有我一个人早上去查房，心里很忐忑，考虑到自己年资低，很难像主任医师那样面面俱到，很是为自己捏了把汗，但幸好从刚开始工作就养成了一个习惯，患者说话时总是很认真地倾听，时不时还会向患者提些问题，让患者反客为主，说话的方式也很注意，只要是比自己年长的人说话时都以商量的口气，并且以"您"称呼对方。半小时的查房跟患者交流了很多，原来这位患者并不那么可怕，也很平易近人，并且第2天查房时他已经清楚地把我的名字记住了。

2. 对于自己不确定的事情，不要在患者面前装懂，要及时请示上级医生，或者自己去查书，必要时请上级医师一起来向患者交代病情。

3. 最重要的一点，不断地巩固自己的基础知识和临床经验，对于任何应急事件一定要在第一时间做出反应并及时处理，即便已经无法挽回，也要尽自己最大的努力，让患者及其家属体会到你确实已经尽心，这也是作为医者责任心的体现。

Chianhuu：想从另一个角度谈谈自己的认识。患者家属对许多医学概念不熟悉，多用些比喻，多讲些数字，多用些浅显的词语，或许更好让他们理解。

1. 心肌梗死是心血管科急症，超过1/3的心肌梗死患者临床症状不典型，而能到医院接受救治的患者又有很多不能在有效时间内开通血管。因此，能到医院的患者还是非常幸运的。这么说，很多患者及其家属都明白问题的严重性了。

2. 心脏就像能泵血的气球，现在，这个气球的一部分因为没有营养坏死而没有功能，整个气球就没有力气向外泵血。我们手术的目的，就是赶快把闭塞的血管开通，让这部分心肌恢复血流。

3. 心肌梗死本身就是很严重的疾病，我们手术本身也有风险，两者相加，危险会更大。但是，我们换来的是将来的益处。一段时间过后，不开通血管和开通血管的差别会非常明显，我们冒险也是非常值得的。这也需要结合家属的意见来制定临床决策。

4. 心脏就像是一套房子，有门，有电线，有水管。心律失常是电线的毛病，冠心病是水管的毛病，瓣膜病则是门的毛病，房间隔缺损、室间隔缺损则是房间之间的墙破了。

5. 正常心脏有一个司令部来发放搏动的信号，通过一根电线传给下面的心房和心室，房室旁道或双径路就像是多了一条道，射频消融的目的就是要把这条道消除。但有时这条道和正常的通路非常接近，一不小心都断了，就要安装起搏器了。

zhaoxixiang2008：

1. 患者入院后，我们交代病情时，一定要找主要家属参加，最好能把家属叫齐一起沟通，而且交代后一定要问家属是否还有不明白的地方，这不仅是尊重家属，更主要的是要知道你交代得是否清楚，家属是否已经理解。

2. 病情交代最好由科室有经验的医生来完成，一是交代得到位，二是患者及其家属容易信服。年轻医生务必虚心学习，因为交代过程中有很多技巧和学问需要揣摩与学习，比如说话的语气、方式、术语的应用，这些都非一日之功。

3. 交代过程中多注意和家属交流，听取家属的意见，并作出恰当的解释，不能只顾自己解释而不顾家属的感受。

4. 危重患者注意反复交代病情,尤其是患者刚入院时主要家属没到,在抢救过程中主要家属才来的情况,切记再找主要家属说明。

5. 向家属交代病情是一门学问,需要有丰富的学问、良好的沟通技巧、哲学家的思维、演讲家的口才,更主要的是要真诚,带着一颗人文关怀的心去做,而且要让家属明白,你不是在推脱责任,而是在竭尽全力地抢救患者。

(马广隆　丁香园 Jinshangbo、Chianhuu、zhaoxixiang2008)

16　初出茅庐者如何值好人生第一个夜班?

对于初出茅庐的愣头小子,刚刚踏入医院的大门,开始人生中第一次行医的旅途,从此不再有父母和老师等的看护,独自走上漫漫行医路,看着前面虚无缥缈、若隐若现的人生之路,是否感到莫名的恐惧和茫然?

漫漫行医路上的第一个坎,大概就是独自一人上夜班吧,这种强烈的冲击和恐惧多少会给人一种紧迫感。无论你是刚上研究生开始值夜班,还是在住院医师规范化培训中,还是刚进医院开始拿人生的第一份薪水,我都觉得有必要仔细看完,肯定会对您有用处,当然用处多大就不好说了,如果您说对您一点儿用处都没有,只能说您还没有进入角色或是没有认真地去领会,建议重新再来一遍。

这是纯正的方法论,如果像段誉的"六脉神剑",虽然厉害,但总是在关键时刻掉链子,不能运用自如,这就不好了;而应像"吸星大法",吸走了别人的功力,还要把这个功力转化为自己的功力,为我所用,做到收放自如、随心所欲。我以前的大部分文章,包括心电图思维方法论、宽 QRS 波心动过速鉴别、给初学冠状动脉介入者的经验与教训、导丝头端管理等只能算功力,自己的功力增长后,还需要以某种方法把你的功力释放出来,这才能成为真正的高手。

在你已经具备一定的功力后,即使你在学校拿了一等奖学金,研究生考试、住院医师规范化培训考试考了第一名,也要留意我教大家的几招:

1. 一定要认真交班!你上夜班的第一件事肯定是和白班的同事进行交接班,这个交接班毫不客气地说可以看作是责任的交接,在没有交接班前,责任是别人的,从交接班开始,责任就是你自己的了,这才标志着你夜班的开始。同时,对着满楼层的患者,甚至走廊上也是患者的情况,你不可能要求白班的医生将每一位患者都交接班,必须抓重点。值白班的医生在科室已经工作了一个白天,对科室所有患者的把握程度远远高于你,哪位病得重,哪位做了特殊处理,哪位用了什么特殊药物,哪位可能出现比较重的并发症,他一般都了如指掌。因此,要了解哪些患者比较重,需要特殊关照,且白班医生给患者做了哪些特殊处理,并牢牢记住,必要时用笔记下来。这样你就会对全科室患者有大体了解,至少知道哪几位患者比较重,患的是什么病,已经到了哪一步,这些都需要初步了解。接班后亲自去患者床前逐一问诊和查体。患者身上的各种输液管道、监护仪器都需要检查,尤其涉及三大生命体征的设备,一定要给予关注,对患者情况做到心中有数。随着与患者交流,发现患者的问题和疑惑,让你掌握第一手资料。坚决反对白班医生这样交班:"病房里没大事儿,几个病重患者都还行,你自己看看吧。我走了,这个班就算交完了。"更有甚者夜班医生还没出现,白班医生就找各种理由提前早退!一定要做到无缝接班,否则这种行为害人害己。

2. 一定要多请教搭班的护士同事,他们掌握的第一手信息非常多且珍贵。多交流,问一句:"咱科里有几位比较重的患者啊?有什么需要特殊交代的吗?"搭班护士一般会告诉你哪床比较重,哪床需要注意些什么,比如哪床到现在还没有尿,哪床尿量多少,哪床两天没吃饭了等。这些都是有用的。

3. 一定要检查急救设施的完整性、抢救药品的存放地和备用量,少了的必须补足,尤其是在科室有重病号的情况下。比如除颤仪是否处于充电状态,心电图机器是否有电,里面是否有纸,抢救车的位置等,都是必须了解的。气管插管器械的存放点和完整性都是需要注意的。当然,正常工作起来都各自瞟一眼发现和以前检查的没有什么异样就可以,也是非常快的,但是一定要有这个心。

4. 对于一些危重患者,可能随时出现突发情况的患者,必须反复阅读和复习他的病历,做到心中有数,如生化指标、电解质指标、血气分析指标,以及各种影像学诊断、心电图诊断甚至动态变化都需要记住。对于患者的血压、心率、呼吸频率、体温这些生命指标都是需要关注的。特别是心力衰竭患者,24 小时出入量、尿量、BNP及电解质变化趋势需要重点关注。此外,这位患者白天用的药物和用法都是要关注到的。这样患者一旦有事儿,你能第一时间知道怎么做,不会抓瞎、手忙脚乱。

5. 最重要的一点是,如果这位患者你可能处理不了,需要向主任或上级医师汇报,主任或上级医师遥控你,他会问到这些指标。你如果事先复习了,那么他问什么你都能及时告诉他,而且告诉他指标的变化趋势,回答得非常有条理、非常流利,而且夹杂些自己的观点和分析(注意不要过多),让他做到心中有数,久而久之(甚至两次以上就可以),你在你的领导心目中就会上升一个很明显的档次,觉得此人是个可造之材。

(崔秀鹏)

17 心血管科常见错误之我见

1. 关于心动过速影响血流动力学的问题 有许多医师都把心动过速的性质

和血流动力学是否稳定"捆绑"在一起,在鉴别一份心电图是室性心动过速还是室上性心动过速时,如果血流动力学不稳定,则认为室性心动过速的可能性大;一旦血流动力学稳定,则考虑室上性心动过速的可能性大。其实,心动过速是否影响血流动力学,还要考虑心律失常的频率而不仅仅是性质,比如一个室上性心动过速的患者,如果频率太快,达到 180 次/min 以上,则势必引起血流动力学不稳定。而一个室性心动过速的患者,其心率只有 180 次/min 以下,此时血流动力学可能并没有明显的不稳定,但室性心动过速很容易发展成为心室扑动甚至心室颤动,因此其危害性非同小可。另外,关于室性心动过速的血流动力学方面,还应该考虑到左右心室收缩不同步以及房室顺序收缩是否存在等因素。

2. 关于肺部啰音的问题 部分医生认为,只要肺部有啰音,就有肺部感染,紧接着抗生素马上就要用上去。我有次值班时,晚上收治一位患者,查体时注意到患者右下肺部可闻及湿啰音,患者咳嗽症状多于夜间发作,坐位后好转,痰液多呈白色浆液性泡沫状,结合病史,我考虑啰音系左心功能不全所致,且患者无发热征象,可以密切观察病情,便给予心力衰竭的常规处理,没有应用抗生素。结果第 2 天管床医师查房时,听到肺部啰音后,便考虑肺部感染存在,于是就加上了抗生素。针对这个问题,我再次查阅教材和文献,当左心功能不全时,由于肺部毛细血管压增高,液体可渗出到肺泡而出现湿啰音。因此,当时我认为没有必要应用抗生素。这将在无形之中加重患者的经济负担,即便存在肺部感染,也可以等痰培养、胸部 X 线片等相关检查结果出来后再做决策。针对此类问题,应该具体问题具体分析。我曾经管过一例急性冠脉综合征患者,是位 70 多岁的老年人,有慢性支气管炎病史多年,入院时患者胸痛明显,且有心力衰竭体征,伴体温升高,经抗感染、利尿及扩张冠状动脉等治疗 1 周后,患者体温逐渐下降,但仍时有胸闷与气促,活动后更明显,在应用抗生素的情况下,患者双下肺湿啰音仍比较多,双下肢轻度指凹性水肿,病程中我注意到患者的小便量少,便考虑是否系利尿剂的剂量不够。第 8 天上级医师查房,分析病情后准备更换为更高档的抗生素,这时我建议加强利尿,改用晚上静脉推注呋塞米,抗生素可以暂时停一下,并说了我的理由,上级医师同意我的建议,结果当天晚上推了呋塞米后,患者小便明显增多。第 9 天查房时,患者肺部啰音明显减少,患者自己也感觉一下子轻松了许多。如此,患者住到第 10 天就好转出院了。试想,如果此时一味地依赖抗生素而不加大利尿强度,是否会有这种效果?通过这个病例,我对肺部啰音的问题加深了认识。同时也理解到,住院医师应是对患者病情最了解的,针对患者的治疗方案也应该有自己的决策能力,不能总是依赖上级医师。当和上级医师意见不一致时,应该大胆地提出自己的观点,这样更加有利于个人的成长。即便说错了,上级医师也可以有的放矢地指出我们的不足。

另外,关于肺部啰音是否应用抗生素的问题,临床医生要结合患者的具体情况,审慎地加以判断,从而制定合理的治疗策略,每位患者的病情不同,我们应该"量体裁衣"。

3. 病历书写的问题　心血管科医生常碰到临床急症,处理好患者后应该及时完善抢救病历的书写。而有的临床医生却要等到忙完后一起写,这样很容易造成记忆的混乱,很多患者处理时情况不同,处理后的效果也是有区别的。所有抢救病历放在一起写,就很容易导致病历不完善或者不够准确,因此建议大家在忙好临床上的事情后,应该整理思路,完善病历,同时也规范了医疗行为,最大限度地保护了自己。

(丁香园 nanguobuyi 供稿　王晨阳编辑审校)

18　做临床上的福尔摩斯

> 　　一个人的指甲、衣袖、靴子、裤子的膝盖部分、大拇指与示指之间的茧子、表情、衬衣袖口等,都能明白地显露出他的职业来。如果把这些情形联系起来,还不能使案件的调查人恍然领悟,那几乎是难以想象的事了!
>
> ——摘自柯南·道尔《血字的研究》

　　英国作家柯南·道尔塑造了福尔摩斯这样一个家喻户晓的文学形象,小说中福尔摩斯以细致的观察、敏锐的直觉和严密的推理,破获了诸多疑案,一百多年来倾倒了全世界无数读者。很少有人想到,临床医生的工作某种程度上也和福尔摩斯类似。为了明确诊断,医生需要详细询问病史,认真查体,形成初步的诊断假设,在此基础上安排针对性的检查,最后综合分析各种资料得出结论。这与福尔摩斯勘查现场、与证人谈话、追踪线索、进行法医学检验等破案步骤有着惊人的相似。与刑侦破案一样,医生在寻求诊断的过程中,应仔细观察、科学分析,不能放过任何蛛丝马迹。福尔摩斯目光犀利,经常能够在别人看来不起眼的地方发现破案的重要线索。同样,在与患者接触的过程中,经验丰富的医生也不会放过任何细微之处,甚至也能如福尔摩斯一般,从细节出发做出合理的诊断推测。

　　也许有人会说,福尔摩斯毕竟是文学虚构的人物,如果医生能够像他一样,远远一瞥,就能说出患者病情如何,也太神乎其技了吧。其实不然,很多医生都有同感,患者除了叙述病史之外,还能给医生提供很多丰富的非语言信息,对诊断颇有帮助,就看我们是否善于挖掘。

　　1. 留心患者的一般状况　一位观察细致、经验丰富的医师,甚至能在没有看到患者的情况下对诊断做出估计。笔者在神经科工作时,有一次跟随主治医师看一位新入院的患者。等我们到床旁时,患者已经外出做检查了。住院医师汇报说诊断可能是外周神经炎。主治医师说:"虽然我没有看到患者,但我想他恐怕不单是外周神经炎,可能还有脊髓的问题",然后补充了一句:"你们注意了没有,床上有尿垫。"我们恍然大悟,如果患者没有尿失禁,就不需要尿垫。而外周神经炎是不会造成尿失禁的,显然要考虑其他的问题。由此可见,对诊断有用的信息并不一定都需要患者叙述才能提供。

患者生病时的一般状态对判断病情帮助极大。一个发热时还戴着眼镜读书、看报的住院患者,要想到药物热的可能,因为发热时一般状况较好正是药物热的特点。无论何种疼痛,如果能使患者从睡眠中醒来,应首先怀疑器质性疾病,因为功能性疾病很少在入睡后发作。对于急性症状(胸痛/腹痛/头痛)伴大量出汗的患者,要警惕严重器质性疾病(如心肌梗死/急腹症/蛛网膜下腔出血),因为出冷汗是交感神经兴奋的表现,功能性疾病较少出汗(惊恐障碍是个例外)。同样是恶病质,神经性厌食和晚期肿瘤的患者精神状态很不相同,后者大多情绪低落、精神萎靡,而前者对自己的状态却并不担心,甚至还有几分满意。一个重症肺炎患者,高热,呼吸困难,似乎病情较重,但经治医师对治疗效果很有信心,因为他发现患者在没人时,还在用手机玩游戏,说明患者的一般情况正在好转。一位小肠淋巴瘤患者入院第二天化验血红蛋白,结果发现严重贫血,但前一天化验结果还正常。住院医师认为患者有急性消化道大出血,需立即通知外科准备手术。而上级医生来到床旁一看,甚至没有和患者交谈,就转身对住院医师说:"我可以告诉你两点,一是这位患者肯定没有消化道大出血;二是你的化验结果是错误的。"他的理由是,患者躺在床上看上去很舒服,根本不像一个刚刚大出血的危重患者;患者一侧上肢上还贴着棉球,说明刚刚抽过血,而那只胳膊同时还在静脉输液,因此很可能是输液稀释了该侧上肢的血液,从而造成贫血的假象。复查结果完全证实了上级医师的判断。

2. 注意患者的衣着服饰　有经验的医师在患者就诊时会留意他们的衣着。衣着能够充分提示患者的工作性质、社会阶层和文化水平。一般的规律是,患者对自己的服饰越在意,患重病的可能性就越小。衣服名贵、穿着考究的患者病程一般不会太久。社会经济地位较高的患者很少会得某些动物源性的传染病,例如流行性出血热和斑疹伤寒。一个穿着像从牧区来的发热患者,要警惕 Q 热和布鲁氏菌病。一个穿着工作服的患者白天来看急诊,很可能是在工作中急性起病,以至于早晨出门时还没有生病的思想准备。一个老年人来看门诊,衣服上没有纽扣,却有较多拉链,要想到类风湿关节炎的可能,该病导致手指关节畸形,不能完成系纽扣的动作,只好用拉链代替。经常抽烟的患者不仅牙齿和手指焦黄,衣袖处可能还有小洞。有时患者的衣着显得反常,就更有诊断意义。一个在夏天却穿着长袖衣服来看急诊的年轻人,可能是胳膊上有静脉吸毒的针眼或割腕自杀的伤疤,长袖的目的是掩盖。一个总是穿着高领毛衣的年轻女性,很可能做过甲状腺切除术,不想让别人看见手术瘢痕。一个总是戴着帽子的患者,可能是要掩盖化疗或自身免疫病造成的脱发。甲状腺功能减退症患者畏寒,热天也穿厚衣服;而甲状腺功能亢进症患者怕热,冷天也可能穿单衣服。

鞋子有时也能为诊断提供线索。过去出诊的医生总要观察患者床下有没有鞋,以了解患者是否还能下床活动,据此判断病情轻重。痛风、足部创伤或甲沟炎的患者由于脚趾疼痛剧烈,爱穿露出脚趾的凉鞋或拖鞋。外周神经炎或偏瘫的患者,一侧下肢无力,因此两只鞋底的磨损程度可能会有不同。肢端肥大症的患者成年后肢体仍在不断生长,鞋子的号码会不断加大,一问便知。帕金森病或其他运动障碍的患者难以自己系鞋带,因此常穿不需要系鞋带的鞋。穿着拖鞋被送至急诊的患者,说明是在家中起病。

化妆和首饰也很重要。首饰的昂贵与得体程度,反映了患者的经济状况和文化水平。一个化妆仔细、佩戴首饰的女性,通常不会是晚期肿瘤等严重消耗性疾病。现在很多人婚后会戴戒指,如果发现一位患者左手无名指有戒指印痕,要想到可能近期离异。如果该患者情绪低落,有抑郁甚至自杀倾向,也就不奇怪了。据估计,人的指甲生长速度约为 0.1mm/d,有些患者原先喜爱涂抹指甲油,生病后即不再涂抹,根据指甲油的下缘距甲沟的距离,可以大致估计病程的长短。

3. 如何接诊不能主动提供病史的患者　对于不能提供病史的患者(如昏迷),务必要千方百计地搜集对诊断有用的信息。我们都知道,患者年龄和性别对诊断很重要,很多疾病都有特定的年龄和性别分布,诊断时需充分考虑。例如癔症多见于文化程度不高的年轻人,尤其是女性。急性胰腺炎很少见于 20 岁以下的患者。急性胆囊炎被称为 F4 疾病,即 female(女性)、forties(40~50 岁)、fat(肥胖)、fertile(多次妊娠)。红斑狼疮患者的女性与男性比例高达 9∶1 等。老年人患感染性疾病,如急腹症或肺炎,临床表现可以很不典型,体温可能根本不高,而以神志变化为首发表现。

以最常见的缺铁性贫血为例。女性患者缺铁性贫血发病年龄有两个高峰,即青春期和围绝经期。两者都可能因为月经量增多而发生缺铁性贫血。绝经后女性和男性患者一旦发生缺铁性贫血,几乎肯定存在消化道出血。查体必须要做直肠指诊,有可能发现直肠癌或痔疮。若贫血为小细胞低色素性而非缺铁性,必须询问患者籍贯。北方患者应考虑球形红细胞增多症,南方患者应除外地中海贫血。

患者就诊时间非常重要:后半夜因意识不清来急诊的年轻患者,最常见的原因是酗酒或吸毒。冬天清晨同时有几位昏迷患者被送来就诊,首先要怀疑一氧化碳中毒。盛夏季节来就诊的昏迷患者,要先排除中暑。来自农村的昏迷患者,即使身上没有气味,也要怀疑有机磷中毒。对所有昏迷患者都要检查内衣裤,一旦发现二便失禁,往往提示病情严重,有时甚至直接有助于诊断。例如一位风湿性心脏病合并二尖瓣狭窄的患者,心率很快,意识模糊,在急诊室按心力衰竭处理始终无好转。一位来接班的医生在床旁检查时解开了患者的外衣,结果发现内衣上有大量柏油样黑便,而听诊肺部根本没有湿啰音。据此,立即否定了心力衰竭的诊断,而正确诊断为消化道出血,经输血、补液后意识很快转清,心率也降至正常。

有时患者的随身物品能提供重要的诊断信息。一位外籍患者在宾馆突发晕厥,被送至急诊科,查体时发现口唇发绀。医生发现其衣兜里有一张当天美国至中国的机票,立即想到了长途飞行后发生肺栓塞的可能(经济舱综合征),通过检查很快明确了诊断,及时治疗使患者转危为安。身边携带胰岛素针的患者,很可能为糖尿病使用胰岛素过量导致低血糖昏迷。低血糖可以表现为任何精神神经症状,在 CT 和血糖仪广泛应用于临床之前,低血糖被诊为脑卒中者屡见不鲜,以至于西方医学界有一句谚语:"A stroke is never a stroke until it gets 50 of D_{50}"。

以上所述大部分是笔者在临床工作中的心得,也有一些是他人的经验和文献报道。需要指出的是,临床工作实践性很强,患者的情况也千差万别,这些论述不可能全部正确。但是我们要始终牢记,患者是我们最好的老师。每位患者都能教给我们很多东西,但他们未必会主动说出来,就看我们是不是足够留心。马克思说:"人是一切社会关系的总和。"作为临床医师,我们要把患者置于他 / 她曾经生活过的社会背景中考察,才能深入理解环境、疾病和患者三方面的关系。这样做的目的不仅是探究病因和诊断,更重要的是理解和体会疾病对于患者生活的影响,在此基础上建立良好的医患关系。

国内著名内科学泰斗张孝骞教授曾说过:"对病史准确性和完整性的追求是永无止境的"。广义上的病史不仅包括患者叙述的内容,还应包括医生仔细观察后的发现。经过长期严格训练的临床医生,完全能够培养出敏锐的洞察力、准确的直觉和缜密的思维,成为福尔摩斯式的"医学神探"。最后让我们再次引用一句福尔摩斯的名言,作为本文的结束,同时也和医学界的同道们共勉:"整个生活就是一条巨大的链条,只要见到其中的一环,整个链条的情况就可推想出来了。推断和分析的科学也像其他技艺一样,只有经过长期和耐心的钻研才能掌握"。

(吴　东)

19　奇怪的心力衰竭

【临床经过】

今天我值班,上午从急诊科转来一位 42 岁女性患者,2 个月来患者双下肢无诱因出现对称性水肿,呈凹陷性,无胸闷、气短等症状,在当地医院按心力衰竭治疗,效果不佳,今来我院诊治。2 年前患者曾因冠状动脉狭窄在我院行支架植入术,2 年来患者规律服药,血压在正常范围内,半年前患者复查冠状动脉造影示"植入支架处未见再狭窄,冠状动脉供血良好"。结合既往病史,我考虑患者心力衰竭原因目前尚不明确,立即为患者办理了入院手续,并给她申请超声心动图及双下肢血管彩超。第 2 天辅助检查结果回示左室射血分数正常,余未见异常,双下肢未发现血栓。实验室检查提示尿常规、肾功能等均正常,我百思不得其解,再次来到病房询问患者病史,希望能发现诊断线索。看到患者,我不禁大吃一惊,患者的腰怎么粗了?患者说:"住院期间我没有用皮带。"只见患者用上皮带后,腰围减少了1/3,原来是皮带在作怪啊。我说:"我知道你腿肿的原因了,从现在开始,你把皮带去掉,改穿紧身裤,住院观察一下情况",患者半信半疑地看着我,最后还是同意了。2天后,患者水肿明显消退。4天后,患者双下肢水肿完全消失后出院。

【分析及处理】

这位患者为中年女性,既往有冠状动脉狭窄病史,并行经皮冠脉介入术(percutaneous coronary intervention,PCI)治疗,此次入院并未再发心肌梗死,2个月前患者突然出现双下肢水肿,病程中按心力衰竭治疗,效果欠佳,辅助检查均不提示心力衰竭及深静脉血栓形成,我认真地追问病史,原来2个多月前患者为保持体形,腰部应用约束带束身,长期应用后使腹腔内压增高,下腔静脉血液回流不畅,引起双下肢静脉压增高,从而导致出现水肿。我及时洞察到引起水肿的客观因素,建议患者去除约束带后,下肢水肿逐渐消失,向其讲明原因后,患者终于意识到养成正确生活方式的重要性,满意出院。

【心得体会】

1. 引起双下肢水肿的原因很多,心功能不全及深静脉血栓形成仅仅是其中的两个病因,本例中的女性患者,病程中突然出现下肢水肿,我们除了做到详细查体、完善辅助检查外,更要了解患者的生活方式,明确病因才能避免盲目用药。

2. 患者的此类情况在临床工作中较少见,后来我和科室的同事一起交流了这个病例,大家都感受到临床细节的重要性。

【经典箴言】

对每一位患者都要进行认真、细致的体格检查,在本例处理过程中,视诊发挥了关键的作用。多和患者交流病情,重视细节常能另辟蹊径,切不可墨守成规。

(穆 清)

20 气胸误诊为冠心病

【临床经过】

这是一位老年男性患者,70岁,以"左胸闷、胸痛3天"为主诉前来就诊。既往有高血压史15年,平时口服贝那普利10mg、1次/d,血压控制良好。近3天来反复发作左胸痛、胸闷,活动耐力下降,休息可减轻。于社区医院静脉滴注"丹参类药物"3天,症状不缓解。后来建议其转上级医院。到我院行心电图检查,心电图提示Ⅱ、Ⅲ、aVF导联ST段压低。故考虑为"冠心病、不稳定型心绞痛"。入院以后加大硝酸酯药物剂量静脉滴注,同时给予抗凝、双联抗血小板、调脂药物治疗。病情仍反复发作。考虑可能病变严重,多支病变。决定给予冠状动脉造影检查,必要时行介入治疗。

【分析及处理】

很快为患者安排冠状动脉造影,一透视就傻了眼,发现右侧肺野纹理基本消失,造影结果显示右冠状动脉(RCA)50% 狭窄。返回病房后,仔细听诊右肺,确实呼吸音很低,胸部 CT 检查进一步证实了诊断。请胸外科会诊后行胸腔闭式引流,患者症状逐渐减轻,3 天后复查胸部 CT,气胸消失,拔出引流管,听诊右肺呼吸音恢复,胸闷、胸痛症状消失,出院。

【心得体会】

这实际是一个很简单的病例,都是因为疏于查体,无视患者的接诊流程,忽略鉴别诊断而酿成的一例误诊,如果能按照上学时所学的接诊患者顺序,详细询问病史,全面而认真地体格检查,就会很容易发现问题。我们在临床工作中很容易形成思维定式,例如遇到年龄大的患者胸痛,就认为是冠心病心绞痛;凡是心电图 ST-T 改变,就认为是心肌缺血。思维定式真是贻害不浅,经过这个病例总结出以下几点心得体会:①无论什么科室患者,只要住院,就一定要进行全面而详细的病史采集,不放过一点信息,尤其心血管内科医生,要把挂在脖子上的听诊器用在患者身上,经常听一听,可以提前发现一些疾病,也能提高医生的临床水平。②一定要时刻提醒自己,患者的诊断都有哪些,只有想到才能做到。如果当时拍个胸部 X 线片,那么诊断早就明确了。既可以避免冠状动脉造影等有创检查,也避免了医疗纠纷的发生。③心电图出现 ST-T 非特异性改变是最常见的一种变化,所有心脏疾病都会出现,心脏病以外的疾病甚至正常人都会有变化,因此也要思考 ST-T 变化的鉴别诊断问题。

【经典箴言】

诊断重要,鉴别诊断更重要。

(任仲侨)

21 众里寻他千百度,蓦然回首,病因却在心脏听诊处

【临床经过】

淅淅沥沥的小雨洗掉了酷暑的燥热,为这座城市迎来了清凉的一天。今天收治了一位年轻患者,患者的年龄只有 31 岁。他因为"持续胸痛 8 小时"入院,入院时胸痛剧烈,心电图显示 $V_1 \sim V_5$ 导联 ST 段抬高。入院诊断为"冠心病、急性广泛前壁心肌梗死"。

这位患者是本院的职工,在检验科工作,平常喜欢吸烟,经常熬夜,没有高血压及糖尿病病史。大家都感到惋惜,不良的生活习惯害了他。因为是本院职工,所以大家对他比较重视,很快联系了主任,进行急诊手术。冠状动脉造影显示前降支中段闭塞,回旋支近段狭窄 60%,右冠状动脉中段狭窄 50%。显然,冠状动脉造影结果同心电图的表现相符。随后,术者在前降支植入冠状动脉支架 1 枚。术后患者胸痛缓解,接受了双联抗血小板治疗。到了 16:30,我把病情向夜班交代妥当,正

美滋滋地盼着下班,患者突然胸痛,我一下子忙乱起来。此时,患者疼痛程度较入院明显加重,甚至忍受不住喊起来,伴有烦躁,以至于我不得不用吗啡给他镇痛。

【分析及处理】

什么原因引起的胸痛呢?难道是支架出问题了?显然,复查一份心电图是必须立刻做的。心电图显示患者心率 110 次 /min,V_1~V_4 导联心电图较前明显抬高 2mV。心电图表现似乎提示心肌前壁出现了缺血,确实不能排除支架内血栓形成。我一下子变得更紧张了,立即联系术者会诊。术者指示患者需要立即返台。取得家属同意后,我们再次将患者送入导管室。造影结果显示冠状动脉支架通畅,支架内没有血栓。大家松了一口气,但患者依然疼痛,我们需要继续寻找病因。首先需要排除冠状动脉介入相关的并发症。支架植入过程中损伤了冠状动脉血管,导致了急性心包积液?很快这个诊断就被否定了。因为复查的冠状动脉造影没有发现血液从冠状动脉漏出到心包中,心脏 X 线透视中也未发现心包积液。冠状动脉介入过程中损伤了主动脉,导致了主动脉夹层?患者胸痛部位位于心前区,且部位没有变化,性质也不是撕裂样,不太支持这种诊断。为了进一步排除夹层,立即行床旁彩超和胸部 X 线片,彩超结果未发现主动脉有夹层及血肿表现,胸部 X 线片也没有纵隔增宽的表现,因此,我们基本可以排除主动脉夹层。

正当大家迷惑不已时,值班医生兴奋地告诉我们:"病因找到了"。值班医师是一位高年资的副主任医师,他刚才对患者进行了细致的查体,听到了心包摩擦音。一听说"心包摩擦音"几个字,大家豁然开朗——急性心肌梗死后反应性心包炎。"简单查体就能解决问题,我却绕了个大圈子",主治医生惭愧不已。随后放心给予患者强力镇痛及激素抗炎治疗。2 天后,患者症状完全缓解。

急诊心肌梗死的冠状动脉介入术后胸痛是心血管内科医生经常面临的问题,解决不好的话容易导致医患纠纷。因此,对此类胸痛的病因进行及时鉴别尤其重要。这有利于及时制定治疗策略,阻止病情恶化,从而把威胁生命的危险扼杀在摇篮中。除了要想到常见的原因外,还要想到急性心肌梗死后反应性心包炎的可能。为了减少急性心肌梗死后反应性心包炎的漏诊率,动态的心脏听诊是必要的。

【心得体会】

1. 急性心肌梗死后反应性心包炎是急性透壁性心肌梗死后出现的局限性纤维素性心包炎,属于心肌坏死区心外膜下的无菌性炎症。有文献报道它的发生率约为 1.7%,其最早可于急性心肌梗死后 2 小时出现,一般不会超过 10 天。心前区疼痛及心包摩擦音是该类疾病的主要临床表现。约 20% 的患者可以出现心包摩擦音,没有心包摩擦音的患者往往需要在彩超、CT 或磁共振成像检查的帮助下才能被确诊。此类患者很少出现大量心包积液,但在溶栓或大剂量抗凝治疗时除外。此时,要特别注意心包积液量增加的风险,尤其是心脏压塞。此类疾病属于自限性疾病,止痛药及非甾体抗炎药就可以控制症状。

2. 该患者为急性心肌梗死后反应性心包炎,容易被误诊为心肌梗死后综合征,需要同后者进行鉴别。两者的鉴别要点包括:①它们发生时间不同。急性心肌梗死后 24~72 小时是急性心肌梗死后反应性心包炎的高发时期,而心肌梗死后综合征在急性心肌梗死后数周至数月内才出现。因此,心肌梗死后 1 周内出现的心包炎往往是急性心肌梗死后反应性心包炎,而 2 周以上的心包炎通常可以诊断为心肌梗死后综合征。②急性心肌梗死后反应性心包炎只有心包的积液,量少,往往不出现心脏压塞;而心肌梗死后综合征患者往往伴有急性胸膜炎及肺炎,量多,有时可出现心脏压塞。③急性心肌梗死后反应性心包炎往往没有典型心包炎的 ST–T 样改变。因此,虽然两者都是机体都对坏死物质的免疫反应,病理机制类似,但一种是急性免疫反应,另一种是慢性免疫反应。

【经典箴言】

无论心血管疾病的诊疗新技术多么先进,开阔的临床思维及基本的查体技能都不能丢。

(王世鹏)

22　病案现场之如履薄冰系列

门急诊是整个医院的窗口,出过门诊及轮转过急诊室的临床医生肯定有同感,即便对所有流程了然于胸,但有些病例稍有不慎就会误诊、漏诊。积极反思诊疗期间的困惑与收获,可以将一些有借鉴意义的病例形成文字,将接诊瞬间的惊心动魄记录下来,将临床思维的闪光点永驻笔端。在门急诊、抢救室值班的日子,需要时刻绷紧一根弦,急诊科医生需要具备各种危机意识、风险意识,感悟丁香园网友们分享的心路历程,相信会帮助你避开临床那些"坑"。

案例1:险些漏诊的"病毒性心肌炎"

这天我在急诊室上班,近期上呼吸道感染的患者陡然增多,刚刚把诊治过的患者处理完毕,这时进来一位 23 岁女性患者,由其家属搀扶进入诊室,我注意到患者面色较差,急性病容。坐在板凳上,患者有气无力地说:"医生,这两天我特别没精神,吃饭比较少,没胃口,请给我吊水吧。"仅仅是食欲减退、乏力吗?但通过视诊,我感觉到患者的病情应该没有这么简单。在接诊时永远要多想一些,我立即调整思路,进入接诊状态。原来患者 2 天来出现食欲减退,仅进食流质饮食,无腹痛、腹泻症状,无发热及咳嗽,无流涕、鼻塞。平素身体健康。月经史无异常。在问病史过程中,家属有些不耐烦了:"医生,麻烦你赶紧给我们补液吧。"我们在临床上总是碰到一些患者家属,没等你处理时已经开始干预了,此时我想到了一句话——事越烦,越要耐烦。"我先测量一下血压情况吧。"边回答我已经开始了重点查体,此时患者血压低至 82/56mmHg,在测量时我估计患者的心率已经快至 120 次/min,在心脏听诊时得到了证实。更意外的是,在二尖瓣听诊区舒张期可闻及奔马律,频发期前收缩。患者血压低应该首先考虑心源性,当然亦需考虑低血容量,还有感染因素。

"她最近有没有感冒过?"我急忙问道。患者家属急忙补充:"2 周前感冒过,最近两天就是偶尔咳嗽,没有发热。"我的脑海中瞬间闪现了"重症心肌炎"的诊断,便立即向家属简要解释病情,通知预检分诊处推车将患者送入抢救室,和抢救室医生沟通患者病情。很快,抢救室医生给予心电监护、吸氧、开通静脉补液等处理措施。床旁心电图显示急性心肌损伤,前壁导联 ST 段呈上斜形抬高 0.2mV,频发室性期前收缩。接下来的心肌损伤标记物提示肌钙蛋白高达 4.23ng/ml。经心血管内科医师会诊后,确诊为急性重症病毒性心肌炎,收入病房进一步治疗。当抢救室医生告知患者已经被转到 CCU 时,整个诊治过程大约 1 小时。没有误诊、漏诊,将患者转移到相应的专科,我不禁感到些许欣慰,估计很多急诊科医生有着和我一样的情怀。

【心得体会】

1. **重视视诊** 这是查体的第一步。在此病例中,我注意到患者的面色较差,急性病容,首先在临床思路上没有放松警惕,为后面的正确诊治做了铺垫。重视问诊,当然在处理过程中我一度受到了患者家属的"干预",并且患者同样要求立即补液。还是那句话,我们在临床实践中需要坚守行医准则,大部分家属通过简要解释还是能配合治疗,这就需要急诊科医生的沟通艺术了。

2. **重视查体** 评估患者的生命体征至关重要。每次出诊时,我都告诫自己,急诊科医生不能一味地追求速度,而忽略患者的重要生命体征。在处理该例患者时,患者的血压水平已经达到休克状态,切不能置若罔闻,关键时刻查体程序一个都不能少。

3. **要善于查找病因** 患者的血压水平低,心率快,是低血容量性、心源性,还是感染性?需要在一瞬间做出下一步处理措施,这就要动员我们平时的知识储备,切不能自乱阵脚,让你的坚决果断处理打消患者及其家属的顾虑,让他们听从你的"指挥"而不是"干预"。在这个病例中,患者 2 周之前的上呼吸道感染病史为明确诊断提供了重要线索,让我更加坚信重症心肌炎的诊断,从而迅速转移到抢救室。

4. **急诊科医生要具有风险意识、危机意识** 能识别潜在的危重症患者,是每一位临床医生需要练就的本领。当在诊室里处理了很多患者时,和常人一样,临床思维难免"倦怠",但患者的病情随时可能变化,很多患者常说:"我自己的病情我知道。"一定要重视对自主性很强的患者进行病情评估,必要时用专业知识说服他配合诊疗。医者仁心,医患之间的沟通都需要相互的理解和付出。试想,如果这位患者仅仅被放在输液室补液治疗,后面的治疗和处理将会非常被动,我们常需要把工作做到前面,防患于未然,而不是事后弥补。

(刘光辉)

案例2：晕厥背后潜伏的真相

近半个月碰到两个晕厥病例，亲历诊治过程，感慨万千，便诉诸笔端分享出来。

19岁女性患者，主诉晕厥1次。自诉无明显诱因下突然晕厥，随即自行转醒，接诊时患者已无特殊不适，检查生命体征稳定，查体无明显阳性体征，无神经系统定位体征，未引出病理反射，无脑膜刺激征。接诊后完成心电图、头颅CT、胸部X线片、血常规、生化、肝功能、血淀粉酶、凝血、心肌标志物，均无阳性发现。患者来诊时大约是晚上7：00，给予补液、监护、吸氧留观6小时，生命体征稳定，无不适主诉出现。次日清晨患者再次来诊，自述返家后逐渐出现右上肢乏力，言语欠清。查体：言语欠清，伸舌右偏，右上肢肌力Ⅲ级，脑膜刺激征阴性，未引出病理反射。遂立即完成头颅CT复查，结果仍无阳性发现。收住院后立即完成腰穿，发现脑脊液压力达380mmH$_2$O，结合脑脊液（CSF）常规生化酶学检查，考虑为病毒性脑炎。患者于入院数小时后开始出现发热，体温最高达40℃。动态观察病情何其重要。

27岁男性患者，主诉晕厥1次。患者于超市购物时突然晕厥，被超市工作人员发现后送来急诊，送院途中患者已清醒，目击者未观察到抽搐症状。接诊时患者已无特殊不适，否认癫痫病史，检查生命体征稳定，查体无明显阳性体征，无神经系统定位体征，未引出病理反射，无脑膜刺激征。接诊后完成心电图、头颅CT、胸部X线片、血常规、生化、肝功能、血淀粉酶、凝血、心肌酶、肌钙蛋白，均无阳性发现。患者来诊时大约是早上10：00，给予补液、监护、吸氧留观，留观过程中生命体征稳定，下午2：30接班巡视，患者正在玩手机游戏，自我感觉良好，无不适主诉，查体无阳性体征。但在我们尚未离开留观室时，患者突然出现抽搐，当时监护示窦性心动过速，立即给予地西泮10mg静脉注射后抽搐终止。神经内科会诊后，即收住院。入院后患者仍反复抽搐，并开始出现高热，完成腰穿CSF检查，考虑为病毒性脑炎。

这两例患者均无现症或前驱感染征象，初诊查体及辅助检查均无阳性发现，表现均极不典型，其中第一个病例如未及时复诊，后果严重。晕厥是急诊科的常见主诉，发现这两例病例后，我们已要求晕厥病例常规留观24小时，保证多次巡视并查体，以尽量避免医疗风险。

（丁香园 jiangyongmz）

案例3：来去匆匆的心律失常

记得那是某个周六下午5：30，我从急诊输液室观察患者返回诊室，这时从大门走进一位粗壮的青年，年纪在二十五六岁，相貌不善，不过走路缓慢，手捂上腹，似乎肚子痛，走进急诊内科办公室后，见里面无人，大声喊叫："医生呢……医生呢……"我快步进入，刚进去他就说道："快……快给我治病。"我连忙询问他哪里难受，他竟言道："你别问，我现在很难受，你快给我治！"只见此人面色苍白，言语虽犀利却无力,气喘出汗,大脑遂飞快运转——此人病情的确不轻。我赶紧让其坐下,进行认真询问。患者态度逐渐缓和,先说自己有心脏病,后又说室上性心动过速——我立即测试其脉搏,脉率大约 160 次/min,赶紧让其做刺激迷走神经的呼吸动作,该患者说他已经做了好一阵了,似乎作用不大。于是我搀着患者进了抢救室,急忙嘱护士心电监护,同时开始按压其眼球并嘱咐继续呼吸动作,按压才不过几秒,他说道好了,我测试脉搏,果然已经成功转律;我嘱患者休息并建议患者继续观察,最好收入心血管内科以明确室上性心动过速的病因,但该患者拒绝。此时值班者已来,我可以下班了,遂离去。

(丁香园风青杨)

案例4:切忌思维定式

这天夜班,凌晨 1:00 左右,一位 55 岁男性由老婆陪同就诊。患者主诉"腹痛3 天",疼痛不剧烈,无呕吐、腹泻,部位不固定,有时有后背不适。既往有类似症状,在外院就诊未明确诊断。查体:脐左侧轻度压痛,左肾区轻度叩击痛;无其他阳性体征。开始考虑泌尿系结石之类,尿常规及血常规均在正常范围。进一步查腹部CT,提示腹主动脉夹层动脉瘤。立即请外科会诊,并转外科诊治。

腹痛是急诊科常见症状之一,要警惕主动脉瘤的可能,包括不典型胸痛也是如此。夹层动脉瘤破裂的死亡率极高。

再分享一例其他同事的教训,患者为老年男性,因"头晕 1 小时"来院。由于该同事的交接班时间将到,未仔细询问患者,习惯性考虑为缺血性脑血管病;亦未等检查结果出来,即给予丹参静脉滴注。其实来院时患者已有贫血貌;患者输液中晕厥并呕吐咖啡样物,血常规结果提示中度贫血,故应诊断为上消化道大出血,幸好患者没有死亡。总结:克服思维定式,需要在平时养成良好的临床思维习惯;万不可有侥幸心理,尤其在繁忙、交接班前。

(丁香园 thormas)

案例5:又见心肌梗死,门诊惊魂

一位 56 岁中年男性,近 2 天感觉进食时有阻挡感,伴轻微胸闷,此次入院想做胃镜以检查食管,门诊医生也没有仔细问,开了病毒七项和心电图,预约了胃镜,怎想 10 分钟后心电图室打来电话,该患者心电图示急性下壁心肌梗死,赶紧联系担架车收住心血管内科。择期 PCI 示 RCA 完全闭塞,顺利开通闭塞血管。

(丁香园林子风会员)

案例6:胃肠道症状警惕急性冠脉综合征

我最近接诊一位 81 岁男性患者,因"持续上腹痛 3~4 小时伴恶心、呕吐 1 次"

来诊，无明显胸痛、憋气，无腹泻。既往体健，查体示血压 130/70mmHg，双肺呼吸音清，心音低，律偶有不齐，心率 100 次 /min，腹软，剑突下压痛，无反跳痛。家属诉中午吃得不好、有点儿胃肠炎，患者自述疼痛不重，但仔细观察感觉患者面色发灰，皮肤湿凉，隐约感觉患者症状比较重；另外，腹痛为持续性，不太像"胃肠炎"所致的痉挛性阵发性疼痛，结合查体"心音低，律偶有不齐，心率快"，建议先行心电图检查，正好患者不多，因感觉患者症状较重，我带他到抢救室先查心电图，不禁感到心有余悸，原来 I、aVL、V_1~V_6 导联 ST 段抬高，II、III、aVF 导联 ST 段压低，"急性大面积心肌梗死"，紧急收入心血管内科。

【心得体会】

1. 该患者诊断比较成功之处在于较详细地询问了病史，比较细致的查体（对心脏的听诊），对患者第一印象的感觉（非常重要），综合症状、体征并结合以往经验（内科胃肠炎腹痛多为阵发性加重）。

2. 对于老年患者一定要注意，痛觉等感觉减退，症状与体征很有可能与其主诉和真正的疾病之间不完全一致。

（丁香园 yingzh）

案例7：腹痛鉴别，小心掉进坑里

这是我几年前在内科门急诊碰到的病例，记忆犹新：

患者女性，17 岁，因"腹泻伴乏力、头昏 6 小时"就诊，水样便，4 次，无呕吐，既往体健，自诉月经正常。查体：血压 83/57mmHg，苍白面容，伴大汗，心率 97 次 /min，律齐，腹平软，无明显压痛和反跳痛，肝、脾未扪及，肠鸣音活跃。初考虑为急性肠炎，但该患者短时间腹泻即出现低血压休克不好解释，行诊断性腹腔穿刺术，抽出血性液体，经 B 超确诊为异位妊娠破裂出血，差点误诊。

【心得体会】

1. 血性腹水早期腹膜刺激征可不明显，并可刺激肠道，肠蠕动加快引起腹泻，需要小心诊断。

2. 部分年轻女性因羞于启齿，隐瞒真实月经情况，一定要反复追问。

（丁香园 chend_doctor）

案例8：昏迷的谜底

前天晚上跟着老师当班，一位 27 岁女性患者因"反复抽搐 1 小时伴昏迷、发热"进抢救室，我们询问家属患者的基本的情况，患者曾于几年前头部受过外伤，但当时相关检查未见明显异常，否认与结核患者接触过。今年正月初八开始有过一次抽搐，未引起重视。前天下午再发抽搐，一开始抽搐了约 2 分钟，两眼上翻，口吐白沫，后自发好转，几分钟后再发持续性抽搐，家属急忙拨打"120"急救电话，当时给予地西泮(具体剂量不详),查体:心脏可闻及收缩期杂音,颈强直。稳定生命体征后,行 CT 和 MRI 未见异常。而我当时一开始考虑为结核性脑膜炎,老师没有查胸部 CT,会诊的医师要求查,结果胸部 CT 示右肺叶及左下肺叶浸润性肺结核,最终确诊为结核性脑膜炎。

(丁香园行的浪子)

案例9:重视急诊患者的糖代谢紊乱

一位从青海省玉树州来上海市的 40 岁男性患者,因"呼之不应 30 分钟"就诊。前一天晚上喝酒喝到凌晨 3:00,第二天 6:00 同事叫他,一直叫不醒,送入我们医院急诊科,入院查体:血压、呼吸、心率在正常范围,瞳孔反应迟钝,心、肺、腹部查体无阳性体征,病理征未引出。由于患者肥胖,唯恐患者有糖尿病,先予以静脉滴注生理盐水,抽血化验各项指标,心电图正常,急诊头颅 CT 未见异常。CT 检查返回后,抢救室心电监护,后出现室性心动过速、心室颤动,予心外按压和电除颤,胺碘酮静脉推注。准备麻醉科联系插管,正在这时血常规报告返回,发现血糖 1.4mmol/L,马上静脉推注葡萄糖,纠正低血糖,半小时后患者转醒。

我院同事亲历的一个病例,感觉很有借鉴意义。这是一位 15 岁男孩,有进食不洁史,其间出现黄色水样便,初步考虑为急性胃肠炎。入院时急性面容,神志尚清,生命体征稳定,予血常规和大便培养、常规检查,同事给患者静脉滴注,溶液是第一瓶糖盐,第二瓶糖水,当葡萄糖静脉滴注一半时,患者便出现意识障碍,血压 140/80mmHg,心率 100 次/min,查体未见明显异常,同事马上急诊完善血生化,等报告的同时急诊头颅 CT 未见异常,等化验结果回来,原来血糖高达 33mmol/L 以上,立即按照"高血糖高渗综合征"治疗。

需要吸取的经验教训:①第一位患者如果马上查一下皮质类固醇结合球蛋白(CBG),也没那么多事了,对于昏迷患者,一定要警惕血糖问题;②第二位患者好像有些防不胜防,这种情况很难想到 1 型糖尿病,家属不知,患者更不知,即使怀疑有 1 型糖尿病,年轻人腹泻时查血糖,家属肯定不愿意,可能还会投诉你。

【心得体会】

1. 不管患者年龄大小,必问糖尿病病史。
2. 轻度腹泻口服药物和补液盐。
3. 重症年轻患者,尤其有腹泻,一定要询问是否有糖代谢紊乱,立即测指末血糖。
4. 抢救第一现场,实在不清楚是否有糖尿病,那就先静脉滴注生理盐水。

(丁香园 congenital)

案例10:腹痛病因——"螳螂捕蝉,黄雀在后"

在我记忆里印象最深刻的还是这个病例,现在想来仍旧心有余悸。

一位以"腹痛3天,伴心悸1天"就诊的患者,既往有高血压、糖尿病、冠心病病史多年。重点查体:体温37℃,脉搏80次/min,血压100/60mmHg;双肺听诊无异常;心率148次/min,第一心音强弱不等,无病理性杂音;腹软,右上中腹部压痛及叩击痛(+),肝未触及;双下肢无水肿。心电图示快心室率心房颤动。2天前的肝胆脾彩超示胆囊结石。考虑诊断为快心室率心房颤动、胆囊炎,给予胺碘酮复律及抗感染治疗,5小时后患者恢复窦性心律。但第2天查房患者仍诉上腹部疼痛难忍,考虑为胆囊炎所致,给予山莨菪碱(654-2)肌内注射,但效果不佳。急请普外科会诊,查体出现后背部疼痛,考虑为急性胰腺炎。建议行上腹部CT及血尿淀粉酶检查,最后证实为急性胰腺炎。

(丁香园 lifeng1982)

案例11:匪夷所思的双上肢酸痛

曾看见一例奇怪的病例,患者男性,50多岁,在3天前搬运电线时开始出现胸痛、双上臂酸痛,到我院外科门诊就诊,考虑为外伤,给予氨酚双氢可待因(路盖克)、草木犀流浸液片治疗,患者胸痛消失,仅残留阵发性双上肢酸痛,并且出现恶心、呕吐。晚上来急诊就诊,行心电图检查示"V$_2$~V$_4$导联T波稍见高尖,无明显ST段改变",给予硝酸异山梨酯10mg含化10分钟,症状竟然无任何改善,大约40分钟后患者双上肢酸痛再次减轻,要求回家,医生建议患者留观,但患者拒绝,并要求签字后离院。凌晨2:00患者再次酸痛加重来院,找外科值班医生复诊,还是不明所以,给予强痛定止痛,患者疼痛减轻,我当时看过患者一眼,患者双上肢酸痛特别重,但很难解释上述症状的原因。第2天他找我们老主任看了,复查心电图示前壁有演变,考虑为"心肌梗死"收入院,查心肌标志物均高,真是庆幸患者没出现恶性心律失常甚至猝死,真的是如临深渊!

(丁香园 mydl3012)

心血管科医生共勉

1. 早晨交接班、业务学习时间正是心源性猝死(SCD)的高峰时间,病房里可能会有SCD发生。特别是在听行政查房、院长办公会"精神"传达时,最好坐在靠医生办公室门口的位子上,一边虚心学习会议内容,一边竖着耳朵注意病房里的风吹草动。

2. 在心血管内科轮转期间,无论是普通心血管内科,还是CCU病房,都感受到心血管内科工作节奏快、用药权衡利弊、病情复杂等特点。患者多为老年患者,多伴随其他靶器官疾病,所以常需三思而行。在CCU期间,曾进行拔鞘、坐患者床边看心电监护,患者溶栓期间曾死盯着监护屏幕,怕漏掉心律失常而影响溶栓疗效。

3. 门急诊遇到疑似急性冠脉综合征(acute coronary syndrome,ACS)的患者,不要让患者跑来跑去做心电图了,更不能去做运动试验。要打电话请心电图医师辛苦出诊。

4. 每天上午、下午,上下班有事没事都要到床边转转,看看治疗的疗效和药物不良反应。

5. 值班先看看心电图机的电量足不足,走纸有没有。

6. 查房讨论病情,最好到走廊里说。

7. 接到门急诊电话通知要来急性心肌梗死(acute myocardial infarction,AMI),先把除颤仪牵出来随时准备"大刑伺候"。

8. 就像母亲前一天晚上要事先想好明早为哪个人买什么菜,管床医生晚上睡在床上要盘算好明天早晨哪床患者的诊疗要如何具体调整。

9. "不一定血脂高才降脂",应根据患者心血管疾病的危险分层及个体特点合理选择调脂药物,并根据不同的危险分层确定降脂治疗的目标值。

10. 像关注血脂、血压一样关注血糖,是心血管内科医生不可推卸的责任。

11. 患者或家属叫你一定要去看,即使没有大问题,你也应该看一下,一来心里踏实,二来也给患者和家属安慰。

12. 对病情严重或潜在严重的患者,如果家属不能理解,或者因家庭困难而不愿做进一步检查的,一定要记录在案(病程记录或门诊病历)。

13. Listen to your patient, he is telling the diagnosis to you.

——William Osler

这句话道出了采集病史的重要性,对心血管内科同样如此。现在普遍存在重检查、轻病史的现象。虽然现代化检查仪器日新月异,但最基础、最重要的诊断步骤仍然是采集好病史。

14. Georgetown 大学的 Proctor Harvey 医生在诊断疾病时一直提倡"五根手指诊断程序",即病史、体格检查、胸部 X 线、心电图、其他检查。

15. 当你给一位患者诊断是某种病时,先要考虑假如不是这种病,还会是什么病? 这是内科学主编之一陆再英教授查房时一再教导我的。

16. 对于心血管内科新手,夜班接班时最应该做的:①重点询问重患情况,提前做好可能出现问题的预案;②然后检查心电图机电量、心电图纸是否足够。

17. 心源性猝死只能用于已死亡的患者的诊断,是指由心脏原因所致的突然死亡。如患者抢救成功,不应用这一诊断,这是概念性的错误。

18. 生命体征不稳的患者不要随意搬动甚至去做检查,有可能有去无回。

(编辑整理:贾一凡 刘 圣 杨云潇 陈志海)

第二章

高 血 压 篇

导言

　　高血压本身是一种发病率极高的心血管疾病,同时,它也是多种心血管疾病的主要危险因素。因此,高血压是我国重要的公共卫生问题,其防治任务非常艰巨,尤其需要心血管科医生的积极参与。在关注原发性高血压的同时,很多以高血压为临床表现的患者最终明确系继发性高血压所致,这就需要临床医生根据患者的病史特点,并结合遗传因素、环境因素、翔实的检查及用药史等信息进行综合分析。在临床诊治过程中,我们需要注意安全降压的重要性,在调整方案或应用血管活性药物时,均需要我们密切观察患者的血压变化。此外,低血压状态也是常见的临床问题,如何防范和处理至关重要。以上方面本章均有述及,让我们一起分享这些宝贵经验。

1 难治性高血压,"元凶"竟是甘草片

【临床经过】

　　最近接管了一位 65 岁女性患者,发现高血压病史 20 余年,血压最高达 210/120mmHg,曾于多家医院就诊,曾服用硝苯地平缓释片、美托洛尔(倍他乐克)、氢氯噻嗪、依那普利、缬沙坦等多种药物,并尝试过不同的药物组合,逐渐调整剂量,血压一直不能稳定控制在 140/90mmHg 以下,常波动于 135~160/85~100mmHg,门诊及自测血压均如此。曾查肾素 – 血管紧张素 – 醛固酮水平、甲状腺激素水平以及双肾肾上腺超声、CT 等,均不支持继发性高血压。多次查 24 小时动态血压监测,除外了白大衣高血压。后为进一步调整血压而收入我科。入院查体:体温 36.5℃,脉搏 64 次 /min,呼吸 18 次 /min,血压 150/90mmHg;自主体位,神志清,精神萎靡,口唇无发绀,颈静脉无怒张,双肺呼吸音清,未闻及干、湿啰音;心界不大,心率 64 次 /min,律齐,未及病理性杂音;腹平坦、柔软,无压痛及反跳痛,肝、脾肋下未及;双下肢不肿。

【分析及处理】

第 2 天上级医师查房,考虑患者已经应用 3 种以上不同作用机制(包括利尿剂)的降压药物,血压仍≥140/90mmHg,符合难治性高血压的诊断标准。高血压多以原发性为主,而继发性高血压大多可表现为难治性高血压。诊断难治性高血压必须排除的因素:①医生因素:药物剂量不足,使用不合理,随访不及时。②患者因素:不遵医嘱,依从性差;出现药物不良反应,不及时就医。③白大衣高血压(动态血压监测,《中国高血压防治指南(2005 年修订版)》推荐:24 小时＜130/80mmHg,白昼＜135/85mmHg,夜间＜125/75mmHg,夜间比白昼低 10%~15%)。

经过患者既往的诊治,目前可排除上述因素,进一步分析难治性高血压的常见原因:①未发现的继发性高血压(肾性和内分泌性);②不坚持治疗;③药物相互作用(非甾体抗炎药、口服避孕药、甘草、可卡因、环孢素、类固醇药物等);④生活方式:大量饮酒,未控制体重;⑤利尿剂使用不够、进行性肾功能减退、高钠摄入等造成容量负荷过重;⑥存在高胰岛素血症及胰岛素抵抗等。结合本例患者的具体情况,然后仔细排查上述情况,再次追问病史,患者诉既往有慢性咳嗽 2 年,常间断服用甘草片止咳。谜底终于揭晓,原来是甘草片在作怪。嘱其停服甘草片,口服硝苯地平缓释片、氢氯噻嗪、缬沙坦,观察 1 个月血压逐渐下降并维持在120/80mmHg 左右。

【心得体会】

1. 本例患者在就诊时考虑为难治性高血压,应该严格遵循诊断思路:①患者顺从性如何;②是否有白大衣高血压;③是否排除继发性高血压;④治疗方案是否合理。通过逐一排查,明确导致难治性高血压的原因。最后终于明确,由于患者对药物之间的联合理解不够,自行口服甘草片为治疗带来了困难,而我们也应该反思患者辗转就医的原因,就是对细节追查不彻底。

2. 甘草的有效成分主要是甘草甜素、阿片粉、樟脑、八角茴香油等,常用于止咳治疗。甘草的药理作用有肾上腺皮质激素(荷尔蒙)样作用,可影响水与电解质代谢,促进水钠潴留,排钾增多,从而引起血钾降低、血压升高及水肿等症状。另外,该患者 2 年来长期口服甘草片,用药时间长、剂量大也是出现难治性高血压的重要因素。

【经典箴言】

在临床工作中,拟诊"难治性高血压"应根据相应的步骤仔细排查,尤其有慢性咳嗽的患者应注意除外是否口服甘草片,同时应该避免服血管紧张素转化酶抑制剂(ACEI)类不能耐受咳嗽时加用甘草片止咳的错误。

(罗太阳)

2 测量血压应该注意的几个问题

【临床经过】

患者女性,55 岁,因"头晕半年,加重 1 周"来门诊就诊。入院查体:血压 172/85mmHg,心率 85 次/min,一般状态尚可,体格检查无阳性体征。患者告诉我,高血压诊断半年了,故排除继发性高血压,因为担心电子血压计不准,在家用水银血压计自己测,由于在家里测血压都不高,所以未服用降压药物。但查体时测血压每次都高,到底是否需要治疗,患者很困惑。

【分析及处理】

面对患者这样的血压情况,反复出现的诊室血压升高,而家庭自测血压正常,我不禁考虑是白大衣高血压吗?因为动态血压监测有助于鉴别白大衣高血压和隐蔽性高血压,所以马上询问患者以前是否做过动态血压监测?恰好患者带来了动态血压监测的报告,根据报告显示诊断为"高血压 2 级"无疑义。那么问题又来了,为什么在家自测血压正常呢?于是我给患者用水银血压计测量血压后,让患者自测血压,看了患者的操作后我恍然大悟,患者袖带的捆绑位置不正确,袖带捆绑过紧,放气速度过快,听诊器胸件直接插到袖带内,这一系列不当操作导致患者自测血压比我测的数值低了近 20mmHg。找到原因后下一步就可以解决问题了,我建议患者更换电子血压计,又为患者科普了正确测量血压的方法,相信患者回去后一定会按时服药,正确监测血压。

【心得体会】

目前,我国高血压患者已经高达 2 亿人之多,测量血压已经成为高血压患者生活的一部分,但是很多患者测量血压并不准确,以至于影响血压值的真实性,误导了治疗。

1. 电子血压计是否准确?以往我们常用水银血压计来测定血压,但是水银血压计由于患者不好掌握,所以大多数患者在家自测血压常应用电子血压计。的确,较早时期的电子血压计大多测量不准确,电子血压计通常采用的是压力波震荡原理确定收缩压和舒张压,常受到干扰而产生误差。近些年更加规范化、标准化,许多电子血压计通过了国际性验证标准(BHS/AAMI)的考核,准确性较好,因此使用电子血压计应注意购买通过国际性验证标准(BHS/AAMI)的血压计,测量结果还是令人满意的。

2. 为了便于操作,该患者自测血压时一直自测左上臂的血压,那么血压是测量左手还是右手?指南要求首诊时要测量双手臂血压,以后通常测量较高读数一侧的血压。对疑有直立性低血压者,应测量直立位后血压。

通常右手血压比较高,原因是右手肱动脉来自头臂干的分支,左手肱动脉来自左锁骨下动脉。头臂干和左锁骨下动脉都来自主动脉,而头臂干是主动脉较大的分支,左锁骨下动脉分支较小,所以通常情况下测得右手手臂血压较左手高 10~20mmHg。

3. 血压应该多长时间测一次?

个人建议初诊的高血压患者应先行动态血压监测,明确 24 小时血压最高值与最低值,然后根据所测结果,每天选择两个高值时刻和低值时刻测量 4 次血压,每次测量 3 遍,取平均值,一直到血压调稳为止。稳定后,可以每周监测血压 2 次。当治疗方案改变或血压不稳时,需要每天监测。良好的测量血压习惯可保证血压稳定,减少并发症。

（郝 丹、周大亮供稿 田进伟编辑审校）

 匡泽民　专家点评

高血压的诊断依赖于准确的血压测量。血压测量不准确直接导致高血压患者的误诊、漏诊,或者过度诊断。血压测量前患者需要做哪些准备? 首先准备好高度合适的桌椅、上臂式电子血压计,然后按照以下步骤测量血压:①测量血压前 30 分钟不吸烟、饮酒、喝茶、喝咖啡,排空膀胱,至少休息 5 分钟;②坐位,双脚自然平放,上臂置于桌上(被测量的手臂应有支撑),测量时患者务必保持安静,不讲话;③每次测量血压 3 遍,每遍间隔 1 分钟,取后 2 遍血压的平均值。

规范的血压测量:①推荐使用国际认证的血压计,如汞柱或电子血压计,推荐上臂式,不推荐腕式、指套式;②使用大小合适的气囊袖带,气囊至少应包裹80% 上臂;③暴露患者上肢,轻度外展,肘部置于心脏同一水平;④将袖带均匀紧贴皮肤缠于上臂,下缘离肘窝以上 3cm,气囊袖带中央为肱动脉表面;⑤选取正确的科氏音(第Ⅴ音),但儿童、妊娠、甲状腺功能亢进症、贫血、老年人为第Ⅳ音;⑥对于肥胖患者,圆锥形袖带可以提高血压测量的准确性,对于体形瘦小患者,应注重对小儿袖带的推广使用;⑦国际标准放气速度为每秒 3~5mmHg,放气过快会影响读数的准确性。本文作者通过仔细的临床问诊,抽丝剥茧般找到患者的原因,而不是匆忙用降压药物,这一点十分值得称颂。

 任京媛　专家点评

这是一个非常具有代表性的案例。血压作为人体的重要生理参数且能反映出人体心脏、血管的功能状况,因此血压成为临床上明确疾病诊断、观察治疗效果和进行预后判断的关键依据,故血压计的选用、血压的规范化测量、对测量结果进行规范和准确的判断,决定着后期高血压的诊断、治疗及预后。

目前临床上常用的无创测量血压方法主要有两种,即听诊法和示波法,两种测量方法各有优劣。听诊法(又叫科氏音法)血压计即水银血压计,由于存在污染环境的可能,目前市面上已经难以买到水银血压计;而以示波法测量原理的电子血压计的准确性受出产厂家的限制,市面上的血压计误差较大,建议购买符合国际检验标准(BHS/AAMI)的血压计;同时,应用一段时间后定期校正仪器也是非常必要的。

血压测量误差包括以下方面:患者相关(例如进食、运动)、设备相关(例如使用未经校准或验证的设备)和测量过程相关(例如测量期间交谈或袖带不合适)等。近几年出台了关于诊室血压和家庭自测血压(HBPM)测量的相关指南和共识。2017 年高血压临床实践指南推荐,测量血压的第一步应选择合适的袖带尺寸,袖带太小会人为导致测得血压偏高,过大则会偏低。测量时通常取坐位或仰卧位,无论何种体位测量,袖带均应与患者右心房保持同一水平。对于诊室血压数据,多数人首诊测得的血压高于后续测量值,故 2019 年美国心脏协会血压测量的科学声明推荐在初诊时应测量双上臂血压,以后采用血压较高侧上臂进行测量,在每次门诊就诊时需测量血压 ≥ 2 次。成人高血压筛查每年测量一次血压相比较每次就诊时测量血压,可提高高血压诊断的特异性且不降低敏感性。18~39 岁诊室收缩压(SBP)/ 舒张压(DBP)<120/80mmHg 的成人如果没有其他高血压危险因素,可以将筛查频率放宽至 3~5 年。对存在高血压高危因素(包括血压升高合并超重、肥胖或黑种人)的成人,美国预防服务工作组建议每年进行血压筛查。

与动态血压监测相比,HBPM 耐受性更好,更易获得且费用更低。一些研究表明,HBPM 结果与心血管疾病(CVD)风险的相关性较诊室血压更强。HBPM 也可以用于明确是否存在白大衣高血压或隐蔽性高血压,且更易监测长时间血压水平,是评估诊室外血压的重要手段。2008 年 AHA 科学声明推荐,根据 HBPM 诊断高血压时应早、晚各测量 2 次,至少测量 7 天(即 28 次读数)。测算平均家庭血压值时,建议至少监测 3 天(即 12 次数据)。研究证明,HBPM 平均血压的可重复性高于诊室血压。

总之,无论由谁或使用何种方法(如听诊法或示波法),技术的标准化和测量者的良好培训都是决定血压测量准确性的关键因素。

3 降压治疗的两个"度"

【临床经过】

这是前一段时间我科收治的病例,处理过程中有值得借鉴的经验教训。患者男性,86岁,因"反复头昏10余年,加重1天"入院。患者于10余年前开始反复发作头昏,多次测血压高于正常,最高血压达190/95mmHg,间断服用珍菊降压片、北京降压0号等药物,血压控制情况不详;近1天来患者再次头晕发作,无头痛、视物旋转、视物模糊、耳鸣、胸闷、胸痛等不适,无肢体活动障碍及意识障碍,在社区诊所测血压达220/100mmHg,予以硝苯地平(得高宁)10mg口服后症状无改善,为进一步诊治来我院。入院查体:右上肢血压210/95mmHg,左上肢血压200/90mmHg,神志清楚,双肺听诊无啰音,心率90次/min,律齐,无杂音,腹软,无压痛、反跳痛,双下肢不肿,伸舌居中,四肢肌力肌张力可,病理反射未引出。入院后立即心电监护,予硝普钠针剂静脉泵入[25μg/(kg·min)],并根据血压水平调整速度。次日早上夜班医生交班说:"患者今天凌晨6:00左右出现大小便失禁、失语,当时血压110/60mmHg,血糖正常,复查电解质在正常范围内"。接班后急诊头颅CT提示多发性腔隙性脑梗死,24小时复查头颅MRI仍提示多发性腔隙性脑梗死。

【分析及处理】

反思该患者的治疗经过,处理的不当之处在于血压降得过快。回顾护理记录,发现下午5:20开始予硝普钠针剂静脉泵入[25μg/(kg·min)],至下午6:30时血压为185/90mmHg,遂加快硝普钠泵入速度,至晚上9:30时已加量至50μg/(kg·min),当时血压为150/80mmHg,未再调整。次日凌晨1:00血压已降至120/60mmHg左右,硝普钠仍继续维持。7小时内血压由210/95mmHg降至120/60mmHg左右,导致脑循环灌注不足,出现脑梗死的症状。后经过及时调整用药及对症处理,患者恢复尚可,未造成严重后果。此外,在入院时已经跟家属作了详细的沟通,告知家属患者高龄,目前血压极高,随时有发生脑出血、脑梗死、偏瘫等风险,故后来出现上述情况时家属也比较理解,一直比较配合检查与治疗。

【心得体会】

1. 对于血压过高(>180/90mmHg)的患者,口服降压药效果欠佳时,静脉应用硝普钠可以有效控制血压,但应严密监测血压,慎重调整用量,力求平稳降压,不能急于求成。对于老年患者(尤其是高龄者),降压更需慎重,平稳降压尤为重要。特别在使用硝普钠降压时更是如此,过度快速降压,不仅无益,反而有害。高血压急症的降压目标,美国JNC7指南推荐:在数分钟至1小时内,将患者的基线平均血压降低<25%;2~6小时内将血压降至160/100mmHg;若患者可以耐受且临床情况

稳定,在以后的 24 小时内逐步降低血压至正常水平。指南指导临床实践,我们应该遵循并谨记。

2. 值班时,我们要对静脉应用硝普钠控制血压的患者做到心中有数,跟护理人员要交好班,讲明降压的目标范围、调整硝普钠泵入速度的时机等事项。本科室夜班(尤其是凌晨以后)静脉降压药的泵入速度大多由护士根据监测的血压自行调整,有时可能因经验不足,当时测血压高就一味加大降压药物的用量,以致血压降得过快。这就要求医护之间有效沟通病情,加强医护配合。

【经典箴言】

降压治疗要注意两个"度",即降压幅度和速度,切记"欲速则不达"。

(叶 明)

 温绍君 专家点评

该病例涉及高血压老年患者的治疗策略。对高龄高血压患者处理应遵循以下几个原则:①应控制血压下降的速度和幅度;②用药要注意靶器官的保护;③联合用药;④用药要个体化。

正如"经典箴言"所述,在短期内将这类患者血压降至正常,会导致心、脑、肾脏器的血流灌注不足;尤其对于高龄患者,降压的速度和幅度都不宜过快;因为高龄老年患者存在血压自动调节能力的减退,且常合并心、脑、肾等脏器的动脉血管硬化,降压过快易导致脏器低灌注,诱发短暂性脑缺血发作(TIA)、脑梗死、心绞痛以及其他脏器的缺血表现,对老年高血压患者提倡缓慢、平稳降压。用药时应考虑到靶器官的保护,最好使用持续 24 小时作用的药物,使血压持续稳定,合并肾损害或肾素 - 血管紧张素系统(RAS)激活首选 ACEI/ 血管紧张素 II 受体阻滞剂(ARB),合并冠心病的心率偏快者首选 β 受体阻滞剂、ACEI。老年高血压患者往往需要联合用药才能使血压达到目标值,但用药要避免不当组合。再者,老年患者对降压药物的敏感性增加,药物的应用宜从小剂量开始,据个体对降压药物的反应情况,酌情逐步增加剂量,用药应个体化。

美国 JNC7 明确提出"高血压急症"和"高血压次急症"的概念,"高血压急症"是指血压明显升高伴靶器官损害(如高血压脑病、肺水肿、脑梗死、脑出血及急性肾损害等),需住院治疗和胃肠外给药;"高血压次急症"指血压显著升高,但不伴有明确的靶器官损害,通常不需要住院治疗,但应立即进行抗高血压药联合治疗,严密监测血压。本例在起病时仅表现为再发头昏,血压210/95mmHg,而基础血压多高于正常,最高达 190/95mmHg,且经常有头昏症状,应考虑为高血压次急症。高血压次急症对生命的威胁较小,但持续的高血压易导致靶器官功能受损,血压应在24~48小时内逐渐降低,口服药联合应用通常是有效的。这一病例给我们的启示是:降压治疗一定要注意两个"度",尤其是高龄患者;对于明显升高的血压,要分清是高血压急症还是高血压次急症。

 吴赛珠 专家点评

　　该病例虽然未造成严重后果,但对于临床一线的住院医生来说是一个值得借鉴的经验教训,其血压降低并导致脑梗死的主要原因是泵入硝普钠后没有注意把握好降压的幅度和速度,这是住院医生阶段经常容易发生的错误。由于血压是评价疗效最直观的指标,故高血压患者及其家属入院后最迫切的要求是尽快把血压降低,但是这种要求与我们的降压的治疗原则是相违背的。"平稳安全降压"这一原则不仅要贯彻到临床工作中,同时也应该贯彻到对患者的健康教育中。

编者按　高血压是常见的心血管疾病,实现降压达标可以最大限度地降低心血管疾病发生和死亡的总风险,但在临床治疗过程中,应该警惕因急于降压所导致的医源性低血压。

4　与 250/150mmHg 的血压面对面

【临床经过】

　　今天从门诊转来一位 38 岁男性患者,因"头昏、头痛 1 个月余,加重伴呕吐 1 天"入院。患者 1 个月前因劳累等诱因渐出现头昏、头痛,以两颞部为主,呈间歇性,休息后缓解,无胸闷、心悸、腰痛等不适。今天头痛、头昏、眼花加重伴恶心、出汗、呕吐(较剧烈,非喷射状),立即测量血压 250/150mmHg(否认既往有高血压病史及家族史),门诊以"高血压脑病?"收入院。入院后体格检查除血压高外,神经系统检查无阳性发现。

【分析及处理】

面对这位血压高达 250/150mmHg 的患者,我考虑"高血压危象"是毫无疑问的(若舒张压高于 140~150mmHg 和收缩压高于 220mmHg,即便没有并发急性肺水肿、主动脉夹层动脉瘤、心肌梗死、脑血管意外等疾病,也应当视为高血压危象)。但如此高的血压是由急进型或严重缓进型高血压病情急剧恶化所致的,还是由其他继发病因所致的呢?患者既往无高血压病史及家族史,病因何在呢?由此联想到此前科里收的几位血压异常高(200~230/115~130mmHg)的患者,当时查体均无阳性体征,当地初诊医生多以高血压脑病、高血压危象处理,使用各类降压药包括硝普钠降压,但血压下降效果都不明显,患者似乎对各类降压药产生了耐药性,转入我院住院后经头颅 CT 检查确诊为脑出血。对这些值得借鉴的病例,我记忆犹新。于是我申请了头颅 CT、血生化等检查,但头颅 CT 回报示未见脑梗死、脑出血病灶,遂加做头颅 MRI,结果也无阳性发现,因此排除脑卒中继发血压高的可能。此时血生化结果回报过来,肾功能示"血肌酐 702μmol/L,血尿素氮 18.8mmol/L",可怕的罪魁祸首——"肾衰竭"找到了。我们急请肾内科医师会诊后,将患者转肾内科进一步治疗。

【心得体会】

1. 对于血压突然异常增高的患者,心血管内科医生在考虑"高血压危象"时,思维视野一定要开阔,要多想几个鉴别诊断,评估是否存在肾脏系统疾病、脑血管疾病、内分泌性等继发性高血压因素,方不会误诊、误治。

2. 对血压高尤其是高达 200~250/110~150mmHg 的血压水平,切记不可一味盲目降压,此时"降压不一定是硬道理",降压过快或不当反而极有可能加重病情,带来惨痛教训。

3. 肾性高血压是症状性高血压最常见的一种,占成人高血压的 2%~4%,本例患者入院时血压水平较高,由于在治疗初未明确病因,故血压未能有效控制。高血压在本例患者病情发生、发展过程中是个关键的原因,它造成心、肾、脑及大动脉等重要靶器官损害,而靶器官的损害进一步使得血压升高,以致血压越来越难控制,如此造成恶性循环。因此,面对头痛、头昏伴呕吐的高血压患者,切记要注意他血压之外的问题,同时应考虑行头颅 CT、肾功能等相关检查。

【经典箴言】

面对类似 250/150mmHg 血压水平的患者,我们的眼光不应仅局限于"高血压危象""高血压脑病"这些概念上,要抓住影响疾病的主要矛盾,同时慎重排除肾性、脑卒中等相关病因。

(丁香园李张生)

肾脏疾病是继发性高血压最常见的原因,占 5%~10%,其中包括肾实质病变(肾炎、肾功能不全等)和肾血管异常(肾动脉狭窄等)引起的高血压。因此,对于初次就诊的高血压患者,尤其对年轻的高血压急症,在积极降压的同时,应常规进行尿常规、血常规、24 小时尿蛋白定量、肾功能、肾脏 B 超等检查,必要时还应进一步做 CT、MRI 等检查,对老年糖尿病患者还要考虑到糖尿病肾病的可能。对于肾性高血压的治疗,在降压的同时还应注意肾脏的保护。

这个病例是一个很好的例子,对中重度血压升高的年轻患者、症状体征及实验室检查高度怀疑、降压药联合治疗效果很差或曾经控制良好但近期又明显升高、急进性和恶性高血压患者均应想到继发性因素的可能,进行全面、详尽的筛选检查。该病例血肌酐(SCr)和血尿素氮(BUN)升高,也应注意到除常见的肾实质性病变外,要排除肾动脉狭窄的可能,特别是双侧肾动脉狭窄,肾脏缺血可致缺血性肾病,也会出现血肌酐升高和氮质血症,通过腹部听诊有无血管杂音和超声检查或影像学检查可以鉴别。但本例血肌酐水平达到 702μmol/L,肾实质性可能性大。

在临床诊疗过程中,高血压的背后有继发于其他因素可能,这里就存在着一个临床思维的问题:在我们的心血管科医生成长过程中要注重培养全面、系统地看待患者。正如"经典箴言"所述,我们的眼光不应仅局限于"高血压危象""高血压脑病"这些概念上,在积极降压治疗的同时要慎重排除是否有肾性因素等继发性高血压可能,从临床表现的背后发掘更深层次的病因所在,而不能孤立地去看待某种疾病。

5　花季少年高血压原因

【临床经过】

16 岁少年,因"发现高血压 2 年,加重伴反复头晕半年"就诊。花季少年,却被高血压困扰多年,就诊于多家医院,按原发性高血压给予口服降压药物治疗后效果不佳,血压短暂控制后又反弹性增高,最高血压达 200/100mmHg,联合多种口服降压药物效果不佳。患者慕名来到了我院门诊,带着厚厚的外院检查资料,肾功能正常,血钾正常,肾脏、肾上腺和肾动脉超声无异常,原发性醛固酮增多症相关检查未见异常……门诊测量了血压,为 200/128mmHg,心率 80 次/min。这么年轻的患者,3 级严重高血压,没有高血压家族史。高血压的原因是什么呢?

【分析及处理】

我们通常所说的高血压,大多数为病因未明的原发性高血压。在诊断原发性高血压之前,必须先排除可能造成继发性高血压的因素,导致继发性高血压的常见原因有肾脏疾病(包括肾实质和肾血管)、内分泌性高血压、药物性高血压、血管性高血压等。经询问病史、回顾既往资料和查体,发现双上肢桡动脉搏动有力,但双侧足背动脉搏动弱,追问患者得知从未测量过四肢血压。于是测量四肢血压,左上肢血压在 190/120mmHg,右上肢血压在 200/128mmHg,双下肢血压仅120/90mmHg。这样心里就基本有诊断了:先天的主动脉缩窄或多发性大动脉炎所致的主动脉狭窄。于是进行 CTA 检查,显示胸主动脉缩窄,缩窄处几近离断。就这样,高血压病因明确了。后患者进一步接受了介入治疗,主动脉缩窄得到解除,肱动脉血压恢复正常,下肢足背动脉恢复了有力的搏动。至此,困扰患儿多年的病痛终于得到解决,父母长期揪着的心也终于放下了。

【心得体会】

1. 心血管科医生应进行规范的疾病诊疗,避免漏诊,找到病因。

2. 对于年轻的难治性高血压患者,应首先排除继发性高血压,如原发性醛固酮增多症、嗜铬细胞瘤、主动脉缩窄等。

3. 主动脉缩窄虽不多见,但并不难诊断。只要认真查体,对于新发现高血压患者测量四肢,听诊主要在血管区,就能检出。对于明显上肢血压高于下肢血压,应及时行主动脉 CT 或造影检查以明确诊断。

【经典箴言】

规范的临床思维+问诊+查体,辅以合适的检查,是心血管内科医生成长的基本功。

(余 航)

6 寻芳探幽——探寻发作性高血压背后的故事

【临床经过】

患者女性,60 岁,因"发作性头晕、心悸 5 年,加重伴头痛、胸闷半年"入院。患者 5 年前在晨起突然出现头晕、心悸,症状持续 3 小时不能缓解,在急诊查平卧位心电图无异常,但坐起后心率快达 120 次 /min,平卧后心率恢复正常,坐起时心率又再次加快;口服美托洛尔 25mg 后症状缓解。随后院外又反复出现上述症状,先后两次就诊于某三甲医院,多次查血浆儿茶酚胺、尿香草扁桃酸(VMA)测定、肾上腺 CT、^{131}I– 间碘苄胍显像检查无异常。近半年,上述症状逐渐加重,每次均伴有血压升高,严重时面色苍白,感舌头发僵,有濒死感;且发作渐频繁,约半个月发作一次,发作时血压波动于 180~190/90~100mmHg,有时高达 220/110mmHg,每次持续 15~30 分钟。发作间歇期血压可正常。患者于今晨静息状态下再次发作头晕、心悸症状,测血压高达 200/100mmHg,伴面色苍白、出汗、全身乏力、头痛、胸闷、手抖,有濒死感。否认糖尿病、冠心病、甲状腺功能亢进症病史,否认吸烟、饮酒史,否认家族遗传史。入院查体:体温 36.5℃,脉搏 100 次 /min,血压 160/70mmHg;面容忧虑,发育正常,自主体位,查体合作;唇无发绀,双侧颈静脉无怒张;双肺呼吸音清,未闻及干、湿啰音;心率 100 次 /min,律齐,心音有力,未闻及杂音和心包摩擦音;腹软,无压痛、反跳痛,肝、脾肋下未触及,肠鸣音正常;双下肢无水肿。心电图示窦性心动过速。化验血尿便常规、肝肾功能、离子、甲状腺功能、肾上腺系列、皮质醇节律、促肾上腺皮质激素(ACTH)、血浆游离甲氧基肾上腺素(FMN)、血浆游离去甲变肾上腺素(FNMN)、尿 VMA 测定结果均在正常范围。定位检查 ^{131}I–间碘苄胍显像及肾上腺 CT 薄层扫描均未见异常。心脏彩超示左心室松弛性减低,二、三尖瓣少量反流,LVEF 为 55%。

【分析及处理】

回顾病史,该患者有嗜铬细胞瘤的典型临床表现:发作性血压升高,血压波动于 180~190/90~100mmHg,甚至高达 220/110mmHg,每次持续 15~30 分钟,伴头痛、心悸、胸闷、出汗、面色苍白等典型症状。但该患者曾多次完善嗜铬细胞瘤的定性检查,如血浆 FMN、血浆 FNMN、尿 VMA,测定结果均在正常范围。定位检查 ^{131}I–间碘苄胍显像及肾上腺 CT 薄层扫描也未见异常。再次询问病史,患者诉曾在 6 岁玩耍时被同伴用棉被蒙住头部及身体约 1 小时,当时感觉恐惧并大声哭喊。自此,每逢处于狭小黑暗的空间时即感恐惧、头晕、胸闷。15 岁在"文化大革命"期间家中曾遭受不公平的待遇。中年时,每逢出差独自夜宿旅店或乘车较久时均有恐惧发作、情绪失控。至此真相大白,患者被重新诊断为发作性高血压、惊恐发作(假性嗜铬细胞瘤)。诊断依据如下:患者幼年时曾有心理创伤史,遇到刺激时有恐惧发作;无明显诱因的突发惊恐,伴濒死感的痛苦体验;发作时有自主神经紊乱的症状;病情发作不可预测,发作时意识清楚,事后可回忆;嗜铬细胞瘤的定性和定位检查结果均示正常。在明确诊断后,对患者进行心理疏导治疗,给予艾司西酞普兰(10mg/d),1 周后加量至 20mg/d;同时服用美托洛尔缓释片 95mg/d。住院期间诉头晕、心悸、胸闷症状逐渐缓解,且未有发作性血压升高出现,病情稳定后出院。随访 1 年余,患者血压稳定在 110~130/60~70mmHg,仍坚持口服艾司西酞普兰(10mg/d),停用美托洛尔半年,已恢复正常生活,未再有恐惧症状发作。

【心得体会】

1. 据国外文献报道,约 98% 的发作性高血压缘于非嗜铬细胞瘤。患者大多有明确的心理创伤史,事后多年有发作性血压升高且伴有自主神经症状,酷似嗜铬细胞瘤的临床表现,但相关定性和定位检查均为阴性结果。

2. 有些患者的病史较为隐蔽,早年的心理创伤史常不易被发现,致使诊断困难。临床医生应首先排除嗜铬细胞瘤,完善相关检查,重视病史询问,尤其须警觉患者的心理状态。

3. 该病一旦确诊,简单的治疗方法即可解除患者的巨大痛苦。降压药物常不能控制发作性血压升高。医生明确告知患者"已排除嗜铬细胞瘤诊断"可起到很好的心理治疗作用,降压药物和抗抑郁药物结合心理疏导治疗对该病效果良好。

【经典箴言】

每一位患者背后都有一个触动人心的故事,在临床工作中注意挖掘患者的个人史和家族史,以免遗漏重要信息而导致误诊、误治。

(付德明)

 任京媛 专家点评

临床医生在看病过程中容易按自身经验形成一个看病套路,从问病史、查体、开检查、结果分析到最后确定治疗方案等,其中如果出现用常规思路不能解释的现象时一定要大胆怀疑、谨慎论证,最终敢于排除。本案例发作症状属于典型的嗜铬细胞瘤,但是有个小细节:服用美托洛尔可以缓解,这是与嗜铬细胞瘤的发病机制完全相反的。记得刚进入临床见习时,老主任非常强调基本功的训练,随着救治患者的增多,发现病史收集是一个需要技巧的过程,如何让患者打开心扉,坦露自己的心路历程;如何从患者错综复杂、千丝万缕的病程中抽丝剥茧找到与本次就诊相关的症状、体征;如何从患者欲语还休的谈吐中发现细枝末节,顺藤摸瓜找到症结所在……可以说,临床医生都是一位位大侦探福尔摩斯。每位医生在病史询问、体格检查时要细致入微,不放过蛛丝马迹,细节决定成败。

这个案例也提醒我们按规范的诊疗流程医治的必要性。初问病史,患者像典型嗜铬细胞瘤的临床表现,按流程检查发现嗜铬细胞瘤的定性和定位检查结果均示正常,需要我们再次回到询问病史阶段,发现了新的线索:患者幼年阶段曾有心理创伤史。针对病因用药后,患者症状缓解。治疗后各项指标达标情况是考验疗效最重要的手段之一,也是评价诊断是否正确的标准之一。

 匡泽民 专家点评

高血压不是"伸胳膊、开降压药"这么简单,发作性高血压导致血压波动大有4个常见的原因:①应用短效降压药是理应发现的最简单的原因;②嗜铬细胞瘤等继发性高血压是最常见的原因;③合并心脑血管疾病急性发作是最危险的原因;④而并发其他如肾结石(肾绞痛)、胆囊结石(胆绞痛)、精神心理疾病是最容易忽视的原因。

本例患者血压发作性急剧升高,排除药物及其他疾病,并检查无明显器质性病变,是要考虑精神心理因素导致血压波动大的问题。惊恐发作通常发生在有压力时,而压力影响积累到一定程度就表现为有时间限制的强烈焦虑发作。但惊恐发作一般不可预测,可突发惊恐、濒死感,伴呼吸困难或过度换气、全身颤抖或无力,并出现头晕、心悸、麻木,少数可有意识障碍、兴奋、躁动、被害妄想、幻觉等精神症状;同时惊恐发作伴胸闷、心动过速、头痛以及出汗。此类患者甚至会出现水冲脉、动脉枪击音、毛细血管搏动征等高动力循环状态,容易被误诊为嗜铬细胞瘤。

随着现代生活节奏的加快,由精神心理因素引起的血压升高在临床中也越来越常见,临床诊断时应考虑患者的心理因素影响,必要时可进行心理状况评估,请精神科和心理科医师协同处理。

7　年轻高血压患者警惕肾动脉狭窄

【临床经过】

最近,我所管床位上有一位 18 岁男性患者,因"发现血压升高 2 个月,加重伴头晕 1 周"入院。2 个月前患者体检时发现血压升高,当时血压达到 200/110mmHg(1mmHg=0.133kPa),给予口服降压药物后,血压可控制在 170/90mmHg 左右。1 周前患者出现头晕,伴恶心、呕吐,血压高达 220/120mmHg,自行增加降压药物剂量后效果欠佳,病程中无血尿及泡沫尿,此次为明确高血压原因入院。3 天前在接诊这位患者时,我意识到这不是一般的高血压患者,应该抓住学习的机会。紧接着我开始认真地询问病史及体格检查,患者的一个异常体征引起了我的注意,那就是左上腹部可闻及收缩期血管杂音。

【分析及处理】

对于这样病程短、降压药物效果欠佳的年轻患者,且无高血压家族史,我首先考虑继发性高血压的可能。然而继发性高血压的病因非常多,需要重点排除。除了常规检查外,我申请了肾上腺 CT 以及血管紧张素、醛固酮等生化,以排除原发性醛固酮增多症。同时不能忽略腹部血管杂音这一线索,我想到了肾动脉造影来明确是否存在肾动脉狭窄,便申请腹部彩超,双侧肾动脉远端血流频谱显示血流速度减慢,且患者肌酐达 292μmol/L,更支持肾动脉狭窄的可能。2 天来患者在口服 β 受体阻滞剂及钙通道阻滞剂的情况下,血压仍然在 190/100mmHg 左右居高不下,而随着辅助检查结果的相继出现,一些继发性高血压的病因也在逐一排除。今天上午,患者在导管室进行了肾动脉造影,结果显示"左、右侧肾动脉主干中段最大狭窄达85%,呈串珠样改变",高血压的谜底终于揭晓,果真是双侧肾动脉狭窄在作怪!根据病损呈串珠样改变,考虑为纤维肌性发育不良性肾动脉狭窄。鉴于患者年龄较轻,我们选择了经皮腔内肾动脉成形术(PTA)治疗。术后患者停服降压药物,血压水平稳定在120/70mmHg左右,患者及其家属也松了一口气。

【心得体会】

1. 对于年轻的高血压患者,我们要首先想到继发性高血压,然后进行逐一排查,但是在诊疗的过程中,要重视体格检查,不能过分依赖辅助检查。此次接诊患者的过程中,因为没有忽略腹部血管杂音这一重要线索,而高度怀疑肾血管性高血压。

2. 对于考虑肾动脉狭窄所致的高血压,应该进行针对性的影像学检查,而肾动脉造影是诊断的"金标准"。患者的肾动脉造影提示肾动脉远端呈串珠样改变,最终让"纤维肌性发育不良性肾动脉狭窄"这一谜底浮出水面。

3. 我们在临床上应该对考虑肾血管性高血压的患者确定诊断程序,目前的建议基于危险程度来确定,对于轻、中度且无任何肾血管疾病的线索时,没有必要进行进一步的诊断性检查;对于中度危险的高血压患者,伴有如下特征(难治性高血压、突然发生且难以控制的高血压、腹部血管杂音、有外周血管疾病的证据,或其他提示有肾血管性疾病的临床线索)时,建议进行非侵入性检查,但要注意如下因素的影响,包括影像设备的好坏、工作人员的操作技能以及患者的自身情况;对于高危患者,可先行非侵入性检查,也可直接进行动脉造影,这些患者包括舒张压>120mmHg、肾功能不全、有血管疾病的证据、服用ACEI或ARB类药物后肌酐明显升高。

4. 在治疗方法上,我们考虑肾动脉内径较粗,加之患者年龄较轻,故仅给予血管成形术,未给予支架植入术,同时嘱患者定期随访。

【经典箴言】

对于药物治疗欠佳的年轻高血压患者,应该考虑继发性高血压,而肾动脉狭窄是常见原因之一。

(刘光辉)

8 隐匿的"高血压危象"

【临床经过】

今天,我接诊了一位44岁男性患者,因"双眼视力下降偶伴头晕1个月"来院就诊,门诊眼科医师认为是视疲劳所致,予眼科试镜视力无提高。追问病史,患者既往体健,无高血压、糖尿病病史,遂联系眼科医师会诊并做眼底检查,结果提示眼底见视盘区多处片状出血,视网膜微动脉瘤,沿视网膜血管可见渗出,可见棉絮斑,小分支动脉闭塞。考虑系典型的高血压眼底改变。

【分析及处理】

莫非是高血压所致?我再次追问病史,原来患者近几年来没有测量过血压,但我测量血压竟高达 260/180mmHg,给予静脉应用硝普钠等降压药物后,血压控制在 195/140mmHg 左右时,患者诉视力下降及头昏症状好转。奇怪的是,此患者这么高的血压,竟然无头痛、恶心、呕吐等症状,仅偶有头晕,平时患者并未察觉,仅因视力下降就诊。临床上,患者对血压的耐受有很大的差异。高血压危象诊断后,就可以进行原发性或继发性高血压的鉴别。除了常规检查外,我申请了肾上腺 CT 以及血管紧张素、醛固酮等生化检查,以排除原发性醛固酮增多症。同时,不能忽略行腹部彩超以排除肾动脉狭窄。

【心得体会】

1. 该患者以"视力下降"为主诉入院,最终通过问诊及相关检查确诊为高血压危象。对于病情隐匿、病史不明、主诉不典型的中老年患者,应仔细查体,充分考虑到个体差异性,多拓宽临床思路,从而通过相关检查进行证实。

2. 由此病例我联想到很多患者常以首发症状而就诊于相关的科室,但有些患者的最终诊断却和起初就诊的科室相关性不大,因此,我们在接诊患者时要注意排除其他专业的疾病,避免延误患者的诊治。

【经典箴言】

在临床工作中应该具备全科观念,掌握局部和整体的密切联系,不断拓宽自身的临床思维。

(丁香园长睫毛)

9　真的是难治性高血压?

【临床经过】

上午大约 10:00,我在内科门诊值班,这时进来一位 40 岁左右的女性患者,患者说:"医生,我最近看了好几家医院,都说我的高血压顽固,但我平时也坚持服药了,就是降压效果不理想,您今天给调整一下吧。"我急忙为患者测量右上肢血压,血压水平果然很高,竟然高达 230/130mmHg,我不放心,再测左上肢血压,达 230/125mmHg,依然是那么高。患者这时从随身的方便袋里掏出一大本病历来,说她曾在多家医院门诊治疗,被诊断为难治性高血压。我翻看门诊病历的病史记录:患者有高血压家族史,其父母、兄弟都患有高血压;自去年查出血压高后一直坚持服药,例如β受体阻滞剂、钙通道阻滞剂(CCB)、ACEI、ARB,还有复方制剂、α受体阻滞剂等都用过,血压控制就是不理想,的确像难治性高血压。其检查的项目也很全面,包括血常规、尿常规、血脂、肾功能、肾彩超,心电图、24小时动态血压,还有皮质类固醇、甲状腺功能测定、腹部CT等。

【分析及处理】

分析其病史资料,我想该患者的血压确实比较顽固,有家族遗传性高血压背景,常规降压药物控制不理想,又有这么多检查证据,似乎排除了继发性高血压的可能性。但临床上的确存在某些隐匿原因,莫非被我碰到了? 有的患者依从性不好,是否和吃药有关? 再问患者:"你药是怎么吃的?""医生开的我都吃,血压还是降不下来,有时降低一点,过几天又上去了。""一般吃多长时间?""一位医生开的吃两三天,没效果就换另外的。""自己换?""嗯,没效果还不换?"她居然反问,我顿时懵了,这是难治性高血压? ! 我语重心长地告诉患者:"降压药物控制血压需要有一定的过程,不能只服用几天看血压控制不佳便停药或换药;若是这样频繁地换药,血压不但不可能被有效控制,反而增加了药物不良反应的发生率以及高血压并发症的早期发生率。"我选择了她既往服用的降压药物之中的两种,包括一种价格较便宜的氢氯噻嗪(双氢克尿噻),嘱其坚持服用一段时间,不能不遵医嘱自行停药,定期随诊复测血压。后来患者几次来门诊随访,血压均控制达标。这是我们门诊遇到的一个真实的病例,临床中这样的"难治性高血压"病例不在少数。一位服药依从性不好且到处求医的"难治性高血压"患者,其血压顽固不能被降压药物控制的真相竟然如此简单,可是我却笑不出来。难道其原因,不值得我们医生及患者一同去思考吗?

【心得体会】

1. 众所周知,高血压是全球性常见病,在我国高血压患者多达1.3亿人,其中知晓率不到1/3,接受治疗率不到1/10,血压达标率不到服药患者的1/5。这些都是临床医生需要重视的方面。

2. 对于难治性高血压,我们的思路不能局限于只针对降压药物本身进行调整,关键在于找出其血压顽固升高、降压药物不能有效控制的真正原因,如是否有继发性高血压的可能、是否未正规服药、是否服用与降压药物相拮抗的其他药物等。如此例患者"难治性高血压"曲折的就医过程,不得不让我们深思。究其原因,这与患者对高血压知识欠缺有很大的关系,亦与临床医生没有重视病史询问的重要性、诊治思路不够开阔有直接关系。在对高血压患者的治疗过程中,医生对于某些患者的药物剂量、用法要交代清楚,如用药方式、用药时间以及随访时间等。

【经典箴言】

只会开处方,不知道去交代及监测患者如何遵循医嘱的医生,绝不是一名合格的医生。

(郝达军)

10 警惕原发性高血压患者血压控制不理想的原因

【临床经过】

我到骨科急会诊,该患者为 60 岁女性,因"背痛 1 周"入院。入院后行胸椎 CT 检查,提示胸椎压缩性骨折。患者既往高血压病史 5 年余,最高达 160/90mmHg,长期口服苯磺酸氨氯地平,血压控制在正常范围。患者近 1 个月发现血压控制不理想,偶有升高达 180/95mmHg,未予诊治;查体示血压 175/80mmHg,神清语利,向心性肥胖,满月脸,面部皮肤多血质;实验室检查示血钾 3.5mmol/L,血钙 2.31mmol/L,血糖 7.0mmol/L,甲状腺功能正常。

【分析及处理】

老年高血压患者血压波动因素与季节、情绪、高盐饮食、测量血压方法不正确、监测血压不及时、服药依从性差等有关;尽管患者原发性高血压病史多年,只需分析血压波动的上述原因,但考虑观察到患者有明显的向心性肥胖、满月脸体征,给予调整降压药物,同时建议查脑垂体磁共振、肾上腺 CT、皮质醇、促肾上腺皮质激素(ACTH),当再次电话随访时,该患者血皮质醇水平升高、节律消失,ACTH 水平降低、节律消失;脑垂体磁共振未见明显异常,肾上腺 CT 示左侧肾上腺腺瘤,已转入泌尿外科治疗。分析诊治过程,考虑老年患者,加之患库欣综合征,加重骨质疏松,易出现骨折。

【心得体会】

1. 库欣综合征多发于青少年,中老年患者容易被忽略、漏诊;该老年患者既往高血压病史,当我们遇到这样的患者时,经常首先考虑影响原发性高血压血压波动的常见因素,对血压控制不理想的患者,结合体征及检查也应考虑血压升高的继发因素。

2. 高血压的继发疾病有时会影响多个系统,往往以某个系统症状为首要表现而就诊于相关科室,这样容易漏诊;有些患者最终诊断与首发症状联系性不大,因此我们在接诊患者时要注意排除其他专业的疾病,避免误诊。该患者以背痛住院,如果不是因为血压反复波动请心血管内科会诊,可能会漏诊。

【经典箴言】

老年高血压患者血压出现波动,除考虑引起血压波动的常见因素外,也应警惕是否有继发因素。

(孟凡吉)

11 头晕伴高血压，原来另有"元凶"

【临床经过】

最近收治了一例 50 岁男性患者，因"发现血压升高 5 年余，伴头晕 1 个月"入院。患者 5 年余前体检时发现血压升高，当时血压最高达 180/100mmHg，给予口服降压药后，血压可控制在 140/90mmHg 左右。于入院前 1 个月患者血压控制不理想，最高达 165/95mmHg，伴头晕，无恶心、呕吐，无肢体活动障碍，降压药加量后，血压仍控制不理想，为明确此次血压波动原因、调整降压治疗入院。入院查体：血压 175/100mmHg；神清语明，口唇无发绀，双肺呼吸音清，未闻及干、湿啰音；心界不大，听诊心率 70 次 /min，律齐，各瓣膜区未闻及明显病理性杂音；腹软、无压痛，肝、脾未触及；双下肢无明显水肿。

【分析及处理】

首先要把血压降至正常范围，调整降压用药，加强降压力度，给予 3 种不同作用机制的降压药联合应用；其次除外继发因素，相继行肾上腺 CT、双肾动脉彩超及皮质醇、肾素血管紧张素醛固酮（卧立位）检查，均未见异常。查房测血压 135/80mmHg，尽管患者血压控制理想，但头晕仍未有缓解，考虑头晕因脑动脉硬化、脑血管狭窄所致，查头颅磁共振平扫示腔隙性脑梗死，头颅磁共振血管成像示左侧大脑前动脉 A1 段轻度狭窄，给予抗血小板、抗动脉硬化、改善脑循环治疗。使我感到困惑的是，患者血压已控制在正常范围，脑血管检查提示脑动脉硬化程度不重，给予目前治疗后持续头晕不但未见好转，还有加重的趋势，这时查房的一个细节引起了我的注意，患者入院后的两次查房都处于嗜睡状态，在第一次查房时因头颅磁共振结果未回报，考虑由脑动脉硬化引起脑缺血、缺氧所致，在和患者交流时，患者会不自觉睡着，详细询问病史，患者家属诉患者夜间有呼吸睡眠暂停，请耳鼻咽喉科会诊，行睡眠呼吸监测，确诊为睡眠呼吸暂停综合征，转入耳鼻咽喉科行手术治疗后，患者未诉头晕。

【心得体会】

1. 对高血压伴顽固性头晕，我们思路不能局限于控制血压、抗动脉硬化，应寻找其他病因，同时，查房时的细节观察能够使我们在临床工作中另辟蹊径。

2. 临床诊断时，我们应立足于本科，但又不要局限于本科。当本专业疾病解释不了患者目前病情时，应考虑到其他专业的疾病。

【经典箴言】

在临床工作中应具备全科的思维和知识，解决遇到的交叉学科问题。

（孟凡吉）

👨‍⚕️ **刘丽娟**　专家点评

非常赞成孟凡吉医生对于该例高血压患者的诊断与处理，以及临床细致入微的观察。睡眠呼吸暂停综合征(SAS)可引起显著的生理障碍，导致多种临床问题，涉及多个学科，男性患病率为 2%~4%，女性患病率为 1%~2%，近年越来越受到临床医生的重视，其与高血压、心血管疾病、日间嗜睡、家庭和工作事故的风险增加、生活质量恶化有关，必须早期诊断和正畸治疗以恢复正常功能。SAS 和高血压是临床两种常见且经常伴随的疾病，它们都与心血管风险的增加有关。各项研究表明两种疾病都有共同发生的病理生理机制，SAS 除了睡眠障碍外，也存在交感神经过度兴奋、神经体液调节障碍等情况。其高血压的发病率为 35%~80%。多导睡眠呼吸监测仪是诊断 SAS 的"金标准"，操作简单易行；计算平均每小时睡眠呼吸暂停低通气的次数即呼吸暂停低通气指数(AHI)，依据 AHI 可将 SAS 分为轻、中、重三度。轻度指 AHI 为 5~15 次 /h；中度指 AHI 为 15~30 次 /h；重度指 AHI ≥ 30 次 /h。随着对 SAS 的了解，心血管内科、呼吸科、社区都非常重视对 SAS 的筛查。针对 SAS 合并高血压的治疗方案中，生活方式改变是治疗的基础，包括减重、运动、戒烟限酒、侧卧睡眠等。轻度 SAS 患者，可行口腔矫正器治疗；轻度 SAS，但症状明显(如白天嗜睡、认知障碍、抑郁等)，或并发心脑血管疾病和糖尿病等的患者，以及中、重度 SAS 患者(AHI > 15 次 /h)，建议给予持续气道正压通气(CPAP)治疗。除了高血压方面的影响外，在心律失常方面，2018 年美国心脏病学会(ACC)/ 美国心脏协会(AHA)/ 美国心律学会(HRS)心动过缓和心脏传导延迟评估和管理指南指出，SAS 和夜间心动过缓经常并存，治疗 SAS 不仅能减少心律失常的发作，还能带来心血管获益。如果存在夜间心动过缓、窦性停搏，应考虑筛查 SAS，而不是植入永久性心脏起搏器。由此可见，SAS 是心血管科医生必须正确认真面对的问题。

📝 **推荐阅读**

[1] SALMINA D, OGNA A, WUERZNER G, et al. Arterial hypertension and obstructive sleep apnea syndrome: state of knowledge[J]. Rev Med Suisse, 2019, 15(662): 1620-1624.

[2] 李南方，张丽丽，严治涛，等 . 不同体质指数的高血压人群睡眠呼吸暂停低通气综合征检出率的研究 [J]. 中华心血管病杂志，2012, 40(2): 120-124.

[3] 中国高血压防治指南修订委员会，高血压联盟(中国)，中华医学会心血管病学分会中国医师协会高血压专业委员会，等 . 中国高血压防治指南(2018 年修订

版)[J].中国心血管杂志,2019,24(1):24-56.

12　反复呼吸困难患者原因何在?

【临床经过】

1周前收住61岁男性患者,因"呼吸困难半年,加重1天"入院。半年前劳累时出现呼吸困难,伴胸闷、气短,无明显胸痛,无左肩背部放射痛,持续10分钟,休息后可逐渐缓解,后上述症状间断发作,多次就诊于急诊科,给予检查及对症治疗后症状缓解回家。1天前患者再次出现呼吸困难,无明显胸痛,口服"救心丸"后症状缓解不佳,再次来我院就诊,为进一步治疗收入院。既往高血压病史30年,最高达210/110mmHg,目前口服硝苯地平控释片,血压控制不理想,血压维持在160/90mmHg左右。14年前我院冠状动脉造影示"左前降支(LAD)中段95%狭窄",植入支架1枚。9年前胸痛症状再发,复查冠状动脉造影示"LAD(原支架)内90%狭窄",植入支架1枚。6年前活动后再发胸痛,冠状动脉造影示"左回旋支(LCX)90%狭窄",植入支架1枚。术后未规律口服药物,未戒烟、戒酒。入院查血压160/90mmHg,心电图未见明显ST-T改变。多次查心肌酶、肌钙蛋白,未见明显异常。

【分析及处理】

分析其病史资料,冠心病、高血压诊断明确,多次出现冠状动脉事件,为明确冠状动脉及原支架情况,行冠状动脉造影示LAD支架内增生(30%~50%狭窄,血流通畅)、LCX原支架内无狭窄,RCA 30%~50%狭窄。为进一步明确气短原因,行超声心动图、胸部CT、肺功能、肺动脉CTA、肾上腺CT均未见明显异常,也多次查血常规、电解质、甲状腺功能等未见明显异常,那么该患者多次出现呼吸困难的原因是什么? 正好有一天我值班,患者再次出现气短,伴血压升高(200/110mmHg),不吸氧的情况下SpO$_2$为88%,双肺底可闻及湿啰音。给予吸氧及降压治疗后,症状好转。患者冠状动脉及原支架通畅,超声心动图示EF可,冠状动脉情况解释不了气短症状。面对高血压伴原因不明的速发性肺水肿,我们想起了Pickering综合征。Pickering综合征于1988年由Pickering等发现报道,也称为"flash pulmonary edema"(一过性肺水肿),主要见于双侧肾动脉严重狭窄的患者(不过也有单侧狭窄),表现为反复突发的失代偿性心力衰竭与肺水肿。遂行肾动脉造影,显示双肾动脉重度狭窄(左肾动脉80%狭窄,右肾动脉85%狭窄)。分次干预左、右肾动脉后,患者血压稳定,未再出现呼吸困难。回想起来,之前过于关注冠状动脉情况,忽视了高血压继发原因的筛查,走了弯路,也吸取了经验。

【心得体会】

呼吸困难是临床常见症状,需要结合病史、查体和辅助检查综合分析,找到病因。肾动脉狭窄是继发性高血压最常见的病因,对于存在疑点的患者应进行筛查。肾动脉狭窄是否需要在药物治疗的基础上进行血运重建,需要把握指征和遵循指南,如果能谨慎选择患者,则可以取得较好的效果。

【经典箴言】

"手里拿着锤子,看什么都像是钉子。"心血管科医生应该夯实基础,开拓思路,抽丝剥茧,不断提高。

(余　航)

 匡泽民　专家点评

高血压在疾病谱中具有"特殊性",特殊之处在于高血压既是"因",又是"果"。高血压是脑卒中、冠心病等心血管疾病的基础病因,又是肾上腺疾病、肾脏疾病等系统疾病的一种临床表现。

高血压既是肾动脉狭窄危险因素,也是肾动脉狭窄后果。Pickering 综合征多发生在严重肾动脉狭窄患者,在急性发作时因急性肺水肿而主要表现为突然发生的严重咳嗽、气促和呼吸困难,并具有反复发作的特点。

该病例考验医生扎实的理论基础以及横向和纵向思维空间,要综合考虑多种疾病可能,切不可禁锢思维。

13　金黄色的"毒珍珠"

【临床经过】

故事发生在一个明媚的下午,主任打电话说下边县里有一位 13 岁女孩要转院,莫名其妙的高血压,看到她时小脸通红着,瘦弱得像根竹竿一样。该名患儿入院血压 180/120mmHg,立即安排入院,仔细询问个人史及家族史,并未发现明显异常。那这么小的女孩为什么会有如此高的血压呢? 患儿入院后排查,各项检查均未见明显异常,值得大家注意的是患儿血钾较低,安排的 CT 也未见明显增生异常,我们始终不太愿意相信该患儿是一例原发性高血压,因为年龄这么小的患儿原发性高血压真的很少见。入院第 3 天时,患儿竟然出现了尿蛋白,我们再没有理由"放过"她了。

【分析及处理】

盯着 CT 片发呆时,竟然发现右肾上侧有一颗黄豆大小的低密度影,肾素升高、高血压、低血钾、浑身乏力,一切都让我感觉这不是一例简单的高血压,这是一例肾素瘤(球旁细胞瘤)吧！第2天早交班时,主任建议患者转去泌尿外科进行手术探查,患者家属拒绝并认为这种病实在太罕见了。万一手术探查结果阴性,患者家属怎么接受呢？我们翻来覆去地想,还是觉得患者有点太可惜了,便告知患者父母,建议进一步行经皮肾穿刺活检术,观察能否有新的进展,患者父亲同意进行。肾穿刺活检结果并没有让我们失望,肾素浓度的升高也让我们对这种疾病有了更坚定的信心。因此,请泌尿外科医生给这位患儿尝试行手术治疗。手术前一天,患者父亲依然热泪盈眶地告诉我们:"尽管放心去做吧,我们不想让孩子一辈子吃药！"就这样手术顺利进行,一个直径约5mm的圆形"珍珠"就这样"轻而易举"地被征服了。术后8小时患者的血压即刻降下来了,这名一直很"沉稳"的小姑娘终于露出了轻松的笑容。

【心得体会】

每一位患者都是我们的老师,每一位老师留的"作业"我们都要认真完成,这是一份责任,更是一种态度。临床工作烦琐凌乱、平淡无味,但是只要用心,就一定会劳有所获！

【经典箴言】

不忘初心,方得始终！

(郑　杰)

 匡泽民　专家点评

随着认识的提高,继发性高血压的比例逐渐提高,我们坚信"任何血压升高都是有原因的"。

本例患者年龄小,病程短,血压急剧升高,尤其要重视继发性高血压的筛查。肾素瘤又称球旁细胞瘤,是一种少见的肾脏良性肿瘤。需要紧密结合患者的病史、体格检查和家族史,加以细心分析和诊断。

以下患者需要重视继发性高血压的筛查:①发病年龄 < 30 岁,血压水平呈中、重度升高且不伴有其他危险因素(家族史或超重等);②老年患者原来血压正常或者规律服用降压药物时血压控制平稳,但突然出现血压异常升高或者原有降压药物疗效下降;③血压波动性大,药物治疗反应差,难治性高血压;④严重高血压(> 180/110mmHg)或高血压危象,靶器官损害严重,病程短;⑤肌无力、周期性四肢麻痹,明显怕热、多汗、消瘦,阵发性高血压伴头痛、心悸、睡眠时反复出现呼吸暂停或憋气现象;⑥体检时或临床检查中发现不明原因肾功能异常、血常规异常、电解质紊乱、双肾不等大、肾上腺偶发瘤的高血压患者;⑦ 24 小时动态血压监测出现非杓型或反杓型的患者。

14 难治性高血压一例：家族性糖皮质激素抵抗

【临床经过】

患者男性 [身高 194cm，体重 121kg，体重指数（BMI）32kg/m²]，32 岁，因"阵发性头晕 17 年，头痛 9 个月，加重 1 个月"入院。患者 17 年前静息状态下出现头晕，当时测血压 140/90mmHg（1mmHg=0.133kPa），并间断服用降压药物治疗。患者于 9 个月前饭后突发头痛，伴恶心、呕吐，继而出现意识不清，测血压达 279/184mmHg，于我院神经外科行脑室减压术（具体不详），并给予 8 种降压药物治疗，效果欠佳。1 个月前患者劳累后再感头痛加重，于 2017 年 11 月 7 日第一次心血管内科住院。住院后完善相关检查，给予 7 种降压药物治疗，好转后出院。患者为求进一步诊治，于 2018 年 2 月 6 日再次心血管内科住院。

【分析及处理】

患者青年男性，既往 3 种以上降压药物治疗，血压控制不理想，属典型"难治性高血压"，考虑继发性的可能性大。入院给予 CCB、ARB 及螺内酯等降压治疗；次日抽血进行肾素－血管紧张素－醛固酮系统及相关实验室检查，结果回示：皮质醇（上午 8 :00）665.5nmol/L；ACTH 60.1pg/ml；醛固酮 174.355pg/ml，尿微量白蛋白 1375.87mg/L。留置 24 小时尿送检，回示 24 小时尿蛋白定量 990.00mg。行肾血流超声、肾上腺 CT、卡托普利试验、睡眠呼吸监测未见异常。出院时血压 150/90mmHg。再次入院后行垂体 MRI 检查，结果未见明显异常；小剂量地塞米松抑制试验结果未见明显异常。外送基因检测，结果示糖皮质激素受体基因突变。检测其母亲、儿子，均为该突变基因携带者。遂查阅相关文献，给予地塞米松 0.75mg 口服。患者血压逐渐趋于稳定，予以出院，出院时血压为 129/78mmHg。出院后于我院门诊随诊。

【心得体会】

1. 继发性高血压是指由某些确定的疾病或病因引起的血压升高，约占所有高血压的 5%。临床上遇到一些特殊情况，需要进行全面、详尽的筛选检查：①中重度血压升高的年轻患者；②症状、体征或实验室检查有怀疑线索；③药物联合治疗效果差，或治疗过程中血压曾经控制良好但近期又有明显升高；④恶性高血压患者。

2. 目前常用的高血压客观筛选检查主要有肾上腺 CT、肾血流超声、肾动脉造影、放射性核素肾图、促肾上腺皮质激素（ACTH）、肾素－血管紧张素－醛固酮系统（RAAS）监测、血浆醛固酮/肾素浓度比值（ARR）、香草扁桃酸（VMA）、睡眠呼吸监测、盐水负荷试验、卡托普利试验等。

3. 家族性糖皮质激素抵抗(FGR)是指由于编码糖皮质激素受体的基因(NR3C1)突变,缺陷的糖皮质激素受体对皮质醇的敏感度降低,通过下游反馈通路使 ACTH 增多、体内皮质醇合成增加,因而远端肾小管细胞内皮质醇增多,细胞内蓄积的皮质醇参与激活盐皮质激素受体,仅约发挥醛固酮的 1/500 作用,导致高血压。该作用由糖皮质激素基因组效应引起,机制是通过结合胞质盐皮质激素受体形成激素 – 受体复合物,激素 – 受体复合物穿过核膜进入核内,结合于激素反应元件,影响下游基因,因此完全启动这一途径需要相当长的时间且对醛固酮类似物螺内酯作用敏感。该发病机制还有糖皮质激素非基因组效应参与,可能与膜离子通道受体、G 蛋白偶联受体及酶偶联受体参与,引起神经、血管平滑肌兴奋有关。

【经典箴言】
对于年轻的难治性高血压患者,应积极寻找可能的继发原因。

(徐 瑞 刘春雷 林 林)

 匡泽民 专家点评

所有难治性高血压都要考虑继发性高血压的可能,因为在这个人群超过 20% 存在继发性的原因。该患者皮质醇显著增高,无库欣综合征的临床表现,地塞米松抑制试验显示不被抑制,提示家族性糖皮质激素抵抗。除上述检查外,还可观察皮质醇分泌昼夜节律、下丘脑 – 垂体 – 肾上腺轴调节功能存在与否,可采用胰岛素低血糖刺激试验。

家族性糖皮质激素抵抗的临床表现存在异质性,也可伴有高血压、低血钾、低肾素、低醛固酮、代谢性碱中毒和肾上腺增生及雄激素过多等,但最终确诊要依赖基因检测。

 任京媛 专家点评

随着社会进步、诊疗手段更新,越来越多既往考虑为原发性高血压的患者被发现病因,诊断为继发性高血压。而这些患者多数有个共同点:血压的难治性。正是由于患者血压反复难以控制,推动了医生们去深入挖掘,最终发现一些罕见的病例。关于难治性高血压的诊断思路,所有诊治高血压的临床医生必须熟记于心。推动提升各级医生对难治性高血压的诊治水平,不断寻求新的检测手段、新的治疗方式,以期最大限度地缓解患者的病痛。

本案例发病年龄为15岁,属于青少年高血压,这个年龄的发病原因多是继发性高血压,需要寻求病因。临床上将糖皮质激素抵抗分为两类,即原发性糖皮质激素抵抗和获得性糖皮质激素抵抗,前者大多因先天遗传,通常表现为常染色体显性遗传的家族性糖皮质激素抵抗,也有少部分为散发病例(有 *NR3C1* 的新发突变);后者多为一些在肿瘤、免疫性疾病等的治疗过程中表现出对糖皮质激素(GR)低反应性或无反应性的患者。家族性糖皮质激素抵抗(FGR)常由糖皮质激素受体异常所致,特征为循环中高皮质醇水平而无库欣综合征表现;下丘脑-垂体-肾上腺轴(HPA轴)对地塞米松抵抗以及 GR 亲和力缺陷;常伴随有盐皮质激素过多所致的高血压、低钾血症、代谢性碱中毒等。其临床表现多样,大部分患者无临床症状而只有实验室指标异常,部分患者可能只有慢性疲乏、无力,故不易被发现成为罕见病例。其诊断要点包括:①血清皮质醇水平升高,但缺乏库欣综合征的临床表现,甚至患者出现肾上腺皮质功能低下的表现;②皮质醇分泌增加,包括血清总皮质醇及游离皮质醇水平增高,而血清皮质醇结合蛋白水平正常,24 小时尿游离皮质醇或 17-羟皮质类固醇(17-OHCS)、17-酮皮质类固醇(17-KS)水平增高,皮质醇生成率增加;③血浆ACTH 水平正常或升高,1mg 地塞米松过夜抑制试验不能抑制血浆 ACTH 及血清皮质醇水平;④分次地塞米松抑制实验:当地塞米松剂量为 4mg/d 时,雄烯二酮、尿游离皮质醇、尿 17-OHCS、17-KS 水平均降至正常范围,且血清皮质醇水平降低 75% 以上;⑤ HPA 轴调节功能存在,即皮质醇分泌昼夜节律存在且对胰岛素低血糖刺激试验有反应,但其血清浓度及应激后激素升高程度较正常人高。结合该患者前期的一些检查,需要完善相关内分泌检查,同时对患儿的直系亲属也应进行必要的相关检测,最终通过先进的基因检测手段完美地解决了患者和家属的问题。

15 濒死感笼罩的高血压患者

【临床经过】

急诊收到病房一位 58 岁女性患者,因"阵发性胸闷、胸痛伴头晕 3 年,加重 5 小时"入院。反复发作的胸闷痛,程度剧烈,位于心前区,伴头晕。入院前 5 小时加重呈持续性,伴头晕、头痛、大汗、心悸、濒死感和窒息感。睡眠差。以往高血压病史 3 年,最高可达 180/130mmHg。间断口服缬沙坦,血压控制不理想,波动较大。测血压为 170/100mmHg,余查体(−)。心电图有偶发的室性期前收缩。

【分析及处理】

回顾病史,患者剧烈胸痛,伴头晕、头痛、大汗和心悸,还有濒死感和窒息感,有高血压病史,难道是急性心肌梗死?但心电图不支持,抓紧急采心肌酶和超敏肌钙蛋白,结果示阴性。不会是主动脉夹层吧?但是查体示双侧血压对称,而且不是运动起病。尽管如此,看着患者痛苦的表情,仍然持续的胸痛,还是做了主动脉CTA,发现有动脉粥样硬化,并无夹层。那是为什么呢?难道是嗜铬细胞瘤?有高血压、心悸、头痛、大汗等症状,查血苷肾上腺素,但结果回复较慢(最终结果正常)。肾上腺彩超由于腹腔积气,无法看清。患者仍有濒死感的胸痛,怎么办?同患者家属沟通后,决定行急诊冠状动脉造影,结果示仅LAD中段有50%的局限性狭窄。经过一番检查和药物治疗,血压恢复到正常,症状也逐渐缓解。

患者出院后规律服用抗血小板、他汀、降压药物,但胸闷、头晕症状仍时有发生,血压波动大,高时可达170~180/110mmHg,低时可至90~100/60~70mmHg。出院1个月后,又是在夜间出现胸闷加重,伴大汗、乏力、头晕,有窒息感、濒死感,自测血压180/130mmHg,自服苯磺酸氨氯地平后血压无明显下降,症状无明显缓解而由急诊入院。综合前次的病史、患者高血压的特点及症状,考虑继发性高血压的可能性大,需仔细筛查。首先需要进一步确认有无嗜铬细胞瘤,测尿儿茶酚胺和香草杏仁酸均为阴性,行肾上腺CT发现结节,直径约1.5cm,尽管如此,复查儿茶酚胺仍为阴性,由于国内能做间碘苄胍显像和生长抑素受体显像等功能定位的单位较少,且费用较贵,故我们仅加做胸部CT,筛查确认没有其他占位病变。腹部没有杂音,肾动脉彩超也正常,不支持肾动脉狭窄的诊断。肾功能、皮质醇、甲状腺功能都正常,患者也没有满月脸、水牛背、睡觉打呼噜等。难道是原发性醛固酮增多症?测ARR在灰区内,还需停药复查确认,并做肾上腺静脉采血(AVS)明确优势侧。非常无奈的是,患者既不想停药,也不想做AVS,考虑到肾上腺结节,要求去泌尿外科行手术治疗,术中证实为皮质结节状增生。

患者术后服用美托洛尔(倍他乐克),血压控制在130~140/80~90mmHg。本以为这次万事大吉了,但是患者的濒死感再次来袭,这是在出院4周后,患者又是胸闷、大汗、乏力和头晕,伴有窒息感和濒死感,发作每天3~4次,血压也是大幅波动,降压药物3~4种联合也不行,导致无法日常生活,更是出现了自杀倾向,依旧由急诊收入心血管内科。综合以往的诊治过程,患者反复血压控制欠佳,波动较大,而且具有躯体和精神症状。据此考虑患者存在焦虑甚至抑郁,进行汉密尔顿焦虑量表和汉密尔顿抑郁量表筛查,均发现明显异常,精神科医生会诊诊断为惊恐发作,规律抗焦虑药、抗抑郁药治疗,结合单种降压药物平稳控制,效果良好。

【心得体会】

高血压合并焦虑、抑郁在临床工作中并不在少数,常互相伴随出现,尤其是焦虑、抑郁表现为躯体症状,使本应简单的问题复杂化,混淆疾病的诊疗思路,增加医疗费用,甚至误诊。从本例诊疗中,笔者认为高血压患者应该重视焦虑、抑郁的筛查,及早发现心理问题。高血压合并焦虑常血压波动较大,单纯降压效果差。一旦发现高血压合并焦虑,患者降压的同时应该重视抗焦虑治疗,常可使降压药物种类和剂量减少,而效果良好。

【经典箴言】

临床工作中,经常遇到一些表象复杂的事情,去除表象识别本质,既需要我们有扎实的临床专业功底,还需要些心理学的思维,才能及早拨云见日。

（丁香园 Ziye2005）

 刘丽娟　专家点评

临床医生不容易,看病过程犹如破案,顺藤摸瓜、步步为营,厘清蛛丝马迹,慢慢还原真相。只要坚持不懈地探究,真相始终会浮出水面。临床上原发性高血压占多数,30%~50%的高血压由多基因遗传所致。但是,该病例为中年女性,反复发作剧烈胸闷痛,伴头晕、头痛、大汗、心悸、濒死和窒息感,血压控制不理想,最高可达180/130mmHg,且波动较大,容易考虑为继发性高血压。

通过问诊和详细的体格检查可以做出大多数的高血压鉴别诊断。

(1)问诊方面:注意是否恶心、颈项强直、夜尿多、无力、发作性弛缓性瘫痪等;阵发性头痛、心悸、多汗;打鼾伴有呼吸暂停和胸闷、气短等可疑病因。注意询问盐、烟、酒及脂肪的摄入量;是否长期服用药物,如避孕药、激素、抗炎镇痛药等。同时,注意运动情况、体重变化及睡眠习惯等,以及心理社会因素,如家庭情况、工作环境、工作和生活经历事件、文化程度及有无精神创伤史等。

(2)查体方面:注意测量四肢血压、脉率、BMI、腰围及臀围;观察有无满月脸、突眼症或下肢水肿;听诊颈动脉、胸主动脉、腹部动脉和股动脉有无杂音;全面的心肺检查、四肢动脉搏动和神经系统体征。

(3)常见继发性高血压特征:原发性醛固酮增多症(有血压中重度增高、夜尿增加或有乏力症状);皮质醇增多症(出现满月脸、水牛背、向心性肥胖的高血压患者)可查血和尿皮质醇;嗜铬细胞瘤(出现阵发性血压增高、心慌的高血压患者)可建议查血浆游离甲氧基肾上腺素及血浆游离去甲变肾上腺素、血或尿儿茶酚胺;肾动脉狭窄所致高血压(年轻、血压增高较明显者)可建议查肾素、肾动脉及超声心动图或肾动脉及大血管造影;睡眠呼吸暂停(夜间打鼾或有呼吸暂停的高血压患者)可进行睡眠呼吸监测。有上述相关继发性高血压症状和体征时,临床医生首先进行临床症状和体征的识别,然后建议进一步检查。

随着社会生活节奏的加快和生物医学模式的转变,大家逐渐意识到社会心理因素成为重要的致病因素,高度紧张的工作压力和人际关系,具有竞争性人格特点、抑郁/焦虑、精神心理因素在高血压的发生、发展中起到重要作用,而且还影响着高血压的转归、预后及防治。由于高血压病程的长期性及社会、经济压力,高血压作为一种终身性疾病,随着患病时间的延长,患者极易出现焦虑、抑郁的症状,或原有焦虑、抑郁的程度加重,反过来又会影响血压的控制,两者相互促进,甚至形成恶性循环。

筛选出存在焦虑和抑郁障碍的患者非常重要。焦虑、抑郁可引起自主神经功能紊乱,使交感神经张力增加,儿茶酚胺释放过多,导致心率增快、心肌收缩力增强和心排血量增加,使血压升高且难以控制;同时,焦虑、抑郁可导致副交感神经活性显著降低,使夜间血压下降幅度减少,血压升高呈非杓型改变。因此,高血压合并抑郁、焦虑患者的临床特点表现为:①用多种药物治疗,但血压难以控制,阵发性血压波动;②伴随有失眠、心慌、烦躁易怒等多种症状;③频繁测量血压,对于血压的波动非常紧张。治疗方面需要正视心理问题对高血压的影响,采取"双心"应对措施,改变生活习惯,在医生指导下加用抗抑郁药、抗焦虑药。原发性高血压患者合并抑郁、焦虑,给予抗抑郁药、抗焦虑药后,血压控制明显。在未来的基础研究及临床工作中应该更加重视应激性高血压的影响,消除社会心理因素的负面效应,更好地防治高血压。

16 平稳降压,马虎不得

【临床经过】

这是一个非常深刻的教训,近一段时间科室特别忙,重症患者也比较多,8台多功能监护仪都已经在使用,那天下午收治了一位"高血压危象"的80岁老年女性患者,血压高达230/120mmHg,诉明显头晕、气促、胸闷,当时还要处理其他危重患者,考虑到诊断明确,便惯性思维地吩咐护士先泵注硝普钠(生理盐水50ml+硝普钠25mg,2ml/h),并且已经联系到另一台多功能监护仪,当时我想:"这一会儿没有心电监护了,应该没有什么问题,以前好几位类似患者也是这么处理的。"应用硝普钠不到10分钟,患者就喊头晕越来越厉害了,而且气促也较前加重。

【分析及处理】

当时我考虑是不是滴速太慢,血压没有控制到达标,因而不敢怠慢,立刻手测血压,血压已经降到80/60mmHg了,我不禁惊出一身冷汗,难怪头晕得这么厉害,原来是"预警信号"！老年患者对硝普钠比较敏感,这一点我忽视了。我立刻撤下硝普钠,将刚拿上来心电监护用上,同时给予静脉滴注多巴胺以升压,患者头晕症状逐渐改善,血压稳定在 130/80mmHg 左右。

【心得体会】

从进心血管内科的第 1 天起,主任就强调静脉应用血管活性药物一定要在做好血压监控的前提下进行,但是因为自己的疏忽和侥幸心理,却差点造成了一次医疗事故,此后无论应用硝普钠、硝酸甘油还是多巴胺等血管活性药物,我都先要求监护仪到位后再给药。这样既是对患者负责,也是保证医疗安全的措施。

【经典箴言】

血压是重要的生命体征,更是动态观察病情的指标,严密监测血压马虎不得。

(丁香园 ruin026)

17　惯性思维不可取

【临床经过】

患者男性,65 岁,因"高血压 10 年,乏力半年"入院。10 年前体检发现血压升高,当时血压 151/100mmHg,无头晕等不适。后多次监测血压,血压均升高,在多家医院调整血压一直控制不佳。长期口服硝苯地平缓释片(拜新同),血压控制在 150~170/75~90mmHg。半年前无明显诱因出现周身乏力,伴有近 1 个月消瘦,自带离子报告单来我院就诊,K^+ 3.8mmol/L。

【分析及处理】

仔细询问病史,患者既往健康,规律服药,无其他病史,无烟、酒不良嗜好。父母均为高血压患者。查体示血压 140/80mmHg,脉搏 70 次 /min,无阳性体征。入院后继续降压治疗,考虑患者一直门诊就诊,有长期乏力症状,故给予其详细检查,血常规、凝血系列、肝肾功能、血糖、血脂、血同型半胱氨酸、肿瘤系列、甲状腺功能均在正常范围内。24 小时动态血压监测示全天血压轻、中度升高,有晨起高血压现象。患者乏力,虽无离子紊乱,无周期性瘫痪症状,我考虑也需要排除继发性高血压,故做了相关检查:双肾动脉彩超示双肾动脉血流未见异常,肾上腺彩超未见异常;卧立位醛固酮提示醛固酮明显升高,肾素明显受抑制;肾上腺 CT 检查提示左侧肾上腺腺瘤。请泌尿外科会诊后,考虑为原发性醛固酮增多症。在我院未进一步检查,患者要求出院。出院后随访了解患者就诊于北京协和医院,在肾上腺静脉取血(AVS)等检查后行手术治疗,术后病理结果显示肾上腺皮质腺瘤,术后血压恢复正常。

【心得体会】

老年人高血压常被认为是原发性的,该患者病史 10 年,因其以往检查无明显低钾血症、乏力症状，更让人接受是原发性的。这是一例比较典型的继发性高血压，而继发因素为原发性醛固酮增多症，是继发性高血压一种常见原因，目前一些研究表明只有 9%~37% 的原发性醛固酮增多症患者存在低钾血症，低钾血症已不能作为筛查原发性醛固酮增多症的指标。肾上腺 CT 不能区分无功能腺瘤与醛固酮分泌腺瘤，AVS 是目前公认的原发性醛固酮增多症分型的"金标准"，因此肾上腺 CT 提示腺瘤的患者应建议行 AVS 检查，明确诊断后，应积极考虑手术治疗。

【经典箴言】

细节决定成败，惯性思维不可取。

（郝丹　周大亮）

18　了解高血压背后的"故事"

【临床经过】

最近我接管了一名 60 岁男性患者，因"发作性心悸伴头晕 6 小时"入院。患者入院前 6 小时出现心悸，伴头晕，伴耳鸣及视物模糊，上述症状逐渐加重，曾出现一过性黑矇，无眼痛，无四肢活动障碍、大小便失禁，来我院急诊科。患者血压高达 210/125mmHg，鉴于患者有高血压病史 2 年，故拟诊"高血压危象"收入我科。入院查体：体温 36.8℃，脉搏 100 次 /min，呼吸 22 次 /min，血压 210/125mmHg；神志清，对答切题，烦躁不安，双手震颤，口唇无发绀，甲状腺无肿大，肺部查体无明显异常；叩诊心脏向左下扩大，心率 100 次 /min，各瓣膜区未闻及病理性杂音；腹部平坦、柔软，无压痛及反跳痛，肝、脾肋下未及；双下肢无水肿；神经系统查体无异常。

【分析及处理】

考虑血压水平过高，予以硝普钠降压，辅以 CCB 类及利尿剂等药物治疗，但患者血压仍波动于 190~230/70~80mmHg。在治疗效果不佳的情况下，我开始排除继发性高血压的可能。患者的三大常规、肾上腺 B 超、腹部 CT 等检查均未见异常，肝功能检查示谷丙转氨酶（ALT）390U/L，谷草转氨酶（AST）500U/L，总胆红素（TBIL）36.2μmol/L，直接胆红素（DBIL）15.4μmol/L。入院第 3 天晚上，患者由精神亢奋突转至神志不清，当时考虑可能为高血压导致的脑血管意外，急行头颅 CT 检查未见异常，我不禁陷入了沉思。患者血生化提示肝功能异常，之前出现神志亢奋，伴双手震颤，随后发展为神志不清，需警惕肝性脑病的可能，这时追问患者家属，才得知患者既往有嗜酒史 40 余年，每天喝酒大约 120g（折合成纯酒精量），近 1 周被家属强行戒酒。查相关文献后，考虑为酒精戒断症状所致的血压升高及神志改变，立即停用硝普钠，改为纳洛酮针。患者血压开始逐渐下降至正常，10 天后好转出院。

【心得体会】

1. 对于一位入院时血压明显升高的患者,首先要排除如脑血管意外、嗜铬细胞瘤等疾病,但在患者排除上述疾病后,使用硝普钠等强降压药后血压仍不能控制时,需警惕其他能引起血压升高的少见因素。

2. 根据相关文献得知,酒精戒断可以引起严重的高血压,同时又因多半合并精神症状,常容易被诊断为高血压脑病、高血压危象等,从而降压药物治疗效果不佳。

3. 每位高血压患者背后都有他的"故事",详细询问患者的个人史及家族史,可以避免遗漏重要信息而导致误诊、误治。

【经典箴言】

详尽了解疾病背后的"故事",将更有利于我们诊疗疾病。

(卢建文)

 吴赛珠　专家点评

对于接诊时收缩压高达 200mmHg 的高血压患者,在平稳安全降压治疗的同时,应首先注意排除诱因。详细地询问病史和体格检查,认真分析辅助检查结果,寻找潜在的诱因,可能为诊断和治疗提供关键性的信息。现在更多心血管内科医生多只局限于药物治疗,而忽视医者最基础也是最重要的一点,即"问诊查体",其中"问诊"就是详细询问疾病的发展过程及相关事件,有时详细的病史会使得最终的治疗事半功倍。这点住院医生需要牢记。在临床上高血压更多见的诱因是突发的脑血管意外,该病例为我们提供了一个少见的情况,住院医生在诊治过程确实是动了脑筋,这也为大家今后的临床工作拓宽了思路。

19　推陈出新——难治性高血压的治疗一例

【临床经过】

一位中老年男性高血压患者,既往无冠心病、糖尿病、肾功能不全病史;高血压病史 20 余年,多家医院更换多种降压药物血压控制仍不理想,目前一直口服硝苯地平(拜新同)、培哚普利(雅施达)、氢氯噻嗪控制血压,血压控制欠佳,有高血压家族史(父亲高血压、脑出血病逝),排除继发性高血压后,拟加用 β 受体阻滞剂,因患者基础心率偏慢而没敢尝试,对于我这刚独立管理患者的住院医生来说有点束手无策。

【分析及处理】

回去恶补相关知识,难治性高血压?难治性高血压(refractory hypertension,RH)是指在改善生活方式的基础上,应用了合理、可耐受的足量 3 种或 3 种以上降压药物(包括利尿剂)治疗 1 个月以上,血压仍未达标,诊室收缩压>140mmHg 和/或舒张压>90mmHg 的高血压患者;或服用 4 种或 4 种以上降压药物治疗,血压才能有效控制者。打开尘封已久的高血压指南,针对难治性高血压明确指出:在正确测量血压的前提下,按照正规流程认真分析患者是否存在降压治疗的依从性差、生活方式不健康、药物治疗是否合理及是否存在继发性高血压病因,去除上述影响因素,再次调整治疗方案和降压药物剂量;如患者血压仍不能控制至目标水平,应推荐患者至高血压专科就诊。降压药物强调利尿剂的应用、联合治疗以及适当选择盐皮质激素受体拮抗剂。是否换用更强效的 CCB 类、增加氢氯噻嗪的剂量或者应用单片复方制剂?次日主任查房时,我汇报病史后提出上述问题,主任说停氢氯噻嗪,换成厄贝沙坦氢氯噻嗪(安博诺),培哚普利和硝苯地平继续服用。我的第一反应是 ACEI 类与 ARB 类联用不妥吧?虽有疑惑,但更改了降压方案,1 周后患者血压降至 140/90mmHg 以下。跟踪随访半年,患者血压、肾功能、离子情况均在正常范围。

【心得体会】

当时查房结束后,我请教主任 ACEI 和 ARB 联用是否不恰当?主任指出:"凡事均有因果",提出 ACEI 类与 ARB 类药物不能联用的观点主要基于两项试验,一项是 ONTARGET 试验,另一项是 ALTITUDE 试验。ONTARGET 试验结果表明,在心血管疾病高危患者的心血管保护作用方面,替米沙坦疗效与雷米普利相同,而咳嗽、血管性水肿等不良反应轻;两药联合治疗的疗效并不优于雷米普利单药治疗,且低血压、高钾血症等不良反应重。ALTITUDE 试验结果表明,双阻滞联合用药不仅未能使伴有高心血管和肾毒性风险的 2 型糖尿病患者受益,还有可能产生危害。但 ONTARGET 试验研究对象是有心脑血管疾病的或糖尿病伴有靶器官损害的高危患者,有无高血压并不是该实验入选的条件,所以该实验不能简单推广到一般高血压人群中。ALTITUDE 试验似乎说明了双阻滞未必带来更多的好处,但是该实验使用的是肾素抑制剂阿利吉仑,而该实验也证明阿利吉仑应用会有一定的危害。另外,试验所致的危害仅为高钾血症及肾功能不全加重。

基于上述实验,欧美等药品管理局发布警告:应避免两种在肾素 – 血管紧张素 – 醛固酮系统(RAAS)有独立作用的药物,但也指出这类组合被认为绝对必要时,其使用必须在专家监督下,并严密监测肾功能、水钠平衡和血压;对于肾功能不全或糖尿病患者,严禁联合使用阿利吉仑和 ARB/ACEI。随即中国专家共识基于上述实验及欧美指南,也指出避免 ACEI 类和 ARB 类药物联用。

医学的发展无非是循证的过程,要善于提出问题,敢于打破"陈规"。

（孙宪彬　周大亮）

 匡泽民　专家点评

　　长期以来,ACEI 和 ARB 能否联用的问题一直备受争议。部分学者相信,ACEI 和 ARB 联用全面阻断 RAAS,很有可能实现获益;但 ONTARGET 试验研究发现,雷米普利＋替米沙坦联合应用并未增加血压的控制情况,相反显著增加了肾功能不全的发生率。基于对此问题的高度分歧与不确定性,近年来国内外高血压指南均明确不建议两药联合应用。

　　可以看到的是,慢性肾脏病高血压患者在未透析前很大比例是难治性高血压,临床治疗时应严格限盐(小于 2g/d)、减重、改善睡眠等强化生活方式干预,药物上还可考虑 α 受体阻滞剂治疗,从控制血压角度而言 ACEI 与 ARB 联合不是好的治疗决策。另外,本病例合并肾功能不全未指出具体肌酐清除率(CrCl)是个缺陷,因为 CrCl < 30ml/min 时不推荐使用氢氯噻嗪,这一点也务必注意。

　　因此,基于目前的循证医学证据和临床实践,ACEI+ARB 联合不作为常规降压推荐,我们不能跨越诊疗规范做对患者可能不利的事情。而对于单独使用 ACEI/ARB 足剂量后蛋白尿仍然未达标的患者,肾脏科专家也谨慎建议联合 ACEI+ARB 双重阻滞 RAAS,这可能是从机制上更好地降低蛋白尿以延缓肾脏疾病的进展。即使是一定要 ACEI+ARB 联合的情况,也务必在使用过程中严密监测,避免低血压,并需注意肾功能、血钾的变化。

20　缓释剂型,一种新的临床风险

【临床经过】

　　病房昨天夜里收住了一位 76 岁糖尿病酮症酸中毒的患者。这位患者既往有 2 型糖尿病、高血压 10 余年,是一个老病号。平素口服格列齐特(达美康)降糖、硝苯地平(拜新同)降压治疗,血糖、血压控制得还算平稳。除了每 2 周来医院开药外,平常基本也不经常跟医院打交道。不过这次是家属拨打"120"急救电话,急诊送至医院的。事出有因,子女平常都上班了,患者经常到社区老人馆打麻将,被其中一位病友鼓动参加"糖尿病祖传草药治疗班",从中买了一堆草药,其号称"3个疗程能根治糖尿病"。患者相信了该宣传,不再服用降糖药,转而吃了2周的草药。患者的胃本来就不好,再加上这几天又着凉,最后上吐下泻,意识也不是十分清楚了,家属赶紧拨打"120"急救电话将患者送到急诊。急诊科查急诊全套示葡萄糖26mmol/L,Na$^+$ 126mmol/L,Cl$^-$ 96mmol/L,K$^+$ 3.3mmol/L,尿糖(+++),尿酮(+++),考虑为糖尿病酮症,收住内分泌代谢科。因为患者意识不十分清楚,予以下胃管,通过鼻饲补充水分。暂时予以禁食,静脉补充热卡和电解质,小剂量胰岛素5U/h微量泵输注,每小时监测血糖,复查尿糖、尿酮体。很快酮体转阴,到了第2天清晨胰岛素泵已经减至2U/h,酮体连续3次阴性,末梢血糖波动于8~10mmol/L,准备撤除胰岛素微量泵。就在早交班时,家属跑过来说患者出现心慌、手抖、满头大汗。经管医生赶紧到床边,果然如患者家属所说,应该是典型的低血糖症状,赶紧暂停胰岛素微量泵,检测末梢血糖示8.6mmol/L。经管医生觉得有些奇怪,询问家属,家属说由于值班医生曾交代治疗期间可能出现低血糖,所以叫他们准备了一些糖备用,出现症状时立即给患者吃了一块巧克力。虽然感觉有什么地方不对劲,但是经管医生一时找不出更好的解释,所以还是用5%葡萄糖静脉滴注维持。患者症状慢慢改善,约1小时后上述症状基本缓解。当天改为鼻饲流质饮食,三餐前胰岛素8U皮下注射。患者血糖监测还算平稳,尿酮体均阴性。然而在第2天早上,刚打完胰岛素不久患者再次出现心慌、手抖、满头大汗。这次先测了末梢血糖,8.2mmol/L,还是不低。患者症状表现却很典型。但是8.2mmol/L的末梢血糖不但不低,还高于正常的血糖,有血糖增高的低血糖症状吗?似乎不太可能。治疗组仔细地对患者病情和药物进行排查梳理,吃了一惊。

【分析及处理】

患者平素口服拜新同降压,它的有效成分是硝苯地平,也就是我们熟悉的心痛定,拜新同是控释片,通过激光打孔技术使硝苯地平从药壳中慢慢释放出来,达到平稳降压的目的。由于患者这两天鼻饲饮食,家属把降压药研碎了,从鼻饲管打进去。这个小小的细节,经管医生和护士都疏忽了,也就是说患者在早餐前口服了3片心痛定,而且还是粉剂,所以出现心慌、手抖、满头大汗,甚至当时如果测血压,血压测不出来也被理解为与低血糖表现相关。嘱患者拜新同不要研粉,直接口服之后,这个"低血糖"症状也就再没发生过了。

【心得体会】

2018年我国高血压防治指南指出,高血压降压药应用的基本治疗原则是:①小剂量起始;②长效降压药物;③联合治疗;④个体化治疗;⑤药物经济学,要考虑成本经济效益,形象地记成顺口溜"小肠连个筋"。这当中提倡长效药物是因为它可以明显提高患者的用药依从性。长效降压药既可以是本身药物半衰期较长的药物,如苯磺酸氨氯地平、缬沙坦等,也可以将半衰期短的药物通过特殊工艺制成缓控释剂和释剂型,如琥珀酸美托洛尔和拜新同。目前,很多药物为了提高患者依从性都纷纷改成缓释剂型,如心血管内科常用的抗心绞痛、改善心肌细胞代谢的药物万爽力,从最初 20mg、3 次 /d,变为 35mg、2 次 /d,到现在的 80mg、1 次 /d 就是很典型的例子。但是有些降压、降糖缓释剂一旦掰开口服或者研粉就会带来临床风险,尤其在一些突然改为鼻饲饮食的重病号身上,国外曾有拜新同研粉口服后导致患者死亡的个例报道。又如琥珀酸美托洛尔,它的药片上有一道凹槽,可以掰成两片口服,甚至切成 1/4 片,但是不能研粉,因为它并不是真正的长效制剂,它采用的是微胶囊缓释剂型,把药物包裹在很小粒的微胶囊中,所以不宜拿去研粉。

【经典箴言】

临床工作如履薄冰,指南给我们搭了一个总体框架,很多具体的细节需要我们在临床工作中仔细总结。

(郑炜平　林开阳)

21　ARR 筛查阴性继续做盐水负荷试验,为什么我不遵循指南?

【临床经过】

患者男性,42 岁,因"发现血压升高半年"入院。入院前半年自测血压升高,达 160/100mmHg,伴头晕,于社区诊所就诊后考虑为高血压,予以替米沙坦 80mg/次、1 次 /d 口服,患者服药不规律,已自行停药 1 个月。入院查体:体温 36.2℃,脉搏 68 次 /min,呼吸 18 次 /min,血压 127/73mmHg;甲状腺无肿大;双肺呼吸音清晰,未闻及干、湿啰音;心率 68 次 /min,律齐,无杂音;腹软,无压痛;双下肢无水肿。初步诊断为高血压原因待查。查生化全套示血钾 4.2mmol/L。超声心动图示室间隔与左心室各壁增厚,左室射血分数 63%,皮质醇、促肾上腺皮质激素、血和尿儿茶酚胺水平未见明显异常。中腹部 CT 平扫 + 增强示左侧肾上腺内侧支及结合部增粗,略呈结节状,最大径约 1.3cm,密度尚均,增强扫描可见中度强化,提示左侧肾上腺增生,结合部腺瘤形成可能。

【分析及处理】

对这位患者我们首先做了立位 ARR 筛查试验,但很遗憾的是 ARR 为 11.36。我们进一步行盐水负荷试验,发现血浆醛固酮水平 >10.00ng/dl,未被明显抑制,故诊断为原发性醛固酮增多症。患者无手术意愿,不愿行双侧肾上腺静脉取血(AVS),同时对螺内酯可能带来的不良反应存有顾虑,故暂予苯磺酸氨氯地平片 5mg/ 次、1 次 /d 降压治疗。

【心得体会】

我对这个病例记忆颇为深刻,还曾做成课件。原发性醛固酮增多症的诊断分为三步,即筛查、确诊和病因学诊断。这个病例有意思的地方在于,国内原发性醛固酮增多症指南或专家共识都建议,ARR 筛查阳性的情况下,进一步做四大确诊试验,但在本例 ARR 筛查阴性的情况下为什么我要继续做盐水负荷实验呢?其实指南定的是一个框架,并不是说不能越雷池一步,因为筛查毕竟存在着一个假阳性或假阴性。这时临床医生就要有独立思考的能力。这个病例除了 ARR 筛查阴性这一点之外,其他存在着很多可疑的地方,例如年轻发病、血压控制不稳定、心脏较早出现了心肌肥厚、CT 出现单侧增生结节,这些特点都指向了本例很可能是原发性醛固酮增多症,不能因为仅 ARR 筛查阴性就放弃确诊实验,其实,也没有任何一个指南指出盐水负荷试验前必须要做 ARR 或 ARR 试验要阳性,指南只是提供一个规范的流程,最终的结果也证明我们是正确的。那么,回过头来思考为什么这个病例 ARR 筛查阴性,最终盐水负荷试验是阳性?因为患者服药不规律,虽然他说已经停用替米沙坦 1 个月,但有可能在这个月中他仍然口服过替米沙坦,但是没有记清楚,导致筛查的假阴性,所以我们在临床中应该有更多的思考。

【经典箴言】

有一句话说得好,规则是用来打破的,但作为临床医生要清楚,打破规则必须充分理解规则,要有充分的依据你才能去打破它,因此认真阅读和理解指南是前提。

(郑炜平　陈志海)

22　高血压患者都需要服用阿司匹林吗?

【临床经过】

病房收住了一位老年患者,男性,76 岁,因"反复头晕 10 余年,再发 1 个月"为主诉入院。近期头晕,家中自测血压波动于 160~180/60~70mmHg,予以氨氯地平 5mg、1 次 /d 和贝那普利 10mg、1 次 /d 降压治疗,门诊脑 CT 提示脑萎缩。患者既往有 2 型糖尿病病史,目前口服阿卡波糖(拜唐苹)100mg、3 次 /d,血糖控制尚平稳,无冠心病和脑卒中病史,长期口服阿司匹林 100mg、1 次 /d,平素无烟、酒嗜好。这种类似的患者相信大家经常碰到,围绕着这位患者是否应该继续口服阿司匹林,治疗组医生有不同的意见,有的认为可以用,有的认为不适合用。因此,进行了一个小小的科内讨论。

【分析及处理】

我国 2018 年高血压防治指南认为,抗血小板治疗对动脉粥样硬化性心血管疾病(ASCVD)一级预防的获益主要体现在高危人群:高血压伴糖尿病、高血压伴慢性肾脏病、50~69 岁心血管高风险患者(10 年 ASCVD 风险 >10% 或高血压合并 3

项及 3 项以上其他危险因素）。在这些建议中需要注意的是,欧洲相关指南并不推荐有糖尿病但无 ASCVD 的患者使用阿司匹林进行一级预防。对于心血管高风险 ASCVD 是否使用阿司匹林一级预防,国内外各指南都附加了对年龄的限制,普遍认为对于 70 岁以上老年人获益不明显。另外,如果使用阿司匹林对 ASCVD 进行一级预防,最好在血压控制稳定和预测胃肠道出血风险较小的前提下。基于上述原因,患者年龄为 76 岁,目前血压控制不稳定,目前无冠心病和脑卒中病史,综合考虑停用阿司匹林。

【心得体会】

阿司匹林用于 ASCVD（主要是冠心病、脑卒中）二级预防毫无争议,有关阿司匹林在 ASCVD 一级预防中的获益或者获益风险比近年一直存在争议。对于阿司匹林一级预防的 ARRIVE 和 ASCEND 两项临床试验结果中性,并没有获得压倒性的证据,而 2018 年对于老年患者使用阿司匹林进行 ASCVD 一级预防的 3 项研究发表在 *New England Journal of Medicine* 上,全部都是阴性结果,这也更确定了指南不推荐年龄＞70 岁的老年或老老年患者使用阿司匹林进行 ASCVD 一级预防。

【经典箴言】

有时国内外指南或不同学科之间指南对于同一种疾病给出的建议并不一致,这时往往要根据综合因素决定诊疗方案。

（郑炜平　林燕清）

23　是难治性高血压,还是继发性高血压?

【临床经过】

老年女性患者,83 岁,既往 2012 年因右肾盂癌切除了右肾,高血压病史 30 年,2 型糖尿病病史 40 年,以前口服氨氯地平 2.5mg、1 次 /d,血压控制好。本次因"间断头晕、头痛 3 年"入院,3 年前突然血压居高不降,服药后都在 180/90mmHg 左右,伴肾功能恶化,血肌酐最高达 280μmol/L,于是联合用药并加大剂量降压,常三四种降压药（含利尿剂）规律口服效果也不好,诊断为难治性高血压当然没有问题,很自然也会想到要排除继发性高血压。因为病情得不到控制,就进行了比较全面的全身检查,发现全身多个部位都存在比较严重的动脉硬化,很自然想到会不会有肾动脉硬化和肾动脉狭窄,由于肾功能不好,肌酐最好时也在 200μmol/L 左右,没有选择肾动脉造影和 CTA,但是临床表现和辅助检查都不支持与垂体、肾上腺有关的几种继发性高血压,就在多个医院反复查肾动脉超声,都提示不存在狭窄。拖了几个月,省内几家医院肾内科、心血管内科专家都看了,由于没有依据,最后只能诊断为高血压、2 型糖尿病、慢性肾功能不全、肾性高血压。

【分析及处理】

本次来我科住院，强调患者低盐饮食，血肌酐 190μmol/L，同时给予 ACEI、CCB、利尿剂、β 受体阻滞剂 4 种指南推荐的降压药物联合用药，仍然没有取得理想的效果，甚至后来给了乌拉地尔缓释片还是降不下来，无奈之下，只好再次检查鞍区磁共振、肾上腺 CT，仍然未查出占位征象。肾素 – 血管紧张素 – 醛固酮系统卧立位试验也正常，虽然高度怀疑是肾动脉狭窄，可是苦于没有依据，也担心对比剂的使用会加速肾功能恶化，没有办法决定下一步治疗策略，心里非常不好受，还能有降不下来的血压吗？为什么会降不下来，肯定会有病因。难道只能眼睁睁看着病情一步步恶化吗？不可能，我有一天夜班，耳边突然响起胡大一教授所说"回归临床"，于是在夜间特别安静的状态下给患者做了一次肾动脉听诊，居然真的听到了肾动脉杂音。白天仔细听也听到了一点点，后来全科讨论，考虑到对比剂肾病的问题，没让她在我们医院行肾动脉造影检查，建议患者去了北京协和医院。北京协和医院先行彩超检查，证实为肾动脉狭窄；后行肾动脉造影，确实显示非常严重的肾动脉狭窄，达到 85%；植入 1 枚支架，术后第 2 天血压降至原来的水平，肌酐降到 100μmol/L 左右，降压药只留下一种 ACEI，状态明显改善。后来复查两次，血压和血肌酐水平都稳定在正常范围。

【心得体会】

该病例给我的启示：①临床的基本技能很重要，不仅随时随地可用，而且有时比一些辅助检查更可靠。现在随着检查技术的快速发展，年轻医生基本不会临床基本功，完全依赖实验室检查和物理检查，实际是医疗水平的倒退，这里强烈推荐我们的临床医生要回归临床，拿起我们的听诊器，多依赖我们的基本功。②遇到解释不清的反常现象，追根究底、探索原因，必要时借助上级医院的帮助，一定会找到依据、明确病因。每家医院都会有设备上的缺口，只要我们有思路，掌握正确的临床思维方式，为患者指明方向，少走弯路，去找到适合患者的医院检查，最后明确诊断，就是一名合格的好医生；③继发性高血压原因很多，首先想到常见原因，一定要逐个排除，最后检查罕见病因，直至明确病因。

【经典箴言】

真正的难治性高血压很少，联合足量降压药物治疗效果不好，应该深入检查继发原因。

（任仲侨）

心血管科医生共勉

1. 晚上睡觉前,让护士把需要加的泵都先开好医嘱,同时对相应患者需要控制的血压范围等做好交代。

2. 教育高血压患者:宁可少吃一餐饭,不可少吃一次药。

3. 对于高血压患者的治疗,医生就是一个裁缝,要做到"量体裁衣"。这样才能使患者有效地控制血压。

4. 对于高血压而言,可以概括为"降压才是硬道理,危险分层很重要,重视小剂量联合治疗"。

5. "降压的本身就是受益,降压才是硬道理!"——有感于新的高血压防治指南。

6. 高血压急症时,紧急降压不宜舌下含服硝苯地平。

7. 测血压时,受试者不能跷二郎腿,不可以说话。手臂不能移动,肘部与心脏要在同一水平,手掌向上,脚放在地板上,也不能双腿交叉,否则会影响血压的准确性。

8. 测血压的上臂袖口不可过紧,尽量脱去衣袖,在裸臂上测量血压。

9. 血压测量不应习惯只测右臂。首诊时,应该测量双侧血压:①以读数高的那一侧为准;②如心肌梗死患者双上肢血压相差太大,就应怀疑主动脉夹层了。

10. 高血压急症患者降压速度不能太快,血压波动切勿过大,要平稳降压。

11. 年轻高血压患者要查明继发原因引起的血压升高。

12. 高血压也会胸闷,也会有心绞痛症状。

(编辑整理:刘凯东　辛永宁　叶正芹　银孟卓)

第三章

冠 心 病 篇

导言

　　冠状动脉性心脏病(冠心病)是心血管内科最常见的一类疾病,其发病率高,危险性大,尽管大部分患者的临床表现较为典型,但有些患者的表现形式各异,如有的以心力衰竭为主要表现,有的以心律失常或其他为主要表现,因此在诊断上仍然存在一定的难度,漏诊和误诊的病例并不罕见。1977年9月,Gruentzig和Tusnia首次进行了经皮冠状动脉腔内成形术(PTCA),为冠心病的治疗揭开了崭新的一页,开辟了冠心病非外科手术治疗的新纪元,使得冠心病在治疗上取得了很大的进步,冠状动脉腔内影像技术日新月异,从早期的血管内超声到光学相干断层成像(OCT),极大增强冠状动脉介入医生对冠状动脉病变的识别、术中与术后并发症的防治以及预测远期预后的能力。心血管内科医生不仅熟练掌握冠心病的诊断和治疗基本原则,对不断更新的冠心病介入治疗技术也要与时俱进。在本章,作者以自己的亲身经历和深刻体会,在繁忙的一线工作中对冠心病的诊治进行了提炼总结,同时我们邀请知名专家进行了精彩点评,以飨读者,希望大家有所收获。

1 冠状动脉性心脏病与冠状动脉粥样硬化性心脏病

【临床经过】

　　急诊室来了一位24岁女性患者,于工作中突发胸痛,位于胸骨中下段,呈压榨性疼痛,伴头晕、恶心、大汗、乏力,休息30分钟后症状略缓解。患者由"120"急救车送入当地急诊,查心电图示Ⅱ、Ⅲ、aVF导联ST段抬高0.1~0.2mV,Ⅰ、aVL导联ST段压低0.1mV,考虑为急性下壁心肌梗死不除外。1小时后患者胸痛症状完全缓解,复查心电图示Ⅱ、Ⅲ、aVF导联ST段回落基线水平,建议留院观察并进一步完善相关检查以明确诊断,患者拒绝,签字后自行离院。9小时后胸痛再发,再次到急诊就诊,查 TnT 升高(0.8ng/L),超声心动图示左心室下壁运动减弱,主动脉部未见异常,LVEF 68%,以"急性下壁心肌梗死"收入冠心病监护病房(CCU)。

【分析及处理】

入院后经抗凝、扩张冠状动脉、改善心肌细胞代谢治疗后,病情逐渐稳定。患者下壁心肌梗死诊断是明确的,但患者为年轻女性,考虑冠状动脉粥样硬化性心脏病引起下壁心肌梗死可能性不大,结合患者近期检查资料和病史可排除的疾病有:

1. **心肌炎** 该病好发于青年,可出现胸痛症状及心电图 ST 段抬高和 / 或心肌酶升高。但该患者发病前 3 周内无呼吸道感染和肠道感染等前驱感染病史,无发热等全身表现,症状缓解后 ST 段随即回落至基线,且无心功能受损表现,故不支持该诊断。

2. **心包炎** 患者虽以胸痛伴 ST 段抬高为特征性表现,但无发热等炎症反应,且胸痛不随呼吸、咳嗽等加重,听诊未闻及心包摩擦音,超声心动图未见心包积液,故不支持心包炎诊断。

3. **应激性心肌病** 该病亦通常以胸痛起病,可表现为心电图胸前导联 ST 段抬高及心肌酶升高,临床经过酷似急性心肌梗死。但应激性心肌病好发于 60 岁左右绝经后女性,常有情绪或心理应激因素作为发病诱因,而反复追问患者均否认近期有情感及心理刺激因素,且超声心动图未见应激性心肌病特有的心尖球样改变,故可除外应激性心肌病的诊断。

那么,究竟是什么原因引起这位年轻患者下壁心肌梗死呢? 1 周后行冠状动脉造影及血管内超声(IVUS)检查,冠状动脉造影示左冠状动脉主干正常;左前降支近段内膜略不光滑;左回旋支正常;右冠状动脉近中段扩张,近段直径约 4mm,远段可见夹层影,延续至左心室后侧支,后侧支远端血流 TIMI 2 级。IVUS 示右冠状动脉全程内膜增生,后分叉前夹层形成,夹层延续至后侧支,真腔最小管腔面积(MLA)3.4mm^2。再次详细追问病史,患者幼年有反复发热、上呼吸道感染病史。结合其冠状动脉病变以扩张和内膜撕裂(夹层)为特征,故考虑系川崎病导致冠状动脉病变可能。经讨论决定加强抗凝、抗血小板治疗,并予硝酸酯类和钙通道阻滞剂硫氮䓬酮预防冠状动脉痉挛,暂不行介入治疗。

【心得体会】

根据目前心肌梗死心电图诊断全球统一定义,患者心电图表现符合下壁心肌梗死,且肌钙蛋白增高、超声心动图示下壁活动减弱,所以下壁心肌梗死诊断是明确的。冠状动脉粥样硬化性心脏病是心肌梗死的最常见原因,但不是唯一的原因,冠状动脉还可以发生夹层、炎症(如梅毒感染)、严重的痉挛、异位栓子的栓塞等,从这个意义上来说,冠状动脉性心脏病的含义要大于冠状动脉粥样硬化性心脏病。在本例,24 岁女性患者罕有发生冠状动脉粥样硬化的可能,所以如果坚持用冠状动脉粥样硬化性心脏病来解释心肌梗死显得牵强附会。本例经管医生思路开阔,同时医院的检查手段也比较先进，最终才能得出令我们信服的病因诊断，值得我们学习和反思。

【经典箴言】

临床诊断要尽量做到符合临床疾病的特点，经得起逻辑推导，经得起临床实践的检验。

（郑炜平）

2 拿什么拯救你，年轻的心

【临床经过】

医学的不断进步让我们战胜了许多传染病，如天花、麻风，然而每次看到遗传性疾病的患者，特别是先天性心脏病的患儿，却让我心情沉重。今天收治一位 21 岁年轻女性，因"反复活动后胸痛、胸闷 10 年，加重 1 周"入院。患者出生后 8 个月即出现臀部皮肤粟粒状黄色瘤，当时查总胆固醇（TC）25.18mmol/L。3 岁后黄色瘤逐渐增多、增大，呈扁平块状。10 年前患者多次于皮肤科行黄色瘤切除术及激光治疗，瘤体仍继续增大。2009 年皮肤活检提示黄色瘤病，皮下组织大量泡沫细胞、多核细胞浸润。患者父亲 1999 年诊断为高脂血症，2017 年查 TC 8.14mmol/L，低密度脂蛋白胆固醇（LDL-C）13.07mmol/L；患者母亲 2017 年查 TC 7.61mmol/L，LDL-C 5.01mmol/L。

患者从 13 岁开始长期服用常规剂量他汀类药物降胆固醇。入院后查彩超提示升主动脉、主动脉弓及颈动脉多发斑块，入院时 TC 14.1mmol/L，LDL-C 13.07mmol/L。入院后行冠脉造影，发现冠状动脉全程弥漫性狭窄，右冠状动脉近段最重处狭窄 90%，前降支近段最重处狭窄 90%，于前降支植入药物洗脱支架 2 枚，右冠状动脉植入支架 3 枚。2018 年复查造影示右冠状动脉近中段支架内再狭窄 60%~70%，给予 PTCA 治疗。2019 年复查造影示右冠状动脉近中段支架内再狭窄 20%~30%。2017 年第一次 PCI 术后 2 个月，患者外公于我科造影显示左主干狭窄 50%，前降支近段狭窄 80%，右冠状动脉近段以远完全闭塞，TC 9.87mmol/L，LDL-C 6.92mmol/L。

【分析及处理】

患者全身多处血管弥漫性动脉硬化，高胆固醇血症诊断明确，根据家族史，考虑为家族性高胆固醇血症。我们进行了基因检测，证实 *LDLR* 基因（基因编号 NM_000527）第 1879 碱基序列发生 G>A 的碱基改变，导致成熟蛋白序列发生 Ala627Thr 的错义突变，从而导致高胆固醇血症（杂合子）的发生。皮肤黄色瘤切除可以使皮肤美观，而冠状动脉支架植入亦可以缓解心绞痛发作，但患者最重要及根本的治疗手段就是控制异常升高的胆固醇。4S研究开创了他汀治疗冠心病的新时代,然而常规剂量他汀仅能将LDL-C控制到13.07mmol/L。ENHANCE研究证实,加用胆固醇吸收抑制剂可进一步降低LDL-C,在20mg/d瑞舒伐他汀钙的基础上联合10mg/d依折麦布治疗,患者LDL-C可以控制在9.49mmol/L,然而患者仍然发生了支架内再狭窄。所幸的是,2018年PCSK9抑制剂依尤洛单克隆抗体在中国上市,在他汀及依折麦布联合的基础上,给予每月3次的皮下注射,患者LDL-C能维持在3.31mmol/L的水平。

【心得体会】

大量流行病学及干预研究均已证实,LDL-C每降低1mmol/L,主要心血管事件的风险降低21%。与其他冠心病危险因素(高血压、高血糖、吸烟)相比,高胆固醇血症是唯一可以在动物模型中(小鼠、仓鼠及猪)通过单基因敲除(*Apo E*或*LDLR*)即可形成动脉硬化模型的危险因素。对机体血脂调控机制的不断认识,新的治疗靶点不断涌现。我们通过最新的PCSK9单克隆抗体使LDL-C明显降低,但面对需付出高昂治疗费用进行不间断注射治疗的患者,我的心情仍十分沉重。在即将进入的精准医学时代,患者的发病风险及对药物的治疗反应,必须结合患者具体的基因多态及代谢型而量身定制。同时,新的治疗靶点进入临床前期研究,如PCSK9的siRNA干扰序列、PCSK9治疗性短肽疫苗,会为高胆固醇血症的治疗增加新的利器。最后,也许每一位家族性高胆固醇血症的患者都会问:"我这种病会不会遗传给下一代?"作为医生的我们只有治疗疾病的义务,却没有剥夺他人为人父母的权力。新的曙光已经出现,胚胎植入前的遗传学诊断技术开始出现,为选择出健康胚胎进行生育隔断提供了可能。而随着基因编辑技术的出现,如同修改错别字一般纠正缺陷基因成为可能。

【经典箴言】

也许今天的我们还会为完成一台慢性闭塞性病变介入手术而沾沾自喜,但医学的路任重而道远,我们携手共同努力。

(李传伟供稿　田进伟编辑审校)

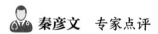 秦彦文　专家点评

家族性高胆固醇血症患者早发动脉硬化性心脏病风险明显增高,而早期筛查和尽早接受药物治疗可改善家族性高胆固醇血症患者的存活率。随着基因测序技术的进步及临床医生的关注,家族性高胆固醇血症检出率逐年上升。在家族性高胆固醇血症中,纯合子患者全身动脉粥样硬化发生早、进展快,可在儿

童及青年期发生心绞痛或心肌梗死,并于 30 岁之前死亡;未经治疗的杂合子患者早发冠心病风险亦显著高于正常人,颈动脉内中膜增厚及冠状动脉钙化也十分常见。我国学者研究发现,在冠心病患者中采用基因诊断确诊的家族性高胆固醇血症检出率为 3.5%。而单纯采用临床血脂指标,早发心肌梗死患者中家族性高胆固醇血症的患病率为 7.1%。

如果能够早期筛查、尽早治疗,则有可能避免很多悲剧的发生。因此,尽早开展级联筛查、早期诊断和早期治疗是改善家族性高胆固醇血症患者临床预后的重要措施。建议符合下列任一项者要进入家族性高胆固醇血症的筛查流程:①早发动脉粥样硬化性心血管疾病(男性< 55 岁或女性< 65 岁即发生动脉粥样硬化性心血管疾病);②成人血清 LDL-C ≥ 3.8mmol/L(146.7mg/dl),儿童血清 LDL-C ≥ 2.9mmol/L(112.7mg/dl),且能除外继发性高脂血症者;③有皮肤 /腱黄色瘤或脂性角膜弓(< 45 岁);④一级亲属中有上述 3 种情况。

中华医学会心血管病学分会动脉粥样硬化及冠心病学组撰写的《家族性高胆固醇血症筛查与诊治中国专家共识》建议,一旦发现家族性高胆固醇血症(FH)患者,应尽可能开展针对 FH 患者一级亲属的级联式筛查。另外,值得特别注意的有:

(1)作为遗传性疾病,检测到 *LDLR*、*Apo B*、*PCSK9* 和 *LDLRAP1* 基因致病性突变是诊断 FH 的"金标准",但未发现上述基因突变并不能除外 FH。在基因测序的研究中发现,有很多患者没有已知基因的致病突变,但是临床症状非常明显。

(2)早期 FH 的诊断主要根据皮肤 / 腱黄色瘤,因此父母务必要关注孩子身体上是否出现可见的脂肪瘤。但随着对疾病认识的不断深入,血 LDL-C 水平和早发动脉粥样硬化也成为 FH 重要的临床诊断依据。

(3)在确诊 FH 前,需要除外一些可能引起血 LDL-C 水平升高的疾病,例如继发性高胆固醇血症,甲状腺功能减退、肾病综合征等因素可出现继发性高胆固醇血症,植物固醇血症。FH 和植物固醇血症都以早发冠心病及全身黄色瘤为典型表现,植物固醇血症也由基因突变所致,但两者的致病基因不同。通过血清植物固醇水平测定或基因检测可鉴别。这一点在临床上非常容易混淆。两种疾病对他汀和依折麦布的反应不同。

3 误诊为胃溃疡的急性下壁心肌梗死

【临床经过】

不知道这是第几例类似患者,兜兜转转终于来到了心血管内科。患者男性,58岁,发作性腹痛 3 天。患者 3 天前跑步后出现腹痛,伴恶心,无呕吐,不伴胸闷痛,无头晕、黑矇、晕厥,时轻时重,自行服用奥美拉唑(洛赛克)等药物。2 天前再出现腹痛,较前加重,就诊于附近医院消化内科,给予抗酸、复方酪氨酸颗粒等药物,建议择期行胃镜检查。昨天胃镜技师建议患者行心电图检查,心电图提示下壁导联 Q 波形成,ST 段抬高 1mV。请当地医院心血管内科医生会诊,建议转至我院进一步诊治。入院查体:血压 120/70mmHg,心率 76 次/min;一般状况可,颈静脉无怒张,双肺叩诊清音,双肺未闻及干、湿啰音;心界正常,律齐,各瓣膜听诊区无杂音;腹部外形正常,肝、脾肋下未触及,中上腹压痛,肠鸣音正常;双下肢无水肿。心电图提示下壁导联 Q 波形成,T 波倒置。

【分析及处理】

患者经历曲折,病情干扰因素多,疾病不按套路出牌,首诊医生很容易误诊。根据病史、心电图及辅助检查,急性下壁心肌梗死诊断明确。患者辗转经历了多个科室和医院,错过了挽救心肌、再灌注治疗时间窗。入院后继续给予双联抗血小板治疗、他汀类降脂药、低分子量肝素皮下注射,择期行冠状动脉造影,结果提示右冠状动脉中段闭塞,远端 TIMI 血流 0 级,钢丝通过后植入支架 1 枚。术后恢复良好,规范口服冠心病二级预防药物,心肌酶、肌钙蛋白回落后出院。

【心得体会】

1. 典型的心肌梗死容易识别,但非典型的心绞痛也容易被忽略。首先需要了解典型心绞痛的特点,劳力诱发、休息或含服硝酸甘油很快缓解,心前区压榨性、窒息性疼痛,犹如参加了马拉松运动。同时结合患者年龄、性别进行 PTP 评分,根据不同的评分水平选择不同的诊断方法,这是目前稳定型心绞痛诊疗指南所推荐的。但对于不稳定斑块引发胸痛,往往持续时间延长,可为静息性心绞痛,病理生理机制表现为局部斑块破裂、继发激活的血小板和凝血系统、血管痉挛,静息状态下就会出现心肌供氧不足。但在急性下壁心肌梗死时,由于坏死心肌对膈肌的刺激,可表现为腹痛、恶心及呕吐,胸痛往往不典型,因此对于腹痛,同时具有较多动脉粥样硬化易感因素的患者,应及时进行心电图筛查以免急性心肌梗死的误诊与误治。

2. 根据心电图变化,可以对急性下壁心肌梗死血管阻塞部位进行预判。事先判断血管阻塞部位,对是否会出现右心室梗死、是否会出现缓慢型心律失常具有重要意义。心脏 3 条主要血管均可引起下壁心肌梗死,冠状动脉的血管分布多以右优势型为主。下壁心肌梗死血管阻塞部位以右冠状动脉和左回旋支最为常见。另一种少见情况是包绕心尖供血下壁心肌的左前降支中远段闭塞，可以出现前壁合并下壁心肌梗死，心电图表现为前壁和下壁导联 ST 段同时抬高。

【经典箴言】

警惕常见疾病的非正常表现，竭力抓捕漏网之鱼。

（田　力）

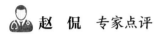 **赵　侃**　专家点评

（1）冠心病心绞痛的常见部位：典型心绞痛常位于胸骨后、左胸前区、咽部等，但放射痛可出现于下颌部、左肩部、右肩部、左上肢内侧、左腕、左无名指及小指；亦可向右放射到右侧胸背部；向上放射到头部；向下放射到上腹部、大腿、肛门等部位，心绞痛的部位在不同患者可呈多样化特点，以致出现误诊。

（2）冠心病心绞痛发生疼痛感觉的直接因素：在缺血、缺氧的情况下，心肌内积聚过多的代谢产物，如乳酸、丙酮酸、磷酸等酸性物质，或类似激肽的多肽类物质，刺激心脏内自主神经的传入纤维末梢，经 1~5 胸交感神经节和相应的脊髓段，传入大脑，产生疼痛感觉。这种痛觉常反映在与自主神经进入水平相同脊髓段的脊神经分布的区域，胸骨后及两臂的内侧；因脊髓段较宽，亦可向上放射到头部，向下放射到腹部、大腿、肛门等部位。

（3）胸痛的鉴别诊断：

1）剧烈胸痛的常见原因：主动脉夹层、急性肺动脉栓塞、急性心包炎等。

2）急腹症：急性胰腺炎、消化性溃疡穿孔、急性胆囊炎、胆石症、食管裂孔疝等，均可出现上腹痛，亦可放射到胸部，类似于心绞痛，但上述腹部疾病均会有局部压痛、反跳痛等。

上述疾病是否会有心肌标志物的改变？

冠心病伴急腹症的诊断：冠心病患者伴有急腹症的情况，临床上也很常见。任何意外刺激均可引起冠心病患者血压、心率的改变，加上腹痛诱发冠状动脉痉挛的因素，心肌缺血、缺氧加重，心绞痛频繁发生、程度加剧。我们常称为胆心综合征、胃心综合征、胰心综合征、肾心综合征等。当患者由于消化性溃疡出血伴发急性心肌梗死时，你应该如何处置？

（4）第 4 版欧洲心脏病学会（ESC）心肌梗死标准为，患者出现血清心肌标志物（主要是肌钙蛋白）升高（至少超过 99% 参考值上限），并至少伴有以下一项临床指标：①缺血症状（胸痛、心绞痛）；②新发生的缺血性心电图（ECG）改变

[新的 ST-T 改变或左束支传导阻滞(LBBB)];③ECG 病理性 Q 波形成;④影像学证据显示有新的心肌活性丧失或新发的局部室壁运动异常;⑤冠状动脉造影或尸检证实冠状动脉内有血栓。

　　该病例提示医生急性心肌梗死后会出现不典型的临床表现,胸痛、腹痛的患者就诊时需要进行鉴别诊断,心电图、心肌标志物必须做。

4　CTO 病变的处理不仅是技术,还有……

【临床经过】

　　慢性完全闭塞(CTO)病变约占全部冠状动脉造影的 1/3,但接受经皮冠脉介入术(PCI)者仅占全部 PCI 病例的 15%~30%。近年来随着介入技术的进步及器械的改进,CTO 病变介入治疗的成功率逐渐提高。CTO 病变也被认为是冠状动脉 PCI 中最后的堡垒,也是各个冠状动脉论坛的热点和焦点,讨论的重点多数是流程基础上的策略以及各种技术在策略中的应用。本例虽是 CTO 病变患者,但今天我们讨论的不仅是技术。男性患者,53 岁,因"反复活动时胸痛 3 年"就诊。症状符合典型心绞痛表现,活动时胸骨后压榨感,休息可缓解,持续 10 分钟左右,伴微出汗及左上肢放射痛。既往有抽烟史 30 年,每天 20 支左右,有高血压病史 8 年,规律服药治疗,血压基本达标,否认有糖尿病病史。入院时血压 130/80mmHg;生化检验示总胆固醇 5.23mmol/L,低密度脂蛋白胆固醇 3.56mmol/L,空腹血糖 4.75mmol/L。ECG、超声心动描记术(UCG)未见明显异常。结合患者症状及病史,诊断为冠心病、不稳定型心绞痛、心功能 I 级、高血压 3 级(很高危)。入院治疗按 ACS 对症治疗,择期行冠状动脉造影检查,结果提示右冠状动脉中段闭塞,左冠状动脉间隔支逆向提供侧支,CC2 级血流,左前降支局部 80% 狭窄病变。

【分析及处理】

　　患者诊断明确,予以血运重建治疗,LAD 植入支架 1 枚,右冠状动脉正向开通血管行 PTCA 治疗后,造影提示冠状动脉直径为 2.5mm,分析左冠状动脉造影,患者为右优势型冠状动脉,考虑不排除痉挛,予以硝酸甘油冠状动脉内给药后,复查造影未见明显变化。当时我院暂无 IVUS 予以指导,但术前有比较充足的准备,术前复习患者 2 年前外院造影,右冠状动脉近段 50% 狭窄,管腔直径在 3~3.5mm,术中不排除冠状动脉负性重构,又无 IVUS 指导,按造影结果植入支架,难免支架直径偏小,会存在贴壁不良的可能;若按 2 年前造影结果植入支架,如果存在负性重构,压力过大,存在冠状动脉穿孔的可能,如压力过小,难免支架膨胀不全。分析后未植入支架治疗。药物治疗 2 个月,随访未见心绞痛再发,复查造影示右冠状动脉不但未出现再次狭窄,反而恢复至 2 年前管径大小。

【心得体会】

该患者在 PCI 处理中或许存在个案情况,一般 CTO 病变仅行 PTCA 治疗结果并不乐观,出现再狭窄甚至闭塞的情况很常见。但在没有 IVUS 指导下,结合患者既往造影结果,对患者病史、病情充分了解和认真分析值得推荐。随着 PCI 技术不断发展,冠状动脉 PCI 量逐年上升。在三甲医院乃至国内著名的中心,也会有这样的情况,冠状动脉 PCI 仅成为一种技术活,甚至脱离了临床,术者在术前对患者病史及病情并不了解,手术处理的仅是"病变",而不是"疾病"。随诊 PCI 技术不断普及,甚至乡镇二级医院都在积极开展,对于急性心肌梗死患者能得到及时救治是件好事,但希望各级医院能认真对待每一名患者,我们不仅是技术工,还是医生。

【经典箴言】

随着医疗技术的不断发展,检查手段及技术不断进步,似乎临床医生慢慢忽略了临床"视、触、叩、听"的基本功练习,忘记了病史的重要性,忽略了与患者充分的交流,剩下的只是检查。希望我们牢记初心,不忘练习临床基本功。

(陈　曦)

孙　涛　专家点评

在介入诊疗过程中这种情况并非少见,早期我们也有将靶血管直径误判的情况,常见如下:①冠状动脉造影时血管稀疏、纤细,常会心生疑问,这血管咋这么细呢? 此时往往伴随血管痉挛的可能,一定要给予硝酸甘油,待血管充分扩张后才能准确判断血管的直径。②严重局限狭窄的病例:由于侧支循环存在和前向血流速度降低,血管直径往往会被低估,球囊扩张病变后需要冠状动脉内给予硝酸甘油。③慢性闭塞血管开通后,首选 IVUS 辅助选择支架的大小;如果没有条件,侧支血管的直径也可作为参照;如没有合适的侧支可以选择,给予硝酸甘油,必要时重复,间隔时间不小于 30 秒,最大限度减少临床手术过程中的误判。

5　急诊 PCI 术前假性血小板减少症

【临床经过】

这个案例发生在社区卫生服务中心,下午一位 70 岁男性患者因"突发胸痛 3

小时"就诊,胸痛位于胸骨中下段后方,呈紧憋感,伴心悸、出冷汗、恶心、呕吐。既往无特殊。接诊后查体:脉搏 83 次/min,血压 110/81mmHg;神志清楚,颈静脉无怒张;双肺呼吸音清,未闻及干、湿啰音;心脏相对浊音界无扩大,心率 83 次/min,律齐,$A_2 > P_2$,各瓣膜听诊区未闻及杂音,无心包摩擦音,无脉搏短细;腹平软,无压痛、反跳痛;双下肢无水肿。查肌钙蛋白 0.2μg/ml,心电图 $V_1 \sim V_6$ 导联广泛 ST 段抬高,血常规示白细胞计数 5.16×10^9/L、红细胞计数 4.48×10^{12}/L、血红蛋白 143g/L、血小板 38×10^9/L,考虑为急性广泛前壁心肌梗死,按照诊疗常规应该予负荷剂量双联抗血小板治疗、转上级医院行经皮冠脉介入术(percutaneous coronary intervention,PCI)。患者血小板较低,双联抗血小板治疗存在风险,但患者无皮肤瘀斑、牙龈出血、黑便等诊断,因此接诊医生联系检验科对结果进行复核,同一份血样间隔 10 分钟检查血小板下降为 26×10^9/L。检验科 12 分钟再次复核,该管血样血小板进一步下降为 12×10^9/L。

【分析及处理】

3 次短时间内血小板检查结果明显不同,而且进行性下降,这个结果有点奇怪,既往也没有发生过,该不该给患者抗血小板治疗?经过临床与检验科双方医生的沟通和讨论,同时查阅资料,考虑为乙二胺四乙酸(ethylenediamine tetraacetic acid,EDTA)依赖性假性血小板减少症(EDTA-dependent pseudothrombocytopenia,EDTA-PTCP)。采用未加抗凝剂管抽血,马上复查血小板示 145×10^9/L,证实猜想是正确的,予以阿司匹林(拜阿司匹灵)300mg、氯吡格雷(波立维)600mg 口服,转上级医院行急诊 PCI,于前降支近段植入药物洗脱支架 1 枚,术后予以双联抗血小板治疗。

【心得体会】

EDTA-PTCP 是由于用 EDTA 盐作为抗凝剂的抗凝血中血小板互相聚集、堆积和发生卫星现象,致使在全自动血细胞计数仪上检测时无法确认血小板而发生假性血小板计数减少的现象。EDTA 致假性血小板减少的原因仍不明确,某些疾病如糖尿病、高血压、血脂异常、电解质紊乱、骨髓及骨髓外增生综合征、自身免疫病、肿瘤等,以及某些药物如阿昔单抗、环磷酰胺等,均可能导致全自动血细胞分析仪血常规检测中出现假性血小板减少。急性冠脉综合征患者的阿司匹林联合 1 种 $P2Y_{12}$ 受体拮抗剂的双联抗血小板治疗是抗栓治疗的基础。我国《急性 ST 段抬高型心肌梗死诊断和治疗指南(2019)》指出,所有无禁忌证的急性 ST 段抬高心肌梗死患者均应立即嚼服肠溶阿司匹林 150~300mg,在直接 PCI 前(或最迟在 PCI 时)使用替格瑞洛(180g 负荷剂量),在替格瑞洛无法获得或有禁忌证时可选用氯吡格雷[600mg 负荷剂量(年龄>75 岁,负荷量 300mg)],除非存在禁忌证如高出血风险。CURRENT-OASIS 研究证明,行 PCI 的 ACS 患者氯吡格雷和阿司匹林的负荷剂量早期使用可减少心血管事件和支架内血栓栓塞事件。若因血小板减少而不使用双联抗血小板方案,甚至暂不行 PCI 术,临床预后会恶化。本例患者为典型 EDTA-PTCP,如发生误诊,可能影响患者双联抗血小板治疗的临床决策及预后,故对临床有一定借鉴意义。

【经典箴言】

对于明显血小板降低,但无任何血小板减少临床症状的 ACS 患者,应及时与临床检验人员沟通交流,进行血涂片镜检复核以排除 EDTA-PTCP,避免误诊。

(魏潇琪　郑炜平)

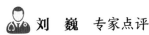 **刘　巍**　专家点评

　　本病例是一个难得的病例,指出了我们在临床的一个常见问题,如何处理实验检查中的危急值,尤其当异常的化验检查和治疗产生矛盾时,一定要积极处理。在我们临床中会碰到一些实验检查的危急值,如 D- 二聚体极度增高、凝血时间延长、高钙血症、血钾极度增高等,以及文中出现的血小板降低。但是这些检查和患者的临床并不相符,从病因上也难以解释。例如高钾血症,但患者并未出现心电图等典型改变;血小板降低,但患者并未出现出血等表现。这时一方面要考虑抽血中是否存在技术问题,如溶血、样本被液体稀释或送错样本等,另一方面要考虑是否是其他治疗、药物所带来的假性或真性的影响。例如假性低钠血症可能由患者血糖增高或渗透压增高所致;低蛋白本身也会引起假性低钙血症。本文案例是血小板极度降低,首先应该考虑是否为药物所导致,很多药物会引起血小板下降,如抗血小板药物、血小板糖蛋白 Ⅱ b/ Ⅲ a 受体拮抗剂、替罗非班等,或者是肝素诱导的血小板减少。出现这些问题,首先要反复核实患者的临床情况,查问是否有与异常值相关的临床症状,是否有导致假性异常的相关因素,以及应用及服用药物情况,立即对样本进行复检。如果仍有和临床表现不平行的化验检查异常,可与临床检验人员及时沟通,分析是否存在检验方法对结果的影响。本文中 EDTA-PTCP 在临床中并不多见,但由于患者因心肌梗死需进行血运重建治疗,故与治疗产生矛盾。本病例的积极处理是非常好的典范。

 肖平喜　专家点评

　　EDTA-PTCP 最早报道于 1980 年,当时人们开始使用机器,可方便、快捷地检测血常规,Onder 等却发现 EDTA-K_2 可诱导血小板聚集,从而引起血常规

检查时血小板假性减少,此后同样的报道开始连续发生。作为临床一线医生,我们需要注意的是,首先患者的临床征象有无出血倾向,有无相关临床相关原因;其次,不要忘记还有一种手段测血小板,那就是手工计数,这种传统的方法虽然慢,但是人工可以清楚地计数,特别是粘连聚集的容易被漏记的血小板;再次,可以邀请检验科医生到床边抽血,现场检测,无须 EDTA 抗凝即可;最后,临床医生要有处变不惊的心态,特别是在已经植入支架、高血栓负荷的急诊患者,切不可自乱阵脚,因为一张化验单而撤掉所有抗栓药物。临床真实世界里,因为撤药而增加死亡率的文献报道屡见不鲜。

👤 **孙 涛** 专家点评

血小板数目减少在临床上比较常见,我们主要谈一下血小板减少处理的临床思维。首先,追溯病史非常重要,患者常有自知的相关疾病,比如多次因血液系统疾病就诊;另外,有无和血小板减低相匹配的出血倾向,如果没有,要高度怀疑实验室测量误差。可参照本例密集测定和不同方法来进一步确定是否为EDTA-PTCP。EDTA-PTCP本身无害,但会影响到临床判断和延误临床治疗,主要是临床诊疗过程中需要有这个意识。

6 百因必有果——妙龄女郎的急性心肌梗死之谜

【临床经过】

患者女性,27 岁,因"发作性胸痛 5 小时"就诊。患者于下午 1:00 在饱餐后突发胸痛,位于胸骨中下段,呈压榨样,伴头晕、心悸、大汗,不伴咯血、气短、腹痛,无恶心、呕吐,休息 20 分钟后症状缓解不明显;在下午 5:15 就诊于社区医院,查心电图示 Ⅱ、Ⅲ、aVF 导联 ST 段抬高 0.2mV,$V_4 \sim V_6$ 导联 ST 段压低 0.1mV,考虑为急性下壁心肌梗死不除外;于下午 5:50 转我院急诊,急查心肌酶谱、心肌损伤标志物升高,超声心动图示左心室下壁运动减低,为求进一步诊治收入 CCU。患者既往体健,否认高血压、高血脂、糖尿病病史。否认吸烟、饮酒史。否认早发心血管疾病家族史。入院查体:体温 36.5℃,脉搏 85 次/min,血压 90/60mmHg;急性病容,发育正常,营养中等;皮肤黏膜无苍白、黄染、出血点,浅表淋巴结未触及;双肺呼吸音清,未闻及干、湿啰音;心率 85 次/min,律齐,未闻及杂音和心包摩擦音;腹软、无压痛、反跳痛，肝、脾肋下未触及，肠鸣音正常；双下肢无水肿。急查心肌损伤标志物示肌酸激酶同工酶（CK-MB）10.02ng/ml，肌红蛋白（Myo）68.49ng/ml，心肌肌钙蛋白I（cTnI）0.11ng/ml，BNP 283.51ng/ml。心电图示窦性心律，Ⅱ、Ⅲ、aVF导联ST段呈弓背向上抬高0.2~0.4mV。心脏彩超示左心室下壁节段性运动异常，左心室舒张末期内径（LVEDd）为55mm，LVEF为50%。

【分析及处理】

分析患者的发病情况，根据临床表现、心肌损伤标志物和心电图，急性心肌梗死诊断成立。入院后积极完善相关检查，向家属交代病情，签字同意后行急诊冠状动脉造影示RCA近中段内膜不光滑，呈瘤样扩张，血流TIMI 2级，中段起100%闭塞，可见血栓影，血流TIMI 0级；左主干、左前降支和左回旋支未见明显异常。术中给予多次血栓抽吸，效果欠佳；造影显示血栓负荷重，血流TIMI 0级。后经球囊给予尿激酶原10mg于RCA中段冠状动脉内给药，造影显示血栓略减轻。经球囊再次给予尿激酶原10mg于RCA血栓处多点给药，造影显示血栓减轻，血流TIMI 1~2级。

本例患者为青年女性，无高血压、糖尿病、吸烟、酗酒、肥胖等心血管危险因素以及早发冠心病家族史，急性心肌梗死的发病原因耐人寻味。术后反复向患者及其家属追问病史，其母诉患者在3岁时曾有反复发热、皮疹、淋巴结肿大的病史。故结合冠状动脉造影示冠状动脉瘤样扩张的病变特征，考虑为川崎病导致的冠状动脉病变。术后给予抗凝、抗血小板聚集、扩张冠状动脉、降低心肌耗氧量、改善心肌重构、营养心肌等支持对症治疗，患者胸痛缓解，病情稳定后出院。

【心得体会】

1. 发作性胸痛伴ST段抬高的发病原因，以冠状动脉粥样硬化性心脏病最为常见，但对于年轻且无心血管疾病危险因素的患者，应除外其他可能引起急性心肌损伤的疾病。

2. 患者急性下壁心肌梗死诊断明确成立，冠状动脉造影示梗死相关冠状动脉出现完全闭塞和瘤样扩张。鉴于患者为青年女性，无相关心血管疾病危险因素，因此考虑冠状动脉病变可能为非动脉粥样硬化性病变所致。

3. 川崎病（Kawasaki disease）又称黏膜皮肤淋巴结综合征（mucocutaneous lymph node syndrome，MCLS），是一种原因未明的以发热、皮疹、淋巴结肿大和多发性动脉炎为特点的急性发热性疾病，其中冠状动脉最常受累。

【经典箴言】

在临床工作中，应重视详细询问病史，努力向患者及其家属探究幼年时期的相关疾病史在本病例中显得尤为重要。

（付德明）

这例急性心肌梗死患者非常特殊,38 岁女性,其他血管非常光滑,左前降支中段局部似乎有夹层形成。术者植入支架以后,发现血肿向远端移位,再另外植入了 2 枚支架。这就是临床上非常少见但又要特别留意的心肌梗死患者。由于患者左前降支壁内血肿、夹层导致其血流受影响,在处理这类患者过程中:

(1)如果左前降支血流 3 级,尽量不要植入支架,因为壁内血肿在植入支架时向远端移位,会造成远端血管狭窄,血流受影响。

(2)如果患者前降支血流达不到 3 级,情况比较危急,必须放支架时,一定要选一个非常长的支架,在血肿两端尽量多覆盖一些,这样血肿移位的可能性会下降。如果支架后发现血肿向远端或近端移位:①血流不受影响,还可以再等等,台上给硝酸甘油观察半小时;②如果向近端或远端移动的血肿影响了血流,最安全的方法还是补支架,但有时血肿移位不受控制,可能补的支架个数会增多。

条件好的单位一定要对年轻女性局部夹层或血肿的患者做 IVUS 检查,因为 IVUS 能清楚地告诉我们血管直径和血肿范围。切割球囊是否能将血肿部位切开,将血液放出来,每位专家的意见不一致,如果血流受影响的情况下,可以尝试。记住,年轻女性的左前降支局部夹层或血肿,尽量不要放支架。

年轻女性的急性前壁心肌梗死往往是左前降支壁内血肿所致,特别是冠心病危险因素不多者;如果左前降支 3 级血流,尽量不植入支架,血肿会缓慢吸收;如果左前降支血流受到影响,植入支架可以恢复 3 级血流;血肿处植入支架,血肿可能会向近端和 / 或远端移动,要选择长支架;IVUS 能够及时发现壁内血肿;切割球囊切开血肿的方法还未得到验证。年轻女性,急性胸痛起病,往往我们会考虑以下几种可能性:家族性高胆固醇血症、妊娠后冠状动脉血肿夹层、主动脉夹层和川崎病。这四者可以通过相关检查和详细的病史询问来进行诊断和鉴别诊断。另外,冠状动脉造影的特点也各不相同,如冠状动脉造影提示血管扩张,血流淤滞合并血栓形成,临床上可通过家属回顾病史提示既往川崎病的可能。

7 真的是血管性头痛吗?

【临床经过】

下乡义诊,想必是每位医生都很愿意去做的事情,活儿不累,还可以跟同事聊聊家常,等来等去,"终于"等来了一位患者,还"不是"我们科的病。患者男性,35

岁,因"发作性头痛 2 天,加重 3 小时"入院。2 天前,出现发作性头痛,头痛剧烈,以枕顶部为重,持续约 10 分钟可自行缓解,共发作 2 次,观察分析这症状,我们诊断为血管性头痛,给予对症治疗。患者刚准备要走,突然头痛加重,不能缓解,伴恶心、呕吐,我们立刻安排救护车将其带入我院神经内科进行诊治。既往有高血压病史,血压控制不佳。入院查体:体温 35.4℃,脉搏 64 次 /min,呼吸 19 次 /min,血压 148/92mmHg;神清,精神差;双肺呼吸音清;律齐,未闻及病理性杂音;肝、脾肋下未触及;双下肢无水肿,四肢肌力、肌张力正常。头颅 CT 平扫未见异常。以"头痛原因待查"收入神经内科病房。

【分析及处理】

患者的头痛症状愈发加重,但头部 CT 检查未发现问题,我们几位心血管内科医生也不敢大意,赶紧做起了心电图,示Ⅱ、Ⅲ、aVF 导联 ST 段压低 0.2mV;实验室检查示肌钙蛋白 1.19ng/ml,肌酸激酶同工酶(CK-MB)45.9U/L,肌酸激酶(CK)313U/L,谷草转氨酶(AST)302.9U/L,乳酸脱氢酶(LDH)401U/L,α- 羟丁酸脱氢酶(α-HBDH)156U/L,肌酐(CREA)86.6μmol/L,血糖(GLU)8.28mmol/L,甘油三酯(TG)2.91mmol/L,总胆固醇(CHOL)5.3mmol/L,高密度脂蛋白(HDL)0.78mol/L,低密度脂蛋白(LDL)3.54mmol/L,同型半胱氨酸(HCY)16.9μmol/L。入院后,患者头痛症状逐渐加重,心电图示肢体导联Ⅱ、Ⅲ、aVF 和胸前导联 V_7~V_9 ST 段弓背向上抬高,三度房室传导阻滞,室性逸搏心律,频率 26 次 /min。诊断为急性下壁、正后壁心肌梗死。转入我科,给予抗凝、抗血小板及经静脉临时植入心脏起搏器等综合治疗。立刻进行急诊冠状动脉造影,示右冠状动脉近端完全闭塞,左前降支、左回旋支全程弥漫性病变,最狭窄处 70%~80%,于右冠状动脉置入支架 1 枚,病情逐渐稳定。

【心得体会】

临床上的细节太多了,每位患者的病情都是不同的,基本的体格检查、常用的 B 超和胸部 X 线片仍有重要的诊断价值,对我们初级医师来讲,时刻保持高度的警惕非常有必要,即使病情轻的,也要小心进展的可能。

【经典箴言】

常在河边走,哪有不湿鞋,湿了鞋,记得尽快擦干呦!

(郑　杰)

 李晓晴　专家点评

心血管疾病与神经科疾病常紧密联系,大家对心源性脑卒中及脑心综合征都耳熟能详,但头痛作为最常见的主诉之一,原因繁多,其中有些病因与心血管相关,比如卵圆孔未闭、心肌缺血。该患者主诉头痛,发作突然、迅速达峰、头痛剧烈,这类头痛被称为"雷击样"头痛或者"霹雳样"头痛,常见四大类病因,分别为脑血管疾病、颅内非血管疾病、感染性疾病和系统性疾病。在系统性疾病相关的雷击样头痛中,排在第一位的即是急性心肌梗死,第二位是主动脉夹层。雷击样头痛分为原发性和继发性,原发性雷击样头痛罕见,只有全面排除器质性疾病后,才可谨慎地考虑原发性雷击样头痛的诊断;应快速、全面地查找潜在的继发病因,头部影像学(CT或者MRI/MRA)等基本可排除脑血管疾病及颅内其他病变,血常规等化验可进一步明确有无感染性疾病,心电图作为最基础、经济、方便可得的检查是必不可少的。事实上,专科诊室中,只有不足1%的头痛继发于颅内疾病,而这些患者均可以找到蛛丝马迹的神经系统体征;相反,无定位体征的剧烈头痛,必须警惕系统性疾病。

8 一例打破常规的急性心肌梗死

【临床经过】

心内科监护室是心脏急症的第一道防线,这里是培养年轻医生、提高临床业务的摇篮,虽然工作紧张而忙碌,但协调有序。临近中午突然推进一位20岁男性患者,急性面容,表情淡漠。因为患者很年轻,这个年龄一般急性心肌炎可能性比较大。询问病史,患者既往健康。昨天剧烈活动后出现意识丧失,伴恶心、呕吐黄色胃内容物,无发热,紧急就诊于当地医院,具体诊疗不详,症状不缓解转入我院。入院查体:血压100/60mmHg,脉搏90次/min,呼吸33次/min;发育正常,步入病房,周身湿冷,口唇发绀,呼吸急促,双侧呼吸运动对称,双肺满布干、湿啰音;心尖冲动弥散,心率90次/min,律齐,各瓣膜听诊区无杂音;腹部外形正常,肝、脾肋下未触及;双下肢无水肿。心电图提示窦性心律,完全性左束支传导阻滞,Ⅱ、Ⅲ、aVF导联ST段压低,Ⅰ、aVL、V_2~V_6导联ST段抬高。

【分析及处理】

患者病情紧急,拟诊为急性左心衰竭(湿冷型)、心源性休克,立即生命体征监护,酒精湿化吸氧,导尿记录出入量,给予扩容、血管活性药物、强心、解除气道痉挛治疗。患者一般状况较差,争取家属同意后行IABP并联合ECMO机械支持,进行侵入性血流动力学监测。机械支持配合药物治疗后,患者症状好转。床边超声心动图发现左心房黏液瘤,请心脏外科、超声科医生会诊,认为黏液瘤阻塞二尖瓣口或瘤栓阻塞冠状动脉引起急性心肌梗死的可能性大,此刻距离入院已经12小时。夜间患者处于机械支持中，生命体征尚可，一般状况差，双肺散在干、湿啰音。次日心肌损伤标志物明显升高，并且心电图仍呈 ST 段抬高。距入院接近 40 小时后决定行冠状动脉造影，示冠状动脉左主干闭塞，抽吸导管抽出栓塞物，病理检查提示瘤栓可能。为避免瘤体阻塞瓣口及再次栓塞冠状动脉，经心脏外科会诊，入院后 4 天转入心脏外科行左心房黏液瘤切除术。术后转入心血管内科继续监护治疗，但患者状况较差，超声心动图提示心脏内径较前明显扩大，继续 ECMO 机械支持，但患者各脏器功能逐渐恶化，出现肺部感染、呼吸衰竭、肝肾功能障碍、贫血、营养不良、内环境紊乱，经多次抢救，患者住院 47 天后出院。患者 1 个月后因为心功能不全再次入院，经对症治疗后好转，建议转入上级医院行心脏移植，但患者一般状况较差，最终没能进行心脏移植而死于多脏器功能衰竭。

【心得体会】

1. 冠心病是指由于冠状动脉粥样硬化狭窄或冠状动脉痉挛引起心肌缺血，产生胸闷、胸痛的综合征。但在临床上，造成冠状动脉狭窄或阻塞的病因绝不仅限于动脉粥样硬化。需要鉴别的还包括结缔组织病累及冠状动脉、血管炎、大动脉炎、梅毒性心脏病、川崎病等病因。冠状动脉受到外部压迫，同样可引起冠状动脉血流异常，严重的患者可出现心肌梗死，例如冠状动脉肌桥、冠状动脉起源异常受压。另外，冠状动脉除了管壁病变引起冠状动脉血流受阻以外，冠状动脉栓塞也应该纳入排除范围，虽然发生率较低，例如脂肪栓塞、空气栓塞、羊水栓塞、血栓栓塞、脱落肿瘤组织栓塞等。因此，考虑到这些引起冠状动脉阻塞的因素，临床医生应该结合患者年龄、易感因素、症状、体征及辅助检查综合考虑鉴别，千万不可局限于冠心病。本例患者非常年轻，没有更多易感因素，因此首诊医生应该发散思维，尽量全面考虑问题。患者入院即表现为心源性休克状态，病情较重，留给医生抢救的机会不多，给予 IABP、ECMO 等机械辅助后才逐渐稳定病情。

2. 关于心电图改变，患者入院心电图表现为完全性左束支传导阻滞，我们并不知道是否是新出现的？有人研究新发和陈旧性完全性左束支传导阻滞的心电图发现，新发左束支传导阻滞平均心率为 93 次 /min，陈旧性左束支传导阻滞为 73 次 /min；另外，根据左束支传导阻滞形态可加以判断，随着左束支传导阻滞出现时间的进展，S 波逐渐加深，T 波逐渐降低，胸前导联最大 QRS/T<2.25 且 S/T<2.5 诊断新发左束支传导阻滞敏感性较高。完全性左束支传导阻滞改变了左心室的正常激动顺序，当合并急性心肌梗死时难以判断。目前对于完全性左束支传导阻滞，如果 Sgarbossa 法总分>3 分，诊断急性心肌梗死具有很高的特异性；在偏移最大的导联测定 ST/S 比值，至少有一个导联 ST 抬高≥1mm，同时 ST/S ≤ –0.25，是诊断完全性左束支传导阻滞合并急性心肌梗死更好的指标，敏感性和特异性均较高。该患者心电图表现为下壁导联 ST 段压低，而Ⅰ、aVL 导联 ST 段抬高，胸前导联 ST 段抬高。虽然 ST 段抬高可见于诸多疾病，如急性心肌梗死、心包炎、室壁瘤、过早复极综合征、变异型心绞痛、肺栓塞、应激性心肌病等引起心室壁内外层产生异常电流的情况,但这种出现压低和抬高镜像改变的征象,必定是冠状动脉血管发生了闭塞,结合上述两种比值,考虑合并急性心肌梗死的可能性大。因此,根据心电图变化,首先进行心肌再灌注治疗,配合后续的药物治疗及机械支持,可能会改善患者预后。

【经典箴言】

对于特殊病例要善于全面考虑,打破常规,发现细枝末节,选取恰当的治疗决策。

(田 力)

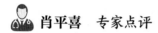 肖平喜 专家点评

　　CCU 的临床医生,对于死亡应该具有预见性。这是一个非常精彩、惊险又感触颇深的病例,患者如此年轻,最终在借助造影和病理等现代辅助手段后得以诊断明确,确实值得赞赏。对于休克的紧急处理,及时使用辅助装置如 ECMO 是非常恰当的。唯一遗憾的是,可能对于时间窗机械性地理解,造成未及时造影开通闭塞的左主干,临床上对左主干狭窄或闭塞导致的急性冠脉综合征是需要随时开通的,特别是完全闭塞的情况下,不能受"超过 12 小时"这个限制。即便有了机械辅助装置的支持,但是心肌的灌注每延迟 10 分钟,死亡率将增加 8%！因为尽管无尽地堆砌抗休克药物,持续地使用 IABP 和 / 或 ECMO,心肌再灌注得不到及时恢复,死亡将如影随形,况且还是左主干闭塞。该患者得到稳定的生命体征后,为何还会出现难治性心力衰竭？在外科彻底切除心房黏液瘤后,为何还出现多脏器功能衰竭？其根源还在心肌,大面积心肌得不到再灌注,是万劫不复的根本原因。该患者经造影明确诊断时,已入院 40 小时,心肌的损伤大部分已不可逆了;再者说心脏外科手术相关损伤,就如同冠状动脉搭桥术(CABG)相关心肌梗死一样,也是无法避免的,后来又出现肺部感染、呼吸衰竭、贫血等情况,除了与心肌有关之外,外科手术的损伤也可能参与其中。在我们右心衰竭的共识中,早已明确指出,心脏外科手术损伤可能是术后右心衰竭的一个重要因素,后者又可能加重肝淤血,进而肝衰竭、肝肾综合征接踵而至,也就符合临床逻辑了。在这里,谨慎地提出另一种可能,就是在 40 小时心肌经内科介入恢复灌注之后,可否适当延迟行外科手术的时间,因为已经 IABP 联合 ECMO 了,患者持续卧床,双侧股动脉都插着管子,从一位内科临床医生理解的角度,这时不折腾可能更恰当,因为理论上,心房黏液瘤再次

产生栓子，再次栓塞冠状动脉的可能很低，甚至可以说很快栓塞的概率极低，那么 40 小时后的第 4 天，也就是第 96 小时行外科手术是否必要，这值得商榷。可否在休养生息之后，可否在不依赖 IABP 联合 ECMO 之后，可否在确保心功能适度改善，确定没有感染之后，再行外科手术切除？这一点期待读者更多参与讨论。

赵 侃　专家点评

(1) 病史、症状及辅助检查：患者男性，20 岁，既往健康。入院时急性面容，表情淡漠。入院前一天剧烈活动后出现意识丧失，伴恶心、呕吐黄色胃内容物，无发热。入院查体示血压 100/60mmHg，脉搏 90 次 /min，呼吸 33 次 /min；发育正常，步入病房，周身湿冷，口唇发绀，呼吸急促，双侧呼吸运动对称，双肺满布干、湿啰音；心尖冲动弥散，心率 90 次 /min，律齐，各瓣膜听诊区无杂音；腹部外形正常，肝、脾肋下未触及；双下肢无水肿。心电图提示窦性心律，完全性左束支传导阻滞，Ⅱ、Ⅲ、aVF 导联 ST 段压低，Ⅰ、aVL、V_2~V_6 导联 ST 段抬高。

(2) 诊断和治疗过程：患者初步诊断为急性左心衰竭(湿冷型)、心源性休克、完全性左束支传导阻滞。床边超声心动图发现左心房黏液瘤，进一步诊断为左心房黏液瘤；黏液瘤阻塞二尖瓣口或瘤栓阻塞冠状动脉引起急性心肌梗死；次日心肌损伤标志物明显升高，并且心电图仍呈 ST 段抬高。行冠状动脉造影示冠状动脉左主干闭塞，抽吸导管抽出栓塞物，病理检查提示瘤栓可能。后转入心脏外科行左心房黏液瘤切除术。术后行超声心动图检查，提示心脏内径较前明显扩大。患者出现肺部感染、呼吸衰竭、肝肾功能障碍、贫血、营养不良、内环境紊乱，经治疗在住院 47 天后出院。患者 1 个月后因心功能不全再次入院，经对症治疗后好转，建议转入上级医院行心脏移植，但患者一般状况较差，最终没能进行心脏移植而死于多脏器功能衰竭。

(3) 病例讨论及思考：①需补充先天性心脏病、心脏瓣膜病病史；频繁静脉用药及注射毒品史。②诊治过程中缺少相关检查：连续的血常规；连续的血培养；生化测定；凝血系列；免疫系列；肺 CT、头部 CT、腹部 CT 等。③手术前经食管超声心动图。④出院前全身器官的 MR(CT)及全身动脉 MRA(CTA)。⑤冠状动脉再通后，心脏外科手术的最佳时机？心脏移植的建议及可行性？⑥患者生存了 70 余天后，临床终点为多脏器功能衰竭、死亡。

(4)临床推理及诊断:患者为20岁男性,既往健康。入院时表现为急性左心衰竭(湿冷型)、心源性休克、急性前壁心肌梗死、完全性左束支传导阻滞等疾病的危重临床表现,冠状动脉介入治疗及时、英明,患者得以继续生存。而后床边超声心动图发现左心房黏液瘤;行冠状动脉造影示冠状动脉左主干闭塞,抽吸导管抽出栓塞物,病理检查提示瘤栓可能。

此时,医生的临床思维就应立刻惊醒过来,年轻患者的原发病是否为心脏黏液瘤(cardiac myxoma)? 或为感染性心内膜炎(infective endocarditis,IE)? 左心房黏液瘤阻塞二尖瓣时,患者立即出现晕厥、阿-斯综合征、猝死等,体位改变后可缓解或加重;当瘤体碎屑、附壁血栓脱落或合并亚急性感染性心内膜炎有赘生物、菌栓脱落均可造成多发器官栓塞,如脑动脉栓塞、冠状动脉栓塞、肝动脉栓塞、脾动脉栓塞、肾动脉栓塞、肠系膜动脉栓塞、肢体动脉栓塞甚至肺动脉栓塞等,进一步出现相应器官的梗死、脓肿。此例患者已经证实冠状动脉内为瘤栓,设想其他器官动脉内是否也会有动脉瘤栓引起的器官梗死、脓肿呢?

急性左冠状动脉栓塞引起急性广泛前壁心肌梗死,导致急性左心衰竭、心源性休克,间隔坏死引起完全性左束支传导阻滞;肾动脉栓塞引起肾梗死的症状;其他器官呢? 多脏器功能衰竭是左心房黏液瘤患者常见的临床终点。

为什么建议手术前做经食管超声心动图,出院前做全身器官的 MR(CT)及全身动脉 MRA(CTA)呢?

经食管超声心动图检出心脏黏液瘤、赘生物、附壁血栓的敏感性大于90%;经胸超声心动图检出率大约为60%。大多数左心房黏液瘤有蒂与心壁相连,亦可瘤蒂附着在卵圆窝,这是心脏黏液瘤的主要病理特征。如果赘生物、附壁血栓在瓣膜部位、间隔缺损部位、腱索部位,则考虑为亚急性感染性心内膜炎。

出院前做全身器官的 MR(CT)及全身动脉 MRA(CTA),目的是尽量排除多器官栓塞引起的器官梗死、器官脓肿等,及时处理,以期达到最佳的手术机会,提高长期生存率。

诊断:①心脏黏液瘤(常见心脏原发肿瘤,多为良性);②亚急性感染性心内膜炎(常为菌血症引发瓣膜赘生物、附壁血栓形成);③并发症:冠状动脉栓塞,急性广泛前壁心肌梗死,急性左心衰竭(湿冷型)(泵衰竭3级),心源性休克(泵衰竭4级),心律失常(完全性左束支传导阻滞),呼吸衰竭,肝肾功能障碍,贫血,多脏器功能衰竭。

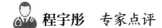

程宇彤　专家点评

(1) 作者已经就急性 ST 段抬高心肌梗死心电图(完全性左束支传导阻滞图形特点,以及 ST 段压低和抬高镜像改变)特点分析得很全面了。其实,2017年 ESC 急性 ST 段抬高心肌梗死(STEMI)指南就完全性左束支传导合并 STEMI,也曾提出 3 点心电图诊断标准,即:QRS 波正向导联 ST 段抬高 ≥ 1mm;V₁~V₃ 导联 ST 段压低 ≥ 1mm;QRS 波负向导联 ST 段抬高 ≥ 5mm。

(2) 即便完全性左束支传导阻滞可能干扰急性心肌梗死的诊断,但对可疑缺血症状且提示发生心肌梗死的患者,合并出现急性左心衰竭或心源性休克,还是有急诊 PCI 指征的(2017 年 ESC 急性 ST 段抬高心肌梗死指南Ⅰ类推荐,C 级证据)。本例患者行急诊 PCI 的时间若能提前,患者预后是否会好些?要谨记,IABP 和 ECMO 等是为开通梗死相关血管创造条件的,不能本末倒置。

(3) 左心房黏液瘤并发冠状动脉栓塞的发生率很低(0.06%),其实更常见的是脑、四肢和内脏系统的动脉栓塞。本例左心房黏液瘤并冠状动脉栓塞的诊断依据很充分。但"为避免瘤体阻塞瓣口及再次栓塞冠状动脉"而选择在急性心肌梗死后第 4 天即行外科手术切除黏液瘤的做法值得商榷。是否可在充分抗凝的基础上,等到心肌梗死恢复期再行手术更合适?在等待手术和心脏移植期间,若仅心功能不能恢复,可考虑使用左心室辅助可能更经济、更持久。

推荐阅读

[1] ZIPES D P,LIBBY P,BONOW R O,et al. Braunwald 心脏病学:心血管内科学教科书 [M]. 陈灏珠,译 .7 版 . 北京:人民卫生出版社,2007.

[2] 葛均波,徐永健 . 内科学 [M].8 版 . 北京:人民卫生出版社,2013.

[3] 耿洪业 . 少见心脏血管疾病 [M]. 北京:人民卫生出版社,1998.

[4] KOCATURK H,KARAMAN A,BAYRAM E,et al. Left atrial myxoma and concomitant atherosclerotic coronary artery disease[J]. Eurasian J Med,2009,41(3):202-204.

9　右位心患者发生急性心肌梗死形成的迷局

【临床经过】

我今天在胸痛中心值班,接到一个心脏外科的会诊电话,对方医生简要介绍患者是一位中年男性,1 天前出现胸骨后紧缩性痛,有颈部放射痛,持续 3~5 分钟,自行缓解。8 小时前加重呈剧烈压榨样疼痛,伴乏力,就诊于当地县医院,因怀疑为"主动脉夹层"转入我院心脏外科,行主动脉 CTA 排除夹层。心肌酶和肌钙蛋白升高,怀疑为急性心肌梗死,请求会诊。我到了心脏外科,一边看患者,一边翻阅病历,发病经过同前,查体时发现心脏在右侧,右位心? 此时脑海中一片茫然。心电图也很奇怪,乍看似导联反接,无明显的 ST 段抬高(图 3-9-1),但从症状、体征、心肌坏死标记物和心血管疾病危险因素(高血压和吸烟),考虑为急性心肌梗死,转入心血管内科。

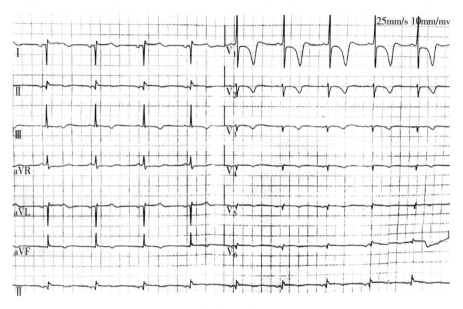

图 3-9-1　镜像右位心标准体位心电图

【分析及处理】

患者诊断急性心肌梗死成立,但是 ST 段抬高还是非 ST 段抬高? 右位心会导致心电图的哪些变化? 我告诉自己不要急,冷静思考,梳理一下头绪。右位心是本来主要在左侧胸腔的心脏镜像地出现在右侧胸腔的一种先天性心脏病。因此心电图也会发生变化,是否也会出现镜像的改变,翻阅书籍发现果真如此,故转入我科后就将肢体导联反接,胸前导联按原镜像位点进行放置,即 V₁~V₆ 分别 V₁ 在胸骨左缘第 4 肋间,V₂ 在胸骨右缘第 4 肋间,V₃ 在 V₂ 和 V₄ 两点连线的中点,V₄ 在右锁骨中线与右侧第 5 肋间相交处,V₅ 位于右腋前线平 V₄ 水平,V₆ 位于右腋中线平 V₄ 水平。结果就出现了一份正常的心电图,提示急性 ST 段抬高侧壁心肌梗死。

既然是 STEMI,马上进行冠状动脉造影,透视也看到心脏和肝脏处在正常的镜像位。入路? 造影导管? 还是……不想了,还是穿刺右桡动脉,选 TIG 多功能造影管,但没有到位(也可能因为着急),换左、右Judkins造影管,既然是镜像的,就反方向旋转,结果顺利到位,发现LCX闭塞,BL3.0指引导管顺利到位,工作导丝过病变抽血栓,植入支架,一切如往常,患者转危为安。

【心得体会】

右位心是指心脏在胚胎发育过程发生异常,从而使心脏向右侧胸腔转移,可伴有内脏转位,发生率极低。右位心本身和正常位置的心脏发生心肌梗死的概率是一样的,但由于其心电图的较大变化、胸痛的不典型(可表现为右侧胸痛和向右肩部放射)和问诊不详细等,使急性心肌梗死的诊断变得复杂和延误。

右位心的心电图正常导联连接,看似导联反接,但与导联不一样的就是胸前导联出现R波递减而不是递增,始终不见室间隔除极波在V_5~V_6导联。通过校正电极的连接方式,可以得到一份"正常"心电图。应该注意的是,正常导联连接的心电图对诊断急性下壁心肌梗死无影响,低估急性前壁心肌梗死的程度,掩盖侧壁心肌梗死的表现。

冠状动脉造影和介入治疗与正常心脏位置一样,可经桡动脉、股动脉和肱动脉途径。笔者认为,从操作的容易程度来说,股动脉可能较好,左侧桡动脉也是不错的选择,但是术中操作比较麻烦些。操作要点是逆方向旋转导管常可以顺利到位。

【经典箴言】

右位心属于罕见情况,面对陌生情况,常使人茫然、不知所措,需要一个认识的过程,因此,在临床工作中既注意常见病、多发病的积累,也要重视少见病、罕见病的学习和积累,练就过硬的基本功。只有这样,我们才能在面对新情况时沉着冷静、从容应对。

（刘　越　傅　羽）

 程宇彤　专家点评

(1)右位心是一种无分流的先天性心血管疾病,为心脏在胚胎发育时因旋转异常而致心脏位于右侧胸腔,心尖指向右侧。根据解剖部位不同,右位心可分为镜像右位心、右旋心和心脏右移。单纯右位心不合并其他心血管畸形者并不引起明显的病理生理变化,不引起临床症状,健康状况亦不受影响,预期寿命同正常人相同。

(2)如果按常规体位做心电图,镜像右位心、右旋心和心脏右移心电图表现并不相同。单纯镜像右位心心电图:一是非窦性P波(Ⅰ导联P波主波向上,aVR导联P波主波向下),表现的是左、右手接反图;二是胸前V_1~V_6导联r波振幅递减和S波加深(见图3-9-1)。右旋心心电图在胸导联与镜像右位心一样，QRS波群从V_1~V_6逐导递减，但肢体导联Ⅰ导联P波直立，aVR导联P波倒置。心脏右移心电图肢体导联与正常无不同，胸前导联则表现为低电压和逆时针转位。毫无疑问，从本例患者的心电图看是镜像右位心，即心房、心室和大血管位置犹如正常左位心的镜面像。

镜像右位心的介入检查和治疗同左位心相似，右侧桡动脉入路也没有问题，只是视觉上不习惯。导管送入冠状动脉开口的旋转动作与常规操作相反。右冠状动脉造影时选择右前斜位。操作手法也从顺时针旋转改为以逆时针旋转为主，相比较TIG多功能导管，Judikins导管更易到位，可能是因为型号偏小更合适的缘故。目前的DSA机都有控制按钮，可以将图像反转180°，荧光屏上看如同左位心，起码从视觉上会感觉舒服很多。

👨‍⚕️ 李　全　专家点评

右位心是心脏在胸腔的位置移至右侧的总称，发病率大约2/1万，其中经典的右位心亦称为镜像右位心，可伴有其他内脏转位。此类先天性改变和常人一样，亦可患后天性心脏病。此类患者在做心电图检查时，不仅需要改变胸导联的位置，还需要将上肢导联左右对换，这样才能更好地予以进一步诊断。急性心肌梗死的入路选择里面，目前指南推荐桡动脉途径，首先，桡动脉途径可减少因股动脉穿刺引起的相关并发症，改善患者的预后；其次，血管入路在右位心的患者应该没有区别，而且无论是什么入路，冠状动脉造影的操作手法都是相同的。在冠状动脉造影的操作中，导管的旋转是相反的，可通过透视冒烟指导导管的旋转方向，显示器可直接显示右位心的造影情况，也可在放射科技师的帮助下翻转显示器的显示图像，这样可在显示器里看到"正常"的冠状动脉走行图像，有利于随后的冠状动脉治疗。非常同意术者最后的总结："在临床工作中既注意常见病、多发病的积累，也要重视少见病、罕见病的学习和积累，练就过硬的基本功"。通过自己的临床实践、专业书籍和网络平台，不断学习和积累一定能提高自己的手术技巧，造福患者。

肖平喜　专家点评

　　此病例非常精彩、处理得当，其中的关键环节在于术前体格检查时，已经开始怀疑到右位心，这一点非常难能可贵。当下，少数心血管内科介入医生在频繁的手术压力下，几乎忘记了自己是一名内科医师，因而缺乏应有的内科素养，查房甚至不愿意弯下腰来，这样可能会犯大错误。比如股动脉穿刺之后，不注意听诊杂音，出院后发现为假性动脉瘤；又如急性心肌梗死室间隔穿孔，一直要等到超声心动图做完提示后，才想起去听诊心脏，这都是不应该的。

　　据报道，右位心的发病率为 2/1 万，属于临床罕见病，其分类目前多采用 Van 等的阶段分析法。一型为镜面右位心，除了心脏之外，整个内脏全部转位，左右调换，但大多无特殊临床症状；二型为右旋心，仅心脏在胸腔内旋转，其他内脏仍然为正常位置；三型为孤立右位心，患者无内脏反向，但是右心房却位于脊柱左侧。其中，后两种畸形多伴有心脏本身的发育其他畸形。熟练的术者，利用反向思维，造影及手术难度也不大。

📝 **推荐阅读**

[1] 史亚黎. 两种右位心心电图的分析 [J]. 实用心电学杂志, 2010, 19 (3): 221.
[2] 刘仁光. 心脏右位心电图精读 [J]. 临床心电学杂志, 2006, 15: 144.

10　心肌梗死后心力衰竭——"特殊疗法"的显著效果

【临床经过】

　　患者男性, 55 岁, 于 2016 年 3 月在旅游时突发急性心肌梗死，被急送至当地医院行冠状动脉搭桥术治疗，尽管治疗及时，保住了生命，但是由于心肌坏死面积较大，心功能严重减退，出现了严重心力衰竭症状，稍微活动就会出现胸闷、气促，而且半夜睡眠经常憋醒。病情略稳定后回国继续改善心功能治疗，尽管用了很多药物控制心力衰竭，但是效果一般，2019 年 1 月在某三甲医院检查超声心动图示射血分数 28%。患者本人情绪也非常低落，认为人生从此暗淡无光。对于心功能这么差的患者，一般医生是不愿意治疗的，因为治疗好转的可能性较小。患者辗转就诊，找到了我们主任。在全面检查了患者情况后，我觉得改善患者现有情况比较困难,但是我们还是详细制定了患者的治疗方案,令人可喜的是,患者经过 7 个月治疗后再次做超声心动图示射血分数达到了 58%,胸闷、气短症状明显缓解。

【分析及处理】

我们在患者原有药物的基础上增加了有氧运动,最终使得患者的心脏功能明显改善。患者就诊后,我们给患者做了心肺运动试验,评估了患者的最大安全运动量,然后根据测得的指标,给患者制定运动处方,患者经过 7 个月的药物治疗加上康复运动治疗,目前症状明显缓解,一般生活无不适。该患者的运动处方:运动形式为快步走;运动强度为最大强度 60m/min;运动时间为 30~40min/ 次;运动频率为 5 次 / 周;具体形式为选择平坦路,步幅均匀,步态稳定,呼吸自然,防止跌跤。首先做运动前准备,包括活动四肢关节大约 5 分钟,然后匀速慢走 5 分钟,之后快步(1m/s)走 15~20 分钟,最后慢走 5 分钟,整理运动,运动结束。

【心得体会】

上述主要谈及的是运动康复疗法,可能很多同仁和我一样,对这方面很陌生,国际上慢性心力衰竭运动康复始于 20 世纪 70 年代末,一定量的循证医学证据证明了其安全性和有效性,运动康复可降低慢性心力衰竭的病死率,减少反复住院次数,改善患者运动耐力及生活质量,合理控制医疗成本。

运动分为耐力运动、阻抗运动、弹性运动。耐力运动可最大限度地增加最大摄氧量(VO_2),有氧运动为其中一种运动方式,建议慢性心力衰竭患者选择可改善心肺功能的有氧运动,辅助阻抗运动和弹性运动。想进一步了解心脏康复的同仁可以翻阅《慢性稳定性心力衰竭运动康复中国专家共识》。我们可能会忌讳心脏病患者运动,但是对于心脏病患者来讲,有效的运动可以改善患者的心脏功能及并发症,但是运动强度小了(类似广场舞)起不到治疗作用,运动强度大了存在风险。对于心肌梗死患者,首先应到有心脏康复资质的三级医院行心肺运动试验检查,检测患者最大安全运动量,然后根据制定的运动处方来进行运动治疗,这样是非常安全的。运动处方制定完毕,可以在社区或者基层医院执行,每 3 个月再次进行评估,调整方案,坚持执行治疗。

【经典箴言】

只要我们对心肌梗死患者掌握好运动强度,运动治疗不但安全,而且有效。

(孙宪彬　周大亮)

 肖平喜　专家点评

此病例充分体现了在罹患心肌梗死、发生心肌重构、造成临床心力衰竭之后规范的康复运动的价值。针对国内康复起步较慢、水平和配套参差不齐、个别不适当康复造成心力衰竭加重甚至猝死等不良事件的现状,中国康复医学会心血管病专业委员会于2014年撰写了《慢性稳定性心力衰竭运动康复中国专家共识》,对于心力衰竭运动康复的适应证、方法和操作步骤都一一给予了详细的、可操作性的交代,使广大临床医生有据可依。推荐广大心血管一线医生理解、吃透该共识,临床实践中运用好该共识。

11 急性下壁右心室心肌梗死却并发二尖瓣前叶脱垂究竟是为何?

【临床经过】

病房收治了一位63岁女性患者,因"阵发性胸痛3年,加重7.5小时"入院。患者有典型心绞痛病史3年,本次因情绪激动再发,呈持续性,伴头晕、出汗、恶心、呕吐,呕吐物为淡红色内容物。有吸烟史,无高血压和糖尿病病史。入院查体:血压85/60mmHg;神清语利,胸廓对称、无畸形,双肺呼吸音清,未闻及干、湿啰音;心率62次/min,律齐,未闻及病理性杂音及额外心音。心电图提示急性下壁、右心室心肌梗死,心肌酶和肌钙蛋白升高,诊断没有问题。抓紧沟通行急诊冠状动脉造影,示左主干(LM)和LAD正常,LCX中段闭塞,可见同侧代偿支,RCA为罪犯血管,近段闭塞,起搏器保护下抽栓治疗,残余狭窄不明显,TIMI血流3级,下台了。

【分析及处理】

患者回病房后胸痛缓解,血压112/74mmHg,心率102次/min,双肺呼吸音粗,无啰音,心律齐,无杂音,四肢末端凉。右下股静脉植入临时起搏器以60次/min起搏。患者一切平稳,但一直没有排尿,血压在多巴胺静脉滴注下进一步降低到90/60mmHg,继续补液,联用去甲肾上腺素维持血压在100/60mmHg。下台后5小时患者胸痛突然加重,伴呼吸困难。查体示心率140次/min,血压142/82mmHg;端坐位,口唇发绀,双肺呼吸音粗,可闻及大量湿啰音;律齐,二尖瓣听诊区可闻及收缩期4/6级吹风样杂音。为何突然左心衰竭?是室间隔穿孔、乳头肌功能失调还是腱索断裂? 急请床旁超声心动图发现二尖瓣前叶左心室侧探及一个大小约0.98cm×0.6cm的中等偏强回声的团块,随血流摆动,收缩期脱入左心房,乳头肌断裂,二尖瓣脱垂,导致二尖瓣中度反流。这就更奇怪了,患者下壁心肌梗死,二尖瓣前叶脱垂是怎么形成的? 而且患者LAD正常,为此查阅资料发现这是我们认识的误区,与二尖瓣结构和血供相关,而且乳头肌断裂常由下壁心肌梗死引起,中到大量反流一般为前叶脱垂。患者及时转入心脏外科行进一步治疗。

【心得体会】

急性心肌梗死的机械并发症有乳头肌功能失调和断裂、室间隔穿孔和心脏破裂等。下壁心肌梗死引发乳头肌缺血、坏死而引起收缩功能障碍,导致二尖瓣脱垂和关闭不全。乳头肌断裂发生较少,多发生在二尖瓣后乳头肌,见于下壁心肌梗死,并且心力衰竭明显,迅速发生肺水肿而在数小时至数天内死亡。二尖瓣是一个复杂的结构,包括瓣环、瓣叶、腱索和乳头肌。二尖瓣前叶占据瓣环的前1/3,后叶占据瓣环的后2/3,但前叶较后叶面积更大、更薄。二尖瓣的前乳头肌主要受 LAD、对角支、LCX 的血供,而后乳头肌仅由 RCA 及其分支供血。瓣叶和瓣环通过腱索连在一起发挥功能,而二尖瓣的前叶和前乳头肌、后叶和后乳头肌仅是相应的命名。然而瓣叶和乳头肌连接的腱索是相互交叉的,这一点很多医生可能都没有注意到。腱索分为两种类型:①边缘腱索,负责连接到瓣叶的边缘;②基底腱索,负责连接到前叶的粗糙带和后叶的体部。这样,由 RCA 单支供血的后乳头肌容易发生功能障碍,甚至断裂,从而既可引起前叶脱垂,又可引起后叶脱垂。

【经典箴言】

临床工作中,常被一些熟识的非正确知识所蒙蔽,而且也想当然地认为是正确的,从而限制对正确事物的认识。因此,临床无小事,多从细处去探索求证,才能厚积而薄发。

(刘 越 曹 滢)

程宇彤 专家点评

(1)急性下壁心肌梗死成功行 PCI 后并发急性左心衰竭,二尖瓣区出现新发杂音,超声心动图发现"二尖瓣前叶左心室侧探及一个大小约0.98cm×0.6cm 的中等偏强回声的团块,随血流摆动,收缩期脱入左心房,二尖瓣中度反流",这肯定是发生了心肌梗死后机械并发症。这是乳头肌断裂、二尖瓣脱垂还是二尖瓣腱索断裂?首先从超声结果看,不符合二尖瓣脱垂,可能是腱索断裂。因为脱垂仅是瓣叶在收缩期移位,而腱索断裂则是在收缩期瓣叶突入左心房,特别是当对合点超过瓣环以上 2mm 时有细带状回声。问题是本例超声心动图所描述的"随血流摆动的中等偏强回声的团块"是腱索断裂,还是乳头肌断裂。两者的鉴别点是乳头肌断裂位置较低,断端粗大,而腱索断裂则相反。从超声报告来看,其实更倾向于乳头肌断裂。但结合患者病史,发生二尖瓣前组乳头肌断裂的可能性不大,故此处是乳头肌断裂还是腱索断裂仅从超声报告看不能完全确定。

（2）的确，正如作者所说，瓣叶和乳头肌连接的腱索是相互交叉的，由 RCA 单支供血的后乳头肌发生功能障碍，既可引起前叶腱索断裂，又可引起后叶腱索断裂。如果非要鉴别，听诊是一种方法，前叶瓣膜在收缩期突入心房侧，瓣尖指向左心房后下壁，杂音可传到心底部；而后叶断裂后瓣尖指向主动脉后窦，所以杂音向主动脉后壁或房间隔方向传导；其次行食管超声心动图检查有助于鉴别。但实际上无论是乳头肌断裂还是腱索断裂，是前叶腱索断裂还是后叶腱索断裂，目前都倾向于行换瓣手术治疗，而不是行二尖瓣成形术，因为成形术后仍会遗留二尖瓣反流问题。

（3）此外，还有两个问题供大家思考，急性右室和下壁心肌梗死后低血压状态，是强心、缩血管治疗为主，还是首选恢复血容量？强心、缩血管治疗是否是发生腱索或乳头肌断裂的诱因之一？

肖平喜　专家点评

该患者系原有左回旋支慢性完全闭塞（CTO）的基础上，再次发生心肌梗死，累及右冠状动脉，最终发生乳头肌断裂而不得不行外科手术治疗。从诊疗流程来看，完全符合指南和规范。关键在于，此瓣膜的累及更新了年轻医生对于心肌梗死瓣膜并发症的认识，文中所述左心系统瓣膜结构，特别是二尖瓣瓣膜系统详细解剖的分析，二尖瓣前、后乳头肌的血供，瓣叶和乳头肌连接的腱索是相互交叉的，这几点对很多内科年轻医生而言，都是容易忽视的地方，该病例的精彩之处就在于此。

12　心肌酶那些事儿

【临床经过】

近日呼吸内科打电话请急诊科会诊，说有一位患者心肌酶升高，怀疑是急性心肌梗死。看到患者追问病史：老年男性，既往吸烟史 40 年，慢性支气管炎、肺气肿、慢性阻塞性肺疾病（chronic obstructive pulmonary disease，COPD）病史 10 余年，否认冠心病、心律失常、高血压病史，本次因"上呼吸道感染后出现咳嗽、咳痰、气短症状"就诊，平素因 COPD 反复住院，入院时心电图示窦性心律，$V_1 \sim V_5$ 导联 ST 段轻度压低；心肌酶检测示 CK-MB 27U/L，CK 234U/L，LDH 251U/L；余检查与检验，除白细胞、中性粒细胞升高，无特殊临床意义。

【分析及处理】

反复确认患者无胸闷、胸痛等缺血症状,也无冠心病危险因素,老年人可能对疼痛刺激反应敏感性弱,或者对症状叙述不清,既然发现问题,出于医疗安全方面考虑,我让主管医生给患者急采心肌梗死三项(肌红蛋白、肌钙蛋白、CK-MB),复查心电图,心肌梗死三项结果还是 CK-MB 较上限值高,肌钙蛋白和肌红蛋白结果正常,心电图较前变化不大。无论是心血管内科医生,还是其他科室医生,都是谈"酶"色变,最担心的心脏问题莫过于心肌坏死。因为心肌细胞不可再生,一旦出现坏死,要么即刻猝死,要么出现慢性心脏重构、心力衰竭等严重并发症。那么如何判断心肌是否坏死呢?大家可能会说主要看心肌酶学变化或者心肌损伤标记物变化。肌酸激酶有 3 个亚型:① CK-MM 主要存在于骨骼肌,占血清总 CK 的 95% 以上,极少部分存在心肌;② CK-BB 主要存在于脑组织;③ CK-MB 主要存在于心肌,少部分存在于骨骼肌。CK-MB 急性心肌梗死时 3~4 小时开始升高,12~28 小时达到高峰,2~4 天可以恢复正常。从上面分布来看,CK-MB 增高提示心肌损伤的可能性大,但是也可见于急性骨骼肌坏死例如横纹肌溶解。一般认为,当 CK-MB 及总 CK 均升高时,CK-MB 超过总 CK 的 6% 高度提示心肌损害,小于 6% 支持骨骼肌损害。那么也就能解释上述病例 CK、MB 升高,我们不考虑患者是急性冠脉综合征的原因了。

【心得体会】

记得前几年禽流感大流行期间,有位呼吸科专家给我们主任讲课,讲到禽流感患者常伴有心肌损害,主要原因是 LDH 常增高。当时我们主任就抱怀疑态度,LDH 升高就说明心肌损伤了吗?不尽然。的确,心肌坏死时 LDH 常增高,有些医院不能把 LDH 所有亚型全部罗列出来,因此很多医生认为 LDH 升高就是出现心肌坏死。实际上 LDH 分 5 个亚型,LDH1、LDH2 主要来源于心肌,LDH3 来源于肺和脾,LDH4、LDH5 来源于肝和骨骼肌。对于心肌坏死来讲,主要看 LDH1、LDH2,心肌梗死后 8~12 小时出现在血清中,48 小时达高峰,7 天左右恢复正常。从上面分布可以看出,LDH1、LDH2 升高常提示心肌损伤,LDH3 升高提示肺出现问题,而上述所讲的禽流感常造成肺部损伤,也就是可能会导致 LDH3 升高。因此,禽流感时 LDH 升高有可能是LDH3 升高所致,并非心肌损伤。而对于心肌肌钙蛋白(cTn),是肌肉收缩蛋白,分为 3个亚型,即心肌肌钙蛋白 C、心肌肌钙蛋白 I 及心肌肌钙蛋白 T。其亚型心肌肌钙蛋白 I 及心肌肌钙蛋白 T 对心肌损伤特异性较高,今分述之。心肌肌钙蛋白 T(cTnT)是诊断心肌梗死的确定性标志物。心肌梗死发病后 3~4 小时开始升高,10~24 小时达高峰,10~15 天恢复正常。其诊断心肌梗死的灵敏度为 50%~59%,特异性为 74%~96%。

心肌肌钙蛋白 I(cTnI)也是诊断心肌梗死的特异性指标,灵敏度为 6%~44%,特异性 93%~99%。心肌肌钙蛋白 I 心肌梗死后 3~4 小时开始升高,14~20 小时达峰值,5~7天恢复正常。与心肌肌钙蛋白 T 相比,心肌肌钙蛋白 I 有较低的初始灵敏度、较高的特异性,但心肌肌钙蛋白 T 有较长的上升时间,也就是诊断窗口期较长(图 3-12-1)。

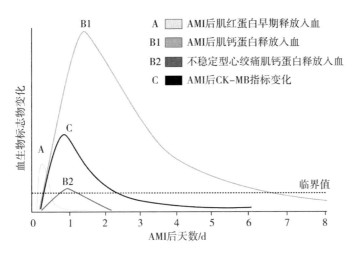

图 3-12-1　急性心肌梗死发生后心肌损伤标志物的变化规律

【经典箴言】

心肌酶升高不要慌,理性分析不紧张。

（孙宪彬　周大亮）

13　星星之火,可以燎原

【临床经过】

4月的哈尔滨晴空万里,又是新的一天,查房、接患者、请会诊……一切按部就班地进行中,今天有3位冠状动脉介入的患者,护士说:"3床术后血压80/50mmHg,哪位医生去看一眼?"作为冠状动脉介入医生,虽然这台我没跟,但出于好奇,我跟随患者主治医生到患者床旁,又按了一下监护上的手动测血压按钮,血压还是85/60mmHg,患者主诉上腹部不适伴后背部疼痛、恶心、呕吐,心率60次/min,口唇发绀,出汗,面色苍白,四肢冷,呼吸急促,双肺听诊无啰音,患者烦躁,心音正常。了解相关病史:老年女性,15年前因"胸闷、气短症状"在外院诊断为冠心病,拒绝行冠状动脉造影,未经规范治疗,此次有心绞痛症状,今天造影后提示冠状动脉前三叉病变,行mini-Crush技术分别于LAD、LCX各植入1枚支架。

【分析及处理】

病房怕嚼牙的,术后怕低血压的,相信每位介入医生都深有体会,我们习惯性地先从高概率低风险的原因想起,不会是迷走反射吧?把氨氯地平(络活喜)当成氯吡格雷(波立维)吃负荷量了?疑惑的同时给予患者对症处理,急请床旁超声心动图示EF 60%,室壁运动未见异常,左心室后壁心包腔内液性暗区0.6cm。心包积液量的估测:①微量,心包腔无回声区宽为 0.2~0.3cm,30~50ml;②少量,左心室后壁心包腔内无回声区 0.5cm 左右,而右心室前壁心包腔内液性暗区,50~200ml;③中量,左心室后壁心包腔内 1.0~2.0cm,右心室前壁 0.5~1cm,200~500ml;④大量,左心室后壁心包腔内 2.0cm,右心室前壁 1.0cm,超过 500ml。患者术前彩超无心包积液,最担心的事还是来了,请示主任,回顾当时手术的影像,确实看到 LAD 远端心肌染色,提示冠脉穿孔。急诊上台,超声引导下于心尖部行心包穿刺术,引出 200ml 暗红色血液。封堵右侧股动脉途径,使用 BL3.0 指引导管、Finecross 微导管、Sion-wire、4-0 可吸收线(10 根)栓塞。术毕,复查造影未见渗血,心肌无染色。患者在院期间共引出 750ml 血液,术后第 7 天撤出心包引流管,继续对症治疗 1 周后患者安全出院。

【心得体会】

冠状动脉介入无小事,Shimony 等报道 1988—2008 年冠状动脉穿孔(CAP)的发生率为 0.1%~0.84%,平均发病率为 0.43%。Kinnaird 等进行了一项包括 527 121 例 PCI 患者的研究,显示 2006—2013 年冠状动脉穿孔的平均发病率也仅为 0.33%,并且其发病率从 2006 年的 0.29% 逐年上升到 2013 年的 0.34%。Stankovic 等发现,1998 年以前以Ⅲ型穿孔为主,而 1998 年以后主要以Ⅱ型穿孔为主,导丝是导致冠状动脉穿孔最常见的介入器械。

Kiernan 等在他们的研究中心发现,大于 65% 的都是导丝原因,其中 90% 是亲水导丝。Javaid 等研究发现,15 例 CAP 中,有 13 例是由于使用了亲水导丝。高展等研究显示,导丝常导致Ⅰ型和Ⅱ型 CAP(占比为 65%),球囊和支架常导致Ⅲ型 CAP(占比为 35%)。病例中的患者有心脏压塞症状,结合术中影像及彩超结果,诊断为冠状动脉穿孔毫无疑问,急诊上台后及时封堵,术后患者状态明显缓解,生命体征平稳,幸运的是及时发现、及时处理,患者得到了最大的获益。倘若仅对症补液、升压观察,未及时请总值班协调床旁超声心动图,未再次阅读术中影像,后果不堪设想。

【经典箴言】

当医生如履薄冰,特别是冠状动脉介入医生,要善于发现问题,问题虽"小",若不及时处理,哪怕是一点儿小火星也可以把整个原野烧起来。

(孙宪彬　周大亮)

14　晕厥的罪魁祸首

【临床经过】

今天病房值班,收治一名 51 岁男性患者,因"间断性胸闷后晕厥 3 年,加重 5

天"入院。患者近3年来无明显诱因反复发作胸闷,无胸痛,偶伴晕厥4次,多发于清晨,劳累后无发作,均于1分钟多后自行缓解,就诊于当地医院,行动态心电图检查及冠状动脉造影均未见明显异常。入院前1周胸闷较前发作频繁,入院当天清晨起床后胸闷加重数十秒后突发意识丧失,持续3~5分钟,无舌咬伤,无抽搐,伴二便失禁,自行醒后伴大汗,无言语障碍,无活动障碍,为进一步治疗就诊于我院。既往高血压3~4年,最高达150/90mmHg,否认糖尿病病史;既往吸烟史40年,平均20支/d。入院查体:血压145/90mmHg;一般状态尚可,神清语明,口唇无发绀,双肺呼吸音清,未闻及干、湿啰音;心界不大,听诊心率70次/min,律齐,各瓣膜区未闻及明显病理性杂音;腹软、无压痛,肝、脾未触及;双下肢无明显水肿。心电图示Ⅱ、Ⅲ、aVF导联及V_3~V_6导联ST段压低0.1mV,T波低平。自带超声心动图示左心房稍大。

【分析及处理】

常见的晕厥病因有血管舒缩障碍、心源性晕厥、脑源性晕厥、血液成分异常(见于重症贫血等)。急检血常规结果未见异常,除外贫血所致晕厥;患者发病前有明确胸闷不适,同时入院后肌钙蛋白I异常增高(0.133ng/ml),故考虑心源性可能性大,但患者心电图无明显改变,同时肌钙蛋白动态改变无大幅度增高,故考虑冠状动脉闭塞可能性小,不排除冠状动脉痉挛或一过性冠状动脉内血栓形成及快速型心律失常可能,故治疗上应抗凝、抗栓,必要时可行冠状动脉造影检查,明确冠状动脉情况。同时,患者家属自述意识丧失持续3~5分钟,且自行恢复,考虑恶性心律失常如心室颤动或心搏骤停则很难自行恢复,不排除室性心动过速可能,可行动态心电图检查;同时上述不能排除脑源性疾病,请神经内科会诊后,建议行头颅磁共振加权成像及血管成像;第2天查房,动态心电图结果回报未见室性心动过速及QT间期延长、R-on-T成对、R-on-P等恶性室性心律失常,未见长间歇及逸搏等缓慢型心律失常,考虑可能除外恶性心律失常所致晕厥;头颅磁共振加权成像及血管成像示右侧大脑前动脉A1段轻度狭窄,我们决定行冠状动脉造影,示右冠状动脉内膜不光滑,血流TIMI 3级,同时术中行血管内超声检查,右冠状动脉中远段轻度斑块浸润,突然血管内超声提示管腔面积明显缩小,冠状动脉痉挛,患者发生室性心动过速,立即给予200J直流同步电复律,复律成功,至此我们认为冠状动脉痉挛引起大面积心肌缺血,进而导致胸闷及室性心动过速发作,最终表现为晕厥。嘱患者戒烟,长期给予阿司匹林(拜阿司匹灵)、瑞舒伐他汀(可定)、单硝酸异山梨酯(欣康)、地尔硫䓬(合贝爽),随访3年患者未再出现胸闷、晕厥。

【心得体会】

临床上晕厥的病因很多,晕厥症状持续时间很短,很多相关检查常难以捕捉疾病信号,容易造成漏诊、误诊,为患者病因的明确带来极大困难。应对患者的晕厥原因进行相应的分析诊断,并根据其实际情况积极展开临床救治,从而有效避免患者陷入猝死危险。本例患者多年晕厥数次,尽管患者晕厥发作前有胸闷不适,但无胸痛症状,且多次查动态心电图、冠状动脉造影、头颅磁共振均未见明显异常,病因极易被忽略;在这种情况下,应考虑除外冠状动脉痉挛及恶性心律失常可能。应考虑是否冠状动脉造影时药物激发试验;针对常规心电图及动态心电图正常的晕厥,必要时行植入式长程心电记录仪、长程单导联动态心电图检查,从而更好地明确患者晕厥的原因。

【经典箴言】

晕厥患者冠状动脉造影示冠状动脉无明显狭窄者,除外晕厥常见病因应考虑除外冠状动脉痉挛所致晕厥。

(孟凡吉)

15 一样的晕厥,不一样的治疗

【临床经过】

晕厥患者很多,我们也知道晕厥的鉴别诊断很多,虽有指南可循,有时也不一定能真正找到晕厥问题所在。男性患者,64 岁,因"反复晕厥 3 次"入院。其间偶有胸闷,非典型心绞痛症状,外院半年前行冠状动脉造影,示左前降支中段50%~60% 狭窄,右冠状动脉远段 60% 狭窄,进行规范冠心病 2 级预防治疗,症状未缓解。近 2 年发作性晕厥 3 次。晕厥前无心慌、心悸,伴有胸闷不适,晕厥发作时有摔伤发生,不伴大小便失禁,可自行缓解。最近 1 次晕厥前伴胸闷,含服硝酸甘油,3 分钟后晕厥好转,无后遗症状。吸烟史 36 年,20 支 /d,戒烟半年。有高血压病史,血压控制未达标。患者入院后予以完善动态心电图、颈动脉和椎动脉彩超检查、头颅 CT 及直立倾斜试验,均未见异常。心电图未见明显改变,超声心动图未见异常。

是什么让他反复晕厥?我们还要做什么,还能做什么?

【分析及处理】

综合分析患者病情后,考虑患者存在胸闷症状,晕厥前伴有胸闷不适,不排除冠状动脉缺血可能,决定对患者复查冠状动脉造影,必要时行血流储备分数(FFR)检查。造影结果和外院无明显区别,为临界病变。决定 FFR 检查,左冠状动脉FFR 结果为 0.9,右冠状动脉 FFR 结果为 0.88,排除功能性缺血。术前想过必要时行冠状动脉痉挛激发试验检查,因患者夜间有胸闷发作,冠心病 2 级预防治疗未见好转,晕厥前伴胸闷,不排除冠状动脉痉挛诱发心律失常致晕厥。于是在 FFR 阴性结果的前提下,我们对左、右冠状动脉行冠状动脉痉挛激发试验检查。右冠状动脉内注射麦角新碱后,复查造影,右冠状动脉血流 TIMI 0 级,心电监护提示 ST 段明显抬高,伴三度房室传导阻滞(AVB)。患者血压降低,立刻冠状动脉内注入硝酸甘油后,患者血流恢复 TIMI 3 级,症状好转。左冠状动脉痉挛激发试验阴性。患者病因明确后,调整用药,予以抗痉挛治疗后,症状好转,随后复诊未见胸闷、晕厥症状。

【心得体会】

血管痉挛致变异型心绞痛常见,也被临床重视,但冠状动脉痉挛在原因未明的晕厥患者中所起的作用尚未给予足够重视。55 年前,Prinzmetal 首次描述了冠状动脉痉挛引起的心绞痛和心电图改变,称为变异型心绞痛。随后,研究证实变异型心绞痛患者存在可诱导的冠状动脉痉挛,从而将变异型心绞痛统称为血管痉挛性心绞痛(vasospastic angina,VSA)。ESC 标准指出,血管痉挛性心绞痛可导致心源性猝死、急性心肌梗死、晕厥,而避免血管痉挛的诱发因素,并应用钙通道阻滞剂和硝酸酯类药物可有效治疗。冠状动脉痉挛激发试验通常是在对患者予以激发试验情况下进行冠状动脉造影,同时监测患者的症状,阳性结果的判定应包括以下几项:①出现了胸痛症状;②心电图缺血性改变;③造影结果显示血管收缩>90%。我国 2015 年制定的《冠状动脉痉挛综合征诊断与治疗中国专家共识》指出,冠状动脉痉挛引起的典型变异型心绞痛、非典型冠状动脉痉挛性心绞痛、急性心肌梗死(AMI)、猝死、各类心律失常、心力衰竭和无症状性心肌缺血等,统称为冠状动脉痉挛性心绞痛。右冠状动脉痉挛则多表现为心动过缓、窦性停搏或完全性房室传导阻滞。由于冠状动脉痉挛激发试验存在一定风险,虽然很早应用于临床,但现在真正临床上用得不多。需要提出的是,避免在病房进行该试验,建议导管室中检查,冠状动脉内注射硝酸甘油(NTG)可很快缓解冠状动脉痉挛,相对安全。无论患者在导管室内是否诱发出冠状动脉痉挛,均需在麦角新碱使用后冠状动脉内硝酸甘油给药,防止患者出现迟发性冠状动脉痉挛,以免回病房后发生严重冠状动脉痉挛而出现并发症。

【经典箴言】

个体化治疗,一样离不开指南。熟悉指南,益于临床。

(陈曦供稿　田进伟编辑审校)

 阴赪茜　专家点评

晕厥是一过性全脑低灌注引起的短暂性意识丧失,特点是起病突然、持续时间短和自发恢复。晕厥病因多种多样,任何引起脑血流减少的病理生理机制均可诱发晕厥。对于本例一位反复发作晕厥的患者,明确病因对其诊治及判断预后具有重要的临床意义。

心血管疾病可引起短暂的意识丧失,对于本例不明原因晕厥伴前驱性胸痛的患者,要考虑到冠状动脉缺血的可能性,应积极行冠状动脉造影协助诊断。当造影无明确罪犯血管病变时,应想到冠状动脉痉挛诱发心肌缺血的可能,最终行激发试验进一步明确诊断,以免贻误诊治。正如本例所见,右冠状动脉痉挛所致的缓慢型心律失常是引起变异型心绞痛患者心绞痛发作时晕厥的主要原因。冠状动脉痉挛激发试验仅限于在有经验的中心进行,通常使用的药物是乙酰胆碱或麦角新碱。在行冠状动脉造影时进行激发试验,激发试验过程中患者复制出平时发作的胸痛症状、具有典型缺血心电图改变、血管造影上可见>90%的狭窄,称为激发试验阳性,三者缺一不可。进行冠状动脉痉挛激发试验的Ⅰ类适应证有:①临床表现为高度疑诊冠状动脉痉挛,但无发作时的心电图;②诊断ACS,但未发现相应的罪犯病变;③不能解释的心源性猝死,成功心肺复苏后;④有前驱胸痛症状的晕厥;⑤成功行PCI后仍有静息性心绞痛。

冠状动脉痉挛多发生在动脉粥样硬化的基础上,其病理机制包括内皮功能障碍、血管平滑肌收缩力增加、炎症反应等,可伴有各种心律失常,例如前壁导联ST段抬高易发生快速型心律失常(室性心动过速、心室颤动等),下壁导联ST段抬高易发生缓慢型心律失常(窦性停搏、二三度房室传导阻滞等)。

患者确诊断为冠状动脉痉挛,还应详细分析诱因,如果能够去除诱因,对防治痉挛的发生具有重要意义。

药物治疗方面,钙通道阻滞剂和硝酸酯类药物能有效解除冠状动脉痉挛,若单一药物治疗控制不理想,可联用这两类药物(Ⅱ类推荐,A级证据);联用不理想时,还可联合尼可地尔。本例患者应注意长期随访,如仍有晕厥频繁发生,则可考虑植入心脏起搏器治疗。

在临床实践中,以晕厥伴前驱性胸闷痛为临床表现的冠状动脉痉挛性心绞痛并不少见。该病例就是其中很有代表性的一个。通过对本病例的学习,对临床医生提高对冠状动脉痉挛的认识、提高临床思维能力,有重要的启发意义。

16 究竟是胆囊炎,还是急性心肌梗死,真令人为难!

【临床经过】

晚上值班中,本想着今晚风平浪静,突然急诊电话响起,从他们那转过来一位胸腹痛的患者,接诊后,询问病史,患者为老年女性,5小时前无明显诱因出现突发右侧胸腹痛,位于胸骨旁,伴右上肢、后背疼痛,患者胸痛持续不缓解,伴出汗、恶心、呕吐,急诊急行心电图示"窦性心律,ST 段未见明显异常,T 波异常(符合前侧壁心肌缺血)",行 CK-MB、肌钙蛋白检测呈阴性。既往高血压病史 7 年,血压最高达 180/120mmHg。平日口服硝苯地平 1 片、1 次/d,血压控制在 120/70mmHg 左右。既往 2 个月前发现胆囊炎,曾就诊于当地医院。5 天前胆囊炎再次发作,未做特殊治疗。其他无特殊情况。查体示心尖冲动正常,叩诊心界正常,第 1、第 2 心音正常,无额外心音,各瓣膜听诊未闻及杂音;右腹部有压痛,可触及胆囊。测量双上肢血压,无明显差异。

【分析及处理】

患者不停地喊着疼痛,再次询问患者疼痛部位,患者一直在自己的右腹、右胸处画范围,因患者 2 个月前及 5 天前胆囊炎发作,考虑为胆囊炎急性发病,可也不敢除外急性心肌梗死,患者血压 163/98mmHg,先泵上硝酸甘油 1ml/h,复查心电图示 V_1~V_3 导联 ST 段抬高 0.1~0.2mV,急查 BNP、超敏肌钙蛋白、血常规、肝肾功能、凝血分析、院感。因未开展科室测超敏肌钙蛋白,在焦急等待抽血结果时请示上级医师,上级医师指示先做彩超,我听从上级医师的安排行床旁超声心动图,于是我先用科室的超声机器做了超声心动图,发现左心室稍大,室间隔和左心室后壁运动不协调,左心室前壁收缩幅度减弱。然后让护士一遍遍打电话催促彩超室的医生,因为时间就是生命,这时从走廊里传来了彩超机轮子的声音,经过确认证实患者节段性室壁运动异常,室间隔和左心室后壁运动不协调,心脏 EF 43%。急忙再做胆囊超声,发现胆囊轻度增大,胆囊内弱回声,考虑浓稠胆汁可能。这时也响起了危急值的报告,超敏肌钙蛋白 172.8pg/ml。赶紧让患者先负荷阿司匹林 300mg、替格瑞洛 180mg、阿托伐他汀 20mg、美托洛尔 12.5mg,行急诊 PCI,造影结果示左前降支中段完全闭塞,远端前向血流 TIMI 0 级,与患者家属交代病情,植入 1 枚 2.5mm×23mm 支架。

【心得体会】

心肌梗死是一种很严重的心脏病,在发作时多表现为心前区部位的压榨样疼痛,常伴有胸闷、出汗、恐惧感、濒死感等症状,少数可表现为后背疼痛,其中疼痛的位置在脊柱偏左以及左肩胛骨周围,不低于左肩胛骨下缘。当然,后背位置的疼痛也可能由其他疾病引起,比如颈椎病、胆囊炎或胆石症、十二指肠球炎或溃疡、脊柱损伤等,需要在临床上做详细鉴别。体格检查是医生发现疾病的一种重要手法,是医生必备的基本功,可对部分疾病进行鉴别诊断。

心血管内科必备的超敏肌钙蛋白检测机器及彩超机是对心血管内科医生工作的极大帮助,心血管内科医生掌握这些技能是对日常工作的尊重。

【经典箴言】

对患者的主诉,我们医生不能先入为主,不然容易错过更加严重的疾病,肚脐以上、眼眉以下的所有疼痛都要先做心电图,这是没有错的。

(郑　杰)

17　细微之处见真章

【临床经过】

后天是爱人研究生复试的日子,本不打算陪她过去,但是想到她要去千里之外的地方,我放心不下,所以向医院请了个假,一同奔赴千里之外的那座城市。一天的开车奔波使我累得够呛,于是躺在宾馆的床上呼呼大睡,由于多年的职业习惯,我夜里从未关过手机,突然间急促的电话铃声惊醒了夜里沉睡的我:"马医生,你在医院吗? 我媳妇不行了,救护车正在去你们医院的路上,你来医院一趟吧",我一下就听出来了,这是我两年来一直管理的一位患者的家属,我告诉他我在外地,并给科室里的值班医生交代好,随时等着患者到来,可是30分钟后患者去世了。

我来讲讲我接诊的这位患者吧,2年前她来我们医院就诊,先找的是一位高年资的45岁主治医师,在我们当地找他看病的人特别多。患者是一位56岁女性,半个月来经常出现左手心发热,特别不舒服,发作没有规律,发作时会有出汗和烧心的感觉,中医说是五心烦热,给予清火滋阴治疗,效果不理想。这位主治医师看过后,让患者做胃镜检查,提示慢性萎缩性胃炎,给予奥美拉唑等药物治疗,并检查了心电图和超声心动图,并未发现明显异常。家属不放心,就来到我的诊室,当时因为我特别年轻,没有人找我看病,好不容易来了一位患者,我非常热情地给患者端了一杯水,仔细地查体和心脏听诊,仔细看了患者发作时和不发作时的心电图,也是一头雾水,但我总觉得问题没有那么简单,又仔细查看了心电图,发现发作时 V_1~V_5 导联 ST 段仅有轻微的压低,半个小格子左右,仔细查看患者的左手心也没有获得想要的信息,于是拿出了自己的中医本领,把了一下患者的脉搏,涩脉明显且数,应该是有淤血,但又不能肯定,折腾了半个多小时,患者也有点儿不耐烦了,问我到底是什么病? 我心里真没底,但又不能露怯,估计心脏病的可能性大。说完之后我都觉得底气不足,患者说:"看了半个月,所有医生都说不是心脏病,看来你也诊断不明啊",然后患者就起身出去了。我也觉得很尴尬,好不容易来了位患者,还是疑难杂症。不过无巧不成书,第2天我值夜班时,"120"急救车直接把一位患者送到了我们科室,人家说点名要找我看病,当时我心里有些得意,但一看患者,这不是昨天的那位患者吗?! 急诊科医生把心电图给我一看,急性前壁心肌梗死,两肺都有湿啰音了,怪不得患者要找我,因为就我说是心脏病了。当时我们不能行介入治疗,于是就溶栓治疗了,再后来患者打算去首都医科大学附属北京安贞医院行介入治疗,但是有3支病变,外科行血管旁路移植术也没有机会了,2年来一直吃中药和西药维持,3天前因为情绪波动自行停药了,所以就出现了开始的事件。

【分析及处理】

患者就诊时已经多方求医,未能见效,中医考虑中医的问题,西医考虑更年期综合征和胃病,因为心电图的变化的确不大。后来才知道3支病变时确有心电图改变不明显的,甚至连缺血的表现都没有,心绞痛发作时也不典型,仅有掌心发热,实属罕见。如果建议患者住院观察,给予动态心电图和运动平板检查,可以排除最为重要的疾病。

【心得体会】

我们主任经常给我们讲心血管内科有3个变色龙,第1个是急性心肌梗死,第2个是肺栓塞,第3个是主动脉夹层,鉴别诊断不容易,合并后更是难以诊断清楚。

【经典箴言】

在你的意识中,任何人的诊断都值得怀疑,权威不是用来遵循的,是用来挑战的,发现了细节才能"四两拨千斤"。

(马晓民)

18 柳暗花明——更年期女性的发作性胸痛之惑

【临床经过】

患者女性,49岁,因"发作性胸痛5年余,加重伴心悸1天"入院。患者5年前劳累后感发作性胸痛,持续数分钟,休息后可自行缓解。曾在某三甲医院行平板运动试验呈阳性,考虑为冠心病,给予药物治疗后症状缓解。1天前劳累后再次感胸痛较前加重,持续时间延长,伴心悸、出汗,不伴肩背部放射痛。既往高血压病史10年,血压最高达180/100mmHg;否认糖尿病病史;月经周期紊乱,否认吸烟、饮酒史。父亲和长兄均死于急性心肌梗死。入院查体:体温36.4℃,脉搏72次/min,呼吸20次/min,血压150/70mmHg;面容忧虑,发育正常,查体合作;口唇无发绀,颈静脉无充盈;双肺呼吸音清,未闻及干、湿啰音;心界不大,心率72次/min,律齐,未闻及杂音和心包摩擦音;腹软,无压痛、反跳痛,肝、脾肋下未触及,肠鸣音正常;双下肢无水肿。心电图示窦性心律,ST-T异常。急查心肌损伤标志物在正常范围。化验血脂示TG 1.47mmol/L,LDL-C 2.85mmol/L;血糖5.81mmol/L;肝肾功能、离子、心肌酶谱、甲状腺功能均在正常范围。超声心动图示左心房稍大(35mm),室壁运动未见明显异常,左心室松弛性减低,EF 66%。

【分析及处理】

患者为更年期女性,诉"发作性胸痛5年余,加重伴心悸1天",院外曾行平板运动试验呈阳性,既往有高血压病史、心血管疾病家族史等危险因素,心电图示ST-T改变,结合心肌酶谱和心肌损伤标志物等化验检查以及超声心动图等辅助检查,初步考虑为急性冠脉综合征。入院后积极完善相关检查,向患者及其家属交代病情,签字同意后行冠状动脉造影,示左、右冠状动脉未见明显狭窄。回顾病史,患者为更年期女性,鉴于女性患者平板运动试验假阳性率较男性患者高,且患者父亲和长兄均死于急性心肌梗死,患者非常担心自己也会发生急性心肌梗死,近来时有失眠。在经过一系列量表评估后显示,汉密尔顿焦虑量表评分为 17 分,抑郁量表评分为 9 分,考虑诊断为心脏神经症。心脏神经症以心血管系统功能失常为主要表现,可兼有神经官能症的其他表现。其症状多种多样,时好时坏,常见有心悸、心前区疼痛、胸闷、气短、呼吸困难、头晕、失眠、多梦等。女性多于男性,尤其是更年期妇女,过劳和情绪激动诱发,一般无器质性心脏病的证据。

但在给予抗焦虑治疗 3 个月后,患者仍诉发作性胸痛、心悸时有发作。考虑到患者既往曾行平板运动试验呈阳性,具有高血压等心血管疾病危险因素以及急性心肌梗死家族史,虽然汉密尔顿焦虑量表评分较高,但抗焦虑治疗效果欠佳。重新审视患者发病过程,建议行放射性核素心肌灌注显像,结果显示左心室心尖、前壁和间壁心肌缺血。至此真相大白,原来是传说中的"心脏 X 综合征",即微血管性心绞痛。因此,调整治疗方案,在缬沙坦控制血压的基础上,加用阿司匹林、阿托伐他汀及尼可地尔联合通心络等药物治疗。随访半年,患者发作性胸痛症状明显缓解。

【心得体会】

1. 冠状动脉造影只能检测到 5% 的冠状动脉树,95% 的冠状动脉微循环无法显现。

2. 1973 年,Kemp 提出"心脏 X 综合征"。1988 年,Cannon 等提出"微血管性心绞痛",用于描述冠状动脉造影正常,由冠状动脉微血管病变引起的心肌缺血,诊断条件包括:①典型心绞痛发作症状;②有心肌缺血依据;③无明显冠状动脉狭窄。

3. 微血管性心绞痛的管理:①改变不良生活方式,避免劳累和情绪激动;②缓解心绞痛发作:首先去除诱因,其次用药物治疗;③预防心绞痛复发是关键:研究表明,尼可地尔联合通心络对微血管性心绞痛治疗有效;④改善血管内皮是长远、根本的治疗:主要包括他汀类药物及 RAS 抑制剂。

【经典箴言】

临床工作中遇到发作性胸痛患者,需要仔细综合分析病情,不能单纯依赖冠状动脉造影,警惕冠状动脉微血管病变,以免发生漏诊。

(付德明)

19　肠梗阻患者住院期间猝死之谜

【临床经过】

明天是除夕,今天我值白班,再有半小时就可以下班了,而且我管床的患者今天都出院了,最近几天不用来医院查房,故而心情无比喜悦,祈祷着千万不要在下班时再来患者。"叮铃铃,叮铃铃……"不合时宜的电话总能在最不想时响起,一看电话号码,是急诊科,莫非要来急诊患者?电话接通后,护士急促地说:"马医生赶紧来一趟急诊,5床患者你同学的叔叔不行了。"我放下电话,跟我们的值班护士交代一声,就飞奔去了急诊。我同学的叔叔45岁,因肠梗阻住院行灌肠治疗,因为诊断明确,所以就入院到急诊科,本打算灌通后回家过年,怎么人突然就没了呢?我到急诊科后,正看见我同学和他的家人都在门外等着,他上来就抓住我胳膊说:"你赶紧去看看,里面正在抢救,刚才拍片时说应该通了,怎么就突然人没了?"我推开抢救室的门,发现一群医护人员正在奋力地抢救,看到我来了,简单地说了一下病史,患者的心搏、呼吸已经停止,血压也测不到,患者刚从X线室回来躺床上3分钟就突然意识不清、抽搐起来了,于是立即给予抢救。我调出了抽搐后做的心电图,发现V_1~V_6整个胸前导联T波高尖,这是一种不祥的征兆,急性心肌梗死?我查看入院后的医嘱,发现患者处于禁食水的情况下,每天的液体量才1500ml,是严重的补液不足,而且电解质也不够,应该就是心肌梗死了。因家属不满意医院的最终处理结果,后经尸检证实为急性心肌梗死。

【分析及处理】

肠梗阻多数情况下我们会选择禁食水,保留灌肠尽早让患者解除梗阻,梗阻的原因颇多,就不一一介绍了。患者在禁食水的情况下要保证每天的液体入量,一般在2000~2500ml,葡萄糖和生理盐水要根据能量来计算,不能想当然;要密切监测电解质的问题,保证血钾在4.5mmol/L以上,有心脏病的患者更应如此,心力衰竭患者补液量不应过多,但也可以持续泵入氯化钾,保证血钾的浓度不低于4.0mmol/L;患者年轻,更应仔细询问病史,明确有哪些心脏的危险因素存在,并加以用心,不能掉以轻心。

【心得体会】

不要认为病比较简单、容易处理就大意了,临床任何疾病都是一个变色龙,稍有不慎就会进入万劫不复的地步。

【经典箴言】

临床无小事,细节决定成败。

(马晓民)

 阴赪茜　专家点评

本例患者因肠梗阻就医,有无冠心病危险因素不详,治疗期间突然意识不清、抽搐,心电图发现胸前导联V_1~V_6T波高尖,除了考虑急性心肌梗死的可能外,按照一元论解释,应该考虑肠梗阻后代谢性酸中毒、补液量不足导致肾前性肾功能不全等病理生理因素作用下,导致急性高钾血症,进一步出现恶性心律失常如室性心动过速、心室颤动而猝死的可能。

20 差点误诊的胸痛

【临床经过】

今天是我科的手术日,在 4 月份这个季节,手术还是非常多的,隔天就有 15~20 例患者行冠状动脉造影检查,我正在台下休息,导管室的电话响了起来,说道:"心内一科一会儿有急诊,从下面县里转过来的。"县里的医生已经把心电图发了过来,患者的心电图示前壁和下壁广泛 ST 段抬高,肌钙蛋白明显升高,因为县里不具备急诊 PCI 技术,建议患者及时转诊,并已经给予负荷双联抗血小板治疗,40 分钟患者就到了我们医院,鉴于患者的病情危重,特事特办,经急诊绿色通道直接送入导管室。患者急性病面容,皮肤潮湿,主任立即组合人员随时准备抢救患者,好在平时把平诊患者当急诊事情做过演练,10 分钟必须完成造影,患者造影结果示"整个冠状动脉呈梅花枝样改变,右冠状动脉远端有一个 70%~80% 狭窄",但为了评估狭窄的具体情况,我们尝试冠状动脉内给予 100μg 硝酸甘油,再次造影发现患者的血管扩张了足足有 4 倍,所有人都松了一口气,遇见冠状动脉痉挛了,顺势再给左冠状动脉 100μg 硝酸甘油,于是左冠状动脉没有任何狭窄了。

【分析及处理】

患者的临床表现的确是典型急性 ST 段抬高心肌梗死,包括心电图和肌钙蛋白的表现,幸好及时行冠状动脉造影检查,结果证实是冠状动脉痉挛。如果没有 PCI 条件的医院,可能会给患者溶栓,这样在治疗上则是南辕北辙。很多时候我们这些冠状动脉介入医生看见狭窄并不使用硝酸甘油来评估狭窄程度,这个病例提醒我们:在冠状动脉造影检查时遇到可疑冠状动脉痉挛导致的狭窄,一定要推注硝酸甘油来评估,以此来排除,减少不必要的误诊、误治。

【心得体会】

临床上冠状动脉痉挛很常见,但多数情况下都是在有固定狭窄的情况下出现痉挛,或者在急性心肌梗死球囊扩张后,冠状动脉再通时出现一定程度的痉挛,很少看到左、右冠状动脉同时痉挛的患者。

【经典箴言】

常规的冠状动脉造影有些步骤是不能少的,造影时给点硝酸甘油(没有禁忌),

可有效地评估冠状动脉的狭窄程度,减少不必要的误诊、误治。

(马晓民)

 阴赪茜　专家点评

由于冠状动脉痉挛造成的心肌梗死并不少见,应该说在很多心肌梗死发生的病理生理机制中,痉挛都是造成血管闭塞的重要因素。冠状动脉粥样硬化或者正常冠状动脉由于持续痉挛,使心肌持续缺血而引起心肌梗死。另外,冠状动脉持续痉挛引起血流淤滞和血管内膜损伤,促使血小板聚集和斑块形成,最终形成血栓,发生心肌梗死。

1959年,美国学者Prinzmetal等首次报道心绞痛由冠状动脉痉挛(coronary artery spasm,CAS)引起,多在清晨静息条件下发作,且发作时具有一过性ST段抬高的心电图特点,此类心绞痛被命名为"变异型心绞痛"(variant angina pectoris,VAP)(俗称Prinzmetal angina)。经过半个多世纪基础与临床研究,已证实CAS不仅可引起血管痉挛性心绞痛(vasospastic angina,VSA),还可引起急性心肌梗死、猝死、晕厥、心律失常和心力衰竭等。本例患者根据临床表现、心电图改变以及心肌标志物结果,心肌梗死诊断是明确的,其中痉挛在其发生机制中发挥了重要作用。

通过冠状动脉造影,不仅可发现冠状动脉病变的情况,而且有时可直接观察到冠状动脉痉挛程度。术中常规给予硝酸甘油,可以减少血管痉挛对管径的影响。必要时应行血管内超声和光学相干断层成像技术检查,进一步明确冠状动脉病变的性质(炎症、斑块及血栓等)。最后根据病变性质,选择不同的处理方法(病因治疗、钙通道阻滞剂应用、介入处理等)。

CAS的防治应从病理机制和相关危险因素入手,以控制吸烟、调整血脂、抗血小板和CCB为主的综合防治方案。长效CCB是预防CAS复发的主要药物,地尔硫䓬和贝尼地平可作为首选,若效果欠佳或不能耐受,可换用不同的CCB;若单一药物治疗控制不理想,可联合应用CCB和硝酸酯类;若仍不理想,可换用CCB与尼可地尔联合。

21　头痛也致命,警惕不典型急性心肌梗死

【临床经过】

男性患者,68岁,因"头痛2小时"就诊。患者2小时前无诱因出现头痛,无晕

厥及肢体活动障碍,伴全身乏力、气短,无胸痛及放射痛,无呼吸困难及心悸。在家自测血糖为 6.4mmol/L,口服尼莫地平药物,疗效不明显,遂来诊。患者既往有高血压病史,峰值可达 180/100mmHg,平素口服硝苯地平控释片等药物,血压控制在140/80mmHg 左右。患者有糖尿病病史,无冠心病病史,无脑梗死、脑出血等病史。无手术及外伤史,无药物过敏史。入院查体:血压 150/80mmHg,呼吸 20 次/min;神志清,精神萎,双侧瞳孔等大等圆,直径约 3mm,对光反射灵敏;口唇无发绀,颈静脉无怒张;心、肺、腹部和神经系统检查均无异常。

【分析及处理】

考虑患者以头痛来诊,结合其平素血压水平,虽然神经系统查体阴性,但仍然不能除外急性脑血管意外。嘱患者完善头颅 CT 检查,结果回示阴性。笔者不禁思考:"患者头痛的病因到底何在? 是什么原因导致脑动脉灌注不足? 考虑患者存在高血压、糖尿病等基础疾病,莫非由心源性所致?"再次进行心脏听诊,1 分钟内可闻及 3 次期前收缩,嘱患者先检查心电图,结果提示急性心肌梗死,其中 V_1~V_4 导联 ST 段弓背向上抬高 0.2~0.4mV。

立即向患者及其家属交代病情,同时将患者送往抢救室。完善心肌损伤标记物等检查,肌钙蛋白提示 1.23ng/ml(正常范围:<0.04ng/ml)。给予吸氧、心电监护、抗凝等治疗。后请心血管内科医师会诊,并收入心血管内科进一步治疗。

【心得体会】

1. 众所周知,心肌梗死患者多表现为胸闷痛,但不典型症状的心肌梗死患者也不在少数。疼痛可首先表现为上腹痛、下颌部、牙痛、咽喉部和颈部不适等,但是以头痛为首发症状更为少见,较易误诊。

2. 经过查阅相关文献,患者在发生心肌梗死时出现头痛,考虑与如下原因有关:①在缺血、缺氧情况下,心肌内产生过多的代谢产物或者类似激肽的多肽类物质,它们可以刺激心脏内自主神经的传入纤维末梢,进一步可由丘脑传入大脑皮质引起痛觉;②老年患者的脑血管多存在不同程度的硬化,当心肌梗死发生时,心排血量减少,可以导致脑动脉灌注压不足,脑动脉痉挛,从而引起头痛;③病程中急性心肌梗死患者如发生心律失常,可引起脑供血不足。

3. 急性心肌梗死是心血管内科的常见病,更是危重症。时间就是生命,时间就是心肌。因此,早期确诊对于心肌梗死患者来说至关重要。本例患者为老年男性,有高血压、糖尿病等冠心病危险因素,因此,可以将心电图作为此类患者就诊的常规检查。当发现心电图异常时,还可以进行心肌损伤标记物动态监测,以免误诊。

4. 近期在门急诊接诊的上呼吸道感染、急性胃肠炎患者居多,但不乏鱼龙混杂的患者;急诊科医生应时刻保持警惕性,尤其对于不典型的危重症患者要有警觉性。

我们常津津乐道于罕见病的诊治,却忽视了日常工作流程的优化,殊不知临床上的那些"坑"往往是常见病埋下的"陷阱"。

（刘光辉）

 冯玉宝　专家点评

胸痛是急性心肌梗死最典型的临床表现,而不典型的症状在临床中也较多见,主要表现为胸闷、心悸、气短、呼吸困难和晕厥等,其在糖尿病和老年患者中较常见。冠心病引起头痛在临床中并不多见,且常与多种症状相伴,其为唯一临床症状罕见,容易导致误诊并延误治疗。Lipton 等在 1997 年首次报道了 2 例以单纯头痛为症状的冠心病患者,并提出了"心脏性头痛"这一概念,其定义为继发于心肌缺血的头痛。心脏性头痛的诱发往往与劳累或活动有关,并且随着活动量的增加而加重,休息或含服硝酸甘油后可缓解,这些特征与心绞痛类似。本病例中接诊医生能够在排除专科疾病后,通过仔细分析患者病史想到做心电图,进而快速做出急性心肌梗死的诊断,非常难能可贵,为患者的诊治赢得了时间。在实际临床工作中,我们有时由于专科思维的固化,往往忽略了患者病史中的许多细节,导致诊断错误,贻误了最佳治疗时间,有的甚至采取了相反的治疗手段。对于年轻医生来讲,我们一定要培养全科的临床思维,我们首先把自己定位为一个全科医生,然后才是一个专科医生,这样我们才能更全面地考虑问题,从而不断提高自己的临床工作水平。

📝 推荐阅读

LIPTON R B, LOWENKOPF T, BAJWA Z H, et al. Cardiac cephagia:a treatable form of exertional headache [J]. Neurology, 1997, 49(3):813–816.

22　是心肌梗死还是心肌炎? ——"一颗红心,两手准备"

【临床经过】

这个病例发生在基层医院,该医院没有开展 PCI 的条件。医院收住了当地一位患者,男性,36 岁,平常喜欢吸烟,应酬较多,上班多是在办公室,户外活动较少。

患者诉3周前有"感冒"病史,目前仍未完全好转,以"反复胸痛1周余,加重3小时"就诊。患者胸痛症状比较典型,胸骨中下段压榨感,伴头晕、恶心、大汗、乏力,于急诊就诊,入院查体无明显阳性体征,入院后立即查床旁心电图示胸导联ST段广泛抬高,肌钙蛋白I阳性。考虑患者年龄轻,无糖尿病、高血压等病史,无心血管疾病家族史,发病前有呼吸道感染病史,查心电图示胸导联ST段广泛抬高,肌钙蛋白I阳性,因此当班医生考虑"胸痛待查,急性心肌炎?"收住院。

【分析及处理】

患者入院后予以卧床、吸氧、心电监护、极化液改善心肌细胞代谢处理。因当地县级医院条件有限,患者要求转上级医院进一步治疗,并签字确认。在联系上级医院急诊后,医院准备派"120"急救车送患者至上级医院就诊,这时当班主任到场,当班主任比较有经验,从年龄和病史上看此例患者考虑急性心肌炎可能是合理的,但不能完全排除急性广泛心肌梗死的可能,如果没有意识到这种可能性存在,在首诊没有采取相应治疗措施,可能会引起医疗纠纷,因此在将患者送上救护车前跟家属反复交代有心肌梗死的可能性,在出院小结中添加"冠心病,急性心肌梗死待排",同时立即予以阿司匹林(拜阿司匹灵)300mg、氯吡格雷(波立维)300mg口服,低分子量肝素皮下注射。这位患者转到上级院当天晚上行冠状动脉造影证实是3支病变,在住院期间于左前降支和右冠状动脉植入了2枚药物洗脱支架,考虑左回旋支已部分开通,建议择期植入支架。该患者症状改善后带药出院回到本地,1周后在家中猝死。

【心得体会】

从近年冠心病指南的流行病学研究不难看出,目前我国冠心病的发病有年轻化的趋势,究其原因,主要是不良的饮食习惯和高血脂、肥胖人群增加,吸烟"队伍"庞大,有时我们的思路要开阔一些,不能因为患者年轻或者曾有呼吸道感染病史就只考虑心肌炎。

临床上我们经常碰到有些病例急诊暂时无法确定诊断,或者由于医院条件限制无法进一步检查以明确诊断,如果治疗上没有太大矛盾,或如果不采取治疗可能会有比较严重后果的,我们不妨"一颗红心,两手准备",两种治疗措施都上。比如本例,如果不是当班主任经验丰富,在转院前强化抗血小板、抗凝治疗,可能就会留下医疗纠纷的隐患。

【经典箴言】

在临床上对于暂时无法确诊的情况,如果治疗上没有矛盾,不妨"一颗红心,两手准备"。

(郑炜平　陈乐昀)

本例主要是急性胸痛的鉴别诊断问题。患者以胸痛入院,需要首先鉴别常见的急性致死性胸痛原因,如冠心病、肺动脉栓塞、主动脉夹层、气胸、心肌炎等。医者应争取最快的时间为患者做出诊断与治疗,才能避免延误治疗,使患者获益最大化。

本例患者为青年男性,有长期大量吸烟史,胸痛症状符合典型心肌梗死的表现,心电图及心肌标记物这些都支持急性心肌梗死的诊断。但是同时患者诉3周前有"感冒"病史,这就为鉴别急性心肌炎带来了困难。特别是在基层医院检查手段不全的情况下,及时转诊到大的医疗中心就显得尤为重要。患者行PCI后1周在家中猝死,临床资料不全,推测支架植入术后血栓形成导致猝死的可能性大。

罗太阳 专家点评

本例是一位年轻的急性心肌梗死患者。该例患者确实存在容易造成误诊的因素,如年轻、冠心病危险因素少、"感冒"病史,这容易误诊为心肌炎。但从其表现看,有典型的胸痛症状,心电图示胸导联 ST 段广泛抬高及肌钙蛋白 I 阳性,诊断急性心肌梗死是比较明确的,起码是高度怀疑的。而近年来,由于不良的饮食习惯和生活习惯,以及日益增大的社会和生活压力等,目前我国冠心病的发病有年轻化的趋势,甚至 20 岁左右的低龄冠心病患者也不少见。

对于此类患者的处理,尽管有些干扰诊断的因素存在,但首先考虑的是急性心肌梗死,及早启动相应的救治流程,因为急性心肌梗死的治疗是争分夺秒的。

此外,加强对青少年的宣教很重要,鼓励青少年改善饮食与生活习惯,积极参与体育锻炼,让他们远离冠心病,远离心肌梗死!

23 非 ST 段抬高心肌梗死为什么不能溶栓?

【临床经过】

这是一个在基层医院对口支援的案例,值夜班时急诊科来了一位胸痛的 65 岁老年患者,因"持续胸骨后压榨性疼痛 6 小时伴大汗"入院。患者神志淡漠,被家属抬送到医院急诊科,入院查体:血压 83/46mmHg;神清,皮肤湿冷,颈静脉充盈,心率 106 次/min,律齐,无杂音;双肺呼吸音粗,闻及大量湿啰音;双下肢无水肿。考虑为"胸痛待查,急性心肌梗死?"急诊查心电图示广泛肢体导联和胸导联 ST 段压低,CK-MB 增高。结合患者临床症状、心电图、心肌酶学的检查结果,初步考虑为急性非 ST 段抬高心肌梗死、急性左心衰竭、心源性休克。

【分析及处理】

这家基层医院由于条件限制没有开展 PCI,好在离这家医院最近的有条件开展 PCI 的地市级医院所需车程不到 1 小时,所以我建议患者转上级医院行介入治疗,将病情充分地与患者和家属沟通之后,予以口服阿司匹林 600mg、氯吡格雷 300mg,同时予以低分子量肝素皮下注射后,由当地医院派救护车送往上级医院治疗。本例非 ST 段抬高急性心肌梗死的患者,出现了心源性休克和急性心力衰竭,在指南的非 ST 段抬高急性冠脉综合征有创治疗策略的风险标准中,危险分层为极高危,有治疗条件时应尽早进行 PCI,所以转上级医院紧急血运重建符合指南的精神,在转运的过程中先紧急予以负荷剂量的双联抗血小板和抗凝治疗。本例属于一种很常规的处理方式,没有更多可总结的方面,有意思的是在患者被送上救护车时,一名年轻医生提了一个问题,过去对于急性心肌梗死医院有过几次溶栓的案例,为什么非 ST 段抬高急性心肌梗死不能直接在医院溶栓?这似乎对于多数上级医生来说是一个不需要去解释的问题,因为非 ST 段抬高急性心肌梗死不能溶栓已是业内共识,但是从专业角度该如何回答这个问题呢?

【心得体会】

关于这个问题,我做一个简单的梳理。ST 段抬高急性心肌梗死往往提示罪犯血管已经完全闭塞,心肌已经产生透壁性坏死,最坏的情况已经发生;而非 ST 段抬高急性心肌梗死血管尚未完全闭塞,且可能是多支病变,轻重不一,目前的状态属于内膜下心肌梗死,还没有透壁,最坏的情况还未发生。另外,完全闭塞多属于混合血栓,不完全闭塞还是以白色血栓为主。所有溶栓剂都是纤溶酶原激活物,进入体内后激活体内的纤溶酶原形成纤溶酶,使纤维蛋白降解,达到溶解血栓的目的,但纤溶系统激活的同时会导致凝血系统和血小板的功能激活,对于 ST 段抬高急性心肌梗死,最坏的情况已经发生;而对于非 ST 段抬高急性心肌梗死,有可能适得其反,使得罪犯血管闭塞或其他本来还未闭塞的血管闭塞。当然这只是病理生理的理论情况,多数指南都不会这样提,指南关于非 ST 段抬高心肌梗死溶栓是Ⅲ类推荐(不推荐去做)、A 级证据,主要的循证依据来自 1994 年 *Circulation* 杂志的一项大型循证研究 TIMI-Ⅲb 的研究结果。这类患者采用溶栓治疗和安慰剂进行对比,结果显示 6 周的死亡率、再梗死率和脑出血发生率都提高了,典型的得不偿失,所以不推荐非 ST 段抬高心肌梗死溶栓。

循证医学的实践结果是检验基础理论的重要标准,有些疾病的诊疗策略可能先有循证结论而后引导我们去探索理论依据。

(郑炜平)

24　对比剂肾病的防与治

【临床经过】

早交班时听到夜班护士说我经管的一位患者向她诉苦,说喝水喝得都想吐了。这是一位我经管的 52 岁男性患者,诊断:①黑矇待查;②二度窦房传导阻滞;③阵发性心房颤动射频消融术后;④高血压 2 级(很高危);⑤ 2 型糖尿病,糖尿病肾病(CKD 3b 期)。该患者在我院查肾功能示肌酐 180μmol/L,BUN 18.8mmol/L。行 24 小时动态心电图等检查后,考虑为心房颤动复发伴快慢综合征,拟再次行心房颤动射频消融术。因患者既往 20 年高血压、糖尿病,为 ASCVD 高危人群,故拟行"冠状动脉 CTA+ 钙化积分"评估冠状动脉狭窄程度及有无冠状动脉粥样硬化性心脏病可能,以排除部分术前禁忌。

【分析及处理】

CTA 检查需要常规应用对比剂,对肾功能有一定损害。患者糖尿病肾病(CKD 3 期),肾功能较差,患者入院后肌酐为 180μmol/L,根据 MDRD 公式估算 eGFR 为 39.297ml/(min·1.73m^2),与入院 CKD 3 期诊断相符。该患者属于对比剂肾病的高危人群,需警惕对比剂肾病的发生,故于检查前予复方 α- 酮酸片(开同)保肾、碳酸氢钠碱化尿液等处理;检查前、后予 1000ml 生理盐水水化治疗;同时,鼓励患者在检查前多喝水。

【心得体会】

对比剂肾病的定义为使用对比剂后 72 小时出现血肌酐(SCr)升高大于 44.2μmol/L,或较基础值升高 25% 以上。我曾问过上级医生,为什么要对对比剂肾病这么如临大敌,普通的饮水不够,还要用液体疯狂"开挂"?上级医生解释说,对比剂通常为高渗性液体,同时具有一定化学毒性,可引起肾实质损伤、肾血流下降,严重时患者出现少尿、无尿、急性肾衰竭,对介入治疗死亡率产生明显影响。糖尿病肾病患者本身就因为微血管的问题,使得弥漫性肾基底膜增厚,系膜扩张和白蛋白、补体、纤维蛋白原沉积于肾小球不同部位而挤压毛细血管袢,导致 GFR 下降,再加上高血糖对肾小球内皮细胞的损伤,增加了其对对比剂的敏感性,使对比剂肾病发病率更高。再不抓紧防治,导致肾功能进一步损坏,后果无法设想。

关于对比剂肾病,国内外都有相关的指南或者专家共识,该病在冠心病的相关指南或冠状动脉介入的指南中也有专门的篇幅进行阐述。目前循证医学研究表明，水化治疗仍然是对比剂肾病最重要的治疗方式，推荐水化治疗的方案是等渗生理盐水 1.5ml/(kg·min)，术前 12 小时到术后 12~24 小时经静脉水化，部分研究表明口服水化也有一定效果或提倡口服联合静脉水化。对于住院患者，静脉水化优点在于易于量化和易于监测；另外，某些药如他汀、碳酸氢钠是否对对比剂肾病有治疗效果，尚存在争论。对于对比剂肾病，首先要做好评估工作，采用 AGEF 公式评估风险，对高危患者应停止损伤肾脏的药物（如二甲双胍、氨基糖苷类药物、非甾体抗炎药等），尽量减少单次和总对比剂剂量，同时进行充分的水化，高危患者必要时可考虑预防性血液滤过治疗，应注意未经充分水化的利尿治疗会加大对比剂肾病的风险。

【经典箴言】

对比剂肾病的防治中，防重于治，按照指南的要求做好治疗前患者危险评估、预防性水化治疗，可以大大降低对比剂肾病的发生率。

（王小易　郑炜平）

 罗太阳　专家点评

对比剂肾病是心脏疾病介入诊疗过程中应用对比剂时应积极预防的并发症，一旦出现，应给予合理的治疗，避免更严重的后果，尽可能做到防治结合、防重于治。首先，应识别对比剂肾病的高危人群，包括老年（年龄＞70 岁）、慢性肾脏病病史、糖尿病、心力衰竭等，进行术前风险评估。其次，对于这类高危患者，应用等渗或低渗对比剂，术中尽量减少对比剂用量，围手术期水化，避免肾脏损伤性药物等措施进行预防。最后，术后密切监测肾功能，根据肾功能的情况给予相应的治疗，尽量减少对比剂肾病的发生。

25 "三进宫"的烦恼，支架内再狭窄的治疗

【临床经过】

这个老病号跟我们打交道已经多年，早在十几年前就因为急性前壁心肌梗死在我院行 PCI 治疗，当时药物洗脱支架还未普及，左前降支植入了 1 枚金属裸支架，在次年随访中就发现支架内已经有 30%~40% 的狭窄。患者当时尚无明显胸闷、胸痛症状，继续予以内科保守治疗。6 年前胸痛症状加重，再次入院行冠状动脉造

影,左前降支支架内狭窄 70%,右冠状动脉狭窄 90%,于左前降支狭窄处再次植入药物洗脱支架 1 枚,右冠状动脉病变处植入药物洗脱支架 1 枚,术后予以双联抗血小板治疗 1 年,后改为氯吡格雷 75mg、1 次 /d 抗血小板治疗,长期口服阿托伐他汀稳定斑块治疗。近 2 个月胸痛症状加重,没有明显体力活动或情绪波动等诱因,胸痛症状可持续 10 余分钟,有时含服硝酸甘油症状也不能较快缓解。

【分析及处理】

入院后我们复查冠状动脉造影,左前降支支架内狭窄约 80%,右冠状动脉支架内无明显狭窄,左回旋支无明显狭窄,考虑患者左前降支支架内再狭窄,目前病变部位已前、后植入 2 次支架,对于本例多层支架病变,此次采用药物洗脱球囊扩张治疗,过程顺利,患者安返病房,症状改善出院。

【心得体会】

支架内再狭窄一直是困扰 PCI 治疗的主要问题之一,在金属裸支架时代,支架内再狭窄发生率较高,1 年内有 30%~50% 再狭窄。2001 年 RAVEL 研究是药物支架里程碑式的研究,此后药物支架为冠心病相关指南所推荐。早期采用的是药物涂层支架,主要特点是多聚涂层上覆盖肝素等药物,不能抑制血管内膜增生,且药物没有逐渐洗脱的特点,随后很快被药物洗脱支架所替代。第一代药物洗脱支架多聚涂层上药物主要为西罗莫司或紫杉醇,可以抑制内膜过度增生,药物可逐渐洗脱释放。药物洗脱支架在临床广泛使用,大大降低支架内再狭窄发生率,18 个月内再狭窄发生率约为 15%,但仍然不够完美。首先,随着 PCI 治疗人数增加,再狭窄患者的绝对数量还很庞大;另外,相关研究显示支架内晚期和极晚期血栓发生率较裸支架反而增加。支架内血栓形成是 PCI 更严重的并发症。第二代药物洗脱支架采用更好的金属框架材料和新型抗增生药物如百奥莫司、依维莫司、左他莫司,支架内再狭窄发生率进一步下降至 10% 以下,且晚期支架内血栓形成发生率也较前下降。但支架的探索步伐仍未停止,生物可降解支架(又称生物可吸收支架)逐渐走向临床,从理论上说这种支架当完全降解后血管会产生回弹,减少管腔内丢失面积,因此能很好地解决支架内再狭窄的问题。生物可降解支架的早期小规模临床研究 ABSORB Ⅰ 与药物洗脱支架的非劣效性比较的结果也较理想,但随着更大规模 ABSORB Ⅱ、ABSORB Ⅲ 的结果公布,在亚洲人群之外研究发现其增加晚期支架内血栓形成的发生率,而亚洲人群晚期血栓发生率没有明显增加,原因仍在探讨。目前生物可降解支架技术和临床疗效仍需要进一步探索。药物涂层球囊也是近年探索的一个方向,药物涂层球囊通过扩张时球囊表面药物与血管壁短暂接触,将抗内膜增生药物释放于病变局部,目前指南推荐对于支架内再狭窄的病变、多层支架病变和不能耐受长期双联抗血小板治疗的患者,优先推荐药物涂层球囊。本例患者多次支架内再狭窄,且为多层支架病变,本次采用药物涂层球囊较为合适。

冠状动脉支架技术进展和临床应用一直是心血管前沿领域,也是冠心病及冠状动脉介入相关指南更新的热点和重点,我们要及时把握指南的更新动态,为患者做最佳的治疗选择。

(郑炜平)

 罗太阳　专家点评

支架内再狭窄是影响冠心病患者 PCI 术后预后的一个重要因素,其发生机制复杂,表现形式多样,治疗上尚无最佳的方案。建议对支架内再狭窄患者常规行血管内超声等检查以明确其发生机制,从而对患者进行个体化治疗。一般而言,对于弥漫性支架内再狭窄,建议考虑行药物涂层球囊扩张或植入不同的药物洗脱支架,若为多支病变,可考虑行血管旁路移植术。对于局限性狭窄,如发生在支架边缘,可植入短支架;如发生在支架体部,可根据发生机制的不同选择相应的策略,支架膨胀不良可行球囊扩张,支架断裂可植入短支架。

26　Brugada 综合征？常见病与罕见病的诊断思路

【临床经过】

病房收住一位 59 岁男性患者,因"反复胸痛 1 年余,加重 6 小时,晕厥 1 次"入院。患者入院前 1 年余反复胸痛,位于胸骨中下段,呈压榨感,多于活动后发作,发作时急诊查心电图有 ST-T 改变,未予以相关检查和治疗。6 小时前突发胸痛加重,性质同前,伴头晕、恶心、大汗,晕厥 1 次,家属诉时间数十秒,无抽搐及大小便失禁,后自行苏醒。患者由"120"急救车送至急诊,查心电图示胸导联 V_1~V_4 ST 段抬高,肌钙蛋白 I 阳性,急诊头颅 CT 示轻度脑萎缩。该患者行急诊 PCI,左前降支中段完全闭塞,予以球囊扩张,植入药物洗脱支架 1 枚,术后予以抗血小板、稳定斑块治疗,患者症状恢复良好,肌钙蛋白转阴。从整个病程上看,冠心病急性心肌梗死诊断是明确的,血管开通也很及时,治疗效果比较理想。但美中不足的是,在住院的 2 周时间内多次复查心电图,V_1~V_4 导联 ST 段无明显下降,这一点比较令人费解。

【分析及处理】

在本病例的讨论上,有医生注意到患者发病时曾经晕厥过一次,结合病史,是否可能是 Brugada 综合征？是否需要做电生理检查以进一步 ICD 治疗？主任追问了解到患者亲属中并没有不明原因猝死的家族史，同时患者无法提供既往心电图资料进行对比，了解上述情况后，主任建议先进行二维超声心动图检查。检查结果示心脏前壁 2cm×2cm 室壁瘤，瘤壁较薄，可能破裂，主动脉未见明显瘤样扩张。经心脏外科会诊，转入心脏外科进一步行手术治疗。患者手术过程顺利，室壁瘤切除后复查心电图，ST 段降至基线。

【心得体会】

美国 ST 段抬高心肌梗死指南中，室壁瘤仅在不到 5% 的心肌梗死患者中出现，多见于前壁心肌梗死患者，常发生在心肌梗死最初的 2 周时间。冠心病心肌梗死的心电图动态演变过程一般是：冠状 T 形成，T 波倒置，ST 段弓背上抬，ST 段逐渐回落至基线，Q 波形成，如果 ST 段持续不回落，可能有新发的梗死使心肌持续损害，或者对侧心肌缺血 ST 段压低引起同侧 ST 段镜像抬高。但是有一点不应该被忽略，在急性心肌梗死患者中 ST 段持续抬高应考虑到室壁瘤形成的可能，这一点内科学教材也强调过。Brugada 综合征虽然在临床上被提及得比较多，但在我国确实是一种少见病，如果不是电生理专科医生，很多心血管内科医生工作几年可能都碰不到 1 例，所以我们诊断思路上应该先考虑常见病、多发病，而后再考虑这些少见的疾病。

【经典箴言】

临床诊疗思路，先考虑常见病、多发病，在排除上述的情况下我们再考虑少见病，这一点看起来简单，但我们往往会犯这方面的错误。

（郑炜平）

27 PCI 术后低血压需重视

【临床经过】

今天值班，手术日，20 多台 PCI 挨个回来，真是忙碌的一天。最后一台手术回来已经凌晨 3:00。刚准备洗漱休息，护士说一位 70 多岁的男性冠心病、高血压患者，今天下午做了 PCI，刚测血压为 90/60mmHg，让我去看看。我听后赶紧去看，刚到床旁，正准备询问患者及其家属情况，患者就开始抽搐，之后呼之不应，小便失禁，血压测不出，心率 126 次/min。心电图示窦性心动过速，心率 120 次/min。

【分析及处理】

立即予以心电、血压监护，补液，多巴胺、去甲肾上腺素升压，急诊气管插管，呼吸机辅助呼吸。一边抢救，一边迅速判断低血压及休克原因。低血压原因是什么？消化道出血？但是没有恶心、呕吐、呕血及黑便等消化道症状。血管迷走神经反射？腹膜后血肿？患者经桡动脉入路,股动脉没有伤口,桡动脉伤口也不疼。因为血管活性药物的使用？科室常规对于接受心血管介入治疗的患者当天一般不使用硝酸酯类、钙通道阻滞剂等扩血管药物。急性冠状动脉支架内血栓形成？患者并非左主干病变,且术后未诉胸痛不适。术后监护也未发现室性心动过速等恶性心律失常。于是一边抢救,一边立即行床旁超声心动图,提示大量心包积液。急行心包穿刺,抽出 80ml 不凝血,血压逐渐稳定,意识恢复。

【心得体会】

1. 血压是生命体征之一,低血压定义为血压低于 90/60mmHg 或收缩压较治疗前下降 30mmHg 以上。对于介入手术后患者,须认真对照其基础血压,综合分析整体状况,准确判断早期低血压。

2. 冠心病介入手术后低血压发生的常见原因包括血容量不足、出血、血管迷走神经反射、缺血/再灌注损伤、急性冠状动脉支架内血栓形成、心脏压塞、药物影响(硝酸酯类、钙通道阻滞剂等),其他原因还包括恶性心律失常、心功能不全等。

3. 介入手术围手术期,从术前准备到术中操作,再到术后观察,每一个环节都很重要,一方面需要术前做好评估、准备,术中精细操作,警惕相关并发症;另一方面术后应对高危患者行生命体征监测,一旦发生,应判断原因并果断做针对性处理。对血流量不足者,应积极补充血流量;对迷走神经反射所致者,应积极补液、行阿托品治疗;对出血患者,尽快找到出血原因;对支架内血栓所致者,应紧急行冠状动脉造影及介入治疗;对心脏压塞者,应尽快识别并积极心包穿刺引流及外科手术治疗。

【经典箴言】

任何手术及操作都是获益与风险并存的。心血管科医生应提高警惕,迅速判断围手术期并发症并有效处理。

(余　航)

28　屋漏偏逢连夜雨——一例急性心肌梗死患者的救治体会

【临床经过】

CCU 值班收住一位 60 岁男性患者,因"突发胸痛、胸闷 11 小时"入院。11 小时前无明显诱因出现胸骨后疼痛,程度剧烈,伴大汗淋漓,无恶心、呕吐,无咳嗽、咳痰,无头晕、头痛,上述症状持续不缓解。就诊于当地医院,考虑为急性心肌梗死,联系胸痛中心绕行急诊科直达我院 CCU,以"冠心病,急性下壁、后壁心肌梗死"收住院。入院查体:血压 80/50mmHg,存在全身低灌注的体征。

【分析及处理】

分析其病史资料,冠心病、急性心肌梗死诊断明确,心源性休克的原因是什么? 是急性心肌梗死导致的泵衰竭,急性乳头肌功能不全或者乳头肌、腱索断裂,还是心脏压塞、心脏破裂或其他原因? 许多急性心肌梗死后心源性休克的原因在脑海里逐一闪现。一边心电、血压监护及补液,一边迅速进行查体,心脏听诊发现心前区可闻及粗糙的收缩期杂音。床旁超声心动图证实室间隔穿孔。真是屋漏偏逢连夜雨,紧急行床旁主动脉球囊反搏(IABP)。在充分与患者家属沟通之后,于IABP 保护下行急诊介入手术,开通闭塞血管。之后血压稳定,经全科讨论、评估于3 周后行室间隔缺损封堵手术,患者平稳出院。坚守了 20 余天的患者,我的心情也随患者病情的波动犹如坐过山车一般,终于又挽救一个生命、一个家庭。

【心得体会】

1. 室间隔穿孔是心肌梗死的严重并发症之一,自然病程凶险。突然出现低血压、急性右心衰竭,应警惕室间隔穿孔。心脏杂音是重要体征。超声心动图有助于确定穿孔部位和大小、左右心室功能、评估左向右分流量等。

2. 临床查体很重要,尤其是在急危重症患者病情判断和评估时,容不得半点儿马虎和忽视。

3. 室间隔穿孔的干预措施包括内科药物治疗、主动脉球囊反搏(IABP)、体外膜肺氧合(ECMO)、介入封堵和外科手术治疗。前三种治疗方法均为改善心功能的过渡期治疗,等待手术时机,为手术做准备。2015 年中国《急性 ST 段抬高型心肌梗死诊断和治疗指南》指出,若无心源性休克,血管扩张剂(如静脉滴注硝酸甘油)联合 IABP 辅助循环有助于改善症状;外科手术可为 STEMI 合并室间隔穿孔伴心源性休克患者提供生存机会;对某些患者也可行经皮导管室间隔缺损封堵术。

【经典箴言】

时间是心源性休克治疗的关键,应该尽快明确病因,启动治疗,避免造成多脏器不可逆损害。急性心肌梗死后几种常见机械并发症的识别、评估及管理要牢记于心,并时刻警惕。

(余 航)

29 不简单的右束支传导阻滞

【临床经过】

患者男性,72 岁,因"胸痛半小时"入院。胸痛以胸骨后为著,无肩背部放射痛,伴有胸闷气短、头晕、大汗,无发热,无咳嗽、咳痰。既往有高血压及糖尿病病史,血压最高达 220/110mmHg,血压及血糖控制不详。入院查体:血压 160/97mmHg,脉搏 61 次/min,呼吸 18 次/min,血氧饱和度 98%,心音钝,律不齐,可闻及期前收缩,未闻及病理性杂音。患者入院心电图(发病半小时)可见明显的室性期前收缩、右束支传导阻滞。患者的临床症状明显,不明确右束支传导阻滞是否为新发,但马上给予嚼服阿司匹林(拜阿司匹灵)300mg、氯吡格雷(波立维)300mg、阿托伐他汀(立普妥)40mg。同时检查回报血糖11.58mmol/L,血常规基本正常,凝血五项正常,肌钙蛋白I、CK-MB及NT-proBNP均正常。

【分析及处理】

患者老年男性,既往高血压及糖尿病病史,此次以胸痛入院,入院心电图提示室性期前收缩+右束支传导阻滞,余检查结果均正常;从患者症状来看,符合冠心病的表现,但是在心电图未明显提示梗死及酶学等结果阴性的情况下,积极抗凝是否妥当?其实不然,该患者1小时后复查心电图,提示V_1~V_6导联ST段广泛抬高(该患者发病半小时,考虑肌钙蛋白及酶学还没到升高时间点),考虑为心肌梗死,遂急诊行PCI,结果提示LM未见异常;LAD近段重度迂曲、钙化,中段100%闭塞;LCX弥漫病变,狭窄40%~50%;RCA近段60%狭窄,诊断为急性广泛前壁心肌梗死。

【心得体会】

1. **伴新发完全性右束支传导阻滞的心肌梗死病情危重**

(1)急性心肌梗死伴新发完全性右束支传导阻滞(RBBB)患者的冠状动脉病变多为左前降支近段(第一间隔支发出前)或右冠状动脉近端的完全闭塞,梗死面积较大,恶性心律失常的发生率较高,且严重泵衰竭的发生率可高达35%~45%。

(2)AMI并RBBB时更易在浦肯野纤维形成稳定的折返环,引起快速型、恶性室性心律失常,较无束支传导阻滞患者死亡率高、预后差。

(3)RBBB的诊断和治疗相对滞后。

(4)急性心肌梗死伴新发RBBB的发生率为3.0%~29.0%,整体上高于LBBB(0.5%~9.0%)。临床对急性心肌梗死伴RBBB的诊断和治疗相对滞后,导致患者错失了最佳治疗时机。

(5)新发RBBB的TIMI血流0级发生率高于新发LBBB(55% *vs.* 41.1%)。

(6)新发RBBB的住院死亡率高于新发LBBB(18.8% *vs.* 13.2%)。

2. **伴新发完全性右束支传导阻滞的心肌梗死非常容易漏诊** RBBB主要影响QRS波群的终末部,心电图出现特征性的R'波和S波,而急性心肌梗死主要影响QRS波群的起始部。两者合并发生时,不影响急性心肌梗死的病理性Q波,但是RBBB引起的继发性ST-T改变(右胸导联ST段下移、T波倒置),可掩盖急性心肌梗死早期缺血、损伤性ST-T改变,或削减ST段抬高的幅度。因此,容易造成临床上早期急性心肌梗死的漏诊。

3. **心电图出现右束支传导阻滞时的注意事项**

(1)RBBB不影响陈旧性心肌梗死的诊断,但影响心肌梗死早期的诊断。

(2)对临床有症状,QRS示RBBB,而V_1、V_2导联ST段不下移、T波不倒置,应想到急性前间壁心肌缺血(梗死)。

(3)如已有 ST 段抬高,应想到实际抬高的程度比表现得更重。

(4)前间壁心肌梗死合并右束支传导阻滞,V_1、V_2 导联右束支传导阻滞的心电图特征有所改变,由 rSR' 型变为 qR 型或 QR 型。R 波消失,由前间壁心肌梗死所致。Ⅰ、aVL、V_5、V_6 导联原有的 q 波减小或消失,右束支传导阻滞的宽顿 S 波仍然存在。

(5)及时、有效的再灌注治疗不仅能显著降低死亡率,且右束支传导阻滞常可能逆转恢复。

【经典箴言】

右束支传导阻滞在一般无器质性心脏病的人群中甚为多见,单独存在时预后良好,所以往往我们会对此类患者放松警惕,但是对于临床症状明显或者既往心电图正常、此次新发右束支传导阻滞的情况,我们一定要提高警惕,防止心肌梗死的漏诊。

(贾澄辉)

王 苏 专家点评

右束支传导阻滞分为不完全性和完全性两种,前者多见于先天性心脏病,也可为正常变异,后者多见于器质性心脏病。右束支的供血动脉分别为房室结动脉(源于右冠状动脉或左回旋支动脉)供应起始 1/3 段,左前降支动脉供应后 2/3 段,因此相应动脉急性闭塞可致心肌梗死合并右束支传导阻滞。

右束支传导阻滞心电图的特征性改变为 V_1、V_2 导联呈 qrR 型或 M 型,ST 段轻度压低,T 波倒置;Ⅰ、V_5、V_6 导联 S 波增宽、有切迹,T 波直立。当心电图发生不同于右束支传导阻滞的 ST-T 改变时应注意甄别,尤其 V_1、V_2 导联 ST 段恢复至等电位线,T 波直立时,应注意早期前间壁心肌梗死的可能。当心电图出现至少两个相邻导联 ST 段抬高,提示患者可能处于心肌梗死超急性期。后期因发生透壁心肌梗死,肢体导联或胸导联可出现异常 Q 波,例如下壁心肌梗死时Ⅱ、Ⅲ、aVF 导联出现异常 Q 波;前间壁心肌梗死时 V_1、V_2 导联呈 qR 型、QR 型,或者 V_1、V_2 导联仍呈 M 型,但 V_3、V_4 导联出现异常 Q 波等。

本例患者发病 1 小时后 V_1~V_6 导联 ST 段广泛抬高,证实急性前壁心肌梗死诊断。这个病例提醒我们,应掌握右束支传导阻滞的特征性图形,对于胸痛症状典型的患者,应仔细甄别 ST-T 的变化,并及时复查心电图,通过追踪心电图的动态演变避免漏诊。当然,完善超声心动图及心肌酶的检测有助于诊断及鉴别。急性心肌梗死时合并新发右束支传导阻滞,常伴大面积心肌坏死,预后较差。近期国外资料显示 STEMI 合并 RBBB 时 1 年死亡率为 10.7%,因此对于胸痛合并右束支传导阻滞的患者应加倍小心,避免漏诊。

30 术后急性冠脉综合征，这次轮到眼科了

【临床经过】

我接手住院总工作不久，又接到眼科急会诊，该科有一位 61 岁女性患者，因左眼视网膜脱落行手术治疗，术后当天出现眼胀伴恶心、呕吐，测眼压升高，给予左眼前房穿刺降压。第 2 天患者仍诉恶心、呕吐伴心悸、胸闷、全身大汗淋漓，心电图示窦性心动过速、$V_2\sim V_6$ 导联 ST 段压低，心肌损伤标志物异常。时间就是心肌！患者无脑血管意外的证据、肾功能正常、无内环境紊乱等常见的引起肌钙蛋白升高的原因，结合症状及辅助检查结果，需考虑急性冠脉综合征，于是转入我科 CCU，GRACE 评分高危，发病 72 小时内，然而急诊冠状动脉造影却未见明显异常。

【分析及处理】

在没有明确其他原因前，我们仍旧按照非 ST 段抬高心肌梗死进行常规的药物治疗。患者 CCU 住院期间再发心悸、胸闷，发作时血压上升至 180/100mmHg，心率达 140 次 /min，该患者发作的特点与常见的心绞痛发作不符合。这时我才想到了患者高血压既往史，由于是转科患者，接诊医师未按照新入院患者流程仔细询问既往史中高血压的情况。再次追问病史，患者诉平时血压波动较大，这时我立即想到可能是肾上腺疾病导致的相关症状。果不其然，腹部 CT 提示右侧肾上腺区约 $2.4cm \times 3.8cm$ 的实性占位，尿香草扁桃酸及去甲肾上腺素均明显升高，嗜铬细胞瘤诊断成立，并且相关症状都可以儿茶酚胺类激素及交感神经激活解释。随后给予患者 α 及 β 受体阻滞剂治疗，1 个月后于泌尿外科切除占位，术后病理证实为嗜铬细胞瘤，随访血压、心率正常。为何眼科手术会诱发嗜铬细胞瘤大量释放激素，与手术应激还是麻醉相关呢？与眼科医生的交流，我们得知视网膜手术的患者术后会采用去枕俯卧位，而患者通常会自觉腰部疼痛，家属照料患者时给予患者腰部按摩以缓解腰肌劳损，因此机械刺激可能是诱发儿茶酚胺类激素大量释放的原因。

【心得体会】

1. 第 3 版"全球心肌梗死统一定义"标准强调，以肌钙蛋白升高超过正常参考值上限的第 99 百分位值并伴随有症状及其他异常定义为心肌梗死。但根据该定义，诊断心肌梗死势必增加假阳性的结果。当时第 4 版尚未公布，对于心肌梗死和心肌损伤的鉴别尚无统一的认识，也没有冠状动脉非阻塞性心肌梗死（MINOCA）的概念。实际工作中，约 10% 临床诊断为心肌梗死的患者行冠状动脉造影却未见明显的狭窄（＞50%），对于此类患者，需排除众多引起肌钙蛋白升高的原因，包括

冠状动脉痉挛、微血管功能障碍等冠状动脉因素及心肌炎、应激性心肌病、其他心肌病、化疗药物、拟交感毒品(可卡因、甲基苯丙胺)以及脑血管意外、肺栓塞、脓毒血症、肾功能不全等众多非冠状动脉因素。因此,心肌梗死合并非阻塞性冠状动脉病变的诊断要比斑块溃疡或破裂导致的典型心肌梗死的诊断复杂得多。

2. 对于转科的患者,面对一大摞病历及检查结果,我们往往会潜意识忽略详细的问诊和查体,而去关注疾病的进展及治疗方案的改变。因为术业有专攻,兄弟科室也只是从非专科医师的角度提供了所知的信息,所以对待每一位患者,都必须按照专科医师的角度再次查证病史,方能不遗漏重要的线索,同时也需做好沟通,了解对方的治疗方案及与目前疾病的关系。

【经典箴言】

专科医师不一定是具备处理患者所有症状的多面手,但必须有一双识别何种专科疾病的千里眼。

(李传伟供稿　田进伟编辑审校)

 冯玉宝　专家点评

这是一个临床上非常少见的病例,是由嗜铬细胞瘤导致冠状动脉非阻塞性心肌梗死的病例,本病发病率较低,属临床罕见病例,容易误诊。根据第4版"全球心肌梗死统一定义"标准,心肌梗死是指急性心肌损伤[血清心肌钙蛋白增高和/或回落,且至少1次高于正常值上限(参考值上限的第99百分位值)],同时有急性心肌缺血的临床证据,包括:①急性心肌缺血症状;②新的缺血性心电图改变;③新发病理性Q波;④新的存活心肌丢失或室壁节段运动异常的影像学证据;⑤冠状动脉造影、腔内影像学检查或尸检证实冠状动脉血栓。

在临床工作中,我们最常见的急性心肌梗死原因是冠状动脉斑块破裂或斑块溃疡。而本病例是少见的冠状动脉非阻塞性心肌梗死,考虑由嗜铬细胞瘤所致,嗜铬细胞瘤导致心肌损伤的可能原因有以下几点:①通过分泌大量肾上腺素及去甲肾上腺素激动血管平滑肌上的α受体,导致冠状动脉痉挛,通过内皮依赖性血管舒张异常致微血管功能障碍。此外,高浓度的儿茶酚胺可导致血压增高,增加心脏后负荷,从而引起心动过速、冠状动脉持续痉挛、微血管功能障碍、心肌细胞氧供需失衡,导致心肌细胞变性、坏死,甚至可以诱发冠状动脉无狭窄的患者发生心肌坏死。②嗜铬细胞瘤释放大量儿茶酚胺,可直接导致心肌细胞收缩带坏死、中性粒细胞浸润等心肌受损表现。③嗜铬细胞瘤大量释放去甲肾上腺素等儿茶酚胺类物质,使心肌长期处于高水平的去甲肾上腺素中,故细胞内钙超负荷而致心肌受损、坏死。

嗜铬细胞瘤以心脏受累为主要症状被误诊时极其危险,一旦误诊,可能反复出现高儿茶酚胺血症,使病情迅速恶化,从而错过治疗时机,导致死亡。本病例通过作者缜密的思考和反复的病史询问,拨云见日,最终做出了正确的诊断,为患者的及时救治赢得了宝贵时间。

31 心电图 ST 段抬高也可能是冠状动脉微血管梗死

【临床经过】

患者男性,52 岁,间断胸痛 3 个月,加重 5 天,入院前 8 小时再次出现心前区闷痛。既往高血压 1 年,吸烟 20 年。入院心电图呈完全性右束支传导阻滞(CRBBB),V_1 导联呈 qR 波,其 R 波增宽、增高,V_2~V_3 导联 ST 段显著抬高。急查 TnI 0.19ng/ml,D- 二聚体 3.2mg/L。该患者入院后心电图改变 + 肌钙蛋白升高,高度怀疑急性心肌梗死,遂急诊行 PCI,冠状动脉造影示左、右冠状动脉未见明显狭窄病变。

【分析及处理】

患者男性,52 岁,既往高血压病史 1 年,吸烟 20 年,均为冠心病高危因素。间断胸痛 3 个月,考虑为不稳定型心绞痛发作,加重 5 天,心前区闷痛 8 小时。就其胸痛而言,诊断除考虑急性冠脉综合征(ACS)之外,尚需警惕急性主动脉夹层(AAD)、急性肺栓塞(APE),但其 D- 二聚体不高,故暂不考虑 APE 及 AAD;其心电图 V_2~V_3 导联 ST 段显著抬高,警惕心肌梗死,但是造影怎么就大致正常呢,难道不是心肌梗死? 这时有人提出进行心脏 MRI 检查,结果还真发现了问题,心脏 MRI 示室间隔心尖段室壁运动略减弱;室间隔心尖段 T_2WI 心肌信号增高,提示心肌水肿(T_2WI 水肿区>LGE 区,提示有存活心肌)——提示冠状动脉微血管梗死。该患者考虑为冠状动脉微血管梗死,给予尼可地尔口服,随访 3 个月,症状缓解。

【心得体会】

1. 临床中我们对于胸痛 + 心电图改变的患者急诊行 PCI,可能会有 4 种情况:①PCI 术中发现冠状动脉病变,给予支架植入、血栓抽吸等处理;②PCI 术中发现冠状动脉未见明显改变,对于症状明显、冠状动脉情况良好的患者,这时会在主动脉"打一枪",进一步排除主动脉病变;③PCI 术中冠状动脉及主动脉完全正常,这时还需要排除冠状动脉血流情况,目前来看,一部分患者冠状动脉慢血流也会引起胸闷等不适,需进一步改善冠状动脉血流情况,防止慢血流引起心肌坏死等;④PCI 术中发现冠状动脉不显影,可见对比剂顺势进入主动脉,这时就该考虑主动脉夹层撕裂引起冠状动脉梗死改变。

2. 冠状动脉微血管病变在临床上十分常见,比如微血管性心绞痛、合并糖尿病的冠心病、高血压合并冠心病、急性心肌梗死后等,因此,对于胸闷、胸痛等症状反复的患者,冠状动脉造影排除了大、中型冠状动脉病变,这时往往我们要考虑冠状动脉微血管的病变。冠状动脉微血管作为冠状动脉循环的末端,对于冠状动脉的血流量有着至关重要的调控作用,直接影响心肌灌注,但是与大、中型冠状动脉相比,占冠状动脉循环95%的冠状动脉微小血管不能被冠状动脉造影所检测,因此也提醒我们在临床中需要加强通过经胸多普勒超声心动图(TTDE)、正电子发射断层成像(PET)及心脏磁共振(CMR)检查,提高对于冠状动脉微血管的认识。

【经典箴言】

冠状动脉造影显示没有堵塞,不等于没有心肌缺血,临床医生还要想到心脏MRI也可以评价心肌缺血。

(贾澄辉)

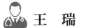 王 瑞 专家点评

该患者中年男性,临床症状、心电图和心肌酶学变化支持急性心肌梗死,但冠状动脉造影显示心外膜血管正常,因此该患者符合冠状动脉非阻塞性心肌梗死(MINOCA)。根据第4版"全球心肌梗死统一定义"标准,在没有阻塞性冠状动脉疾病(冠状动脉狭窄≥50%的病变)的情况下,诊断MINOCA。

目前,评估冠状动脉微血管的方法包括PET检查、CMR等无创性影像学方法及冠状动脉造影、冠状动脉血流储备(CFR)和微血管阻力指数等有创性检测方法。每种技术都有其优缺点,但缺乏直接可视化的冠状动脉微循环评估方法。CMR在评价冠状动脉微循环有自身的优势,通过负荷/静息心肌灌注评价心肌灌注情况,LGE评价心肌梗死后微血管阻塞(MVO),T_2^*评价心肌内出血及铁负荷情况,甚至利用组织参数技术T_1 mapping在无须对比剂的情况下依然能够评价冠状动脉微循环情况。

第4版"全球心肌梗死统一定义"标准,心肌梗死中也强调了CMR在确定心肌损伤病因中的作用。急性心肌梗死后水肿是动态变化的过程,理论上心肌水肿在梗死后3~7天达到最高峰,因此STEMI患者PCI术后情况稳定,建议3~5天行CMR检查,于6个月后行随诊CMR复查,而该患者没有说明MI多久后进行CMR扫描。CMR采用T_2 STIR和T_2 mapping序列显示心肌水肿,表现为T_2值大于40毫秒(3.0T磁共振)或高于同层骨骼肌信号2倍SD。CMR显示心肌水肿区域包括梗死心肌以及可挽救心肌,被称为危险心肌区域

（AAR）。另外，判断是否有存活心肌方法，在 LGE 图像上如果心肌延迟强化超过室壁厚度 50%，可认为无存活心肌。CMR 显示 MVO 和心肌内出血，铁负荷增加影响患者预后。因此，CMR 可提供心脏功能、解剖、心肌灌注以及心肌组织特征信息，为临床决策选择提供有益的信息。

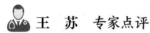 王　苏　专家点评

本例患者存在至少 3 种冠心病危险因素，胸痛症状虽未仔细描述，但根据提炼的要点理解应为典型心肌缺血症状，心电图呈 CRBBB，V_1 呈 qR 波，其 R 波增宽、增高，V_2~V_3 导联 ST 段显著抬高，应提示急性前间壁心肌梗死，结合化验指标肌钙蛋白升高，考虑急性心肌梗死的诊断明确。虽然冠状动脉造影显示冠状动脉大致正常，但是仅能除外冠状动脉主血管粥样硬化斑块破裂所致的心肌梗死，由于发生心肌梗死的病因很多，例如冠状动脉痉挛、栓塞、微血管病变、心律失常等，另外贫血、缺氧等继发原因亦有可能导致心肌梗死。当然有些病因可能为一过性的，因此较难确认，幸运的是本例患者通过心脏磁共振证实了冠状动脉微血管梗死，可能为冠状动脉微血管痉挛或原位血栓所致，经过针对性治疗获得了满意的疗效。需要注意的是，胸痛鉴别诊断非常重要，例如主动脉夹层如果损伤冠状动脉开口，亦会引起心肌梗死的心电图表现，但是治疗却有很大差异。因此，需要结合病史、体格检查、心电图、超声心动图、胸部或主动脉 CT 等辅助检查，除外其他导致胸痛的重要疾病。

32　被忽视的"不稳定型心绞痛"

【临床经过】

天气逐渐变冷，门诊心血管疾病患者越来越多，入院患者也逐渐增加。但这例患者有些特殊，男性，56 岁，因"阵发性胸痛 10 天"入院。既往高血压病史 20 年，平时吸烟。入院查体：血压 130/90mmHg，心率 89 次 /min；一般状况可，言语尚流利，颈静脉无怒张，胸廓对称，双肺底部未闻及干、湿啰音；心界正常，律齐，各瓣膜听诊区无杂音；腹部外形膨隆，肝、脾肋下未触及，肠鸣音正常，双下肢无水肿。入院心电图示 I、aVL、V_2~V_6 导联 ST 段下斜型下移。肌钙蛋白稍微升高。

【分析及处理】

管床医生初步诊断为冠心病、不稳定型心绞痛、高血压,给予阿司匹林、氯吡格雷(波立维)、阿托伐他汀(立普妥)、美托洛尔(倍他乐克)、培哚普利(雅施达)口服,硝酸异山梨酯(异舒吉)静脉滴注,择期行冠状动脉造影。入院第2天患者大便后,突发剧烈胸痛,值班医生立即扫描心电图可见Ⅰ、aVL、V_2~V_6导联ST段弓背形抬高。做完心电图患者突然阿-斯发作,经抢救无效,床旁超声心动图提示心脏破裂。患者病情急转直下,冠状动脉闭塞后立即出现心脏破裂,虽积极抢救,仍逆天乏术。

【心得体会】

随着患者安全需求、卫生部门宣教和医生重视度增加,目前急性心肌梗死治疗战线较10年前明显前移。多数急性心肌梗死患者不是在发生典型症状后才就诊至医院,救治效率提高、死亡率也明显减少,这是全国卫生从业者努力奋斗的结果。2018年ESC第4版"全球心肌梗死统一定义"颁布,随之而来的是诊断和治疗理念的更新。心肌酶、肌钙蛋白检查,从"心肌梗死标志物"变为"心肌损伤标志物",反映了人们对急性冠脉综合征的重新认识。本例患者就属于这样一例非ST段抬高急性冠脉综合征,只是后来进展到ST段抬高心肌梗死。关于初步诊断应该是不稳定型心绞痛,还是非ST段抬高急性心肌梗死,这是一个疑问,需要所有心血管内科医生思考。目前诊断急性心肌梗死,采用"1+1"模式,心肌坏死标志物应用肌钙蛋白检测,但由于过于敏感,导致众多非冠状动脉阻塞性疾病也显示检测异常。本人认为,应用肌钙蛋白诊断急性心肌梗死,不存在明显的切点值,动态监测心肌损伤标志物更有意义,但是肌钙蛋白升高幅度越高,往往提示心肌来源可能性越大、越特异。对于本例患者,首先应仔细甄别患者症状,动态监测心肌损伤标志物,可能诊断非ST段抬高心肌梗死更准确,同时可以增加临床医护的重视度;其次应对患者进行风险评估,症状发作频繁,可能是非ST段抬高心肌梗死高危型,需要紧急干预以避免冠状动脉急性闭塞;最后不管是不稳定型心绞痛还是非ST段抬高急性心肌梗死,冠状动脉内均表现为不稳定斑块,斑块局部血小板激活、凝血异常纤维蛋白生成、冠状动脉随时发生痉挛闭塞,充分抗栓、扩张冠状动脉至关重要,双联抗血小板和抗凝药物缺一不可。

【经典箴言】

每一例病患都需要病情评估、危险分层、重视度分层、治疗分层。

(田 力)

33 不稳定斑块腔内影像引发的抗栓策略思考

【临床经过】

今天周末,终于可以休息了。突然收到同科护士的微信,说她表哥正因为胸痛就诊于中医药大学附属医院,请我帮忙看心电图。患者信息如下:男性患者,42岁,突发胸痛4小时。患者4小时前无诱因出现胸骨后闷痛,伴出汗、恶心,无头晕、晕厥,无咳嗽、咳痰,无腹痛、腹泻,症状持续不缓解,就诊于中医药大学附属医院,具体用药不详,患者体形较胖,平时很少运动,饮食尚可。既往高血压病史,没有规律服药。心电图提示窦性心律,V_1~V_3导联ST段抬高3mV,R波减低,前壁导联R波上升不良。考虑到患者症状典型,按"重病在先"的原则,建议患者转入我院监护治疗,必要时行急诊冠状动脉造影确诊。发病6小时后,患者来到我院CCU病房,主诉胸痛较前有所缓解。入院查体:血压130/70mmHg,心率89次/min;一般状况可,急性面容,颈静脉无怒张,双肺呼吸音清;心界正常,律齐,各瓣膜听诊区无杂音;腹部外形正常,肝、脾肋下未触及,肠鸣音正常;双下肢无水肿,四肢可触及脉搏。复查心电图提示前壁导联ST段弓背向上型抬高。

【分析及处理】

患者双肺可闻及呼吸音,四肢脉搏均可触及,且双侧对称,暂时可以排除气胸和主动脉夹层,结合患者年龄、病史及心电图改变,初步诊断为急性冠脉综合征可能性大。与患者家属沟通后,决定行急诊冠状动脉造影,结果提示冠状动脉右优势型,左前降支第一对角支以远闭塞,远端TIMI血流0级,血栓负荷较重,可以看到血栓影。应用抽吸导管,抽出浓涕样血栓,残余狭窄80%。OCT检查提示局部斑块侵蚀,附着白色血栓。考虑到患者没有斑块破裂,没有进行冠状动脉介入治疗,术后给予替罗非班、硝酸酯维持静脉滴注,继续给予阿司匹林、氯吡格雷(波立维)抗血小板治疗,低分子量肝素皮下注射,他汀类降脂、稳定斑块。患者症状逐渐缓解,择日出院,嘱患者出院后规律服药、定期复查。

【心得体会】

1. 关于动静脉血栓,血管内皮损伤,内皮下组织暴露,引起血小板活化,继而引起致聚剂TXA_2和ADP释放,通过正反馈级联反应,激活更多血小板。同时内皮下组织因子通过外源性凝血通路,促进纤维蛋白生成。激活的血小板通过纤维蛋白桥接形成血小板血栓。静脉由于血流速度相对缓慢,损伤血管局部凝血酶浓度较高,诱导大量纤维蛋白形成,血栓以纤维蛋白血栓为主;而动脉由于血流速度快,压力高,损伤局部凝血酶浓度低,局部纤维蛋白生成少,血栓以血小板血栓为主。

2. 关于冠状动脉斑块,脂质浸润学说是目前比较公认的动脉粥样硬化发病机制。我们可以认为血管老化、冠状动脉斑块的生长是在"损伤修复—再损伤再修复"如此反复发生的病理过程中逐渐进展、增长,早期机体代偿为正性重构,晚期则表现为负性重构影响脏器血液供应。稳定型心绞痛往往表现为稳定斑块,心绞痛的发生往往是由心肌供需氧失衡引起的,斑块局部并不存在过度激活的血小板和凝血异常,因此低强度抗栓即可。最新的循证证据表明,对于稳定型心绞痛,冠状动脉介入治疗并不能降低死亡率和相关风险,仅能改善症状。因此,在术前对患者病情的评估至关重要,通过症状、体征、辅助检查判断患者是否为不稳定人群,是否具有不稳定斑块,是否需要充分地抗栓,是否需要介入治疗?

3. ACS冠状动脉斑块可表现为斑块破裂、斑块侵蚀或钙化结节。ACS、STEMI以斑块破裂为主,管腔完全闭塞,纤维蛋白大量生成,形成血小板和纤维蛋白网,网罗大量红细胞,形成红色血栓,溶栓剂的底物大量生成,可通过溶栓或介入治疗再灌注心肌;NSTEMI以斑块侵蚀为主,管腔不完全性闭塞,局部凝血酶浓度低,纤维蛋白浓度低,不能网罗更多红细胞,以白色血栓为主,由于纤维蛋白浓度低而不宜溶栓,以血小板血栓为主,需要强化抗血小板、抗凝治疗,高危型NSTEMI可进行介入治疗以挽救濒死心肌。因此,应根据ACS斑块性质、血栓类型选择合适的抗栓方案,但斑块性质和血栓类型与心电图ST段是否抬高尚不存在精确的对应关系。遗憾的是,除了血管腔内影像学外,目前尚无可靠的标志物能准确区分不稳定斑块性质和血栓类型。反映红、白血栓性质的简易标志物亟待发现,指导临床医生制定更加精确的个体化抗栓治疗方案。

【经典箴言】

临床决策时要清晰分辨可为和不可为,明白适可而止,知利弊、懂进退,更大限度造福患者。

(田　力)

 李　全　专家点评

冠心病的病因、发病机制以及病理表现还在不断深入研究中,不稳定斑块在冠心病的发病机制中占有重要的地位。近年来腔内影像学的大量应用,对斑块的识别及判断有了更清晰的认识,通过OCT检查,其中斑块侵蚀被认为是冠状动脉急性事件的病因之一。但是,我们要认识到这个定义是基于OCT检查,而不是病理检查,具有一定的局限性。该患者抽栓后虽然通过OCT发现罪犯病变没有破溃,有斑块侵蚀样表现,但是需要意识罪犯病变局部的狭窄在80%。我们在PROSPECT研究中发现,病变狭窄程度超过70%是不良心血管病事件的预测因素,从整体上来看冠心病的进展,斑块负荷同样发挥着重要的作用。根据患者整体情况及冠状动脉病变选择个体化治疗方案是非常必要的,该患者不选择支架植入,而选择积极抗栓及强化冠心病二级预防治疗有其积极的意义,但是在随后的随访过程中需要密切注意患者的缺血症状,如果有缺血相关症状,可以通过功能学进一步评价,指导下一步治疗。当然,我们目前没有研究来探索斑块侵蚀导致急性心肌梗死的急性期犯罪血管的血流动力学变化。

正如作者指出,目前关于斑块和血栓的认识取得了很大进展,但是知识链条仍然是不完善的,比如 COMPASS 研究指出凝血机制对血小板激活的作用,PROSPECT 系列研究对稳定性冠心病患者的探索,急性冠脉综合征的发病机制等,仍有很多未知需要探索。我们需要在目前各项临床指南的框架下,根据患者的病情予以个体化治疗,但是需要强调在个体化治疗中加强随访,动态调整治疗方案,在有创治疗方案和无创治疗方案中选择对患者损害少的治疗方案。

34 冠状动脉非阻塞性急性心肌梗死一例

【临床经过】

急症处理应坚持"重病在先"的原则,但无独有偶法则在急诊更是司空见惯,往往连续的急性心肌梗死患者扎堆入院。这例心肌梗死患者确是令人印象深刻。患者信息:女性患者,55 岁,因"发作性胸痛 6 小时"入院。患者 6 小时前劳力诱发胸痛,压榨性,位于心前区,伴窒息感、出汗、恶心,自行口服速效救心丸,症状缓解,就诊于当地医院,心电图提示"窦性心律,V$_2$~V$_4$ 导联 ST 段抬高",紧急联系"120"急救车转入我院。既往高血压病史 3 年,平素口服降压药物,否认糖尿病病史及吸烟史。入院查体:血压 158/90mmHg;神志清楚,体胖,急性病容,平卧位推入病房,呼吸平稳,双肺呼吸音粗,未闻及明显啰音;各瓣膜听诊区未触及震颤、未闻及杂音,心率 87 次/min,无心包摩擦音;腹膨隆,无胃肠型,肠鸣音正常,未闻及血管杂音;双下肢不肿。心电图示窦性心律,V$_2$~V$_4$ 导联 R 波减低,ST 段抬高。

【分析及处理】

患者为中年女性,对于此年龄段的患者,诊断冠心病应该格外谨慎。关于心电图 ST 抬高的鉴别诊断,病因不下十数种。但该患心电图抬高显著,同时合并有胸痛,我们还是拟诊为"胸痛待查,高血压"。完善术前检查后,决定行急诊冠状动脉造影。双联抗血小板治疗,静脉注射肝素 4000U 后急诊上台,结果提示冠状动脉开口正常,呈右优势型,左前降支中段以远纤细,给予硝酸甘油后中段残余 20%~30% 狭窄。为排除应激性心肌病,行左心室造影,结果提示左心室无扩张,前间壁运动减弱,其余室壁运动良好。下台后嘱咐充分抗栓,稳定斑块,联合钙通道阻滞剂和硝酸酯口服,预防局部血管痉挛及血栓形成。第 2 天复查心电图提示"V$_2$~V$_4$ 导联 R 波减低,ST 段对称倒置",心肌损伤标志物升高,均符合急性心肌梗死动态变化。

【心得体会】

冠状动脉非阻塞性心肌梗死(MINOCA)是近年来新提出的概念,顾名思义,建立诊断需具备 3 个条件:①由冠状动脉原因所致;②冠状动脉影像呈非阻塞性、临床无意义狭窄;③出现急性心肌梗死动态变化。在急性心肌梗死中,占比为 7%~10%。此类患者心肌损伤标志物、心电图均符合急性心肌梗死动态变化,但冠状动脉造影提示冠状动脉无狭窄或冠状动脉狭窄小于 50%。MINOCA 的确诊是一种排除性诊断,对于疑似急性心肌梗死的患者,首先评估患者的临床背景,排除引起心肌损伤标志物升高的心外因素,如果患者存在明确的心外因素导致心肌损伤标志物升高,可以排除 MINOCA,这些因素包括败血症、肺栓塞、心脏挫伤或其他导致心肌损伤标志物升高的疾病。如果在此步骤后仍然考虑急性心肌梗死,应重新审视冠状动脉造影并排除可能被忽视的冠状动脉阻塞,进一步检查排除心脏来源但并非冠状动脉因素引起的心肌损伤标志物升高,这些因素包括被忽略的冠状动脉闭塞或引起冠状动脉阻塞的栓塞、导致冠状动脉阻塞的自发性冠状动脉夹层、心肌炎、Takotsubo 综合征、心肌病等。可以考虑将心脏磁共振成像作为 MINOCA 的一项关键检查,因为它可以帮助排除心肌炎、Takotsubo 综合征和心肌病,并确诊急性心肌梗死。最后在排除以上鉴别诊断后,可以诊断为 MINOCA。其病理状态可见于诸多情况,例如心脏磁共振成像确诊的心肌梗死、冠状动脉斑块破裂或侵蚀、冠状动脉血栓自溶或冠状动脉栓塞后再通、冠状动脉微血管病变、未引起冠状动脉阻塞的自发性冠状动脉夹层、冠状动脉痉挛、心肌桥、2 型心肌梗死等,对于特殊病例应该充分考虑鉴别,确诊往往需要冠状动脉腔内影像检查(IVUS或 OCT)、冠状动脉功能评估(FFR 等)及心脏磁共振成像。

【经典箴言】

心血管内科医师应紧跟学科前沿,培养规范的临床思维和前沿的诊治理念。

(田 力)

35 疑似之迹,不可不察——貌似心肌炎的急性冠脉综合征

【临床经过】

患者男性,32 岁,因"发热伴咳嗽 1 周,加重伴胸痛、心悸 6 小时"就诊。患者1 周前受凉后出现发热、流涕、咳嗽、咳痰,测体温 38.0℃,自行口服感冒药和阿莫西林等药物治疗。今天上午 9:00 突感心前区憋痛,伴心悸、气短,偶感头晕,就诊于我院急诊科。否认高血压、糖尿病病史,否认肝炎及结核病史。吸烟史 10 年,每天约 30 支,偶有饮酒史。母亲患有高血压。入院查体:体温 37.6℃,脉搏 106 次/min,血压 100/60mmHg;急性病容,神志清,精神差;全身皮肤黏膜无黄染、出血点,浅表淋巴结未触及;双侧扁桃体无肿大,颈静脉无怒张;双肺呼吸音粗,未闻及干、湿啰音;心率 106 次/min,律不齐,可闻及期前收缩,未闻及杂音和心包摩擦音;腹软,

无压痛、反跳痛，肝、脾肋下未触及，肠鸣音正常；双下肢无水肿。心电图示窦性心动过速，频发室性期前收缩，ST-T 异常。胸部 X 线片示双肺纹理增重、紊乱。超声心动图示房室大小正常范围，二、三尖瓣少量反流，LVEF 60%。血常规示白细胞（WBC）11.22×10⁹/L，血红蛋白（HGB）175.0g/L，血小板（PLT）240.0×10⁹/L，中性粒细胞百分比（NEU%）82%；急查心肌损伤标志物示 CK-MB 12.32ng/ml，Myo 70.49ng/ml，cTnI 1.5ng/ml；心肌酶谱示 CK 320.00U/L，CK-MB 60.20U/L，LDH 272.00U/L，α-HBDH 188.00U/L。生化示 ALT 36U/L，AST 52U/L，BUN 5.8mmol/L，SCr 44μmol/L，K⁺ 3.58mmol/L，Na⁺ 137mmol/L，血糖 4.81mmol/L，TG 2.02mmol/L，LDL-C 2.74mmol/L；红细胞沉降率（ESR）40mm/h；风湿筛查示 RF（-），ANA（-），ASO 1∶200；病毒筛查示 CMV（-），EBV（-）。

【分析及处理】

患者入院以来，完善心电图、胸部 X 线片、超声心动图、化验等相关检查，提示白细胞计数增高，ESR 快，cTnI 和 CK-MB 升高，结合病史、临床表现、心电图和胸部 X 线片考虑诊断为心肌炎，给予抗感染、抗病毒、维生素 C、补钾、控制心律失常、营养心肌等对症支持治疗，患者体温逐渐控制在正常范围，咳嗽、咳痰、心悸症状减轻，复查心电图示频发室性期前收缩较入院时减少，但胸痛症状缓解不明显，复查心电图示胸前导联 ST 段压低，T 波倒置加深，较前有动态改变，且多次复查心肌损伤标志物和心肌酶谱亦呈动态变化；考虑到患者有长期吸烟史，与患者及其家属沟通病情，签字同意后行冠状动脉造影示左前降支中段狭窄 90%，遂行支架植入，复查造影示 TIMI 血流 3 级，无残余狭窄。术后给予阿司匹林联合氯吡格雷双联抗血小板聚集、阿托伐他汀调脂稳斑、美托洛尔降低心肌耗氧量、曲美他嗪营养心肌等药物治疗，病情稳定后出院，嘱患者改变不良生活方式，戒烟，按时服药，定期复查。

【心得体会】

1. 本患者为青年男性，在受凉出现发热、咳嗽、咳痰等上呼吸道感染症状后出现胸痛、心悸，化验血常规、ESR 和心肌损伤标志物增高，除吸烟史外，并无其他心血管危险因素，故入院后初步诊断为心肌炎，在给予相关治疗后，患者胸痛症状一直未能缓解，再次分析病情后多次复查心电图、心肌酶谱和心肌损伤标志物，呈动态改变，最终行冠状动脉造影才真相大白，原来是急性冠脉综合征。

2. 冠心病的发病年龄已逐渐提前，需引起临床医生的重视。熟悉心肌炎与急性冠脉综合征的临床特征，由于两者病因、发病机制和治疗迥然不同，在临床工作中须仔细鉴别。

【经典箴言】

在临床工作中要勤于观察，善于思考，不拘泥于惯性思维，重视动态观察心电图、心肌酶谱和心肌损伤标志物的变化，以免发生误诊、误治。

（付德明）

刘 巍 专家点评

本病例描述了急性心肌梗死误诊为急性病毒性心肌炎，最终通过冠状动脉造影明确诊断的过程。虽然病例最后诊断清晰，但是从临床处理上来讲还是有一些缺陷的，临床病史采集中应收集更多与冠心病相关信息，如患者的 BMI、工作强度、饮食睡眠等。对第一份心电图的描述也不清楚，心电图是否是 Wellens 综合征呢？对于任何一个有定位改变的缺血心电图，首先要排除冠心病，无论年龄，然后才考虑心肌炎的诊断。另外，对于年轻患者，更应该分析患者冠状病变的病理，是斑块破裂还是斑块侵蚀，两者的处理不完全一样，需要应用 OCT 进行鉴别；对于高危的 ACS，支架植入后首选的药物应该是替格瑞洛，而不是氯吡格雷。本病例处理存在的缺陷，需要读者引以为戒。

36 打破常规：以头痛起病的急性冠脉综合征

【临床经过】

患者女性，59 岁，因"头痛 1 周"就诊。患者 1 周前因情绪激动出现头痛，位于顶枕部，为阵发性胀痛，伴恶心，不伴耳鸣、呕吐，偶感双下肢乏力，无头晕、胸闷、心悸、气短，当时测血压 170/80mmHg，休息约 15 分钟后症状渐缓解。之后头痛症状时有发作，就诊于当地神经科，给予药物治疗效果欠佳。既往有高血压病史 12 年，血压最高 180/90mmHg，目前口服左氨氯地平片 2.5mg/d，未规律监测血压；否认糖尿病、冠心病、偏头痛病史。否认吸烟、饮酒史。入院查体：体温 36.3℃，脉搏 70 次 /min，血压 160/70mmHg；面容忧虑，神清语利，查体合作；双肺呼吸音清，未闻及干、湿啰音；心率 70 次 /min，律齐，未闻及杂音和心包摩擦音；腹软，无压痛、反跳痛，肝、脾肋下未触及，肠鸣音正常；双下肢无水肿；神经系统未见阳性体征。心电图示窦性心律，频发房性期前收缩，Ⅱ、Ⅲ、aVF、V$_4$~V$_6$ 导联 ST 段压低 0.05~0.1mV，T 波低平。超声心动图示左心房稍大(34mm)，左心室松弛性减低，二、三尖瓣少量反流，LVEF 58%。颈动脉彩超示双侧颈动脉硬化症伴斑块形成。头颅 CT 及 MRI+MRA 未见明显异常。急查心肌损伤标志物示 CK-MB 6.02ng/ml，Myo 48.49ng/ml，cTnI 0.04ng/ml。血脂示 TC 6.02mmol/L，LDL 3.60mmol/L，HDL 1.02mmol/L，TG 3.51mmol/L；尿微量白蛋白 18.1ng/L；血常规、尿常规、大便常规、肝功能、肾功能、离子、血糖、甲状腺功能、肾上腺系列、皮质醇节律、ACTH 等均在正常范围。

【分析及处理】

患者入院以来,完善头颅 CT 及 MRI+MRA,未见明显异常,急诊测血压偏高,入院时考虑头痛原因为高血压的可能性大,此时需要排查继发性高血压,积极完善肾上腺系列、皮质醇节律、ACTH 以及常规筛查颈动脉超声等相关检查。治疗上给予贝尼地平联合奥美沙坦降压,血压控制在正常范围,但患者只要一运动就会出现头痛,持续数分钟可自行缓解,神经科会诊暂不考虑偏头痛。再次复查心电图示Ⅱ、Ⅲ、aVF、V₄~V₆ 导联 ST 段压低程度较前加重,同时结合患者高血压病史多年,且血压控制欠佳,以及绝经期妇女等心血管危险因素,在与患者及其家属沟通病情并签字同意后,行冠状动脉造影显示左主干未见明显异常,左前降支中远段 80% 狭窄,左回旋支中段 90% 狭窄,右冠状动脉中远段 70%~80% 狭窄,于左回旋支狭窄处植入支架 1 枚,复查造影示 TIMI 血流 3 级,无残余狭窄。术后继续给予降压、双联抗血小板聚集、调脂稳斑、降低心肌耗氧量等药物治疗,患者未诉头痛发作,病情稳定后出院。院外嘱患者改变不良生活方式,低盐饮食,按时服药,家庭自测血压,定期复查。

【心得体会】

1. 众所周知,心绞痛的典型部位在胸骨后或心前区,也可发生在上腹至咽部之间的任何水平处,但极少在咽部以上,记得之前主任查房时反复强调"下巴以下,肚脐以上"的部位都要警惕冠心病。本患者为绝经期女性,除具有高血压外,并无其他心血管危险因素,以头痛为首发症状,反复心电图检查发现 ST-T 异常呈动态改变,行冠状动脉造影最终发现罪犯血管并给予支架植入以恢复心肌前向血流,患者头痛症状随之缓解。

2. 以心脏以外症状为首发的疾病应常规行心电图、心肌酶和心肌损伤标志物检查,尤其重视动态检查。

3. 以头痛为首发症状的急性冠脉综合征在临床工作中较为少见,需引起临床重视。

【经典箴言】

头痛也可能是心肌缺血的唯一临床表现,临床医生应掌握心源性头痛的临床特点,避免误诊、漏诊。

(付德明)

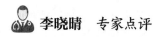 李晓晴　专家点评

　　头痛作为心绞痛、心肌梗死的首发、主要表现,临床少见,容易误诊、漏诊。心肌缺血所致头痛被称为"心脏源性头痛"(cardiac cephalagia),2013 年国际头痛疾病分类第 3 版(ICHD-3)将"心脏源性头痛"归类于"缘于内环境紊乱的头

痛"，属于一种继发性头痛，并确定了相应的诊断标准，其中的重要内容即头痛和心肌缺血具有密切的时间相关性，即劳力、运动等心肌缺血加重的情况下，头痛发作或者明显恶化；反之，休息等缓解心肌缺血后，头痛亦随之改善。心肌缺血所致头痛的发病机制尚不明了，据推测与牵涉痛、颅压增高以及脑血管收缩与扩张紊乱有关。对于神经科医生而言，中老年、新发头痛、与运动或体力活动相关，应首先考虑继发性头痛，全面排查潜在病因，头颅CT、MRI+MRA+MRV以及颈动脉超声，基本可以排除颅内病变；心电图、心肌标志物是常规化验检查手段，对于有心脑血管病危险因素的患者，这些手段必不可少，且尤为重要。另外，曲普坦类药物和麦角胺可致冠状动脉痉挛，引发冠状动脉缺血，是心脏缺血患者治疗的禁忌，因此对于中老年的头痛患者，不论有无基础疾病和危险因素，均因慎用。

37 急性心肌梗死溶栓治疗却发生缺血性脑卒中

【临床经过】

值班接诊急诊收治住院的一位中年男性患者，主诉"持续性胸闷4小时"。迅速问诊得知该患者4小时前突发持续性胸闷，位于胸骨中段呈压迫样，伴恶心、乏力、大汗淋漓及黑矇等，无咳嗽、咳痰、呕吐、语言及肢体活动障碍等症状。以往有高血压、糖尿病及腔隙性脑梗死病史。入院测血压117/85mmHg，心率118次/min，神清语利，表情痛苦，心、肺查体未见阳性体征。立即做18导联心电图，结果为窦性心律，电轴左偏，V_1~V_6导联Q波形成伴ST段弓背向上型抬高，且Ⅱ、Ⅲ和aVF导联有Q波。

【分析及处理】

从患者的症状、体征、心电图及心血管危险因素来看，符合急性广泛前壁心肌梗死的诊断，但还是要注意排除主动脉夹层、肺动脉栓塞和急性心包炎等可能性。紧急进行血常规、凝血项、心肌酶、超敏肌钙蛋白及生化等采血；监测生命体征和心电变化；给予普通肝素进行抗凝，这比低分子量肝素能更好与之后的早期再灌注策略进行桥接；进行双联抗血小板、他汀等治疗，而且注意负荷剂量；行超声心动图发现左心不大，但射血分数降低（仅为38%），心尖部室壁薄弱，瘤膨隆和运动异常。然而，令人着急的是患者家属一直犹豫不决，反反复复地询问病情和质疑治疗，希望有一种无风险且能治愈疾病的方法，最后在入院1小时才同意进行溶栓治疗。

立即溶栓,时间就是心肌,就是生命,而且溶栓也是一种非常经济、方便和有效的治疗措施。立即给予尿激酶 150 万 U 溶栓,结束时胸闷缓解一些,测血压 100/77mmHg,心率 108 次 /min,心电图示 ST 段较前回落不明显。尽管我值了一宿的夜班,天已经亮了,身心疲惫,但还是站在患者窗前观察溶栓后的病情变化。在入院 2 小时,患者突然躁动不安,言语不清。测血压 107/79mmHg,心率 120 次 /min,左侧肢体活动障碍,肌力 0 级,病理征阳性,余查体未见异常。我的第一反应就是:"不好,患者脑出血了",抓紧跟家属说去做头颅 CT,但是患者家属又一次犹豫不决起来,随即我给患者家属又是一顿掰开揉碎地讲,患者家属也是不停地打电话,似乎最后听从了建议,同意做头颅 CT,结果排除脑出血,发现双侧小脑半球、右额、双基底核区和脑干内有多发性小片状的低密度影。尽管这些不能被证实是否是新发病灶,但是经神经科医生会诊后,仍然考虑缺血性脑卒中成立。

【心得体会】

急性心肌梗死是临床常见急危重症,致死率及致残率均高。早期心肌再灌注治疗(包括溶栓和急诊 PCI)可以尽快恢复血流灌注,挽救濒死心肌,防止梗死范围扩大,是目前最有效的治疗方法。循证医学证据表明,溶栓治疗是一种简单、经济、有效且不受场地和人员限制的再灌注策略。溶栓治疗能够引起严重的并发症,如脑出血、消化道出血、再灌注心肌损伤或恶性心律失常等,但是其所致的缺血性脑卒中却较为少见。那么,是哪些原因会导致急性心肌梗死溶栓时发生缺血性脑卒中呢?

1. 有易患缺血性脑卒中的临床基础,如高血压及糖尿病病史,而且血压及血糖控制不佳。

2. 血脂相关指标增高,血液黏稠度高,易形成"胆固醇栓子群",成为脑卒中形成的基础。

3. 广泛前壁心肌梗死(尤其是透壁性或心内膜的心肌梗死)可导致血循环淤滞,形成附壁血栓。溶栓治疗会导致附壁血栓的脱落,在心脏收缩及血流动力学作用下随血流到达全身,形成栓塞。因此,急性心肌梗死溶栓治疗前行超声心动图检查证实是否有附壁血栓的形成至关重要,有助于减少栓塞的发生。

4. 急性广泛前壁梗死可引起低血压休克,血容量不足,血液浓缩,易于脑卒中形成。

【经典箴言】

临床无小事,细致入人心。溶栓治疗在急性心肌梗死中常用到,但是一定要严格掌握其适应证和禁忌证,重视常见并发症,且不忽视少见甚至罕见并发症的发生,最大限度减少溶栓所致的不良后果。

(刘 越 傅 羽)

　　本病例是溶栓后出现神经系统的定位症状,经影像学诊断已经排除了脑出血,诊断为急性脑梗死。但本文病例介绍得虎头蛇尾,没有告诉我们患者最后的诊断及转归。从患者的头颅 CT 上看,双侧小脑半球、右额、双基底核区和脑干内有多发性小片状的低密度影,符合既往腔隙性脑梗死的诊断。但是 CT 发现和临床表现并不平衡,应该后续继续复查头部 CT 或头部 MRI。另外,患者的面部查体、瞳孔、肌张力等在本文没有体现,作者的临床基本功应该增加,要善于从细节上发现问题,明确脑出血和脑梗死的鉴别点。对于射血分数已经降低的患者,溶栓治疗是否得当,溶栓不成功是否需要紧急进行冠状动脉造影,可以看出作者对指南还不是很清晰。虽然急性心肌梗死合并脑梗死的原因列举很多,但是其中有一种临床场景是急性主动脉夹层,可以由于血管撕裂道冠状动脉及颈动脉而产生类似于心肌梗死合并脑梗死的症状,临床上要加以鉴别。

38　关注"双心"——重视急性心肌梗死患者焦虑与抑郁情绪的诊治

【临床经过】

　　患者男性,46 岁,因"发作性胸憋 1 周,加重伴胸痛、心悸 8 小时"就诊。患者 1 周前爬楼后出现发作性胸憋,休息 10 分钟可缓解,伴咽部及双上肢酸胀感,可放射至左肩背部,伴头晕、乏力,不伴大汗,未予诊治。今天上午 7:30 快步行走时突发心前区疼痛,呈压迫样,伴心悸、大汗,阵发性加重,最长持续 30 分钟,休息后胸痛缓解不明显,于下午 3:40 就诊于我院。既往高血压病史 8 年,平素未规律口服药物治疗,否认糖尿病病史,否认肝炎、结核史。吸烟史 28 年,每天约 30 支,饮酒史 20 年。父亲死于心肌梗死,母亲患有冠心病、高血压。入院查体:体温 36.2℃,脉搏 86 次 /min,血压 160/100mmHg;急性病容,发育正常,查体合作;全身皮肤黏膜无黄染、出血点,浅表淋巴结未触及;双肺呼吸音清,未闻及干、湿啰音;心率 86 次 /min,律齐,未闻及杂音和心包摩擦音;腹软,无压痛、反跳痛,肝、脾肋下未触及,肠鸣音正常;双下肢无水肿。心电图示窦性心律,V_1~V_5 导联 ST 段呈弓背向上型抬高,Q 波形成,T 波倒置。床旁超声心动图示左心房稍大(35mm),升主动脉增宽,左心室前壁、前间壁节段性运动减弱,考虑由心肌缺血所致,LVEF 45%。急查心肌损伤标志物示 CK-MB 24.62ng/ml,Myo 78.46ng/ml,cTnI 2.4ng/ml,BNP 956pg/ml。

【分析及处理】

分析患者的发病情况,根据危险因素、病史、临床表现、心电图和实验室检查,急性心肌梗死诊断成立。向患者家属交代病情并签字同意后,急诊行冠状动脉造影示左前降支近段狭窄95%,左回旋支狭窄50%,右冠状动脉近中段狭窄60%,于左前降支植入支架1枚,TIMI血流3级。术后给予降压、双联抗血小板聚集、调脂稳斑、降低心肌耗氧量等药物治疗,患者病情稳定后出院。院外嘱患者改变不良生活方式,戒烟、酒,低盐低脂饮食,按时服药,家庭自测血压,定期复查。

患者出院3个月后再次返院,诉胸憋、心悸再次出现,完善心肌损伤标志物、心电图等相关检查,结果未见明显异常,冠状动脉CTA未见支架内血栓形成。患者情绪不稳,表现为焦虑、烦躁、抑郁,和同事、妻子关系变得疏远,被迫暂停工作。通过详细询问,患者院外坚持药物治疗,但是由于担心自己生活能力及社会能力下降而致情绪低落,尤其担心疾病复发和猝死发生。在经过一系列量表测验后,结果显示汉密尔顿焦虑量表评分为12分,抑郁量表评分为18分,是比较典型的急性心肌梗死合并焦虑、抑郁症状。针对这种情况,在冠心病药物治疗基础上对患者进行健康教育和心理疏导,同时给予选择性5-羟色胺再摄取抑制剂(SSRI)舍曲林,从起始小剂量(25mg/d)治疗到逐渐增大剂量(50mg/d),2周后患者诉上述症状缓解,经过3个月维持剂量(50mg/d)治疗,门诊复查汉密尔顿焦虑量表评分为7分,抑郁量表评分为12分。患者情绪障碍较前明显好转,重返工作岗位,家庭生活也逐渐回到正轨。

【心得体会】

1. 心血管内科就诊的患者中,伴发焦虑和抑郁情绪的比例较高,常给患者和家属造成巨大的精神负担。若患者出现情绪障碍,可能以"性格大变""脾气变差"为由被家属忽略,心血管内科医生应高度重视情绪障碍及心理问题与躯体疾病之间的联系,积极诊断和治疗患者的焦虑、抑郁障碍,在疾病的整个诊疗环节显得尤为重要。

2. 对于疑诊焦虑、抑郁的患者,要详细询问病史,仔细鉴别,及早干预。注重对患者进行健康宣教和心理疏导,用药时应考虑选择见效快、不良反应小的药物,以提高患者的服药依从性。

【经典箴言】

心血管内科医生在临床工作中要关注"双心"问题,走进患者的内心。治疗心理障碍有时和治疗躯体疾病同样重要。

(付德明)

39 眼见未必为实:警惕心电图 T 波假性正常化

【临床经过】

患者于 2 个月前无明显诱因出现胸痛,为阵发性胸骨后疼痛,伴大汗,无肩背部放射痛,无胸闷、气短,无头疼、头晕,无咳嗽、咳痰,无恶心、呕吐,经休息约 10 分钟后缓解,未予重视与治疗;7 天前患者胸痛症状再次发作,性质程度较前加重,之后患者上述症状发作较前频繁,就诊于当地医院,诊断为冠心病,给予阿司匹林肠溶片、硫酸氢氯吡格雷片、阿托伐他汀钙片等药物治疗后症状仍间断发作,现为进一步治疗入院。既往腔隙性脑梗死病史,未遗留后遗症。其余无特殊病史。查体示体温 36.7℃,脉搏 85 次/min,呼吸 19 次/min,血压 135/84mmHg,心、肺、腹查体未见明显异常。入院无胸痛时心电图示窦性心律,V₁~V₄ 导联 T 波倒置;胸痛发作时心电图示窦性心律,大致正常心电图;胸痛缓解后心电图示窦性心律,V₁~V₄ 导联 T 波倒置。

【分析及处理】

入院无胸痛时患者活力满满,心电图示 V₁~V₄ 导联 T 波倒置,胸痛发作时大呼小叫的剧烈胸痛,心电图示大致正常,含服硝酸甘油后恢复为正常人和入院时的心电图。心电图的动态演变过程引发了我的极大兴趣,扪心自问:“为什么会出现这样的变化过程?”第一,急性脑血管意外会表现为广泛而巨大的 T 波倒置,但患者陈旧性脑梗死,没有急性发作的症状和体征。第二,这与急性心肌梗死时动态演变过程不完全一样,为典型心绞痛的症状,冠状动脉可能存在病变,建议行冠状动脉造影检查。完善相关术前检查,血常规、尿常规、大便常规、生化全项、凝血常规、术前四项未见明显异常。胸部 X 线片示左肺下野外带钙化灶,考虑胸膜钙化可能;左肺中叶小结节;主动脉硬化。超声心动图示主动脉瓣钙化、轻度关闭不全,三尖瓣轻度关闭不全。冠状动脉造影示左主干可见钙化斑块;左前降支弥漫性病变,血管严重迂曲、钙化,可见 50%~99% 狭窄;左回旋支多发斑块,血管严重迂曲、钙化,可见 50%~60% 狭窄;右冠状动脉多发斑块,血管严重迂曲、钙化,可见 50%~90% 狭窄,并于左前降支中远段植入 1 枚 2.25mm×26mm 支架,术后继续药物治疗,病情好转出院。

【心得体会】

1. 心绞痛发作时心电图异常的 ST-T 变为正常化,发作缓解后又恢复为原状态,称为假性正常化。理论知识要深厚,注重研读教科书! 心绞痛发作时心电图绝大多数可出现暂时性心肌缺血引起的 ST 段移位。因心内膜下心肌更容易缺血,故常见反映心内膜下心肌缺血的 ST 段压低,发作缓解后恢复,有时出现 T 波倒置。在平时有 T 波持续倒置的患者,发作时可变为直立(假性正常化)。T 波改变虽然对反映心肌缺血的特异性不如ST段压低,但与平时心电图比较有明显差别也有助于诊断。"心电图假性正常化"在第8版《内科学》第229页中有详解。

2. 心绞痛发作时异常心电图假性正常化的确切机制尚不明确,多认为与冠状动脉痉挛有关。推测患者静息期已存在心内膜下心肌缺血,当各种原因引起冠状动脉痉挛、心肌缺血区域扩大、缺血区由心内膜下向心外膜下扩展,形成一过性透壁心肌缺血,可表现为高耸、直立的T波。这可能与T波倒置导联相对应的部位发生心肌缺血,产生的T向量指向T波倒置的导联有关。其次,当心肌严重缺血、缺氧受损时,心肌细胞大量释放钾离子,导致一过性高血钾,形成高钾性T波直立。由此,体表心电图可出现假性正常化变化。据报道,心绞痛患者发作时心电图异常ST-T出现假性正常化,有相当一部分于数小时或数天后发生急性心肌梗死,梗死部位往往与假性正常化所反映的部位相同,且以反复出现假性正常化者多发。由此可见,心绞痛患者心绞痛发作时心电图出现假性正常化是心肌缺血进一步加重的表现,预后可能比ST段压低、T波倒置者更差。

3. 因此,应提高对心绞痛患者发作时异常心电图假性正常化的认识,以免误诊或漏诊。

【经典箴言】

心电图正常未必冠状动脉正常,反之亦然。不能唯心电图论,必须结合既往病史、体格检查和其他辅助检查。

(公振华)

40 支架植入后黑便:打破砂锅问到底

【临床经过】

患者男性,68岁,因"间断胸闷、气短1年余,加重1个月"入院。患者于1年余前无明显诱因出现胸闷,位于胸骨后,呈压迫感,伴背部压迫感,伴气短,无明显肩部放射痛,行冠状动脉造影检查并于左前降支植入支架1枚,术后规律口服阿司匹林肠溶片+硫酸氢氯吡格雷片双联抗血小板治疗。1个月前患者再次出现胸闷、气短,伴明显全身乏力,伴间断黑便,就诊于我院门诊,查血红蛋白67g/L,心脏超声示"左心扩大,左心室阶段性室壁运动异常,主动脉瓣、二尖瓣、三尖瓣轻度关闭不全"。

【分析及处理】

患者胸闷、气短的原因何在? 第一,是冠状动脉左前降支支架内再狭窄,还是其余冠状动脉血管出现病变进而出现心力衰竭,但心肌酶、肌钙蛋白、心电图、超声心动图等辅助检查都不支持这一诊断,即使需要再次行冠状动脉造影检查,也得首先纠正贫血。第二,千万不要忽略中重度贫血,红细胞携氧能力功能下降也会出现胸闷、气短症状。那贫血的原因何在？查造血原料叶酸和铁低，给予输注悬浮红细胞、补充造血原料治疗后，血红蛋白维持在 80g/L 左右，但维持不住，仍有上下波动。鉴于支架植入术后长期双联抗血小板治疗，考虑为消化道出血，行胃镜检查显示慢性非萎缩性胃炎。血红蛋白仍然不升，便潜血仍阳性，继续行肠镜检查，终于找到病根所在——结肠腺癌，外科手术后患者恢复良好出院。

【心得体会】

不能放过任何蛛丝马迹，不能存在一丝侥幸心理。当患者行胃镜检查后只是慢性胃炎，患者本人觉得问题不大并要求自动出院，我内心也出现了矛盾的两面性。一方面，血红蛋白能到 80g/L 左右、网织红细胞升高，我天真地以为是造血原料补充不足导致血红蛋白恢复得慢；另一方面，便潜血持续阳性，血红蛋白维持不住，老年男性，又唯恐漏诊耽误治疗。此时此刻，患者的大女儿坚决要求进一步行肠镜检查，就是这一坚决要求挽救了她的父亲，也纠正了我的错误。警告自己：对得起患者的信任，对得起自己的良心！关注细节，关注生命！

【经典箴言】

敬畏生命，敬畏职责，敬畏规章！帮助他人渡过难关就是帮助自己渡过难关。

（公振华）

41 STEMI 合并肾功能不全及上消化道出血的急诊策略 ——不幸的患者，艰难的选择

【临床经过】

今天去血管外科会诊一位下肢深静脉血栓接受抗凝治疗期间突发胸痛的患者。患者诉胸痛位于胸骨中下段，呈压迫感，持续不缓解，伴恶心、呕吐，主管医生行心电图检查提示急性下壁心肌梗死，经会诊后转入心血管内科。到我科病房，患者突然再次呕吐，呕吐物为咖啡样物质，量不多。入院查体：血压 110/80mmHg，心率 89 次 /min；双肺呼吸音略粗，未闻及干、湿啰音；律齐，无病理性杂音及额外心音；腹平软，无压痛及反跳痛；无肌紧张，双下肢水肿。

【分析及处理】

追问病史，患者没有消化道溃疡病史，近几天却有黑便发生，入院后血常规显示轻度贫血，已经应用质子泵抑制剂，今又呕吐咖啡样物质，考虑存在消化道出血，紧急复查血常规较前变化不大。下一步该怎么办？要不要进行双联抗血小板和抗凝治疗？此刻我内心充满了矛盾和纠结。然而患者胸痛仍在，超声心动图进一步确认是下壁心肌梗死，且面积较大。AMI 是发生在抗凝期间，因此不抗栓肯定不行，但抗栓治疗又会发生出血……这个问题反复困扰着我。一不小心的选择就可能会

造成严重的后果。再者,发现患者糖尿病多年,有糖尿病肾病,血肌酐198.9μmol/L,要是急诊 PCI 就需要马上进行水化。这时患者突然血压下降,心率减慢至 50 次/min,未再有呕吐,眼前患者的一切表现都在告诉我患者已经不能再等了。那就把所能考虑到的问题一个个摆在眼前,逐一攻破。该患者存在下肢血栓形成,马上约请彩超检查下腔静脉、髂静脉、锁骨下静脉和上腔静脉,同时与患者沟通病情,建议积极诊疗,行急诊冠状动脉造影,做"生死一搏",患者家属非常配合。遂加用替格瑞洛首剂负荷,补液水化及升压治疗,这时彩超结果发现下腔静脉、髂静脉也有血栓形成,而锁骨下静脉和上腔静脉未见血栓形成。经桡动脉造影发现罪犯血管为 RCA 中段完全闭塞,遂行 Export 抽吸导管抽吸血栓,抽出大块血栓,血流恢复 TIMI 3 级,残余狭窄 50%,对比剂用量为 100ml,考虑到患者存在消化道出血、肾功能不全等情况,决定下台,术后采用替格瑞洛联合利伐沙班的抗栓策略。

【心得体会】

急性心肌梗死(AMI)是导致患者死亡的常见心血管原因,有时合并多重的复杂情况,如消化道出血、肾功能不全、缺血性脑卒中和外科围手术期等,使急诊冠状动脉介入的诊疗变得风险增加,抉择困难。

在本例患者的处理中,让我一直难以立即决定进行急诊冠状动脉介入的原因就是可能存在活动性消化道出血。一旦存在活动性出血,会使 AMI 的治疗变得十分棘手,但是患者抗栓不充分或不能,AMI 病情就可能恶化和支架内血栓形成,这就会导致前期的所有努力化为泡影。所幸的是,目前有一些评估出血的评分工具能够较好地评估出血风险,如 ACTION、CRUSADE 和 ACUITY 评分。因此,在审慎评估患者的出血风险的情况下,及时进行急诊冠状动脉造影,并对罪犯血管——闭塞的 RCA 行血栓抽吸以开通闭塞血管,恢复血流。时间就是心肌,血流就是心肌存活的保证,而且抽栓也为后续抗栓减轻了压力,不失为一个好的治疗方式,因此说血栓抽吸术仍然是 AMI 一个重要的治疗方法。

肾功能不全是冠状动脉介入诊疗中又一大障碍,而且也是心血管疾病风险增加和死亡率升高的原因之一。对比剂不仅能够导致过敏,而且还能够引起对比剂肾病,恶化肾功能,如何预防对比剂肾病?方法有减少对比剂的用量、选择等渗型对比剂、围手术期水化以及避免使用二甲双胍等药物。基于此,本病例的介入诊疗中充分重视对比剂的预防,进行充分水化、选用等渗对比剂和尽量减少对比剂量。

【经典箴言】

临床中常碰到复杂多变的情况,如本病例 AMI 合并肾功能不全和消化道出血,从而使抉择变得困难。这就需要我们有勇于担当的精神、仔细观察的能力,抓住事物的主要矛盾,解决当前的关键问题。分享一句名言共勉:"有时是治愈,常常是减轻,总是在安慰"。

(刘 越 曹滢)

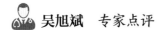 吴旭斌　专家点评

糖尿病、肾功能不全、下肢深静脉血栓的患者,接受抗凝治疗期间突发急性下壁心肌梗死、上消化道非大出血(BARC 出血分型 2 型、TIMI 出血评价轻度出血),如何抗栓兼顾出血是目前临床心血管科医生的难题之一。本文作者充分考虑这些复杂情况,术前充分水化,术中应用等渗对比剂及尽少应用,以尽量减少对比剂对肾脏的损害;急性下壁心肌梗死,采用血栓抽吸开通梗死相关右冠状动脉,恢复 TIMI 3 级血流,没有植入支架,术后考虑了缺血和出血风险,采用替格瑞洛联合利伐沙班双联抗栓治疗。对急性冠脉综合征需抗凝、抗血小板治疗患者,并发急性出血,临床医生可以根据 CRUSADE、HAS-BLED 等评估出血风险、纠正未被控制的出血危险因素,根据 BARC、TIMI、GUSTO 等对出血危险程度的分级评估,参考 ESC 的 DAPT 指南或《2020 年 ACC 口服抗凝剂患者出血管理专家共识决策路径》,结合患者及医院实际情况,评估出血严重程度,而且经常需要重复评估,制定 ACS 并出血患者合适的抗栓策略。

42　急性心肌梗死 PCI 术后反复亚急性支架内血栓形成的救治

【临床经过】

值班收治一位中年女性患者,因"持续性胸痛 2 小时"入院,以往高血压和糖耐量异常病史。迅速查体未发现明显异常,18 导联心电图提示广泛前壁心肌梗死。同患者家属沟通治疗方案后急诊行冠状动脉造影,发现左主干远段动脉粥样硬化累及左前降支(LAD)及左回旋支(LCX)开口,狭窄达 30%,LAD 中段呈齐头截断状闭塞,LCX 远段 80% 狭窄,右冠状动脉弥漫性动脉硬化性狭窄,最重达 85%。于是开通罪犯血管 LAD 并应用 2.5mm×20mm 球囊以 12atm×3s 预扩张,并以 10atm 植入紫杉醇洗脱支架 2.25mm×32mm 1 枚,复查造影提示支架内无残余狭窄及血栓形成,血流 TIMI 3 级。术后三联抗血小板药物治疗,替罗非班持续 72 小时。胸痛症状较前缓解,心电图 V_1～V_5 导联 ST 段较前回落。

【分析及处理】

入院第 6 天晨起胸痛发作,心电图 V_1～V_5 导联 ST 段复抬高。难道又心肌梗死了,还是支架内血栓形成? 再次急诊行冠状动脉造影,真的是堵了,LAD 支架内齐头状闭塞伴血栓影,温习上次影像,是支架未完全覆盖病变还是直径偏小? 于是在冠状动脉内给予替罗非班后,用 2.5mm×15mm 高压球囊以 18～20atm 在支架内

扩张,并于支架远端相接植入 2.5mm×18mm 支架。再者,是否存在血小板高反应性? 行血栓弹力图示阿司匹林抑制率为 28.4%,ADP 抑制率为 26.1%,故改用双倍剂量抗血小板药物口服,替罗非班持续 48 小时。建议加用西洛他唑口服,但患者暂时拒绝。

尽管患者症状缓解,但仍有莫名的担心,最后还是再次重现上次的经历,入院第 11 天时患者再次胸痛发作,行心电图示 V_1~V_5 导联 ST 段较前再次抬高,急诊冠状动脉造影示 LAD 支架内再闭塞伴血栓影,又是支架内血栓。烦人的支架内血栓为什么一再出现呢? 考虑患者可能是血小板高反应性所致,遂抓紧用 2.0mm×15mm 球囊以 16~18atm 压力扩张,血流恢复 TIMI 3 级。术后双倍剂量抗血小板药物口服,替罗非班持续 72 小时,再次血栓弹力图发现阿司匹林抑制率仅 26.7%,ADP 抑制率为 25.6%,仍存在阿司匹林、氯吡格雷及替罗非班抵抗,患者同意加用西洛他唑 50mg、2 次 /d 口服。之后随访,患者一般日常活动无胸痛、胸闷、心悸等症状发作。

【心得体会】

支架内血栓形成是导管室急诊 PCI 术后严重并发症,并且致残率和致死率非常高。其形成机制可能原因有:

1. **患者及病变因素** 糖尿病、肾功能不全、急性冠脉综合征、ST 段抬高心肌梗死、弥漫性病变、左前降支病变以及小血管病变均是亚急性血栓形成的独立预测因素。该患者有血糖异常史,存在心功能不全和低血容量的临床表现,而且冠状动脉病变严重且弥漫,罪犯血管为左前降支,这些均促使支架内形成血栓。LAD 直径 ≤ 2.5mm,较大血管更易形成涡流而产生血栓。

2. **介入操作及支架因素** 急诊 PCI 是解决急性心肌梗死和支架内血栓形成的有效方法,如高压球囊扩张、完全覆盖病变、冠状动脉应用抗栓药物等。然而,介入操作本身可以造成冠状动脉内膜损伤,从而启动内、外源性凝血瀑布,增加血小板活化,形成血栓。支架本身携带的阳离子也增加血小板激活和血凝过程,诱发支架内血栓形成。文献报道支架每增加 1mm,支架内血栓形成的危险性增加 1.03 倍。该患者病变长,需植入长支架才能完全覆盖病变,亦增加血栓形成的风险。

3. **抗血小板药物抵抗** 抗血小板药物抵抗是支架内血栓形成的重要因素。血栓弹力图能够指导抗血小板药物的应用和疗效观察。该患者经血栓弹力图证实应用两联、三联甚至双倍剂量的抗血小板药物仍然难以达到很好的抗血小板疗效,反复形成支架内血栓。解决抗血小板药物抵抗的方法有增加剂量,换用普拉格雷和替格瑞洛,联合应用西洛他唑等。在多次建议下患者加用西洛他唑,收到较好的效果。

【经典箴言】

支架内血栓形成就是 PCI 的"阿喀琉斯之踵",预防为主,亡羊补牢为辅,必须重视抗血小板高反应的检测,指导精准的抗血小板治疗,尽量完全覆盖病变,建议腔内影像学(如 IVUS 和 OCT)指导下的优化。

(刘越 傅羽)

43 急性心肌梗死择期开通左前降支过程中中间支闭塞的思考

【临床经过】

门诊下午收治了一名中年男性患者,主诉"阵发性胸痛伴气短 4 天"。他 4 天前无明显诱因出现胸痛,呈压迫感,伴乏力,持续时间约为 4 小时,经休息自行好转而疏于治疗。之后,活动时仍有胸闷痛伴气短症状而来住院诊治。以往有高血压和吸烟史。入院查体:血压 147/99mmHg;双肺呼吸音清,有少量湿啰音;心率 107次/min,律齐,S_1 心音钝,各瓣膜听诊区未及病理性杂音;双下肢无水肿。心电图、心肌坏死标记物和超声心动图都支持急性广泛心肌梗死的诊断。

【分析及处理】

患者为急性广泛前壁心肌梗死,而且仍有胸闷痛伴气短症状发作,尽管发病才 4 天,仍然决定给予患者急诊行冠状动脉造影以明确冠状动脉病变。结果发现 LAD 齐根闭塞,似有小墩,中间支粗大且中段有 80% 管状狭窄。怎么办?是先开通 LAD 后处理中间支,还是这次仅处理罪犯血管 LAD 呢?考虑到急性心肌梗死病程短,血栓潜在的负荷较大,还是仅开通 LAD 为好,而且适合首选软导丝,如 BMW、Runthrough 和 Sion 导丝;LAD 无残端,仅有类似小墩,术中可能需要超声引导,也做了充分的思想准备。采用 BL3.0 指引导管顺利到达左冠状动脉口,用 Runthrough 导丝在"小墩"部分,耐心、轻柔地尝试,最后顺利通过闭塞,我心中又是一阵窃喜。接着用 2.5mm×15mm 的球囊 8~10atm 预扩张 2 次,轻柔回撤球囊时悲剧发生了。患者剧烈胸痛,大喊大叫,这是怎么了?心脏破裂、冠状动脉穿孔、血栓或斑块脱落导致中间支和/或回旋支血管急性闭塞……冒烟观察一下,发现中间支血栓影伴闭塞,血流 TIMI 0 级。给予吗啡止痛,Runthrough 导丝迅速送入中间支,冒烟见血流有了,再用 2.5mm×15mm 的球囊 8atm 预扩张,这时改变了初衷,先处理中间支,避免再发生这个风险,于是植入支架 1 枚。再在 LAD 中段和近段各植入支架 1 枚,复查造影示 LAD 和中间支支架膨胀良好,无残余狭窄和血栓,TIMI 血流均为 3 级。

【心得体会】

由于医疗区域发展不平衡、患者健康意识薄弱等,总有一部分急性心肌梗死患者错过了早期再灌注的最佳时机,因而需要择期开通罪犯血管。择期的治疗时机如何把握,众说不一,从 1 周到 1 个月不等。本例患者从影像学看属于血栓脱落,可能与抗凝不充分、患者存在血小板高反应性以及球囊扩张时血栓移位有关，手术时机把握也欠佳。翻阅文献也没有找到明确的循证医学证据，但是仔细复习急性心肌梗死和血栓形成的病理过程，不难得出应该是 2 周时最佳。这是因为急性心肌梗死从持续缺血 20~30 分钟就开始了，1~2 小时发生凝固性变性，间质水肿和炎症细胞浸润，之后逐渐被肉芽组织替代，形成心肌纤维化和心室重塑。而在急性心肌梗死的过程中，冠状动脉血栓形成属于红色血栓，形成之后有一个脱水分的过程，即血栓机化，一般 3~4 天呈胶冻状，黏糊糊的，不易取出和破坏，之后开始变脆，容易形成碎片和栓塞，2 周时硬度适中，不易脱落，但是 1 个月之后由于硬化加重会给血管开通造成较大困难。因此，结合急性心肌梗死和血栓形成的病理过程，应该是 2 周最佳。

【经典箴言】

"纸上得来终觉浅，绝知此事要躬行"，书本学的知识多了，并不一定会用到和能解决临床问题。应该多去思考，多理论联系实际地去实践，才能深谙此道，熟练运用。

（刘 越 曹 滢）

李 全 专家点评

急性心肌梗死的介入治疗原则需要在指南的指导下灵活掌握，如果是 ST 段抬高急性心肌梗死，在规定的时间内积极血运重建，如果超过了规定的时间，那就需要结合患者当前的症状，缺血症状持续存在是积极介入治疗干预的一条指征，因此该患者发病 4 天后积极介入干预是有临床指征的。

冠状动脉造影示 LAD 闭塞，中间支严重狭窄，提示 LAD 是心肌梗死的犯罪血管，但是患者目前的症状来源是 LAD 还是粗大的中间支，需要有心电图等的临床证据，介入治疗中保护"存活"血管策略是优于开通闭塞血管策略的。具体的治疗技巧：①预置导丝在 LCX 及中间支是必要的；②球囊在 LAD 开口部位扩张后需要等候球囊充分回抱之后，可以将球囊先送到 LAD 中段，等候一段时间通过血流或者通过对比剂冲刷，可以部分避免将血栓带入其他血管；③在未预置中间支及 LCX 导丝的情况下，如果血栓累及其他非犯罪血管，比如中间支，需要使用第二根导丝进入中间支，左前降支导丝能不动就不动，保住目前的成绩；④本例患者术中突发情况对中间支的治疗是合适的，LAD 的开通就属于灵活掌握了。结合本例患者介入操作过程简单，术后患者症状平稳，可以认为这次介入治疗是成功的病例。

因为患者的病情是千变万化的，指南肯定不能覆盖临床实践的方方面面，临床实践来源于指南，但也区别于指南，它是科学，也是艺术。

44 急性左主干闭塞行急诊 PCI 治疗一例

【临床经过】

今天是我的急诊班,心情颇为忐忑,电话铃就突然间急促地响起,对方医生说有一位患者考虑为左主干闭塞所致的急性心肌梗死,于是我马上去看患者。患者是一位中年男性,因"阵发性胸痛有半个月,5 小时前再次发病,并呈持续性、压榨性,伴大汗淋漓、恶心、呕吐"入院。尽管患者还能正常回答问题,但是四肢比较凉,测血压 78/54mmHg,脉搏 88 次 /min,呼吸 18 次 /min,表情非常痛苦,口唇略发绀,听诊双肺呼吸音清,未闻及干、湿啰音,心率 88 次 /min,律齐,心音钝,在各瓣膜区也没有听到病理性杂音。入院心电图提示左主干病变。

【分析及处理】

毫无疑问,患者诊断为急性广泛前壁、侧壁心肌梗死,心源性休克,泵衰竭(Killip Ⅳ级)。于是我抓紧时间同患者家属沟通病情,准备急诊造影以明确冠状动脉病变。造影发现左侧仅留一个小残根,是左主干病变。应该做血管旁路移植术还是急诊 PCI 呢?"时间就是心肌",抓紧开通血管、恢复血流是硬道理。因此,推 IABP,植入器循环辅助。股动脉 7F 指引导管迅速到位,一定要软导丝,如Runthrough、BMW 等,轻柔地通过闭塞送入 LAD,但一根导丝不能到 LCX 远端,不纠结,马上搁置。经冠状动脉推注替罗非班,然后用抽吸导管反复抽吸血栓,再造影发现 LAD 根部 90% 狭窄,LCX 完全闭塞。要开通 LCX 吗?若开通时间长,对患者也是不利的,还是在最短的时间内结束战斗吧。因此,LM-LAD 植入 1 枚支架,患者在 IABP 支持下血流动力学稳定,于是便下台了。

【心得体会】

在急诊冠状动脉介入治疗中,介入医生最不想见到的两个难题——血栓抽不干净和左主干急性闭塞。今天遭遇的就是左主干急性闭塞,要不要做、怎么做都是我不断在思考的问题,但是应该记住"尽量恢复血流,不追求影像学完美,手术动作迅速,开通血管要缓慢"的原则。

首先,常会思考的就是急性左主干闭塞,做急诊 PCI 还是急诊 CABG。目前指南对这类病变 Ⅱ a 类推荐进行急诊 PCI,有些医院可以进行急诊 CABG。

其次,要不要辅助循环设备。个人感觉一定要有,事先上比出现血流动力紊乱、左心衰竭了再上效果更好,这一点翻阅文献也得到支持。循环辅助设备有 IABP、ECMO 和 Impella 等,相信大多数三甲医院都会有 IABP,这也是左主干病变需要的基本装备。

再次,开通血管时要缓慢,尽量不要一下将血流完全恢复,可以选择小球囊多次间断扩张和血栓抽吸导管缓慢多次抽吸,也可以选择冠状动脉内溶栓治疗。

最后,就是不必追求完全血运重建,只要恢复血流达到 3 级,尽量尽早收手,会收到事半功倍的效果。

【经典箴言】

急性左主干闭塞的处理一定要胆大心细,做到不以影像学完美和完全血运重建为目标,注重血管功能和血流恢复,处理过程要短,开通闭塞要缓。注重同患者家属的沟通和人文关怀。

(刘 越 曹滢)

45 PCI 术后消化道出血的治疗困惑

【临床经过】

通过临床实践,我逐渐熟悉急性心肌梗死(AMI)及其并发症的处理。近期我接管了一例 AMI 患者,病程中出现了消化道出血,加深了对抗凝药物选择策略的再认识,回顾诊疗过程,总结如下。

这是一位 46 岁男性患者,高脂血症病史 1 年余,此次因"突发胸痛 1 天"入院。在急诊科就诊时,急诊科医师查心电图提示 $V_1 \sim V_6$ 导联 ST 段弓背向上明显抬高,查心肌损伤标记物示肌钙蛋白 12.32ng/ml,诊断考虑"冠心病,急性广泛前壁心肌梗死(ST 段抬高)",遂急联系心血管内科医师。主治医师会诊后,向患者家属交代病情后,立即将患者送入导管室行冠状动脉造影(CAG),结果提示左前降支 90% 闭塞,遂植入支架 1 枚,术后患者血压在 80/40mmHg 左右,静脉滴注多巴胺效果欠佳,给予主动脉球囊反搏(IABP),收入 CCU 密切观察病情,给予应用替罗非班持续泵入,同时皮下注射低分子量肝素(5000U、1 次 /12h),口服阿司匹林(100mg、1 次 /d)和氯吡格雷(75mg、1 次 /d)。患者诉胸痛症状逐渐消失,心电监护提示生命体征平稳。

术后第 2 天,患者出现呕血及黑便,4~5 次 /d,量约 2000ml,血压再次降至 80/40mmHg,查呕吐物及粪 OB 均提示(4+),复查血常规提示血红蛋白由入院时的 130g/L 降至 72g/L,考虑为 AMI 合并应激性溃疡。

【分析及处理】

主任医师查房时指出:"患者原发病是冠心病、急性广泛前壁心肌梗死,积极行 PCI 术后冠状动脉狭窄得到解决,患者胸痛症状缓解。但病程中由于应激、抗凝药物应用等因素,患者出现应激性溃疡、消化道出血。目前出现血容量不足,血压水平降低,呈失血性休克状态,如果继续应用抗凝药物,可以防止支架内血栓形成,但继续应用会导致出血不止,贫血加重势必导致重要靶器官损害,甚至会引起多器官功能衰竭。"遂停用抗凝药物,同时给予输红悬液,静脉应用奥美拉唑,口服凝血酶。患者出血逐渐控制,病程第 6 天,患者突然出现再次胸痛,值班医师急查心电图提示 I、aVL、V_1~V_6 导联 ST 段抬高,考虑发生支架内亚急性血栓形成,遂再次入导管室行 CAG,术中见支架内明显血栓,给予球囊扩张,应用肝素后 TIMI 血流达 3 级,患者胸痛缓解。术后给予应用低分子量肝素、氯吡格雷,同时静脉应用奥美拉唑以抑酸,保护胃黏膜,防治消化道出血。观察几天后加服阿司匹林,后来患者出院后门诊随访,未再出现消化道出血。

【心得体会】

1. AMI 发生时,由于疼痛、恐惧等因素致交感神经兴奋,体内儿茶酚胺类物质分泌增多,使得胃黏膜痉挛、缺血,加之抗凝药物应用,很容易导致应激性溃疡、消化道出血。另外,由于心肌坏死,心功能降低导致重要脏器灌注不足,引起组织细胞缺血、缺氧、坏死,消化道症状主要是胃黏膜屏障损害出血。AMI 合并消化道出血属于急症,必须做到早期发现、及时处理。

2. AMI 合并消化道出血,在治疗上比较棘手,存在着很多矛盾。在出现消化道出血后,是否应该全部停用氯吡格雷、阿司匹林和低分子量肝素呢? 一旦停用,正如本例患者,可能会引起支架内血栓形成而致再次心肌梗死。如果继续应用,势必会加重应激性溃疡,引起失血性休克、多器官功能不全。受该病例的启发,我查阅了很多文献,参与学术交流时曾请教过一些教授,有的认为要权衡出血和支架内血栓形成的风险,不应该全部停用抗凝药物,可以保留氯吡格雷预防血栓事件,还要根据患者的具体临床情况来应对。

3. 在治疗 AMI 患者时,尤其患者在应用抗凝药物时,对于既往有胃肠道疾病史者,可以加用抑制胃酸、保护胃黏膜的药物防治应激性溃疡,正所谓"预防胜于治疗"。

【经典箴言】

AMI 患者介入术后,是停用抗凝药物以防治消化道出血,还是继续应用以防治支架内血栓形成,需要权衡利弊,综合平衡出血和支架内血栓形成的风险,避免矫枉过正。

(刘光辉)

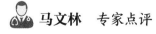 马文林　专家点评

作者在病例中提到的问题是临床实践中困扰广大心血管内科医生的问题之一。针对这一情况,2007 年 ACC/AHA 曾发布相关指南,对于阿司匹林胃肠

道不能耐受的 ACS 患者,建议选用氯吡格雷替代治疗。随着临床研究的深入,这一建议是否安全尚不明确。该例患者在应用抗栓药物后出现消化道出血,停用阿司匹林及氯吡格雷等药物后即再次出现血栓事件,提示停药虽然缓解了出血症状,但却冒"急性血栓事件"之险。抗血小板治疗是 ACS 治疗的必需措施,因担心药物的消化道出血等不良反应而停药,无异于因噎废食。基于治疗上的矛盾,临床上开展了 CREDO 研究,结果提示在氯吡格雷的基础上加用质子泵抑制剂(PPI)28天,心血管事件发生率增高,原因在于 PPI 降低了氯吡格雷的抗血小板作用。2008年 ACCF/ACG/AHA 发布联合专家共识,不推荐为降低复发性溃疡出血风险而用氯吡格雷替代阿司匹林,其效果逊于阿司匹林加 PPI 治疗。简言之,换药、撤药或加药都是值得慎重考虑的,治疗方案的调整直接关乎患者的预后。

药物在带来临床获益的同时亦带来不良反应,故对于药物风险的评估不能孤立于对其获益的思考,而获益大于风险又是临床上用药的基本原则。对于PCI 术后的 ACS 患者,进行抗栓治疗可以降低再发心血管事件的风险,同时增加出血风险,故可以在阿司匹林的基础上加用 PPI 治疗,作为心血管科医生应该认真评估每位患者的风险与获益,力争最佳获益风险比。

柳 弘 专家点评

急性冠脉综合征合并消化道出血是临床经常遇到的问题,特别是那些PCI 术后的患者处理起来十分棘手,涉及出血和抗凝这 2 个截然相反的问题,这个病例给我们提供了非常好的经验,对于冠心病介入治疗术中或术后合并的消化道出血的患者,应该有如下 3 点的考虑:

(1)详细询问病史:对于任何一位患者病史永远是最重要的,它可以帮助医生明确既往是否有消化道溃疡病史、近期出血情况,对这类患者应该早期足量使用胃酸抑制剂和胃黏膜保护剂,同时术前和术后进行血红蛋白动态检测。

(2)一旦发生消化道出血,应该权衡利弊,分清楚主次:消化道出血就当前的医疗技术水平一般不会造成严重的技术后果,而支架内血栓一旦形成,临床后果十分严重,甚至是致命的。因此,对这类患者,不主张停用抗凝药物,应防止支架内血栓形成。

(3)对近期有消化道出血的溃疡患者:考虑到药物支架植入术后抗凝、抗血小板时间较长,有增加出血的风险,可在积极抑酸、保护胃黏膜的同时考虑裸支架的治疗,最大限度地降低出血风险。

46 心路征程中的"暗礁"

【临床经过】

早上 8:00,CCU 忙碌的一天又开始了。接完班后,我像上了发条的钟表,一刻不敢耽搁,开始迅速地查房。

这是我在 CCU 轮转的第 5 个月。5 个月的工作经验告诉我"要在最短的时间内查完房,否则你把握不住查房的结束时间"。本来我计划上午 9:30 左右查完房,但在上午 8:40 我刚查完第二位患者时,门口护士喊:"王医生,来了位新患者,需要抢救。"经验真灵验,这让我突然想起前辈的话:"工作在 CCU,没有计划就是最好的计划。"

一位"胸痛 2 小时"的老年男性患者由"120"急救车送入院。急救医生交代:"患者在转运途中血压测不出,神志不清,心率曾到 30~40 次/min,心电图有逸搏。我们给予阿托品、多巴胺后,患者心率升至约 70 次/min,复查心电图为心房颤动。血压升至 98/60mmHg 后,患者意识逐渐恢复。"根据病史及心电图,我初步判断患者为急性心肌梗死、心源性休克。这是 CCU 最常见的疾病,我还能应付。"升压,吸氧,抗血小板,联系急诊手术……"我冷静地脱口而出。可是,当看清楚他的脸后,我突然心跳加速,一下子紧张起来。"这不是上周刚出院的变异型心绞痛患者吗?"我几乎要喊出来。1 周前,这位 62 岁患者的心电图显示前壁导联一过性 ST 段抬高。他除了吸烟外,没有别的危险因素。冠状动脉造影显示左前降支斑块浸润,近段狭窄达 40%,中远段 70% 狭窄。术者在左前降支中远端植入支架 1 枚。"是不是冠状动脉支架出问题了,形成支架内血栓了?"我心想,"家属不会怪罪手术吧"。经过抢救,患者生命体征很快平稳。术者会诊后,决定紧急行冠状动脉造影。面对家属满脸猜疑的表情,我迅速、有效地沟通完病情。说服家属后,我们将患者护送入手术室。进入手术室后,术者以最快的速度予以冠状动脉造影,结果显示"左前降支斑块浸润,近段狭窄达 40%,原支架通畅"。上次手术成功,支架内没有血栓,大家悬着的心终于放下了。随后,患者转回 CCU。5 小时后复查肌钙蛋白由入院时的 0.09μg/L 升高到 120μg/L,心肌酶由 5.8μg/L 升高到 550μg/L。大家放下的心又悬起来了,什么原因导致的心肌梗死呢?

【分析及处理】

根据患者的胸痛症状、心电图表现及升高的心肌坏死标志物,诊断前壁心肌梗死成立。对大部分前壁心肌梗死的患者而言,其左前降支往往完全闭塞或有重度狭窄。但本例患者左前降支仅有轻度狭窄,原支架内也没形成血栓。因此,心肌梗死的原因不明确,需要进一步探究。当时,有医生认为是冠状动脉内栓塞,因为患者入院时有心房颤动,心房颤动可以形成心房内血栓,血栓脱落有可能会造成栓塞。尽管患者既往没有心房颤动病史,但是心房颤动有时比较隐匿,临床中有好多不知病情的阵发性心房颤动患者,这些患者往往在出现脑栓死后才诊断出心房颤动。但是这一观点很快被上级医生驳斥了:"患者的急诊冠状动脉造影未发现左前降支冠状动脉血管血栓,这表明冠状动脉内栓塞的可能性非常小"。"有可能是急性心肌炎吗?"有住院医师小声问。上级医师回答:"急性心肌炎患者大部分以呼吸困难为突出症状,当然也有仅表现为胸痛的。此外,心电图有心律失常、ST段抬高、Q波形成等多种表现,心肌坏死标志物也升高。有时这类患者容易被误诊为心肌梗死,急性心肌炎患者的心肌酶峰值不显著,可以有助两者鉴别。但该患者没有前驱病毒感染的表现,变异型心绞痛同时合并急性心肌炎的概率太低了,诊断病因首选一元论,诊断心肌炎欠妥当。请全科会诊吧。"下午1:00,主任组织了全科会诊。会上大家各抒己见,某位副主任提出的"冠状动脉血栓自溶"的观点占了上风。但是如何证实这种观点呢? 冠状动脉内原位血栓绝大多数继发于冠状动脉不稳定斑块破裂或侵蚀。因此,找到冠状动脉内破裂斑块、侵蚀性斑块或局部残存的血栓是最有利的证据。科内现在正开展OCT检查,这个新式武器今天正好能派上用场。随后,手术医生亲自跟家属交代病情,晓之以理,动之以情,家属终于同意进行冠状动脉OCT检查。出乎意料,OCT检查并没有发现冠状动脉血管内有上述斑块,也没发现血栓。但是在OCT检查过程中,患者再次出现胸痛,这时OCT发现左前降支严重痉挛,痉挛导致左前降支近端几乎闭塞(图3-46-1)。OCT没白做,元凶终于找到了,接下来冠状动脉左前降支植入支架1枚,患者安全返回病房,未再出现胸痛。

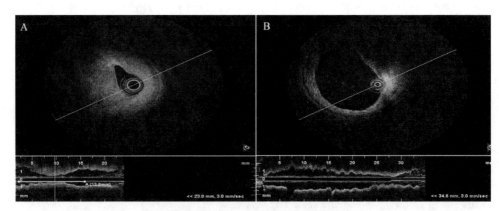

图 3-46-1 冠状动脉 OCT 检查
A. 左前降支近端痉挛时 OCT 结果;B. 左前降支近端解除痉挛后 OCT 结果。

【心得体会】

1. 患者的病情有时与冠状动脉造影结果并不平行,不要轻易低估轻度冠状动脉狭窄患者的病情。尽管冠状动脉造影是诊断冠心病的"金标准",但受限于透照体位,并不能完全反映冠状动脉狭窄的程度。该患者OCT检查结果示左前降支近端斑块浸润,最窄达 70%,其程度远高于冠状动脉造影显示的 40% 狭窄。这是由于 OCT 检查是 360° 无死角检查,更能清楚地显示冠状动脉狭窄的程度。在此基础上,冠状动脉痉挛很容易导致心肌梗死。此外,由破裂斑块或侵蚀性斑块导致的冠状动脉轻度狭窄,同样拥有足以致命的力量。

2. 本例患者为完全闭塞性痉挛持续不能缓解导致的急性心肌梗死,其部位具有迷惑性,通过单纯冠状动脉造影不易识别,是我们心血管科医生行医路上的"暗礁"。尽管在有些指南中冠状动脉介入治疗不主张应用于单纯冠状动脉痉挛患者,但对于伴有明显冠状动脉狭窄且是关键部位发生冠状动脉痉挛的患者,冠状动脉介入治疗可能是一种有效的治疗方法。本例患者后期未再发生心血管事件,也表明这种方法是可行的。本例患者提示冠状动脉粥样硬化斑块及吸烟是导致冠状动脉痉挛的重要易患因素之一,降脂稳定斑块及戒烟治疗是预防冠状动脉痉挛的有效策略。

【经典箴言】

冠状动脉痉挛有时会导致冠状动脉完全或完全接近闭塞,持续时间足够长时将导致急性心肌梗死,不要忽视这种急性心肌梗死的病因,尤其在接诊发生过变异型性心绞痛的患者时。

(王世鹏)

47　不同寻常的"颈椎病"

【临床经过】

今天科里新入的患者不多,下午 3：00 正想早点下班。疼痛科的同学突然来电话:"帮我会个诊呀,排除一下你们科的病。昨天你们科有医生来会过诊了,她说从心电图上看不像你们科的病。但是今天患者生化结果刚出来,心肌酶高,帮我再会会诊。"哥们召唤,不能推辞。正好有空,我奔疼痛科而去。患者是一位 58 岁女性患者,因"颈部疼痛 2 天"入院。患者 2 天前外院查颈椎 CT 示颈椎间盘突出,诊断为颈椎病,为了进一步治疗,随后住到了我院疼痛科。看到患者后,我仔细询问了病史。患者自述颈部疼痛可放射至双下颌,但没有胸痛及呼吸困难,既往有高血压及糖尿病病史。入院查体:血压 140/90mmHg,营养状态差,C_4~C_5、C_5~C_6、C_7~T_1 颈椎压痛,心率 80 次 /min,律齐,无杂音。生化检查示心肌酶 1393IU/L,谷丙转氨酶 166U/L。详细询问完病史及临床检查后,我把目光转向心电图,心电图未显示出明显的 ST 段压低及病理性 Q 波。"患者心肌酶学升高是非 ST 段抬高心肌梗死导致的吗？"我想。但很快否定了这个诊断,因为非 ST 段抬高心肌梗死患者的心电图往往有广泛导联的 ST 段压低,且伴有胸痛的症状。"有可能是心肌炎？"这念头在我心中一闪,但患者无明显的心脏症状且最近无病毒感染的病史。"是心脏病之外的原因导致的？"

就像同事的观点,毕竟未查肌酸激酶同工酶,一时间我拿不定主意。

【分析及处理】

"临床遇到问题,要冷静,多思考",我想起主任的话。于是,我又重新分析这位患者的病情。患者心肌酶及谷丙转氨酶升高,但是谷草转氨酶正常,这说明心肌酶升高是由肝脏疾病导致的可能性不大。患者无脑梗死的表现,也无近期肌肉损伤的病史。通过排除法,我断定患者有心脏损伤的可能性最大。我又仔细看了患者的心电图,发现该患者 V_1、V_2 导联心电图表现与健康人不同。V_1、V_2 导联 R 明显增高,尤其 V_2 导联 R/S 接近 1。"这会不会是正后壁导联心电图的镜像改变?"我心中一动。"立即复查一个 18 导联心电图",我对疼痛科医生说。很快,心电图结果证实了我的判断。结果显示 V_8~V_9 导联 Q 波形成,ST 段抬高。随后,患者转入了我们科。5 天后行冠状动脉造影发现钝缘支闭塞,予以冠状动脉支架治疗。回顾该患者的病情,我们会发现该患者误诊的原因有 3 个方面:①该患者发病初期心绞痛症状不典型,无胸痛表现,而是表现为类似于颈椎病的症状;②该患者确实有颈椎病,症状也表现为颈肩部疼痛,且有颈椎棘突压痛的体征;③该患者所患心脏病为单纯正后壁心肌梗死,发病时常规 12 导联心电图无 Q 波、ST 段抬高或压低等心肌梗死典型改变,容易误诊。

【心得体会】

1. 颈椎病与冠心病均是中老年人的常见病,由于颈椎病引起的心脏症状类似于冠心病,有时被误诊为冠心病;而心肌梗死的症状有时表现极不典型,也容易误诊为颈椎病。急性心肌梗死时,心肌内的无氧代谢产物刺激神经末梢,痛觉传入冲动与躯体其他部位的传入冲动在脊髓内会聚到同一神经元,然后上达到脑皮质躯体感觉区,在这里疼痛被误认为来自其他部位而不是心脏区,故容易与食管病变、胆心综合征、颈椎病等相混淆。

2. 单纯正后壁心肌梗死表现不典型,容易被漏诊,尤其只有患者的标准 12 导联心电图的情况下。其发病率低,仅占急性心肌梗死的 0.5%~7%。V_1、V_2 导联(尤其是 V_1)与 V_8、V_9 导联形成镜像对应关系。V_7~V_9 导联出现病理性 Q 波,ST 段弓背抬高伴 T 波倒置时,可诊断为正后壁心肌梗死;此后,V_1、V_2 导联可出现 R 波增高(R/S>1)、ST 段压低以及 T 波直立。因此,当我们看到常规 12 导联心电图的镜像改变时,不要漏诊单纯正后壁心肌梗死。此外,还应注意该类型心肌梗死的时间演变。在急性单纯正后壁心肌梗死发病早期,V_1、V_2 导联 R 波无明显增高。几天后,上述导联的 R 波逐渐升高。因此,V_1、V_2 导联出现高 R 波不是急性正后壁心肌梗死早期心电图特征,这无疑增加了诊断此类心肌梗死的难度。

【经典箴言】

单纯后壁或右心室等部位的心肌梗死在常规 12 导联心电图上往往无异常显示,对这类患者不要轻易放过,加做 18 导联心电图检查是简单、有效的方法。

(王世鹏)

心血管科医生共勉

1. 让胸痛患者去做平板运动试验前，千万不能省做普通心电图。

2. 在门诊接诊时，遇到以牙疼为症状的患者就诊时，有危险因素，千万别忘了不典型的心绞痛发作。曾有报道，患者拔了牙后仍发生了急性心肌梗死。

3. 心脏神经症的患者必要的检查一定要做，不要想着省事或者帮患者省钱，只有阴性的结果摆在患者及其家属面前，他们才会心平气和地接受。

4. 胸痛的患者宁可做造影也不要轻易做平板，尤其怀疑心绞痛的患者。

5. 入院时就要跟急性心肌梗死、主动脉夹层患者交代好，排便不要用力，便秘一定要告诉护士、医生。用通便的泻药也要告诉患者，曾有过因患者拉得太多次告医生状的事。心肌梗死、夹层、肺梗死的患者，要注意大便情况。

6. 急性冠脉综合征的"四个易损"——易损心肌、易损斑块、易损血管、易损心电，警惕急性冠脉综合征可能发生的突发情况。

7. 冠心病有6条防线，一防发病，二防事件，三防后果，四防复发，五防心力衰竭及再发心肌梗死，六防心理情绪异常。

8. 国外有一位心脏病学家说过："从下颌到上腹部的如何不适，都有可能是心肌梗死的表现。"

9. 心绞痛不只是痛，其"痛"的性质包含着闷、憋、喘、痛四种不同性质的症状。

10. 5%~10% 的急性心肌梗死患者以晕厥为早期表现。这种情况常发生于下壁心肌梗死中，其机制主要是 Bezold–Jarisch 反射的激活。

11. 血氧饱和度不低时，常规吸氧的操作对心肌梗死患者无益，甚至有害。

12. 胸痛时间＞30分钟，心电图新出现左束支传导阻滞，高度提示急性心肌梗死。

13. 新发右束支传导阻滞伴胸痛患者也要考虑急性心肌梗死的可能。

14. 吸烟是冠心病独立危险因素，冠心病患者宣教和治疗同样重要。

15. 诊断心肌梗死最重要的是观察心电图及肌钙蛋白的"动态"改变，急诊心电图正常的患者也不要掉以轻心。

16. 肌钙蛋白I升高≠急性心肌梗死。

（编辑整理：杨可馨　贾一凡　刘圣　杨悦　闫慧源）

第四章

心律失常篇

导言

心律失常是临床上极为常见的原发心脏疾病或继发于器质性心脏病的病理生理紊乱。其分类方法众多,按照发作频率可分为快速型和缓慢型心律失常,而按照发生机制又可分为激动起源异常和激动传导异常。作为临床一线医生,应该熟练掌握各种类型心律失常心电图的特点和治疗基本原则,还应该与时俱进,了解针对不同心律失常的最新治疗进展、最新技术,并掌握这些新技术的适应证。在下面的日记里,一些高年资的医生不仅能够熟练掌握和处理具有一定难度的心律失常,有些医生甚至已经熟练完成导管消融技术的操作,我们同时邀请了该领域知名专家对他们的经验和感悟进行点评。

1 室性心律失常电风暴一例

【临床经过】

今天大雪,气温很低,冬季的 CCU 总是异常忙碌,平均每天收治 2~3 名急性心肌梗死患者。"120"急救电话告知一名急性前壁心肌梗死患者即将进入病房。入院采集病史,患者男性,67 岁,持续性胸痛 3 小时。既往高血压病史 23 年,糖尿病病史 6 年,有吸烟、饮酒史。入院查体:血压 90/50mmHg;一般状况差,急症面容,皮肤潮湿,言语尚流利,颈静脉无怒张,胸廓对称,双肺底部可闻及湿啰音;心界正常,律齐,心率 112 次 /min,各瓣膜听诊区无杂音;腹部外形膨隆,肝、脾肋下未触及,肠鸣音正常;双下肢无水肿。入院心电图示窦性心律,Ⅰ 、aVL、V₁~V₄ 导联 ST 段弓背向上型抬高。

【分析及处理】

结合患者病史、症状及辅助检查,诊断为急性前壁心肌梗死。患者刚转移到病床上突然出现意识丧失、全身抽搐,周围动脉不能触及,立即给予心脏按压,除颤仪监护器提示室性心动过速,频率达 202 次 /min,给予 120J 非同步电除颤,5 个循环心肺复苏后检查心律仍为室性心动过速,再次加大能量电除颤,仍为心室颤动,不间断心脏按压,给予肾上腺素后除颤,转为窦性心律,患者意识恢复。采集血气分析,3 分钟后再次出现室性心动过速,考虑为电风暴,反复给予胺碘酮、利多卡因、艾司洛尔,患者室性心动过速发作次数减少,给予地西泮静脉注射,心律较前稳定。征得患者家属同意后,IABP 保护下进行急诊冠状动脉造影,提示左前降支根部闭塞。导丝通过后植入冠状动脉支架,手术结束患者返回 CCU 监护治疗。1 周后患者平安出院,除常规抗栓治疗外,嘱服 ACEI 及 β 受体阻滞剂抑制神经内分泌激活、改善长期预后。

【心得体会】

(一) 心肺复苏流程

1. 最佳适应证 心源性心搏骤停(无脉性室性心动过速、心室扑动、心室颤动,缓慢型心律失常心室停搏,无脉性电活动):①原发性、心律失常性心搏骤停:不伴有其他脏器严重损伤,见于器质性心脏病,如冠心病、心肌病 DCM、HOCM、ARVC、心肌炎、心脏瓣膜病;非器质性心脏病,如遗传性心律失常综合征(长 QT 综合征、短 QT 综合征、Brugada 综合征、儿茶酚胺敏感性室性心动过速、特发性心室颤动、早期复极综合征)、预激综合征、触电。②继发性、应激性心搏骤停:见于化学因素(各种严重的中毒、脓毒症等)、物理因素(低温等)、自主神经因素(如交感风暴、交感神经及迷走神经功能亢进等)、机械因素(如心脏震击综合征、颅脑损伤等)、代谢因素(如缺氧、低血糖、高血钾等电解质紊乱)以及中枢神经系统的急性疾病、剧烈运动等。

2. 禁忌证 终末期疾病,生前预嘱不同意心肺复苏,创伤、失血、心血管中枢疾病导致的心搏骤停。

3. 心脏骤停指标 意识突然丧失或短暂抽搐;皮肤苍白或发绀;颈动脉股动脉搏动消失、心音消失;呼吸断续叹气样或停止;血压测不出。出现顺序:心音消失、脉搏触不到→意识丧失、抽搐、眼球上翻→叹息样呼吸→昏迷→瞳孔散大。

4. 初级心肺复苏 流程可简化为"4 个判断和 CABDE",可以帮助我们在慌乱的抢救过程中有序进行 CPR。

(1)首先确保救治环境安全,判断意识(轻拍肩膀呼喊、观察睁眼、语言和运动反应),如无意识,立即呼叫除颤仪和抢救车,并放置患者于硬质平面。

(2)同步判断呼吸(看胸廓起伏、听呼吸声、感觉气流)。

(3)判断脉搏(判断颈动脉,示指、中指触及喉结,旁开两指,达胸锁乳突肌前缘凹陷;判断股动脉,腹股沟韧带中点下两指),时间少于 10 秒。

1)如果呼吸正常、有脉搏,则监测病情等待救援。

2)如果呼吸异常、有脉搏,则给予人工呼吸,10~12 次 /min,每 2 分钟检查脉搏。

3）如果无脉搏：①立即暴露胸部、心脏按压（C）：按压部位为胸骨中下段，乳头连线中点；幅度为 5~6cm；频率为 100~120 次 /min；充分回弹，即按压与回弹时间 1:1；心脏按压并发症包括肋、锁骨骨折，按压区疼痛，横纹肌溶解，心包积血、心脏压塞，气胸、血胸、肺挫伤，肝、脾撕裂，脂肪栓塞。②开通气道（A）：撤枕，清理气道，仰头抬颌法畅通气道（左手掌下压前额，右手示指、中指于下颌骨正中右侧旁开 2cm 处托起下颌，使下颌角与地面垂直、口咽喉呈一直线）。③呼吸支持（B）：人工呼吸（连续两次吹气；缓慢吹气，即压额、捏鼻、抬颌、包唇用力吹气 1 秒以上，松鼻 1~2 秒，余光观察胸廓起伏；吹气量为 500~600ml；按压通气比为 30:2，按压中断小于 10 秒；人工呼吸并发症为胃扩张）或简易呼吸器——面罩（采用 EC 手法固定，500~600ml，送气 1 秒以上，观察指标包括氧气管是否脱落、进气阀鸭嘴阀是否正常、面罩内气雾、胸廓起伏、面色口唇变红）。

（4）除颤仪到位，判断心律：如果是心室扑动、心室颤动或无脉性室性心动过速，200J 非同步电除颤（D）；5 个周期（约 2 分钟）的心肺复苏后检查心律（E）。

5. 高级心肺复苏 流程可简化为"ABCD"。

（1）气管插管（A）。

（2）呼吸支持（B）：简易呼吸器——插管，辅助呼吸（10 次 /min，送气 1 秒以上，500~600ml）。

（3）循环支持（C），即不间断心脏按压：①心室扑动、心室颤动或无脉性室性心动过速，CPR 等待除颤仪、抢救车→心电示波为心室颤动、室性心动过速→第一次除颤，CPR 2 分钟，检查心律可除颤→第二次除颤，CPR 2 分钟，肾上腺素（1mg/3~5min，20ml 盐水弹丸式推注），检查心律可除颤→第三次除颤，CPR 2 分钟，胺碘酮（300mg → 150mg，TDP 用利多卡因），检查心律可除颤→第四次除颤，CPR 2 分钟，利多卡因（1~1.5mg/kg → 0.5~0.75mg/kg），检查心律可除颤→第五次除颤，CPR 2 分钟，治疗可逆病因 [TDP 用硫酸镁（215:2g 溶于 10ml 推 5 分钟以上），停延长 QT 的药物、提升心率]，检查心律可除颤→……②心室停搏或无脉性电活动（对于原发性、真性 PEA，心脏有电活动、无有效机械收缩、无动脉搏动，见于大面积心肌梗死、严重电解质异常如高钾、严重酸中毒、心脏压塞、心脏破裂等，心电图常为宽 QRS 波，室性逸搏常见，生还可能性小；对于继发性、假性 PEA，心脏有电活动、有有效机械收缩、无动脉搏动，见于血容量不足、气胸、肺栓塞等，心电图常为窄 QRS 波，窦性心动过速常见，生还可能性大），CPR 等待除颤仪、抢救车→心电示波为心室停搏、PEA →肾上腺素（1mg/3~5min），CPR 2 分钟，检查心律不可除颤→CPR 2 分钟，肾上腺素，检查心律不可除颤→ CPR 2 分钟，治疗可逆病因，检查心律不可除颤→……

（4）心搏骤停病因鉴别（D）：可查超声心动图，尤其是不可除颤的心律时。胸外按压心肺复苏存在禁忌证时，考虑使用腹部提压心肺复苏（需要提压仪）。

6. 心肺复苏有效指标　意识、肌张力、生理反射恢复；瞳孔缩小、眼球转动、有对光反射；口唇、甲床变红；有大动脉搏动、心音及心电波形；自主呼吸；收缩压大于60mmHg。复苏后：治疗可逆病因（5H指低血容量、缺氧、酸中毒、低钾血症、高钾血症，5T指张力性气胸、心脏压塞、中毒、肺栓塞、冠状动脉血栓形成）。

循环系统：维持有效循环（扩容，纠酸，血管活性药物，纠正影响血流动力学的心律失常，维持目标收缩压大于90mmHg）。

呼吸系统：维持呼吸（吸氧，监测血气，必要时机械通气）。

神经系统：预防脑水肿（降温，32~36℃；脱水，渗透性利尿剂；止抽，冬眠合剂；高压氧；改善脑血流）。

泌尿系统：预防急性肾衰竭。

消化系统：预防应激性溃疡（PPI、H_2RA、抗酸药）。

对症支持：维持内环境平衡，预防感染，胃管营养支持。

（二）电风暴

电风暴是指24小时内发生2~3次或以上的室性心动过速和/或心室颤动，可引起严重血流动力学障碍，由于死亡率高、预后差，往往需要紧急电除颤。我们可以通过室性期前收缩、室性心动过速的形态判断来源部位，从而确定心律失常的良恶性。在急性心力衰竭或急性心肌梗死等紧急状态下，有一些室性期前收缩或室性心动过速起源于左右心室流出道、主动脉窦、左室穹顶、二三尖瓣环或乳头肌部位，这类心律失常也常发生于没有器质性心脏病的正常人。如果在这些紧急状态下发生来源于这些部位的功能性心律失常，往往预后较好。有些室性期前收缩、室性心动过速来源于急性心肌损伤部位，此类心律失常在内环境紊乱、应激等情况下往往会进一步恶化，需要临床医生谨慎处理诱因、治疗相关病因。电风暴的临床处置包括：①除颤仪待命，随时准备电除颤。②由于急性应激因素存在，即使电复律可以恢复窦性心律，但往往难以维持。恶性心律失常会很快复发，需要配合抗心律失常药物终止心室内折返环，避免单向传导阻滞的发生，促使心室内电传导均质化，从而预防恶性心律失常的发生。常用药物包括β受体阻滞剂、胺碘酮、利多卡因，均可以应用到最大剂量。③纠正诱因：应激状态、交感神经过度兴奋是电风暴维持的关键因素，因此镇静治疗至关重要，同时需要补充氯化钾、硫酸镁，纠正潜在的水与电解质紊乱、酸碱失衡、乏氧等。④去除病因：纠正心肌缺血，再灌注心肌，纠正失代偿性心力衰竭等。⑤非药物治疗：ICD植入、导管射频消融术或交感神经节切除。

【经典箴言】

关于基本理论、基本知识、基本技能，无论怎么强调都不为过。

（田　力）

这是一个临床上比较常见的典型病例,有两个基本问题需要明确。2019年欧洲心律协会(EHRA)与心力衰竭协会(HFA)、心律学会(HRS)、亚太心律学会(APHRS)、南非心律学会(CASSA)和拉丁美洲心律学会(LAHRS)合作发布的《ACS 和血运重建紧急情况下的心律失常管理共识》指出:血流动力学不稳定、心源性休克、左室射血分数(LVEF)< 40% 和心电图 ST 段在所有导联偏移数值之和是 STEMI 和非 ST 段抬高心肌梗死(NSTEMI)中发生室性心动过速 / 心室颤动的独立预测因子;对于 AMI 再灌注前的室性心律失常,紧急再灌注是最重要的治疗方法,药物应用需谨慎。对于这名患者,急性心肌梗死诊断明确,应该经绿色通道直接进入导管室行冠状动脉造影及介入治疗,而要避免收入病房等延误血运重建等环节,即使在此过程中发生室性心动过速 / 心室颤动,也应该边复律治疗,边积极开通罪犯血管;另外,心肌梗死急性期反复发作的室性心动过速 / 心室颤动,其药物治疗首先考虑静脉应用 β 受体阻滞剂和 / 或胺碘酮,不是肾上腺素。

该病例心肌梗死后出现室性心动过速、电风暴,给予开通罪犯血管,挽救濒死心肌,改善缺血心肌的氧供,是终止室性心律失常的核心治疗。通过这个病例的治疗过程,再次印证了急性心肌梗死治疗中血运重建是硬道理。

2 当妊娠遇到室上性心动过速

【临床经过】

值班收住一位 40 岁孕妇,因"阵发性心悸 5 年,再发 1 天"入院。该孕妇为第二胎,5 年前第一胎时就曾发生过室上性心动过速,物理刺激后转为窦性心律,近 5 年间断发作,物理刺激或药物治疗后可转为窦性心律。多次建议行射频消融,家属拒绝。本次为第二胎,孕 8 周 +1 天,再次出现心悸,就诊于急诊科,行心电图示室上性心动过速,心率 180 次 /min,血压 100/70mmHg。面部冰刺激、压舌板刺激腭垂、Valsalva 动作等均无效。

【分析及处理】

分析其病史和心电图等资料,心律失常、阵发性室上性心动过速诊断明确,间断发作,多次建议行射频消融,家属拒绝。本次为第二胎,孕 8 周 +1 天,再次出现心悸,行心电图示室上性心动过速,目前血流动力学相对稳定,但如何治疗稍显棘手。抗心律失常药都可能对胎儿有一定毒性,尤其在妊娠前 3 个月内应格外重视,处理应遵循个体化原则,对孕妇和胎儿进行系统评估,权衡利弊。常规刺激迷走神经没有效果,在准备联系食管调搏时,想到 2015 年 *Lancet* 上发表了 REVERT 研究,提出一种新的迷走神经刺激方法,非常有效,该方法被称为改良 Valsalva 动作,具体实施要点如下:患者取半卧位或坐位,取一只 10ml 注射器(压力大约 40mmHg)让患者吹 15 秒,立即让患者仰卧位并抬高下肢 45°~90° 维持 45 秒。最近好几例室上性心动过速使用该方法很有效。于是再次使用改良 Valsalva 动作,成功恢复窦性心律。

【心得体会】

1. 诊疗妊娠合并室上性心动过速患者需收集详细的病史和体格检查结果。重点需注意室上性心动过速发生的持续时间和频率、心脏症状、既往史和个人史等。

2. 室上性心动过速目前常用的治疗包括刺激迷走神经、药物、电复律以及导管消融等。处理应遵循个体化原则,对孕妇和胎儿进行系统评估。

3. 如何管理发生心律失常的妊娠人群,任重而道远。

【经典箴言】

患者基础状况各不相同,抗心律失常治疗需要重视个体化治疗。

(余 航)

3 推本溯源——妙龄少女的心室颤动发作之谜

【临床经过】

患者女性,20 岁,因"咳嗽、咳痰、气喘 1 周,反复心悸伴晕厥 2 天"入院。患者 1 周前受凉后出现咳嗽、咳痰,为白色黏痰,感气紧,自行吸入沙丁胺醇气雾剂(舒喘灵)并口服阿奇霉素和复方甘草片治疗。2 天前出现反复心悸伴晕厥,持续 10 余秒至 1 分钟恢复意识。急诊室再次出现意识丧失,心电监测示为心室颤动,行电复律后收入心脏监护室。既往有支气管哮喘病史 10 余年,间断吸入舒喘灵。对青霉素类药物过敏。否认家族遗传史。入院查体:体温 37.5℃,脉搏 88 次/min,血压 100/60mmHg;发育正常,自主体位,查体合作;唇无发绀,双侧颈静脉无怒张;双肺呼吸音粗,可闻及哮鸣音和少量湿啰音;心界不大,心率 88 次/min,律齐,心音有力,可闻及期前收缩,未闻及杂音和心包摩擦音;腹软,无压痛、反跳痛,肝、脾肋下未触及,肠鸣音弱;双下肢无水肿。心电图示窦性心律,频发室性期前收缩,QT 间期延长(530 毫秒)。超声心动图未见明显异常,左室射血分数 65%。胸部 X 线片示双肺纹理增重、紊乱。化验血常规示白细胞计数 12.2 × 10⁹/L,血红蛋白 112g/L,血小板计数 121 × 10⁹/L,中性粒细胞百分比 82%;电解质示血钾 3.58mmol/L,血钠 137mmol/L,血氯 98.4mmol/L;肝肾功能、心肌酶谱、肌钙蛋白、甲状腺功能、风湿系列均在正常范围。

【分析及处理】

患者为青年女性,既往有支气管哮喘病史多年,本次发病前因感染出现咳嗽、咳痰伴气紧,自行吸入沙丁胺醇气雾剂并口服阿奇霉素和复方甘草片治疗,随后出现反复心悸、晕厥,化验示血钾偏低,心电图示频发室性期前收缩,QT 间期延长,心电监测可见心室颤动。根据病史、体格检查及相关检查结果,考虑患者因恶性室性心律失常引起晕厥,原因可能与低钾血症所致 QT 间期延长有关。分析原因如下:①患者近期曾应用阿奇霉素、沙丁胺醇和复方甘草片治疗。大环内酯类药物可通过影响钾离子通道功能,引起 QT 间期延长,而诱发室性心律失常。β_2 受体激动剂可促进钾离子向细胞内转移,常规剂量的沙丁胺醇即可引起血钾降低。复方甘草片的主要成分甘草甜素在体内水解为甘草次酸,具有类醛固酮样作用,可作用于肾远曲小管,引起钾流失。②患者为女性,由于钾离子通道的密度不同,延长 QT 间期的药物对于女性的作用更为明显。患者入院后,立即停用阿奇霉素和复方甘草片,积极控制感染、解痉平喘,同时纠正电解质紊乱,给予补钾治疗至血钾 4.0mmol/L以上,监测心电图示 QTc 缩短至 450 毫秒,未再出现恶性室性心律失常。随访 1 年,患者未再出现晕厥。

【心得体会】

1. 阿奇霉素联合应用复方甘草片在呼吸系统疾病中比较常见,但在临床中常可见到引发低钾血症所致恶性室性心律失常的病例。

2. 支气管扩张剂是治疗支气管哮喘的常见药物,其中 β_2 受体激动剂是目前临床应用最广、种类最多的支气管扩张剂,已成为治疗哮喘的一线药物,但可能引发低钾血症。

3. 在应用上述药物治疗支气管哮喘合并感染时,应注意监测血钾,并严密观察心电图 QT 间期变化,适当补钾,防止不良心血管事件发生。

【经典箴言】

对于药源性低钾血症所致恶性室性心律失常的预防,主要措施在于用药过程中注意定期监测血钾浓度以及必要的补钾治疗;同时严密观察 QT 间期变化。

(付德明)

 汤日波 专家点评

低钾血症是常见的心律失常诱因,一些"健康"年轻人的恶性心律失常事件常由低钾血症诱发,而对于心血管疾病患者尤应注意将其血钾水平维持在 4.0mmol/L

以上,对于发生尖端扭转型室性心动过速的患者,血钾应维持在 4.5mmol/L 以上。此例患者反复晕厥,可能因低钾血症以及合并应用延长 QTc 的药物(阿奇霉素),导致 QTc 延长,引起尖端扭转型室性心动过速。此例患者以后应避免应用可引起 QTc 延长的药物,可在网站 www.qtdurgs.org 查证,如腹泻、大量出汗,应注意避免低钾。在纠正低钾和停用阿奇霉素后,患者 QTc 恢复为 450 毫秒,考虑其 QTc 延长为获得性的。鉴于 20%~25% 的先天性长 QT 综合征患者在无症状时其 QTc 可在正常范围,有条件可进行先天性长 QT 综合征相关基因的筛查。

4　乌头碱中毒之祸

【临床经过】

今天是大年初六,我值 24 小时急诊班。白天处理了许多急症患者,其中酒精中毒的患者就有 5 例,不禁感慨:"老百姓的健康方式还需要进一步指导,看来我们还有很多工作要做。"大约晚上 9 : 00,我在值班室再次接到护士站打来的电话:"穆医生,请过来接诊一位酒精中毒的患者。"我急忙跑到急诊室,患者是一位 35 岁男性,神志清,精神萎靡,立即给予吸氧、心电监护,同时追问病史,其家属称患者有关节疼痛病史,长年饮自制药酒,在近几天过年期间患者饮酒量较前增多,今晚患者再次饮用约 50ml,饮酒后约 10 分钟即出现意识不清、呼之不应,伴全身抽搐,持续约 10 秒后清醒,急来我院,途中抽搐 2 次均缓解。谈到患者泡制药酒的成分,其家属提到川乌、草乌、附片等,这些都是含有乌头碱的中草药。这时心电监护提示室性心动过速,继之转变为心室颤动,立即给予 360J 非同步电除颤 1 次,患者转复为窦性心律,心率约 150 次 /min,血压 80/40mmHg,同时给予静脉滴注多巴胺及胺碘酮。

【分析及处理】

患者有长期的饮药酒史,此次由于饮酒过量而导致意识不清。联系到药酒中的重要成分乌头碱,该成分常被老百姓认为有回阳救逆、温阳等功效,但一旦服用过量,常会导致中毒,如果在体内蓄积过多或不及时排出,很容易导致"乌头碱中毒"。目前该患者诊断已经明确,查血气分析提示 II 型呼吸衰竭,立即行经鼻气管插管、呼吸机辅助通气治疗。病程中患者再次出现短阵室性心动过速,给予胺碘酮 150mg 静脉注射后静脉滴注维持。对于这样重度中毒的患者,我紧急联系急诊血液灌流,约 10 小时后患者神志转清,血压升至 120/80mmHg,考虑患者血压稳定,遂给予呋塞米 40mg 静脉推注以加速毒物的排泄。16 小时后患者自主呼吸恢复,心电图维持为窦性心律。就这样,我结束了繁忙而充实的急诊班,但看到患者生命体征平稳,我内心很有成就感。

【心得体会】

1. 乌头碱通过血液循环可直接损害心肌,引起恶性心律失常,情况严重者可引起血流动力学障碍如休克等,进而可以发生阿-斯综合征,出现意识障碍、抽搐、呼吸、心搏骤停等。本例患者自服过量乌头碱而致中毒,因此在病程中出现室性心动过速、心室颤动等,由于抢救措施及时而使得患者转危为安。

2. 临床上,乌头碱中毒患者常出现频发多源多形性室性期前收缩、室性心动过速甚至心室颤动等心电图表现,这是中毒的显著特征,其机制为乌头碱通过兴奋迷走神经降低窦房结自律性,异位起搏点的自律性升高而引起各种心律失常,而严重的心律失常可以直接导致急性左心功能不全,甚至心源性休克。因此在抢救时,密切观察患者的心功能情况,防治循环衰竭。

3. 一般情况下,口服乌头碱中毒应立即催吐和洗胃。该患者病程中反复惊厥抽搐、呼吸困难,且伴有恶性心律失常,故在处理过程中未采取以上措施,以避免催吐和洗胃过程中诱发心律失常。血液净化治疗是急性药物中毒的重要抢救措施,通过此次急救,我更充分认识到这一点。

4. 众所周知,我国药源丰富,老百姓常自制药酒,但是对其药理作用知之甚少,很容易因服用过量而中毒。我们在日常工作中,应该加强对老百姓的健康宣教,同时加强对这类中药的管理,积极引导,宣传教育,让其充分认识到药酒所带来的不良反应,严格掌握适应证、剂量、药物配伍、炮制煎煮的方法,禁用生药,养成正确的生活方式,正所谓"预防胜于治疗"。

【经典箴言】

通过认真地询问病史,确诊"乌头碱中毒"后即可准备除颤仪、呼吸机等抢救设备,迅速应用抗心律失常药物,稳定生命体征,进一步启动血液灌流等抢救措施,方能稳扎稳打,步步为营,为成功抢救奠定基础。

(穆 清)

 孟新科 专家点评

乌头碱中毒是临床常见的中药中毒,也是药物性心搏骤停的常见原因。其中毒的原因主要为服用过量、慢性蓄积或炮制使用不当造成。正确诊断的关键在于,准确了解患者的用药史及其用药剂量和方法。处理则在于室性心律失常的对症治疗,其防治的关键在于医生的临床宣教意识。对于有心脏疾病或关节炎的患者,临床医生在使用这类药物时,必须向患者进行相关炮制、萃取、服用注意事项以及中毒症状的识别和相应急救措施的宣教。同样,对于不明原因的心搏骤停或室性心律失常患者,接诊医生也应想到需要排除该类药物中毒的可能性。本病例抢救成功的关键在于,接诊医生对乌头碱中毒有清楚的认识和高度的警惕性,对中毒后的抢救程序也有充分的思想准备和知识储备。

5 "美国老太太和中国老爷子"心房颤动消融术后的抗凝策略

【临床经过】

回想起这个病例,我更多的感慨是:"生活高于艺术,就算写剧本,都编不出这么有冲突性的剧情。"这位患者是我一个朋友的父亲,6年前曾经因为阵发性心房颤动、快慢综合征(动态心电图:夜间最长的 RR 间期 4.2 秒)在外院行环肺静脉消融术,术后予以华法林抗凝 3 个月后停用。巧的是他在美国的姐姐,差不多在同一时期也因为心房颤动做了射频消融术。有一天,我朋友发来了一张微信图片,说他父亲想向我咨询,我看了图片,是有几处皮下出血点的上臂。这给我的第一个感觉可能是,口服抗凝药皮下出血来咨询调整药物的方案。但是我错了,这个病号开口的第一句话就是:"郑医生,你快帮我教育一下我姐姐",原来他没有抗凝治疗,而他的姐姐术后在美国长期口服华法林,其间曾出现几次皮下出血,他们俩在这个问题上有明显的冲突。我顿时明白了,原来那张照片是他姐姐的。他开了电话免提,我说:"那我先教育一下你,并不是说心房颤动射频消融术成功后,就可以不用再口服抗凝药了,你们俩都有糖尿病、高血压,年龄也都超过 75 岁,按照指南的要求,就需要终身抗凝。"患者明显有些不服气地说:"这些年我没口服抗凝药,不是都好好的?"我说:"即使脑卒中的概率增大 10 倍,在每一个人身上也就是有或没有,这里面还有一个运气问题,你看你姐姐虽然有时有皮下出血,但有可能她不用药,就只能你到美国去看她了。"这时他姐姐抢过话题说:"郑医生,我同意你的意见,美国医生就是这样要求的,并且我知道,现在还有新型口服抗凝药,但是我不愿意做白老鼠,我知道华法林这个药 INR 要控制在 2~3,诊所要求我每月都要来查一次 INR,如果哪个月我没有去,医生就会打电话给我。"老太太的话令我感触颇深,一个是美国医生对指南的执行力度,另一个是他们个体化治疗和对患者的教育。

【分析及处理】

心房颤动指南建议,射频消融术后是否要继续抗凝治疗,要根据 $CHADS_2$ 或 CHA_2DS_2-VASc 评分决定,$CHADS_2$ 评分>2 分或 CHA_2DS_2-VASc 评分男性>2

分、女性＞3分，需要终身抗凝治疗。CHADS₂评分包括充血性心力衰竭、高血压、年龄＞75岁、糖尿病、脑卒中或TIA，前面四条为1分，最后一条2分，满分为5分；CHA₂DS₂-VASc评分改变有性别（女性+1分）、动脉硬化性心血管疾病（+1分）、年龄（65~75岁+1分，＞75岁+2分），满分为9分。研究显示，中国人群更适合用CHA₂DS₂-VASc评分，本例中2位患者分别为4分和5分，脑卒中风险较高，需要终身抗凝治疗。

【心得体会】

欧美心房颤动指南对射频消融术后该不该继续抗凝治疗的表述写得比较明确，无论射频消融是否成功，都要根据CHA₂DS₂-VASc评分决定抗凝治疗方案（Ⅰ类推荐，C级证据）；CHA₂DS₂-VASc评分男性＞2分、女性＞3分，需要终身抗凝。我国前几年相关指南在这个问题上不是很明确，早期指南建议心房颤动消融术后3~6个月无复发，可以停用抗凝药，目前在这方面的建议逐渐与欧美指南一致，但是可能很多医生的观念还没有改过来，这导致很多患者也认为消融术成功了，当然就不用抗凝了，实际上正因为越来越多的研究证明CHADS₂或CHA₂DS₂-VASc评分＞2分或3分，即使消融成功，不坚持抗凝其远期脑卒中发生率没有降低，才作为Ⅰ类推荐的。可能有的人会问，为什么证据级别是C级而不是A级？这个A级证据级别一般是要大规模、双盲随机对照试验（RCT）研究，这在药物上比较容易实现；在射频消融手术上，替患者随机选择治疗方案且在研究中不改变选择以实现随机化，做个对照假手术以实现双盲，在伦理上难以实施。

【经典箴言】

在循证医学时代，心血管知识的变更可谓日新月异，既往正确的诊疗观点可能现在已经是错误的；既往有争议的诊疗策略，现在可能已经达成共识；既往无法解决的问题，可能已经有新的诊疗措施。因此，我们也要经常更新自己的知识。

（郑炜平）

 汤日波 专家点评

目前国内外所有指南和专家共识一致推荐，对于导管消融术后的脑卒中高危患者，无论导管消融是否成功，均应长期服用抗凝药物，这主要是因为有的患者存在无症状的心房颤动复发。如果脑卒中高危患者复发而又无症状，未服用抗凝药物无疑将其暴露于脑卒中风险之中。这个故事中，国外医生根据指南处方抗凝药物并长期服用，值得肯定。但是，循证医学的宗旨是遵循最佳的证据进行个体化治疗。我们可以看到，指南中的推荐是C级证据，是专家的意见。

既然缺乏有力的证据支持导管消融术成功后脑卒中高危患者可以停用抗凝药物,指南制定专家推荐目前的治疗建议无疑是保守而妥当的。但是迄今有多项观察性研究显示导管消融可以显著降低脑卒中风险,因此这个问题尚需要进一步探讨。在我国临床实践中,大量心房颤动导管消融术成功后的脑卒中高危患者停用了抗凝药物。在 CHINA-AF 注册研究中,既往无脑卒中、无糖尿病的患者在消融 3 个月,成功维持窦性心律,停用抗凝药物,并未增加血栓栓塞风险。在我个人的临床实践中:①建议患者密切监测心律,如果多次 Holter 正常(术后至少密切观察了 6 个月),和患者交代利弊关系,根据患者意愿可以选择继续抗凝或不抗凝,对于出血风险较高的患者倾向于停用抗凝;②对于停用抗凝的患者处方新型口服抗凝药物备用,如果随访期间复发,及时启动抗凝,并嘱患者就诊;③如果患者为既往脑卒中、肥厚型心肌病等脑卒中高危患者,特别是既往心房颤动发作无症状的,建议长期抗凝。综上,本例国内外患者不同的治疗策略,体现了目前临床和指南的差距,需要大规模随机对照证据为这一争论性的问题盖棺定论。

储慧民　专家点评

近年来,心房颤动的治疗发生了革命性变化。以抗凝、导管消融和左心耳封堵这"三驾马车"及心房颤动的综合管理为主要推动力,心房颤动相关研究论文数量显著超过心肌梗死。其中,心房颤动导管消融术后的抗凝治疗策略是一个热点,但目前有关心房颤动导管消融术后是否继续抗凝治疗以及相关策略应如何选择,仍存在争议。不抗凝增加缺血性脑卒中风险,抗凝增加出血风险。

心房颤动导管消融术后抗凝治疗的必要性得到多个指南的一致认可。2016 年 ESC 心房颤动指南指出,脑卒中高危患者消融成功后仍应继续抗凝治疗。2017 年 HRS/EHRA/ECAS 心房颤动专家共识强调,不论消融成功与否,应根据患者脑卒中风险给予抗凝,消融旨在减少症状。2014—2019 年 AHA/ACC/HRS 心房颤动指南亦不推荐以避免抗凝治疗为目的的导管消融以维持窦性心律。因此,从指南的角度出发,无论是否行心房颤动导管消融,心房颤动抗凝与否主要依据患者的危险因素来判断,即 CHA_2DS_2-VASc 评分高的患者就应该终身抗凝。

从目前的循证医学依据来看,多项研究显示,心房颤动消融术后无症状心房颤动发生率较高,而无症状 AF 增加脑卒中风险,心房颤动负荷与脑卒中风险密切相关,这可能是指南不推荐心房颤动消融术后停用抗凝药的重要原因。心房颤动导管消融术后随着随访时间的推移,多次消融后 10 年的随访,复发率每年以 3% 的比例递增,单次消融以每年 6% 的比例递增。多次消融后 10 年不用抗心律失常药物能维持窦性心律比例为 60% 左右。这证实了射频消融是一种具有非常好疗效的治疗策略,同时也证实需要术后维持抗凝治疗。2019 年发表的 CABANA 研究结果也同样证实了这一点。因为心房颤动的机制和基质存在演变过程,并不代表前两次消融无效,而可能是新的心房颤动基质产生。因此,低危患者 3 个月后可以停用抗凝药物;高危患者按照指南是不可以停抗凝药的,除非患者进行了左心耳封堵术。目前,国内有不少中心已经开展了射频消融联合左心耳封堵一站式的术式,并在国际期刊发表了不少文章,也列入了 2019 年中国多个专家共识。这是一种既可以解决症状问题又可以停止抗凝的术式。在经过 3 个月的空白期抗凝后,可以停用抗凝药物,适用于高脑卒中风险又不能或不愿意服用抗凝药和抗凝失败的患者。

6 尼亚加拉瀑布与胆囊炎

【临床经过】

今天值班,早班时从急诊收了一位 68 岁女性患者,因"上腹部疼痛 6 小时"入院。6 小时前患者晚餐后突然出现上腹部疼痛、恶心,伴心慌、胸闷症状,急诊来院。既往有冠心病病史 4 年,胆囊炎病史 1 年。急诊查心电图示异位心律,快速型心房颤动,Ⅰ、aVL、V_2、V_3 导联 T 波倒置,不完全性右束支传导阻滞,QT 间期 0.44 秒。腹部 B 超示胆囊异常所见,考虑胆囊炎急性发作,腹腔少量积液。腹部立位 X 线片示未见明显穿孔及梗阻征象。血常规示 WBC 13.5×10^9/L,中性粒细胞百分比 88.6%。血清淀粉酶 69U/L。入院查体:血压 145/85mmHg;神志清楚,痛苦面容,口唇无发绀,双肺呼吸音粗,未闻及干、湿啰音;心率 150 次 /min,心律绝对不齐,第一心音强弱不等;腹软,上腹部压痛,墨菲征(+);双下肢轻度水肿,生理反射存在,病理反射未引出。入科后急查肌钙蛋白(-),谷草转氨酶 48U/L,乳酸脱氢酶 496U/L,肌酸激酶 108U/L,血糖、电解质、肾功能正常。

【分析及处理】

入院后考虑诊断:①急性胆囊炎;②冠状动脉粥样硬化性心脏病,快速型心房颤动。给予积极抗感染,极化液营养心肌治疗。入科后 2 小时上腹部疼痛无明显好转,复查心电图示窦性心动过缓,58 次 /min,Ⅰ、aVL、$V_2 \sim V_6$ 导联 T 波倒置,不完全性右束支传导阻滞,QT 间期 0.60 秒。看完心电图,我考虑是否存在非 ST 段抬高心肌梗死可能,再次急查肌钙蛋白(-)、心肌酶谱、电解质均正常。请普外科会诊,考虑暂时没有手术指征,建议我继续加强抗感染治疗,疼痛剧烈时予维生素 K_1、654-2 肌内注射以对症治疗。之后请主任医师查看患者,他告诉我:"针对该患者的心电图,不能总是盯着冠心病 T 波改变,这例要考虑急性胆囊炎引起的尼亚加拉瀑布样 T 波改变,可以用盐酸哌替啶或吗啡止痛。"我不解地问:"尼亚加拉瀑布样 T 波改变不是见于脑血管意外的患者吗?"主任说:"你读书不仔细呀,不能光想着常见的,也要时时警惕少见的,你再翻翻郭继鸿老师的《新概念心电图》,急腹症也是其中的一个原因,实际上只要能够引起交感神经过度兴奋,就可能导致这样的改变。"4 小时后患者诉上腹部疼痛加剧,查体同前,我害怕使用盐酸哌替啶会掩盖疾病的进展,所以选择肌内注射 654-2 针 10mg,效果差。患者起床小便时突然摔倒,当时意识清醒,无大小便失禁,随即扶至病床上,测血压 80/50mmHg,当时描计心电图示窦性心律,aVR、V_1、Ⅲ导联 T 波宽而直立,Ⅰ、aVL、V_2~V_6 导联 T 深倒置,最深达 1.5mV,基底较宽,巨大圆顶,双支不对称,不完全性右束支传导阻滞,QT 间期 0.56 秒,室性期前收缩。这时我发现确实是比较典型的尼亚加拉瀑布样 T 波改变。半小时后患者突发尖端扭转型室性心动过速,电除颤后转为窦性,T 波更加深、倒置,患者意识未恢复,家属放弃继续抢救,自动出院。

【心得体会】

1. 尼亚加拉瀑布是美国与加拿大边界的著名大瀑布,心电图上巨大倒置的 T 波形象上如同瀑布一般,可惜这是 2001 年美国波士顿哈佛大学医学院 Hurst 教授发现并命名的,要是由中国人发现,或许会拿黄果树瀑布样来命名呢。这种改变常出现在脑血管意外患者,颅内出血尤其是蛛网膜下腔出血患者,脑外伤、脑手术及各种原因引起的阿-斯综合征之后,但是别忘了急腹症也是其中一个原因。其心电图特点是 T 波巨大倒置而不对称,倒置 T 波的振幅多大于 1mV,T 波基底宽、顶圆、宽大畸形;T 波演变迅速,可持续数天后自行消失,不伴有 ST 段偏移及异常 Q 波。QT 间期及 QTc 显著延长,u 波幅度大于 0.15mV,常伴有快速型室性心律失常。

2. 尼亚加拉瀑布样 T 波改变伴随 QT 间期延长,容易诱发各种室性心律失常。所以看到这种 T 波改变,要积极预防恶性心律失常。急腹症时,剧烈的疼痛刺激交感神经过度兴奋,引起心脏自主神经功能失调;疼痛引起儿茶酚胺风暴,儿茶酚胺的大量分泌,刺激下丘脑星状交感神经节,引起 T 波改变和 QT 间期显著延长;过量儿茶酚胺也可直接作用于心室肌,使心肌复极过程明显受影响;儿茶酚胺风暴还能使心外膜的冠状动脉痉挛,造成透壁性缺血,使心外膜复极延长,所以积极止痛是极其必要的。

3. 患者过去有冠心病病史,心肌缺血也可引起巨大倒置 T 波,同时可伴有 Q 波及 ST 段改变,容易将冠心病患者出现的巨大倒置 T 波单纯归结于心肌缺血加重,这种习惯性思维是造成误诊的重要原因。本例虽然有冠心病病史,但是本次发病肌钙蛋白始终呈阴性,心肌酶谱不高,且随着心房颤动的转复,T 波深倒置不仅无明显改善,而且逐渐加重,这些都提示 T 波深倒置不仅仅是冠心病造成的结果。

【经典箴言】

对于心电图的异常表现,不要把目光仅停留在心脏本身的疾病,要注意是否存在导致心电图改变的其他系统疾病可能。

(程 晃)

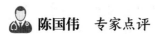 **陈国伟** 专家点评

正如"经典箴言"所述,对于心电图的异常表现,不要把目光仅停留在心脏本身疾病,许多疾病、电解质紊乱、药物、毒物等都可引起心电图异常。众所周知,胆心综合征是临床上十分常见的综合征,有时胆囊炎发作可酷似心绞痛,也可出现类似"缺血性心电图改变"而误诊为冠心病。本人曾遇见一例女性,50 岁,严重窦性心动过缓 3 年,心率 30~35 次 /min,伴头晕眼花,全身无力,拟诊为病态窦房结综合征,入院准备安装心脏起搏器。追问患者,有慢性胆囊炎、胆石症病史,余无特殊。入院第 2 天,突然寒战、高热,右上腹压痛明显,墨菲征(+),有可疑反跳痛,外科会诊拟诊为化脓性胆囊炎,有胆囊穿孔的可能,需紧急手术,鉴于患者心率慢,有病态窦房结综合征的可能,遂安置临时起搏器后送手术室,术后患者恢复良好。令人费解的是,患者卸除临时起搏器后,心率竟恢复正常,保持在 68~76 次 /min,所有头晕眼花、脏器供血不足症状完全消失,根本不需要安装起搏器,随访多年,心率正常。显然患者长期心动过缓与胆囊炎、胆石症有关。至于胆囊炎、胆石症为何导致严重窦性心动过缓,目前机制未明,可能与胆囊炎、胆石症引起自主神经功能紊乱、迷走神经张力增高有关。笔者也曾遇到一例糖尿病酮症酸中毒患者,以"急性上腹剧烈疼痛 3 小时"为主要症状入住消化科,入院后心电图发现 V_1~V_5 导联 ST 段显著抬高,T 波高耸,考虑为急性心肌梗死,转入心血管内科,拟作介入治疗,血生化检查示谷丙转氨酶(ALT)、谷草转氨酶(AST)中度升高,肌酸激酶(CK)明显升高,但 CK 同工酶(CK-MB)无明显升高,肌钙蛋白(-),而血糖高达 30mmol/L,尿糖(+++),尿酮(+++),经会诊,认为心肌酶 CK-MB 不升高,心肌损伤标记物肌钙蛋白(-),不支持心肌梗死,暂缓冠状动脉造影,先按糖尿病酮症酸中毒处理,2 小时后腹痛缓解,ST 段回落,T 波恢复正常。显然,本例患者异常心电图改变与糖尿病酮症酸中毒有关。

由此可见,胆囊炎可引起典型的尼加拉瓜瀑布样 T 波改变,也可引起"缺血性 ST-T"改变,甚至引起严重窦性心动过缓。与此同时,必须指出急腹痛也不一定是消化系统疾病,除心肺疾病外,偶尔糖尿病、卟啉病、尿毒症、腹型癫痫、过敏性紫癜等均可引起腹痛,有时也可引起心电图异常。毋庸置疑,心电图异常对心脏病诊断有重要价值,如上所述,但很多疾病也可能出现心电图异常。反之,心电图正常也不能排除心脏病的诊断。在临诊时应多思考,多鉴别,提高诊治水平。

7 艾司洛尔终止室性心动过速

【临床经过】

这一晚我刚好值班,整个心血管内科病房 61 张床都是满的,从晚上 6 : 00 接班后就忙个不停,我已经习惯了这样的工作节奏。一直到晚上 11 : 00,才终于进了值班室就寝。但没过多久,床边的电话响了起来。原来是 ICU 说有位室性心动过速患者需要会诊。情况紧急,我立即跑到 ICU 病房。这是一位外科直肠癌术后的 68 岁女性患者,原有冠心病、病态窦房结综合征,4 年前在我科植入起搏器,直肠癌手术于今天下午 5 : 00 结束,此时心电监护提示室性心动过速,值班医生已用多巴胺维持血压,但血压仍只有 70/40mmHg,ICU 医生说根据血常规未提示出血的迹象,电解质在正常范围。他跟我说他刚 200J 电复律了一次,但没成功,然后又推了 300mg 胺碘酮,效果欠佳,只好请我科会诊。

【分析及处理】

我马上拿起除颤仪,直接 360J 同步电复律,但心电图仍没有变化。我嘱护士立即静脉推注 75mg 利多卡因,胺碘酮 300mg 微泵静脉维持剂量,再一次 360J 电复律,但心电图依然如故。其实我抢救患者也不少,但如此顽固的室性心动过速患者真没遇过。这位患者的心电图并不支持尖端扭转型室性心动过速,硫酸镁似乎没指征,既然常规治疗无效,我脑海里突然就冒出两个药,可以尝试应用维拉帕米或者 β 受体阻滞剂,而且这位患者是装过起搏器的。我立刻说出了我的想法。ICU 病房有备用的艾司洛尔,这是超短效的 β 受体阻滞剂针剂。ICU 护士很快配置好了艾司洛尔 0.1g,当推了一半剂量时心电图就恢复为起搏心律。终于松了一口气,接下来我建议按指南应用胺碘酮静脉滴注维持,同时注意尿量、血压、电解质、血气分析的动态变化,第 2 天患者未再发作室性心动过速并转回外科治疗。

【心得体会】

事后我将此事汇报了主任,其实这患者一开始就可以360J电复律了,从200J开始的多次电复律往往成功率并不高。如果是新的双向波除颤仪,建议150J的能量足够而安全,但这位患者如果没有起搏器保护,后来使用艾司洛尔还是比较危险的,可能有导致心搏骤停的可能。如果患者存在右束支传导阻滞图形伴电轴左偏,可试用维拉帕米。我不禁心有余悸,作为独立值班的心血管科医师,自己做的每一个决定都关系着患者的生死,只有强烈的责任感才能做出有责任的选择。事后的分析与总结很重要,我都没看过这位患者的普通心电图,只是看着监护做出室性心动过速的诊断,这对于我来说,是一个要学习的教训。

【经典箴言】

处理难治性恶性室性心律失常时,墨守成规要不得;但破釜沉舟、推陈出新,亦需谨慎。

(于　路)

 周胜华　专家点评

首先提一下"电风暴"的概念,如室性心动过速、心室颤动发作不止,24小时内需2次电除颤者称为"电风暴"发作,该病例如不及时处理,很有可能发展为"电风暴",根据欧美近年的指南,处理"电风暴"首选的药物即是静脉注射β受体阻滞剂,因此笔者在患者对胺碘酮、电复律均无效的情况下,给予艾司洛尔可谓是恰到好处。另外,在极短时间中考虑到了艾司洛尔可能的不良反应及在已有起搏器保护条件下的安全性,这反映出双向思维或反向思维在临床工作的作用。

 任学军　专家点评

这是非常好的一个病例,有关室性心动过速的药物治疗。这例患者有冠心病、病态窦房结综合征、起搏器植入术后,外科手术后出现室性心动过速,胺碘酮及电复律治疗均无效。β受体阻滞剂盐酸艾司洛尔是一种快速起效、作用时间短的选择性β_1肾上腺素受体阻滞剂,临床主要用于围手术期(诱导麻醉、麻醉期间或手术后)出现的心动过速,半衰期约2分钟,消除半衰期约9分钟,因此,起效快、作用时间短,可作为测试用其他β受体阻滞效果的试探用药。近年来,关于β受体阻滞剂治疗室性心动过速的临床研究较多,尤其在出现室性心律失常风暴时,β受体阻滞剂的效果尤为突出。

8 "病态窦房结综合征"之惑

【临床经过和问题】

近几天,我在临床碰到过 2 例病态窦房结综合征(sick sinus syndrome,SSS,简称病窦综合征)患者,对于该病的治疗方面我查阅了专业文献,但有些问题还是感到困惑,今天拿出 3 个问题与大家讨论。

1. 目前很多文章都指出,对于病窦综合征患者,安装起搏器治疗可以改善患者的生活质量。那么,安装起搏器对提高患者生存率到底有多大作用? 如何把握安装起搏器的指征呢?

2. 例如一位 60 岁病窦综合征患者,平素症状不典型,在体检时发现室性逸搏心律,小于 40 次 /min,他可能已经适应了这样的心率。即便是明确病窦综合征诊断,给予安装起搏器,其生活质量的提高从何体现呢? 是否会因为患者的心率加快而引起心悸等不适症状呢? 这样反而会降低患者的生活质量。

3. 病窦综合征患者病程较长,发展慢,那么其死亡的绝对风险有多大? 风险概率是多少?

【分析讨论和学习】

宋凌鲲:我谈一下我的认识。谈到安装起搏器的指征,我们都明白,病窦综合征患者可以出现缓慢型心律失常,伴有临床症状(虚弱、乏力、头晕、黑矇、晕厥等),这是起搏器治疗的适应证,但临床很多患者并无症状,这是长期适应性改变的结果,对于这些患者是否植入起搏器值得讨论。分析余医生所列举的病例,这位患者虽然无临床症状,实际上,其全身机体的供血状态是很差的,这样缓慢的心律失常可导致心脏扩大(缓慢型心律失常引起的心室重构)、脑供血不足、心率储备功能差(难以承受体力活动)、脏器供血不足而引起功能下降、脑萎缩等,而且一来就是一个室性逸搏,连交界性逸搏都没有了,说明患者次级起搏点严重受损,病变传导系统广泛,像这种心律随时有心搏骤停的风险,应该植入起搏器。

"本来适应了慢的心率,如果突然把心率变快,真的就会给他带来好处? 有人研究哺乳动物发现,心率慢的动物活的寿命反而比心率快的动物长。"

针对这个问题,我们要记住这样一个原理:人体的很多生理参数都处于精妙的动态平衡中。心率慢是否对机体有影响,还是要分为生理性和病理性两种情况,一定范围内的慢心率对人体的确有保护作用,但过于缓慢的心律则会出现一些问题,例如脏器灌注不足、心脏扩大等,从而导致生活质量下降。因此,慢心率并非都是好事情,要具体情况具体分析。众所周知,心排血量 = 心率 × 每搏量,心率过于缓慢,势必导致心排血量代偿增加,最终会使得心排血量减少,出现类似心功能不全的一些症状。另外,患者长期处于低心排血量状态,加速器官老化和萎缩,从病理学角度考虑这些是很好理解的。

针对第 3 个问题,第 7 版《内科学》谈到,若患者无心动过缓有关的症状,不必治疗,仅定期随访观察。对于有症状的病窦综合征患者,应接受起搏器治疗,但未涉及患者预后方面的内容。心血管领域老教授告诉我们,病窦综合征患者单纯因疾病的死亡率与正常相比并无明显增加,但生活质量不佳。比如,该患者可能不会出现心源性猝死,但随时可能有意外,例如下楼时突发阿-斯综合征,是否存在从楼梯上滚下的危险呢? 存在意外。

【心得体会】

1. 对于病窦综合征的诊治,我们应该从病因这个源头上解决问题。病窦综合征涉及众多病因,例如教科书中提到的淀粉样变性、甲状腺功能减退、某些感染、硬化及退行性变等,均可损害窦房结。对于甲状腺功能减退造成的病窦综合征,可以重点治疗甲状腺疾病;对于供血不足导致的病窦综合征,治疗上应该使用扩血管及改善循环的药物;而对于感染性疾病,应积极控制感染因素。通过治疗原发病,才可以改善窦房结功能。当然在原发疾病治疗效果不好、窦房结功能无法改善的情况下,仍需行起搏器治疗。

2. 余医生所提到的问题涉及心血管领域没有深入讨论的方面,这需要循证医学证据的进一步支持。例如病窦综合征流行病学方面的数据,包括发病率、死亡率等。对于病窦综合征患者,植入与不植入起搏器的临床预后和两者的差异到底如何? 这些均需要大规模多中心的临床试验证实。

【经典箴言】

针对病窦综合征患者,是起搏治疗,还是坐以待毙? 需要结合临床上的具体情况进行分析,以达到治疗的个体化、疗效的最大化。

(余世成　宋凌鲲　刘光辉)

 刘光辉　总结

　　我们常碰到很多实际的临床问题,这些问题可能不是原则性的条条框框。知识点的细微之处,或者是临床问题的"盲区",这时利用网络进行检索就成为一种必需。临床问题和检索技能结合起来很有价值,也非常有前景。余医生的问题促使我们在临床上不时地开启思考的闸门,让临床中思维的闪光点再多一些,让检索成为我们的专业利器。

丛洪良 专家点评

　　非常同意大家的观点,这是个非常有意思的病例。虽然该患者不是安装起搏器的Ⅰ类适应证,但出于改善患者症状、提高生活质量及长期预后的考虑,我也认为该患者应该安置起搏器。医生治疗患者应该遵循循证医学证据和指南,但千万不要教条主义。既要掌握指南,又要注重个体化治疗,结合临床的具体情况,制定每位患者的合理化治疗方案,以期达到疗效的最大化。

　　周玉杰 专家点评

　　近年来,由于病态窦房结综合征(SSS)而行永久性心脏起搏器植入术的患者比例明显增加。对于SSS患者起搏器的植入指征,在某些方面的确还存在争议,现在普遍接受的植入指征为:清醒状态下,心率低于40次/min,或窦停大于3秒,尤其是出现明显临床症状的,或必须服用减慢心率药物的患者。但既往研究表明,SSS患者猝死发生率很低,起搏器植入虽然可明显改善其生活质量,但对其长期生存率并无明显影响。

　　关于SSS患者的最佳起搏模式,最早的DANISH研究发现,在SSS患者,使用AAI模式与VVI相比,其心血管死亡、心房颤动、栓塞、心力衰竭发生率均低于VVI模式。但据统计,SSS患者有平均2.1%(0~11.9%)患者将进展为完全性房室传导阻滞,而不适于AAI模式。此后MOST研究,对比DDDR与VVIR模式,发现两者全因死亡、脑卒中、心力衰竭等终点的发生率均无显著差异,而DDDR组心房颤动的发病率较低。另外,还有对比DDDR与AAIR两种模式的DANPACE研究。

　　此外,很同意刘光辉最后的总结。"授之以鱼,不如授之以渔。"青年医生应习惯于利用现代网络资源答疑解惑,不断汲取新知,丰富自己。请记住,踏着别人的脚印走,永远走不到别人的前面;等着别人传授,永远也学不到最新的知识。

📝 **推荐阅读**

　　[1] MENOZZI C,BRIGNOLE M,ALBONI P,et al. The natural course of untreated sick sinus syndrome and identification of the variables predictive of unfavorable outcome[J]. Am J Cardiol,1998,82(10):1205-1209.

[2] ALT E，VÖLKER R，WIRTZFELD A，et al. Survival and follow-up after pacemaker implantation：a comparison of patients with sick sinus syndrome，complete heart block，and atrial fibrillation[J]. Pacing Clin Electrophysiol，1985，8（6）：849–855.

[3] ANDERSEN H R，NIELSEN J C，THOMSEN P E，et al. Long-term follow-up of patients from a randomised trial of atrial versus ventricular pacing for sick-sinus syndrome[J]. Lancet，1997，350（9086）：1210–1216.

[4] LAMAS G A，LEE K L，SWEENEY M O，et al. Ventricular pacing or dual-chamber pacing for sinus-node dysfunction[J]. N Engl J Med，2002，346（24）：1854–1862.

9 "阿–斯综合征"背后隐藏的东西

【临床经过】

今天碰到一位88岁老伯，因为腔隙性脑梗死而住院，见到他不禁想起6年前那场生死考验的经历。那是6年前的一个下午，我在急诊办公室值班，突然进来两个人，他们架着一位老人，老人面色晦暗伴冷汗，凭直觉我认为这是一位危重患者，马上叫他们先扶患者躺上检查台，一句话还没来得及问，患者突然四肢抽搐、两眼上翻，他发作阿–斯综合征了！立即听诊，没有心搏，赶快胸外心脏按压，几秒后患者不再抽搐，心搏恢复，因为夹杂着家属恐惧的呼喊，护士很快从对面的护士台赶来，"怎么了？""阿–斯综合征，立即接心电监护。"突然患者再次发作抽搐，再行心脏按压，心搏又回来了，接好心电监护，患者又一次发作抽搐，这次我清楚地看到，原来是尖端扭转型室性心动过速（torsade de pointes，TdP）在作怪！

【分析及处理】

我一边按压，一边快速思考："患者存在TdP，是不是低钾血症？是不是胺碘酮过量？碰到这种TdP不等化验结果先补钾行不行？需不需要除颤？"护士很快为患者建立了静脉通道，并且及时取得血标本，我没除颤，选择叫护士先推硫酸镁，没先补钾，在这短短的时间里，患者就发作了4次，后来主任也到了，了解患者病情后建议补钾治疗，血钾报告只有2.24mmol/L。经过积极补钾处理后，患者心率稳定在80次/min左右，后来收入心血管内科住院治疗，我这才松了一口气。第2天早上我就到病房里了解情况，夜班医生交班说患者心搏一直平稳，但总说腹胀，我考虑是低血钾引起的肠蠕动减慢。然后主任就带着我们进了病房，检查完患者后把我吓一跳，一夜之间患者肚子胀得那么厉害，主任仔细进行查体，用1支5ml注射器从患者腹腔中抽出脓液，主任说："腹胀到这种程度，绝不好用低血钾解释的。"再询问病史，原来他2天前有腹痛，伴呕吐，患者以为自己饮食吃坏肚子了，后来只觉得全身乏力，伴出汗，现在很可能是化脓性腹膜炎了。主任很笃定地下了结论：

阑尾炎穿孔。立即请普外科会诊,急诊手术后证实了主任的判断。经随访得知患者很快出院了,我们都感受到做医生就要"内外兼修"。

【心得体会】

1. 不能只满足已有的诊断,遇到不能解释的问题一定要动脑筋、找原因,顺藤摸瓜,任何现象都有原因,比如这位患者,应该是阑尾炎引起了严重的感染,感染因素导致低血钾,最终发生尖端扭转型室性心动过速,临床处理中我们也看到了患者的多次阿-斯综合征发作。

2. TdP 是一种特殊类型的多形性室性心动过速,常表现为快而不整齐的 QRS 波的形态发生周期性变化,并以等位线为轴线发生 180° 扭转。这位患者没有既往发作史,并且检查结果为低钾血症,低钾血症可以引起获得性 QT 间期延长,获得性长 QT 综合征的诱发因素有药物、心肌缺血、心动过缓、电解质紊乱等。其中,药物引起在临床上也是较为常见的医源性因素,我们应该对此要注意,引起复极延长和早期后除极的药理学的离子机制比较复杂,严重的药物反应可影响超过一个离子电流,可起到协同作用或拮抗作用。更重要的是,这种协同作用会引起危急的复极延长和早后除极,心动过缓和低钾血症有很显著的协同作用。

3. 尖端扭转型室性心动过速最主要的原因是低血钾,补钾不能静脉推注,但是硫酸镁可以稀释后静脉推注,经查阅多篇文献也证实这句话的正确性。这件事过去这么多年,我一直记得,虽然 TdP 多为自限性,但也可以出现生命危险,因此我们对这种心律失常要高度重视,在积极治疗的同时要寻找引起这种心律失常的病因,这位患者的诊治过程可谓一波三折,也告诫我们年轻的医生要认真钻研,打好扎实的基本功,才能在临床上得心应手。

【经典箴言】

做医生要"内外兼修",不要满足于成为"大内高手",通过对尖端扭转型室性心动过速病例的分析,更坚定我的这一信念。

(丁香园纳缚波)

 高修仁　专家点评

临床上低血钾是多种严重心律失常发生的诱发因素,而多种临床疾病或临床状况会引起低血钾,TdP 的发生可有先天、后天,发作前后心电图可有 QT 延长,QT 也可以不延长。就 TdP 的离子通道遗传变异而论,其涉及的基因有多个,且有和其他临床综合征共存者,如 Brugada 综合征、致心律失常型右心室心肌病等,的确很复杂。诚如作者所言,做医生要"内外兼修",只有广阔的知识面,才能在临床上得心应手,只有在临床上反复实践、不断积累,才能成为高手。

柳　弘　专家点评

作为一名心血管科医生,在其临床思维过程中,应该注意以下几方面:

(1)学会自圆其说:顾名思义,就是对自己做出的判断或结论,要有充分的证据来论证、解释,并使其有说服力,就像病例中提到的患者出现腹胀,能否用低钾血症解释得通。

(2)做到全面分析,切忌主观臆断:要对一位胸痛患者所有可以导致胸痛的原因进行全面分析,作出正确判断,不能对一个ST-T改变的心电图不加分析就断定为心肌缺血改变。

(3)在众多医学信息的证据面前,要突出重点,善于捕捉对临床诊断有价值、有帮助的信息,切忌面面俱到、不分主次。

编者按　心律失常和心功能不全是器质性心脏病进展的必然发展方向。如果说基础心脏病是"因",那么心律失常、心功能不全这些病理生理学紊乱就是"果"。一方面,需要仔细甄别这些心律失常的良恶性,杀鸡不可用牛刀;另一方面,扬汤止沸不如釜底抽薪,扬汤止沸有时会变成火上浇油而适得其反,针对病因治疗往往可以收到意想不到的效果。另外,临床医生应熟知抗心律失常药物的致心律失常作用。孙宪彬、周大亮教授结合案例具体分析那些被治错了的心律失常,希望大家有所收获。

10　那些年被错治了的快速型心律失常

【临床经过】

一位68岁病态窦房结综合征的患者收入我科,入院时心率42次/min,后突然心搏骤停,立即给予心肺复苏、阿托品等对症治疗,后心率升至135次/min,心电监护示室上性心动过速,告诉护士给予胺碘酮150mg静脉推注,这时主任恰好赶到,叫停了胺碘酮静脉推注。我当时一脸茫然,不甚理解。

【分析及处理】

回去请教主任,心搏骤停复苏后快速型心律失常的原因:心搏骤停后我们可能会给予患者很多药物抢救治疗,常用抢救药物有肾上腺素、阿托品、多巴胺等,这些药物均有引起心率增快的作用。这样很多患者突然心搏恢复时常伴有快速型心律失常。但是这种快速型心律失常到底需不需要治疗,我们得甄别对待。就像上述病例一样,患者本身为病态窦房结综合征心搏骤停,复苏后心率增快完全是药物作用结果,只要患者心率增快尚不影响血流动力学变化,我们可以先观察。如果贸然给予胺碘酮,势必会有引起再次心搏骤停的风险,而且药物代谢不掉还会影响再次心脏复苏的成功率。接下来,周主任又给我系统讲解了哪些快速心律失常需谨慎:

1. **慢快综合征的错误治疗**　慢快综合征是病态窦房结综合征的一种临床类型,是在严重的窦性心动过缓、窦性停搏的基础上出现快速型心律失常,如心房扑动、心房颤动。有些医生看到心房颤动,大脑立即启动"固定模式"——以胺碘酮相对抗。但是大家要当心,给予胺碘酮控制心房颤动的同时,很可能会减慢原本已经很慢的基础心率,患者原有症状加重。慢快综合征患者首要任务是明确患者心律情况,可行 24 小时动态心电图检查,必要时起搏器治疗同时给予抗心律失常药物。

2. **缓慢型心律失常伴有频发室性期前收缩**　在临床上经常能遇见心率 30~40 次/min 的心律失常患者伴有频发室性期前收缩,有的甚至是室性期前收缩二联律,有些低年资医生看见后就感觉很恐怖,这么频发的室性期前收缩得赶紧治疗啊,要是室性心动过速、心室颤动了怎么办? 于是选择比较常用的抗心律失常药物如胺碘酮、利多卡因等治疗。我们先分析室性期前收缩的原因是什么? 很显然是基础心率减慢,组织器官供血不足,而机体调节后的心脏的一个代偿反应。而这种保护性的期前收缩也是一次心搏,一次供血。因此,不能用抗心律失常药物压制,容易造成心搏骤停。

3. **预激综合征伴心房颤动**　预激综合征伴心房颤动的危险性心血管内科医生都很了解,但是仍然有一些低年资医生特别是非心血管内科医生还在采用一些比较危险的治疗方法,比如一位心力衰竭患者突然出现心房颤动伴有宽的 QRS 波,很多非心血管内科医生仍然按部就班地给予去乙酰毛花苷(西地兰)强心、控制心率,这样的做法非常容易引起室性心动过速、心室颤动。预激综合征患者存在正常传导通路的同时,也存在附加"旁路",西地兰主要作用是减慢正常传导,对旁路没有作用,因此势必加速了心房和心室之间的旁路传导,心房颤动是心房每分钟搏动 360~600 次,如果都传到心室,将引起心室颤动。因此,如果我们再遇见预激综合征伴有心房颤动的患者,应果断给予电复律。

【心得体会】

很多时候,会诊特别是在外科经常会遇见快速型心律失常患者,主管医生给予了很多治疗方法如 β 受体阻滞剂、静脉推注西地兰、胺碘酮等仍然控制不下来,最终才发现患者发热或严重缺氧。因此,想告诉大家的是,不要对心律增快表现得"太紧张",应向高年资医生学习,遇见问题从容不迫,淡定、恰当地处理;医路前行,需要不断学习,积累经验。

发现心率增快一定要查找原因,治疗基础疾病才是硬道理。

(孙宪彬　周大亮)

 何　华　专家点评

　　这是一个有意思的病例,提示了一些初学者容易出现的问题。心率慢就用阿托品提心率,心率快就用减慢心率的药物,但临床实践的思维并非如此简单。病态窦房结综合征其实很容易出现慢快综合征,即慢心率与快心率交替出现,慢心率在前,快心率在后,快心率是因为正常起搏点心率过慢、异位起搏点自律性代偿性增强而导致的。明白了这一机制,就容易理解处理慢快综合征患者的快速异位心律需要特别慎重,慎用减慢心率的药物,否则一旦快心率终止,药物会进一步减慢原有的慢心率,发生危险的意外情况。

　　但是快心室率持续时间过长可能会诱发心力衰竭、心肌缺血、心肌梗死,不应长时间观察,这种情况下,可以考虑在临时起搏基础上给予抗快速心律失常药物治疗或电复律治疗,然后择期植入永久性心脏起搏器。

11　晕厥、缓慢型心律失常避免心脏起搏一例

【临床经过】

　　CCU 重患较多,工作节奏异常紧张。但这例患者有些特殊,病情急转直下。患者男性,52 岁,因"发作胸闷、心悸伴晕厥 2 天"入院。既往高血压病史 18 年,平时吸烟史。入院查体:血压 110/80mmHg;一般状况可,言语尚流利,颈静脉无怒张,胸廓对称,双肺底部未闻及干、湿啰音;心界正常,律齐,心率 48 次/min,各瓣膜听诊区无杂音;腹部外形平坦,肝、脾肋下未触及,肠鸣音正常;双下肢无水肿。入院心电图示三度房室传导阻滞,ST-T 改变。

【分析及处理】

　　患者晕厥伴缓慢型心律失常入院,拟诊为心律失常,入院时无明显胸痛,实验室检查未见心肌酶学升高,准备安置永久性心脏起搏器。等待过程中患者突然出现呼吸困难,全身大汗,血压 70/40mmHg,出现低血压休克表现。管床医生立即给予扩容、升压等药物。患者家属认识科里一位冠状动脉介入医生,该医生主张患者立即上台造影。经多方沟通后,施行急诊冠状动脉造影,结果提示右冠状动脉近段

闭塞,导丝容易通过病变,并植入药物洗脱支架 1 枚。患者血流动力学逐渐平稳,心律逐渐转为二度房室传导阻滞。这是一例急性心肌缺血引发的房室传导阻滞,经积极纠正缺血,患者恢复窦性心律。该患者比较特殊,入院后直接表现为心动过缓和晕厥,但并无明显胸痛,急性冠状动脉缺血证据不足,拟行永久性起搏,抗栓药物停用,等待过程中患者突然出现急性冠状动脉事件而诱发心源性休克。针对缓慢型心律失常患者,需要考虑:心律失常是否可以逆转? 冠状动脉狭窄和缓慢心律是否有直接关系? 是先处理心动过缓,还是先处理冠状动脉缺血,需要临床医生审慎地做出决定。

【心得体会】

1. 心脏起搏适应证 决定植入永久性心脏起搏器前需要考虑房室传导阻滞是持续性的还是可逆的? 对于成人获得性完全性房室传导阻滞,当基础病因去除、房室传导阻滞不能恢复并且有头晕、晕厥、黑矇等心动过缓相关症状时,往往需要植入永久性心脏起搏器。部分获得性房室传导阻滞,当病因去除后,传导阻滞可以恢复正常。对于此类患者,应积极纠正病因,改善诱发因素,这些可逆性病因包括电解质紊乱、莱姆病、迷走神经张力过高、围手术期低温、房室传导系统附近手术、急性心肌炎局部炎性水肿累及传导系统、急性心肌梗死影响传导系统供血。对于急性心肌梗死后持续存在和有症状的希浦系统内二度房室传导阻滞伴交替性束支传导阻滞,或三度房室传导阻滞,可考虑永久性起搏。

2. 心脏传导系统供血 心脏传导系统包括窦房结、结间束、房室结、房室束(希氏束)、左右束支及浦肯野纤维网,在维持正常心功能方面起到重要作用。当供血障碍时,可出现传导系统功能异常。窦房结接受来自窦房结动脉的血供,窦房结动脉国人 67% 起自右冠状动脉,32% 起自左冠状动脉,1% 同时接受左、右冠状动脉供血。房室结接受房室结动脉(大多数起自右冠状动脉)、左心房后动脉(起自左回旋支)、房间隔前动脉(起自右冠状动脉或左冠状动脉起始部)的供血。希氏束和左右束支起始部主要由房室结动脉和前间隔支供血。左束支主干前半部、左前分支、中间分支和左后分支的前半部由前间隔支供血;左束支主干后半部和左后分支的后半部由房室结动脉和后间隔支供血。左前分支仅接受前间隔支供血,因此左冠状动脉闭塞时容易出现左前分支传导阻滞。左后分支接受双重供血,因此左后分支传导阻滞比较少见。右束支上段由房室结动脉和前间隔支供血,中段仅由前间隔支供血(新出现的右束支传导阻滞同样有重要的临床意义),下段行走于隔缘肉柱,由前间隔支和右心室前支供血。由于右束支细长且主要由前间隔支供血,所以左前降支闭塞时可引起右束支传导阻滞,多为永久性。房室结接受多重血供,故下壁心肌梗死时多出现暂时性房室传导阻滞;左右束支多接受左前降支单一供血,故前壁心肌梗死时出现永久性束支传导阻滞。

何 华 专家点评

随着临床工作时间积累,就会发现起搏器植入适应证的选择并不是一个简单的问题。一位患者是否需要植入起搏器,除了心动过缓/长间歇/传导阻滞符合指南规定标准之外,是否排除了其他可能引起心动过缓的因素,是一个常容易被忽略的问题。如果心动过缓或长间歇是继发性的,而且是可逆的,这种患者是不符合起搏器植入指征的。常见的继发性原因有近期服用过可能引起心动过缓的药物(包括中成药)、近期罹患可能导致心脏传导系统损害的疾病(包括心肌炎、心肌梗死)以及存在电解质紊乱等。需要仔细询问病史,追踪既往心电图,追问患者何时出现心动过缓症状,症状是否渐进出现或加重,还是突然出现,并与诱因的出现是否具有相关性,有助于判断心动过缓是继发性还是原发性。

就本病例来说,因"发作性胸闷、心悸伴晕厥2天"入院,具有胸闷症状,晕厥是新近出现并始于胸闷之后,结合52岁男性、有多年高血压病史和吸烟史,不能除外冠状动脉疾病引起心肌缺血而导致房室传导阻滞。这种情况下,应该首先行冠状动脉造影除外冠状动脉病变,再谨慎考虑起搏指征。冠状动脉造影结果显示右冠状动脉近段闭塞,证实了患者发生房室传导阻滞,可能与心肌梗死后心肌缺血坏死、累及心脏传导系统有关。众所周知,由于心脏传导系统的血供大部分依赖于右冠状动脉,以及下壁心肌梗死常刺激迷走神经兴奋,故右冠状动脉病变或下壁心肌梗死患者易于发生心动过缓/房室传导阻滞,但这种心动过缓/传导阻滞常是可逆的,本病例的表现也印证了这一点。

本病例中没有说明当患者呼吸困难、血压70/40mmHg时的心率是多少,是否伴有胸痛症状。此时需要根据临床征象区分,患者是真正的休克,还是发生急性下壁心肌梗死引起的低血压状态。心肌酶不高也是一个容易误导医生的因素,要多次动态复查心肌酶并观察其变化,也要追踪发病早期的心肌酶是否正常。即使没有梗死,严重的心肌缺血有时也会影响心脏传导系统,这在临床上容易被忽视。

12 宽 QRS 波心动过速一例

【临床经过】

患者女性,56 岁,因"发作性心悸、胸闷 2 年,加重 3 小时"入院。既往否认心脏病病史。3 小时前无诱因出现心悸、胸闷,无胸痛及晕厥,就诊于当地医院,入院血压尚正常,心电图提示宽 QRS 波心动过速。给予胺碘酮注射,静脉滴注后未能复律而转诊我院。入院查体:血压 120/80mmHg;一般状况可,急性面容,言语尚流利,颈静脉无怒张,胸廓对称,双肺底部未闻及干、湿啰音;心界正常,律齐,心率189 次 /min,各瓣膜听诊区无杂音;腹部外形正常,肝、脾肋下未触及,肠鸣音正常;双下肢无水肿。入院心电图示宽 QRS 波心动过速。

【分析及处理】

综合患者病史、症状特点、心电图变化,诊断为宽 QRS 波心动过速。此类心动过速是临床鉴别诊断的难点。仔细观察心电图,发现 V₁ 导联呈右束支传导阻滞图形,肢体导联呈左后分支传导阻滞图形,从图形来看诊断为来源于左前分支的分支型室性心动过速可能性较大。于是停用胺碘酮,改为盐酸地尔硫䓬静脉滴注,同时密切观察患者生命体征,用药 12 小时后转复为窦性心律。建议患者行导管射频消融治疗,完善相关术前检查,择期行导管射频消融,术后患者病情缓解出院。

【心得体会】

1. 关于宽 QRS 波心动过速的鉴别　宽 QRS 波心动过速,顾名思义是指心室率大于 100 次 /min,且 QRS 波时限大于 0.12 秒的心动过速。首先可以根据 RR 间期是否规则,分为规则和不规则的宽 QRS 波心动过速。

不规则的宽 QRS 波心动过速主要包括心房颤动或心房扑动、房性心动过速不等比下传伴有室内差异性传导、预激综合征伴心房颤动、多形性室性心动过速;可分别从频率、RR 间期规整性、QRS 形态变异和病因等方面加以鉴别,例如心房颤动伴室内差异性传导时由于房室结的隐匿性传导,心室频率不至于太快,RR 间期不规整,但 QRS 形态往往变异不大,呈左束支或右束支传导阻滞图形。而预激综合征伴心房颤动由于过快的心房率和旁道的全或无传导,往往出现很快的心室率,RR 间期极不规整,并且 QRS 形态变异很大。多形性室性心动过速往往 RR 间期相对规整,QRS 形态变异不大,多合并有器质性心脏病。

规则的宽 QRS 波心动过速主要包括室性心动过速(占 80%)、室上性心动过速伴室内差异性传导、预激性心动过速、起搏性心动过速、高钾血症等。规则的宽QRS 波心动过速鉴别是临床重点和难点,历来关于其鉴别流程层出不穷,其中包括 Wellens 法、Kindwall 法、Griffith 法、Brugada 4 步流程法、Vereckei 单 AVR 导联法、室性心动过速积分法、肢体导联法。简单总结并囊括上述流程如下:肢体导联四步①Ⅰ、aVF 导联主波向下(无人区电轴)。②Ⅱ导联 RWPT≥50 毫秒,房室分离,心室夺获室性融合波。③ aVR 导联 QRS 波形呈单向 R 波,Rs 型,Rsr' 型(左兔耳征);初始 r 波或 q 波>40 毫秒;初始 QS 波,降支有切迹;Vi/Vt ≤ 1。④肢体导联两极分化:下壁导联呈极性相同的单形性 QS/R 型,其余肢体导联有 2 个或以上与下壁导联极性相反。胸前导联四步⑤胸前导联无 RS 波(包括 RS、rS、Rs 型);V₄~V₆ 导联 QRS 波主波向下;V₂~V₆ 导联有 1 个或以上 QR 型。⑥主波单向同向性,其中负向同向性 100% 为室性心动过速,正向同向性可为室性心动过速或预激性心动过速经后间隔旁道前传。⑦ V₁ 导联 QRS 主波向上 [单向 R 型,双向 QR、qR、Rs 型,三向 Rsr' 型(左兔耳征)],QRS 主波向下(V₁、V₂ 导联 r>40 毫秒,V₁ 导联 S 波有切迹,rS 间期>60 毫秒)。⑧ V₆ 导联 QRS 呈 QS、QR、rS 或 RS 型(R<S),Vi/Vt ≤ 1 或呈 R 型,R 波峰尖锐。上述特点在心电图上展现越多,室性心动过速可能性越大。

2. 关于宽 QRS 波心动过速的治疗 治疗的一般原则是,首先判定是否影响血流动力学,如果出现血压下降,同时排除洋地黄中毒,直接直流电复律。血流动力学稳定时,往往给鉴别诊断留出时间。临床医生应该仔细鉴别,如果心律失常性质诊断明确,则应按照不同的治疗对策处理。例如,针对室上性心动过速伴室内差异性传导,刺激迷走神经、减慢房室结传导药物等;针对心房颤动伴差异性传导,评估抗凝、复律、控制心室率和病因治疗;针对起搏器相关心动过速,程控起搏器功能;针对高血钾,降钾治疗;针对预激综合征伴心房颤动和逆传型房室折返性心动过速(AAVRT)时,可选择普罗帕酮(心律平),但应注意心律平的负性肌力作用,此外应谨慎使用胺碘酮,因为有加速旁道传导、诱发心室颤动的风险,必要时在除颤仪监护下使用。确定为室性心动过速时,除尖端扭转型室性心动过速外,可首先选用胺碘酮,由于其助溶剂吐温可引起血压下降,临床应用时注意胺碘酮潜在的降压作用,效果不好时可以联合应用利多卡因,同时注意纠正潜在的内环境紊乱等诱发因素,治疗室性心动过速相关病因,如纠正心力衰竭、急性缺血等。当临床无法准确判定时,一律按室性心动过速处理。选择对室性心动过速和室上性心动过速均有效且不缩短旁道前传不应期的药物,例如胺碘酮、心律平。同时避免应用减慢房室结传导的药物,例如美托洛尔(倍他乐克)、维拉帕米、腺苷、洋地黄等。针对药物复律无效者,均可选择电复律或经食管或腔内程序电刺激终止心动过速。预防复发方面,均可尝试 ICD 植入后的导管射频消融,无条件手术者可以口服胺碘酮和 β 受体阻滞剂。

【经典箴言】
"重症在先"是处理心脏急症、减少误诊与漏诊的基本原则。

(田 力)

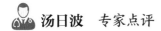

汤日波　专家点评

　　宽 QRS 波心动过速的鉴别和处理是常见的临床难点,在作者对这个病例的分析基础上,我想强调:①血流动力学优先:如果血流动力学不稳定,即采取电复律;②宽 QRS 波心动过速 80% 是室性心动过速,由于鉴别流程复杂,如果不能确定诊断,请猜测是室性心动过速,胜率为 80%,已是相当可观的诊断正确率;③鉴于室性心动过速预后差和治疗更复杂,如果不能确诊,按照室性心动过速处理;④除了 QTc 延长的尖端扭转型室性心动过速禁用外,广谱抗心律失常药物胺碘酮对鉴别不清的宽 QRS 波心动过速是不错的选择,本例患者应用胺碘酮是适合的;⑤某些特殊类型的室性心动过速有其心电图特点,比如本例中分支折返性室性心动过速对维拉帕米敏感,应用针对性药物转复效果更好,但需要指出钙通道阻滞剂禁用于室性心动过速(维拉帕米敏感性室性心动过速除外),地尔硫䓬(合心爽)在室性心动过速中应用的证据并不很多。

13　窄 QRS 波心动过速一例

【临床经过】

　　病房里患者很多,但分清病情的轻重缓急才是关键。这例患者病情紧急,并不危重,但患者情绪比较紧张。该患者为 46 岁男性,因"发作性心悸 2 年,加重 5 小时"入院。患者 5 小时前突发心悸,就诊于当地医院,血压 120/70mmHg,心率 168 次 /min,心电图提示窄 QRS 波心动过速,拟诊为阵发性室上性心动过速,给予维拉帕米 10mg 静脉注射后未转复窦性心律,为进一步治疗转诊我院。既往高血压病史 5 年,平时吸烟。入院查体:血压 140/80mmHg;一般状况可,神清,紧张面容,言语尚流利,颈静脉无怒张,胸廓对称,双肺底部未闻及干、湿啰音;心界正常,律齐,心率 156 次 /min,各瓣膜听诊区无杂音;腹软,肝、脾肋下未触及,肠鸣音正常;双下肢无水肿。入院心电图示窄 QRS 波心动过速。

【分析及处理】

　　综合患者病史、症状特点、心电图变化,诊断为窄 QRS 波心动过速没问题。患者心律规整,心电图未见明显 QRS 波,阵发性室上性心动过速可能性大。患者心律失常持续达 5 小时,但血流动力学保持稳定。虽然当地医院已经给予维拉帕米注射,但似乎对心律失常没有任何作用。准备再次给予维拉帕米 5mg 静脉注射,10 分钟后患者心率 150 次 /min,但仍未复律。后序贯给予普罗帕酮(心律平)、美托洛尔(倍他乐克)、胺碘酮注射液均不能转复为窦性心律。最后别无他法,与患者家属沟通后,决定进行同步直流电复律。地西泮注射镇静,选择200J同步电击,电复律后患者突然出现抽搐、意识丧失、眼球上翻,心电示波为心室静止,立即给予心脏按压,反复肾上腺素、阿托品静脉注射,约6分钟后患者出现窦性心律,患者意识恢复,真是一次有惊无险的复律。

【心得体会】

1. **关于窄QRS波心动过速的鉴别** 窄QRS波心动过速,顾名思义是指心室率大于100次/min,且QRS波时限小于0.12秒的心动过速。理论上发生于房室结以上的快速型心律失常通过房室结、希氏束、浦肯野系统同时下传激动左、右心室,都可以表现为窄QRS波心动过速。同样,也可以分为规则和不规则的窄QRS波心动过速两种。来源于高位间隔的室性心动过速,由于几乎同时激动左、右心室,会呈现窄QRS波心动过速,分支型室性心动过速也会表现为窄QRS波。窄QRS波心动过速鉴别流程包括:① RR间期是否规则? 不规则时,考虑为心房颤动、房性心动过速、心房扑动不等比下传心室。②有无P波? 如果看不到P波,考虑为房室结折返性心动过速或其他看不到P波的情况。③ P波与QRS波是否相关? 如果P波与QRS波无关,心房率大于心室率,考虑为窦性心动过速、房性心动过速、心房扑动伴三度AVB、房室结折返性心动过速;心房率小于心室率,考虑为高位间隔室性心动过速、分支型室性心动过速、房室结折返性心动过速、结室、结束马海姆旁道。如果P波与QRS波有关,心房率大于心室率,考虑为窦性心动过速、房性心动过速、心房扑动、房室结折返性心动过速;心房率小于心室率,考虑为房室结折返性心动过速、分支型室性心动过速。④房室传导呈1:1:短RP心动过速见于房性心动过速、慢快型房室结折返性心动过速、房室折返性心动过速、分支型室性心动过速;中RP心动过速见于心房扑动、慢快型房室结折返性心动过速伴2:1下传、慢慢型房室结折返性心动过速;长RP心动过速见于房性心动过速、持续性交界区反复性心动过速(PJRT)、快慢型房室结折返性心动过速。

2. **关于窄QRS波心动过速的治疗** 针对房室结依赖性折返性窄QRS波心动过速,如果血流动力学不稳定,直接电复律。如果血流动力学稳定:①首先尝试刺激迷走神经:颈动脉窦按摩,Valsalva动作(深吸气后屏气,声门紧闭强行呼气以增加胸膜腔内压,影响静脉血回流血脏,即深吸气末闭口呼气试验),诱导恶心、按压眼球,面部冷水浴等;②改良Valsalva动作转复成功率更高:让患者半卧位或坐直,取10ml注射器吹气(40mmHg)15秒之后立即平卧,并由他人抬高其双腿45°~90°维持45秒;③药物复律:首选腺苷注射液或钙通道阻滞剂(有效率可达90%)、普罗帕酮(心律平)、β受体阻滞剂、洋地黄、胺碘酮;④经食管左心房超速起搏;⑤电复律:应该注意的是,对于顽固性心律失常,在应用大量抑制窦房结或房室结的药物后,警惕进行电复律后可能出现的心脏静止,避免恶性事件发生;⑥近年来导管射频消融技术发展迅猛,大多数窄 QRS 波心动过速(包括非折返性质)均可尝试经导管射频消融术达到根治目的。

【经典箴言】

充分学习他人的间接经验和善于归纳总结是自我精进的关键。

(田 力)

14 无休止的心室颤动,是 ICD 植入,还是……

【临床经过】

回忆那段时间,不知道是不是阴天,但内心里一直都是阴霾,一位可爱、勇敢、乐观的大爷每天都在生与死之间穿梭,陪住他在床边,也是通过一次又一次的电复律,我和他成了忘年之交。

患者男性,77 岁,因“呃逆伴反酸 1 周,加重 2 天”收住消化内科。入院查体:体温 36.7℃,脉搏 95 次 /min,呼吸 20 次 /min,血压 104/66mmHg;心、肺查体未见明显异常;腹平软,腹部可见一条约 15cm 纵行手术瘢痕,未见胃肠移动波,未触及腹部包块,无压痛、反跳痛,肝、脾肋下未及,墨菲征阴性,移动性浊音阴性;肠鸣音 4 次 /min,双下肢无水肿。既往有胃大切手术病史。入院诊断为顽固性呃逆、胃大部分切除术后。入院后予以护胃、促胃动力药等治疗。住院第 2 天,查心电图提示前壁心肌梗死,肌钙蛋白升高,转入我科行 PCI 治疗,左前降支血运重建,左回旋支局部狭窄未处理。查超声心动图示左心室节段性室壁运动异常,左心室增大伴心功能明显减低,左心室心尖区自发显影征象,二尖瓣退行性变伴轻度反流,主动脉瓣轻度反流,EF 35%。住院期间并发心肌梗死后心力衰竭,伴频发室性期前收缩、室性心动过速,反复心室颤动。当时考虑左回旋支未处理,予以复查造影,左回旋支血运重建,并置入 IABP 辅助治疗。术后症状并未改善,室性心动过速、心室颤动再发,考虑为交感风暴,予以美托洛尔治疗,未见好转,其间予胺碘酮静脉注射及静脉维持,心室颤动未改善,同时纠正电解质治疗,仍反复心室颤动发作。更糟糕的是,患者并发肺部感染,痰培养提示铜绿假单胞菌、白假丝酵母菌,分别给予哌拉西林舒巴坦、舒普深、伏立康唑、氟康唑等抗感染治疗,其间仍有持续性室性心动过速、心室颤动发作,先后给予利多卡因、美西律等控制,患者病情逐渐恢复,现予逐渐停用美西律并继续观察患者病情,在 CCU 住院 50 天出院。

【分析及处理】

患者诊断明确,心肌梗死后予以血运重建治疗,再并发心力衰竭、肺部感染,反复室性心动过速、心室颤动,持续 30 天左右,最多每天电复律 20 次。豁达、乐观的大爷没有放弃,我们更不会放弃。结合患者病情,我们采取积极的抗心肌缺血治疗,维持血钾在 4.0~5.0mmol/L，镁离子具有保护心肌、扩张冠状动脉、抗血小板、抗心律失常、抗再灌注损伤的作用，镁离子维持在 1.0mmol/L 左右。积极的抗心律失常药物治疗，从交感风暴到胺碘酮的使用，到硫酸镁以及利多卡因等。科室病例讨论，有提出植入式心律转复除颤器(ICD)植入，或植入式心脏再同步化治疗心律转复除颤器(CRT-D)植入，考虑患者心肌梗死 40 天以内，不符合指南，也不符合患者情况，反复电复律会很快消耗完起搏器电池。积极寻找原因，严密监护患者，不支持 ICD 植入。家属也不同意 ICD 治疗。予以药物治疗以及心电监护支持。患者住院 40 天出院。随访患者未再发生类似恶性心律失常，5 个月后复查超声心动图示 EF 值恢复至 67%。

【心得体会】

在处理该患者过程中，我们需要仔细分析心律失常病因或诱因，甚至在不同的时间段，会有不同的诱因或病因。分析有以下可能：①因患者症状不典型，错过最佳血运重建时机，导致心肌坏死程度增加，为恶性心律失常提供基础，术后室性心动过速有交感风暴可能，但因为患者心力衰竭，β 受体阻滞剂的量或许不够，换胺碘酮治疗，因患者肾功能不全，胺碘酮过量联合多种抗心律失常药物不规则使用导致长 QTc，患者反复出现尖端扭转型室性心动过速；②患者住院期间并发肺部感染，予以使用抗真菌药物以及莫西沙星，二者提高了尖端扭转型室性心动过速的可能性；③患者住院期间反复出现"顽固性呃逆"，主治医师予以莫沙必利等治疗，进一步导致 QTc 延长；④建议停用胺碘酮、莫沙必利，更换抗生素，积极补钾、镁，心肌梗死后期适当少量使用异丙肾上腺素缩短 QT 间期以及口服美西律等治疗，患者症状好转。

总结分析，胺碘酮属于 Ⅲ 类抗心律失常药物，同时具备所有 Ⅰ~Ⅳ 类抗心律失常药的电生理特性，使用期间应注意监测肝功能和 QTc，当 QTc 超过 500 毫秒时应减量或停用，以免诱发尖端扭转型室性心动过速。利多卡因起效迅速、效果可靠，静脉注射，每次 50~100mg，5 分钟后无效可重复给予，静脉注射累积量不超过 300mg，有效后可以 1~4mg/min 静脉滴注维持 24~72 小时。GUSTO Ⅱ B 和Ⅲ研究显示，利多卡因可降低心肌梗死后发生室性心动过速 / 心室颤动患者的早期死亡率，而对 30 天死亡率无影响，可以考虑用于反复发作恶性心律失常的患者。尖端扭转型室性心动过速，发作间期伴有 QTc 延长，电复律或自行终止后首选静脉注射硫酸镁，常用 25% 硫酸镁 10ml 稀释后静脉慢推，然后 2.5~4g 入 500ml 液静脉滴注，根据情况可继续口服门冬氨酸钾镁片数天。如果患者基础心率偏慢，可考虑临时起搏以抑制室性期前收缩，禁用胺碘酮等可引起 QTc 延长的药物。随着近年来随机大规模临床试验结果的问世，ICD 的植入指征得到了扩展。2012 年 ACC/AHA ICD 植入指南中，将心肌梗死所致的室性心动过速、心室颤动作为 ICD 植入的 Ⅰ 类适应证，例如：① LVEF<35% 且心肌梗死 40 天以上、NYHA Ⅱ 或Ⅲ级患者(A 级证据)；②心肌梗死所致 LVEF<30% 且心肌梗死 40 天以上、NYHA Ⅰ级患者(A 级证据)；③心肌梗死所致非持续性室性心动过速、LVEF<40% 且电生

理检查诱发出心室颤动或持续性室性心动过速（B级证据）。

该患者住院期间不同原因致恶性心律失常，应分析原因，而不是盲目植入ICD或CRT-D。

【经典箴言】

在临床过程中，需要多问、多想，不可先入为主。需要大局观，同时更需要认真分析每一个细节，需要动态地分析问题，每一个临床决策必须有充足的证据。

（陈　曦）

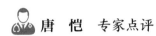

唐　恺　专家点评

医学上针对某个问题，往往都有相关的指南告诉我们应该如何做。但我们面对的是具体的患者，而患者所出现的问题，往往并非单纯一个指南就能涵盖。此时就会出现指南与临床实践之间的差异（gap），需要临床医生根据患者出现的每一个具体的问题，遵循循证医学的精神，寻求解决问题的办法。本例患者因心肌梗死，合并交感电风暴，而在低钾时使用Ⅲ类抗心律失常药，兼之使用了大环内酯类药物及莫沙必利等可能延长QT间期的药物，致使多种矛盾交织在一块，使问题更为复杂。此时，需要仔细甄别出每一个问题的原因，并依据相关指南的精神，逐一加以纠正，方能根本上解决问题。这也需要有一定的耐心。本例患者的处理，较好地体现了临床实践与（多个不同问题的）指南相结合的原则。

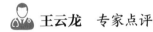

王云龙　专家点评

这是一例非常有意义的病例。心肌梗死急性期内出现反复室性心动过速、心室颤动，一般认为是梗死心肌电学不稳定造成的，这种室性心动过速往往是多形性的；另外的考虑是仍然存在心肌缺血发作，由缺血心肌心电不稳定造成，这种室性心动过速也多是多形性的。总之，心血管内科医生的思维往往容易固定于心脏方面，从而忽略心外因素，因此两次血运重建（两次血运重建从治疗上并无错误）患者症状并无明显好转。该患者由于肺部感染使用莫西沙星，由于腹胀使用莫沙必利，这两种药物都会延长QT间期，同时胺碘酮的使用亦延长QT间期，长QT间期易诱发尖端扭转型室性心动过速，该患者的室性心动过速、心室颤动的原因应该是心肌梗死合并延长QT间期药物的使用。

这种获得性长QT间期诱发尖端扭转型室性心动过速的治疗，首先是去除引起QT延长的因素，停用延长QT药物，补钾、补镁（先静脉后口服），应使血钾维持在 4.0mmol/L 以上，同时使用药物或其他方法缩短 QT 间期。缩短 QT 间期有两种方法，一是提高心率，心率快，QT 间期就短，使用少量异丙肾上腺素或者临时起搏器；二是药物缩短 QT 间期，常用利多卡因、美西律。这两种策略要同时使用，尤其是美西律口服可以常规使用。

何 华 专家点评

　　这个病例中有些问题不明确，患者是哪种类型室性心动过速，是单形性室性心动过速，还是多形性室性心动过速？如果是多形性室性心动过速，还需要鉴别是否为 QT 间期延长的尖端扭转型室性心动过速（TdP）？ QT 间期正常的多形性室性心动过速推荐首选胺碘酮治疗，艾司洛尔、利多卡因也可应用。而有 QT 间期延长或已发生 TdP 的患者，治疗重点在于去除诱因（包括可能延长 QT 间期的药物、心肌缺血、电解质紊乱）和补充硫酸镁、氯化钾，必要时临时起搏或用异丙肾上腺素提高心率，禁用胺碘酮。注意停用或避免使用具有延长 QT 间期的药物，包括大环内酯类、喹诺酮类、三环类抗抑郁药、5- 羟色胺激动剂等。胺碘酮主要经肝脏代谢，肾功能异常时不影响其使用；其所引起的 QT 间期延长常是均一性延长，极少诱发尖端扭转型室性心动过速。

　　另外，这个病例中有些时间点尚不清楚，比如室性心动过速发作的时间，是在心肌梗死再灌注 48 小时内还是 48 小时后？急性心肌梗死再灌注 48 小时内的室性心律失常，与急性心肌缺血导致的电不稳定、再灌注、坏死、自主神经变化相关，因而紧急血运重建及合适的药物治疗是抗心律失常的关键，并非植入 ICD/ 可穿戴式 ICD 的指征；而发生急性心肌梗死再灌注 48 小时以后的室性心动过速 / 心室颤动，如果没有新发缺血 / 复发缺血的证据，可能存在致心律失常基质，是植入 ICD 的指征，但应在心肌梗死 40 天后考虑植入。

戴文龙 专家点评

　　这是一个前壁心肌梗死患者，在急性期，心肌大量坏死导致 EF 下降，这时不是 ICD 或 CRT-D 的适应证，频繁出现的室性心动过速可能与药物、电解质或血流动力学不稳定有关。后期病情稳定后，评估心肌存活，可再决定是否植入 ICD 以预防猝死。

15 长 QT 综合征漏诊后的思考

【临床经过】

半夜急诊收住一位晕厥待查的患者,42 岁女性,于半日前突发晕厥伴跌倒一次,无恶心、呕吐、大小便失禁、肢体抽搐症状,约 1 分钟后自行苏醒,伴头晕。入院查体:体温 36.5℃,脉搏 62 次 /min,呼吸 12 次 /min,血压 116/72mmHg;神清,颈静脉无充盈,双肺呼吸音粗清,未闻及明显干、湿啰音;心率 62 次 /min,律齐,无杂音;双下肢无水肿,病理征阴性。门诊查头颅 CT 未见明显异常,急诊全套示血糖、电解质无异常。患者入院后值班医生常规做了一个心电图,除了窦性心动过缓(58 次 /min)外,未发现明显异常。予以继续观察病情。

【分析及处理】

这位年轻医生比较负责任,次日主任查房时将这个病例详细汇报,主任听完他的叙述,把心电图拿来详细看了一下,说:"这个心电图确实有问题,不正常,可能跟她这次发病还有一定关系,你为什么不测一下她的 QT 间期?"这一点拨,年轻医生恍然大悟,这位患者 QT 长达 0.55 秒,所以这个图形确实有些不正常,只是他没注意到这个问题,再次仔细查体和询问,患者家族中确实有不明原因猝死的病例,而且这位患者左耳听力下降多年,一例长 QT 综合征就这样被诊断出来了,后来这位患者安置了 ICD。

【心得体会】

《遗传性原发性心律失常综合征诊断与治疗中国专家共识》中,长 QT 综合征诊断中的 Schwartz 评分标准包括心电图指标(主要是 QTc 水平、尖端扭转型室性心动过速)、临床表现(主要是晕厥、先天性耳聋)、家族史,回顾这个病例,似乎不需要太高深的心电图知识就可以诊断出来,但是这位年轻医生开始却没看出来,甚至险些造成漏诊。其实,如果我们一开始就有相对规范的心电图阅图习惯,这个漏诊是可以避免的。年轻医生在学习心电图时,往往都希望在学习一些心电图专著之后,能很快地提高阅读心电图水平,这里有两点很重要:①心电图是一门实践的知识,水平的积累仅通过书本知识的学习是不够的,要多看图、多讨论、多交流,水平才会提高;②养成良好的阅图习惯可以有效地避免一些常规的错误,达到事半功倍的效果,这一点对于初学者来说尤为重要,而良好的习惯本身就是一个窍门。虽然没有一个硬性的标准,但很多心电图学者已经对此进行过总结。大体上可以分三步走:第一步,患者的一般资料、心电图走纸速度、肢体导联和胸导联标准电压,是否有伪差,这一步可以看作阅图前的准备。不要小看这些准备,经常有些人面红耳赤地争论半天,突然发现心电图走纸速度是 12.5mm/min,或胸导联标准电压是 5mV/mm,患者的简单病史对我们的研判思路也很重要。第二步,如果心电图是以窦性心律为主,计算 PP 间期、RR 间期、P 波时间、P 波振幅、PR 间期、QRS 时限、QT 间期、粗略计算 QRS 波电轴,而后观察 P 波、QRS 波、ST 段、T 波和 U 波形态。前面为量化指标,很多心电图申请单和报告单都附注这些指标,足见老一辈心电工作者对其重视程度。如果不是争分夺秒地抢救患者,建议初学者在稿纸上写下来。后者不是量化指标,我们可以对每一个指标打一个问号,至少需要问自己两个问题,一是这些波形存在吗? 二是有异常吗? 第三步,如果是异位心率为主导的心电图,除了尽量分析第二步中提及的指标外,还要看看能否找到窦性 P 波、f 波、逆行 P 波,这些波形和 QRS 波是否有逻辑关系,也就是进入心律失常的综合分析阶段。

【经典箴言】

一度房室传导阻滞、低钾血症心电图、长 QT 综合征等这些容易诊断却又经常漏诊的心电图表现,养成良好的阅图习惯,可以有效提高诊断水平。

(郑炜平)

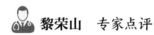 黎荣山　专家点评

通常认为,经心率校正后的 QT 间期(QTc)正常上限为男性 460 毫秒、女性 470 毫秒。长 QT 综合征(LQTS)可分为先天性或继发性。先天性 LQTS 属于心脏离子通道病的范畴,它是一种遗传异质性综合征,与 17 个不同基因的突变相关,可导致复极延长和致命性尖端扭转型室性心律失常的风险。LOTS 最常见的三种亚型 LQT1、LQT2、LQT3 型具有不同的特征,其心脏事件(心源性晕厥、心搏骤停和 SCD)的触发因素不同,这种差异在致死性心脏事件上表现得尤其明显。LQT1 型患者在交感神经活性增加时风险增加,LQT3 型患者大部分事件发生在静息或睡眠时。QTc 时长也是 LQTS 风险分层的重要依据,QTc ≥ 500 毫秒为高风险。高风险患者包括 QTc ≥ 500 毫秒、基因型为 LQT2 和 LQT3 型、女性中的 LQT2 型以及年龄 < 40 岁者。本例为中年女性,有猝死家族史,有晕厥发作史,伴左耳听力下降,其 QT 长达 550 毫秒,临床可诊为 LQTS,且属于高风险个体。2017 年美国室性心律失常和 SCD 预防指南中,作为 I 类推荐,建议对于临床诊断为 LQTS 的患者及其一级亲属进行遗传咨询和基因检测。基因检测,对患者可进一步明确诊断和分型,还能提供重要的治疗和预后信息;对亲属可早期发现病例,进行预防性干预。在治疗上,指南推荐对于静息 QTc ≥ 470 毫秒的患者使用一种 β 受体阻滞剂,且 β 受体阻滞剂为基础治疗,即使植入 ICD 后也应使用。文献报道,适当剂量的普萘洛尔、阿替洛

尔和纳多洛尔可有效降低 LQTS 患者的风险,而美托洛尔似乎效果较差,可经运动试验来评价用药后效果和调整剂量。对于 LQT3 型患者,雷诺嗪、美西律和氟卡尼可缩短 QTc,并可用于减少复发性心律失常。而凡是延长 QT 的 AAD 因有潜在风险,均属禁忌。对于高风险患者,特别是发生心搏骤停的患者,如果有意义的预期寿命超过 1 年,建议植入 ICD,或行左心交感神经切除术。本例已植入 ICD,应加强随访,注意 ICD 电击情况。

16 起搏器术后发热的思考

【临床经过】

患者是 83 岁女性,因"发作性心悸伴乏力 1 个月"就诊,门诊以病态窦房结综合征收入病房。近 1 个月来患者无明显诱因出现心悸,伴全身乏力,偶感头晕,无胸痛及放射痛,ECG 示窦性心动过缓伴不齐,心率 42 次 /min,Holter 示窦性心律,平均 52 次 /min,PR 间期正常,无长 RR 间期。既往无冠心病、糖尿病病史,有高血压病史,病程中血压最高达 160/100mmHg,平素服降压药可控制在 130/80mmHg 左右,另平素服阿司匹林(100mg、1 次 /d)。考虑目前诊断病态窦房结综合征明确,遂及时向家属交代病情,入院第 3 天我们为患者植入 DDD 起搏器。术后给予二代头孢抗感染,第 7 天出现囊袋张力增高,局部皮肤高出平面约 1cm,皮温不高,无红肿,下午患者出现发热,体温在 38.0~38.9℃,发热时患者精神状态尚可。

【分析及处理】

及时将病情向主治医师汇报,主治医师看过患者后认为:"目前不考虑起搏器感染,而考虑为囊袋出血。查体时患者双肺底可闻及湿啰音,故发热原因可能为肺部感染,建议应用头孢曲松(罗氏芬)抗感染,同时局部加压。"当天查胸部 X 线片示右下肺纹理增强,支持肺部感染的可能,遂加用甲硝唑,体温趋势无明显好转。治疗期间患者仍然出现下午发热,温度在 38.0~38.5℃,抽 2 次血培养结果为阴性。后请外科会诊,考虑为局部感染,准备行穿刺抽液。此时,我仔细翻阅《诊断学》教材,不禁想到了药物热的可能,便立即跑到病房追问患者病史,原来数年前患者即有类似经历,应用二代头孢后发热,换用其他抗感染药物后不再发热。这一点更支持药物热的可能性,立即停用所有抗感染药物。当天晚上患者体温逐渐下降,观察 1 周后体温稳定在正常范围,囊袋血肿吸收,好转出院。

【心得体会】

1. 药物热表现各种各样,这种起搏器术后的发热患者,可能要首先考虑起搏器感染。但由于局部皮肤温度不高,无红肿表现,因此应考虑其他原因,外科医师非常肯定地说是囊袋感染,穿刺物品都准备好了,其间受到教科书的启发,想到了药物热的可能性,且患者有既往药物发热的病史。故停药后血肿吸收,体温恢复正常,可确诊为药物热。

2. 临床中要注意有些原则一定要掌握。对于本例患者,不管什么原因引起的发热,都尽量不要做有创治疗(穿刺、切开等),除非有破溃或伤口不愈合,否则会更容易感染。即使有感染,也要用强度更大的抗生素治疗,这样是比较合理的处理。当然,手术之中的无菌原则是基本要求。看过一篇国外的文章,分析起搏器术后感染的几个因素:起搏器更换,术后短期内有创处理,术前应用临时起搏器,术前24小时有发热。因此,我们处理相关问题时,应重视存在这些因素的可能。

3. 术后囊袋有张力,先考虑为出血,不要轻易进行有创操作。临床中作出诊疗措施时,要充分权衡利弊,以免造成治疗上的被动局面。通过对这例患者的思考,既明确了发热的原因,又减少了再次有创操作给患者带来的痛苦,可谓鱼与熊掌两者兼得。

【经典箴言】

起搏器术后发热的原因很多,抗感染治疗过程中警惕药物热。全面分析、发散思维是处理好临床问题的利器。

(丁香园 cser)

 周胜华 专家点评

此例病例的最终结果一定出乎不少读者的意料之外,患者术后起搏器切口皮囊张力增高、肺部啰音及胸部 X 线检查结果,这些均提示感染可能是术后患者发热的原因,但主管经治医生在仔细观察与分析病情后,带着问题查文献、看教材,最终找出发热的原因是药物热,这常被临床医生忽视。由此避免了不必要的再次切开皮囊,以及"升级"使用抗生素的措施。此例的经验也强烈证明,仔细观察病情、冷静分析病史及有目的地查找相关医学教材和文献,是一名优秀住院医师自我培养的必修课。

 任学军 专家点评

患者为老年女性,起搏器植入术后第 7 天出现囊袋张力增高,皮温不高,无红肿,下午出现发热。停用所有抗感染药物后,体温恢复正常。这是一例非常有意思的病例。

起搏器术后出现囊袋张力增高,可见于囊袋出血或囊袋感染。

起搏器囊袋出血:多为植入起搏器分离囊袋过程中损伤小血管,且止血不彻底所致。部分患者为凝血功能较差及没有停用阿司匹林等原因。一般发生在起搏器植入 1 周内,部分也可在出院后发生。表现为起搏器囊袋快速肿胀,可有轻度胀痛。严重者可见瘀斑。大部分囊袋出血通过局部压迫止血可自行吸收,出血过多、囊袋张力过高、患者局部症状明显时,需要重新打开伤口,局部止血,清除凝血块,以免发生继发感染。

起搏器囊袋感染:与手术时无菌操作严格与否、手术时间长短及患者的抵抗力等因素相关,在临床上多见于术后 2~3 个月,局部伤口红肿、张力增高或破溃,可发展至败血症、感染性心内膜炎。治疗上,多需拔除整套起搏系统及应用强效抗生素。

通过这一病例分析,我们得到:起搏器术后早期出现囊袋张力增高,无红肿表现,即便有发热,也不要轻易打开局部伤口或进行穿刺,因为这是造成继发感染的一个因素。同时,如果出现与局部伤口表现不一致的发热,排除了其他原因,应考虑药物热的可能。

编者按 随着人口老龄化,心房颤动成为临床较常见的心律失常。近年来,人们对心房颤动的发生机制、病理生理、分型、治疗及预后形成了更深刻的认识。由于脏器栓塞是心房颤动致死、致残的严重并发症,针对心房颤动的治疗原则也从复律、控制心室率、抗凝、治疗病因,转变为抗凝、复律、控制心室率、治疗病因。随着循证医学的进展,评估栓塞出血风险的各种评分模型逐渐渗透到临床,很好地指导了一线工作。但针对具体患者往往需要在宏观指南指导下的个体化抗栓治疗,同样风险的心房颤动可能会因为不同的合并症,在抗凝药物的选择、启动及时程等方面存在差异。郑炜平教授团队提供具体案例结合相关指南,对该问题作出深刻分析,我们同时邀请了中国医学科学院阜外医院杨艳敏教授对该实战经验进行点评,希望大家有所收获。

17 同样的心房颤动不同的抗凝策略

【临床经过】

患者 74 岁,男性,因"突发右侧肢体无力伴言语不能 3 小时"入急诊。入院查体:体温 36.5℃,血压 105/70mmHg,脉搏 70 次 /min;昏睡,言语不能,查体不合作;

双侧瞳孔直径 3mm, 对光反射灵敏, 双肺未闻及干、湿啰音; 心律绝对不齐, 第一心音强弱不等, 脉率小于心率; 右上肢疼痛刺激无反应, 右下肢疼痛刺激可见肌肉收缩; 右侧病理征阳性, 左侧病理征阴性。急查心电图提示心房颤动, 急查头颅 CT 示腔隙性脑梗死(大脑半卵圆区、基底核区可见斑片状低密度灶), 诊断为急性脑梗死。既往有高血压、糖尿病病史。请神经内科会诊后, 行脑动脉造影示左侧大脑中动脉 M1 段闭塞, 急诊行大脑中动脉取栓术, 手术顺利, 转入 ICU 继续治疗。

【分析及处理】

患者入院后行 24 小时动态心电图示, 24 小时心电监测均为心房颤动心律, 心率波动于 60~142 次 /min, 最长 RR 间期为 1.64 秒。超声心动图示主动脉瓣回声增强伴反流, 左心房扩大(4.5cm), 左心室舒张功能降低; 左心房未见附壁血栓。头颅 MRI 示左侧颞叶、顶叶、枕叶、岛叶、基底核区及右侧枕叶多发脑梗死。头颅 CTA 示轻度脑动脉硬化, 查左心房 CTA 未见充盈缺损影。肌钙蛋白、BNP 正常。神经内科医师术后予氯吡格雷抗血小板、阿托伐他汀调脂, 辅以营养神经、改善脑循环、甘精胰岛素(来得时)降糖等治疗。未给予抗凝治疗。该患者入院后 24 小时心电监护均为心房颤动, CHA_2DS_2-VASc 评分 5 分和 HAS-BLED 评分 3 分, 肝肾功能良好, 查房时我询问上级医师, 对于不足 48 小时心房颤动如果能自行复律可不用抗凝治疗, 超过 48 小时心房颤动 CHA_2DS_2-VASc 大于 2 分需要抗凝治疗, 如伴有左心房血栓应充分抗凝 3 周后再次评估血栓, 如有条件复律, 复律成功后需要再抗凝 4 周, 也就是我们熟悉的"前 3 后 4", 那么这一例为什么不抗凝? 上级医师解释, 心房颤动脑卒中后抗凝与未脑卒中时不同, 心房颤动伴脑卒中应根据 NIHSS 评分(美国国家卫生研究院脑卒中量表)决定何时开始抗凝而不是马上抗凝, 该患者 NIHSS 评分为 25 分, 根据我国 2018 年心房颤动建议, 推荐 12 天后再考虑行抗凝治疗。若此时抗凝, 有高出血风险。后来神经内科在 2 周后复查头颅 CT 未见出血表现, 给低分子量肝素小剂量起始抗凝治疗, 并在抗凝后第 4 天复查头颅 CT 排查抗凝后脑出血可能。

【心得体会】

我们都知道心房颤动是脑卒中的独立危险因素。未发生脑卒中时, 预防心房颤动引起的血栓栓塞事件是心房颤动治疗策略中的重要环节。我们常根据 CHA_2DS_2-VASc 评分, 男性≥2 分或女性≥3 分者具备抗凝指征。但当脑卒中发生后, 抗凝的指征和原则不再依据 CHA_2DS_2-VASc 和 HAS-BLED 评分。根据我国 2018 年心房颤动建议, 心房颤动所致心源性脑梗死是否抗凝取决于梗死面积大小和脑卒中的严重程度, 抗凝方法有个 1-3-6-12 天原则。TIA 合并心房颤动, 口服抗凝药可在第 1 天开始服用。NIHSS 评分<8 分, 经影像学检查除外脑出血后, 脑梗死 3 天后抗凝; 中度脑卒中(NIHSS 8~16 分)6 天后开始抗凝; 重度脑卒中(NIHSS>16 分)12 天后开始抗凝, 但必须进行脑部影像学复查以排除缺血性脑卒中发生出血转化。如已伴有脑卒中后脑出血,1~2个月后复查头颅CT再次评估脑卒中和出血的风险,决定抗凝治疗方案。该患者NIHSS评分为25分,根据指南,12天后再考虑行抗凝治疗。为什么心房颤动脑卒中后抗凝与脑卒中前如此不同呢?2018年中国急性缺血性脑卒中诊治指南指出,脑梗死出血转化发生率为8.5%~30%。心源性脑栓塞、大面积脑梗死、早期低密度征、年龄>70岁会增加出血转化风险。所以老年人心房颤动后的大面积脑梗死出血转化风险高,抗凝需要紧密观察,十分慎重。

【经典箴言】

抗凝是心房颤动重要的治疗原则,但根据心房颤动不同分型、发作时间、CHA_2DS_2-VASc和HAS-BLED评分、是否伴左心房血栓、是否脑卒中、是否脑出血,抗凝策略各不相同,在临床上需要根据指南灵活应用。

(魏潇琪 郑炜平)

 杨艳敏 专家点评

这例病例给我们带来几点启示:

(1)脑卒中的原因需鉴别:15%~20%的缺血性脑卒中患者为心源性脑卒中。心房颤动是最常见引起心源性脑卒中的原因。该例患者以急性缺血性脑卒中起病,发病后经检查发现心房颤动,结合心房颤动栓塞危险因素评分CHA_2DS_2-VASc 5分,患者为栓塞高危人群。头颅CT及MRI影像呈现多发的脑梗死灶,支持心源性脑卒中的诊断。部分患者心房颤动症状不明显,尤其是阵发性心房颤动需要从长程心电监测中发现。由此提示,临床对于缺血性脑卒中患者需要排查心房颤动。

(2)不同原因的脑卒中治疗策略不同:动脉粥样硬化所致缺血性脑卒中二级预防需要抗血小板及他汀等治疗。心源性脑卒中需要抗凝治疗。只有鉴别清楚,治疗方向才能明确。

(3)急性缺血性心源性脑卒中启动抗凝治疗的时间需要依情况而定:抗凝必须在复发性脑卒中风险超过继发性出血转化的风险时,才能做出开始口服抗凝治疗的推荐。短暂性脑缺血发作(TIA),可继续服用,也可推迟1天应用抗凝药物。轻度脑卒中如果预计抗凝不会显著增加患者继发性出血转化的风险,可以在缺血性脑卒中后≥3天开始口服抗凝药;中度脑卒中患者,可以在脑卒中后≥6~8天开始抗凝治疗;重度脑卒中患者,可以在≥12~14天开始抗凝治疗。启用抗凝前需要通过再次头颅CT或MRI检查排除继发性出血转化。一项荟萃分析表明,缺血性脑卒中后7~14天内给予肠道外抗凝剂与症状性颅内出血的显著增加有关。

18 凝血酶时间延长8倍该不该停用达比加群?

【临床经过】

病房里收住了一位68岁老年男性患者,诊断为永久性心房颤动,在外院采用达比加群酯110mg、2次/d口服抗凝治疗,这个药当时我们医院还没有申购进药房,用药经验不多。考虑到没有特殊的原因一般不去随意改动患者抗凝治疗方案,嘱患者继续予以达比加群酯自备口服,同时申请了血凝全套检查。第2天检验科却报了一个危急值,凝血酶时间(TT)明显时间长,达160秒,比正常值延长了8倍多。TT如此延长,既往多见于DIC消耗性低凝期、纤溶亢进期或肝素明显使用过量,往往伴有纤维蛋白和/或D-二聚体增高,但是患者的血凝全套除了TT明显延长之外,凝血酶原时间(PT)、活化部分凝血活酶时间(APTT)、纤维蛋白和/或D-二聚体指标全部正常,血小板数量也在正常范围,患者也没有皮下出血或消化道出血等症状,那么该不该停用达比加群?

【分析及处理】

本例患者没有皮下出血、牙龈出血、鼻出血、OB阳性等出血的早期征兆,APTT正常,TT虽然明显延长,并不反映达比加群药物过量,无须调整剂量。那么,为什么TT会延长这么多呢?

【心得体会】

凝血瀑布中,当纤维蛋白原(Ⅰ因子)转变为不可溶的纤维蛋白(Ⅰa因子)后血液凝固,产生相应的理化性质改变,如透光度改变、血液黏稠或凝固,可以用比浊法、磁珠法等准确判定何时血液凝固,而后计算从反应开始到凝固所经历的时间。无论APTT、PT、TT最终都通过上述机制来检查,只不过所加入的激动剂(或理解成催化剂)不一样,APTT加入的是部分凝血活酶,PT加入的是标化的凝血活酶,机制和临床意义可参阅《诊断学》。而TT的检测方法简单粗暴,在待测血液加入足量凝血酶,凝血瀑布是环环相扣的,到凝血酶升时已经快进入最后阶段了,在反应体系中加足了凝血酶,相当于在这个层面把凝血瀑布一刀砍断,前面发生的我们就不用去管了,我们只管后面阶段。加足了凝血酶,TT还是延长,那主要就是反映纤维蛋白原消耗得差不多了,这种情况一般见于DIC消耗性低凝期、纤溶亢进期,多伴有PT、APTT延长和D-二聚体增高等,总之TT这个指标一般不延长,如果延长,则说明后果很严重。达比加群酯是近年的新型口服抗凝药,干扰的是凝血酶的功能(也就是我们加入的那个催化剂),所以这时TT延长很可能是因为它干扰了加入的催化剂,不一定反映纤维蛋白原消耗得差不多,所以不能以既往老观念去解读这个指标变化。多数人口服达比加群TT都延长到6~15倍,并不代表有出血倾向。有学者建议,此时可以参考APTT指标,如果它延长2倍,就要考虑减量或停药。实际上有专门针对这个药物的监测指标DTT,但是临床上开展得不多,首先,因为它不像INR经过2次标化后全球统一标准,指南可以定出参考标准来指导用药;其次,它并不会比我们依据临床症状(皮下出血、牙龈出血、鼻出血、OB阳性)判定来得更敏感;最后,达比加群酯这个药不像肝素,它个体差异不大,在这个剂量下相对是安全的。

【经典箴言】

在临床中,老革命经常遇到新问题,多查资料,多看指南。

(郑炜平)

 杨艳敏 *专家点评*

这例患者所遇到的问题确实属于资深医师遇到的新问题。新型口服抗凝药(NOAC)达比加群酯是直接的凝血酶抑制剂,作用机制与以往的华法林有极大区别。达比加群酯直接抑制凝血酶,使得TT显著延长甚至测不出,但这不意味着出血风险增加。

以达比加群酯为代表的NOAC应用剂量是根据临床研究验证剂量为基准,结合患者是否存在如高龄(> 80岁)、低体重(< 60kg)、肌酐清除率降低等临床情况进行剂量调整,而不像华法林那样根据凝血结果指标进行剂量调整。

目前,评价NOAC的一些凝血指标只能作为半定量指标,而不是定量指标,这些凝血指标不能作为调整剂量的依据,不建议常规监测。这些实验室凝血指标对于存在合并用药、怀疑药物过量、急诊手术、出现出血等特殊情况时,可提供参考。如服用达比加群酯的患者需要急诊手术时TT、APTT指标正常范围内,提示目前达比加群酯可能在体内无明显抗凝效应(如未规律服药或距离最后一次服药时间已经比较长时间)。

此外,由于NOAC半衰期较短,峰浓度与谷浓度有较大差别。进行凝血指标检测时,应在服药谷浓度时进行检测(即服药后至少8小时)。

19　胺碘酮使用的陷阱

【临床经过】

这不是一个真正发生的案例,但是相似的情况可能经常会在临床中碰到,所以通过这个案例做一个推导,看看在胺碘酮的使用过程中可能会遇到哪些陷阱。患者女性,60 岁,既往风湿性心脏病病史 5 年,因"反复心悸 3 天,乏力、食欲差、下肢水肿"于门诊就诊。床边心电图示心房纤颤。值班医生予以胺碘酮针剂复律,负荷量按体重 3mg/kg,然后以 1~1.5mg/min 生理盐水配置后维持,6 小时后减至 0.5~1mg/min,24 小时内剂量控制在 1.2g 以内。似乎是个再简单不过的案例,剂量和用法也完全按照说明书,一起来分析在本例的胺碘酮使用中存在哪些隐患。

【分析及处理】

1. 胺碘酮既是复律药物,也是维持心率的药物,但应注意超过 48 小时的心房颤动,可能已经在心房中形成血栓,直接使用复律药物可能导致血栓脱落,发生栓塞的风险反而加大。正确的做法是充分抗凝 3 周后再复律,复律后续抗凝 4 周,也就是大家熟悉的"前 3 后 4"。

2. 胺碘酮可以用生理盐水配置吗? 大多数说明书写得很明确,胺碘酮(盐酸胺碘酮注射液)要求用 5% 葡萄糖溶液配制(等渗),禁用生理盐水配制。因为胺碘酮为苯环上二碘取代物,一般来说碘取代物不稳定,容易发生自发脱碘降解变质。偏酸的环境可抑制胺碘酮的降解,而生理盐水其实是中性,5% 葡萄糖为偏酸性溶液。其次,由于生理盐水溶液中的氯离子取代苯环上的碘而产生沉淀,如用生理盐水配制有时可以看到沉淀物生成,当静脉注射时会产生严重后果,故临床使用胺碘酮注射液时应使用 5% 葡萄糖配制。

3. 胺碘酮随便哪个血管都可以用吗? 说明书写得很清楚,需要通过中心静脉滴注,静脉用药时局部刺激产生静脉炎。胺碘酮应尽量通过中心静脉途径给药。

4. 本例已经交代过了患者乏力、食欲差,往往这种患者都存在低钾,所以除非特别紧急的情况,一般在使用抗心律失常药物时应注意电解质,在低钾状态下使用胺碘酮很容易导致室性心动过速、心室颤动而且很难复律。

5. 低血压 本例接诊时没有注意测量血压,胺碘酮本身具有扩血管作用,在研发之初这类药就是作为扩张冠状动脉药使用的,如果血压已经较低,要慎用胺碘酮。

6. 急性心力衰竭 胺碘酮之前要大致判定患者的心功能。胺碘酮针剂属于Ⅲ类抗心律失常药物,但同时具有Ⅰ、Ⅱ、Ⅳ类抗心律失常药物作用特点,有负性肌力作用,同时它的溶剂聚山梨酯本身也有负性肌力作用,所以慎用于急性心力衰竭。

7. 慢快综合征 病态窦房结综合征的一个亚型,主要表现为症状性窦性心动过缓,同时伴有各种房性快速型心律失常。可能我们心电图描记到的心房颤动只是病态窦房结综合征基础上突发的一过性心房颤动,所以最好仔细询问病史,不要急着使用胺碘酮复律,往往复律后反而引起严重的窦性心动过缓甚至停搏。

8. 长 QT 综合征 胺碘酮使用后或多或少都会引起 QT 延长,这是正常的,但如果使用后QT间期较使用前延长50%,或达到550毫秒要考虑减量或停药。同时,对于本身已经有QT延长的患者先要查找原因,此时慎用胺碘酮,因其可能导致尖端扭转型室性心动过速。

9. 肝损害　胺碘酮对肝功能有一定损害,个体差异性较大,部分患者可以引起严重的肝功能损害,但有时使用前患者本身因其他病因导致肝功能损害,因此尽量在使用前先查肝功能,同时使用后注意定期复查。

10. 药物的相互作用　胺碘酮与很多药物会产生相互作用,引起不良的临床后果,这里列举几类最常见的药物:①洋地黄类药物和β受体阻滞剂:这两类药物和胺碘酮合用会导致窦性心动过缓或传导阻滞,很多有基础心脏病患者经常使用这两类药物,而这些患者又是心房颤动高发人群,使用胺碘酮可能性更大,因此要问清楚基础用药;②华法林:华法林是心房颤动患者的常用抗凝药物,在心房颤动患者中同时使用华法林和胺碘酮的情况并不少见,联用华法林、胺碘酮会引起INR进一步延长,此时应注意监测INR并酌情减少胺碘酮剂量;③喹诺酮类药物:是肺部感染常用的抗生素,而心房颤动患者又常并发肺部感染,喹诺酮类药物与胺碘酮合用会进一步延长QT间期,使用期间应注意复查心电图;④他汀类药物:会导致少数患者横纹肌溶解,表现为肌肉酸痛、肌酶增高,胺碘酮与他汀类药物联用会加大肌溶解风险,应注意观察病情并定期复查CK。

【心得体会】

胺碘酮是少数几种心血管药物中,有相应的指南或专家共识来指导使用的药物之一。胺碘酮是个老药,但国内外多次颁布胺碘酮抗心律失常的指南或专家共识,说明其在抗心律失常药物中的重要性,也说明该药物有很多注意事项,稍不注意就可能导致药物不良反应,应该引起我们足够的重视。

【经典箴言】

经验教训:从这个案例可以看出世界上本就没有绝对安全的药物,我们对一种药物了解得越多,越注意细节,犯错误的概率就越小。

(郑炜平)

编者按　心房颤动状态下,房室结可以发生隐匿性传导,从而避免过多的心房冲动下传心室,发挥保护心功能的作用,同时产生长短不同的RR间期。由于窦房结的自律性被不断地干扰或重整,其功能正常与否直接决定诊断和治疗方案的选择。郑炜平专家团队提供具体案例结合相关指南,对该问题作出深刻分析,我们同时邀请了同济大学附属第十人民医院心血管内科唐恺教授对该实战经验进行点评,希望大家有所收获。

20 把握心房颤动并长 RR 间期起搏器治疗指征

【临床经过】

患者男性,60 岁,企业家,平常生意压力很大,经常失眠,近期查出得了心房颤动。朋友把他介绍到我这边并不是为了心房颤动这件事,而是向我咨询起搏器的事情,因为他在当地医院做了动态心电图,存在 3.3 秒的长 RR 间歇,当地医生建议他安装起搏器。因为他经济条件很好,患者本人思想也比较新潮,经常上网,看到网上有一种防磁共振的起搏器,托朋友问我现在国内能不能安装。我初步看了他传过来的资料,动态心电图示心房颤动心律,长 RR 间歇一般出现在转窦性心律时,最长 RR 间歇出现在夜间 2 : 03,后面为窦性 P 波。

【分析及处理】

这是典型的心房颤动快慢综合征,既往没有特殊的病史,当地医院心脏二维超声未发现明显瓣膜性心脏病,心房无明显增大,病史不到 1 年,患者经济条件又很好,建议先行射频消融治疗,如果能成功复律,则不必安置起搏器,更没有必要安装防磁共振的起搏器。在还未射频消融治疗之前,建议在当地医院先开始抗凝治疗,采用低分子量肝素、华法林桥接治疗。患者接受我的建议,因为经济条件好,联系到上海某家医院射频消融治疗。从建议他射频治疗到手术期间将近有 1 个月时间予以华法林口服。患者曾在手术前 1 周复查动态心电图,最长 RR 间期达到 4.4 秒(睡眠时),患者清醒时无黑矇、晕厥,RR 间期未超过 3 秒,我曾经一度质疑过自己的建议是否正确,因为虽然未达到指南推荐安置起搏条件,但是面对 4.4 秒的 RR 直线我还是不免会有点担心,因为患者可能会因为我的决策导致严重的后果。应该说如果不是患者 1 周后就行射频消融治疗,我可能会改变我的建议,好在一切顺利,心房颤动射频治疗成功后多次复查动态心电图,没有超过 1.6 秒的长 RR 间期。

【心得体会】

我国植入式心脏起搏器治疗的专家共识中,心房颤动合并长 RR 间歇安置起搏器的指征为:清醒状态多次 RR 间期超过 3 秒,或任何时间(清醒或睡眠)RR 间期超过 5 秒。很多心房颤动快慢综合征患者消融术后长 RR 间歇很少再发。研究表明,心房颤动快慢综合征行肺静脉电隔离后患者平均最长窦性停搏间期由 4.5 秒降至 1.7 秒,表明继发于心房颤动的窦房结功能减退可完全逆转,不一定存在窦房结功能障碍,但是如果本例心房颤动患者无条件复律,反复出现快慢综合征,清醒时最长 RR 间歇超过 3 秒,睡眠时最长 RR 间歇超过 5 秒,尤其是出现过黑矇、晕厥症状,是有必要安置起搏器的。

【经典箴言】

临床情况千变万化,指南也不可能面面俱到,我们只能尽量在指南框架下根据不同临床情况作出决策。

(郑炜平)

 唐　恺　专家点评

面对心房颤动合并有长间歇时,最重要的是,要识别患者到底是慢快综合征还是快慢综合征,因两者的处理原则大相径庭。慢快综合征应予植入起搏器;而快慢综合征则建议可先行房性快速型心律失常的导管消融。

慢快综合征是原发性窦房结功能障碍。平素经常表现为持续而显著的窦性心动过缓或停搏,在此基础上,有间歇的房性快速型心律失常出现。

快慢综合征在平时窦性心律条件下,心率是正常的,仅在房性快速型心律失常终止、窦性心律恢复之前出现的严重窦性心动过缓、窦房传导阻滞、窦性停搏等缓慢型心律失常。

从动态心电图表现来看,慢快综合征的基础心率是缓慢的,在未使用药物的情况下,24 小时平均心室率一般在 50~55 次 /min 以下;而快慢综合征虽有间歇的心动过缓,但总体心室率是快的,24 小时平均心室率多数在 60 次 /min 以上,常见 80~90 次 /min 以上。

 何　华　专家点评

持续性心房颤动伴长间歇和阵发性心房颤动伴长间歇的处理原则有所不同。指南推荐,对于持续性心房颤动合并长间歇时,如果有心动过缓相关症状且长间歇 >3 秒,或者无心动过缓相关症状但长间歇 >5 秒患者,推荐考虑植入永久性心脏起搏器治疗。

对于阵发性心房颤动合并长间歇者,要根据长间歇出现的时机区分是慢快综合征还是快慢综合征。如果长间歇在窦性心律期间和心房颤动转复为窦性心律时均有出现且大于 3 秒,提示存在病态窦房结功能不全,可能为慢快综合征,可以考虑植入起搏器治疗;如果长间歇只出现于心房颤动转复为窦性心律时,则为快慢综合征,此时如具备消融条件,应考虑积极射频消融治疗心房颤动,心房颤动消融后窦房结功能仍始终不恢复者,可以考虑起搏治疗,部分患者在消融后窦房结功能恢复正常,则无须起搏治疗。

就本病例而言,虽未写明心房颤动诊断为持续性还是阵发性,但从病史中Holter 结果来看,其长间歇均出现在由心房颤动转复为窦性心律时,提示患者应为阵发性心房颤动伴长间歇,有条件时应该首选射频治疗。另外,患者完全没有心动过缓的相关症状,无论是 3.3 秒还是 4.4 秒长间歇,都不符合起搏指征。该病例在心房颤动消融后未再出现长间歇,证实了窦房结功能恢复正常,当时不植入起搏器的决策是正确的。

 戴文龙　专家点评

这是个非常常见的选择。快慢综合征和慢快综合征是处理不一样。心房颤动伴长 RR 间期,到底要几秒才需植入起搏器,指南上已经明确说了 5 秒。但在临床实际中,没有绝对的 3 秒、5 秒的差别,需要评估动态心电图,24 小时总心率多少,平均心率多少,还有超声心动左右心房大小,心脏瓣膜有无反流情况。此外,患者的相关症状非常重要。

21　导管射频消融时突发意识丧失一例

【临床经过】

今天上午导管室的工作格外忙碌,各种手术正在如火如荼地进行。电生理亚专科正在进行一例窄 QRS 波心动过速的电生理检查和射频消融术。患者女性,42岁,因"阵发性心悸 3 年,加重半年"入院。患者 3 年前开始出现发作性心悸,突发突止,不伴胸痛、头晕、晕厥,情绪激动、焦虑紧张可诱发,于多家医院就诊,诊断为室上性心动过速。近半年,心悸发作频繁,持续时间延长,为明确诊治求诊我院。入院查体:血压 100/60mmHg,心率 76 次 /min,呼吸 18 次 /min;一般状况可,言语流利,颈静脉无怒张,胸廓对称,双肺呼吸音清;心尖冲动正常,未触及震颤及心包摩擦感,心界正常,律齐,心率 76 次 /min,各瓣膜听诊区无杂音;双下肢无水肿。发作心电图示窄 QRS 波心动过速,复律心电图未见明显异常,各项辅助检查结果尚可。

【分析及处理】

根据病史、症状及发作心电图,考虑阵发性室上性心动过速可能性大。关于窄 QRS 波心动过速的鉴别,根据发作时体表心电图有一系列鉴别流程,其病因包括房室结双径路、房室旁道、房性心动过速、高位间隔室性心动过速、分支型室性心动过速等。患者择期行心内电生理检查,冠状窦电极、右心室心尖部电极到位后,心室刺激呈左偏心,左侧游离壁隐匿性旁道。明确诊断后,拟试行房间隔穿刺、二尖瓣房侧消融旁道。静脉穿刺患者比较舒适,避免了术后的长时间加压,对医生而言也是件好事。但房间隔穿刺需要相对熟练的技术,同时避免各种并发症的出现。穿刺房间隔后 10 分钟,我反复调试靶点图不理想,不断更换消融部位,推测可能是斜行旁道。患者突然出现意识丧失,血压降为 60/40mmHg,心电监护提示心率 46 次 /min。我一时间手忙脚乱,整个导管室沸腾了,乱成一锅粥,多巴胺 5mg 静脉注射后立即将患者送往 CCU 进一步抢救。患者血压难以维持,心脏压塞、腹膜后出血、迷走反射等诸多可能在脑海中不断闪现。主任指示立即查床旁超声心动图,提示右心房、右心室扩张,心包腔内无液性暗区。患者术前超声心动图没问题,可疑肺栓塞? 立即请肺血管组介入医生行肺动脉造影,提示双侧肺动脉主干大块充盈缺损,高危型肺栓塞,立即给予抽栓,配合扩容、血管活性药物,患者血压回升,意识逐渐清醒,好在有惊无险。我今天又长了记性,事后分析考虑患者血栓形成原因,可能与术中抗凝剂量不足、缺乏常规凝血功能监测有关。

【心得体会】

1. 持久性意识丧失即昏迷,是指长时间的意识内容或觉醒水平障碍,不同于头昏、晕厥、眩晕、休克、伴有神经定位体征的 TIA、阿 – 斯综合征发作等症状。机体各个系统病变均可出现意识丧失,尤以心脑血管病变为著。本例患者出现意识丧失时并未见恶性心律失常,可以排除心律失常性病因,也不可能由呼吸、消化、内分泌或泌尿系统病变所致。而蛛网膜下腔出血导致的脑疝也会表现为病情的急转直下,但颅内病变所致昏迷一般伴有血压升高,该患者血压下降的同时意识丧失,因此从血压下降着手可能思路更清晰。恶性心律失常性病因暂时可以排除,所以器质性心血管病变可能性大,心脏压塞或肺部栓塞,最终床边超声心动图提供了有力证据,患者右心房、右心室明显扩张,肺动脉压力增高,为肺栓塞的确诊及治疗指明方向。

2. 阵发性室上性心动过速是心血管内科常见病,也是为数不多可以治愈的心脏疾病。导管射频消融术是治疗室上性心动过速的根本措施,近年来心内电生理技术取得突飞猛进的发展,治疗适应证逐渐扩展到药物治疗效果不好的房室结双径路、房室旁道、房性心动过速、心房扑动、心房颤动、各种室性心动过速,也是门槛较高的一项技能。但对于病情复杂的患者,例如不典型房室结双径路、复杂的旁道、多条旁道、复杂室性心动过速、心房颤动等,消融操作时间势必延长。本例患者术中突然出现肺栓塞,与个人高凝体质相关,也与术中监测相关,如何能避免术中出现类似事件? 术中凝血功能的监测可以指导抗凝药物的追加;另外,通过加强技能培训缩短手术操作时间也是行之有效的方法。好在及时确立诊断,及时实施捣栓、取栓、溶栓等治疗,最终挽救了患者生命。

3. 关于心脏介入术后低血压,我们都知道正常血压的维持需要三要素,即足够的血容量、正常的心脏舒缩功能和一定的周围血管阻力。介入术后低血压比较常见，而且需要及时处理，原因较多，例如迷走神经反射、腹膜后出血、急性心力衰竭、心室壁破裂、冠状动脉穿孔、室间隔穿孔、快速型或缓慢型心律失常、肺栓塞、术中药物使用等。针对低血压状态，医生应该明确：低血压状态和休克是完全不同的概念，休克是指低血压同时伴有脏器低灌注。术后低血压轻者可能表现为单纯低血压，或者低血压合并出汗、心率减慢、胸闷痛，严重的患者直接呼吸停止、阿-斯综合征发作。当患者出现术后低血压时，应充分考虑以上病因，仔细鉴别，针对不同病因采取有效的治疗措施。心包穿刺是临床医生必须掌握的基本技能，心包穿刺操作临床上较常经心尖区和剑突下穿刺两种途径，超声心动图定位指导下也可以选取其他部位进行操作。其中，剑突下心包穿刺相对安全，但有穿刺到腹腔脏器或乳内动脉的可能，目前电生理医生在干性心包穿刺方面积累了丰富的经验，因此可以加强沟通、交流和学习。

【经典箴言】

敬畏规章，敬畏生命，规范操作流程，严密监测，最大限度地降低风险。

（田　力）

 李述峰　专家点评

　　心血管介入手术术中及围手术期不可避免会发生低血压及意识障碍的并发症，严格的手术及患者管理流程，精细熟巧的操作可以显著降低其发生率，但无法完全杜绝。实施治疗和患者管理的团队必须熟知全部可能的病因，掌握其诊断、处理方法，一旦发生，能迅速锁定原因并解除。

　　在各种可能引起循环迅速崩溃的原因中，肺动脉主干栓塞是最主要原因之一。肺动脉栓塞的栓子来源绝大多数为下肢深静脉。当然在右心房内长时间放置多根导管，又没有充分抗凝的情况下，也足以形成大栓子，脱落导致肺动脉大部分或完全堵闭。

　　本例患者年轻，无器质性疾病，在风险评估时不会对血栓风险给予格外关注，因此不清楚是否存在原有下肢深静脉血栓。这也提醒我们，对择期手术中需要进行穿刺置管操作的深静脉，预先做超声检查也许是必要的。本例术中发生意识障碍的经过，因无创血压监测的局限性，没有获得完整而精确的血压变化趋势。而这个趋势信息对快速诊断并发症非常重要。各种失血及心脏压塞引起的循环崩溃，其外周动脉压一定存在一个逐渐降低的过程，并且在解决根本原因之前，胸外按压不会恢复血压。而肺栓塞的血压降低会瞬间发生，并且随有效胸外按压，因栓子被血流推向远端，血压往往会有回升，这方面有创动脉压监测可以实现这个目的。

22 心房颤动伴长间歇的治疗:快慢综合征和慢快综合征

【临床经过】

　　晕厥的患者见过很多例,有的继发于急性疾病,也有的源于慢性病。心房颤动的分型有很多,持续性心房颤动可对窦房结功能产生影响,同样窦房结功能异常也会出现下位起搏点自律性的代偿性增高。窦房结功能异常和心房颤动之间的关系孰是因、孰是果,与鸡生蛋、蛋生鸡的故事一样难以琢磨。这是一例外院起搏器术后患者,安装起搏器后仍有发作性心悸,求诊于我院。患者男性,78岁,因"发作性心悸2年,加重半年"入院。患者高血压病史18年,1年前因长间歇达6秒伴晕厥在当地医院安装右心耳、右心室心尖部双腔DDD型起搏器。入院查体:血压160/80mmHg,心率98次/min;一般状况可,言语流利,颈静脉无怒张,胸廓对称,双肺呼吸音粗;心尖冲动正常,未触及震颤及心包摩擦感,心界正常,律齐,心率130次/min,各瓣膜听诊区无杂音;双下肢无水肿。心电图提示快速心房颤动,自备超声心动图提示左心房44mm,左心室53mm,EF 52%。入院后动态心电图示持续性心房颤动,ST-T改变,总心率13 245次,未见长间歇。

【分析及处理】

　　综合分析,初步诊断为心律失常、持续性心房颤动、高血压、起搏器术后。患者心功能尚可,超声心动图提示左心房扩大。1年前的心房颤动伴长间歇可能是阵发性心房颤动终止后发生,考虑为快慢综合征。当时患者并没有心室扩大,心功能代偿尚可,可能首先进行心房颤动射频消融术,必要时右心室心尖部或间隔单腔VVIR起搏更合适。目前患者已经表现为持续性心房颤动,并且动态心电图未看到长间歇发生,起搏器暂时旷置。入院后与患者及其家属沟通,建议行心房颤动射频消融术。完善术前检查,择期行环肺静脉大环隔离,同时隔离二尖瓣和三尖瓣峡部,心房颤动不能打停,隔离完成后,给予电除颤恢复窦性心律,复律后没有严重的窦性心动过缓。

【心得体会】

　　1. 病态窦房结综合征是由于窦房结和/或房室结老化、退行性改变、淀粉样变形等,引起缓慢型、快速型心律失常的综合征。大连杨延宗教授团队结合自己的研究结果,建议将病态窦房结综合征分为基本型、慢快型、快慢型、混合型。慢快综合征表现为在窦房结频率缓慢基础上出现的代偿性快速型房性心律失常,多见于老年人,一般具有心脏基础疾病,以治疗缓慢型心律失常为主,可以在起搏治疗的基础上选择药物或消融治疗继发的快速型心律失常,一般预后较差。而快慢综合征是指平时无症状性窦性心动过缓和窦性停搏,但会出现阵发性房性心律失常,当快速型心律失常突然终止时,由于对窦房结功能的明显抑制,出现较长时间的窦性停搏,常表现为头昏、胸闷、黑矇、晕厥,往往提示窦房结存在可恢复性的功能障碍,多见于年轻人,一般无心脏基础疾病,预后较好。由于心动过缓是继发于快速型心律失常,故以治疗快速型心律失常为主,可以选择药物或射频消融,纠正快速型心律失常后评估是否需要进行永久性心脏起搏。

2. 多种心脏病最终都会进展为心房颤动和心力衰竭,两者狼狈为奸、互相加重。对于心房颤动伴心力衰竭患者,过快的心室率可以通过射频消融减少心房颤动负荷,改善心脏预后;心房颤动伴心力衰竭有起搏指征者,起搏模式的选择是目前探讨的热点。如果心功能分级、QRS 波间期均达标,合并心房颤动者可以选择 CRT 三腔起搏。如果未达到上述指征,心房颤动合并心力衰竭起搏模式选择:如果患者为阵发性心房颤动合并心力衰竭,可以选择右心耳右心室心尖部双腔 DDD 起搏、右心耳右心室间隔双腔 DDD 起搏;如果患者为持续或永久性心房颤动,可以考虑心房颤动射频消融术、希氏束起搏、左束支区域起搏或右心室间隔、心尖部单腔 VVIR 起搏。

【经典箴言】
最贵的不一定合适,合适的才是最好的。

(田　力)

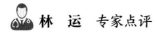 林　运　专家点评

快慢还是慢快,这是个非常值得讨论的问题。按照目前常用的分型方法,病态窦房结综合征包括 4 种类型,即基本型、慢快型、快慢型、混合型。当年我第一次看到这个分型方法时就有这样一种感觉:病态窦房结综合征之所以要进行分型,主要是为了说清楚快慢型和慢快型的区别以指导治疗方案的制定,当快慢型和慢快型被清晰地区分出来后,为了逻辑的完整,把其余的表现形式归为基本型和混合型。从某种意义上可以说,病态窦房结综合征的治疗难度在于明确地区分快慢型和慢快型,从而准确制定出相应的治疗方案。因为快慢型和慢快型的治疗方案是相反的,快慢型治疗的靶点是"快",一旦没有"快",就不会"慢"了;而慢快型是要针对"慢"去治疗的,"快"是对"慢"的反应性保护。

这位患者是起搏器植入术后 1 年的患者,因心悸来诊,心电图证实心悸是心房颤动。有 2 个阶段、3 个问题需要讨论,阶段是起搏器植入术前和术后,问题是:①术前时植入指征把握是否准确?②心房颤动出现的原因是什么?是术前就存在的,还是因植入起搏器后导致的?③起搏器植入术后又行心房颤动射频的患者其起搏器的作用如何评价?

患者起搏器植入术前,要仔细评估植入适应证。虽然停搏6秒伴晕厥是起搏器植入的绝对适应证,但还要区分这位患者是快慢型还是慢快型,这关乎患者之后的治疗。慢快型很容易判断,我们重点来看一下快慢型的甄别。如果长间歇出现前是心房颤动这种快心率,那快慢型的可能性很大。如果还能看到如下表现,包括无心房颤动时窦性心律正常,或即使心率慢但无相应症状;稳定窦性心律期间窦房结变时功能正常,即运动后心率>100次/min;其他类型的房性心律失常在正常窦性心律时出现,而不是严重窦性心动过缓或窦性停搏后发生;心房颤动表现为短阵或阵发性和长间歇,都出现在心房颤动发作终止后快心律终止之后这些心电图现象,那快慢型就能确诊。快慢型的发生机制目前仍不清楚,普遍认为,心房颤动发作时快速的心房率对窦房结细胞的自律性有直接的抑制作用。快速的心房率会引起心房肌局部释放乙酰胆碱增多并在局部蓄积,增加窦房结起搏细胞的 K^+ 外流,细胞外 K^+ 浓度增加,舒张期电位负值增大,动作电位4相坡度降低,窦房结细胞自律性下降。另外,快速的心室率会导致窦房结动脉的供血不足,也会影响窦房结的自律性。因此,我们治疗时主要针对"快",消除"快"就不会"慢"。当然就这位患者来说,即使射频成功解决了心房颤动的问题,也不见得就完全解决了症状性心动过缓,毕竟6秒的长间歇已经明显反映出其窦房结功能障碍。马长生教授团队于2014年在 *Pacing and Clinical Electrophysiology* 上发表了一篇相关的文章,很好地说明了这个问题。这个研究针对111例阵发性心房颤动合并长间歇的患者,均有起搏器植入的指征,其中50例给予射频消融根治心房颤动,61例直接植入永久性心脏起搏器,随访发现所有成功维持窦性心律患者均无黑矇、晕厥发作,有7例复发心律失常,其中1例被植入了永久性心脏起搏器,5例虽复发但未出现过黑矇、晕厥等症状,1例有黑矇史但无相关心电图记录。这个研究让我们看到,"慢"并不都需要起搏治疗。而这个研究也因其独特的贡献刷新了当年欧洲的相关指南。

术后阶段我们要讨论的是心房颤动发生的原因,如果是因为之前存在疾病,请参考以上治疗建议。如果是起搏器植入术后出现的心房颤动,那么要考虑预后。早期资料显示,起搏器植入术后心房颤动的年发生率至少5%,慢性持续性心房颤动的年发生率在3%左右,心房颤动平均累计发生率高达30%~40%,慢性心房颤动平均累计发生率为20%,显著高于无起搏器人群。究其原因,我们可以看到心房、心室起搏和房室电、机械耦联的改变都会导致心房血流动力学的改变。起搏还会造成电重构,改变离子通道的表达和功能,从而诱发心律失常。起搏诱发的电重构可使阵发性心房颤动早期复发,或促使其进展为持续性心房颤动。无论是短期心房电活动和血流动力学改变,还是长期心房电重构和结构重构,都可促进心房颤动的启动和持续。这时,根据个体病情特点,选择尽可能生理的起搏模式和程控间期,最大化起搏的益处,最小化起搏的不良作用,是最佳策略。既往的经验告诉我们,针对起搏器植入术后心房颤动发生的预防设置合适的起搏模式、尽量保持良好的房室同步性和在此基础上的最小化右心室起搏是有效的方法,而不是见到心房颤动就射频消融。

最后我们单纯讨论一下这位患者在植入了永久性双腔起搏器,又接受了心房颤动射频后,如何评价其起搏治疗的价值。首先,最重要的价值在于监测。起搏器相当于一个置入体内的心电记录仪,对于心房颤动射频术后患者的监测有助于发现心房颤动的发作,从而尝试精准地抗凝以减少出血并发症。其次,起搏器的回顾功能可以将患者的症状与心电异常对应起来,帮助治疗方案的制定,起搏器的诊断功能和事件记录可以保留患者出现症状时的心电图,展现两次程控之间的心电变化,为个体化药物调整提供线索。最后要强调的是,起搏参数的设定是个体化的,同时也是与病情俱进的。即使植入初期已经反复程控找到了最适合的起搏参数,随着患者一般情况、病情以及用药情况的变化,参数的设置也要随之改变。综合以上,及时和按时程控会让患者起搏获益最大化。

23　心房颤动射频消融术后急性冠脉综合征?

【临床经过】

又是一个繁忙的手术日,患者是一位 62 岁女性,心悸发作心电图提示心房颤动,除既往有高血压外,余无特殊,心想又是一例阵发性心房颤动,两个圈画完就收工,轻松加愉快。入手术室时患者一直在问术中痛不痛,我简单地告诉患者血管穿刺点会局部麻醉,术中也会使用镇痛剂。对于首次接受手术的患者,大多都会有类似的紧张情绪,我也没特殊注意。手术如预期,很快就完成肺静脉隔离,整个手术非常顺利。术后 12 小时,患者出现轻微胸痛,吸气时加重,心电图除 T 波低平外无特殊,查超声心动图未见心包积液。患者胸痛进行性加重,术后 24 小时查心电图示胸前导联 T 波倒置,心肌损伤标志物 CK-MB、cTnI 均升高。

【分析及处理】

根据症状及心房颤动手术史,我首先觉得急性冠脉综合征可能性最大。射频消融围手术期可能因冠状动脉栓塞或诱发斑块破裂而导致急性冠脉综合征。患者胸痛与呼吸相关,亦不排除心脏损伤综合征。但目前紧要的工作就是行急诊冠状动脉造影。使用多功能造影管行造影时,左冠状动脉反复尝试无法到位,遂不恋战转而行右冠状动脉造影,只见明显右冠状动脉优势型,管腔通畅。换造影导管再行左冠状动脉造影仍未成功,左冠状窦内半选择造影亦未见开口。随着时间的流逝,一个不好的念头在我心里升起,难道左主干闭塞了?想一想脚底都冒冷汗。好在冠状动脉组的兄弟发现胸前导联 T 波巨大、呈深倒置,像 Niagara 瀑布样 T 波,建议做一个左心室造影,也便于发现左冠状动脉开口异常。左心室造影证实心尖部呈球囊样改变,符合应激性心肌病改变。那缺失的左主干呢?再次分析冠状动脉造影结果,发现明显右冠状动脉优势型,粗大的左心室侧支供应了左心室侧壁、前壁,术后冠状动脉 CTA 亦证实左回旋支缺如,左前降支开口于右冠状窦。看到这个结果我长舒了一口气,但尽管为应激性心肌病,该患者仍然出现左心扩大,EF 下降,随访超声心动图术后 3 个月才基本恢复正常。

【心得体会】

1. 目前,全国心房颤动导管消融量达到了 4.8 万例,由于心房颤动血流动力学及射频手术的特点,围手术期出血和栓塞风险均增加。心房内操作导致已有的左心耳血栓脱落,消融中导管表面血栓或焦痂脱落,术后内皮损伤及左心房收缩功能障碍迟发性血栓形成,均可导致栓塞,因此围手术期的抗凝非常重要。

2. 射频术后的胸痛 我们的常规思路局限于常见并发症,如心脏压塞、冠状动脉栓塞、心脏损伤综合征等,随着射频的广泛开展,更多少见的并发症随之出现。患者胸痛后冠状动脉造影未见左主干,因此自然地想到是栓塞导致的主干闭塞,如果仔细分析心电图,就能避免思维掉入预设的陷阱。如果术中多一些交流和关怀,该患者亦不会出现应激性心肌病。后来追问病史,患者平时遇事极易紧张,射频术前一天因担心手术风险而整宿未眠。助手嘱咐患者术中不能随意移动身体,患者甚至紧张到不能正常呼吸,而消融过程中出现的疼痛更是让患者紧张万分。如果在术前我们能抽出 10 分钟与患者充分交流,尽量消除其恐惧心理,术中勤加观察,及时地心理干预和镇痛,该患者也许会避免因交感神经过度激活而诱发应激性心肌病。

【经典箴言】

只注重疾病的医生,还只是停留在 20 世纪生物医学模式时代,而他注定不能成为一流的医生。

(李传伟)

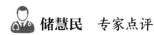 储慧民 专家点评

这个病例涉及心房颤动射频消融围手术期管理的几个方面,包括患者术前情绪管理、术中镇静镇痛、术后胸痛鉴别与处理的几个点,最后汇聚到应激性心肌病这个少见的并发症。

应激性心肌病即 Takotsubo 心肌病,也称 Takotsubo 综合征、心碎综合征或心尖球囊综合征,通常在情绪或躯体应激后发生左心室扩张和急性收缩性心力衰竭。其症状与体征、心电图和心肌损伤标志物与急性心肌梗死相似。90% 的病例为女性,其中大多数为绝经后的女性。大多数患者有心电图改变,例如 ST 段抬高或 T 波倒置。心肌损伤标志物如肌钙蛋白、CK-MB 和 BNP 通常会升高。对于出现胸痛、呼吸短促和 / 或头晕临床表现的患者,疑似心肌梗死但心导管检查未发现冠状动脉阻塞,通常可做出 Takotsubo 心肌病的诊断。目前诊断标准有 ESC 心力衰竭协会标准、InterTAK 诊断标准及修订的梅奥诊所标准。

12 导联心电图对其评估至关重要。大多数应激性心肌病患者(＞ 95%)的心电图异常,通常表现为缺血性 ST 段和 T 波改变。T 波倒置,通常深且宽,QT 间期明显延长,随着时间推移,QTc 延长可能会超过 500 毫秒,易诱发多形性室性心动过速(尖端扭转型室性心动过速)和心室颤动,通常在症状出现24~48 小时后或压力触发后,这是应激性心肌病的特异性。

这例患者为 62 岁女性,性格敏感、焦虑、术前缺少充分的情绪疏导,是发生应激性心肌病的基础。在笔者的心律失常诊疗中心,所有患者入院后即行简式心身健康筛查问卷(BPSQR),对于评分高、存在心理疾病可能的患者,心理科会及时进行心理疏导,必要时会药物干预,对减少应激性心肌病等心理相关的疾病帮助非常大。

心房颤动消融术中,止痛、镇静也非常重要,不仅影响患者手术体验,也是术中安全的保证。国外心房颤动射频消融多在全身麻醉下进行,患者耐受性好,但费用高,手术时间延长,国内多采用止痛镇静药物,如芬太尼、咪达唑仑、吗啡、地佐辛等,不同患者疼痛阈值及药物有效剂量不同,需要根据情况予以术中个体化给药。

患者术后心电图出现的 Niagara 瀑布样 T 波,也被称为交感神经介导的巨大倒置 T 波,往往与交感神经过度激活相关,该病例以此心电图表现作为切入点,诊断出了应激性心肌病,及时得到相应治疗,避免走了弯路。

心房颤动射频消融并不仅仅是一项简单的技术操作,完备的心房颤动消融围手术期管理是顺利开展心房颤动射频消融手术的有力保障,这个病例确实值得已经开展或即将开展这项技术的中心借鉴。

24 借我一双慧眼吧——酷似急性心肌梗死的心律失常

【临床经过】

患者男性,60 岁,因"间断心悸、头晕 11 小时"入院。患者于前一天下午 5:00 游泳 1000m 后回家,夜晚 10:10 平卧床上忽感心悸、胸闷,伴头晕,至次日凌晨 2:00 感症状明显伴前胸、后背出汗,自行含服速效救心丸数粒,症状缓解不明显,后渐入睡。早 8:00 起床后仍感不适,有 3 次将要晕倒的感觉,遂于 8:50 就诊于我院。既往高血压病史 12 年,2 年前发现阵发性心房颤动,同年行平板运动试验阳性,拟诊为冠心病,发现高脂血症和高同型半胱氨酸血症 1 年,否认糖尿病病史。吸烟史 30 余年,偶有饮酒史。父母均患高血压。入院查体:体温 36.2℃,脉搏 70 次 /min,血压 125/70mmHg;自主体位,神志清,精神差,唇无发绀,双侧颈静脉无怒张;双肺呼吸音清,未闻及干、湿啰音;心率 75 次 /min,律不齐,心音强弱不等,各瓣膜听诊区未闻及杂音和心包摩擦音;腹软,无压痛、反跳痛,肝、脾肋下未触及,肠鸣音弱;双下肢无水肿。入院(上午 9:10)行心电图示心房颤动,心室率 75 次 /min;(上午 10:52)复查心电图示房性心动过速伴 2:1 房室传导阻滞,V_2~V_4 导联 ST 段抬高 0.1~0.4mV,急查肌钙蛋白和心肌酶谱待回报。超声心动图示左心房增大(40mm),室间隔增厚(13mm),未见明显节段性室壁运动异常,LVEF 68%。

【分析及处理】

患者根据年龄、性别、病史及发病过程,特别是发病时心电图检查示胸导联 ST 段抬高,拟诊为急性前壁心肌梗死。向患者家属交代病情,待其签字同意后,于上午 11:00 入导管室行急诊冠状动脉造影,结果显示左主干、左前降支、左回旋支及右冠状动脉未见有意义的狭窄,亦无血栓形成,血流通畅,未能诱发冠状动脉痉挛。心电监护于下午 4:20 转为窦性心律,心电图示窦性心律,V_2~V_4 导联 ST 段抬高 0.15~0.3mV,心室率 53 次 /min。发现 ST 段异常抬高后,于 5.5 小时、12 小时、18 小时复查肌钙蛋白和心肌酶谱,结果均示正常,结合冠状动脉造影结果,排除急性心肌梗死。鉴于患者转为窦性心律后心室率<50 次 /min,故行心房调搏示 SNRT>1400 毫秒,SNRTc>500 毫秒,房室呈 2:1 下传,诊断为窦房结功能和房室结传导功能低下。

本患者的冠心病症状不典型,发病后一直未出现典型的心绞痛症状,而仅有胸闷、心悸、头晕;心电图虽示 ST 段抬高,但缺乏明显动态演变过程,且结合系列心肌酶谱结果均正常,提示 ST 段抬高为早期复极综合征。因此,临床发现 ST 段抬高的病例时应仔细分析,重视临床症状,密切观察心电图和心肌酶谱的动态变化,仔细与急性心肌梗死、急性心包炎、变异型心绞痛、心室壁瘤及 Brugada 综合征等可致 ST 段抬高的疾病相鉴别,以避免误诊。

【心得体会】

1. 急性心肌梗死发病急、变化快、病死率高,已引起普遍关注,对其早期及时诊断是预防并发症发生、提高抢救成功率的关键,诊断的时间性直接关系患者的预后。本患者有吸烟史、高血压、高脂血症、高同型半胱氨酸血症等多种心血管危险因素,曾行平板运动试验呈阳性,且由于急性心肌梗死发病急、变化快、病死率高,均是导致误诊的原因。

2. 本例患者症状不典型,心电图示 ST 段抬高缺乏明显动态演变过程,结合系列心肌酶谱结果,提示临床发现 ST 段抬高时应重视临床症状和体征,密切观察心电图和心肌酶谱动态变化,避免误诊发生。

【经典箴言】

在临床工作中要重视分析蛛丝马迹,心电图示 ST 段抬高不一定都是急性心肌梗死,临床医生要睁开慧眼仔细辨别,避免误诊。

(付德明)

25　阿-斯综合征发作差点误诊为癫痫发作

【临床经过】

1 周前从国际门诊转来一名 45 岁韩国男性患者,因"发作性肢体抽搐 1 天"入院,抽搐发作时牙关紧闭,持续时间数秒,无口吐白沫,伴意识不清。发作间隙患者神志清楚,无大小便失禁,舌部无损伤。患者无外伤史,既往体健,否认癫痫病史。入院查体:血压 130/80mmHg;神志清,语言流利,双肺呼吸音清,未闻及干、湿啰音;心率 85 次/min,律齐,未闻及病理性杂音和额外心音;双下肢不肿;脑神经查体呈阴性,颈软,凯尔尼格征阴性,四肢发作性抽搐,间歇期四肢肌力肌张力正常,感觉正常,膝反射、跟腱反射均正常存在;双侧巴宾斯基征阴性。心电图示窦性心律,心率 85 次/min。头颅 CT 未见明显异常。

【分析及处理】

这位患者表现为四肢抽搐伴发作时意识不清,当时我们首先考虑为癫痫发作,给予吸氧、心电监护,并给予苯巴比妥 100mg 肌内注射,患者仍有发作性肢体抽搐,遂给予地西泮 10mg 静脉推注,但是仍不能控制抽搐发作。遂给予丙戊酸钠(德巴金)0.4g 持续滴入,并请神经科会诊,考虑为"癫痫发作"收入院。在病程中,患者心电监护显示心率突然降至 20 次/min,呈三度房室传导阻滞,并伴有呼吸停止,肢体抽搐。遂紧急给予山莨菪碱 20mg+ 异丙肾上腺素 0.5mg 静脉滴注、阿托品 1mg 静脉推注后,神志、呼吸恢复,心电监护示窦性心律,114 次/min,律齐,血压

145/80mmHg。至此,患者肢体抽搐的病因真相大白:阿-斯综合征发作!考虑患者为三度房室传导阻滞引起的阿-斯综合征发作。向患者家属详细讲明病情,遂给予安装临时起搏器。在安装过程中患者再次出现阿-斯综合征发作,安装起搏器完成后未再发作抽搐。后多次查心肌酶均未升高,查超声心动图未见心脏结构和室壁运动异常,患者亦无前驱感染病史,不支持急性心肌炎的诊断;患者心电图监测未见缺血改变,也无心肌梗死的证据,行冠状动脉造影示冠状动脉未见明显异常,所以三度房室传导阻滞为冠心病引起的可能性小。患者经过多天观察,病情好转出院。

【心得体会】

1. 对于该患者开始发作时给予药物治疗不能控制发作,考虑为癫痫强直-阵挛发作。该患者的临床表现不是癫痫持续状态,对于本例患者应用地西泮及苯巴比妥均应该发挥作用,但是上述药物均未能起效,而且该患者无癫痫病史,此次起病突然,无明显诱因。因此,癫痫诊断需要更进一步的证据。

2. 阿-斯综合征是一组由心率突然变化而引起急性脑缺血发作的临床综合征。该综合征与体位变化无关,常由于心率突然严重过速或过缓引起晕厥。阿-斯综合征多见于高度房室传导阻滞、期前收缩后间歇太长、期前收缩太频繁、窦性停搏、扭转型室性心动过速及心室率很快的室上性心动过速等。一般心室率不快的室上性心动过速不会引起阿-斯综合征,但如果原有脑动脉供血不足的情况存在,往往会引起本征。

3. 患者在入院后再次发作,心电监护表现为三度房室传导阻滞,在治疗方面,2008年5月美国心脏病学会、美国心脏协会和美国心律学会(ACC/AHA/HRS)发布了新的植入器械治疗心脏节律异常的指南,建议伴有下列情况的三度与严重的二度获得性房室传导阻滞成年患者应考虑永久性心脏起搏器植入术(PPI)治疗:①有症状的严重心动过缓(包括心力衰竭)或由房室传导阻滞所致的室性心律失常;②由药物所致的症状性心动过缓,但这些药物是治疗心律失常或其他疾病所必需使用的;③心搏骤停时间≥3秒,或任何逸搏心率低于40次/min,或逸搏心律起源于房室结以下部位;④心房颤动伴心动过缓时,至少记录到一次心动周期超过5秒;⑤房室结导管消融术后所致心动过缓;⑥手术后房室传导阻滞且不可能恢复者;⑦神经性肌肉疾病伴重度房室传导阻滞。无论其类型与阻滞部位如何,所有有症状的由房室传导阻滞所致的心动过缓者均应接受PPI治疗。永久性三度房室传导阻滞、觉醒时平均心率≥40次/min且无心动过缓症状,但伴有心脏扩大或左心室功能不全,或其阻滞部位在房室结以下者,应接受PPI治疗。慢性双束支传导阻滞者,若伴严重的二度房室传导阻滞、间歇性三度房室传导阻滞或二度Ⅱ型房室传导阻滞,应行PPI治疗。所以,这位患者完全有理由植入永久性心脏起搏器。

患者典型的症状是我们正确诊断的有力依据,动态观察病情的变化是减少误诊的重要方法,同时要摒弃先入为主的诊断思路。急诊患者病情复杂多变,一定要全面考虑、综合分析,动态观察,才能正确诊治。

(咸会波)

 刘文娴　专家点评

本例患者是在就诊中发生意识丧失的,应立即进入心肺复苏,且第一步要判断有无大动脉搏动,提示急诊科医生注意心律、心率问题,迅速给予心电监测,了解心律及心率的变化,那么问题就可以迎刃而解了。所以,临床处理应按诊疗常规进行,而不是先入为主,在急诊室尤其要避免随意性带来的误诊、漏诊。

26　一个动作终止室上性心动过速

【临床经过】

患者女性,48岁,因"心悸2小时"入院。患者在家突感心搏快而强,惊慌不安,紧急拨打"120"急救电话。入急诊抢救室后,我一边和急救人员交接患者病情,一边安排护士行心电监护、吸氧、测血压、血糖、心电图等,一会儿护士回报患者血压正常,心率198次/min,心电图提示室上性心动过速。患者一般情况可,心电图提示室上性心动过速,于是考虑行改良Valsalva动作,我找来一个10ml注射器,耐心向患者及其家属说明整个过程:用一根10ml注射器让她嘴对着吹15秒,吹完之后马上扶着她躺下,并抬高她的两条腿到90°,维持45秒。然后患者在医生和护士的注视下吹注射器15秒,我立刻协助患者平躺并抬高双下肢,然后我们就盯着监护仪上的心率从195—176—148逐渐下降,最终稳定在85次/min,转为窦性心律。

【分析及处理】

该患者突发心悸,急诊心电监护及心电图提示室上性心动过速,阵发性室上性心动过速是一种阵发性快速而规则的异位心律,其特点是突然发作、突然停止,发作时患者感觉心跳得非常快,好像要跳出来似的,很难受,发作时心率每分钟150~250次,持续数秒、数分钟、数小时或数天。对于室上性心动过速,2015年8月*Lancet*杂志提出了改良Valsalva动作复律,即让患者在半卧位憋气之后立即平卧,并由他人抬高其双腿,通过兴奋迷走神经、阻断房室结传导、增加胸腔内压力、减少静脉回心血量来复律。该患者最终行上述改良 Valsalva 动作恢复窦性心律,急诊观察 1 小时,未再复发。

改良 Valsalva 动作技术(刺激迷走神经,终止室上性心动过速的有效方法):①患者取半卧位(45°)或坐直;② 10ml 注射器吹气 15 秒(10ml 注射器 =40mmHg);③换仰卧位,并抬高下肢 45°~90°,持续 45 秒(如无效,可重复一次)。

【心得体会】

对于室上性心动过速,目前常用的治疗包括药物、电复律以及刺激迷走神经。其中,刺激迷走神经的方法有按摩颈动脉、面部冰刺激、Valsalva 动作等。研究表明,改良 Valsalva 动作较之传统半卧位可显著提高室上性心动过速的复律成功率。

另外,改良 Valsalva 动作相比于钙通道阻滞剂、β 受体阻滞剂及电击,方法简易且可重复,是一种非侵入操作,安全性高,但这种方法治疗需要患者在血流动力学稳定的前提下才可进行,并不是所有人都可以实施这种改良 Valsalva 动作的。Valsalva 和改良 Valsalva 动作都会增加胸腔内压力,静脉回流会受阻,引起血压可一过性增高,因此,对于高龄的患者或者高血压有视网膜病变的患者,实施该动作时一定要做好监护、抢救措施。

【经典箴言】

纸上得来终觉浅,绝知此事要躬行。

(贾澄辉)

27 永久性心脏起搏器植入术后胸痛低氧血症治疗坎坷之路

【临床经过】

男性患者,68 岁,因"发作性胸闷 17 年,加重伴心悸 4 天"于 2012 年 6 月 20 日入院。既往高血压病史 20 年,最高可达 160/120mmHg,平时控制不理想;吸烟 21 年,10 支 /d,未戒;3 年前因胸闷症状及心电图表现为 ST 段压低,于省医院行冠状动脉造影,各血管均未见狭窄。入院查体:血压 160/100mmHg,余无明显异常。Holter 结果显示平均心率 67 次 /min,最小心率 39 次 /min,发生于上午 7 ∶41,窦性心律不齐,间歇二度 Ⅱ 型房室传导阻滞,加速性室性自主心律,交界区逸搏,ST-T 改变。心电图示 T 波低平。胸部 X 线片示主动脉硬化。超声心动图示主动脉弹性减低,主动脉瓣钙化伴轻度反流,二尖瓣轻度反流,左心室顺应性减低,左心功能正常。血常规、尿常规、生化、凝血等均无异常,未查血气。

【分析及处理】

2012 年 6 月 27 日行永久性心脏起搏器植入术,下午 6 ∶00 开始,晚上 9 ∶00 返回病房,缝合囊袋时患者出现胸痛,透视下未见电极位置异常,未见气胸、纵隔变宽等,未予特殊处置。下台后患者胸痛持续存在,位于心前区及左侧后背部,与呼吸相关,且较术中无缓解,心电图表现为起搏心律。考虑患者胸痛原因可能有:①肺栓塞;②起搏器电极穿孔;③急性冠脉综合征;④气胸。患者肺部听诊、叩诊无异常,返回导管室透视无异常,排除气胸;起搏器程控,各参数理想,考虑起搏器电极穿孔可能性小;患者肌钙蛋白正常,心电图无明显 ST 段抬高,初步排除心肌梗死。患者急查血气示 PaO_2 62mmHg,SaO_2 92%,D- 二聚体增高(202ng/ml),初步判断肺栓塞可能性大。考虑到刚植入起搏器,担心囊袋出血引发囊袋感染,且即使是肺栓塞,也是低危或低 – 中危,故暂给予吸氧处置,未予抗凝治疗。但患者胸痛逐渐加重,晚上 9 :37 复查心电图可见 $V_1 \sim V_6$ 导联 T 波倒置,$V_4 \sim V_5$ 导联 ST 段压低,给予硝酸甘油静脉滴注。

2012 年 6 月 28 日上午 7 :00 血气示 PaO_2 49mmHg,SaO_2 85%,心电图仍表现为前壁缺血,故考虑行冠状动脉造影及肺动脉造影,结果显示冠状动脉各血管无狭窄,右肺动脉未见狭窄及栓塞,左下肺小动脉血流中断。术中胸痛明显缓解,术后复查血气示 PaO_2 57mmHg,SaO_2 90%,给予低分子量肝素抗凝。下午 6 :00 患者胸痛无明显缓解,转入 CCU 治疗,给予肝素静脉滴注,患者胸痛逐渐缓解。

2012 年 6 月 29 日上午 8 :00 看患者,诉胸痛缓解,出现胸闷、气短症状,心电图提示胸前导联电压较前降低,再次程控,起搏器各参数正常,床旁超声心动图示少量心包积液。再次进入导管室,首先行心包穿刺,引流出约 120ml 红色液体,胸闷、气短症状缓解。患者再次出现胸痛,考虑可能是电极穿孔引起的胸痛,更换心室电极位置后,胸痛缓解,之后未再出现胸闷、胸痛、气短症状。

【心得体会】

该患者永久性心脏起搏器植入后反复胸痛,电极穿孔应该是最可能的原因,但是患者表现特别不典型,多次程控参数均理想,透视下未见电极位置异常,开始无明显心包积液,同时低氧血症和肺动脉病变误导了我们对胸痛的诊断思路。好在肝素抗凝后,血液沿着电极流入心包,出现心包积液,胸痛缓解,出现胸闷、气短、低电压,心包穿刺后,积液引流后再次出现胸痛,对这两个现象的分析让我们重新调整先前的思路,考虑为不典型的起搏器电极穿孔,调整电极位置,胸痛彻底缓解。

结合上述相关检查,事后分析患者胸痛时心电图表现,缺血的原因可能是电极穿出心肌,刺激脏层、壁层心包以及疼痛本身的刺激导致冠状动脉痉挛,心电图表现的 ST-T 改变就是由缺氧引起的,而血气表现乏氧可能就是患者平时的状态,不全由肺栓塞引起,只是患者从未检查过血气不知道而已,从而给本次的正确判断造成误导。

患者乏氧的可能原因:①肺 CT 示左肺下叶感染性改变,右肺多发小结节,右肺条索,双肺气肿,双侧胸膜肥厚、粘连;②肺换气功能障碍:但是该患者未行肺功能检查,该点只是猜测。

【经典箴言】

若起搏器术后出现胸痛,且电极靠近游离壁时,尤其是手术还未彻底结束时,及早更换电极位置,可能会避免后续一系列麻烦。

(田进伟　崔金金　顾　霞)

 黎荣山　专家点评

起搏器是治疗慢性心律失常、体内除颤及改善心功能的有效手段,植入量在我国每年以 7.9%~15% 的速度增长,2018 年已达到 8.28 万台 / 年,随着植入量的增多,也出现了一定比率的并发症,主要是电极移位、电极断裂、起搏器阈值异常升高或感知过度、囊袋感染等,起搏器导线穿孔发生率较低,在 0.1%~0.8%,但一旦发生,必须早期发现、及时处理,否则会出现较严重的后果。

起搏器导线穿孔的原因主要有以下几方面:①电极导线:导线较僵硬或导线预留过长致局部张力过大;②操作粗暴;③患者因素:曾经使用或正在使用激素者或体重指数 < 20kg/m^2 的女性患者容易出现。

当起搏器导线穿孔后,患者会出现胸痛、心包积液、心脏压塞、起搏器起搏或感知功能异常,如果不及时处理,严重者可致死亡。该例患者起搏器植入后反复胸痛,电极穿孔应该是最可能的原因,尤其是使用主动电极且电极固定在右心室心尖或游离壁时。这些部位较薄,只有 3~4mm,不到左心室壁厚度的 1/3,术者在术中操作时的手感很重要,一定要轻柔,不要过于自信,在患者出现症状后,要考虑到穿孔的可能,及时调整电极位置,可以避免后续一系列麻烦,关键是要有这方面的意识。

 刘彤(天津)　专家点评

起搏器电极所致心肌穿孔是永久性心脏起搏器植入的罕见并发症,发生率为 0.33%~1.2%。穿孔通常发生在起搏器植入时或植入后 24 小时内,植入 1 个月后发生的晚期或延迟穿孔罕见(0.04%),主动固定电极比被动固定电极、心房电极比心室电极、植入式除颤电极比起搏电极发生晚期穿孔更为多见。电极穿孔的其他危险因素包括老年、瘦弱患者、临时起搏、右心室游离壁起搏、起搏电极张力较高、使用类固醇激素及抗凝治疗。

本例患者起搏器植入后反复胸痛,临床表现不典型,多次程控参数未见异常,透视下未见电极位置异常,不排除早期为轻微穿孔,随后的抗凝治疗导致穿孔加重的可能。起搏器电极穿孔的临床表现多种多样,从完全无症状到胸痛、呃逆、肌肉抽搐、晕厥、血气胸和心脏压塞。最新研究提示,如果对起搏器植入患者应用 CT 扫描进行评估,无症状电极穿孔的发生率高于既往报道。住院医师应关注起搏器植入术后患者早期出现的一些可疑临床症状,如胸痛、低血压、晕厥等;同时特别重视心电图起搏 QRS 波形态突然改变和 / 或起搏器夺获或感知功能丧失,早期发现电极穿孔,早期治疗。

28 起搏器之间的纠纷——临时起搏致永久性心脏起搏器功能不良假象一例

【临床经过】

患者女性,66 岁,因"阵发性乏力、头晕、心悸、气短 10 余天"于 2012 年 8 月 1 日入院。既往体健。入院查体:血压 166/78mmHg,呼吸 18 次 /min;双肺呼吸音清;心率 38 次 /min,律齐,各瓣膜区未闻及杂音;双下肢无水肿。ECG 示窦性心律,二度房室传导阻滞(2∶1 下传)。胸部 X 线片示两肺纹理增粗。UCG 示主动脉弹性减低,左心室顺应性减低,左心功能正常。血液化验检查未见明显异常。临床诊断为心律失常、二度房室传导阻滞(2∶1 下传)。

【分析及处理】

患者心率慢,且有症状,为永久性心脏起搏器的绝对适应证,于 2012 年 8 月 3 日行永久性心脏起搏器植入术,术前安置临时起搏,频率 50 次 /min 备用,术中右心房电极固定于心耳,右心室电极固定于中位室间隔,测试两条导线起搏阈值、阻抗、感知均理想(测试参数:对于心房,阈值 1.1V/0.5ms,阻抗 792Ω,感知 4.4mV;对于心室,阈值 0.5V/0.5ms,阻抗 739Ω,感知 8.5mV)。心电监护示起搏器可正常起搏,术毕,心电监护可见频繁出现间歇心室不跟踪心房,长起搏 RR 间期,房室无关现象,且起搏信号后的 QRS 波形态不同,考虑可能为心房感知不良或心室起搏不良。X 线透视示电极无脱位,起搏器程控示心房感知 2.8mV,感知灵敏度 0.5mV,心室阈值 0.5V/0.5ms,起搏下线频率 60 次 /min,腔内心房电图可见明显的 A 波,切均可被感知到,同步腔内 Mark 通道图及体表 Ⅱ 导联图对比可见:大部分为 AS-VP,偶有 AS-VS,当 VS 时,相对应的体表 Ⅱ 导联上可见 P 波后无 QRS 波,考虑可能为临时起搏电极干扰所致,拔除临时起搏电极后观察 15 分钟,心电监护未再现上述情况,程控仪腔内图均显示 AS-VP。术后 Holter 结果显示起搏器功能良好。

【心得体会】

随着双腔起搏器在临床上的应用日益增多及其功能的多样化、复杂化,起搏心电图的表现也日趋复杂,并且随着起搏器植入数目的增加,术后近期内出现电极感知和起搏不良的现象也在增加。因此,正确分析、判断该型起搏心电图特征十分重要。

术后近期内出现电极感知和起搏不良的最常见原因是电极脱位,该患者 X 线证实无脱位,在决定重新调整电极位置前先行起搏器程控,发现存在误感知,腔内图发现体表心电最初的六个 P-QRS 波均为 AS-VP,第七个 P 波后无 QRS 波,腔内图表现为 AS-VS,VS 后抑制心室发放一次脉冲,但此 VS 感知到的并不是心室自身激动产生的 QRS 波,而是由于当时临时起搏器仍处于开启状态,且临时电极与右心室电极的位置比较接近,可能两电极间的机械摩擦,或相对运动,或心脏收缩时临时起搏电极对局部心肌运动的影响等导致了临时起搏电极对右心室电极产生干扰而出现误感知,从而抑制心室脉冲的发放,以至于体表心电上 P 波后正常 AV 间期内既无自身 QRS 波,也无"起搏钉",再之后,临时起搏在 120 毫秒内没有感知到自身的 QRS 波就起搏一次,并且根据体表心电图及腔内图的对应来看,此 QRS 波为自身 P 波与起搏后 QRS 波的融合波。

【经典箴言】

临时起搏可以对永久起搏造成干扰,正确分析、判断起搏心电特征及起搏器程控非常重要,同时,规范的流程操作在程控前暂时关闭临时起搏器,也可以避免这一类错误的发生。

(田进伟　崔金金　顾　霞)

 林　运　专家点评

永久性心脏起搏器植入术中先置入临时起搏电极是常见的处理方式,如何看待临时起搏的作用呢? 只有一个原则:帮忙别添乱。我们只有依照这个原则去置入和拔除临时起搏电极,才能真正地让整个永久性心脏起搏器植入术和围手术期获益最大。对于这个病例,如果下次再有同样的患者,我想应该有这样几个考量标准:①是不是一定要入临时起搏? ②从哪条入路置入? 一定是股静脉吗? ③置入后什么时候拔除?

第一,本着"帮忙"的原则,术前看看是否真的有忙要帮。就我个人的原则,在保证手术安全的情况下,临时起搏是尽量要避免的,因为它大大增加了感染率,而且占用了入右心室的通路和右心室的一个有效起搏点。如果股静脉穿刺不熟练,还很容易造成动静脉瘘等相关血管并发症,是件很得不偿失的事。只有当患者不能自主提供有效维持生命的心率，比如说患者起搏依赖现在要更换起搏器脉冲发生器了，或者当可能出现的长间歇会影响血流动力学，比如快慢综合征患者的长间歇引起了相应的症状等，这些必要情况才值得置入临时起搏电极。也就是说，决定置入临时起搏电极之前一定要确认这里确实有忙要帮，否则就是添乱。第二，置入临时起搏一定要经股静脉吗？的确这条入路非常常用而且好用，但如果术后不能及时拔除临时起搏电极，在股静脉置入的临时起搏电极将严重限制患者的活动，随之而来的血栓问题姑且不说，就患者长期保持一个姿势的可能性有多少呢？如果不能保持，一旦电极脱落会不会有生命危险？如果没有，那为什么要留置呢？因此，如果预计术后要将临时起搏电极留置超过12小时，请考虑从颈内静脉等上体的静脉找入路，这将避免很多因临时起搏本身引发的问题。第三，作为永久起搏手术术中的保驾性临时起搏，当永久起搏系统已经植入完毕，下手术台前要不要拔除临时起搏电极？我听到过一种声音，认为刚植入的心室电极可能还不稳固，保留临时起搏电极可以在电极一旦脱位时起到保护作用，我也看到过很多同行是这么做的。但这里有一个逻辑，不知道大家有没有考虑过，纵观自己做的所有永久性心脏起搏器植入术，同时置入临时起搏的肯定占少部分，那么，没有置入保驾电极的大部分手术，围手术期是怎么保证永久电极不脱落的？这个逻辑背后的问题是，患者围手术期永久电极的稳固是靠术中选到了合适的位置(测试参数都在"非常好"而不是"刚达标"水平)保证呢，还是靠术后的临时电极保证呢？

具体到文中谈到的这位患者，如果先把上述三个问题仔细斟酌过，大半可能就不会出现文中的情况了。当然，现在没有如果可言，文中提及的情况客观存在，作者正确地找到了原因，也妥善处理了。如果一定要吹毛求疵地点评，那么我们可以再想一下当文中情况出现时有没有更"高明"的办法找出长间歇的原因呢？我们看文中的描述："频繁出现间歇心室不跟踪心房，长 RR 间期……"但患者没有症状。而且术中的测试参数都"非常好"，不是"刚达标"，那么我们完全可以先关闭临时起搏器(有长间歇也没有症状)而不是先考虑电极脱位(参数好说明位置适宜)，要知道在床旁关闭临时起搏可比给患者做个胸部 X 线片或者给予程控容易多了。

为所有要入临时起搏电极的同道提个醒，临时起搏电极之于我们应该是"帮忙不添乱"的，请严格把握置入和拔除指征。一旦出现了"乱"，请先想到会不会是这个容易添乱的临时电极造成的"乱"，如果不是，再去排除其他的致"乱"因素。

29 心血管内科和妇产科之间的对话:妊娠患者的窦性心动过速

【临床经过】

我前几天去妇产科会诊时碰到一个病例,回顾这位患者的诊疗过程,值得深思和借鉴。这是一位 24 岁青年女性,因"停经 7 个月,呼吸困难、双下肢水肿 1 天"入院。入院查体:血压 220/130mmHg,心率 130 次/min,提示窦性心动过速;患者端坐位,双肺满布湿啰音和哮鸣音;心界扩大,律齐,心音增强,心尖区闻及 3/6 级收缩期吹风样杂音。入院诊断为妊娠期高血压疾病(先兆子痫)、急性肺水肿。给予降压治疗,病程中血压逐渐下降,但对于是否大剂量利尿,妇产科医师有所顾虑。患者想保住胎儿,大剂量利尿会引起胎儿血供减少,造成宫内窘迫。入院当天查胸部 X 线片提示心影重度扩大,左侧心影已达左侧胸壁。当天晚上,患者病情恶化,血压再次上升,呼吸困难加重,我科会诊后建议立即终止妊娠,挽救患者生命。妇产科行急诊剖宫产手术,取出一死婴。术后,患者出现急性肺水肿征象,当晚抢救成功。入院第 2 天(术后第 1 天)复查胸部 X 线片,结合查体发现患者心影进一步扩大,心率升至 145 次/min,仍提示窦性心动过速。我再次会诊时,血压 200/130mmHg,听诊双肺满布湿啰音和哮鸣音,心音增强,心脏杂音性质不变。心肌酶谱正常,BNP 1200pg/ml。

【分析及处理】

仔细考虑患者的诊治过程,我进行思考:"患者解除妊娠这一病因,继续出现高血压、肺水肿和快速的心率,病情为什么无明显缓解? 复查胸部 X 线片,很短的时间里,患者的心影为什么出现进行性扩大?"这就给人 2 个很疑惑的问题,这名患者是否心肌有病变? 至少有 3 种可能,包括本身存在原发性心肌病、近期罹患病毒性心肌炎,以及是围产期心肌病。但是,患者短期 1 天内心影增大异常,且患者的心音特别强,这与短期内心肌严重病变似乎不相吻合。我便和妇产科医生商议:"这位患者心影增大的速度和心音的强弱不协调,如果是急性进行性的心肌病变,心音不可能异常强烈,是不是哪里还有其他问题?"这位患者的心率一直保持在 130 次/min 左右,后来转入我科,转科后主任医师查房,他分析:该患者系青年患者,妊娠后心率增快,考虑为心功能失代偿后的反应,心率再次升高提示病情加重。妊娠后患者反复发作急性肺水肿,我们知道,围产期心肌病有 Demakis 4 项诊断标准:①于妊娠晚期或产后 6 个月内出现的心脏扩大伴充血性心力衰竭;②上述心力衰竭的发生无确切病因者;③上述妊娠妇女至妊娠晚期仍未能显示存在基础心脏病变者;④超声心动图:二维超声显示心腔扩大,以左心房、左心室扩大为主,左心室壁运动普遍减弱等。因此,应该考虑围产期心肌病的可能。但同时也要注意其他疾病,例如甲亢性心脏病,建议立即查甲状腺功能,同时查甲状腺B超。甲状腺功能回报 TSH 0.2mIU/L,FT$_3$ 11.72pmol/L,FT$_4$ 45.21pmol/L。我终于明白,关键问题是"甲状腺危象"。

【心得体会】

1. 在诊治过程中,所谓的先兆子痫、急性肺水肿麻痹了很多医生,特别是患者持续性窦性心动过速,很容易想到相关疾病,例如妊娠期高血压疾病、难治性心力衰竭、妇科术后等问题,会诊时及时发现患者心音增强的问题,顺藤摸瓜,最终得到了确诊。反过来分析,为什么经降压、纠正心力衰竭等积极治疗后,患者心率一直居高不下? 这也可以解释了,问题的关键是没有注意到甲状腺危象。

2. 这一病例也警醒我们,临床上不能只看到表象,不重视本质。窦性心动过速即便是危重症患者的窦性心动过速,有时并非一种代偿性的表现,其可能本身就具有病理生理意义,是疾病环节的临床表现。我们经常说,没有做不到,只有想不到,关键在于不能仅满足于已有诊断,还应该对不能解释的临床表现进一步挖掘。尤其对已明确诊断的患者,经过常规治疗如果效果不明显,需要考虑是否存在其他尚未被发现的病因。

3. 持续性窦性心动过速的患者,除了考虑代偿性因素外,必须排除甲状腺功能亢进症并寻找有无器质性疾病,包括心脏疾病和非心脏疾病,例如贫血、肾功能不全、营养不良、慢性阻塞性肺疾病等患者常见窦性心动过速。有时生理性和病理性现象同时存在、相互交叠,增加了临床诊断的难度,我们一定要抓住蛛丝马迹,针对矛盾性线索进行追查,往往能发现表面现象背后的真相。

4. 应该重视临床基本功,心血管内科医生就应该对窦性心动过速的各种病因重视。心血管内科和内分泌代谢科之间有着千丝万缕的联系,例如心房颤动常见于甲状腺功能亢进症,在临床上,对于诊断明确为心房颤动的患者,我们应该将甲状腺功能作为常规检查,临床上误诊的病例不在少数,关键在于"没想到"。本例患者让我印象深刻,拓宽了临床思维,加强了全科意识。

【经典箴言】

甲状腺危象应该是心血管内科医生遇到的比较罕见的疾病,但是要引起我们的注意和重视,对于某些常规表现的疾病,治疗后患者病情持续不缓解,说明患者并非单纯存在常规问题,需要注意非常规和少见、罕见问题。

(宋凌鲲)

心血管科医生共勉

1. 心房颤动的患者一定要向其告知脑栓塞的风险,而且还要告知华法林不能消除,只能降低。

2. 碰到心房颤动的、房性心动过速的患者,一定要查甲状腺功能。

3. 持续性心房颤动者记得用华法林,用华法林者记得监测 INR,特别是肝肾功能不好者要更勤地监测。

4. 对心率在 150 次/min 左右、被诊断为窦性心动过速或者室上性心动过速的患者要谨慎,要看看有无心房扑动的可能,尤其是既往无类似发作史的患者。

5. 患者带起搏器时是可以除颤的,但对植入起搏器的患者进行治疗时可能会对起搏器造成损害,建议患者在治疗后对起搏器进行检查。

6. 除颤的同时不能进行其他检查。当除颤监护仪与患者连接时,不可以进行任何功能性检查,以免患者受到意外电击。

7. 心房颤动患者的抗栓治疗并不等于抗凝,不要用抗血小板药物代替抗凝药物。

8. 单纯期前收缩不是病,心病才是病!期前收缩无独立风险,不影响寿命和预后。由心脏病引起的期前收缩,治疗心脏病,不治期前收缩。尽量不要去关注它,没有危险。不要总做 Holter,期前收缩多点或少点意义不大,做出来 1 万、2 万你更烦恼,如果你愿意吃药,可以吃普罗帕酮或美西律,最好的治疗是别治疗。

9. 急诊遇到宽 QRS 波心动过速,按照室性心动过速处理,影响血流动力的宽 QRS 波心动过速要电复律。

10. 不是所有室性心动过速都会影响血流动力学,不是说有影响血流动力学的心动过速全是室性心动过速。

11. 心室颤动发作第一件事是除颤,而不是做一张 12 导联的心室颤动心电图。

12. ＞48 小时心房颤动复律须谨慎,抗凝需要"前 3 后 4"。

13. ＜55 周岁不明原因引起的 2∶1 房室传导阻滞或三度房室传导阻滞,伴有心脏结构异常,要考虑结节病的可能。

14. 心电图发现 Brugada 波,不要着急下 Brugada 综合征的诊断,要考虑 Brugada 拟表型可能,解决引起 Brugada 拟表型的原因,Brugada 波自动消失。

15. 洋地黄中毒或者乌头碱中毒引起的双向性室性心动过速应用电复律效果不佳(有时基本没效果)。

(编辑整理:吉胜利 杨可馨 王晨阳 温婉婉)

第五章

心力衰竭篇

导言

　　心力衰竭（简称心衰）是 21 世纪我们所面对的最严重的心血管问题，是各种心脏病的严重和终末阶段。从病理生理看，心力衰竭是由于任何心脏结构或功能异常，导致心室充盈或射血能力受损，以呼吸困难和乏力（活动耐量受限）以及液体潴留（肺淤血和外周水肿）为主要临床表现的一组复杂临床综合征。基础和临床的研究进展带来心力衰竭治疗的质变，摒弃了以前强心、利尿、扩血管方案，转而应用神经内分泌抑制剂，开创了神经内分泌阻滞剂和交感神经系统药物治疗新时代。ACEI 或 ARB、β 受体阻滞剂和醛固酮拮抗剂的联合（"金三角"）成为主角，而沙库巴曲缬沙坦、伊伐布雷定及抗利尿激素拮抗剂 - 托伐普坦的出现翻开了心力衰竭治疗新篇章。心力衰竭的治疗正在从神经内分泌阻滞剂，转变到神经内分泌调节剂、严格的心率管理和更好的容量负荷控制。

　　慢性心力衰竭是最主要的心力衰竭类型，而许多心力衰竭患者往往是以急性心力衰竭为首发表现或是以慢性心力衰竭急性加重来诊。因此，急性心力衰竭也成为临床上常见的心血管急症。本篇章有对药物和非药物治疗的深刻思考，也有对机械通气在急性左心衰竭治疗效果的心得体会，还有对心力衰竭诊治过程的细节洞察。作者将循证医学的证据及理念应用于临床实践，生死时速的抢救中无不体现着临床医生的果断和细心。

1　被赶下手术台的"心力衰竭"患者

【临床经过】

　　这是一位 76 岁老年男性患者，因为慢性肾小球肾炎、慢性肾功能不全在我科行腹膜透析，住院期间，无意中发现甲状腺结节，进一步行甲状腺超声和细针穿刺诊断为甲状腺腺癌,经甲乳外科会诊考虑行手术治疗,术前完善血常规、生化全套、血凝全套、N末端B型利钠肽原(NT-proBNP)等相关检查,做好手术准备,转入甲乳外科,次日早晨送到手术室准备,巡查的麻醉科医生发现该患者的NT-proBNP 7200ng/L,大吃一惊,考虑心功能不好,有较大的麻醉风险,于是紧急通知暂停手术,转回内科进一步治疗,待功能好转之后再次择期手术,就这样,患者又被转回内科病房。

【分析及处理】

患者是一位慢性肾脏病的患者,CKD 5期,体内的NT-proBNP大部分经过肾脏代谢降解,对于这种患者,NT-proBNP往往都波动在2000~10 000ng/L,甚至会高达35 000ng/L的检测上限,但并不表示患者的心功能有问题。对于这一类患者,应该通过其他诊断方式判定心功能。这位患者超声心动图示EF 68%,平常可以一口气爬3~4层楼,如果做6分钟步行试验,也不会低于450m,从临床上判断,心功能是好的,但是我们也有做得不到位的地方,毕竟外科和麻醉科(尤其是前几年)对这个指标的认识更多的是用于判定心功能,我们应该在转科记录中特别予以分析,如果两个科的医生能做好充分的沟通,可能这位患者就不会出现在手术台上被赶下来的情况。

【心得体会】

当心室的容积扩张和压力负荷增加,心肌细胞受到牵拉刺激后,首先分泌B型利钠肽原前体(precursor pro-B-type natriuretic peptide,pre-proBNP),随后形成B型利钠肽原(pro-B-type natriuretic peptide,proBNP),proBNP在内切酶的作用下裂解为有利钠、利尿、扩血管等生物活性的BNP和无生物活性的NT-proBNP。在近年的急慢性心力衰竭指南中,无论是在心力衰竭诊断还是治疗监测中,BNP或者NT-proBNP都有很重要的价值,测定血液中的BNP或者NT-proBNP水平都可以对心力衰竭进行诊断和评估,BNP主要在大血管等部位降解,代谢周期短,不稳定,但受肾功能影响较小;而NT-proBNP主要经肾脏排泄,代谢周期长,相对较稳定,但受肾功能影响较大。基于ICON的研究结果,不同的年龄成分有制定不同的正常值标准,对于小于50岁的患者,正常值小于450ng/L;对于50~75岁的患者,正常值小于900ng/L;对于大于75岁的患者,正常值小于1800ng/L。这是基于不同年龄层次肾功能生理性改变的校正值,但对于病理性的肾功能损伤尚无公认的校正方法或公式,对于肾功能明显受损,BNP或NT-proBNP都不适合作为心力衰竭的诊断指标,而要通过临床表现、查体、6分钟步行试验、超声心动图来综合诊断。

【经典箴言】

对于一些重要的、常用的检验指标,理解它的检验、代谢机制有利于对这个指标临床上意义的正确解读,对指标的正确解读是临床决策的前提;另外,多学科之间医生应该做好相互沟通和交流。

(周庆伟 郑炜平)

随着医疗技术的发展,越来越多的检测技术应用到临床,为临床疾病的诊疗提供依据,确实为临床医生提供了极大的帮助。然而,伴随着这些新技术的广泛使用,一些医生选择不假思索地全盘接受这些检测技术的结果,或者不加思考地采用"地毯式搜索"的方式,对患者开出检查,这种方式事实上更容易导致误诊,甚至误治,尤其是在对某一些检测的项目意义不甚了解时。比如像本例的 NT-proBNP 升高所提供的信息,在解读时要注意到影响的因素。又如现在用得比较多的床旁超声,下腔静脉塌陷指数增高,常被认为是有效血容量不足的表现,然后一些医生就开始为患者补液,导致心力衰竭甚至多脏器功能衰竭的出现。类似的情况还有 PICCO。在进行这些检测之前,我们一般要对患者的病情有所了解,在自己内心已经构建了患者可能的病理生理状态,再通过这些必要的检查去填补证据,而且这个证据不能是单一证据,而应该是尽量去构建一条证据链,从多个角度来观察疾病的全貌。对于每一个检验项目,要注意排除其影响因素,分析其在证据链中的重要程度,这样才能避免如本例出现的误诊情况,耽误了疾病的救治进程。

2　不谋一域者,不足谋全局

【临床经过】

今天休班,本以为可以安安静静地办出院,突然接到科里医生的电话,有种"不祥"的预感——要来患者。果不其然,那位联合瓣膜病并发心力衰竭的患者又心力衰竭发作了,因肾功能不全刚从肾内科出院,还好今天科室主任值院领导班,请主任看患者,患者端坐位,呼吸困难,少尿,血压 140/90mmHg,患者既往口服代文控制血压,后因血压偏低,改成半片、1 次/d 直至停用,双肺满布湿啰音;患者大汗淋漓,会不会伴有急性冠脉综合征或者主动脉夹层呢,疼痛刺激导致的?心力衰竭患者大汗淋漓的并不多见,先常规急检 NT-proBNP、动脉血气分析、血常规、肾功能、离子、凝血等,按心力衰竭给予对症处理,患者呼吸困难症状有所缓解,但还是出汗。

【分析及处理】

患者动脉血气结果回报,除了低氧血症之外,患者血糖 3.1mmol/L,让护士急测指尖血糖,2.6mmol/L,患者既往无糖尿病病史,追问病史,患者近 3 天只进食少量食物,让护士250ml葡萄糖加2支高糖(50%葡萄糖),补液治疗,监测血糖,输液结束,复测血糖升至6.7mmol/L,患者出汗症状缓解。

【心得体会】

我们往往第一时间纠结于心力衰竭患者的呼吸困难、水肿、少尿等问题,而最后才关注或者很少关注基础检查检验结果。低血糖症是一组由多种原因引起的血中葡萄糖浓度过低(通常<2.8mmol/L)、临床以交感神经兴奋和/或神经缺糖症状为主要表现的综合征。低血糖的病因复杂,分类方法也很多,按其发生与进食的关系,可分为空腹低血糖和餐后低血糖;按其进展速度,可分为急性、亚急性和慢性低血糖;按其病因,可分为器质性、功能性及外源性低血糖,也可按一般情况好坏或是否伴随疾病分类。这些分类方法之间有一定的内在联系和交叉。美国内分泌协会临床实践指南推荐的分类方法指出,成人低血糖的原因分为一般状况差或药物治疗者和一般状况良好者,前者最常见的是严重的系统性疾病,严重肝、肾、心功能不全,败血症,食物缺乏等;后者最常见的是药物性,例如胰岛素、促胰岛素分泌剂如磺酰脲类、酒精等。本文讨论的是一例因心力衰竭合并肾衰竭反复住院的老年男性患者,结合患者的病史,理应入院急查指尖血糖,尽早处理,还好发现及时,否则后果不堪设想。

【经典箴言】

在临床工作中,不仅要关注疾病的主要问题,抓主要矛盾,还要关注那些举足轻重的"小检验"。

(孙宪彬　周大亮)

 陈怀生　专家点评

慢性心功能不全反复心力衰竭发作的患者,组织氧供降低,加上心动过速、呼吸增快,呼吸肌运动增加,导致氧消耗的增加,肌肉、肝脏糖原消耗增加,而由于组织氧输送不足,胃肠功能往往较差,进食量少,难以满足糖原合成需要,患者逐渐呈现消瘦体形,甚至恶病质即心源性恶病质的出现,不仅不利于疾病的康复,而且容易导致并发症的发生,包括血糖降低及多脏器功能障碍综合征(MODS)。低血糖反应又容易诱发急性左心衰竭发作,使患者的病情进入一个恶性循环。由于患者既往有反复心力衰竭发作,发作时交感神经兴奋,可以出现大汗淋漓、端坐呼吸、气促等表现,这些临床表现与低血糖发作有交叉,因此,临床上一旦发现患者有大汗淋漓的表现,均应该监测血糖水平。值得注意的是,有一些患者可能在血糖降低的初期,出现大汗淋漓、头晕等表现,但是由于糖原的动员、分解,血糖水平迅速得到补充,在测血糖时,发现患者的血糖在正常范围内。因此,对于危重患者,一般要求血糖控制在 8~10mmol/L,而不必要过于严格,而且对于有心、肺甚至脑功能障碍的急性期患者,血糖水平维持不要超过 12mmol/L 则可,这样既能够控制血糖,避免过高,又能够减少低血糖并发症的发生。当然,作为心血管内科医生,除了尽快识别、去除引起低血糖的诱因之外,对其他的器官衰竭也要"心存敬畏",时刻观察器官功能指标的进展,尽早做出预防和必要的治疗。

3 追根寻源"呼吸困难",是"肺栓塞"吗?

【临床经过】

女性患者,59 岁,因"呼吸困难 3 小时"入院。入院前 3 小时患者突发呼吸困难、气促,活动时及平卧位时加剧,持续无缓解,就诊于当地社区医院,行心电图检查示心律失常、心房颤动,给予灯盏花素、右旋糖酐 40 葡萄糖注射液,症状无减轻,遂就诊于我院。病程中无胸痛,无咯血。既往风湿性心脏瓣膜病、心房颤动病史 10 余年,未规律复诊和抗凝药物治疗;腔隙性脑梗死病史;否认高血压及糖尿病病史。入院查体:血压 163/100mmHg,脉搏 78 次/min,呼吸 26 次/min;颈静脉充盈,半卧位,双肺呼吸音粗,双肺底可闻及湿啰音;心界无扩大,心率 100 次/min,节律绝对不齐,第一心音强弱不等,二尖瓣听诊区可闻及 2/6 级舒张期杂音;双下肢无水肿。初步诊断为风湿性心脏瓣膜病、二尖瓣狭窄、心力衰竭、心功能Ⅳ级、心律失常、心房颤动、腔隙性脑梗死。

【分析及处理】

急查血气分析回报 PCO_2 34.3mmHg,PO_2 65.1mmHg。超敏心肌钙蛋白 I 102.82pg/ml,脑钠肽 237.1pg/ml;D-二聚体 3.68mg/L。建立静脉通路后,给予呋塞米 20mg 立即静脉注射、低分子量肝素钠 0.4ml 立即皮下注射等,改善心力衰竭治疗后,呼吸困难减轻。床旁超声心动图提示"瓣膜病,二尖瓣狭窄中度并关闭不全轻度,二尖瓣开口面积约 1.1cm²,左心房扩大,二尖瓣反流少量,三尖瓣反流少量,肺动脉高限;双下肢静脉超声未发现血栓"。考虑患者风湿性心脏病、心房颤动病史 10 余年,未曾应用抗凝药物治疗,不除外急性肺栓塞。反复与患者家属沟通后,目前生命体征较为平稳,同意 CT 肺动脉造影(CTPA)检查进一步明确。CT 室医生紧急做了 CTPA,结果未见肺动脉栓塞。这时再次复查的 D-二聚体回报 4.22mg/L,进一步升高!不能除外血栓事件。与上级医生沟通后,我们暂停了查房工作,紧急赶去 CT 室,与影像科医生一起回顾 CTPA,结果发现患者的左心房明显扩大,左心耳和左心房可见附壁血栓,血栓影响双上肺静脉回流,双肺门斑片影,边缘模糊,双侧胸腔积液,右侧中量,左侧少量。这次患者呼吸困难的原因真相大白了,患者的左心房血栓还影响肺静脉的回流,导致急性肺水肿,表现为呼吸困难,肺静脉循环受阻,肺动脉压力同时升高,目前处于高限。回到病房再次与患者家属充分沟通了血栓栓塞风险、抗凝治疗的必要性,及时调整用药方案,低分子量肝素桥接华法林进行抗凝治疗,监测 INR 值为 1.5 时,停止低分子量肝素,华法林长期维持口服抗凝;利尿剂减轻肺水肿,患者呼吸困难明显缓解。

【心得体会】

风湿性心脏病并二尖瓣狭窄位于心房颤动发病的首位,心房颤动发生后,心房丧失了正常的舒张与收缩功能,血液容易淤滞,易在心房或心耳内形成血栓,因此,预防血栓栓塞并发症是治疗的主要措施之一。该患者因急性呼吸困难入院,结合病史,血气分析、D- 二聚体和超声心动图提示的肺动脉高限,高度可疑为肺栓塞。CTPA 未发现直接征象的充盈缺损,以及间接征象的楔形高密度肺不张和血管分支减少,提示段肺动脉未显示异常。如果我们仅依赖回报的结果,接下来的诊疗工作将陷入停滞。

复查的 D- 二聚体进一步升高,坚定了我们的判断,没有放弃血栓事件。复习CTPA 影像结果,我们发现了左心房和左心耳血栓,该血栓影响了肺静脉的回流,导致肺水肿发生,由此会在 CT 上表现为双肺门斑片影,边缘模糊,患者出现肺水肿的呼吸困难。治疗方案中给予积极的抗凝外,利尿剂减轻容量负荷,缓解肺水肿。

二尖瓣狭窄增加了心力衰竭、血栓栓塞及感染性心内膜炎的风险。经皮球囊二尖瓣成形术禁忌包括近期(3 个月)内有血栓栓塞史,因此建议患者考虑外科手术治疗,解除二尖瓣狭窄造成的压力阶差,同时心房迷宫术治愈心房颤动。

【经典箴言】

临床工作中,会遇到"独上高楼,望尽天涯路"的情况,这时我们细心、认真、勇于坚持,就会有"蓦然回首,那人却在灯火阑珊处"之感。

(石治宇)

 陈怀生　专家点评

这是一例很有趣、救治很成功的患者。既往存在二尖瓣狭窄、心房颤动,有脑梗死病史。本次的主要症状是呼吸困难,查体发现血压明显增高,有肺部啰音,又有颈静脉充盈。接手这样一位患者,应多思考血流动力学的影响是什么,很明显患者的主要病变在于左心,二尖瓣狭窄,心率偏快,血压增高,肺部有啰音。此时安排超声心动图的重点要找到符合左心功能不全的证据,同时排除右心功能不全。在接下来的超声我们看到,左心房是扩大的,二尖瓣瓣口狭窄,而右心方面,虽然肺动脉略微增高,但是既没有右心扩大,又没有三尖瓣大量反流,此时从临床思维方面要排除肺栓塞的可能,至少不是D-二聚体升高的主要原因,此时应该从治疗左心、肺静脉病变方面入手考虑。在临床工作中,我们需要有侧重点,对疾病的病理生理,对心血管疾病的血流动力学要有思考,采用一元论的思维去解释疾病,再通过必要检查补充证据链,同时对其他需要鉴别的疾病进行排查。

4 使用吗啡抢救急性左心衰竭,警惕呼吸衰竭

【临床经过】

今晚我在 ICU 值夜班,大约下午 6 :00,我常规进行巡视病房,走到 12 床患者的旁边,这位老伯长期大量吸烟,5 年前曾诊断为冠心病、急性前壁心肌梗死,未行血运重建治疗,平时服药进行冠心病二级预防。这次患者因"反复胸闷、气促 5 年,加重伴咳嗽、咳痰 1 周"入院,正值秋冬交替时节,南国的阴霾天气加上患者长期大量吸烟史,入院前肺部感染导致咳嗽、咳痰,因此患者的心功能每况愈下,入院后经过吸氧、积极抗感染、利尿、限制液体、强心、通便等治疗后,胸闷较前减轻。患者认为自己病情好转了,存在便秘却坚持不肯用通便药物,并要自己下床排便,反复劝说无效。我便让实习医师在卫生间外面观察,大约 3 分钟后,实习医师告诉我:"老师,患者胸闷、气急加重了!"我急忙跑过去,只见患者端坐在马桶上,呼吸急促,伴全身大汗,整个房间都听得到哮鸣音。

【分析及处理】

"这是急性左心衰竭,立即抢救!"我们立刻把患者扶至床边,予高流量鼻导管吸氧,嘱端坐位,双腿下垂,急测血压达 170/100mmHg,同时静脉推注呋塞米,静脉滴注硝酸甘油,10 分钟后患者气急症状无缓解,心电监护提示呼吸频率 38 次 /min,SpO$_2$ 80%,这时我注意到患者口唇发绀,"立即静脉推注 3mg 吗啡!"我下了口头医嘱,很快患者呼吸次数开始下降,30 次 /min—20 次 /min,终于抢救成功!我还在充满成就感时,呼吸频率却继续下降,15 次 /min—10 次 /min,"赶快准备球囊",抢救车也推来随时待命,球囊很快就拿来了,这时患者的呼吸已接近停止,立即给予球囊面罩辅助通气,待 SpO$_2$ 升高到 96%,我为患者经口气管插管,过程

很顺利,插管后给予呼吸机械通气治疗,患者胸闷、气急症状逐渐减轻。

【心得体会】

这次抢救过程可谓"有惊无险",让我受益匪浅。大家都知道,肺部感染是心力衰竭急性发作的最常见诱因,而排便也往往造成心力衰竭症状加重,利尿、扩血管、强心依然是我们治疗急性左心衰竭的"三板斧"。在此基础上,吗啡是一个不可缺少的辅助工具,静脉注射即刻起效,因此使用吗啡的途径多选择静脉注射,但吗啡对于呼吸系统的主要不良反应是支气管痉挛及喉痉挛,如果选择时机不当,可能在患者心源性哮喘的基础之上进一步加重其气道的痉挛,甚至导致呼吸停止,所以 2005 年版药典指出"吗啡慎用于婴幼儿和老年人"。本例患者系老年人,合并长期大量吸烟史,入院前存在肺部感染,在推注吗啡后出现呼吸衰竭乃至呼吸停止。回顾性分析,我当时的考虑欠周全,对于患者的病情把握不够,幸亏抢救及时,想到此心中不禁心有余悸。在急性心力衰竭治疗中,第 7 版《内科学》谈道:"对病情特别严重者应采用面罩呼吸机持续气道正压通气(CPAP)或双水平气道正压通气(BiPAP)给氧",这些都值得进一步在临床中实践并推广。

【经典箴言】

吗啡是治疗急性左心衰竭的有效药物,也是双刃剑,宜慎重使用,特别对有肺部基础疾病的老年患者,应用期间应防治呼吸衰竭的发生。

(陈全福)

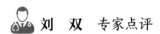 **刘 双** 专家点评

这是关于急性左心衰竭患者应用吗啡的病例,很有代表性。由于应用吗啡后患者出现呼吸抑制,作者报告了整个病程以及应用呼吸机的救治过程。吗啡用于治疗急性左心衰竭已经有十分悠久的历史,是公认的治疗该病十分有效的药物。其药理作用主要是通过抑制患者的交感神经活性,促进内源性组胺释放,反射性地降低外周血管阻力,扩张容量血管,导致回心血量减少,肺循环压力降低,心脏前负荷降低。同时它还有扩张小动脉的作用,可降低心脏后负荷。吗啡可以降低呼吸中枢对二氧化碳的敏感性、松弛支气管平滑肌从而使呼吸变慢变深,并有良好的镇静、抗焦虑及止痛作用,对稳定患者情绪、降低心肌耗氧量、改善肺通气有所帮助。此外,该药可以使消化道平滑肌兴奋,胆道及输尿管平滑肌张力增加。

尽管吗啡有以上很多优点,但也应注意使用吗啡的禁忌证:严重的呼吸系统疾病如慢性阻塞性肺气肿、肺源性心脏病、支气管哮喘、肺结核、呼吸衰竭、肺性脑病等;低血压和休克;昏迷、颅内压增高及颅脑疾病;严重的肝肾功能不全;孕产妇及婴儿。

使用吗啡应注意以下几个问题:第一,老年患者尽量避免使用该药;第二,应在急性左心衰竭的早期使用,如果急性左心衰竭后期患者已经进入休克状态,应用吗啡很可能加重休克并抑制呼吸;第三,吗啡在治疗急性左心衰竭时的给药途径和速度,一般不主张肌内注射,皮下注射吗啡所用量较大(通常为5~10mg/次),起效时间长且效果差,故应在无法建立静脉液路时使用,静脉注射吗啡效果良好,但静脉注射时剂量不可过大,速度不可过快,以避免发生低血压及呼吸抑制,常用剂量是吗啡3mg,稀释后静脉注射或入壶,如果症状无缓解可在每10~15分钟后重复应用,重复应用的次数视患者的血压而定,但总数一般不应超过4次;第四,应用吗啡后如出现低血压及呼吸抑制等不良反应,可用纳洛酮对抗,往往可以起到立竿见影的效果。

5 静悄悄的心力衰竭

【临床经过】

患者男性,51岁,因"咳嗽、咯血半个月余"入院。入院当天患者无明显诱因出现发热(体温37.5~38.5℃),次日出现少许咳嗽、痰中带血,无胸痛、气急,无胸闷、心悸;在当地医院检查血常规示白细胞升高,肺部CT平扫示两肺广泛斑片状阴影,故诊断为肺炎,予以抗感染治疗(头孢类抗生素)后,体温于3月10日恢复正常。3月11日始出现气急,夜间不能平卧,予以孟鲁司特(顺尔宁)、复方甲氧那明(阿斯美)治疗后,气急略有改善,痰血逐渐消失,夜间可以平卧。3月20日因用药期间出现皮疹收入当地医院,当天复查CT示双肺内中带斑片状影、双侧胸腔积液;入院后检查抗核抗体谱全套阴性;血气示 pH 7.42,PaO_2 79.4mmHg,$PaCO_2$ 29.2mmHg;ESR 34mm/h,CRP 19mg/L。入院初予以哌拉西林 + 阿奇霉素抗感染治疗,症状改善不明显,患者仍有活动后气急,3月24日复查CT提示两肺影像学变化不明显,遂改用亚胺培南(1g,2次/d)+ 甲泼尼龙(40mg,1次/d)治疗3天,复查胸部CT病灶略有吸收,后转我院继续治疗。既往无高血压、糖尿病、冠心病等病史,否认肺结核等传染病史,否认有家禽、小动物密切接触史。吸烟30年,20支/d,家族史、婚育史无特殊。入院查体:体温37.20℃,脉搏72次/min,呼吸20次/min,血压120/75mmHg;皮肤、黏膜无黄染,结膜无苍白,浅表淋巴结无肿大;气管居中,双肺呼吸活动度对称正常,双肺语颤对称正常,双肺叩诊清音,双肺呼吸音清,未闻及明显啰音;腹平坦、柔软,无压痛及反跳痛,肝、脾肋下未及,未及包块;双下肢无水肿,无杵状指,神经系统检查未发现异常。血生化、癌胚抗原、抗核抗体谱、血培养、痰培养、结核抗体、艾滋病抗体、梅毒抗体检查等均阴性;肝脾胰脾 B 超未见异常。

【分析及处理】

患者系中年男性,平素体质正常,在外院诊断为双侧肺炎,经抗感染治疗后效果欠佳,仔细观察肺部 CT,提示以网格影为主要表现,集中在两肺内中带,而外带较为清晰,因此要跳出呼吸专科地角度去考虑问题,我再次详细询问病史后发现患者还有心力衰竭的症状,如咯血、夜间呼吸困难在病程中仍比较明显。于是我在两肺听诊无异常后,特别去听了心音,发现心界向左轻度扩大,心率 72 次 /min,律齐,心尖部闻及 4/6 级全收缩期杂音伴有喷射音,向主动脉瓣区及肩胛下传导,是否由心瓣膜病变导致急性心功能不全? 便给予应用呋塞米和单硝酸异山梨酯片,患者症状在 3 天后就有明显改善,同时申请超声心动图检查,提示左心扩大(左心房舒张期前后径 4.6cm,左心室舒张期前后径 6.4cm),二尖瓣后叶脱垂,腱索断裂,二尖瓣重度反流,肺动脉高压(61mmHg)。故综合考虑诊断为二尖瓣后叶脱垂、急性心功能不全、心功能 Ⅱ 级、肺水肿。复查胸腔 B 超未见胸腔积液,复查胸部 CT 可见两上及两下肺野病灶已明显吸收,两侧中肺野渗出性病灶仍存在。后转入心血管内科行冠状动脉造影,提示冠状动脉左前降支重度狭窄,行支架植入术后出院。出院当天患者追诉在发病前曾有外伤史。因此推测腱索断裂与胸部的异常受伤史有关。

【心得体会】

1. 不要狭隘地将视野仅局限于专科上,本病以气急和肺部影像学异常入呼吸科,但由于查体不认真犯了低级错误。在病程中,我能够做到认真查体,全盘考虑,正确地鉴别肺部感染和心力衰竭,避免了误诊、误治,正所谓"亡羊补牢,犹未为晚也"。

2. 要学会对影像进行分析,患者在 3 周时间内复查 3 次肺部 CT 检查,却总停留在肺部感染的角度,而没有总结影像学动态变化特点,这是与常规肺炎完全不同的影像学表现。

3. 询问病史应该再仔细些,如患者是中年人,平时体质较好,因此急性心功能不全症状不是很典型,患者住院期间可以走楼梯,根本看不出是心力衰竭患者,但每个人的体质不同,因此看病、分析病情要个体化,不能一概而论。

【经典箴言】

正确的查体是通向确诊的有效途径,让我们在处理患者时,查体仔细些,再仔细些。

(丁香园 Ipqufw)

6 强心、利尿、扩血管——慢性收缩性心力衰竭治疗的经典之路

【临床经过】

当我接管 18 床患者时,患者双下肢水肿还是那么明显,胸闷、气促、心悸症状

较入院时仍无明显改善。这是一例典型的终末期难治性心力衰竭病案，在接受中等剂量的利尿剂、扩血管药物、RAAS 活性阻断剂以及静脉使用正性肌力药物治疗后，患者的心力衰竭仍无明显改善。于是，我仔细了解其病史资料，这是一位 56 岁男性患者，既往体健，因"反复发作性胸闷，气促 3 年余，加重伴双下肢水肿 1 周"入院。入院查体：血压 120/70mmHg，脉搏 105 次 /min；神志清，精神萎靡，呼吸急促，面部轻度水肿，口唇发绀，颈静脉怒张，肝颈静脉回流征阳性，双肺底可闻及湿啰音；心界向两侧扩大，心率 110 次 /min，心前区可闻及舒张期奔马律及 2/6 级收缩期杂音；肝肋下触及肿大；双下肢重度水肿。心电图提示快速心室率心房颤动，室内传导阻滞，ST-T 改变。胸部 X 线片提示心影增大，肺水肿征象。超声心动图示全心扩大，左心房 45mm，左心室舒张内径 79mm，中度二尖瓣关闭不全，轻度主动脉瓣关闭不全、三尖瓣关闭不全，左心室收缩功能减退（EF 26%）。入院诊断为扩张型心肌病、全心衰竭。患者已经入院 7 天了，目前病情似乎没有一丝好转的迹象。

【分析及处理】

我综合分析患者的病情，扩张型心肌病病史数年，心力衰竭反复发作，常规防治心力衰竭药物效果不佳，超声心动图提示左心室明显扩大，虽然给予优化的药物治疗方案，但心功能仍无改善。这些都强烈提示患者处于终末期难治性心力衰竭，再接受任何的药物治疗方案临床益处都是有限的，剩余的治疗措施还有 CRT 或心脏移植。而患者的心电图为心房颤动律，那么可行 ECMO（体外膜肺氧合）、左心辅助治疗，为心脏移植做术前准备。对于我们这一级医院，考虑患者的经济条件，这样的治疗方案无疑是纸上谈兵。再次深入分析患者的病程，重新评价目前给予的药物治疗方案，从而制定下一步治疗方案，给患者的终末期心力衰竭找到曙光。首先，患者肺部有湿啰音，血常规示白细胞及中性粒细胞计数高，提示可能存在肺部感染，可加强抗感染药物治疗。其次，患者心力衰竭导致严重水钠潴留，胃肠淤血，口服利尿剂效果差；治疗过程中，没有严格限液，而尿量又少，可以严格限水的同时增加静脉利尿剂剂量，辅以利尿合剂减轻水肿，改善心脏前负荷。再者，患者心率较快，且为心房颤动律，先给予静脉西地兰使用，稳定后持续地高辛口服，以强心、控制心室率来改善心功能。这时，复查电解质结果回示钾离子、钠离子偏低，静脉补钾及适当补钠以纠正电解质紊乱，从而为其他防治心力衰竭药物的有效使用做好铺垫。最后，严格掌握好神经内分泌和细胞因子活性抑制剂药物使用的尺与度，协调好各种药物之间的协同作用与拮抗作用。就这样，我重新开了该患者的医嘱。在调整治疗方案的前提下，患者的病情逐渐改善，下肢水肿消退，轻微体力活动时未出现明显胸闷、气促，后来加用了美托洛尔，调整剂量至合适水平时病情稳定出院。

【心得体会】

1. 终末期难治性心力衰竭是心血管内科临床中较常遇到的疾病，年轻医生对其处理时，要抓住细节，综合分析，作出最优化的治疗决策。其处理要点主要在于，首先要纠治引起难治性心力衰竭的原因;其次要强化治疗措施。

2. 引起难治性心力衰竭的原因很多,第一,要重新评价并确定引起心力衰竭的病因,给予纠正治疗;第二,全面考虑引起心力衰竭的病理生理学机制,针对性治疗,才能做到有的放矢;第三,寻找使心力衰竭加重或恶化的诱因,并加以祛除;第四,重新评估已用的治疗措施是否到位,给予加强治疗。而对于心力衰竭的强化治疗措施主要有以下几点:①严格控制液体入量,并加强利尿;②给予合理足量的血管扩张剂治疗;③加用正性肌力药物;④血流动力学监测指导治疗;⑤纠正电解质紊乱;⑥气管插管和呼吸机辅助呼吸;⑦纠正快速型心律失常;⑧左心辅助治疗或CRT(以上部分内容参考杨跃进教授主编的《阜外心血管内科手册》)。

3. 心力衰竭的药物治疗是一门学问,更是一门艺术。在心力衰竭治疗过程中,医生扮演的角色不仅是一个学者,要把满腹经纶运用于临床实践,还是一个艺术家,用手中的画笔,这里点一下,那里描一下,使心力衰竭药物治疗这幅画创作得更完美、更和谐。

4. 简单的一个心力衰竭病案,其治疗却能体现出一个医者的临床思路。就此例病案,其治疗的过程几乎囊括了难治性心力衰竭处理要点的各个方面,这值得我们每位医生去思考。同时,正是这样一份简单的病例,却也让我们医者能够体会到——在当前心力衰竭发生与发展机制明确为心肌重构,从而提倡心力衰竭治疗要以"拮抗神经内分泌活性"为根本点的形势下,"强心、利尿、扩血管"仍然是慢性收缩性心力衰竭治疗的经典之路。

【经典箴言】

关于心力衰竭的治疗我听过很多专家的讲座,杨跃进教授总结的心力衰竭的治疗原则言简意赅,令人难忘。"去水"是基础,不"去水"不可能治好心力衰竭;"去负荷"是关键,不"去负荷"难以使病情稳定;"去神经内分泌因子"最重要,否则预后好不了;"强心"为次要,特殊情况(如伴心房颤动时)下应用有特效;"非药物治疗"不可少,难治性心力衰竭时显神效。

(余海波)

 张　铭　专家点评

强心、利尿、扩血管作为传统治疗心力衰竭的方法,可以迅速、有效地改善和缓解症状,随着心力衰竭治疗的研究进展得突飞猛进,尽管这种理念有些过时,但它仍然是治疗心力衰竭改善症状的非常重要手段。

心力衰竭药物治疗理念经历了多次演变,首先经历了 20 世纪 50—60 年代的"解剖学阶段"，当时认为心肌收缩力减弱是心力衰竭治疗的核心，应用利尿剂和地高辛治疗后，心力衰竭患者症状得以改善。20世纪70年代心力衰竭治疗理念迎来第一次转变，人们普遍认识到心力衰竭是心肌收缩力减弱和心脏前后负荷压力、容量及阻力增加的结果，其治疗核心是改善血流动力学。此后20年被称为心力衰竭治疗的"血流动力学阶段"，治疗决策被简化为"强心、利尿、扩血管"，心力衰竭患者症状得到改善，但死亡率并未减少。进入20世纪90年代以后，基于心力衰竭基础及临床研究的突破，心力衰竭治疗理念经历了质变的过程，开创了"神经体液治疗阶段"。在心力衰竭发生和发展机制方面，逐渐明确肾素－血管紧张素－醛固酮系统（RAAS）和交感神经系统（SNS）的过度激活导致心肌重构是其主要因素；因此，抑制过度激活的神经内分泌系统，阻断心肌重塑，可修复衰竭心肌的生物学性质。《2014年中国心力衰竭诊断和治疗指南》明确指出，ACEI和β受体阻滞剂联用可产生相加或协同的效应，使死亡危险性进一步下降；ACEI与醛固酮受体拮抗剂联用进一步降低慢性心力衰竭患者的病死率。因此，在心力衰竭治疗过程中应尽快采取ACEI和β受体阻滞剂的"黄金搭档"方式。在此基础上再加用醛固酮拮抗剂，形成"金三角"治疗方案。"金三角"治疗方案的推广，近30年心力衰竭死亡率降低50%~80%，首次实现通过药物治疗以降低心力衰竭患者的死亡率并改善预后。

进入21世纪之后，基于新型心力衰竭药物不断出现，心力衰竭治疗理念又一次经历重要转变。基于对利钠肽系统的不断认识，人们开始尝试通过抑制脑啡肽酶（NEP）增加循环中的利钠肽，以达到利钠、利尿、降低纤维化和心肌细胞肥大增生的目的。心力衰竭治疗理念随之逐渐从"阻断神经内分泌系统"向"调节神经内分泌系统"转变。由于脑啡肽酶抑制（NEPI）不仅可以增加具有保护作用的利钠肽和缓激肽，也同时会升高RAAS中的血管紧张素Ⅱ和内皮素1，未能对心力衰竭产生有利效应。2006年血管紧张素受体－脑啡肽酶抑制剂（ARNI）问世，通过1:1等摩尔比的方式将脑啡肽酶抑制剂沙库巴曲和血管紧张素Ⅱ受体阻断剂缬沙坦进行结合，在增强具有心脏保护作用的利钠肽系统的同时抑制肾素－血管紧张素－醛固酮系统，以达到两者协同发挥作用的目的。2016年ESC及ACC/AHA/AHFS分别更新了急慢性心力衰竭诊疗指南和心力衰竭药物治疗指南，两者一致推荐心力衰竭患者应用沙库巴曲缬沙坦。2017年美国心力衰竭指南更新中再次指出，ARNI可联合β受体阻滞剂和醛固酮受体拮抗剂用于HFrEF，并推荐以ARNI替代ACEI或ARB，标志着ARNI已经成为HFrEF的标准治疗。随着ARNI循证医学证据的积累，以及神经内分泌调节和多靶点干预研究的进展，"金三角"格局将逐渐被打破，未来以ARNI为基础，联合其他药物形成的"后金三角"模式将进一步改善心力衰竭患者的预后。

正如本病例所提到的,这是一个慢性难治性心力衰竭患者,目前考虑急性加重。每个慢性心力衰竭的病例,都要求全面、细致而耐心的治疗,这在本病例中已有体现。还需要注意的是,对于慢性心力衰竭急性加重的治疗,首先要寻找导致病情加重的诱因,尤其是一些可纠正的因素。最常见的诱因是感染,其次是劳累、心律失常、用药改变、盐水摄入过多、新发心肌损伤等。在积极纠正诱发因素的基础上,还要积极控制心力衰竭症状。本病例也提及,应用利尿剂减轻心脏负荷是心力衰竭治疗的基石,但不能仅满足于应用了利尿剂,更应当关注利尿效果如何,是否真正减轻了负荷。在患者存在低蛋白血症或肾灌注不足等情况下,往往利尿效果并不理想。这就需要及时纠正这些合并症,并动态地调整治疗方案。

　　慢性心力衰竭稳定期的长期治疗依赖于药物的合理搭配,加强对患者的长期随访,适时对药物进行调整,有益于改善患者的预后。当前指南推荐的心力衰竭治疗策略已使大批患者明显获益。

刘彤(北京)　专家点评

　　容量过负荷是心力衰竭患者最常见的临床表现,因此"去水"治疗是改善心力衰竭症状的基础治疗,利尿剂的使用就会贯穿心力衰竭患者治疗的始终,但是心力衰竭患者在使用利尿剂的过程中,因为有效循环血容量的减少,出现功能性肾前性氮质血症,或者低蛋白血症及低钠血症,都会引起利尿剂抵抗的发生,利尿治疗达不到效果,不能改善心力衰竭患者的症状;并且持续的容量超负荷会进一步加重器官功能的受损。改善利尿剂抵抗的常用方法,除了袢利尿剂的不断合理加量,静脉正性肌力药物和扩血管药物使用之外,可以考虑排水利尿剂托伐普坦的联合使用,它主要排除的是组织间隙和细胞内的水,对有效血容量的影响较小;或者上述方法仍不能奏效,可以考虑血滤治疗。

7　机械通气抢救心力衰竭的艺术

【临床经过】

　　"六一"儿童节前一天是个连续 24 小时的值班,凌晨 1∶30,忙碌了 16 小时后正准备小憩一下。这时床旁的电话响了,急诊抢救室医生说正在抢救一位心力衰竭的患者,我心中不禁暗自叹了一口气,看来这个晚上睡觉又泡汤了。立即跑到急诊抢救室,一位中年男性患者正端坐在床上,呼吸急促。患者系 46 岁内蒙古教师,此次外出学习培训,1 小时前在睡眠时突发呼吸困难不能平卧,休息不能缓解,遂被他人急送至我院。此时患者呼吸极度困难,仅能说单个词语,诉平时有冠心病和气管炎病史,同行人员诉近几天患者超过一般活动即感胸闷、气急,含服丹参滴丸能缓解,无胸痛,心电监护示"心率 140 次 /min,呼吸频率 35 次 /min,指脉氧 82%,血压 165/84mmHg",双肺听诊满布水泡音,心前区可闻及舒张期奔马律,无病理性杂音,双下肢不肿,床边胸部 X 线片提示以双肺门为中心的广泛肺水肿,血气分析示"pH 6.90,PO_2 50mmHg,PCO_2 76mmHg",心电图示窦性心动过速,心肌损伤标志物均正常,已给予呋塞米 100mg、西地兰 0.2mg 静脉推注 2 次,患者症状改善不明显。

【分析及处理】

内科总值班此时也到场,她建议行无创通气联合药物治疗,理由是患者目前仍处于清醒状态,无创正压通气可以改善目前缺氧状况,从而进一步改善患者心力衰竭症状。而我却有不同看法,患者此时极度烦躁不安,且频繁拿掉吸氧面罩,预计无创通气不能很好地配合,如果存在人机拮抗的话,反而增加呼吸做功,这样会加重病情。经过商议,大家一致同意行气管插管,呼吸机辅助通气治疗。我立即回 ICU 准备插管器具、喉镜、吸痰装置,呼吸机连接妥当并调整好参数。当患者送至 ICU 时症状依然没有任何缓解,吗啡及咪达唑仑镇静后立刻气管插管,一次成功,插管中涌出大量淡粉红色的泡沫痰,连接呼吸机设定吸氧浓度 100%,呼气末正压 5cmH2O,持续咪达唑仑镇静,患者躁动明显便给肌肉松弛药 1 次。机械通气后 1 小时心电监护提示心率 120 次 /min,呼吸频率 25 次 /min,SpO_2 98%;复查血气分析提示 pH 7.15,PO_2 125mmHg,PCO_2 54mmHg,同时出现血压下降至 69/45mmHg,予多巴酚丁胺 5μg/(kg·min)持续微泵注射,血压升至 84/50mmHg,小便量也开始增多,听诊双肺水泡音明显减少。早上 7 :00 交班前再次复查血气和心肌标志物,急诊检验室人员通知说 PO_2 达 225mmHg,询问是不是标本有问题,我暗自道:"看来呼吸机辅助通气有效果了",便回答没有问题,心肌标志物回报也是在正常范围内。中午再次复查胸部 X 线片,提示双肺水肿影已经消失,血压平稳后停用多巴酚丁胺,当天下午复查血气各项指标已经完全正常,撤机拔管成功,患者稍感活动后胸闷、气急,第 2 天转至普通病房。

【心得体会】

1. 患者的血气分析提示严重呼吸性酸中毒合并代谢性酸中毒以及低氧血症,而急性心力衰竭发作一般存在过度通气,早期血气分析结果应该是呼吸性碱中毒伴或不伴低氧血症,但出现此种血气分析结果,其原因考虑如下:肺水肿严重导致氧气弥散障碍,面罩 10L/min,氧分压仅 50mmHg,低氧造成代谢性酸中毒。患者存在明显的通气不足（PCO₂是通气指标），与其既往存在小气道受限疾病有关，还需要考虑肺部基础疾病在急性左心衰竭发作时而诱发加重的可能。因此临床上无绝对的偶然和必然，对疾病作出正确的诊断，一定要多角度、多层次地进行分析。

2. 急性左心衰竭是内科急危重症，进展迅速，处理稍不及时、准确，都可能导致严重后果。其机制如同一条环环相扣的链锁：心脏做功能力急剧减弱→左心不能有效射血→左心前负荷增加→肺血管静水压升高，出现心源性肺水肿→低氧血症→心肌和呼吸肌进行性缺血、缺氧，心肌进行代偿→心肌收缩力下降、呼吸肌麻痹，如此恶性循环，最终可导致患者死亡。机械通气在心力衰竭的治疗中有以下作用：替代疲劳的呼吸肌做功，呼气末正压可减少心室跨壁压和静脉血回流，还可以应用较高浓度的氧，综合效应是减轻心脏负担的同时增加心肌的氧供，恶性循环在此被终止。呼吸机是我们医生的有力武器，要注意掌握其适应证，切不可等到做心肺复苏时才想起来插管上机。

【经典箴言】

对难以逆转或控制的低氧血症及二氧化碳过高的心力衰竭患者，应考虑早期使用机械通气。

（丁香园 Fjhhlsz）

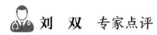 刘 双 专家点评

该篇文章是关于急性左心衰竭时出现呼吸衰竭应用呼吸机救治成功的病例。实际上，急性左心衰竭发作导致急性呼吸衰竭是心脏病患者的主要死亡原因之一。常规氧疗和药物治疗对出现呼吸衰竭的重症急性左心衰竭发作疗效较差，而紧急气管插管、机械通气可以提高抢救成功率。及早紧急气管插管、机械通气，能及时、有效地缓解急性左心衰竭所致的低氧血症和高碳酸血症，并能在短时间内挽救患者的生命，因此机械通气是抢救心源性肺水肿重症心力衰竭的有效措施。

过去传统观念认为，机械通气是急性心肌梗死急性左心衰竭的相对禁忌证，因为机械通气可减少回心血量，抑制心功能；插管过程中有可能出现恶性心律失常而猝死；但是近年来的研究表明，机械通气能够减少心脏前负荷和后负荷，增加心搏出量，增加左室射血分数，减少二尖瓣反流，缓解慢性心力衰竭和急性肺水肿症状，从而达到控制心力衰竭的目的。机械通气治疗的作用机制在于：①增加肺泡内压，减少肺水肿时的液体外渗；②迅速改善氧弥散，纠正低氧血症和缺氧引起的酸中毒；③减少呼吸做功，缓解肾上腺素能刺激；④胸腔内正压减少左心室负荷，从而改善心功能。

机械通气的适应证是心肌收缩乏力、心排血量减少、左心室舒张末期容积增加导致的肺水肿,此时会出现低氧血症。当 PCWP>18mmHg,可导致肺间质水肿;当 PCWP>30mmHg 时,则发生肺水肿。

紧急气管插管和机械通气的指征如下:①严重急性左心衰竭,经过一般氧疗和药物治疗,大量泡沫痰或粉红色泡沫痰不缓解或加重;②呼吸变慢和／或不规则,胸腹反常呼吸;③出现意识障碍、酸中毒;④动脉血气分析 $PaO_2 < 60mmHg(8.0kPa)$,$PaCO_2 > 55mmHg(7.33kPa)$。

文中提到关于对急性左心衰竭患者到底应用无创呼吸机还是有创通气更好的问题。应该说,近年来关于无创呼吸机治疗急性左心衰竭的报道不少。无创面罩正压通气治疗急性左心衰竭能避免有创气管插管,减少插管过程中存在的风险,实施机械通气简单、迅速、有效,减少呼吸及相关肺炎和医院内交叉感染的机会。操作恰当可以迅速改善缺氧状态,逆转心功能,纠正肺水肿。但是由于面罩漏气,或面罩幽闭效应,有部分患者难以接受,不能配合治疗,导致失败甚至因患者的烦躁而加重心力衰竭,出现心律失常不得不应用有创通气。因此主张在急性左心衰竭的早期或中期,可以应用无创通气,一旦处于中晚期,则应当机立断采用有创通气治疗。

8 莫把心力衰竭当呼吸衰竭

【临床经过】

今天休班在家,上午 10：00 左右接到单位值班医生来电:"有位患者呼吸困难加重,您过来看一下吧。"单位离我家仅一路之隔,我急忙穿过马路,快步直奔病房四楼,看见医生、护士们来回进出于 12 号病房。值班医生汇报病史,患者在补液时自觉呼吸困难加重,便自己拔掉了输液针。我一边嘱护士赶快打开静脉通道,一边给予患者高流量吸氧。患者既往有慢性支气管炎病史 40 年,高血压病史 20 年,因"进行性呼吸困难 10 个月"收入院。自诉从昨晚开始呼吸困难较前加重,不能平卧入睡,需端坐呼吸,今天输液时症状又再次加重。入院查体:脉搏 110 次／min,血压 170/100mmHg,呼吸 30 次／min;端坐位,大汗淋漓,呼吸困难,口唇发绀,双肺呼吸音低,两肺可闻及大量干、湿啰音;心率 120 次／min,律不齐,可闻及期前收缩 10 次／min,未闻及病理性杂音;双下肢无水肿。入院时胸部 X 线片提示慢性支气管炎、阻塞性肺气肿、两下肺感染、心影增大,心电图提示左心室肥厚伴劳损。入院诊断为慢性阻塞性肺疾病、两下肺炎、高血压、高血压心脏病待排,治疗上给予积极抗感染、解除支气管痉挛止喘以及激素、控制血压等药物使用。

【分析及处理】

昨天查房时就感觉此患者诊断上不能单纯考虑为慢性阻塞性肺疾病,因其胸部 X 线片提示心影增大,心电图异常,有高血压病史,不能排除高血压心脏病或冠心病的诊断可能。但分析患者此次有呼吸道感染症状,血常规中白细胞明显升高,有慢性支气管炎病史多年,胸部 X 线片有肺部异常征象,主要考虑此次呼吸困难发作为肺源性,故治疗上以积极抗感染、解除支气管痉挛平喘治疗为主。经积极抗感染治疗后,患者呼吸困难未见明显改善,反而加重,这让我怀疑肺源性呼吸困难的可靠性。莫非是心源性呼吸困难?患者此时发生了急性左心衰竭?患者自诉昨夜到现在约 12 小时未排尿,饮食良好,考虑昨天补液量约 2000ml,应该不存在血容量不足的问题。于是我嘱护士给予 50% GS 20ml+ 西地兰 0.2mg 缓慢静脉推注,呋塞米 20mg 静脉推注,地塞米松 10mg 静脉推注。约半小时患者症状仍无明显缓解,未见小便排出。此时测量血压 180/100mmHg,再次嘱呋塞米 20mg 静脉推注,硝酸甘油持续静脉滴入。约半小时后患者排小便 2 次,共约 1000ml,呼吸困难明显缓解。此时患者可平卧,复测血压 150/85mmHg,心率 80 次 /min,听诊双肺呼吸音粗,右肺底可闻及少许湿啰音,左肺无异常。使用心力衰竭治疗药物有效,进一步证实了心源性呼吸困难的存在,至此患者急性左心衰竭的诊断明确。

【心得体会】

1. 临床中"心源性呼吸困难"与"肺源性呼吸困难"的鉴别诊断一直是个难题,心力衰竭和呼吸衰竭症状相似,但处理原则截然不同,关乎患者预后,一定要慎重把握。最基本的鉴别诊断应该是体格检查,奔马律在单纯 COPD 患者是听不到的,而急性左心衰竭患者可以闻及。此外,该患者在心力衰竭发作时血压水平如此之高,先使用静脉血管扩张剂是值得考虑的。

2. 详细询问病史对于两者的鉴别有一定帮助,如心力衰竭患者一般有基础心脏疾病史,胸部 X 线片或超声心动图可有心脏扩大,心脏听诊可闻及瓣膜听诊区杂音,心电图有心肌缺血性改变等。肺源性呼吸困难患者一般都有慢性支气管炎或支气管哮喘病史,胸部 X 线片可有肺部感染或支气管炎表现,超声心动图无异常,心电图正常或有束支传导阻滞肺型 P 波表现等。虽然目前临床上两者鉴别诊断的检测方式较多,比如血 BNP 检测的价值逐步得到体现,但基本的病史资料仍然有其一定的地位。

3. 当"心源性呼吸困难"与"肺源性呼吸困难"难以在短时间内快速鉴别时,可考虑先给予积极抗感染以及解痉止喘、激素等药物治疗,若是有效,则后者可能性大;若是无效,应重点考虑是否存在心力衰竭诊断,及时改变治疗方案,防止贻误治疗,使病情恶化。如病情严重,及时给予恰当的机械通气治疗,对两者都有利。

4. 有些心力衰竭患者入院时可能不重,但很容易在输液过程中心力衰竭加重,特别是快速、大量输液时。故对于既往有器质性心脏病,特别是既往或现在有心力衰竭的患者,一定要注意限制液体摄入,并嘱咐护士在给予输液时注意滴速。再反思该病例,胸部 X 线片提示心影增大,补液量不应该达 2000ml,值得慎重权衡;而对于肺源性呼吸困难患者,一定要注意水化治疗,如无心脏基础疾病,每天补液可 2000ml 左右。因其急性发作时,气道水分严重丢失,可造成痰栓,以致加重呼吸困难症状。

【经典箴言】

莫把心力衰竭当呼吸衰竭,误诊、误治预后差;辅助检查有帮助,病史查体最重要。

(丁香园 flc8228)

9 抢救治疗别搞形式主义

【临床经过】

今天轮到我在监护室值班。晚饭后,从急诊病房收进来一位 56 岁男性患者,因"突发胸闷、气喘 2 小时"入院,急诊科医生考虑为急性左心衰竭。我意识到这是位重症患者,立即重点查体:患者端坐卧位,烦躁不安,全身大汗,口唇发绀,两肺广泛哮鸣音及湿啰音,心率 120 次/min,未及病理性杂音。患者一只手撑在床上,另一只手紧紧地攥住鼻导管,就像溺水的人抓住身边的浮物,仿佛此时此刻鼻导管就是他的救命稻草,1 秒也不能松开。立即给予心电监护,患者呼吸急促,监护显示呼吸频率 35 次/min。床边心电图示窦性心动过速,急查肌钙蛋白(−),心肌酶谱在正常范围内,血常规示白细胞 13.5×10^9/L,中性粒细胞百分比 92%,D- 二聚体稍高出正常范围。动脉血气示低氧血症,轻度酸中毒。既往无冠心病、支气管哮喘等慢性心血管系统、呼吸系统疾病史。

【分析及处理】

一时间,我拿不定主意是心源性哮喘还是肺源性哮喘,就先按"急性左心衰竭"给予吸氧、利尿(呋塞米)、扩血管(硝酸甘油)、强心(西地兰)、镇静(吗啡)等药物,同时考虑到,万一是肺源性哮喘怎么处理? 加用地塞米松 10mg、氨茶碱 0.25g? 综合考虑,这位患者心源性哮喘的可能性更大一些。氨茶碱对窦房结有正性变时作用,会提高心率,不是加重心脏负担吗? 不能冒这个风险,不如改为作用更为缓和的喘定,如果真是支气管哮喘,处理措施也可以兼顾。下完医嘱,护士执行医嘱后约半小时,恰好教授进来巡视病房,一眼就扫到这位坐在床上呼吸困难的患者,我及时汇报病史,并告诉他患者突发"急性左心衰竭"正在抢救。主任问我什么病引起的左心衰竭,我一时张口结舌:"是啊,忙了半天,我只知道他是急性左心衰竭发作,还没想过到底是什么病引起的。"看着我迷茫的样子,教授很是不满。接下来教授看患者的医嘱,便问:"你到底认为他是心源性哮喘,还是肺源性哮喘? 实在搞不清,为什么不用氨茶碱? 用二羟丙茶碱是哪本书告诉你的? 处理重患者,我们不能眉毛胡子一把抓,我们这样的医嘱是撒网抓鱼,还是拿霰弹枪打鸟呢?"说完话,教授仔细询问病史和查体,同时问我:"患者小便有吗?"我说:"我还没来得及问。"教授再问:"血气出来了吗?""出来了。""结果怎么样?"我小声地答:"我还没看。"教授再问:"硝酸甘油微泵上了吧?""患者入院一开始就用上了。""那现在补液速度是多少? 患者用之前血压是多少? 现在血压是多少? 血氧饱和度是多少?"面对教授连珠炮似的问题,我只能惭愧地摇摇头,教授没有再追问下去,拿过医嘱语重心长地对我说:"从医嘱上看,你的治疗方案除了有点万金油的味道外,大体治疗原则没有错,你看吸氧、强心、利尿、扩血管都做到了,血气、电解质也查了,血氧饱和度也监测了,但是从这半小时的治疗过程来看,你只做了一点点工作,你没有观察治疗后发生在患者身上的变化,吸氧以后,血氧饱和度是不是上来了? 如果上不来,你要怎么办? 利尿,你要观察小便到底出来了没有? 没出来的话,是不是要加量? 用了呋塞米,就要想到给患者把导尿管插上,不然你想让患者因为排小便不方便而加重病情吗? 扩血管治疗你用了硝酸甘油,却不关心速度,不动态了解血压情况,如果血压不下来,怎么达到扩血管的目的? 强心治疗,你用了 0.2mg 西地兰,这种不痛不痒的治疗方式是最要不得的。说得轻了,你是学得不深,读书不仔细,囫囵吞枣,只知大概,不加深究,知其然而不知其所以然,所以只知道下完医嘱,却不知道动态观察。说得深了,你是工作作风不正,缺乏认真、细心和踏实的精神,敷衍了事,搞表面工作,要知道在抢救治疗上搞形式主义是要害死人的!"一番话说得我无言以对,接下来的时间在教授的指导下,我坐在患者旁边认认真真地测血压,观察病情变化,调节液体速度,甚至帮助患者端坐等,忙了一个晚上,患者胸闷、气喘症状明显缓解,总算是抢救成功了。

【心得体会】

1. 作为心血管内科医生,对一种临床表现进行分析时,一定要知其然,亦要知其所以然,这样才能对疾病作出正确的诊治。针对疾病的病因进行治疗,才是最优化的治疗措施。

2. 抢救治疗不能搞形式主义! 年轻医生在处理急危重症时,不能抱着"下过医嘱就完事"的态度,必须亲自动态监测病情,不仅是对患者负责,可以及时发现病情变化并及时处理,同时也是对自己负责,有助于我们积累更多的临床经验,注重临床中细节的把握。认真的学习态度以及严谨的工作作风,是一名好医生所必须具备的品质。

【经典箴言】

医者,不是简单的两个字,其赋予的是生命的内涵,在我们肩上所承受的不仅是希望,更有一份沉甸甸的责任!

(程　冕)

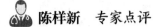

　　心力衰竭发作犹如窦性心动过速一样,都是无风不起浪的,一定要仔细查找深层次的原因。例如患者是否有心脏基础疾病,是否有诱发心力衰竭的因素,这一点十分重要,正如窦性心动过速一样。个人认为,轻视窦性心动过速就是轻视生命,意思是窦性心动过速并不是可以不予处理的安全的心律失常,而是一个重要的信号,我们必须从窦性心动过速这个表象入手,去查找窦性心动过速的病因。该作者的总结很好,真正做到了针对病因的个体化治疗。

　　 陈怀生　专家点评

　　这是一个非常有代表性的案例,临床上非常常见,患者的“哮喘”发作,究竟是心源性哮喘,还是支气管哮喘。病史可能对鉴别诊断有一定的帮助,近期是否存在引起心脏负荷增加的因素,当然很多患者可能是由于肺炎诱发心力衰竭急性加重,或者支气管哮喘急性发作,因此这时不容易区分。但是在这种情况下,不要忘记我们还有新的武器,包括BNP/NT-proBNP、床旁超声、PICCO等,有助于我们的对病因的鉴别。当然,在安排进一步检查的过程中,有一些治疗方面应该同时考虑使用,如文中上级医师提到的氨茶碱,在不能明确是心源性还是支气管性的哮喘发作时,可以使用氨茶碱,既有正性肌力作用,又能够扩张支气管。但是在诊断无法确定的情况下使用吗啡则需要谨慎,可能诱发支气管进一步痉挛。硝酸酯类可以降低心脏前、后负荷,对降低肺动脉压也有作用,如血压增高情况下也可以使用。利尿剂有助于降低心脏前、后负荷,改善症状,可以使用。而对于西地兰,则要排除急性心肌梗死的情况才能选择,因此,cTnI、cTnT、CK-MB快速检测也能够提供依据。综上,对于临床上一时不能够明确诊断的哮喘发作,应该全面了解病因,并采用快速检测指标提供更全面的诊断证据链,协助医生进行病情的评估。同时一些“中性”的药物可以尽早使用,有助于控制病情发展。

10　低血糖症:诱发左心衰竭的元凶

【临床经过】

　　这天夜班,我在抢救室值班,大约凌晨2:00,急诊预检台急电:“稍等‘120’送来一位胸闷痛的患者。"话音刚落，"120"急救车疾呼而至。被担架送入的患者为56岁男性，大约1小时前出现心前区闷痛，舌下含化速效救心丸，效果欠佳，并出现持续胸闷伴有大汗淋漓，家属急忙拨打"120"急救电话。此刻患者面色较差，面部大汗，上衣已经湿透，刚空下来的抢救室立即忙碌起来。

【分析及处理】

急诊室就是瞬间风起云涌之地，有喜有悲，每天上演生离死别，不到100m²的小诊室，无异于大社会的缩影，见证了对生命的渴望、求生的希望和信念。面对着胸闷痛的患者，我第一时间想到了急性冠脉综合征。在当今社会，其发病率高，预后极差，早已有年轻化的趋势，20多岁的急性心肌梗死患者屡见不鲜。第一时间我为患者完善心电图，结果提示窦性心动过速，心率120次/min，$V_1 \sim V_5$导联ST段压低，T波倒置。在查心电图时，我进行了问诊，原来患者2天来夜间不能平卧，喜高枕卧位，活动后气喘加重。既往有糖尿病病史，无高血压病史。入院查体：体温37.0℃，血压128/80mmHg，脉搏120次/min，呼吸20次/min；神清，精神萎靡，口唇无发绀，双肺满布湿啰音；心率120次/min，律齐，未闻及病理性杂音；腹部平坦、柔软，无压痛及反跳痛，肝、脾肋下未及；双下肢水肿，呈指凹性，双侧足背动脉搏动可。显然，患者目前存在急性左心衰竭，立即采取吸氧、心电监护、开通静脉通道等措施，同时给予利尿、扩张冠状动脉等药物治疗，15分钟后患者症状无明显缓解。只见他气喘吁吁，很显然处理措施没有效果，这是很令临床医生沮丧的事情。此时，患者仍然出汗，我立即联想到患者有糖尿病，便追问患者平时血糖的控制情况。家属补充病史，原来患者近2天进食减少，但胰岛素未减量。在破案的过程中，貌似我距离真相又近了一步。指末血糖仅1.6mmol/L，于是结合临床表现考虑为低血糖、急性左心衰竭，立即静脉推注高渗糖，同时静脉滴注葡萄糖注射液维持，约30分钟后患者症状明显缓解，复测血糖为7.0 mmol/L。再次进行查体，此时患者肺部湿啰音几近消失。

【心得体会】

低血糖症是一组临床综合征，典型表现为Whipple三联征，即低血糖的症状和体征、血浆葡萄糖≤2.5mmol/L、服糖后症状减轻或消失。低血糖表现一般综合为以下4种：①交感神经兴奋症状：表现为冷汗、面色苍白、心悸、乏力、手抖等；②意识障碍：表现为定向、识别力减退、意识朦胧、嗜睡、言语不清；③神经精神症状：表现为躁动、意识不清甚至抽搐；④癫痫症状。以上各种情况均见有相关文献报道，但以急性左心衰竭为首发表现者较少见。

为什么低血糖症可以诱发急性左心衰竭？低血糖时，机体通过神经系统作用直接升高血糖和刺激抗胰岛素激素分泌增多，加强交感神经及肾上腺素对能量储存的动员，促使血糖恢复正常；交感神经兴奋、肾上腺素分泌增加、心肌耗氧量增加、周围小动脉收缩而增加心脏后负荷，使心脏的负担加重，同时冠状动脉收缩又减少心肌的供氧量，诱发心力衰竭。

糖尿病是冠心病的等危症,心里时刻有这根弦。因此,对糖尿病患者时刻注意其血糖情况,更应加强治疗和预防,避免低血糖症的出现。临床医生可以时刻与死神战斗,也许救得了生命,但很多情况下改变不了患者的生活方式。因此,有慢性病如糖尿病、高血压的患者,一定要注意用药及饮食规律,防患于未然。

【经典箴言】

每位患者的病情都是一本书,警惕疾病的不典型表现,自我提高的过程不在于接诊的数量,而是质量。

(刘光辉)

 刘彤(北京) 专家点评

糖尿病患者在治疗过程中,降糖措施和饮食或运动不当时,容易发生低血糖;低血糖发作时,主要表现以神经系统症状居多,可诱发心房颤动、心房扑动、房室传导阻滞和心绞痛等心血管系统并发症,但诱发急性左心衰竭还是比较少见的。治疗的关键因素在于对低血糖的识别,并且在纠正低血糖状态时,静脉液体输注的速度不宜过快,以免加重心脏负担。

11 心力衰竭治疗时我们应关注什么?

【临床经过】

"我买的羊去哪里了? 我得回家去找羊!""我们在这里做什么,现在该回家种麦子了。""你看今年的花生多好,籽粒饱满。"此时,该患者双手还不停地做着剥花生的动作,这是患者对陪护她的女儿所说的话。以上是我们科室一位 75 岁女性患者前两天的言语和行为表现,你或许会觉得该患者一定是精神方面有问题,现在住在精神科病房吧。但她是我们心血管内科近日收治的一例心力衰竭患者。该患者行头颅 CT 检查显示脑萎缩、脑白质脱髓鞘病变,难道以上行为表现为脑器质性精神障碍所致,还是存在其他疾病所致精神障碍可能? 到底是什么疾病,怎么会出现精神方面的问题呢? 该患者曾因心力衰竭 4 次住我科,此次入院前的病程中依次表现为劳力性呼吸困难、夜间阵发性呼吸困难、端坐位呼吸,饮食差。入院查体:神志清,精神差,端坐呼吸,不能平卧,双肺底可闻及湿啰音;心界向左侧扩大,心率 120 次 /min,心律绝对不齐,第一心音强弱不等,二尖瓣区可闻及 3/6 级收缩期杂音;双下肢轻度水肿。入院后胸部 X 线片示心脏向左侧扩大;超声心动图示风湿性心脏瓣膜病,重度二尖瓣狭窄并中度关闭不全,中度主动脉瓣关闭不全;心电图示心房颤动,心室率 120 次 /min。

【分析及处理】

考虑诊断明确,入院后给予硝酸异山梨酯注射液降低心脏后负荷,同时口服氢氯噻嗪片和螺内酯片,加用呋塞米注射液(20mg 静脉注射,1 次 /d)以减轻心脏前负荷,减轻肺水肿而改善患者呼吸功能。患者经过上述治疗后,于第 2 天已能平卧休息,活动后呼吸困难症状也明显缓解,患者家属也非常满意。但是患者入院后第 4 天出现意识障碍,表现为定向力障碍,于是出现了本文开头所描述的表现。回顾病史,我不禁思考:"治疗期间用了很多利尿剂,莫非患者存在电解质紊乱?"我给予急查电解质,结果显示钠 113mmol/L、钾 3.14mmol/L、氯 95mmol/L,证实了我的判断。患者出现了重度低钠血症、低钾血症、低氯血症。暂停所有利尿剂,并积极给予补充氯化钠和氯化钾治疗以纠正电解质紊乱。连续补充电解质 3 天后,复查电解质已经恢复正常,患者的意识转清,精神症状和动作行为也恢复到平时情况。

【心得体会】

1. 应关注病因的治疗。心力衰竭的原因可分为:①基础病因:心肌损害,包括冠心病所致的心肌缺血、心肌炎、心肌代谢障碍;容量负荷,包括瓣膜疾病所致的反流及先天性心脏病的各种分流和反流。②诱因:感染、心律失常、心脏负荷加重(情绪激动、精神紧张、体力过劳、补液过多过快)、水与电解质酸碱平衡紊乱、药物治疗不当,以及合并其他疾病,如贫血、甲状腺功能亢进症。

因此我们在处理心力衰竭时,首先明确心力衰竭的诊断,查找心力衰竭基础病因及有无诱因。而对于该老年患者,其患有风湿性心脏病,家属也不同意手术治疗瓣膜疾病,因此该患者基础病因无法去除。就此例心力衰竭患者而言,反复多次住院,每次住院间隔时间缩短,一方面与其心力衰竭病程进展有关,另一方面与其没有预防心力衰竭发生的一些诱因有密切关系。

2. 应关注利尿剂的不良反应问题。相对于其他治疗心力衰竭的药物,利尿剂能够更快地缓解心力衰竭症状,改善心力衰竭患者的水钠潴留,减轻肺水肿及体循环淤血,是心力衰竭治疗中其他药物得以足量使用的基础。然而使用利尿剂最常见的问题是电解质代谢紊乱,在处理该患者过程中,虽然考虑到了使用利尿剂发生电解质紊乱的可能,因此联合使用了排钾及保钾利尿剂,却没有考虑到排钠过多带来的不良后果。另外,由于该患者年龄偏大,入院前存在饮食状况较差的情况,使用利尿药物剂量过大,且对患者的电解质情况监测不及时,所以出现了重度的低钠血症,以致出现精神症状和异常的行为动作。因此,今后我们在使用利尿剂治疗心力衰竭时,对待高龄患者应当谨慎用药,小剂量用药,同时严密监测电解质情况,以便及时发现问题、及时处理。

3. 这个病案给我体会最深的是,疾病的多样化、复杂化在临床中随时随处都可见。精神障碍是临床中精神科或神经科常见的一种临床症状,但并非所有精神障碍都属于这两类疾病。例如,心力衰竭患者如果发作室性心动过速,使用利多卡因后也可以出现精神症状,这个应该引起我们的注意。临床医生需要知识面广,分析问题需综合考虑,临床思维对内科医生来说相当重要,这是拨云见日的基本功。

【经典箴言】

药物是我们处理患者的重要武器,只有熟悉其性能,了解其优缺点,才能更好地进行治疗。遇到不能解释的临床问题时,要多角度、多层次地对各种因素进行排查,才能查出真正的病因。

(王朝清)

 刘彤(北京) 专家点评

心力衰竭患者在治疗过程中容易出现低钠血症的原因:①心力衰竭患者在饮食上对钠盐摄入的控制;②心力衰竭进展过程中,神经内分泌激素精氨酸加压素(AVP)的激活使肾单位远端血流不足,引起水排泄减少,导致稀释性低钠血症;③利尿剂导致的钠丢失,产生全身钠元素逐渐枯竭。尽管临床上低钠血症的发生没有低钾血症的发生频繁,但是严重的低钠血症导致的神经精神症状也会危及生命。心力衰竭患者在利尿剂治疗的过程中,除了及时发现低钠血症相关的神经精神症状外,在药物的使用过程中,可以通过 AVP 拮抗剂(托伐普坦、沙他伐坦、利伐普坦和考尼伐坦)的使用,阻滞肾单位集合管中的水通道蛋白 −2,促进自由水的排泄,减少袢利尿剂的剂量,对低钠血症的发生也起到一定的预防作用。

12 心力衰竭用药,精中求细

【临床经过】

今天我值班,与往常一样,晚上和住院总巡视病房后就一直待在值班室静静地看书,心想今夜病区患者大都病情平稳,终于可以忙中偷闲,好好地将白天学习到的内容消化一下。大约晚上 8:00,值班护士匆匆敲门:"重症室 8 床患者感觉呼吸困难,快去看看!"我立即拿起听诊器,直奔重症监护室。只见 8 床患者呈端坐位,呼吸急促,口唇发绀,值班护士已予吸氧支持,即刻听诊:两肺满布湿啰音与哮鸣音,心率 120 次 /min,S_1 低钝,可及舒张早期奔马律。腹部平坦、柔软、无压痛、反跳痛,肝、脾肋下未及,双下肢呈中度凹陷性水肿。

【分析及处理】

翻看患者的病史资料,患者系 68 岁男性,以"反复胸闷、气急 1 年"为主诉入院,目前按慢性心力衰竭给予药物治疗。患者家属诉患者活动后即出现胸闷、气促,考虑患者系慢性心力衰竭急性加重,而活动系此次加重的诱因,立即按急性左心衰竭处理,给予静脉推注呋塞米、静脉滴注硝酸甘油等处理后,患者呼吸困难症状逐渐缓解,呼吸频率降至 18 次/min。我松了一口气,就开始研读病历,记录病程。这时住院总会诊回来,看了刚才的抢救医嘱,不经意地问了一句:"你为什么用硝酸甘油扩血管,在治疗慢性心力衰竭急性加重时,它和硝普钠之间有何不同?"虽然寥寥数语,却分明在考察我的基本理论,我一时语塞,竟不知如何作答,只好说:"其实用硝酸甘油扩血管是我刚才唯一能想到的处理,至于两药的区别我还真没想那么多,难道这里面大有学问?"住院总建议我翻翻内科书。仔细查阅后,书本中并没有详细指出硝酸甘油和硝普钠的选用区别。通过仔细学习 2007 年版心力衰竭指南,我终于明白了这个问题。

【心得体会】

1. 事后回顾对此类心力衰竭患者的处理,在选用药物方面,我没有做太多的思考,虽然患者的症状改善,但住院总不经意间的提问引起我的思考。联系到临床上类似情况的处理,我们常按照治疗原则进行处理,却缺乏对问题深层次的挖掘。

2. 下次再遇到此种情况,到底是用硝酸甘油还是硝普钠呢?为了找到合理的用药依据,2007 年版心力衰竭指南为我答疑解惑。指南指出:硝酸酯类药物可以缓解肺淤血而不增加心肌耗氧量,应予首选(Ⅰ类推荐,B 级证据)。有证据表明,用硝酸甘油和低剂量呋塞米优于单用高剂量呋塞米。而硝普钠适用于重度心力衰竭伴高血压危象,或症状严重且原有后负荷增加的患者(Ⅰ类推荐,C 级证据)。对于急性冠脉综合征患者,硝酸酯类优于硝普钠,因为后者可能引起冠状动脉窃血综合征。

3. 看到此,我自信心增加了很多,下次我还会选择硝酸甘油扩血管,因为较硝普钠而言,硝酸盐类不会引起冠状动脉窃血综合征。另外,硝酸酯类药物低剂量时,仅扩张静脉,随着剂量的增加,能引起动脉包括冠状动脉扩张;使用合适的剂量,硝酸酯类能平衡循环中静脉和动脉的扩张,由此降低左心室前负荷和后负荷,而不影响周围组织的灌注,特别适用于急性冠脉综合征所致的心力衰竭患者。想不到这"一粒沙里的世界",竟然如此微妙!

4. 对于初入临床的住院医生而言,在模仿学习的同时,一定要多问多思考,不能仅仅依葫芦画瓢,否则每次处理都没有实质性的提高;多动手,勤思考,注重细微差异,善于把握分析,思索并行动着,以酝酿过程中的细节之美;只有这样,你才能成长得很快,最终收获一份充实。所谓"天下难事,必成于易;天下大事,必作于细",对细节的注重可使你抓住很多机会,从而体现自身的价值。

【经典箴言】

古训:"差之毫厘,谬以千里",临床用药亦是如此。善于分析,把握细节,才能得心应手、信手拈来,做出最优的用药方案。

(丁香园 Renyan131)

心力衰竭,急性左心衰竭,尤其是基础疾病重加多个并发症及多个合并症的终末期难治性心力衰竭急性加重,其药物治疗真是心血管医师的紧箍咒,让人思考和纠结到头疼。扩血管药物如何选择? 选择硝酸酯类药物、硝普钠(nitroprusside)还是奈西利肽(nesiritide)? 正性肌力药物何时使用,如何选择? 选择多巴酚丁胺、米力农还是左西孟旦? 洋地黄制剂何时用? 利尿剂如何选择,何种剂量,如何搭配? 毫无疑问,我们必须遵循指南和专家共识的指导,但在原则的范围内,我们在尽全力追求个体化,因为只有相同的诊断,没有绝对一样的患者,值班医师说得对,不能依葫芦画瓢,要进入每一位心力衰竭患者的世界,因地制宜。须明确目标:控制症状,维持舒适,提高生活质量,延长寿命,达标是硬道理。

13　一般处理不一般

【临床经过】

昨晚又是我值夜班。来心血管内科 3 年了,自我感觉对值班已经驾轻就熟,早就没有刚上班时的那种谨小慎微了。每次我值班不是有新收入院的患者,就是能碰到急救危重患者的抢救,临床上各种琐事让我得到了充分的历练。大约早上 6 :30,我刚刚醒来,便听到护士喊道:"刘医生,快来收新患者,很重。"我立即披着白大褂就冲出值班房。这是一位老年男性,明显气促,全身大汗淋漓。我走近一看,这位患者怎么这么眼熟? 原来是刚出院不久的患者。该患者既往有 2 次心肌梗死,病程中反复心力衰竭发作,曾多次入院,1 周前刚从我科出院。我立即测右上肢血压,示115/70mmHg,患者呼吸急促,四肢湿冷,口唇指甲发绀,颈静脉怒张,听诊双肺满布湿啰音,心率 124 次 /min,律齐,心尖区闻及舒张期奔马律,双下肢呈中度凹陷性水肿。

【分析及处理】

结合患者的查体和既往病史资料,我考虑患者系慢性心力衰竭急性发作。这时我心里就有底了,暗自道:"争取半小时之内把患者病情稳定下来。"接下来给予心电监护,皮下注射吗啡,静脉应用呋塞米、硝酸甘油、西地兰等,但半小时已经过了,患者一点儿缓解的迹象也没有。如果不及时控制患者的症状,势必会加重病情! 莫非诊断有误? 我重新理顺自己的思路,并检查了一遍自己的用药,确认无误。大约上午 7 :10,科室黄老师来了,我立即请他过来指导。黄老师到床边,一边查看患者,一边听我的病情汇报,然后看了我下的医嘱,他语重心长地说:"你的诊断没错,但处理可以继续完善。"我心里还有点儿不服气,只见他叫护工搬来两床大棉被,叠放在床的一边,估计快半人高了,然后黄老师叫我:"我们一起把患者扶起来,让他靠着被子,双脚垂到床下去。"我一瞬间明白了他所说的"处理可以继续完善"是什么含义了。患者端坐位,双脚下垂到床下后,很快胸闷、气喘明显缓解了。

【心得体会】

1. 不要忽视所有疾病治疗方法中的第一条内容:一般处理,包括监护、体位、氧疗、饮食等。特别是在心力衰竭患者的抢救中,双下肢下垂能发挥起效很快的治疗作用,其效果绝对不比吸氧、静脉推注呋塞米差。推而广之,在慢性心力衰竭的治疗中,不管药物治疗运用得多么"轻车熟路",如果不重视一般处理,例如限盐限水、预防感染及改变体位等措施,便可能会延误对患者的起效时间,还会多走很多弯路。

2. 不管工作多久,永远不要对常规治疗熟视无睹,临床处理既要有"胸有成竹、镇定自若"的自信,更要保持"如履薄冰、如临深渊"的谨慎。

【经典箴言】

一颗螺丝钉对于一台机器的价值,不仅是螺丝钉本身的价值。临床亦是如此,每一个细节之处,都对"治疗成功与否"这个大局起着决定性作用。

(丁香园作如是观)

14 小离子,大问题

【临床经过】

今天下午 2:15,我在医生办公室看书,突然听到走廊一片嘈杂声,接着就听到"医生,护士,救命啊……"我立即跑出办公室,看到走廊尽头一加床老太太身边已围着很多人了。我跑到床边一看,只见老太太身体僵直,意识不清,呼之不应,触诊颈动脉搏动消失,床旁心电监护显示心律失常——心室颤动。

【分析及处理】

考虑患者系室性心律失常导致心搏骤停,于是我马上拿起除颤器,360J 非同步电击 1 次,心电监护显示窦性心律,提示除颤成功,老太太意识及颈动脉搏动很快恢复。复苏后查体:血压 158/86 mmHg,脉搏 88 次/min;神清,对答切题,口唇发绀,颈静脉充盈,双肺可闻及湿啰音和少量哮鸣音;心律不齐,可闻及期前收缩 6~8 次/min,各瓣膜区无杂音;腹部饱满,质软,剑突下略有压痛,无反跳痛;双下肢轻度水肿。床旁心电监护示窦性心律,频发室性期前收缩,ST-T 改变。复习病历:该患者于 10 天前主因"阵发性呼吸困难 5 年,加重 1 周"入院,诊断为"冠心病、不稳定型心绞痛,心功能 III 级,高血压 3 级(极高危组),肺炎"。经抗栓、调脂、降压、改善心功能、抗感染等治疗,入院以来患者呼吸困难明显好转,从不能平卧到能平卧,但饮食情况改善不太明显。自昨天以来,患者出现反复呕吐,呕吐物为胃内容物,无鲜红色或咖啡色物体,无腹泻。入院当天查血钾 3.95mmol/L,之后再未复查。进一步处置:嘱患者半卧位,吸氧,急查电解质示血钾 3.12mmol/L,给予补充氯化钾后,大约 30 分钟后频发室性期前收缩逐渐消失。

【心得体会】

1. 电解质在心血管领域无论何时都很重要。因为很多慢性心力衰竭患者常规的治疗方法都有一个套路,一般按照这个套路治疗,病情大多都能得到有效控制及改善,但是如果不重视离子问题(或是饮食问题),那就有风险、隐患的发生。离子不大,但作用非同凡响。一旦出现电解质紊乱,对于心力衰竭患者是致命性打击。

2. 此例患者,究其心室颤动发生的原因,虽与其冠状动脉病变、心室肌重构及心力衰竭有一定的关系,但病情稳定后突然出现心室颤动,要考虑是否合并其他原因:近期患者饮食欠佳,考虑钾摄入减少;同期使用利尿药物,考虑钾经肾脏排泄增多;今天频繁呕吐,考虑钾经胃肠道丢失过多。而钾离子在体内得以维持平衡的原则是"多吃多排,少吃少排,不吃也排",这样就导致了患者的血清钾离子水平低于正常。正常人发生低血钾,轻则有乏力症状,重则出现心律失常甚至心室颤动等恶性心律失常。尤其是有基础心脏疾病的患者,因心肌缺血缺氧或心肌重构纤维化,即使是轻度低钾血症,都可能导致心室肌处于易损状态,发生严重的室性心律失常。由此看来,维持水电解质平衡,是心力衰竭患者病情得以有效改善、防止心源性猝死发生的重要因素。

3. 此例病案带给我的另一个思考是,临床中要关注治疗的每一个细节。患者的以上情况其实早就提示可能会出现低血钾,但自入院时查了电解质后,就再也没有进行血钾的复查监测,这是临床医生处理的不足之处。如果能够及时、早期发现患者存在低钾血症,那就很可能避开心室颤动的发生。

【经典箴言】

小离子,大问题。

(丁香园黑土地0451)

 丛洪良 专家点评

> 心力衰竭发病率和死亡率在我国呈上升趋势,已为心脏病死亡的主要原因。与以下因素有关:人口寿命普遍延长,心力衰竭较多发生在老年人;肥胖、高血压、冠心病,尤其慢性心房颤动病例增多增加了心力衰竭的发病;高血压、冠心病患者生存期延长,猝死和心肌梗死死亡率相对下降,心力衰竭发生率相对增多;诊断手段的进步提高了心力衰竭诊断率,尤其是无症状心力衰竭和左心室收缩功能尚存心力衰竭的诊断。当然,心力衰竭死亡率居高不降,也和迄今未被完全

阐明的复杂发病机制以及远期治疗效果的限制有密切关系。在我国,心力衰竭住院率占同期心血管疾病的 20%,但死亡率占 40%,而心力衰竭死亡的患者中大约有 46% 的患者存在电解质紊乱。心力衰竭已经成为我国医疗卫生比较严重和严肃的话题,近年来非常重视心力衰竭加重的神经内分泌机制和治疗,热衷于心脏再同步化治疗(CRT),但忽视了与心力衰竭预后密切相关的最基本的临床其他因素,如电解质紊乱、贫血等。电解质紊乱如低钠、低钾、低氯血症,往往是患者进食差再加上医生加强利尿造成的,应引起高度重视。本例患者为轻度低钾血症,但由于已经存在心力衰竭导致的心肌结构变化,心室肌处于易损状态,最终发生严重的室性心律失常。因此,维持离子平衡,是心力衰竭患者病情得以有效改善、防止心源性猝死发生的重要因素。该病例是非常好的范例,可以警示所有年轻医师,临床工作要仔细、认真、勤快,记住勤能补拙,多到患者的病床边上,这样能及早地发现患者异常情况。我们既要重视心脏病学介入治疗的先进手段,更要重视临床思维和心脏病学诊治的基本功,让学术指导技术。

15 这个心力衰竭病例的诊断有什么变化?

【临床经过】

患者男性,62 岁,因"活动后气喘 3 个月"入院。10 年前发现高血压病史,目前予以氨氯地平 5mg、1 次 /d 降压,近期血压控制平稳。门诊超声心动图简要报告 EF 48%,心脏舒张功能受损。入院查体:体温 36.5℃,脉搏 65 次 /min,呼吸 20 次 /min,血压 133/78mmHg;神清,颈静脉无怒张,双肺呼吸音清;心率 66 次 /min,律齐,无杂音;双下肢无水肿。患者以"气喘待查(射血分数正常的心力衰竭?)、高血压"收入院。

【分析及处理】

患者入院后行进一步检查,三大常规正常,生化全套正常,肌钙蛋白 I<0.01ng/ml(正常),NT-proBNP 1236ng/L(↑),血凝全套正常。患者有高血压病史 10 多年,目前活动有轻度受限,休息时无症状,上 2 楼会气喘,双下肢轻度水肿,结合上述病史和查体诊断为:①射血分数中间值的心力衰竭,心功能Ⅱ级;②高血压。在治疗措施上,改用培哚普利 5mg、1 次 /d,降压和改善心肌重塑。予以美托洛尔(倍他乐克)47.5mg 口服,氢氯噻嗪 12.5mg、2 次 /d 利尿。

【心得体会】

射血分数保留的心力衰竭也称舒张性心力衰竭,早在 2007 年就由欧洲心脏病指南提出。这个病例按照既往的心力衰竭指南,诊断为射血分数保留的心力衰竭。2016年欧洲心脏病指南、2017年美国心脏病指南和2018年我国心力衰竭指南引入了概念"射血分数中间值的心力衰竭"。因此目前根据左室射血分数,可分为3个类型,即射血分数下降的心力衰竭(HFrEF)、射血分数中间值的心力衰竭(HFmrEF)、射血分数保留的心力衰竭(HFpEF)(表5-15-1)。

表5-15-1　心力衰竭的分类和诊断标准

诊断标准	HFrEF	HFmrEF	HFpEF
1	有心力衰竭症状和/或体征	有心力衰竭症状和/或体征	有心力衰竭症状和/或体征
2	LVEF < 40%	LVEF 40%~49%	LVEF ≥ 50%
3		利钠肽升高*,并符合以下至少1条:①左心室肥厚和/或左心房扩大;②心脏舒张功能异常	利钠肽升高*,并符合以下至少1条:①左心室肥厚和/或左心房扩大;②心脏舒张功能异常

注:HFrEF,射血分数下降的心力衰竭;HFmrEF,射血分数中间值的心力衰竭;HFpEF,射血分数保留的心力衰竭。*利钠肽升高为B型利钠肽(BNP)>35ng/L和/或N末端B型利钠肽原(NT-proBNP)>125ng/L。

　　射血分数中间值的心力衰竭这个类型目前的临床特征、病理生理和治疗的预后尚不明确,因此将其单列出来进行研究,也可能成为近几年研究的热点。

【经典箴言】

　　指南中一个新概念的提出往往会成为下一阶段的研究热点,跟紧这个热点,临床研究和文章往往比较容易发表,因此我们要注意跟紧指南的步伐。

(郑炜平)

 陈怀生　专家点评

　　对于既往有高血压、糖尿病等基础疾病,气促原因主要考虑心功能不全,但是超声检查发现LVEF正常范围的这一类患者,应该仔细观察心脏舒张末期内径、面积、二尖瓣瓣叶多普勒监测E/A比值,以及瓣叶组织多普勒等,判断患者是否存在射血分数正常的心力衰竭。很多病因可以导致射血分数正常的心力衰竭的发生,如高血压、肥厚型心肌病、糖尿病以及脓毒症心肌抑制的早期。心脏舒张功能不全与收缩功能不全具有类似的临床表现,但是比心脏收缩功能不全更容易被忽略,如果经过超声检查发现LVEF增高,而过度补液导致心脏负荷增加,此时患者容易出现肺水肿、呼吸困难等表现。因此,在临床上对于心功能不全的患者,心脏超声评估中除了关注收缩功能之外,一定要重视对舒张功能的评估。治疗方面,由于心肌正性肌力药物作用不大,主要以减轻心脏负荷为主。对于有基础疾病如脓毒症等,引起急性心肌损伤早期出现心脏舒张功能降低者,要加强基础疾病的控制。

16 哮喘:心源性? 肺源性?

【临床经过】

患者男性,72 岁,因"间断胸闷、胸痛 1 年,加重 5 天"入院。入院后血压维持在 110~130mmHg/60~80mmHg,心率在 80~100 次 /min,查体:患者神志清,精神差,口唇无发绀,颈静脉无怒张,双肺底可闻及湿啰音,双上肺可闻及哮鸣音,心前区未闻及病理性杂音,腹部无压痛、反跳痛,肝、脾肋下未及,双下肢不肿。入院后心肌损伤标记物及心电图检查符合心肌梗死演变,诊断为急性前壁心肌梗死。

【分析及处理】

因患者入院时已超过溶栓期,且家属不同意做 CAG 以了解冠状动脉情况,故给予药物维持治疗。患者有吸烟史多年,"慢性支气管炎"病史不明确,辅助检查提示 BNP>1000pg/ml,血气分析示 $PaCO_2$ 35mmHg,主要考虑系心力衰竭导致 BNP 升高,给予扩血管(硝普钠)、利尿及强心(已过禁忌期)处理。经上述处理后效果欠佳,患者仍反复气喘,双肺喘鸣音明显,加用二羟丙茶碱后症状稍缓解,考虑患者肺功能亦很差,故加用了茶碱缓释片口服和沙丁胺醇雾化吸入。继续泵注硝普钠以扩血管,口服阿司匹林(拜阿司匹灵)0.3g、地高辛 0.25mg,同时给予口服呋塞米、螺内酯,静脉使用呋塞米量较少,皮下注射低分子量肝素(5000IU、1 次 /12h)。病程中患者突发心室颤动,给予非同步直流电除颤后,转复为窦性心律。接下来行床旁超声心动图及胸部 X 线检查,超声心动图提示 LVEF 0.32,胸部 X 线片提示有肺水肿征象,使得我们明确患者胸闷、气喘系心力衰竭所致;主任医师查房时,将利尿剂加量,同时停用茶碱和沙丁胺醇,而后患者病情逐渐稳定,好转出院。

【心得体会】

1. 我院大内科的住院患者多是老年人,有许多患者心肺功能均差,一旦利尿剂的剂量偏大,就极易引起 CO_2 潴留甚至昏迷,故常对利尿剂使用较慎重。本例患者有吸烟史,"慢性支气管炎"病史不明确,并且给予强心、利尿、扩血管等处理后未明显好转,当时判断受此假象影响,考虑患者肺功能也很差,加用二羟丙茶碱后症状好转,故治疗过程中对利尿剂的剂量使用过于保守,后经主任医师指导后加量。

2. 回顾分析,正确的思路应该为:患者心肌梗死后心力衰竭,BNP 明显升高,充分说明患者心功能很差,且患者血气分析不存在 CO_2 潴留,故应以扩血管、利尿治疗为主,症状改善不明显时可适当加大利尿剂的剂量。洋地黄类药物可能引起室性心律失常,故在心肌梗死后 24 小时以内宜尽量避免使用,本例患者出现心室颤动,不能除外洋地黄类药物所致,因此即便超过 24 小时,亦应慎用洋地黄类药物。

3. 该急性心肌梗死患者处于焦虑状态,睡眠一直较差,应给予适当剂量的镇静剂药物使患者得到充分休息,这将有助于病情好转。该病例在我脑中记忆深刻,当看到患者突发心室颤动时,我马上茅塞顿开,体会到鉴别诊断的重要性,只有诊断明确,治疗才能得当。

【经典箴言】

在心肌梗死伴发心力衰竭患者的治疗中,洋地黄制剂及其他激活交感神经活性的药物 24 小时以内应谨慎使用,以防心室颤动等恶性心律失常的发生。

(丁香园增新)

17 此"哮喘"非彼"哮喘"

【临床经过】

今天上午 10:00 左右,门诊以"支气管哮喘(重症)"收进一位年轻女性患者。立即送入 ICU,该患者面色灰暗,端坐体位,入院查体:体温 36.5℃,呼吸 36 次/min,脉搏 185 次/min,血压 145/100mmHg;急性危重病容,全身重度发绀,端坐呼吸,呼之不应,口吐粉红色泡沫痰,双肺闻及大量水泡音和哮鸣音;心界稍向左下扩大,心率 185 次/min,奔马律,未闻及病理性杂音;双下肢轻度凹陷性水肿。此患者病情危重,根据患者的端坐体位、吐粉红色泡沫痰、双肺哮鸣音等体征,初步诊断为急性左心衰竭——心源性哮喘,立即予以静脉缓慢注射西地兰 0.4mg 和呋塞米 40mg,静脉滴注硝酸甘油 10mg,高流量吸氧,保持端坐体位。经上述处理,患者病情逐渐缓解。

【分析及处理】

此患者诊断"急性左心衰竭"明确,此次入院以突发呼吸困难伴咳粉红色泡沫痰为主要症状,主要考虑心血管及呼吸系统疾病,结合病史应该考虑前者,但需要与重症支气管哮喘相鉴别,在鉴别困难时首先给予氨茶碱进行抢救。然而患者的粉红色泡沫痰难以用"重症支气管哮喘"解释,追问病史,患者产后才 1 个月,此期间休息差,出现胸闷、气促伴咳嗽已有 5 天,并呈进行性加重,在当地医院诊断为支气管哮喘并肺部感染,经解痉、平喘治疗无效,而且患者无支气管哮喘病史,且无家族史。至此我已明白该患者为围产期心肌病(即产后心肌病)并发急性左心衰竭,心功能Ⅲ级,予以高流量吸氧,提高吸氧浓度(Ⅱa 类推荐,C 级证据),将 SaO_2 维持在 95%~98% 水平(Ⅰ类推荐,C 级证据);静脉滴注硝酸甘油(Ⅰ类推荐,B 级证据);患者有明显的液体潴留,AHF 和失代偿心力衰竭急性发作,是应用利尿剂的指征(Ⅰ类推荐,B 级证据),静脉使用袢利尿剂呋塞米(Ⅱb类推荐,C级证据);在急性心力衰竭伴心动过速是使用洋地黄的一个指征,洋地黄轻度增加心排血量并降低充盈压。经上述积极治疗,患者病情得到完全控制,而其后的心电图、超声心动图证实我们的诊断,故而排除了重症支气管哮喘。

【心得体会】

1. 对于以哮喘症状为主要表现的患者,在心源性哮喘和支气管哮喘难以区分时,可先给予氨茶碱,这样不会耽误治疗和抢救,又避免了误诊。

2. 仔细观察患者的症状和体征,该患者有咳粉红色泡沫痰、端坐呼吸、双肺闻及大量水泡音和哮鸣音、奔马律符合急性左心衰竭的临床表现,不要被门诊诊断和双肺闻及大量哮鸣音误导为支气管哮喘。

3. 对于年轻女性围产期出现胸闷、气促伴咳嗽等症状,要考虑到围产期心肌病的可能,及时行相关检查,以免贻误诊治。

4. 作为一名临床医生,应该有深厚的基本功和扎实的医学技能,这样才会根据每一位患者的症状和细微的表现作出自己的诊断,必要时还要结合集体的力量来提高自己的水平。

【经典箴言】

"哮喘"症状往往是支气管哮喘的主要表现,但不要把"哮喘"等同于"支气管哮喘",还要同时注意伴随症状,而扎实的临床基本功是基础。只有综合起来,才有助于"急性左心衰竭——心源性哮喘"的诊断。

(何朝文)

18 咯血原因待查:原来是左心房黏液瘤

【临床经过】

这是一例刚收治于呼吸内科的病例,56岁女性,因"咳嗽、咳痰1周,伴咯血1天"就诊于呼吸科。门诊查胸部X线片示左上肺陈旧性结核,两下肺野大片模糊状阴影,考虑两下肺支气管扩张症,拟"咯血原因待查:肺结核? 支气管扩张症?"收入呼吸内科。既往有肺结核病史20年,经规范抗结核药物治疗后未复发;有高血压病史6年余,最高达170/100mmHg,间断服用卡托普利,血压控制情况不详。入院查体:血压150/90mmHg,两下肺闻及少许湿啰音,心率110次/min,律齐,未闻及病理性杂音,余查体无异常。心电图示窦性心动过速。当时给予止血、抗感染及对症支持治疗。下午患者输液时突感胸闷、气促,呼吸困难,伴有大汗,呼吸科医生给予氨茶碱、激素等药物治疗患者症状无改善,急请我科会诊。

【分析及处理】

我听诊时证实患者两肺可闻及散在干、湿啰音,复测血压190/120mmHg,考虑患者既往无支气管哮喘病史,而肺结核或支气管扩张症在几小时内,肺部体征不会进展到如此地步,此时应该考虑急性左心衰竭发作。立即嘱吗啡、呋塞米、西地兰、硝普钠静脉使用后,患者症状逐渐改善。对于患者急性左心衰竭发生的原因,我主要考虑为:患者有基础高血压疾病,未规范接受降压药物治疗,因长期血压控制不理想,导致心室肌肥厚,伴发高血压心脏病、左心室舒张功能不全;本次入院后未给予抗高血压药治疗,血压高使心脏后负荷增加;而早期误诊为肺结核、支气管扩张症,给予大量快速补液又使心脏前负荷短时间内急剧增加;另外追诉病史,患者近期已有夜间呼吸困难、活动后心悸气促症状,提示心力衰竭早已存在,而仔细观察入院时胸部X线片的两下肺野大片模糊状阴影,其实为肺水肿的征象。我再次听诊了心、肺,发现干、湿啰音基本消失,若是结核所致的支气管扩张症,肺部啰音短时间内不会消失这么快,又进一步证实患者咯血及突发呼吸困难为急性左心衰竭所致;虽然心率还是偏快,但在心前区我隐约听到了舒张期杂音,若是收缩期杂音,我可以用急性左心衰竭所致的左心房急性扩张来解释,高血压心脏病引起的左心房室扩大也很好解释,但我听到的却是舒张期杂音,难道还同时存在风湿性心脏瓣膜病的可能?莫非是二尖瓣狭窄?于是,请心脏超声室医生做床旁超声心动图,提示左心房内可见一异常强回声团块影,舒张期突入二尖瓣口,收缩期回入左心房内,考虑为左心房黏液瘤。原来咯血的最终元凶竟是左心房黏液瘤。之后,告知家属病情,建议转我科继续治疗,病情稳定后至上级医院手术治疗。

【心得体会】

1. 咯血是呼吸系统疾病常见的症状,如肺结核、肺癌、支气管扩张症等,但亦有很多心脏疾病以咯血为伴随症状,甚至是主要症状,如二尖瓣狭窄、左心房黏液瘤以及其他心血管疾病所致的急性左心衰竭等。临床医生对于咯血的患者,一定要谨慎对待,缜密思考,重视心源性咯血与肺源性咯血的鉴别诊断。

2. 此例病案给我们设下了几处陷阱——早期咯血症状,因既往的肺结核病史、胸部X线片的阅片报告和首诊于呼吸科等因素,误诊为肺结核复发及继发支气管扩张症不足为奇;病史提供不详尽,放过了心力衰竭早期就已存在的蛛丝马迹;高血压既往史,当时心力衰竭发作时血压高,简单地认为其心力衰竭病因为高血压性心脏病;心率快时心脏杂音听诊不明显,错失了早期发现存在心脏疾病的证据。这就让我们认识到:疾病的诊疗过程处处都有陷阱;医生要做的就是避开这些陷阱,快速、顺利地对疾病作出正确诊疗。

3. 左心房黏液瘤是常见的心脏原发良性肿瘤,其好发年龄为30~50岁,外观是一种团块状或息肉样葡萄串状的半透明胶冻物,切面呈灰白色,质软、易碎,瘤蒂大小、长短不等,多数附着于卵圆窝附近。多数学者认为左心房黏液瘤来源于心内膜下的多能性原始间叶细胞,瘤细胞呈星芒状或梭形,核呈卵圆形或梭形,其量稀少且散在分布于大量富含蛋白多糖的黏液基质中,由于左心房黏液瘤质脆、易脱落而易引起体循环栓塞。另外,左心房黏液瘤具有低度恶性的倾向,即生长迅速和浸润性生长,当瘤块阻塞瓣口时,其血流动力学改变类似风湿性心脏病二尖瓣狭窄,造成左心室充盈压下降、心排血量下降、血压下降,可导致突然晕厥或猝死;而左心房压升高,肺静脉及肺毛细血管淤血,压力增高,可表现为咯血、发绀、呼吸困难甚至急性左心衰竭。因而对其早期诊断、及时手术至关重要。

4. 急性左心衰竭抢救时,一般嘱患者取坐位。但左心房黏液瘤所致急性左心衰竭,抢救时应有所不同,坐位时由于重力的作用可使肿瘤掉入开放的二尖瓣口内,加重肺水肿,故平卧位可能更适合。此外,由瓣膜口堵塞引起肺水肿时,应用洋地黄类强心剂需慎重。

【经典箴言】

在临床上,左心房黏液瘤属于少见病,但通过追问病史、观察患者病情动态变化、合理的临床分析,最终跳出了"陷阱"而确诊。

(余海波)

19 夜间干咳——心力衰竭患者不能忽视的"信号"

【临床经过】

白天的抢救过程依然历历在目,虽然回家时带着一身的疲惫,脑海中还在对患者的诊疗过程进行总结。这是一例慢性心力衰竭急性发作的病例,患者是 67 岁男性,2 周前因"呕吐伴腹泻半天"就诊,消化科考虑为急性胃肠炎,但因其既往有冠心病、陈旧性前壁心肌梗死、心功能不全、高血压等基础疾病而收入心血管内科。当时查体有轻度脱水貌,余无明显阳性体征。急查血常规提示白细胞(WBC)及中性粒细胞偏高,肾功能轻度异常,电解质正常。心电图示窦性心律,一度房室传导阻滞,室内传导阻滞,陈旧性前壁心肌梗死表现。超声心动图示 EF 39%,左心房室扩大。入院后给予抗感染及对症支持治疗。当天晚上可能因输液速度过快而诱发急性左心衰竭,经积极强心、利尿、扩血管治疗后改善。接下来一段时间患者病情平稳,但 3 天前患者出现夜间卧位时剧烈咳嗽,坐位可缓解,每次值班医生给予可待因溶液口服,症状均有所改善,故主管医生未给予足够重视,未及时调整治疗心力衰竭的药物。今天中午患者急性左心衰竭再次发作,经过一场惊心动魄的抢救后,目前患者的病情仍未稳定,心力衰竭随时可能再次急性加重,并有心源性猝死发生的可能。

【分析及处理】

分析此患者的病史资料:有慢性心力衰竭病史 3 年余,病因主要为冠心病、陈旧性心肌梗死、高血压,任何诱因都可能诱发心力衰竭急性加重。入院当晚发生急性左心衰竭,考虑与肠道感染导致炎症因子释放入血增加、凝血因子活性增强、机体应激等诱发基础心脏疾病加重有关;而患者因肠道感染引起腹泻,使机体体液丢失,电解质紊乱,加重机体高凝状态,进一步增加了急性左心衰竭发生的风险;另外,虽然患者补液不多,但输液速度过快,使本身收缩力下降的心肌无法在短时间内适应增加的前负荷,从而诱导心力衰竭急性加重;最后,从冠状动脉疾病的角度去考虑,患者有陈旧性心肌梗死,存在冠状动脉狭窄,可因机体脱水导致血容量减少、EF值低下引起冠状动脉血流灌注不足,凝血因子活性增强、血液浓缩增加血栓形成风险,机体应激引起交感神经张力增强,炎症因子刺激血管收缩等因素导致冠状动脉血流灌注不足,心肌缺血、缺氧,综合诱发急性左心衰竭出现。虽然经过及时治疗,患者症状迅速改善,但因基础冠状动脉疾病及左心室重构存在,对于心力衰竭判断的任何一个失误或治疗上的任何一个疏忽,还有外部环境的任何一个刺激,都能导致心力衰竭的再次急性加重。患者的病情看似稳定,其实却暗藏着潜在的危险,加之轻视了夜间干咳在心力衰竭病程中的重要性,导致急性左心衰竭的再次发生。

【心得体会】

1. 咳嗽　虽然是一种非特异性的临床症状,在心肺疾病中均可出现,但对于有基础心脏疾病的患者,却有强烈的预警作用。夜间干咳,其发生机制主要为心力衰竭发生时肺静脉压升高,引起肺泡和支气管黏膜淤血所致。有基础心脏疾病的患者,尤其是过去有过心力衰竭发生的患者,一旦出现夜间干咳,不能简单地认为是肺部疾病或合并肺部感染,或因服用了ACEI就认为是药物的不良反应,更要注意它可能是急性左心衰竭发生前的征兆。

2. 记得去年收治的一例急性左心衰竭患者,入院当时给予积极纠正心力衰竭后症状改善。但数天后也是出现此例病案相似的夜间干咳,床位医生没有意识这种症状的严重性。不久再次发生急性左心衰竭,进展急骤,及时、强效的心力衰竭药物使用仍未能缓解心力衰竭的恶化,最终患者死亡。这两个病案让我刻骨铭心,也使我明白任何急性左心衰竭发生前都存在某些潜在的迹象,关注并及时发现这些征兆,能够把疾病的发展遏制于萌芽状态,从而防止心力衰竭恶化,改善患者的预后。

【经典箴言】

《韩非子》有云:千丈之堤,以蝼蚁之穴溃;百尺之室,以突隙之烟焚。重视心力衰竭病程中的一些隐匿症状,例如夜间干咳,才能防微杜渐,防患于未然。

(高志益)

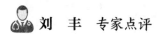 刘　丰　专家点评

此病例的抢救过程让临床医生进一步认识到病情的演变。心力衰竭的症状有时并不表现为急性左心衰竭那样明显,而只表现为咳嗽,不容易被察觉,而本病例中还说到值班医生予以"可待因"治疗有效,这更容易让我们忽视一位合并肺炎

的心力衰竭患者的咳嗽可能属心力衰竭发作。就之前的那位值班医生而言,简单考察他心力衰竭的症状,他可以回答正确,但就处理此病例的措施来说却有待改进。肺炎引起的呼吸困难,或其他感染所致的气促,都需要与感染诱发及心力衰竭本身表现出来的呼吸困难相鉴别。在临床工作中,我们年轻医生绝对不能以"简单处理"或"有所改善"来约束自己的值班工作,要"知其然,知其所以然"才能避免出现医疗事故。而管床医生更是要结合患者夜间或其他时间细微的病情变化,综合考虑整体诊疗计划,全面了解病情,及时发现可能存在的隐患,才能防患于未然。

20　量化急性右心衰竭的补液与扩血管指征

【临床经过】

晚上急诊室来了一位胸痛患者,62岁男性,突发胸痛6小时伴气喘。入院查体:体温36.5℃,脉搏102次/min,呼吸20次/min,血压92/52mmHg;神清,颈静脉怒张,双肺呼吸音清;心率102次/min,律齐,无杂音;腹部无明显压痛、反跳痛;双下肢水肿,病理征阴性。查肌钙蛋白I 1.22ng/ml,NT-proBNP 2160ng/L,血凝全套正常,急诊全套正常。床旁心电图示Ⅱ、Ⅲ、aVF、V_3R、V_4R、V_1、V_2导联ST段抬高。综上考虑为冠心病,急性右壁、下壁心肌梗死。

【分析及处理】

急诊室予以阿司匹林600mg、氯吡格雷600mg、阿托伐他汀20mg口服,低分子量肝素5000U皮下注射,联系导管室。经冠状动脉造影检查,提示患者冠状动脉右优势型,右冠状动脉中段闭塞,左主干正常,左前降支狭窄40%,左回旋支正常。于右冠状动脉植入药物洗脱支架1枚,过程顺利,患者右冠状动脉血流TIMI 3级。患者术后胸痛、气喘好转,静脉充盈较前改善,但血压偏低(80~90/45~55mmHg),是否应适量补液? 考虑病房没有中心静脉压、有创血压及PICCO等监控条件,无法精确调控中心静脉压、胸内血容量指数、心指数,故转入心内ICU继续治疗。

【心得体会】

早期我国心力衰竭指南中急性、慢性指南分开颁布,右心衰竭也有专门的专家共识,2014年急性、慢性心力衰竭和右心衰竭整合成一部完整的心力衰竭指南,但是对于右心衰竭的章节书写内容较少,什么情况下需要扩容? 什么情况下需要利尿? 什么情况下需要扩张血管? 这些一直是右心衰竭治疗的难点,也是治疗策略上比较辩证的地方,既往指南表述得较为笼统,缺乏清晰的流程,更多的是靠医生的临床经验。2018年心力衰竭指南在右心衰竭部分增加了一个清晰的操作流程图,尤其适合有条件监测中心静脉压、肺毛细血管楔压、心排血量的重症监护室,对如何掌握补液、扩血管的度做出合理决策,有较好的临床操作性(图 5-20-1)。

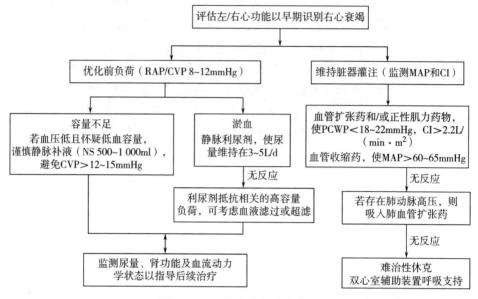

图 5-20-1　右心衰竭治疗流程

RAP,右心房压;CVP,中心静脉压;MAP,平均动脉压;CI,心指数;NS,生理盐水;
PCWP,肺毛细血管楔压。1mmHg=0.133kPa。

【经典箴言】

在国内外指南中,诊疗的流程图往往都是指南中较为重要的部分,甚至是指南的精华和重点,值得我们好好学习和体会。

(郑炜平)

 陈怀生　专家点评

右心衰竭的患者由于回心血量不足,容易导致周围组织淤血,肺循环血流减少,左心的回心血量降低,每搏输出量降低,因此,组织低灌注、休克等。这时,为了改善心脏功能,不仅仅是简单地靠利尿,或者简单地说大量补液,而是要充分评估组织灌注的情况。除了临床表现外,乳酸是一个非常好的指标,能够提示组织灌注是否足够,乳酸清除率更是临床上指导液体复苏是否成功的有效指标。此外,采用肺动脉漂浮导管、PICCO 等工具,能够更直观、全面地评估循环状态。对于简单病例,可能不需要这些辅助检查和器械就能够监测、评估病情,而针对复杂病例,更精细化监测、更量化监测这些指标,能够更加精细地滴定治疗,在临床中要大胆使用。我们在临床中,强调基本功,强调不滥用器械,但是对于危重的患者,也不吝使用这些器械和辅助检查,尽量量化指标和滴定治疗措施。

21 同样的利尿剂,不同的结果

【病例1】

临床经过:患者女性,85 岁,因"阵发性呼吸困难 1 个月,加重伴双下肢水肿 3 天"入院。入院查尿素氮 17.47mmol/L、肌酐 295μmol/L、BNP 3165pg/ml、钾 4.89mmol/L、钠 135mmol/L、氯 78mmol/L,入院后给予常规控制感染、改善心脏负荷、利尿治疗。治疗 3 天后,患者 24 小时尿量维持在 800~1200ml,且尿量逐天减少,每天未达到负平衡。

分析及处理:患者夜间再次出现呼吸困难加重,每天调整袢利尿剂剂量且逐天增加,患者尿量并未增加,且双下肢水肿较前加重,夜间端坐位不能平卧,晨起查生化示尿素氮 20.59mmol/L、肌酐 506μmol/L、钾 3.27mmol/L、钠 128mmol/L、氯 85.5mmol/L。患者 24 小时尿量为 450ml,给予患者大剂量利尿剂,患者尿量未见增加,且患者呼吸困难加重,考虑患者出现利尿剂抵抗(每天应用呋塞米 120mg、托拉塞米 80mg),肾功能不全加重,不除外应用大剂量利尿剂所致。调整患者利尿剂方案,即每天上午给予呋塞米 40mg 静脉推注,推完呋塞米给予氯化钠 60ml+ 托拉塞米 80mg 以 20ml/h 静脉泵入,托伐普坦 15mg、1 次 /d 口服;下午给予呋塞米 40mg 静脉推注,减少袢利尿剂使用,加用托伐普坦治疗。患者次日 24 小时尿量增至 1000ml。同时尿量逐渐增加,调整利尿剂方案,即呋塞米 40mg 口服,托拉塞米 20mg 静脉推注,托伐普坦 7.5mg、1 次 /d 口服。出院前复查生化示尿素氮 8.46mmol/L、肌酐 218μmol/L、钾 4.69mmol/L、钠 132mmol/L、氯 92.3mmol/L,患者喘憋基本消失,双下肢水肿基本消失。出院后患者单日口服呋塞米 40mg;双日口服托拉塞米 20mg,托伐普坦 7.5mg、1 次 /d。现尿量可,随访 1 年内未见双下肢水肿,钠、氯正常,喘憋较前好转,未再住院治疗。

【病例2】

临床经过:患者男性,83 岁,因"阵发性呼吸困难 3 天"入院。入院后患者发热、咳嗽、咳痰,双下肢水肿,BNP>5019pg/ml,肌酐 356μmol/L,钾 3.89mmol/L,钠 130mmol/L,氯 89mmol/L。

分析及处理:入院给予常规控制感染、改善心脏负荷治疗后,利尿剂给予呋塞米 40mg 静脉推注后 12 小时尿量为 200ml,下午追加利尿剂托拉塞米 40mg 静脉泵入,24 小时尿量为 800ml。次日患者呼吸困难未见明显改善,修改利尿剂方案,呋塞米

40mg 静脉推注后给予呋塞米原液 60mg 静脉泵入,下午给予托拉塞米 60mg 静脉推注,患者夜间喘憋加重,临时给予托伐普坦 15mg 口服,患者晨起尿量为 650ml,再给予托伐普坦 15mg 口服、呋塞米 40mg 静脉推注后,患者 12 小时尿量达到 3000ml,同时患者喘憋症状好转,但患者精神萎靡,甚至出现谵妄。急查离子示钾 4.56mmol/L、钠 162mmol/L、氯 100mmol/L,患者出现高钠血症,考虑患者精神症状与高钠血症有关,患者 24 小时尿量达到 5000⁺ml,停用托伐普坦,给予每天葡萄糖 500ml 补液,同时嘱患者多饮白开水,并给予呋塞米 40mg 静脉推注,患者每天尿量在 2000ml 左右。3 天后患者钠、氯正常,心力衰竭症状改善,肾功能也逐渐好转。

【心得体会】

1. 两位患者均为高龄心力衰竭伴利尿剂抵抗同时伴有肾功能不全患者,在心力衰竭晚期伴有肾功能不全,利尿剂效果会大打折扣,且会加重肾功能不全,在不考虑连续性肾脏替代治疗(CRRT,又称床旁血液滤过)、透析的治疗方法下,药物治疗可谓是捉襟见肘。

2. 托伐普坦的新适应证(2017 年新说明书)

(1)低钠血症:托伐普坦适用于临床上明显的高容量性和正常容量性低钠血症(血清钠浓度<125mEq/L,或低钠血症不明显但有症状并且限液治疗不佳),包括伴有心力衰竭、肝硬化及抗利尿激素分泌失调综合征(SIADH)的患者。

(2)心力衰竭引起的体液潴留:用于祥利尿剂等其他利尿剂治疗效果不理想的心力衰竭引起的液体潴留。因此,说明托伐普坦并未局限于出现高容量型低钠血症时应用,在血钠正常时也可应用。

3. 两例患者均应用托伐普坦,且二者血钠并不低,前者尿量增加且未出现高钠血症,后者出现高钠血症,原因可能为病例 2 患者肾功能不全为肾前性可能性大,容量不足,且应用托伐普坦 1 片后未到 12 小时又给予 1 片,患者随即出现高钠血症。因此:①在肾功能不全合并心力衰竭患者应用托伐普坦一定要关注患者肾功能不全的原因是否为心力衰竭所致的急性肾功能不全,在出现利尿剂抵抗的情况下,应用托伐普坦应监测钠、氯;②应用托伐普坦应从小剂量开始,7.5mg(半片)、1 次 /d,口服托伐普坦的同时要给予祥利尿剂利尿(排水 + 排钠);③在应用托伐普坦后,切勿过分限制饮水,限制饮水更易出现高钠血症;④应用托伐普坦出现高钠血症时,应给予等渗溶液补液,同时边补边利,给予祥利尿剂排钠,切勿应用低渗溶液补液,因为应用低渗溶液更容易出现神经性脱髓鞘症状。

4. 文献回顾 对于心力衰竭,抗利尿激素(ADH)分泌增加,交感神经、肾素 - 血管紧张素 - 醛固酮系统(RAAS)被激活,心排血量减少,外周系统血容量增加,因此,利尿剂可以减轻体液潴留、缓解症状、改善缺氧状态,成为心力衰竭治疗最主要的治疗药物。托伐普坦(tolvaptan)是一种口服的精氨酸加压素(argipressine)V_2 受体拮抗剂,它通过阻滞血管加压素与集合管 V_2 受体结合,使水通道蛋白 -2 不能移动到细胞膜表面,抑制尿液浓缩,不排钠而增加自由水的排出,达到利尿效果。

托伐普坦在利尿的同时不刺激神经激素,不会激活 RAAS,不损伤肾功能,因此肾功能减退不是普坦类药物的禁忌证,但值得强调的是,当血清肌酐浓度＞2.5mg/dl 时,普坦类药物的药效会减弱。同时,在非利尿剂抵抗及肾功能正常的心力衰竭患者,呋塞米的加量会影响心力衰竭的远期预后。基于此,托伐普坦与呋塞米头对头研究显示,托伐普坦＋呋塞米加量组(60mg/d)与托伐普坦＋呋塞米减半组(30mg/d)尿量与体重减轻相似,但呋塞米减半组对肾功能影响较小。基于以上两项研究可见,在心力衰竭早期加用托伐普坦可减少呋塞米的应用,不仅可以保护肾功能,同时可以更好地改善心力衰竭患者预后。

托伐普坦作为新近上市的一款口服精氨酸加压素 V_2 受体拮抗剂,为心力衰竭伴水液潴留患者带来新的希望,尤其是为长期应用利尿剂后出现的利尿剂抵抗,以及肾功能不全、低蛋白血症时利尿剂效果不明显的患者带来了新的治疗方法。托伐普坦与传统利尿剂相比,其只作用于水通道蛋白,不激活 RAAS,同时也避免了袢利尿剂常见的电解质紊乱、肾功能损害等不良反应。

老年急性失代偿心力衰竭患者早期加用托伐普坦较呋塞米增量能保护肾功能,可以减少肾功能恶化的发生率,对肌酐、尿素氮影响较小,对血压影响小。另外并非局限于心力衰竭伴低钠血症患者,在心力衰竭早期,或限液治疗不佳时建议应用,并可缩短住院时间。

【经典箴言】

在心力衰竭的后期治疗中,利尿剂抵抗或心肾综合征是终末期心力衰竭药物治疗的难点,很多患者终末阶段在未进行器械治疗下,忍受终末期心力衰竭的折磨。托伐普坦作为新型利尿剂的一种,近几年已经广泛应用于临床,可以说给终末期心力衰竭患者打开了一扇窗户,但是对于新型利尿剂的使用经验远不如传统利尿剂丰富,因此掌握托伐普坦的应用时机,才能对于治疗事半功倍。

(王　浩)

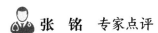 **张　铭**　专家点评

　　近年来多个荟萃分析已经表明,利尿剂尽管可以迅速、有效地缓解心力衰竭症状,但大剂量的利尿剂(主要指袢利尿剂)使用反而增加心力衰竭患者死亡率,利尿剂与死亡之间的相关性很可能涉及利尿剂的不良反应,剂量越大,不良反应发生率越高、越严重。利尿剂的主要不良反应有激活神经内分泌系统、电解质紊乱及肾功能损害三个方面。慢性心力衰竭本来就存在神经内分泌系统

的过度激活,尤其是 RAAS 及交感神经系统。这种激活是导致心肌重构和心力衰竭发生、发展的主要病理生理机制。电解质紊乱是各种严重甚至致死性心律失常发生的重要原因。袢利尿剂所致低钠血症是心力衰竭常见合并症,也是造成难治的主要因素之一。心力衰竭尤其是急性失代偿患者常合并肾功能损害,又称心肾综合征,大剂量利尿剂所致血容量减少和血液浓缩损害肾脏。

托伐普坦是血管加压素的拮抗剂,不会激活神经内分泌系统。由于排出自由水,又不会造成电解质紊乱,可纠正低钠状态;对肾功能并无不良影响,避免了传统利尿剂的不良反应。新型利尿剂的使用改变了对利尿剂的传统认识。托伐普坦不仅可以改善心力衰竭症状,对某些人群还能降低死亡率,托伐普坦的问世翻开了心力衰竭治疗新篇章。

📝 推荐阅读

[1] 李永超,赵月,赵瑞革,等 . 托伐普坦治疗心力衰竭的症状改善作用及对心肾功能的影响 [J]. 中国药业,2015(6):19-20.

[2] HORI M. Tolvaptan for the treatment of hyponatremia and hypervolemia in patients with congestive heart failure[J]. Future Cardiol,2013,9(2):163-176.

[3] MIURA M,SUGIMURA K,SAKATA Y,et al. Prognostic Impact of Loop Diuretics in Patients With Chronic Heart Failure-Effects of Addition of Renin-Angiotensin-Aldosterone System Inhibitors and β-Blockers[J].Circ J,2016,80(6):1396-1403.

[4] HANATANI A,SHIBATA A,KITADA R,et al. Administration of tolvaptan with reduction of loop diuretics ameliorates congestion with improving renal dysfunction in patients with congestive heart failure and renal dysfunction[J]. Heart Vessels,2017,32(3):287-294.

心血管科医生共勉

1. 对于心力衰竭患者,要注意体重的测量,让心力衰竭患者买台秤回家,嘱其每天清晨起床后同样条件下称体重。

2. 心力衰竭患者无论住院还是在家,嘱其买个有刻度的杯子喝水,尽量每天精确喝水量。

3. 凡是 EF 低的,一定要在入院时告知其猝死的风险,一旦发生了,再说什么都迟了。

4. 心功能Ⅲ级以上的患者一定要多做好医患沟通,猝死了就来不及了。

5. 心功能Ⅲ级以上的患者如果一定要自己上厕所,一定要有人陪至厕所里,医院的厕所里死过很多这种不听话的患者。

6. 心力衰竭患者尽量每天同一时间称体重。如患者卧床不起,要记录24小时尿量。

7. 心力衰竭患者水钠潴留严重的,嘱其不要吃馒头、面条、方便面,不要喝稀粥。

8. 抢救急性左心衰竭,要注意保持静脉通道的通畅,否则万一肿起来了,既影响抢救效率,又埋下医疗纠纷的隐患。另外,还要注意把患者的腿垂下来。

9. 杨跃进教授总结的心力衰竭的治疗原则言简意赅,令人难忘:"去水"是基础,不"去水"不可能治好心力衰竭;"去负荷"是关键,不"去负荷"难以使病情稳定;"去神经内分泌因子"最重要,否则预后好不了;"强心"为次要,特殊情况(如伴心房颤动时)下应用有特效;"非药物治疗"不可少,难治性心力衰竭时显神效。

10. 陈样新教授:心力衰竭发作犹如窦性心动过速一样,都是无风不起浪的,一定要仔细查找深层次的原因。例如患者是否有心脏基础疾病,是否有诱发心力衰竭的因素,这一点十分重要,正如窦性心动过速一样。个人认为,轻视窦性心动过速就是轻视生命,意思是窦性心动过速并不是可以不予处理的安全的心律失常,而是一个重要的信号,我们必须从窦性心动过速这个表象入手,去查找窦性心动过速的病因。所以该作者的总结很好,真正做到了针对病因的个体化治疗。

11. 心力衰竭患者并非不能补液,过度限制液体或利尿会加重血容量不足,减少组织灌注,引起肾功能损害。

12. 心力衰竭患者使用利尿剂后,出现喘息症状无缓解,先要看尿量是否增加,再排除其他原因,如心律失常或心肌缺血。

13. 心力衰竭并低血压,不可盲目扩容。

14. 当心力衰竭伴利尿剂抵抗,应用袢利尿剂效果不佳时,若无低钠血症,也可应用托伐普坦,但需要检测血钠,当容量不足引起少尿时,切勿应用托伐普坦。

15. 心力衰竭患者出量与入量同等重要,没有入就没有出。

16. 心力衰竭患者慢工出细活,需要管床医生勤看患者,留意患者病情变化,关注每天患者的生命体征以及出入量,根据情况调整用药。

(编辑整理:温婉婉 宁瑜 杨悦 柴小计)

第六章

心肌与心包疾病篇

导言

　　心肌疾病是指除心脏瓣膜病、冠心病、高血压心脏病、肺源性心脏病、先天性心脏病和甲状腺功能亢进性心脏病等以外的以心肌病变为主要表现的一组心脏疾病。心肌病通常是指由于心肌的机械或电活动异常导致心肌结构和/或功能异常的一组异质性疾病。心肌病在命名的基础尚不具备完全的代表性。这也是由心肌病的复杂性决定的。临床上仍然采用1995年的分类，包括扩张型心肌病、肥厚型心肌病、限制型心肌病、致心律失常型右心室心肌病和未分类心肌病。作为心力衰竭最重要的病因之一，心肌病与心力衰竭关系密切，已经成为当前心力衰竭的研究热点之一。

　　心包疾病除原发感染性心包炎症外，尚有肿瘤、代谢性疾病、自身免疫性疾病、尿毒症等所致非感染性心包炎。本章主要涉及常见心肌及心包疾病的临床诊治过程，同时侧重于和其他疾病的鉴别诊断思路，将有助于拓宽我们的临床思维。

1 "要命的腹痛"

【临床经过】

　　患者男性，32岁，因"腹部不适6天"入院。6天前患者无明显诱因出现上腹部不适，呈间断性，无放射痛，伴恶心，无呕吐，发热伴寒战，体温38℃，无心前区不适，无胸闷、气短，无胸痛，无皮肤、巩膜黄染，于当地医院输液治疗，症状无明显缓解，门诊腹部CT示"胆囊浆膜下水肿，腔内密度欠均匀"。急诊以"胆囊炎"收治普通外科。发病以来患者神志清，精神欠佳，食欲缺乏、休息差，大小便无明显异常，体重无明显减轻。

【分析及处理】

该患者腹部不适 3 天,从入院腹部 CT 情况来看,貌似没什么大问题,对于这样的患者,门诊医生及住院医生也都很容易放松警惕。住院医生简单处理后,刚好床旁心电图的医师在,就顺便做了心电图,随即问题就来了,心电图结果提示窦性心动过速、右束支传导阻滞并左前分支传导阻滞、异常 Q 波(下壁及 V_6 导联)、ST-T 改变。普外科医生一看慌了,立即急查心肌酶、肌钙蛋白等,同时请心血管内科医生急会诊,检查结果回报示肌酸激酶 894U/L、肌酸激酶同工酶 51U/L、谷丙转氨酶 70U/L、谷草转氨酶 198U/L、BNP 609pg/ml、肌钙蛋白 I 7.35ng/ml。心血管内科会诊后,结合患者发热 6 天、肌钙蛋白 + 心肌酶升高及心电图改变,不排除暴发性心肌炎的可能,积极给予奥司他韦抗病毒、甲泼尼龙抗炎、免疫球蛋白 15g/d、甲泼尼龙 500mg/d 冲击治疗,同时患者血压低,给予去甲上素及多巴胺、间羟胺等,血压仍维持在 80/40mmHg 左右,患者持续血压控制不佳,故积极给予主动脉球囊反搏维持血压,反复与家属沟通,若血压仍低,必要时行 ECMO 治疗。

次日复查肌钙蛋白 I 18.06ng/ml,血分析示白细胞 24.68×10^9/L,中性粒细胞百分比 92.4%,C 反应蛋白 47.21mg/L;血气示 pH 7.42,BE –12.1mmol/L,二氧化碳分压 13mmHg,氧分压 61mmHg;谷丙转氨酶 12 116U/L,谷草转氨酶 18 940U/L,乳酸脱氢酶 20 560U/L,淀粉酶 207U/L,脂肪酶 179U/L,葡萄糖 21.48mmol/L;肌酐 465.5mmol/L;降钙素原 7.37ng/ml。中午 11:00 患者血压测不出,伴大汗,请示二线,考虑为暴发性心肌炎、心源性休克、急性肝肾衰竭等,患者球囊反搏辅助状态下,立即给予多巴胺升压、增加去甲肾上腺素滴注速度后,血压仍维持在 78/40mmHg 左右,同时请心脏外科会诊行 ECMO 治疗,并同时行 CRRT 辅助纠正患者肝肾功能情况。

该患者转入心脏外科后,EB 病毒衣壳抗体(IgG)(+)、EB 病毒(+),在 ECMO 辅助下继续给予奥司他韦 + 更昔洛韦抗病毒、美罗培南 + 利奈唑胺抗感染等治疗下,最终体外转机 6 天好转出院。

【心得体会】

1. 以消化道症状为首发的暴发性心肌炎,临床医生易误诊为腹泻病、急性胃肠炎、胆囊炎等,因患者首发症状多为呕吐、腹痛,部分有发热、精神差、乏力、食欲减退、面色苍白等,这些症状为消化道疾病的共同症状,心肌炎无特异性临床症状及体征,如未及时查心电图、心肌酶、肌钙蛋白、超声心动图很难发现心肌的改变,很容易漏诊、误诊;且治疗上截然相反,如患者有腹泻、脱水、酸中毒,应及时补液、纠酸,短时间内迅速扩容、补充血容量,而暴发性心肌炎患者心功能异常、射血能力及收缩能力降低,大量补液反而加重心脏负担,促进心力衰竭发生。因此,我们在工作中,如果遇到呕吐、腹泻、发热、面色苍白、乏力、食欲减退,但又无法用消化道疾病解释的患者,一定要考虑暴发性心肌炎的可能,积极体格检查及完善相关心电图、超声心动图、心肌酶谱、肌钙蛋白等,只有这样才能及时做出正确的诊断、减少误诊,挽救更多生命。

2. 上述患者持续低血压,且在正性肌力药物及主动脉内球囊反搏(IABP)情况下心功能继续恶化,并出现多器官功能衰竭,最终予以床旁行体外膜肺氧合(ECMO)+连续性肾脏替代治疗(CRRT),患者恢复。

3. 暴发性病毒性心肌炎时,病毒直接侵犯心肌、冠状动脉等,可导致严重的急性心肌损害。因此建议对于暴发性病毒性心肌炎患者,经积极内科治疗而心源性休克无法纠正时,应积极启动 ECMO 治疗。

4. ECMO 的原理是将部分血液引流至体外,氧合后再注入体内,改善机体供氧,弥补了因心力衰竭导致的心排血量减少,改善器官及组织灌注,同时在静脉 – 动脉(V-A)转流模式下还能通过血液分流减轻心脏前负荷,进一步减少心肌氧耗,故 ECMO 可用于治疗急性心力衰竭。V-A ECMO 的血流灌注可达心排血量的75%,血液充分氧合后有利于心肌供氧和降低肺血管阻力,有助于心功能恢复,对循环和呼吸均有支持治疗作用。目前临床中随着 ECMO 仪器的普遍及技术的提高,越来越多的患者得到救治,也希望会造福更多的人。

【经典箴言】

别把腹痛不当回事。

(贾澄辉供稿　田进伟编辑审校)

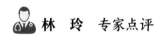 林　玲　专家点评

　　患者青年男性,临床以腹部不适伴发热、寒战为症状,大部分首诊的临床医师会首先考虑是否存在腹部感染病灶,再结合腹部 CT 示"胆囊浆膜下水肿,腔内密度欠均匀",以"胆囊炎"收治普通外科也符合常理。该患者后面迅速出现病情恶化,回过头来不得不说多亏床旁心电图医师顺便给他做了心电图,根据心电图结果,管床医生及时完善心肌酶及肌钙蛋白检测,最终避免了漏诊或者延误诊治出现病情不可逆转而死亡。心肌炎临床表现差异很大,轻者可无自觉症状,重者可直接表现为猝死。鉴于暴发性心肌炎药物治疗效果差,目前主要按照"以生命支持为依托的综合救治方案"进行救治。生命支持治疗是暴发性心肌炎各项治疗措施的重中之重,包括主动脉内气囊反搏(IABP)、体外膜肺氧合(ECMO)、呼吸机辅助呼吸、临时心脏起搏器置入、连续性肾脏替代治疗(CRRT)等,特别是 ECMO 对暴发性心肌炎的救治至关重要。

　　这个病例给我们最大的警示是,对于以"要命的腹痛"症状为首发的心血管

疾病要引起重视。急性心肌梗死、心肌病、心包疾病、心律失常、心力衰竭等心血管疾病常引起腹痛症状，可能与下列原因有关：

(1) 迷走神经传入纤维感受器几乎都位于心脏下壁表面，缺血性心肌病发作时，心肌缺血、缺氧、乳酸等代谢产物过多积聚，刺激迷走神经产生腹痛。

(2) 急性心肌梗死所致心包炎可引起心脏感觉纤维进入脊髓后角，与上腹部传来的感觉纤维共存于同一神经元，经同一传导途径上传至丘脑和大脑皮质后使患者产生上腹痛的错觉，此类以急性下壁心肌梗死多见。

(3) 急性心肌梗死时因有效循环血容量不足而致心排血量下降，胃肠平滑肌细胞缺血，出现反射性痉挛性腹痛。

(4) 心脏下壁有众多膈神经分布，各种心包疾病侵及膈胸膜时，疼痛可向肩背部及上腹部放射。

(5) 心血管疾病发作时，全身神经内分泌系统处于高度应激状态，可引起急性胃肠黏膜缺血、缺氧及溃疡而致腹痛。

(6) 急性心力衰竭时，右心房压力及肺循环压力均增高，下腔静脉回流障碍，致胃肠道和肝急性淤血、肝包膜急剧膨胀，胃肠道平滑肌痉挛，引起剧烈腹痛。上述心脏疾病以急性腹痛为主要表现时，多数伴消化系统症状如恶心、呕吐，少数患者可有反射性腹肌痉挛，出现不同程度的腹肌紧张，而胸闷、呼吸困难等症状较轻，易被误诊为急腹症，需要临床医师及时甄别、避免误诊与误治。

2 顽固性心包积液一例

【临床经过】

患者女性，58岁，因"劳力性呼吸困难半年"入院。患者发现心包积液半年，多家医院就诊，未能明确病因，半年来心包积液量未见明显变化。饮食、睡眠可，体重无明显变化。既往高血压病史7年。入院查体：血压100/80mmHg；一般状况可，慢性病容，言语尚流利，颈静脉怒张，胸廓对称，双肺底部未闻及干、湿啰音；心界正常，心律规整，心率98次/min，心音低弱，各瓣膜听诊区无杂音；腹软，肝、脾肋下未触及，肠鸣音正常；双下肢水肿。入院心电图提示窦性心动过速，ST-T改变。超声心动图提示中量心包积液，心脏结构与功能大致正常。

【分析及处理】

患者心包积液诊断明确，入院后积极完善相关检查，内容涵盖肿瘤、结缔组织病、内分泌代谢疾病、细菌病毒等检测，结果均未见显著异常。超声心动图评估后认为可以尝试心包穿刺,与患者家属沟通后,择期行心包穿刺,并充分引流心包积液。心包积液常规提示为草黄色渗出液,但脱落细胞、抗酸杆菌、生化、病理切片和沉渣包埋均未见阳性结果。由于半年以来患者心包积液量变化不大,考虑为非特异性心包积液。心包腔减压后患者自觉症状减轻出院,嘱随访复查、观察病情变化。

【心得体会】

1. **心包积液查因** 心包积液病因检查是临床难点,应该根据潜在病因选择针对性检测方法,病因包括非特异性心包积液(最常见)、炎症性心包积液(细菌、病毒、真菌、结核分枝杆菌、原虫等)、肿瘤性、结缔组织病性、代谢性心包积液(甲状腺功能减退、尿毒症、胆固醇性)、理化性(放射性、化学性、药物性)、心肌梗死后综合征、心脏破裂、冠状动脉破裂、主动脉夹层破入心包、主动脉窦瘤破入心包等。

2. **心包穿刺流程** 适应证包括大量心包积液、明确心包积液病因、心腔内给药。禁忌证包括胸部创伤、心脏破裂、主动脉夹层破入心包腔;少量或局限于左心室后壁的心包积液;严重出血倾向或凝血功能障碍;拟穿刺部位感染或合并败血症;患者不能配合。

(1)术前准备:

1)操作者准备:戴口罩、帽子,七步法洗手。

2)患者准备:签知情同意书,建立静脉通路,床旁超声定位,心电监护。

3)用物准备:穿刺包,手套,碘伏,利多卡因,缝针、缝线,纱布,胶布。

(2)摆体位:坐位或半卧位。

(3)定穿刺点:剑突下或心尖区。

(4)术者打开穿刺包、戴无菌手套,检查穿刺包物品,消毒(以穿刺点为中心,同心圆式消毒 3 遍,直径 15cm),铺洞巾。

(5)局部麻醉,穿刺:

1)剑突下途径:① AP 位盲性心包穿刺:左侧胸肋角下方 1~2cm 为穿刺点,穿刺针斜面向下与皮肤呈 30° 穿刺,跨过左肋弓后压低针尾与皮肤呈 15°,与矢状面约 45° 指向左肩,深度 4~7cm;② LAO 90° 心前三角间隙(剑突、右室心尖和左侧膈肌)导丝试探法或对比剂指示下干性心包穿刺:穿刺时不可按压腹部,左侧胸肋角下 1~2cm 为穿刺点,RAO 30° 针尖指向心尖与心底连线中点(左肩方向),LAO 90° 从心室下后壁进入心包腔,参考对比剂指示或导丝弯曲形态判断进针深度;③ LAO 45° 导丝试探法干性心包穿刺:左侧胸肋角下 1~2cm、LAO 45° 心脏影像左 1/3 左右为穿刺点,与脊柱呈 30° 夹角方向,沿左侧膈肌上方进针,逐渐接近透亮带。

2)心尖区途径:胸骨左缘第 5 或 6 肋间,心绝对浊音界内侧 1~2cm 为穿刺点,沿肋骨上缘进针指向右肩,深度 3~5cm。导丝缠绕心包、对比剂环绕心包、无室性期前收缩、无持续可凝血性液体抽出均可确定成功。

(6)沿穿刺针送入导丝、撤穿刺针。

(7)切皮,扩皮,沿导丝置入引流管。

(8)撤出导丝。

(9)固定引流管,纱布覆盖胶布固定。

(10)引流心包积液(首次100~200ml,以后300~500ml),标本送检。心包穿刺并发症:心脏破裂、冠状动脉破裂、心脏压塞、心脏停搏、心律失常、心肌损伤、迷走神经反射、神经源性休克,气胸、血胸、肺损伤、肺水肿、胸膜反应、腹腔脏器损伤、气体栓塞、出血感染。

【经典箴言】

紧跟学科发展前沿、增加专业知识储备是时代对现代医师的要求。

(田　力)

3　生气差点要了老命

【临床经过】

黑夜使人感到恐惧,但夜班对每位医生说都是一种折磨,因为你不知道夜里会发生什么情况。夜班不仅是对身体的煎熬,更是对精神的一种煎熬。晚上11:00左右第二位患者如期而至,老年男性,64岁,半年前因老伴儿去世,心情过度郁闷,间断性出现胸痛,最近3天因为和子女分家产导致情绪波动较大。患者由急诊入科,看到时患者大口喘气,我感觉有可能是癔症,遂告知患者闭口呼吸,防止呼吸性碱中毒的发生;患者情绪紧张,诉胸闷不适,给予少量镇静剂,并及时行心电图检查,提示 V_2~V_5 导联T波倒置,这不太符合患者的临床表现;遂急查肌钙蛋白52.74pg/ml和BNP 578.3pg/ml,均高于正常值,难道是心肌梗死合并心力衰竭?但是听诊未闻及湿啰音,立即请示主任,他建议行急诊冠状动脉造影。与家属沟通后上台手术,术中并未发现患者冠状动脉有明显的堵塞和斑块,立即再次向主任汇报情况,并准备撤台。主任说赶紧行左心室造影,这时我恍然大悟,有可能是应激性心肌病,左心室造影证实主任的诊断是正确的。

【分析及处理】

因患者情绪激动导致呼吸急促,临床医生往往会向癔症方面考虑,急诊科所见非常多,如果能准确分诊,就不会漏掉应激性心肌病了。该病严重时可致死。很多临床医生看到心电图上显示T波倒置时,能考虑到心肌缺血,再加上心肌酶改变,对心肌梗死的诊断倾向性更大,但行冠状动脉造影后未发现明显的冠状动脉缺血征象,此时往往就下台了,也没有注意到BNP升高,所幸本例及时进行左心室造影,否则就会导致严重的后果。

【心得体会】

先入为主有时会导致医生诊断思路的局限,往往会向着患者的某个症状或体征去思考问题,而忽视其他更为重要的一些细节问题,该患者因情绪波动出现胸痛和呼吸困难,想当然得考虑癔症,这种疾病相对来说临床更为常见,但多见于女性患者,也不排除男性。该患者心电图和心肌酶均有明显的改变,符合心肌缺血的临床表现,所以急诊冠状动脉造影是必要的,但当看到冠状动脉没有问题时,应该进一步考虑其他原因。BNP升高指向了心力衰竭,在排除缺血原因后,应该考虑应激性心肌病,但是临床应激性心肌病时BNP升高明显,而肌钙蛋白和心肌酶稍有升高,达不到临床的诊断标准。该患者肌钙蛋白升高太多,指向了缺血,进一步使医生考虑BNP升高可能由急性心力衰竭所致,当造影未发现问题时,应该考虑应激性心肌病的可能。

【经典箴言】

先入为主在多数情况优先考虑无可厚非,但临床细节问题更应该值得去思考,当不能用一种疾病解释时要及时思考问题的所在,解决问题的办法往往伴随新问题一同出现,只是需要我们拥有一双发现细节的眼睛和缜密的思路。

(马晓民)

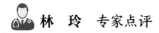 林 玲 专家点评

本例患者为老年男性,临床有胸闷、呼吸困难表现,心电图有T波倒置,肌钙蛋白、BNP升高,以致主管医师首先考虑心肌梗死合并心力衰竭。但冠状动脉造影未发现异常,此时上级医师没有草率地归因于冠状动脉痉挛等,而是结合病史考虑到应激性心肌病,及时进行左心室造影并得到确诊。应激性心肌病又称Takotsubo综合征、心碎综合征、心尖球囊综合征等,是一种以左心室短暂性局部收缩功能障碍为特征的综合征。该病发病率低,临床少见,好发于绝经后女性,通常由情绪或躯体应激诱发,且有恶性肿瘤和其他慢性合并症的患者更容易罹患。应激性心肌病的一些临床情况与急性心肌梗死相似,如多有情绪激动等诱因、持续胸痛症状、心电图提示心肌缺血改变、心肌损伤标志物升高、超声心动图提示室壁运动异常等,常被误诊为急性心肌梗死。目前发病机制不明,但普遍认为过量儿茶酚胺释放、冠状动脉痉挛以及微血管功能障碍等均在发病中发挥关键作用。

以往认为该病预后良好,但近期研究发现多数患者病情进展会伴随心力衰竭。因此,对于应激性心肌病患者应尽早识别,明确诊断后及时治疗对患者预

后至关重要。该病例提醒我们在临床工作中要重视"双心医学"模式的学习，与心血管疾病发生和预后不良有关的精神心理问题不仅是焦虑和抑郁，大量研究证实，敌意、愤怒、社会孤立、低社会经济地位低、担心、悲观、工作压力、感觉受到不公正待遇等与心血管疾病的发生和预后不良密切相关，而乐观、有社会支持、生活有目标可减少心血管疾病的发生风险，降低死亡率。有时"生气真的会要了老命"，临床医生对有慢性心血管疾病老年患者的心理状态更要关注，对有严重精神心理问题的患者应及时请心理医生协助治疗。

4 被误诊为急性心肌梗死的心肌病

【临床经过】

这是一位门诊患者，男性，43岁，无高血压病史，平素常有乏力、胸闷感觉，在门诊做了心电图，看起来很严重，V_1~V_2 导联 ST 段弓背上抬 0.2~0.3mV，肢体导联 I、II、aVL 和胸导联 V_1~V_6 T 波全部倒置，门诊查肌钙蛋白 I 正常，二维超声心动图示 EF 68%，无明显节段性运动障碍，心脏舒张功能下降。门诊医生还是不放心，收入院进一步检查与治疗。患者在住院期间做了很多检查，甚至包括冠状动脉造影，结果均正常。因为门诊已经做过二维超声心动图，所以入院后未再复查。最终病因还是没有找到，患者从门诊到收入院，该做的检查基本都做了，但是诊断仍不明确，于是组织了一次院内会诊。

【分析及处理】

这次会诊刚好一位院外心脏超声科主任参加，就讨论了这个病例。这位主任建议他再给患者查一次二维超声心动图，这一做谜底解开了，这位患者是Ⅳ型肥厚型心肌病（心尖肥厚型心肌病）。虽然诊断最终明确了，也没造成什么不良后果，但是家属心里很不舒服，因为住院折腾了好几天，花了一大笔冤枉钱，最终又回到起点，而且问题还是出在门诊二维超声心动图报告上，所以家属在超声室大吵大闹。最后，原先的那名超声科医生赔礼道歉才平息了这场风波。其实我们仔细分析这个病例，错的不仅是超声科医生，如果门诊医生、心电图医生、超声科医生、病房经管的几名医生中只要有一名医生熟悉这种图形，就不会导致这个误诊。这种图形很多心电专著都有介绍，广泛 T 波倒置，T 波深而窄，不对称，有时伴有 V_1~V_2 导联 ST 段抬高，这是典型肥厚型心肌病的心电图。此外有些专著还进一步点明，如果碰到这种心电图，若二维超声心动图未发现室间隔肥厚，一定要注意可能是心尖肥厚型心肌病。

【心得体会】

急性 ST 段抬高心肌梗死诊断和治疗指南强调,注意对患者心电图进行复查和前后对比,急性心肌梗死心电图变化从 T 波高尖到 ST 段上抬、ST 段回落、Q 波形成、T 波倒置,有的患者有新发的束支传导阻滞,是一个动态改变的过程,本例心电图从门诊到入院多次检查均无动态变化的特点,明显不符合冠心病心肌梗死的心电图特征,此时要注意及时调整自己的诊断思路。

心尖肥厚型心肌病容易被漏诊,因为常规胸骨旁左室长轴超声切面扫不到心尖部,要观察到心尖位置,需要在标准切面上调整探头位置。申请单是临床医生和超声科医生相互沟通的桥梁,如果申请医生未写明病史、心电图结果和检查目的,在患者比较多的情况下,有可能产生漏诊。因此,平常我们开辅助检查申请单时一定要把我们的诊断意见写清楚,必要时要提醒检查医生查看重点是什么。

【经典箴言】

并非所有 ST-T 改变的心电图表现都是冠心病,与症状相关的心电图动态改变是冠心病的典型特征。

(郑炜平　林燕清)

5　饮酒后的腹胀患者

【临床经过】

酷夏的急诊夜班特别忙,已经到凌晨 3∶00 了,我才回到值班室休息,同时不住地感慨:"今晚的感冒、急性胃肠炎患者太多了!"这时值班室电话又响了,我立即意识到有新的患者,果然,护士说来了一位饮酒后腹胀的患者。我急忙拿上听诊器跑向急诊室,这位患者是 43 岁男性,一边摸着自己的上腹部,一边说:"医生,我肚子很胀啊!"通过视诊和嗅诊,患者主动打招呼且酒精气味不浓,我心里有底了。接下来进行问诊,重点问病史,得知患者因"饮酒后上腹部饱胀不适 7 小时"来急诊,7 小时前患者就餐时喝了半斤黄酒,出现腹胀,无腹痛、腹泻,无恶心、呕吐,无反酸、嗳气,无胸闷、胸痛。重点查体:双肺呼吸音清晰,未闻及干、湿啰音;心率 50 次/min,律不齐,各瓣膜区未闻及病理性杂音;腹部膨隆、柔软,无压痛、反跳痛,肝、脾肋下未及,墨菲征(−),肝、肾区叩击痛(−);双下肢无水肿。

【分析及处理】

于是,关于腹胀的鉴别诊断开始在脑海中"过电影",患者有饱餐诱因,但无右上腹部疼痛及右肩胛下区放射痛,无发热,且墨菲征(−),不支持急性胆囊炎的诊断;考虑患者有饮酒史,警惕急性胰腺炎,且该病可引起肠麻痹、肠梗阻,但患者无突发腹痛,无恶心、呕吐,无黄疸及休克等表现,立即完善血、尿淀粉酶以排除;莫非是急性胃炎？完善急诊腹透，排除一下急性胃扩张；除了消化系统疾病外，考虑到"心、肺、腹不分家"，许多患者以消化系统症状就诊，但最终诊断为心源性疾病，不会是急性下壁心肌梗死吧？紧接着测血压达 140/80mmHg，再次听诊心率慢而心律不齐，脉搏触诊证实了心律不齐，赶紧嘱患者平卧位、勿活动，急查床旁心电图，接上肢体导联，Ⅱ导联提示间歇性窦房传导阻滞，未发现急性心肌梗死的线索。追问病史："近期受凉没有？"患者有气无力地说："没有。"再问："1~2 周前有没有大便次数多？"患者答："有过，但是为了挣钱，没有就诊，这次实在忍受不了才来的。"可能是急性重症心肌炎！我恍然大悟，赶紧再次嘱患者平卧位，把莫名其妙的患者家属轻轻拉到门外，简要告知病情及风险，而急诊腹部 B 超和血、尿淀粉酶结果也排除了急性胆囊炎、急性胰腺炎的诊断，接下来立即为患者办住院手续，护送至心血管内科进一步治疗。

【心得体会】

1. 在急诊室值班，深夜就诊的患者往往"善者不来，来者不善"。即使就诊时第一印象病情不重，也要往深处再想一想。特别是当你决定让患者做辅助检查时，记住看病如同博弈，要做到落子无悔！

2. 有两个概念应该警惕，即"缺血性肠病"和"结肠肝曲综合征"。实际工作中，遇到腹胀患者，特别是刚参加工作的医生和外科医生，往往不容易想到心血管方面的原因。我在工作中见过以腹胀为主诉的右心衰竭、主动脉夹层、急性下壁心肌梗死，特别是急诊腹透提示气液平面时！这例急性重症心肌炎并发缓慢型心律失常导致心搏出量下降，进一步导致胃肠功能紊乱的情况，也是我碰到的第一例。

3. 要重视"急性腹胀"这个主诉。回顾性分析，从上面提到的几种心血管疾病到肝硬化失代偿、胃肠功能不全，这些疾病都是起病急、预后差。所以，我体会到"腹胀"这一症状在诊断及鉴别诊断的重要性。

4. 临床医生要有这种"新思维"，当我们处理了一大堆患者之后思维往往会停滞，尤其在新接诊的患者主诉和前几位患者大同小异时，很容易误诊与误治。这里借用一句象棋术语，要小心"布局陷阱"。

【经典箴言】

太阳每天都是新的，我认为每位患者都是新的，处理每一位患者，都应该更新临床思维，不被临床假象所蒙蔽。

（顾小卫）

6 难治性心力衰竭之谜

【临床经过】

这是一位 52 岁男性患者，因"反复双下肢水肿 3 年，进行性气急 3 个月余"入院。3年前出现两侧脚踝水肿,未予以重视。2年前因心悸、胸闷至医院就诊,ECG示心房扑动,超声心动图示左心房、右心房增大,腹部B超示肝脾大、少量腹水,胸部X线片示右侧中量胸腔积液,诊断为限制型心肌病、右侧胸腔积液。在该院行右侧胸腔穿刺抽液术1次(具体结果不详),之后胸腔积液消失。相隔1个月后在该院行射频消融术治疗心房扑动,但术后1个月心房扑动再发。患者长期服用利尿剂,3个月前出现腹胀及进行性呼吸困难,咳嗽频繁,伴夜间阵发性呼吸困难,1周前发现双下肢明显肿胀,体重在2周内增加6kg。既往无结核病史。入院查体:脉搏106次/min,血压106/80mmHg;端坐位,颈静脉怒张,右中下肺及左下肺叩诊实音,呼吸音消失,双下肺闻及细湿啰音;心界扩大,心尖冲动未触及,心率112次/min,心音遥远,心律不齐,无心包摩擦音;脉搏短绌;腹膨隆,肝右肋下3cm、质韧,肝颈回流征(+)、脾肋下3cm、质韧、无压痛,移动性浊音(±);双下肢重度压陷性水肿。ECG示肢体导联低电压,心房扑动。胸腔积液检查为渗出液,分类以淋巴细胞为主,未见异型细胞,胸腔积液ADA及CEA正常。自身抗体(ANA、dsDNA等)无异常。ESR及CRP正常。血结核抗体阴性。胸部X线片示两侧胸腔积液。

【分析及处理】

从整个病史看,患者目前有多脏器受累,最好用"一元论"解释,同时进行相关检查。入院当天行胸部CT检查示心包不规则明显增厚,两侧胸腔积液(右侧中至大量,左侧少量)。腹部B超示肝、脾大,肝中静脉扩张,腹腔少量积液,是否应该考虑缩窄性心包炎的诊断?这时我注意到患者4个月前的超声心动图结果,提示少量心包积液,我似乎看到了诊断的曙光。于是我联系了心脏超声科医生,亲自陪同患者检查超声心动图,在我将病情及需要检查的重点告知对方后,超声心动图示双心房增大(右心房横径4.9cm,左心房横径3.8cm),两心室腔无增大;二尖瓣细,前叶双峰,后叶逆向,室间隔不厚,与左心室后壁运动逆向,未见室壁节段性运动异常;心包层明显增厚,脏层厚约0.6cm,壁层厚约0.6cm,心包腔内少许液性暗区;心室腔中下段明显舒张受限,EF 50%。结果支持缩窄性心包炎的诊断,遂将患者转入心脏外科行心包剥脱术,术后患者未再发胸闷、气急,门诊随访得知患者日常生活恢复很好。患者的病痛解除了,我感到很有成就感。

【心得体会】

1. 缩窄性心包炎在临床上并不少见,但由于其发病隐袭,常容易与限制型心肌病、肝硬化混淆。本病例早期反复双下肢水肿,在检查时发现肝大,未引起医生注意。其实,肝大和下肢水肿是本病早期表现,可能由于心包粘连部位以心包下方肝静脉进入下腔静脉附近处最为明显,由此肝中央静脉扩张,同时因腹部淋巴回流受阻,使水分易在腹腔内潴留。两心房增大是早期本病的特征性表现,由房室沟处心包缩窄所致。

2. 前面多次行超声心动图检查均未发现心包膜增厚,且接诊医生未注意到患者 4 个月之前的超声心动图结果,这是误诊的主要原因。这可能是因为临床医生与心脏超声科医生未充分沟通、超声科医生在检查时经验不足、检查不细致等。

【经典箴言】

将患者的临床表现同辅助检查紧密联系,避免孤立地认识某一方面,力争从病因解决临床问题。

(丁香园 Ipqufw)

7　一例心肌淀粉样变性的思考

【临床经过】

今天收治一例 59 岁女性患者,因"反复胸闷、气促 1 年余,加重伴黑矇 5 天"入院。患者于 1 年前开始自觉胸闷、气促,活动后明显加重,休息后缓解,活动耐量逐渐下降。5 天前受凉后出现胸闷、气促加重,并伴有黑矇,共发作 3 次,每次持续 2~3 分钟缓解。入院查体:血压 120/70mmHg;患者神清,精神可,肺部未闻及干、湿啰音;心界向左下扩大,心率 81 次 /min,律齐,各瓣膜区未闻及病理性杂音;双下肢轻度凹陷性水肿。门诊心电图示窦性心律,可见室性期前收缩,下壁 T 波低平或倒置;超声心动图示左心室肥厚,左心室收缩功能中度降低,舒张功能显著降低,左心房增大,房间隔增厚,二尖瓣中度关闭不全,三尖瓣轻到中度关闭不全,肺动脉瓣关闭不全,肺动脉高压,少量心包积液,EF 0.34,提示心肌淀粉样变性?

【分析及处理】

我对心肌淀粉样变性很陌生,缺乏相关的背景知识,赶紧翻教科书进行充电。在问病史过程中,我了解到患者既往无糖尿病、甲状腺功能亢进症、冠心病、肾病等病史,一般情况也很好,目前无特殊不适,心力衰竭病因让我丈二和尚摸不着头脑。正好临近下班,也没有及时向上级医师请教。最后我做出的诊断是心力衰竭原因待查,缺血性心脏病? 心肌淀粉样变性? 扩张型心肌病? 治疗上给予硝酸酯类药物扩张冠状动脉,补钾、补镁维持体内水电解质平衡,曲美他嗪营养心肌,氢氯噻嗪(12.5mg、1 次 /d)、螺内酯(20mg、1 次 /d)利尿以减轻心脏前负荷,地高辛强心,福辛普利改善心肌重塑等。之后上级医生看过患者后,修改医嘱如下:停钾镁针及地高辛,将螺内酯改为 20mg、2 次 /d,氢氯噻嗪改为 12.5mg、2 次 /d,加用环磷腺苷(康纳欣)营养心肌。我很疑惑上级医生为什么如此关注这位患者。

第二天主任查房时我才知道,心肌淀粉样变性其实是一种很严重的疾病,死亡率高,很少见,不易诊断,是一种全身性疾病,分为原发性与继发性。主要临床依据:①不明原因的低血压,或由高血压转变为低血压;②超声心动图提示心室肥厚,心电图却无高电压相关表现;③超声提示心内膜呈点状强回声团;④活检提示有淀粉样物质。主要临床表现:①限制型心肌病的表现:多为舒张功能不全性心力衰竭;②期前收缩:多源性室性期前收缩、心房颤动、房性期前收缩多见;③低血压:多提示已到晚期;④心包积液:有黑矇、头晕等;⑤心外症状:如蛋白尿、舌体肥大、齿龈增生、直肠病变。

结合诊断标准,我进行一一对照,发现此患者基本符合。但目前无特殊治疗方法,用 ACEI、利尿剂、血管扩张剂易致低血压,用洋地黄易引起中毒。但不用这些药,又很难改善心力衰竭,治疗很矛盾,只能先用上述药物,密切观察病情变化。目前认为有效的只有激素、烷化剂,但患者未取活检,用此药尚不能明确诊断。经主任一讲,我才明白过来。当天中午,患者即感头昏、心悸、黑矇、呕吐,血压低至50/30mmHg,神清,心率 40~50 次/min,律不齐,Holter 示肢体导联低电压、房性期前收缩、短阵房性心动过速、前间壁异常 QRS 波、间歇交界性逸搏等多种心律失常表现。我很惊讶主任的预测,遂停用硝酸酯、福辛普利等可能引起低血压的药物,加用多巴胺升压,激素治疗。患者血压、心率上升,后患者一直病情稳定。查尿常规、甲状腺功能、血清蛋白电泳、尿本周蛋白、腹部彩超均正常。考虑到心肌活检较困难,而肾脏形态功能正常,而齿龈活检此患者亦不好取。遂取腹壁皮肤活检,结果提示淀粉样变性,最终考虑为心肌淀粉样变性。

【心得体会】

1. 作为住院医师,需要善于学习、扩大知识面,思路要广,对本科的常见病、少见病都要有一定的掌握,不然遇到陌生的疾病会手足无措,处理不得当。在处理本例患者时,由于缺乏相关的认识,起初处理不当,幸亏上级医师把关指导,同时缺乏对此类疾病的警惕性。因此,在临床上应该不断克服惰性,遇到不明白的应多向上级医师请教,虚心学习。

2. 对不明原因的心力衰竭,除了考虑到高血压、冠心病、肺源性心脏病、心肌病等心脏疾病外,亦不能忽视心肌淀粉样变性。在诊断过程中,不能按照诊断标准逐一对照,很多疾病并不是按照教科书上的起病发展的,而是要结合患者的具体情况进行判断。

3. 心肌淀粉样变性对症治疗需注意:利尿剂、血管扩张剂容易导致回心血量减少和心排血量进一步下降,诱发低血压,应用过程中要密切观察。洋地黄和钙通道阻滞剂都可与淀粉样变纤维结合,前者易致心律失常,后者因负性肌力作用易使心力衰竭恶化,也应慎用。有心律失常者应积极控制心律失常,若有高度房室传导阻滞或有症状的严重心动过缓,可考虑起搏器治疗;对于严重心力衰竭的患者,还应注意营养支持治疗;另外,在使用激素治疗时,需注意激素的不良反应。

4. 辅助检查对于疾病的诊断和治疗有一定的指导意义,但也有其一定的局限性,对其不能盲目全信。在没有充分证据评价辅助检查结果是否真实的前提下,绝不能自以为是地对其全盘否定。

了解并掌握心力衰竭的少见病因,警惕心肌淀粉样变性,让临床观念与时俱进。

(丁香园 157353064 供稿　田进伟编辑审校)

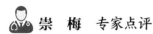 崇　梅　专家点评

心肌淀粉样变性(cardiac amyloidosis,CA)也称为心脏僵硬综合征,是由于异常折叠蛋白分子构成的不可溶性纤维沉积物在心肌聚集而导致的以心力衰竭、心律失常和心肌缺血为主要表现的临床综合征。临床上分为以下几种类型:①免疫球蛋白轻链(AL)型 CA:原发性 CA,常见;②甲状腺素转运蛋白相关(TTR)型 CA:较常见;③血清淀粉样蛋白 A(AA)型 CA:继发性 CA,少见;④孤立型心房 CA:罕见。AL 型 CA 是最常见的 CA 类型,可伴发于多发性骨髓瘤,由于浆细胞异常增生,AL 蛋白折叠错误,浸润心肌,并引起多器官受累,如肾脏、肝脏、周围 / 自主神经及消化道等,预后差,从出现症状到死亡的平均时间为 6 个月。TTR 型 CA 具有限制型心肌病的症状和体征,发展较慢,多数患者有周围和自主神经病征,半数有腕管综合征,可早于心脏表现 8~10 年,心脏受累是生存的主要决定因素,未经治疗的患者诊断后的中位生存期较差,突变型 TTR 型 CA 为 2.5 年,野生型 TTR 型 CA 为 3.6 年。因此,早期诊断具有重要临床价值。

CA 的心电图特征包括:①肢体导联低电压;②超声提示心室肥厚,而 V_5、V_6 导联 R 波电压矛盾性降低;③无冠心病证据而出现假性心肌梗死图形。超声心动图是诊断和评估 CA 的首选无创检查方法,其典型的超声心动图表现如下:①室间隔及心室壁呈对称性增厚,心肌回声增强;瓣膜或乳头肌也可因淀粉样物质沉积而增厚或增粗。②闪烁征:增厚心肌中散在圆形或不规则的闪烁颗粒样回声。③心室舒张功能严重受损,常呈限制性充盈障碍(E/A > 2、E/E' > 15)。④早 - 中期左室射血分数正常或轻度下降,但心排血量明显降低,EF 短期迅速下降。⑤下腔静脉内径增宽,随呼吸内径变化率常 <50%。⑥双心房增大,心室腔内径正常或偏小。⑦常并发心包积液、胸腔积液、腹水等。⑧斑点追踪成像显示特殊的应变变化模式——"心尖应变保留模式",即其中基底段损伤最明显,心尖没有或轻微受累。本病与肥厚型心肌病(可伴有左室流出道梗阻)或高血压心脏病易混淆,尤其是 CA 合并高血压心脏病或主动脉瓣疾病的复杂病例,需要超声科医生掌握 CA 的超声特点,仔细甄别。磁共振显像对于诊断具有重要的提示作用,经典表现是内膜下出现心肌钆对比剂延迟强化(late gadolinium enhancement,LGE),也可以表现为心肌内片状或者弥漫室壁内的 LGE,不遵循任何特定的冠状动脉分布。核素显像及 PET/CT 用于鉴别及监测治疗前后的心肌淀粉样变性沉积量。另外,脐周皮下脂肪抽吸＋骨髓穿刺,85% 的患者刚果红染色阳性,可代替心内膜心肌活检(endomyocardial biopsy,EMB)。EMB 仍是诊断 CA 的"金标准"。心肌活检的敏感性可达 100%,但取材困难且属于侵入性有创操作,多数患者不易接受,难以开展。

2020 年 6 月美国心脏协会对于 ATTR-CA 给出了诊断和治疗的科学声明,有 3 个重大进展。第一,成像技术的发展可对 ATTR-CA 进行准确的无创诊断,而无须进行确诊的心内膜活检。第二,观察性研究表明,在相当一部分心力衰竭患者中,ATTR-CA 可能未被充分认识。第三,基于对淀粉样蛋白形成机制的理解,批准了用于治疗 ATTR-CA 的疗法。在出现心功能障碍的明显症状(NYHA Ⅲ～Ⅳ级)之前给予 ATTR-CA 疗法是最有效的,必须通过容易进行的无创检查对受影响的个体进行早期识别。既往认为该病为临床少见疾病,甚至归为罕见疾病,但 ATTR-CA 在临床情况中可能很普遍,比如主动脉瓣狭窄患者中 16% 和 HFpEF 中 13%~17% 的患者都可以看到 ATTR 沉积。

因此,心肌淀粉样变性并非临床罕见病,早期识别并进行正确分型可以改善患者预后。对每一例心力衰竭或心肌肥厚患者,接诊医生都要警惕该病的可能。超声心动图出现中至重度左心室增厚(壁厚 ≥ 14mm),应考虑 CA 的可能,特别是超声心动图上的壁厚与心电图上的 QRS 电压不一致时。

8　一例扩张型心肌病患者的启示

【临床经过】

临下班时,29 床家属来找我商量他母亲的出院事宜,由于该患者近几天心功能明显改善,准备在近期出院。这是一位 71 岁女性患者,因"反复活动后胸闷 3 年,加重伴咳嗽、全身水肿 3 周"入院,入院时全身重度水肿,端坐呼吸,频繁咳嗽,呈白黏痰。入院查体:急性病容,颈静脉轻度怒张,双下肺可闻及大量水泡音;心界向两侧扩大,心率 110 次 /min,心尖部可闻及 2~3/6 级收缩期吹风样杂音;肝肋下约 3cm 可及。既往患者常在当地诊所就诊,诊断不明确,未正规诊治,以往发作时当地诊所予以呋塞米静脉推注及丹参静脉滴注,症状可缓解,本次在当地诊所处理无效,遂转入我院。入院后查超声心动图:①左心房、左心室增大,左心容量负荷过重;②左心室收缩功能降低(LVEF 26.9%);③室间隔运动平直,左心室后壁运动减弱;

④主动脉根部运动降低;⑤二、三尖瓣中量反流,主、肺动脉瓣少量反流;⑥心包积液(少量)。心电图示窦性心动过速,完全性左束支传导阻滞。胸部 X 线检查示心影增大呈"普大型"改变,心胸比率约 0.65,左心缘延长,心腰部平直,主动脉增宽,主动脉结突出;右下肺可见片絮状模糊阴影,右侧膈面毛糙低平,左侧膈面显示不清,两肋膈角欠锐利,考虑为右下肺炎、心影增大。心电图提示完全性左束支传导阻滞。入院诊断为扩张型心肌病、全心衰竭、右下肺炎。

【分析及处理】

由于患者 LVEF 值过低,向家属详细交代了患者可能出现恶性心律失常、心力衰竭不能纠正、猝死等不良预后,其家属表示理解,同时我们根据病情,建议患者行 CRT-D 治疗,但患者因家庭经济条件差而愿意接受药物治疗。入院后予以抗血小板聚集、改善心肌重构、抗感染、减轻心脏前后负荷、强心等对症处理后,患者水肿明显消退,心率减慢,食欲改善,1 周后患者能够平卧入睡,能够下床活动,生活基本能够自理,治疗效果比较明显,准备下一步从小剂量开始用 β 受体阻滞剂,以进一步改善预后。我和患者家属谈话刚刚结束,护士就匆匆来报:"29 床上卫生间回来突然不行了,你快去看看!"我急忙跑到病房,只见老人斜靠在床上,右侧眼睑下垂,右侧口角直流涎,表情淡漠,呼之不应,查体不配合,左侧肢体乱动,右侧肢体无活动,双侧瞳孔等大,对光反射灵敏,左侧病理征可疑阳性,血压 120/70mmHg,呼吸平稳,心率不快,肺部未闻及啰音,经验告诉我,患者可能发生脑栓塞了!立即予以吸氧,请神经内科急会诊,神经内科赞同我的看法,建议急诊 CT 检查排除脑出血,CT 检查未发现出血灶,考虑为脑栓塞。接下来按神经内科会诊建议进行相关处理。然后与家属谈话,交代病情,其家属起初对病情的突然变化不理解,后来经反复解释,患者家属商议后决定放弃治疗(第 2 天签字出院了)。这位患者的诊治过程让我感到非常惋惜和遗憾。

【心得体会】

1. 此例患者在心力衰竭症状得以改善时,却突然发生脑栓塞,看起来非常偶然,其实存在了很大的必然性。患者早期心功能低下,心肌收缩与舒张活动幅度明显减弱,心房及心室均易形成附壁血栓。而当心功能改善后,心肌收缩功能改善,附壁血栓极易脱落,导致栓塞风险显著增加。因该患者扩张型心肌病未并发心房颤动,超声心动图亦未发现附壁血栓,故未给予华法林或低分子量肝素抗凝,从而使机体处于无抗凝保护状态,极易导致血栓形成及栓塞事件发生。

2.《中国慢性心力衰竭诊断治疗指南》指出:心力衰竭伴窦性心律患者不推荐常规抗凝治疗,但明确有心室内血栓,或者超声心动图显示左心室收缩功能明显降低而心室内血栓不能除外时,可考虑抗凝治疗(Ⅱa 类推荐,C 级证据)。这就证实了心力衰竭伴 EF 值严重低下患者,虽然仍是窦性心律,但由于心力衰竭时扩张且低动力的心腔内血液淤滞、局部室壁运动异常,以及促凝因子活性提高等因素存在,可能有较高血栓栓塞事件发生的危险,可考虑给予抗凝治疗。尤其是扩张型心肌病伴发 EF 值严重降低的心力衰竭患者,由于各房室腔均扩大,更应强调抗凝治疗的必要性。

3. 本例病案带给我的一个专业之外的教训是:与患者或家属谈话是每一名医生的必修课,也是一门学问,透彻的谈话不仅能为以后的诊治工作减少很多麻烦,并能带来一定的益处。该患者在治疗过程中,我没有重视向其本人及其家属交代发生血管栓塞的可能性,所以当栓塞发生时,就需要费更多努力才能让家属理解并接受。良好的沟通是和谐医患关系的前提。

【经典箴言】

扩张型心肌病容易有附壁血栓形成,治疗过程中应注意抗栓药物的应用,同时警惕脑栓塞事件的发生。

(冷利华)

 杨大春 专家点评

这是一个非常有启发性的病例。栓塞是本病常见的并发症,首先重在预防,即对栓塞高危患者进行抗凝治疗。那么,哪些患者属于栓塞高危人群呢?《中国扩张型心肌病诊断和治疗指南》指出,对于已经有附壁血栓形成和血栓栓塞并发症发生的患者必须接受长期抗凝治疗;对于合并心房颤动的患者,CHA_2DS_2-VASc 评分中男性≥2 分、女性≥3 分者应考虑接受口服抗凝治疗(Ⅰ类推荐,A 级证据),可使用华法林或新型抗凝药,预防血栓形成及栓塞。单纯扩张型心肌病患者如无其他适应证,不建议常规应用华法林和阿司匹林。做超声心动图时,可以选择不同切面、提高超声波频率或更换高频探头探查附壁血栓,提高附壁血栓的检出率,减少栓塞高危患者漏诊率。其次,在治疗方面,一旦发生脑血管栓塞事件,有条件的医院应尽早启动急诊介入取栓术,以降低患者致死率、致残率。

9 反复心悸的谜底

【临床经过】

最近我收治了一位反复心悸的患者,经过入院后的相关检查和密切观察,今天终于确诊,谜底揭晓,我感到非常有成就感。回想几天来的诊治过程,让我受益匪浅。这是一位 68 岁男性患者,因"反复心悸 10 天"入院。入院前 10 天患者无明显诱因反复出现心悸,伴有黑矇,持续 3~5 秒后自行缓解。发作时不伴有胸闷、胸痛,无意识障碍,无四肢抽搐及肢体活动障碍,在当地医院就诊,予以美托洛尔口服(12.5mg、2 次 /d),效果欠佳,发作次数渐增多,4~6 次 /d,每次发作持续时间相似。既往有高血压病史 20 余年,最高血压达 160/105mmHg,平素服用氨氯地平治疗,血压控制在 130/80mmHg 左右。否认糖尿病、冠心病病史,否认入院前有上呼吸道感染、肠炎病史。吸烟史 40 年,20 支 /d。否认猝死相关家族史。入院查体:体温 36.8℃,脉搏 70 次 /min,呼吸 20 次 /min,血压 140/90mmHg;肥胖体形,颈静脉无充盈,双肺呼吸音清,未闻及明显干、湿啰音;心界不大,心率 76 次 /min,律不齐,可闻及期前收缩,偶有短阵快速心律,持续时间约 5 秒,各心脏瓣膜听诊区未闻及病理性杂音;腹部平坦、柔软,无压痛、反跳痛,肝、脾肋下未及;双下肢无水肿。

【分析及处理】

心悸的病因比较复杂,心脏搏动增强就是其中之一,要考虑剧烈活动、情绪紧张、药物、饮酒等生理性因素,根据病史可以逐一排除。针对本例有高血压基础疾病的患者来说,我更多地想到了以下病理性因素:①甲状腺功能亢进症:由于基础代谢及交感神经兴奋性增高,导致心率加快。但是入院查体示甲状腺未及肿大,查甲状腺激素水平及血清 TSH 均在正常范围,病程中患者无高代谢症状及体征,故诊断依据不足。②贫血:此时血液携氧减少,器官及组织缺氧,机体通过增加心率,提高排出量来保证氧供,患者无贫血貌,查血常规提示血红蛋白 130g/L,故不支持。③低血糖症:可引起机体肾上腺素增多,心率加快,出现心悸,伴大汗淋漓,但入院后患者心悸发作时多次测量血糖在 6.0mmol/L 左右,故可以排除。④嗜铬细胞瘤:机体内大量儿茶酚胺可致儿茶酚胺性心肌病,伴发阵发性心动过速等心律失常,但患者上腹部 CT、血尿儿茶酚胺及代谢物测定均不支持。由于患者心悸发作次数频繁,入院后积极完善 Holter 检查,结果显示每于心悸发作时,患者心电图表现为短阵室性心动过速,到底何种疾病所致? 毕竟病因诊断才是治疗的基石! 接下来完善心肌 ECT 及超声心动图,提示左心室心尖部呈室壁瘤样改变,左心室中段肥厚,舒张期室间隔的厚度与后壁之比为 1.6,间隔运动低下,且心电图表现为左心室肥大,ST-T 改变,胸导联出现巨大倒置的 T 波,综合病史及辅助检查,原来是梗阻性肥厚型心肌病在作怪。将病情向患者及其家属详细告知,经沟通后我们为患者植入 ICD,同时口服胺碘酮以减少 VT/VF 发作概率,患者心悸症状消失。

【心得体会】

1. 回顾性分析,患者存在流出道梗阻,左心室舒张期充盈不足,为什么患者无胸痛症状呢? 在心室收缩时,梗阻部位下面的左心室血液受阻,而在舒张期梗阻部位上面的左心室血液能够满足心肌供血的需要,因此患者平素无胸痛、胸闷等症状。

2. 患者心电图提示胸导联出现巨大倒置的 T 波,伴左心室肥大及 ST-T 改变,很容易误诊为冠心病,这时就需要冠状动脉造影及超声心动图进行鉴别,通过本病例,看到类似的心电图我们要有意识地想到肥厚型心肌病。

3. 根据 2006 年 ACC/AHA/ESC 关于《室性心律失常的诊疗和心源性猝死的预防指南》,患者有高血压、肥胖、吸烟史等心源性猝死(SCD)的危险因素,且患者于病程中反复发作短阵室性心动过速,因此发生 SCD 的概率较大,通过植入 ICD 治疗可以明显提高生存率。

【经典箴言】

针对心悸症状,应严格进行鉴别诊断,在此基础上做到临床思维全面,逐一排查,最终进行病因治疗。

(刘光辉)

10 心肌心包炎误诊为心肌梗死一例

【临床经过】

急性冠脉综合征是临床上常见急症,但需注意与一些疾病相鉴别。以前收治的那例以胸痛为首发症状的患者,至今让我记忆犹新。这是一位 45 岁女性患者,因“突发胸痛 1 天”入院。患者 1 天前无诱因出现胸痛,疼痛位于心前区,巴掌范围大小,无放射痛,未行治疗,疼痛持续未缓解。发病第 2 天就诊于我院,拟“胸痛待查”收入我科。查体无异常体征。18 导联心电图示 Ⅰ、aVL、Ⅱ、Ⅲ、aVF、V_1~V_5 导联 Q 波形成伴 ST 段抬高,提示急性广泛前壁、下壁、侧壁心肌梗死,心肌酶明显增高,肌钙蛋白达 2.11ng/ml。既往无高血压、糖尿病病史,无烟、酒嗜好。

【分析及处理】

入院诊断为“冠心病,急性广泛前壁、下壁、侧壁心肌梗死”,给予吸氧,心电监护,硝酸甘油静脉滴注,抗凝、抗血小板、调脂等治疗。开始患者症状有所缓解,但随后 2 天患者开始出现血压下降,多巴胺维持剂量需逐渐增大才能维持,病程中患者出现了颈静脉怒张等右心负荷加重的表现,血压低至 90/60mmHg,给予静脉滴注多巴胺后上升,但患者始终能平卧,无明显气促症状,血压下降考虑是否为下壁梗死合并右心室梗死?但血流动力学一直不稳定,向患者家属讲明病情,我们为患者行冠状动脉造影,术中见冠状动脉正常,心影比心腔大,行超声心动图提示大量心包积液,心脏叩诊提示心界扩大,因此考虑诊断为急性心肌心包炎。予以停用抗凝及抗血小板等治疗,给予心包穿刺、激素等治疗后,患者病情立即好转出院。仔细回顾该病例,发现每次复查心电图示各肢体导联的电压呈逐渐降低,这就提示了存在进展性心包积液增多的依据。

【心得体会】

1. 该患者系 45 岁女性，无冠心病危险因素，并且年轻人对心肌梗死引起的疼痛、胸闷症状较老年人更难耐受，一旦胸痛发作，其反应更强烈。另外，在为患者行冠状动脉造影时，结果提示冠状动脉无异常，这让我们对初步诊断进行反思。

2. 心肌梗死患者的低血压除了右心室梗死所致外，由于患者合并前壁心肌梗死，泵衰竭也可引起低血压，该患者还出现了颈静脉怒张等体循环淤血的症状，结合前面的诊断"急性心肌梗死"，考虑心功能不全有依据，但该患者能平卧入睡，似乎又不支持心力衰竭。那么在患者出现右心负荷重的情况下，我们还需考虑急性心脏压塞、肺栓塞所致的急性肺源性心脏病、急性风湿性心肌炎、中毒性心肌炎、主动脉窦瘤破入右心室等，危重症疾病(如急性肺栓塞、心脏压塞)也可迅速出现休克，因此我们不能思维定式于急性心肌梗死引起的心力衰竭、低血压。

3. 大面积心肌梗死患者，其肌钙蛋白往往明显升高，但该患者肌钙蛋白不仅轻度升高，当然心肌损伤标记物的升高程度并不具有特异性。这时我们需要考虑是否存在其他心源性疾病诊断的可能，如心肌炎、心肌心包炎、主动脉夹层、心力衰竭等。

4. 患者有时出现右心负荷加重的表现，伴低血压状态，不妨早期行床旁超声心动图检查以明确是否合并心包积液。

5. 心脏叩诊是基本功，如果通过细致的查体，就会及时地为确诊提供线索，可以使许多疾病的诊疗少走弯路，也让我意识到临床医生应时刻加强基本功练习的重要性。

【经典箴言】

临床工作中，先入为主的思想要不得，在治疗过程中要动态观察病情，不断反思并修正初步诊断，同时注意把握辅助检查的指征。

（丁香园 Hchaofa）

11 大笑之后就会晕厥的奇怪患者

【临床经过】

最近，我所管床位上收治了一位中年男性患者，因"活动后呼吸困难 1 周"入院，患者平素有劳力性胸痛史 5 年，未系统诊治。门诊诊断为冠心病、心功能Ⅲ级。患者入院查体示心左界向左下扩大，心尖区 3/6 粗糙吹风样杂音，较局限，心电图示陈旧性侧壁心肌梗死。我边查体边思考，莫非是冠心病所致的心力衰竭表现？

【分析及处理】

经利尿、扩血管处理后，患者心力衰竭症状很快得到控制。第 2 天，正当我沾沾自喜该心力衰竭不堪我一击之际,辅助检查回报已到。其中,超声心动图结果实出我意料之外,但细想又在情理之中。超声心动图报告提示梗阻性肥厚型心肌病,左心室收缩及舒张功能减退。我赶紧来到患者床边,重新问病史、查体。患者回忆说,以前有过数次昏厥史,而且他有件怪事儿,就是不能听人家说笑话。我问他为什么? 他说:"因为一哈哈大笑我就会昏过去,所以熟人都不敢跟我说笑话。"我边听边琢磨,这哈哈大笑不就是天然的 Valsalva 动作吗? 再重新心脏听诊,发现胸骨左缘第 3、4 肋间也有收缩期杂音,性质粗糙,而且比心尖区更响亮,再一路顺藤摸瓜地听下去,该杂音从胸骨左缘到三尖瓣区、心尖区是连续存在的。复习心电图,Ⅰ、aVL、V_5~V_6 导联 Q 波确实是宽钝的。

【心得体会】

1. 心尖区收缩期杂音可能是从三尖瓣区、胸骨左缘甚至主动脉瓣第一听诊区传过来的。

2. 肥厚型心肌病患者的心电图不一定都有深窄的 Q 波。

3. 采集病史时,要注意提醒患者有无较平时异常的症状或体征,并且把它和当前的症状、体征联系起来思考。

【经典箴言】

对新入院的患者,住院部接诊医师要重新问病史、查体,并结合辅助检查,逐渐养成独立做出诊断的工作作风。

(顾小卫)

12 反复晕厥的老人

【临床经过】

昨天夜班,今晨收治了一位新患者。患者系 72 岁男性,因"2 小时内晕厥 1 次"入院,急诊诊断为晕厥待查:脑供血不足? 患者既往有高血压、糖尿病病史。看着急诊病历,我心里思考,病程中患者发病时正睡在床上,怎么会脑供血不足导致晕厥呢? 我来到床边,重新问病史、查体,其家属告诉我,凌晨 5:00 左右,忽然听到老先生在床上哼了一声,她赶过来时发现患者呼之不应,当时无口吐白沫、抽搐、大汗淋漓、大小便失禁,约 5 分钟后自行醒转,醒转后神志恍惚。

【分析及处理】

根据患者家属的讲述,我初步排除了癫痫发作、低血糖昏迷、直立性低血压,首先想到了 Brugada 综合征,因为发病前似乎有尖叫,又是夜间发病,但 Brugada 综合征一般年轻人多发。带着疑惑我开始查体,神经系统无阳性体征,叩诊心界大,心室率约 65 次/min,心房颤动律,心音低钝,心尖区闻及 3/6 级收缩期吹风样杂音,是急性心肌梗死、高血压心脏病,还是扩张型心肌病呢?如果是急性心肌梗死,老年患者可能痛阈较高而无胸痛,况且患者还合并糖尿病,但发病2小时了,其间没有任何处理,心肌梗死会病情好转吗?如果是高血压心脏病,昏厥又作何解释呢?难道是扩张型心肌病?扩张型心肌病有发生心源性猝死的可能,且扩张型心肌病一般见于男性患者,主要表现为不同程度的左心功能不全,病情严重时可有明显的心脏扩大及右心功能不全,还是住院后完善超声心动图检查证实吧。于是便开了华法林,同时建立静脉通道,给予吸氧改善症状,同时心电监护注意生命体征变化。转眼到了查房时间,我正在检查这位患者隔壁床时,突然家属一阵骚乱,我仔细一看,患者脸色发青,呼之不应,心电监护提示心室颤动发作,立即行胸外心脏按压,同时叫护士把除颤仪、抢救车推过来。立即除颤,一次不行,加大功率,再次除颤,同时注意心电监护变化:原来不仅心室颤动消失了,入院时的心房颤动也没了。当天下午,患者查超声心动图证实确系扩张型心肌病,左室射血分数仅32%。

【心得体会】

1. 对不明原因的晕厥患者,特别是中老年患者,要重点考虑器质性疾病,特别是心源性晕厥。一旦考虑心源性晕厥,要及时心电监护以防治恶性心律失常。

2. 病房接诊医生对门急诊的诊断有怀疑时,要果断地重新问病史、查体。

3. 上午是心源性猝死的高峰时间,对有猝死可能的患者要留意。一旦发现,在除颤仪、监护仪到位之前,要立即胸外心脏按压以提高抢救的成功率。

【经典箴言】

对反复发作晕厥的中老年患者,当考虑器质性心脏病所致时,要预料到心源性猝死的可能性,同时注意和患者家属及时沟通。

(顾小卫)

13 心包积液患者警惕夜间急性心脏压塞

【临床经过】

近几天,我所管床位上有一位56岁女性患者,因"胸闷1个月,加重伴呼吸困难2天"入院。患者1个月前曾在我院查超声心动图明确为心包积液,并行心包穿刺,送检液体,未见癌细胞、结核分枝杆菌,因患者PPD强阳性,故拟诊为结核性心包炎,予抗结核、利尿治疗,患者病情好转出院。2天前患者胸闷、呼吸困难加重,故再次入院治疗,复查超声心动图见大量心包积液。因患者既往病史明确,拟第2天行心包穿刺,抽取心包积液送检,以明确病因。那天恰好我值班,患者在入院第2天凌晨4:00,突发胸闷,呼吸困难,伴全身冷汗,呼之不应,立即查体:血压80/40mmHg,患者神志不清,口唇发绀,颈静脉怒张,颈动脉压搏动较弱,听诊心音遥远,考虑为心源性休克。

【分析及处理】

我立即为患者行心肺复苏,同时给予吸氧、心电监护,这时突然想起教科书上说过,急性心脏压塞时的典型征象为 Beck 三联征:动脉压下降、静脉压上升(颈静脉怒张)和心音遥远。现在患者出现的情况就是 Beck 三联征的典型症状,结合其相关病史,这种表现是否就是急性心脏压塞? 立即请示主治医师,听取病情汇报后,主治医师决定为患者行心包穿刺。立即摇高患者床位,在其剑突与左肋弓缘处消毒后进针,抽取液体约 100ml,患者呼吸逐渐平稳,发绀较前明显改善,心电监测可见有自主心律,血压逐渐上升至 100/60mmHg。考虑患者病情较危重,遂立即转入 ICU。下夜班前,去 ICU 随访该患者,据 ICU 管床医生讲,该患者在引流出约 200ml 心包积液后,意识已逐渐恢复。3 天后患者转回我科,生命体征平稳,继续抗结核治疗,住院观察 2 周后,复查超声心动图提示心包积液明显减少,患者好转出院。

【心得体会】

1. 对于有大量心包积液的患者,一定要慎防突发的急性心脏压塞,特别是在夜间熟睡后,这可能与夜间迷走神经兴奋有关。

2. 急性心脏压塞的严重程度与心包腔内的压力升高速度密切相关,与心包腔内液体量的多少并不一定成正比。这点体会颇深,在抢救过程中,患者在心包抽出液体后,其症状明显改善,血压及动脉血氧饱和度回升显著。

3. 临床上出现原因不明的低血压伴心音遥远的患者,不要简单地用心搏骤停解释,还需结合患者查体情况和既往病史,以明确有无急性心脏压塞。

【经典箴言】

大量心包积液的患者,夜间随时可能发生急性心脏压塞,积极抢救时应果断地采取心包穿刺来改善患者症状。

(钟 炜)

14 产妇分娩后胸闷,谁是真正的元凶?

【临床经过】

今天我值班,刚接班便收治一位患者,女性,30 岁,因"进行性胸闷、气促伴全身乏力 1 个月余"入院。患者 1 个月前即产后 2 周出现活动后胸闷、气促,伴有全身乏力,开始一般活动后出现,休息后可缓解,呈进行加重,后逐渐发展为休息时亦出现上述症状,夜间不能平卧,无明显胸痛,心悸,无咳嗽及咯血,至当地医院就诊查超声心动图示左心室 71mm、EF 27%,拟诊为扩张型心肌病,给予地高辛、美托洛尔(倍他乐克)、阿司匹林(拜阿司匹灵)、利尿剂、硝酸酯类等药物治疗。患者症状无明显好转,为进一步诊治就诊于我院。另外,患者45天前于外院正常分娩一足月男婴,无大出血等并发症。40天前出现发热,体温最高可达39℃,当地医院诊断为上呼吸道感染,给予青霉素治疗后改善。生育史为2-0-0-2。入院查体:体温36.8℃,脉搏110次/min,呼吸22次/min,血压83/60mmHg;精神较萎靡,口唇轻度发绀,双肺呼吸音清,双下肺可闻及散在湿啰音;心界左侧扩大,心率110次/min,律齐,未闻及期前收缩及杂音;肝、脾肋下未及;双下肢轻度水肿。血、尿常规正常,肝肾功能、血脂分析、血糖、电解质无异常,心肌酶谱及肌钙蛋白正常,甲状腺功能测定正常。全胸部X线片示双肺纹理大致正常,心影增大;心电图示窦性心动过速,ST-T改变,肢导低电压。

【分析及处理】

入院后,结合病史、体征、相关辅助检查,以及超声心动图复查结果"LA 35mm,室间隔6mm,LVDd 68mm,LVEF 35%,RV 20mm,RA 23mm,左心室扩大,心收缩功能减低,中度二尖瓣关闭不全,轻度三尖瓣关闭不全,肺动脉压60mmHg",初步考虑"围产期心肌病、心功能不全"诊断可能性大。但需和以下疾病鉴别:①病毒性心肌炎:患者发病初有上呼吸道感染病史,但心肌酶谱及肌钙蛋白正常,可进一步行血清相关病毒或细菌抗体检测以排除;②先天性心脏病:多数儿童时期有相关病史,超声心动图检查可有先天性心脏病的特征性表现;③妊娠期高血压疾病:可出现进行性心功能减退,但有高血压和蛋白尿;④贫血性心脏病:多发于妊娠期及围产期妇女,因妊娠期多数有贫血,长期慢性贫血可引起心肌微结构改变,以及心脏高排血量状态,导致心功能减退,而患者妊娠过程中血红蛋白无异常,结合超声心动图检查,可排除贫血性心脏病的可能;⑤风湿性心脏瓣膜病:一般有风湿热病史,超声心动图有相关瓣膜病变的证据,此例患者不支持此诊断;⑥原发性扩张型心肌病:多发生于男性,其平均发病年龄多超过妊娠妇女的平均年龄,而围产期心肌病仅发生于妊娠后期及产后6个月以内;⑦另外,高血压心脏病、冠心病、维生素B_1缺乏性心肌病、克山病、甲亢性心肌病等导致心力衰竭的病因,结合病史及相关检查均可排除。治疗上给予强心、利尿、扩血管减轻心脏前后负荷,抗凝、抗血小板防止栓塞性事件发生,改善心室重构等。

【心得体会】

1. 围产期心肌病是一种伴左心室收缩功能障碍的扩张型心肌病,引起心力衰竭症状和体征。其诊断依据主要有以下4点:①心力衰竭发生在妊娠最后1个月或分娩的5个月内;②无导致心力衰竭的明确原因;③妊娠的最后1个月前无心脏疾病;④超声心动图示左心室收缩功能障碍,如射血分数减低等。因此,围产期出现胸闷等呼吸困难症状的产妇,应注意想到此种疾病的可能,应完善相关检查及病史,进一步明确。

2. 此例围产期心肌病患者的诊断难点,关键在于与病毒性心肌炎相鉴别。患者早期有上呼吸道感染病史,之后出现循环系统症状和体征、心电图改变,超声心动图示左心室收缩功能减退,虽然目前心肌酶谱及肌钙蛋白不高(发病早期并未行此两项检查,不排除早期心肌酶谱及肌钙蛋白异常),但不能排除病毒性心肌炎的诊断,确诊有待病毒血清抗体检测及心内膜心肌活检结果。目前,围产期心肌病病因及发病机制不明,考虑可能与病毒性心肌炎、自身免疫因素、硒缺乏有关。病毒性心肌炎与围产期心肌病存在着一定的交叉,如病毒血清抗体检测均可出现阳性,心内膜心肌活检均有心肌炎表现,但病理学检查提示光镜下可见两种类型的肌质内沉积物,其中一种在绝大多数心肌细胞内均可见到,其结构均匀,染色弥漫,呈颗粒状,这是围产期心肌病所特有的改变;另一种形态不规则,嗜碱染色,为非特异性改变,这就决定了两者的确诊主要依据心内膜心肌活检病理学检查结果。在大多数医院,尤其是基层医院,确诊围产期心肌病主要依靠排除法,因其病死率高、预后差,我们应谨记对其的诊断"宁可过之,不可不及"。

3. 围产期心肌病的治疗方案主要包括一般治疗,如休息、吸氧、预防血栓栓塞、注意营养;心力衰竭的药物治疗,如洋地黄、利尿剂、血管扩张剂、ACEI、β受体阻滞剂等;短期内使用 IABP 或左心室辅助设备改善症状;对药物及其他治疗方案不敏感的难治性心力衰竭患者,心脏移植可能有益于提高生存率;对于妊娠患者,心力衰竭控制后立即终止妊娠。因围产期凝血因子 II、VII、VIII、X 及血浆纤维蛋白原增加,血小板黏附性增强,亦由于心功能不全导致下肢静脉淤血,卧床休息引起下肢血流缓慢、血液淤滞等因素存在,围产期心肌病患者很容易形成下肢深静脉血栓,从而引起肺栓塞导致死亡。因此,抗凝、抗血小板治疗以预防血栓栓塞,与改善心力衰竭治疗一样尤为重要。

【经典箴言】

孕产妇在围产期出现呼吸困难等临床表现时,要想到围产期心肌病,及时、规范地去处理,方能改善预后。

(王　炜)

15　经皮腔内超声指导肥厚型心肌病导管消融一例

【临床经过】

今天天气晴朗,科室领导对医疗新技术支持力度很大,在上级医院外援支持下准备做一台经皮腔内超声指导的梗阻性肥厚型心肌病室间隔心肌射频消融术。患者男性,48 岁,因"劳力性呼吸困难、胸痛 2 年,加重 1 个月"入院。患者有肥厚型心肌病家族史,高血压病史 12 年。2 年前自觉运动量增加时,胸闷、呼吸困难伴胸骨后疼痛,休息可缓解,无晕厥、抽搐。超声心动图提示室间隔肥厚达 23mm,后壁 13mm。曾口服 β 受体阻滞剂、非二氢吡啶类钙通道阻滞剂(CCB)等药物。1 个月前自觉症状加重,为进一步治疗求诊。入院查体:血压 140/80mmHg;一般状况可,言语流利,颈静脉无怒张,胸廓扩张度对称,呼吸平稳,双肺呼吸音清;心尖冲动正常,未触及震颤及心包摩擦感,心界正常,心律规整,心率 88 次 /min,胸骨左缘第 3 肋间可闻及 3/6 级收缩期喷射性杂音,向颈部传导,心尖区可闻及 2/6 级收缩期吹风样杂音;腹软,无压痛,肝、脾未触及;双下肢无水肿。心电图示窦性心律,$V_3 \sim V_6$ 导联 ST 段下斜型下移,T 波升降支不对称。复查超声心动图示左心房内径 45mm,左心室内径 52mm,室间隔厚度 25mm,左心室后壁厚度 13mm,SAM 征阳性,EF 48%。

【分析及处理】

患者诊断明确,拟诊为梗阻性肥厚型心肌病。向患者及其家属介绍肥厚型心肌病现有治疗方法,家属及患者表示愿意尝试创伤小的经皮腔内导管射频消融术。完善术前检查,邀请上级医院经验丰富的教授坐镇指导。经主动脉逆行送消融导管至主动脉根部,导管打弯跨瓣送入左心室,术中测得左室流出道主动脉压力阶差为 56mmHg,定位肥厚室间隔位置,区域性多点消融,术后即刻流出道压力阶差降为 45mmHg,撤出消融导管,局部加压包扎。术后 3 天复查超声心动图提示 SAM 征阴性,EF 54%。

【心得体会】

左室流出道是由主动脉瓣、间隔心肌和二尖瓣前叶围成的。左心室出口梗阻可表现为主动脉瓣狭窄或主动脉瓣下梗阻,均可表现为呼吸困难、胸痛和晕厥。肥厚型心肌病患者当间隔心肌肥厚达到一定程度,可以把左室流出道分为两部分。当心肌收缩时左室流出道内产生负压,吸引二尖瓣前叶前向移动导致流出道梗阻加重,左室流出道与主动脉峰值压力阶差加大。目前治疗手段包括:①药物治疗:左心室容量减少,正性肌力药物均可引起流出道梗阻加重,因此避免使用具有类似作用的药物。应用负性肌力药物如 β 受体阻滞剂、非二氢吡啶类 CCB 减轻 SAM 效应。②经皮室间隔心肌消融术:由于间隔心肌需要室间隔支血液供应,栓塞相关动脉可造成医源性心肌梗死,使肥厚的间隔心肌变薄,从而减轻梗阻。受间隔支血管走行限制,不一定能达到预期结果。③植入永久性心脏起搏器:梗阻性肥厚型心肌收缩过程中,由于 SAM 效应吸引二尖瓣前叶前移。通过改变左心室心肌的收缩顺序,程控为短 AV 间期,保证间隔心肌预先激动的右心房右心室心尖部,双腔起搏可以明显降低左室流出道与主动脉峰值压力阶差。该治疗措施并不能应用于所有肥厚型心肌病患者,适用于有明确流出道梗阻且合并有窦房结功能不良、房室结传导阻滞等相关起搏适应证的患者。④新近开展的经皮腔内超声指导室间隔心肌消融术:可以明显降低左室流出道与主动脉峰值压力阶差,取得良好的治疗效果,具备创伤小、效果确切的优点,但对技术操作要求较高。⑤外科室间隔心肌切除术:切除肥厚的室间隔心肌是重症梗阻患者的根治方法,可明显改善流出道梗阻。⑥由于恶性室性心动过速、心室颤动常伴发梗阻性肥厚型心肌病,故对于存在恶性心律失常的患者,主张植入ICD进行猝死的一级、二级预防。⑦对于伴发的心房颤动,应采取积极的治疗维持窦性心律,因为心房颤动时左心房失去辅助泵功能,减少左心室充盈,同时过快的心室率会进一步减少左心室充盈,加重流出道梗阻。如果无抗凝禁忌证,启动华法林抗凝,不需要评估栓塞风险。不能转复的心房颤动,给予积极控制心室率,必要时进行房室结消融联合VVIR(持续性、永久性心房颤动)或双腔DDD起搏(阵发性心房颤动)。

【经典箴言】

医疗新技术追求创伤小,简单易行,效果显著,重复性好,理应坚持原创,坚持创新。

(田　力)

16　呼吸困难,原来是心包积液惹的祸

【临床经过】

晚上10:00左右,正是中夜班交替的时候。这时我接到急诊预检台打来的电话:"大约5分钟后'120'会送来一位呼吸困难的患者,请做好准备!"放下电话,我立即将这一信息传达给急诊室护士,她们备好了常用抢救药物、气管插管物品、电除颤仪器等。

幸好此时我手头上的事情都忙好了,静待抢救患者,一切蓄势待发。但这种状态也是非常煎熬的,我们永远不知道下一个要抢救的患者是什么,谁都不会给出这个答案。

思索间"120"急救车标志性的声音倏然而至,紧接着急诊大厅一片骚乱,患者很快被转运到病床上。这是一位40多岁的男性患者,肥胖体形,气喘吁吁,全身大汗,脸部表情僵硬,精神萎靡,口唇发绀,双肺呼吸音粗糙,可闻及散在湿啰音。听诊心脏时,发现患者的心音遥远,心率约40次/min,心律不齐。腹部柔软,无压痛及反跳痛,肝脏于右肋下两指可及,双下肢无水肿。

"测指末血糖、指末氧。"我依次下达口头抢救医嘱。

"血糖5.8mmol/L,指末氧80%。"护士们很快做出了回应。

"立即面罩吸氧,开通静脉通路,完善急诊多项检查。"在下达口头医嘱时,思路一定要清晰、有条理,否则后续的补救工作可能于事无补,也会延误最佳的抢救时机。

患者家属被挡在了门外,当全力以赴进行抢救时,医护人员需要一个相对安静

的环境。抢救工作进行到某个阶段,由负责抢救的医生来和患者家属进行有效沟通。床旁心电图提示慢心室率心房颤动,平均心率 40 次 /min,肢体导联低电压。目前患者的呼吸困难很可能系心源性疾病所致,但肺源性疾病如肺栓塞亦需重点考虑。

在抢救过程中,予以利尿、扩张冠状动脉等处理,但患者仍诉气喘。每当患者症状没有缓解时,看着他们痛苦的表情,其实最揪心的人就是医护人员,尤其当诊断不明时,这种感觉越来越强烈,悬而未决总让人放心不下。

【分析及处理】

这时我站在患者的床旁,看着指末氧徘徊在 85% 左右,真心希望它能逐步升高到 100%,但现实是很残酷的,指末氧水平纹丝不动。此刻我注意到患者的颈静脉怒张,似乎找到了确诊的曙光。"颈静脉怒张、呼吸困难、心律失常、肢导低电压",用一元论解释的话,难道是大量心包积液?想到这儿我振奋不已,立即完善床旁超声心动图证实我的判断。接下来,我们对患者进行心包穿刺术,抽取了大约 200ml 心包积液,患者诉胸闷、气喘明显缓解,之后被我们护送到心血管内科病房进一步治疗。急诊室的气氛缓和了许多,再次恢复了短暂的平静。抢救急危重症患者,我们随时准备着!

【心得体会】

1. 患者进出抢救室的时间大约 2 小时,可谓来去匆匆,但其间耗费了急诊科医护人员大量的精力和体力,还要经历很多考验尤其是确诊的考验。能够引起呼吸困难的疾病众多,但患者生命体征不稳定的情况下,需要动用一切床旁辅助检查协助诊断,但检查需有较强的针对性,方能解决临床问题,这一切取决于开阔的临床思维和缜密的逻辑推理。

2. 当诊断不明确时,需要我们不断地推理症状之间的联系;当患者症状不缓解时,需要我们不停地观察其症状和体征,有的体征比较隐匿,且重症患者不配合无法引出阳性体征,更需要医者的耐心和责任心。唯有如此,方能成为临床上真正的福尔摩斯。

【经典箴言】

人生最重要的不是所站的位置,而是所朝的方向,在诊治疾病的过程中,当没有明确诊断时,治疗如同"雾里看花,水中望月"。

(刘光辉)

17 进行性肌营养不良引起继发性心肌病一例

【临床经过】

患者男性,33 岁,因"活动后胸闷 3 年,加重 20 天"入院。患者有进行性肌营养不良病史 10 余年,未给予特殊诊治。其 1 兄 1 弟均患有进行性肌营养不良。入院查体:体温 36.2℃,脉搏 105 次/min,呼吸 20 次/min,血压 100/70mmHg;神清,精神差,由其家属搀扶入病房,自动体位,全身皮肤、黏膜无黄染,口唇无发绀,颈静脉充盈,双肺呼吸音低,双下肺可闻及中小水泡音;心界向两侧扩大,心率 105 次/min,律齐,心尖部可闻及奔马律;腹部膨隆,无压痛及反跳痛,肝颈静脉回流征阳性,肝、脾肋下未及,移动性浊音(+),双肾区叩击痛阴性;双下肢存在凹陷性水肿。脊柱生理弯曲存在,四肢关节活动自如,四肢近躯干端肌肉萎缩,感觉系统未见异常,四肢肌力 4 级。

【分析及处理】

接诊该患者时,我先完善常规检查,心电图示不完全性右束支传导阻滞 + 左前分支传导阻滞,三大常规、血凝血全项大致正常。心肌酶示 CK 977U/L,CK-MB 32U/L。超声心动图示左心房内径 36mm,右心房内径 39mm,右心室前后径 22mm,右室流出道 31mm,左心室舒张末内径 70mm、收缩末内径 58mm,室间隔及后壁厚度 10mm,EF 35%;提示心脏增大,室间隔及后壁不厚,呈逆向运动,室壁运动幅度低,运动不协调,心包腔内可见 1.0~1.5cm 深的心包积液。考虑患者四肢存在肌肉萎缩,给予查肌电图,提示两侧股四头肌肌源性受损。考虑以上病例特点,同时结合患者的家族史,入院诊断为进行性肌营养不良、继发性心肌病、心功能Ⅲ级(NYHA 分级)。入院后给予利尿、扩张冠状动脉、改善心肌重构等药物治疗,胸闷症状逐渐减轻,患者夜间可以平卧,双下肢水肿消退。住院 1 周后患者好转出院。

【心得体会】

1. 心肌病是伴有心功能障碍的心肌疾病。一般分为四类,即扩张型心肌病、肥厚型心肌病、限制型心肌病及致心律失常型右心室心肌病。而根据发病原因,又可分为原发性心肌病和特异性心肌病。本例患者根据症状、体征及辅助检查,可排除原发性心肌病。而特异性心肌病中,又包括缺血性心肌病、瓣膜性心肌病、高血压心肌病、内分泌性心肌病等因素。该患者无明确感染史,无中毒及过敏史,无代谢紊乱病史,故可排除上述因素所致。结合患者心界扩大、CK 及 CK-MB 明显升高、肌电图提示肌源性受损,故考虑心肌病系进行性肌营养不良所致。

2. 进行性肌营养不良系遗传性疾病,表现为进行性肌肉萎缩,可累及骨骼肌且多从近端开始,对称发展,亦可累及心肌,使得受累心肌收缩力下降,呈代偿性增大。该患者查超声心动图提示 EF 35%,临床表现为活动后反复胸闷、气急,即提示心肌明显受累,由心肌收缩力下降所致。

【经典箴言】

进行性肌营养不良属于少见的遗传性疾病,它所致的继发性心肌病在临床上值得警惕,而家族史在诊断中起到重要的作用。

(王雪梅)

18 真的是心力衰竭吗?

【临床经过】

这是我在临床轮转时经历的事情。那天早上 10:00 左右,我们刚查完房,28 床就新收入一位患者。老年男性,70 岁,因"气促、全身水肿 1 个月"入院。患者 1 个月前无明显诱因开始出现气促,无胸痛及放射痛,无咳嗽、咳痰及咯血,持续不能缓解,未给予特殊治疗,气促症状逐渐加重,渐发展至持续端坐床边呼吸,伴双下肢高度水肿,查 B 超提示大量胸腔积液。在当地医院诊治,按照全心衰竭给予处理,未见缓解。为求进一步治疗,遂转入我院。

【分析及处理】

我立即去接诊患者,发现患者呈端坐位,呼吸困难,双下肢水肿程度是我接诊过的患者中最严重的,水肿部位有渗水表现,其家属说这种情况已经持续 1 个月了。追问既往病史,否认高血压、糖尿病病史。入院查体:血压 125/75mmHg;神志清,精神可,口唇无发绀,双侧肋间隙增宽,双下肺叩诊呈实音,听诊呼吸音基本消失;叩诊心界向两侧扩大,心音低钝,心率 120 次/min,未及病理性杂音;腹部膨隆,无压痛及反跳痛,肝脏于右肋下 3cm 可及,移动性浊音(-);双下肢重度水肿。我的第一印象是"全心衰竭"。同时我有个疑问:"患者水肿程度如此严重,心力衰竭患者竟然可以支撑 1 个月?"用目前的心力衰竭来解释似乎有些牵强,便及时向主任医师汇报情况。主任医师查看患者之后,他也考虑为全心衰竭。主任医师分析说:"因为患者长期端坐床边,双下肢下垂,造成这么厉害的水肿,同时由于双侧胸腔积液,加重气促。应该立即行床旁胸部 X 线片和床旁 B 超进行胸腔积液定位,给予抽胸腔积液减轻症状。"B 超医师很快来到病房,他把 B 超探头紧贴皮肤,仔细观察后告诉我:"这位患者胸腔积液量比较多。"于是我说:"那你帮我定个位,我今天准备行胸膜腔穿刺术减轻患者症状。"B 超医师便让患者摆好姿势以进一步探查,大约 2 分钟后他再用探头一看说:"奇怪! 刚才这个位置见到的胸腔积液不见了。"我也很纳闷,到底怎么回事? 他反复扫了一会儿,脸上写满了问号。这时实习医师跑来告诉我,床旁胸部 X 线片回来了。我拿过片子仔细阅读,胸部 X 线片提示全心呈烧瓶状扩大,心胸比达到 0.90,心包大量积液。至此,我终于明白按照全心衰竭处理效果欠佳的原因了。为什么 1 个月来反复气促? 为什么查体时心音低钝? 为什么改变体位,大量胸腔积液就不见了⋯⋯这些疑团此时已经全部揭开。我们当天为患者行心包积液穿刺术,抽出大量血性心包积液后,给予查脱落细胞学、癌胚抗原(CEA)等,患者气促症状明显缓解,病程中给予查胸部增强 CT,并结合积液病理,确诊为肺癌心包转移。

【心得体会】

1. 处理气促、水肿患者时，临床思路要开阔，不能只抓住心力衰竭诊断不放。在接诊该患者过程中，患者既往的诊断影响了我的思路，先入为主的诊断让我无法跳出"陷阱"。B超医师在检查中碰到的疑问给了我很多启示，正确的诊断需要建立在临床医生和辅助检查科室的合作沟通之上。

2. 大量心包积液有时临床表现与全心衰竭非常类似，同样有气促、端坐呼吸等，而心包积液典型表现，例如奇脉、库斯莫尔（Kussmaul）征、QRS电交替等为我们所熟知，但诊断疾病时这些表现不一定全部具备，所以我们不能放过任何一个疑点。

3. 上级医师的经验有时很重要，但是碰到不能解释的情况时，也要敢于怀疑，自己亲自验证才可以体会到更多。通过对该患者的问诊，我还了解到患者有40年长期大量吸烟史，从病史角度更支持后来的肺部肿瘤诊断。

【经典箴言】

对于以心包积液为首发症状的老年患者，如果伴随胸闷、气促、呼吸困难加重等临床表现，以及全身水肿、心脏增大、心音遥远、肝大等体征，应警惕肿瘤伴发心包转移的可能。

(丁香园作如是观)

刘　丰　专家点评

本病例涉及心包积液与心力衰竭的鉴别诊断，这一点在临床中有时不容易掌握，尤其是初诊或急诊的患者，当予以常规抗心力衰竭处理效果不佳时，要及时调整思路，重新判断可能存在的其他疾病，包括本病之外的如缩窄性心包炎、扩张型心肌病等。然后，选择针对性强的辅助检查技术尽快确诊。作者在实践中能结合胸部X线片抓住"胸腔积液消失"的关键点，从而找到了诊断疾病的线索，进一步提示临床细节决定成败。此外，年轻医生要熟读书本，特别是诊断学上疾病的症状、体征，要做到心中有数，但又绝不能教条主义、照本宣科。多一分思考，就会多一分收获，临床问题常会豁然开朗、迎刃而解。

19　脓毒症诱导心肌损伤的临床救治一例

【临床经过】

患者男性，25岁，因"发热、咳嗽、气促2天"入院。患者家属代诉于2天前其受凉后出现发热(当时未测体温),食欲减退,伴咳嗽,咳少量白黏痰,伴头痛、四肢肌肉酸痛、乏力,伴轻度气促。于入院前1天下午曾有腹泻。家属发现其晕倒后,遂于1天前上午送诊某三甲医院,当时测体温38.5℃,脉搏142次/min,呼吸32次/min,血压71/51mmHg,白细胞升高(40.3×10⁹/L)、以中性粒细胞为主,CRP 260mg/L,考虑为感染性休克,立即予液体复苏后转入ICU,予亚胺培南西司他丁联合利奈唑胺抗感染、去乙酰毛花苷(西地兰)、多巴胺、去甲肾上腺素等治疗后,患者意识仍无改善,心率、呼吸偏快,动脉血气提示乳酸7.92mmol/L,我会诊后行转院治疗。既往有反复肺炎、胸腔积液病史。否认结核、肝炎等病史。否认药物及食物过敏史。

入院查体:体温38.6℃,脉搏156次/min,呼吸20次/min,血压107/73mmHg(去甲肾上腺素极量);平车入室,昏迷状态;皮肤湿冷,未见皮下出血;全身浅表淋巴结未触及肿大;双侧瞳孔等大等圆(左2mm,右2mm),对光反射迟钝;颈无抵抗,肝颈静脉回流征阴性,甲状腺无肿大,无血管杂音;呼吸机辅助通气,双肺呼吸运动对称,双肺呼吸音粗,可闻及散在湿啰音;无心前区隆起,无心前区震颤,心浊音界左下扩大,心率156次/min,心音清晰,律齐,各瓣膜区未闻及明显病理性杂音,无奔马律,无周围血管征;腹部平软,肝、脾未扪及,墨菲征阴性,压痛、反跳痛无法配合,肾脏未触及,移动性浊音阴性,肠鸣音正常;双下肢无水肿;四肢肌力无法配合,肌张力正常对称,生理反射存在,病理反射未引出。

外院查双侧血培养示革兰氏阴性菌感染;尿常规示蛋白2+,隐血3+,酮体3+,RBC 24个/HP,WBC 1⁺个/HP;凝血功能示PT 19.2秒,INR 1.77,APTT 46.8秒;D-二聚体6267ng/ml;生化示钙1.91mmol/L,BUN 9.8mmol/L,ALT 270U/L,AST 421U/L,CREA 107μmol/L,肌钙蛋白I 20.4ng/ml。外院胸部X线片示双侧肺炎,双肺胸腔积液、以右侧为主;超声心动图示左心室收缩功能稍减低,心动过速,EF 46%;腹部彩超示无明显异常。

入院诊断:①败血症;②双肺感染,双肺胸腔积液;③脓毒症(急性呼吸窘迫综合征、休克、意识障碍、心肌损伤);④肝功能异常;⑤急性胃肠炎?

入院后患者血压持续降低,考虑为感染性休克,血压最低达42/28mmHg。经过加强补液处理后,患者的血压仍难以维持,且出现心功能持续下降,LVEF由入院时33%下降到22%。于入院当晚予V-A ECMO治疗,转速3500r/min,流量3.5L/min;同时呼吸机给予AC模式,潮气量380ml,PEEP 10cmH₂O,FiO₂ 60%,但是ECMO给了100%的氧浓度。在充分镇静、自主呼吸基本上打断的情况下,测气道平均压29~31mmHg,峰压36mmHg。抗感染给予选择亚胺培南西司他丁(泰能)、万古霉素。

【分析及处理】

1. 心脏及循环功能变化 入院时左心室明显扩大,LVEF降低,心脏舒张功能降低,且三尖瓣根部活动幅度低,提示右心功能也差,心肌酶及肌钙蛋白均明显增高,由于患者有效血容量严重不足,皮肤湿冷,ECMO 支持为患者赢得时间,感染指标逐渐有所控制,另外给予持续多巴酚丁胺静脉注射 [3μg/(min·kg)],并先后给予静脉注射左西孟旦和新活素,后心功能有所改善,至入院第 3 天患者 LVEF 一度回升到 40%,随后又下降至 10% 左右,此时考虑可能与 V-A ECMO 增加心脏后负荷有关,给予降低流速(2000~2400r/min)、流量(1.5~2L/min),减少后负荷,但此时由于血压仍不稳定,暂时停 ECMO,至入院第 5 天心功能又有所恢复,心肌酶及肌钙蛋白均有所下降,至第 6 天测 LVEF 40%,右心功能也有所恢复,拔除 ECMO。入院第 7 天超声心动图检查提示 LVEF 48%。

入院血压最低达到 42/28mmHg,心率持续 150~170 次 /min,尽管上了 ECMO 后持续至入院第 2 天的白天,血压仍低至 50/30mmHg,静脉持续注射去甲肾上腺素 [最大量达 1.5μg/(min·kg)]、肾上腺素、特利加压素等药物,第 2 天傍晚才开始血压逐渐稳定,逐渐撤离肾上腺素和特利加压素,保留去甲肾上腺素静脉注射维持血压,随后在血压稳定后将去甲肾上腺素减量,第 5 天停用。

2. 抗感染治疗 患者为脓毒症,原因考虑败血症、重症肺炎。抗感染是首要的治疗措施。考虑到患者有腹泻,可能存在大肠埃希菌的感染,且血培养很快报革兰氏阴性菌,应给予强有力的抗感染措施,从总体的治疗效果看,患者休克改善,能够停用去甲肾上腺素,炎症相关指标逐渐下降,同时心肌损伤指标逐渐改善,均说明感染方面有所控制。

3. 其他器官支持

(1)机械通气:患者存在严重呼吸衰竭,有肺水肿,肺顺应性差,给予相对比较小的潮气量,PEEP 10cmH_2O,充分镇静,并可给予肌肉松弛药,尽量控制呼吸频率,每天予支气管镜吸痰处理。经治疗后患者气道压均有下降,氧合指数回升。

(2)血液净化:脓毒症心肌损伤患者容易出现急性心肾综合征,CRRT 不仅能够调控水电解质平衡,在炎症急性期,还可通过一些滤器清除部分细胞因子、炎症介质及内毒素等,对病情的控制起到辅助作用。本例患者在疾病急性期启用 oXiris滤器。

【心得体会】

1. 脓毒症心肌损伤 既往对这个疾病认识不足,该疾病的心肌表现常存在左心室扩大,节段性运动异常(本例患者室间隔运动减弱),LVEF 明显降低,甚至全心衰竭等表现。临床研究提示,脓毒症患者心肌损伤发生率可能达到 60%,并且增加了患者的病死率。我们曾采用内毒素注射到大鼠的尾静脉,结果发现大鼠心肌细胞肌质网中钙调节相关的酶出现异常,肌质网功能下降,提示其摄取钙能力下降,可导致舒张功能异常。随着细胞质内钙离子浓度增高,线粒体摄取钙增加,导致线粒体钙超负荷,线粒体代谢相关的酶也出现异常表现,此时收缩功能也下降。因此,心脏整体功能降低,且由于心肌细胞急剧损伤,肌钙蛋白、CK-MB 均明显增高,在临床上常需要与急性心肌梗死鉴别。综上,在严重感染、脓毒症患者,如果出现心力衰竭、心肌酶增高、超声心动图提示 LVEF 降低、节段性运动异常等表现,应警惕脓毒症心肌损伤的可能。

2. 对于 ECMO 模式的思考　患者的诊断是败血症、脓毒症,对于感染性休克患者目前是否采用 ECMO 治疗仍存在争议。ECMO 针对休克本身是无效的,目前 ECMO 仅针对患者严重心力衰竭或者严重呼吸衰竭。研究认为,脓毒症患者如果并发严重的心功能不全,ECMO 能够获益,但是对于不存在心功能不全的患者,以及能够用呼吸机解决氧合问题的患者,目前缺乏 ECMO 能够改善感染性休克的临床证据。

对于模式的选择,首先要了解,从病理生理方面考虑,静脉引流血充分氧合后,由动脉回血,绕过心脏,血是持续泵入,而非脉冲式,不能改善血压,也不能改善微循环功能。其次是在心脏每搏输出量非常低的情况下,由于动脉回血是逆流,会造成心脏后负荷加重,心脏做功增加,这时可能会导致心脏的二次损伤,故这类患者也可考虑使用 V-V ECMO,不增加回心血量,不增加患者的后负荷。在入院后第 6 天,患者的膜肺上发现菌栓,此时摆在面前的问题是应更换膜还是停机,幸运的是患者此时左心室有所恢复,LVEF 在 40% 左右,遂于入院第 7 天停了 ECMO,之后 LVEF 升至 48%。

当然,由于患者病情严重,治疗是综合性的。另外,对于该患者,年轻而具有反复感染史,应注意患者是否具有导致感染的基础疾病,在治疗过程中我们发现其免疫球蛋白一直偏低,经检查提示为遗传性免疫球蛋白缺乏症。虽然患者治愈出院了,但是后期还需要继续选择基础疾病的治疗方案。

【经典箴言】

脓毒症心肌损伤要与心肌缺血做鉴别;强有力的抗感染、尽快抑制炎症反应是治疗脓毒症心肌损伤的重要措施。ECMO 可能对脓毒症心肌损伤有一定的疗效,但应注意密切观察 ECMO 过程中的心脏后负荷变化。

(陈怀生)

20　晕厥伴胸痛患者带来的几个困惑

【临床经过】

患者男性,68 岁,因"阵发性胸闷、胸痛 2 天"入院。既往病窦综合征病史 3 年,永久性心脏起搏器植入术后 20 天。冠心病病史 1 个月。否认高血压、糖尿病病史。否认吸烟史、饮酒史。入院查体:血压 99/74mmHg;一般状态较差,神清语利,口唇略苍白,双肺下部呼吸弱,未闻及明显干、湿啰音;心界不大,心率 74 次/min,心音低钝,律齐,各瓣膜区未闻及病理性杂音;剑突下略有压痛,无反跳痛,肝、脾未触及;双下肢无明显水肿。心电图示窦性心律,大致正常心电图;冠状动脉 CTA 示右冠状动脉轻到中度狭窄;生化示 CK-MB 9U/L,TNI<0.012ng/ml,D–二聚体 0.68mg/L,K^+ 4.43mmol/L,Na^+ 140.2mmol/L,GLU 11.09mmol/L,CREA 77.2mmol/L,ALB 35.6g/L,ALT 51U/L,TBIL 30.6μmol/L;血常规示 WBC $10.89×10^9$/L,HGB 117g/L,PLT $187×10^9$/L。初步诊断为冠心病、不稳定型心绞痛、病窦综合征、永久性心脏起搏器术后。

【分析及处理】

患者入院后病情进行性加重,血压下降,应用扩张血容量、血管活性药物等情况下,血压勉强维持在 90/60mmHg,伴持续性胸痛、呼吸困难。入院当晚出现晕厥伴抽搐 2 次,每次发作由恶心、呕吐诱发。每次持续约 1 分钟,经心脏胸外按压后恢复。次日早交接班过程中,患者胸痛突然加重,伴恶心、呕吐(胃内容物),继而意识丧失伴牙关紧闭、周身肌肉强直、呼吸暂停。心电监护示心率 110 次 /min,血氧饱和度 89%。桡动脉及颈部动脉不能触及,心音弱。经心脏胸外按压 10 余秒后意识恢复。晕厥后即刻心电图示窦性心律大致,正常心电图;动脉血气分析示 pH 7.41,PCO_2 24mmHg,PO_2 62mmHg,SO_2 92%,HCO_3^- 15.2mmol/L。那么困惑来了:患者是什么原因引起的晕厥、胸痛呢? 晕厥的常见原因:①血管舒张与收缩障碍(反射性晕厥);②心源性晕厥;③脑源性晕厥;④血液成分异常。此患者住院期间平卧位,无咳嗽及排尿动作,但有胸痛,且先出现恶心、呕吐,不能排除疼痛所诱发血管迷走性晕厥。患者已安装永久性心脏起搏器,且发作时未见缓慢型或快速型心律失常,冠状动脉三维成像未见严重狭窄,且发作后即刻心电图无 ST 段抬高或压低,无肥厚型心肌病病史,所以心源性晕厥可基本排除,但肺动脉栓塞不能排除。既往头颅 CT 无大面积缺血灶,所以不考虑脑源性晕厥。血液成分异常所致晕厥也与本患者不符合。进一步完善检查发现,超声心动图示心包积液(中到大量,左心室侧壁 18mm,左心室后壁 3mm,右心室前壁 12mm,右心室侧壁 4mm,心尖 11mm),EF 48%;下肢静脉彩超示血流通畅。至此,该患者晕厥及胸痛的原因算是水落石出了,原来是心包积液。那么又有了接下来的困惑:心包积液的原因是什么? 常见原因有感染、肿瘤、甲状腺功能减退症、医源性、肾源性、肝源性、心力衰竭,此患者曾有永久性心脏起搏器植入,所以医源性心包积液不能排除。进一步透视检查发现该患者心房电极异常,即前后点头,正常心房电极应为左右摇头,提示右心房电极穿孔,导致心脏压塞。随后进行紧急处置,行床旁超声心动图定位,心包穿刺出不凝血性积液,心包置管、引流。心包置管引流出 100ml 血性心包液后,患者突发剧烈胸痛,深呼吸时加重。应用吗啡静脉推注,胸痛减轻能维持 1 小时左右,但之后依旧剧烈胸痛。当天共引流出 200ml 不凝血性心包液,之后夹闭引流管。超声心动图示心包积液减少,血压恢复到 110/70mmHg(原来勉强维持 90/60mmHg),心率降低到 80 次 /min 左右(原来 110 次 /min 左右),动脉血气 83mmHg(穿刺前 62mmHg)。此外,还有一个困惑就是剧烈胸痛原因是什么? 是穿破心脏的起搏器导线对心包刺激吗? 入院第 3 天,患者仍剧烈胸痛,因此决定调整或更换右心房起搏电极导线。更换导线后,患者再无胸痛,再无恶心、呕吐、晕厥发作,血压、心率、血气恢复正常,目前超声心动图示心包无积液、EF 63%。

【心得体会】

1. 晕厥是临床上常见的疾病,病因复杂,我们应该按照诊断流程逐个排除,最终明确病因。

2. 医源性疾病不少见,临床操作、手术要格外注意,一定要按照标准流程操作,操作动作要轻柔、规范,避免并发症的出现,减轻患者痛苦。在 PASE 试验中,随机统计 407 例患者,发生心肌穿孔 4 例,占 0.98%。急性心肌穿孔可出现心脏压塞等循环症状;慢性心肌穿孔可无症状,或导致起搏阈值升高。

【经典箴言】

患者术后出现了相关症状,首先考虑是否为手术造成的并发症,其次才考虑其他原因。

(任仲侨)

21　迷雾重重的心包积液

【临床经过】

今天我有点儿小郁闷,因为有位患者住院 1 周多了,病因却一直没有明确。我害怕看到他父母焦急又期待的眼神,感觉自己辜负了患者及其家属的期待。患者只有 27 岁,身材瘦长,入院前已经发热伴呼吸困难 10 天了。他发热最高可达 39℃,尤其以早、晚为重,无明显盗汗。门诊以"发热待查、心包积液"收入院。病程中患者饮食差,睡眠欠佳,二便正常,体重未见明显减轻。该患者有克罗恩病史 6 年。入院时患者有心脏压塞的体征,心率 120 次 /min,血压 90/70mmHg,心音低钝而遥远。当地医院为他检查了流行性感冒病毒、副流感病毒及 EB 病毒,但无阳性发现。自带的彩超检查显示大量心包积液,淤血肝,少量腹腔积液。肺 CT 显示少到中等量双侧胸腔积液。入院后我们予以急诊心包穿刺术,引流出血性心包积液约 600ml 后,患者症状缓解。随后给予了心包引流,共引流出约 1400ml 液体。予以抗病毒及抗菌治疗 7 天后,患者终于不发热了,心包引流管也拔出。但是今天复查超声心动图,患者心包积液又长到了中等量。这期间我们给予患者做了许多化验及检查,但是都没有找到引起心包积液的病因。虽然我们也请了感染科、肿瘤内科、血液内科、消化内科、风湿免疫科及呼吸内科会诊,但没有找到明确的答案。

【分析及处理】

寻找心包积液的原因常常是令心血管内科医生头疼的一件事。血性心包积液最常见的病因有肿瘤相关性、结核及免疫性疾病。为了提高检出率,我们将心包积液多次送病理,但多次检测都未发现核异型及肿瘤细胞。此外,我们也检查了肿瘤系列,希望能发现相关肿瘤性疾病的线索。肿瘤系列中仅有 CA125 升高,达到了 268U/ml,其余都阴性。肿瘤科会诊,考虑 CA125 特异性差,不能确定心包积液是恶性肿瘤来源的。虽然患者炎症指标 C 反应蛋白明显升高,但免疫指标基本都正常,而且患者无关节疼痛及明确的免疫性疾病,因此,风湿免疫性疾病导致心包积液的可能性小。为了排除结核性心包积液,我们检测了心包积液的生化,发现腺苷脱氨酶水平升高到 50U/L,提示有可能是结核性心包积液。但是诊断结核病较为特异的 T-SPOT 检查却是阴性的,此外,痰抗酸杆菌的多次检测也是阴性的。寄希望于能从胸腔积液中发现结核感染的证据,我们穿刺引流了胸腔的积液。但结果比较令人失望,胸腔积液是淡黄色的漏出液,也未被检测出结核感染的证据。

家属后来提供了 2 个月前应用新型免疫抑制剂的病史。当时的主治医生告知患者此类药物有播散结核分枝杆菌的不良反应。为此,患者在用药前还进行了 T-SPOT 检查。结果是阴性后,患者才应用了这种药物。考虑到患者的用药病史及心包积液生化的结果,我们建议患者到结核病医院进一步排除结核病。患者接受了我们的建议,转入结核病医院。结核病医院的医生给他做了结核菌素试验,结果显示弱阳性。另外也做了其他结核相关检查,但结果都是阴性的,升高的腺苷脱氨酶也恢复了正常。由于缺乏特异性诊断证据,结核病医院未将他明确诊断为结核病。但是,结核病医院的主治医生给予他试验性抗结核治疗。几周后患者的心包积液逐渐消失。8 个月后患者回来复查肺CT,结果显示胸膜肥厚,纵隔淋巴结肿大,无胸腔积液及心包积液。虽然患者自始至终未发现结核感染的证据,但是抗结核治疗有效本身也是诊断结核病的有效证据。

【心得体会】

1. 心包积液原因众多,有时难于确诊,因此,我们需要仔细反复排查病因。心包积液分为感染性心包积液与非感染性心包积液。感染性心包积液包括病毒、细菌及原虫等感染所致心包积液。非感染性心包积液通常有肿瘤性、内分泌代谢疾病相关性、外伤性及心肌梗死后积液等。我们对本例患者进行了上述疾病的排查,依然难以确定病因,但根据检查结果提示该患者是感染性疾病所致可能性大。

2. 对于高度怀疑结核性心包积液的患者,试验性治疗也是诊断此类疾病的一种有效方法。尽管 CA125 是卵巢癌相关抗原,被广泛应用在妇科肿瘤的诊断中,但是在结核性心包炎中其也会表达升高。患者有新型免疫抑制剂用药史,这提示他有患结核病的危险因素。患者的 C 反应蛋白一直升高,提示炎症性心包积液,符合结核性心包炎的表现。这些阳性结果都是支持结核性心包积液的证据。抗结核治疗成功抑制了胸腔积液及心包积液的生成,间接证明患者心包积液的性质为结核性。后期肺 CT 的胸膜肥厚及纵隔淋巴结肿大也支持了结核病的诊断。

【经典箴言】

心包积液的原因需要多方面寻找,当高度怀疑结核性心包积液时,试验性抗结核治疗也是一种帮助诊断有效的选择。

(王世鹏)

心血管科医生共勉

1. 出现奇脉除了想到心脏压塞外,还要想到慢性阻塞性肺疾病、右心室梗死及肺栓塞。

2. 有室间隔缺损(VSD)的患者,首先引起左心室扩大,而不是右心室。

3. Beck 三联征:血压下降、心音遥远、颈静脉怒张。

4. 肥厚型心肌病要关注是否存在流出道梗阻,肥厚型心肌病患者出现心房颤动,说明预后不佳。

5. 当怀疑心尖肥厚型心肌病时,需要提醒B超医生特意看心尖部位,若不明显,可行左心室造影检查,还应排除乳头肌肥厚型心肌病。

6. 劳力性心绞痛不一定都是冠心病,这时查体很重要,如果有杂音,要考虑主动脉狭窄、肥厚型心肌病的可能。

7. QRS 波低电压甚至出现不全电交替,伴有颈静脉充盈,要考虑心脏压塞。

8. 淀粉样变性心肌病是一种蛋白质构象病,多伴有其他系统的受累。

9. 扩张型心肌病是排他类诊断,超声心动图典型表现为大(心脏扩大)、薄(室壁薄)、小(瓣膜相对小,多有瓣膜反流)、弱(室壁运动减弱)。

(编辑整理:宁 瑜　倪思瑶　杨可馨　王晨阳　叶正芹)

第七章

血管疾病篇

导言

  广义的血管疾病不仅包括进出心脏的大血管如主动脉、肺动脉、肺静脉等病变，还包括周围血管疾病如下肢动脉、肾动脉、脑血管等疾病。作为心血管专科医生，我们往往关注冠状动脉粥样硬化性疾病，却忽略了动脉粥样硬化是全身性疾病，它可以累及周围血管，从而使心血管事件的风险增加。本章主要涵盖了主动脉夹层、肺栓塞、下肢动脉疾病等内容，这些疾病如同隐形的杀手，常在诊疗过程中为临床医生设置"陷阱"，时刻警醒我们对此类疾病的重视。目前血管疾病已经成为多发病，我们应该做到有意识地进行筛查，让我们一起领略作者们的临床处理决策，而来自三甲医院的知名教授点评更是点睛之笔。

1 晕厥引发的思考：整体大于部分之和

【临床经过】

  硕士实习逐渐参与到临床工作，当时我还是一名青涩的医学生，懵懵懂懂，因经验不足又畏首畏尾。今天接到重症监护病房的会诊申请，我不敢懈怠，匆忙前往。复习患者病史：男性患者，60岁，4小时前突发一过性意识丧失，因生命体征不稳定由内科总住院转入重症监护病房。既往有高血压、糖尿病病史，脑梗死遗留右下肢偏瘫1个月。会诊时患者意识已恢复清醒，主诉发病过程中有短暂意识丧失，查体：血压 140/60mmHg，心率 118 次 /min，呼吸 20 次 /min；一般状况可，言语尚流利，伸舌居中，颈静脉无怒张，胸廓扩张度对称，语音震颤可，双肺底部可闻及湿啰音；心尖冲动弥散，未触及震颤及心包摩擦感，心界正常，心律规整，心率 118 次 /min，肺动脉瓣听诊区第二心音亢进，各瓣膜听诊区无杂音；腹部外形正常，腹式呼吸，肝、脾肋下未触及，肠鸣音正常；双下肢无水肿，右下肢肌力Ⅰ级。心电图示窦性心律，心动过速,右束支传导阻滞,Ⅰ、Ⅱ、Ⅲ导联冠状 T 波,V_1~V_6 导联冠状 T 波。当时我记得诊断肯定是急性冠脉综合征,遂以晕厥查因转入心血管内科。

【分析及处理】

初学者难免少不更事,经验不足而无所畏惧。虽然转入心血管内科的最始动原因是考虑急性心肌梗死,转科医嘱已经下达,但在返回科室的过程中我也在不断思考,会不会转错科室,诊断有没有问题？突然灵光一现,患者短期内脑梗死后偏瘫,主动活动减少,卧床时间增加,突发晕厥,肺动脉瓣区第二心音亢进,心动过速伴右束支传导阻滞,前壁导联类似 Wellens 综合征缓解期心电图改变,血气分析提示氧分压降低。综合分析这些表现,很像右下肢静脉或者腹部大血管血栓脱落引起的肺栓塞。回科后向老师汇报病情,考虑是肺栓塞,他很高兴,还夸我考虑问题全面,但他不知道我最初认为是急性心肌梗死。最终该患者明确诊断为中 – 低危型肺栓塞。

【心得体会】

1. 鉴别诊断至关重要 既往我们对晕厥存在错误的认知,认为低血糖、癫症等也是晕厥范畴,这是不正确的。晕厥是指一过性大脑供血不足引起的综合征,诊断晕厥需具备一过性、意识丧失、肌张力不能维持而摔倒、不留后遗症。该患者首先入住神经内科,当然要与一过性脑缺血发作鉴别,另外也需要与头昏、眩晕、昏迷、休克等基本症状鉴别。在明确为晕厥后,再进一步考虑晕厥病因的鉴别诊断,根据 2018 年 ESC 晕厥诊疗指南,晕厥病因包括直立性低血压性晕厥、反射性晕厥、心律失常性和心脏器质性疾病导致的晕厥,具体可有以下病因:冠状动脉、肺动脉及主动脉疾病,室壁瘤,肥厚型心肌病,心脏肿瘤,心脏压塞,心脏瓣膜病,心肌病等器质性疾病;室上性和室性心动过速、致心律失常型右心室心肌病（ARVC）、Brugada 综合征、离子通道病等快速型及缓慢型心律失常;咳嗽性、排尿性、排便性晕厥等情境性病因,颈动脉窦综合征,血管迷走性晕厥等;血管扩张药、利尿剂、抗抑郁药引起,血容量不足,脑梗死后遗症,脑萎缩,糖尿病等原发和继发性自主神经衰竭。根据患者的具体病情,充分考虑上述病因的鉴别。

2. 整体观念至关重要 最开始简单根据心电图变化,我主观臆断为急性心肌梗死,未结合其他症状和体征,幸好及时修正诊断。回到病房茅塞顿开:下肢偏瘫史,晕厥,呼吸困难,双肺可闻及干、湿啰音,肺动脉瓣区心音亢进,心电图提示"窦性心动过速,完全性右束支传导阻滞,$S_1Q_{Ⅲ}T_{Ⅲ}$,V_1~V_4 导联冠状 T 波",血气分析提示过度通气性低氧血症,应考虑肺栓塞,还应该完善 D– 二聚体、超声心动图、胸部 X 线片、下肢静脉和腹部大血管超声、肺动脉 CTA,必要时进行易栓症基因筛查。管中窥豹难免出现盲人摸象式的错误,因此综合分析相当重要。

【经典箴言】

行医过程中,要洞察任何线索的蛛丝马迹,不可只见树木不见森林,整体一定大于部分之和。

(田　力)

 朱鹏立　专家点评

晕厥是较为常见的临床症状,《晕厥诊断与治疗中国专家共识(2018)》对于晕厥有一个较为明确的定义:是指一过性全脑血液低灌注导致的短暂意识丧失(transient loss of consciousness,TLOC),特点为发生迅速、一过性、自限性并能够完全恢复。这个定义把晕厥和低血糖、癫痫、短暂性脑缺血发作(TIA)等原因引起的TLOC明确地区分开来,只要我们抓住晕厥病理生理核心,即突发的血压下降、导致一过性全脑灌注降低,就较容易理解晕厥和前面几种常见TLOC疾病的不同之处,或者我们也可以把晕厥理解为一种特殊形式的TLOC。

晕厥的分类方式并不十分统一,目前多采用ESC的分类方法,依据病理生理特征,将晕厥分为神经介导性晕厥(反射性晕厥)、直立性低血压性晕厥和心源性晕厥。心源性晕厥又分为心律失常性晕厥和器质性心血管疾病性晕厥(如心肌梗死、肺动脉栓塞、主动脉瓣狭窄、梗阻性肥厚型心肌病等)。

本例肺动脉栓塞属于器质性心血管疾病性晕厥,但从临床表现到最终明确病因学诊断,还要通过细致的病史询问、体格检查和辅助检查的判读,才能抽丝剥茧找到真相,同时也得益于作者对晕厥的概念和鉴别诊断的清晰理解,故本例的诊断和分析过程值得我们学习。

另外需要注意的是,对于心律失常性晕厥如Burgada综合征、长QT综合征、儿茶酚胺敏感性室性心动过速、高度房室传导阻滞等,是一大类高危的晕厥疾病,常引起心源性猝死,但有时表现较为隐蔽。随着近年腔内电生理技术、植入式心脏监测器(implantable heart monitor,ICM)等检查手段不断发展,诊断水平有了较大提高,对于明确诊断的患者,通过ICD、起搏器等心血管内科介入手段可明显提高这类患者的远期生存率,因此在不明原因的晕厥中应该更重视这一类疾病的排查。

2　警惕坐出来的急性肺栓塞

【临床经过】

上午10:00左右,我接诊了一位18岁男孩,当时看到患者存在明显呼吸困难,伴口唇发绀,我立刻意识到这是一位危重症患者,门诊以"突发胸闷、气急1小时"收入院。于是我仔细询问了患者的病情,原来患者经过长途汽车旅行逾40小时后,于入院前 1 小时突发胸闷、气急,伴右侧胸痛,活动后胸闷加重,由其家属急送入我院诊治。既往有支气管哮喘病史 10 年。我进行仔细查体:体温 37℃,脉搏 110 次 /min,呼吸 30 次 /min,血压 80/50mmHg;口唇发绀,颈静脉无怒张,右侧呼吸音减低,未闻及干、湿啰音;心界不大,心率 110 次 /min,律齐,未闻及病理性杂音,余体征(-)。患者起病急,难道是支气管哮喘急性发作? 我暗自思考,考虑患者血压偏低,先补液稳定生命体征,这是急诊抢救的首要原则。立即给予吸氧、心电监护、静脉滴注二羟丙茶碱、多巴胺等处理。考虑患者病情重,尽量完善床旁检查,急查心肌坏死标记物在正常范围内,D- 二聚体 0.78mg/L,血气示低氧血症。心电图示窦性心动过速伴完全性右束支传导阻滞,胸部 X 线片示右侧肺炎性浸润样阴影,超声心动图示右心房、右心室扩大,中度肺动脉高压,20 分钟后患者 SpO_2 由入院时的80% 升至 96%,血压升至 100/60mmHg。

【分析及处理】

目前"肺动脉高压"诊断是明确的,患者此次入院以胸闷、气急为主要临床表现,首先考虑呼吸及心血管系统疾病,结合既往病史,须重点考虑支气管哮喘:①患者双肺未闻及干、湿啰音,给予解痉、平喘等处理后,效果欠佳,这两者均不支持支气管哮喘;②支气管哮喘可引起肺过度通气、血液回流障碍,严重时可引起内环境酸碱平衡紊乱,甚至损失大量水分,这些都可以导致低血压症状;③结合患者既往心肺功能尚可,跑步和上五六楼未感明显气促,此次超声心动图提示肺动脉高压,右心房、右心室扩大,不支持支气管哮喘所致的气促和肺动脉高压。这对我们很重要,也是最迷惑我们视线的,我们应该拨开迷雾,目前右肺炎性浸润样阴影难以解释,另外患者存在低氧血症、右束支传导阻滞、右心房右心室扩大以及肺动脉高压,如何用"一元论"解释? 考虑到患者发病前长途旅行逾 40 小时,久坐可减慢血流速度,长途汽车内空气干燥,患者易脱水,血液黏稠度增加,两者可以导致深静脉血栓形成;而深静脉血栓往往是肺栓塞的"导火索",患者目前的临床症状可以用急性肺栓塞来解释,这极可能是坐出来的肺栓塞,须注意动态观察心电图变化。我顿时感到豁然开朗,立即复查心电图,此时已经出现典型的 $S_IQ_{III}T_{III}$,伴右心室肥大,肺型 P 波改变,电轴呈顺时针方向转位,结合患者的病史、症状以及心电图、超声心动图和胸部 X 线片,诊断为急性肺栓塞。考虑目前患者生命体征尚不稳定,过多搬动可能会使更多的深静脉血栓脱落,我们没有立即完善可确诊的肺动脉造影等检查,而是行急诊床旁双下肢血管彩超发现左下肢存在深静脉血栓。然后在维持生命体征基础上应用尿激酶静脉溶栓及低分子量肝素抗凝,大约 30 分钟后患者胸闷、气急明显缓解,再次复查心电图提示完全性右束支传导阻滞及肺型 P 波消失,血气分析示氧分压升至 92mmHg,血压稳定在 120/70mmHg 左右。

【心得体会】

1. 肺栓塞是一种肺循环疾病急症,一旦发生大面积栓塞,常导致血流动力学障碍,因此早期诊断及治疗至关重要。在处理该患者的过程中,我们并未通过影像学检查来确诊,而经过审慎的临床评估后尽快完善床旁检查,ACCP-7 抗栓和溶栓治疗指南提到一旦高度怀疑肺动脉栓塞,在等待诊断性检查结果的同时,即可开始抗凝治疗。非大块肺栓塞患者建议长期抗凝治疗,多数不适于溶栓治疗(Ⅱ类推荐,B 级证据),而血流动力学不稳定者可溶栓(Ⅱ类推荐,B 级证据),即使溶栓也应短期(Ⅱ类推荐,C 级证据)。患者存在血流动力学紊乱,我们根据指南给予溶栓及抗凝治疗,在与病情"赛跑"的过程中赢得了胜利,及时挽救了患者的生命!

2. 虽然 ACCP-7 指南关于静脉血栓栓塞性疾病抗栓治疗中提到,对于深静脉血栓患者,如果可耐受,推荐下地行走,就是说不用过于制动,但患者存在肺栓塞,说明血栓处于不稳定状态,从医疗风险角度来考虑,我们还是未选择搬动去行影像学检查,而是选择行下肢血管彩超检查。

3. ACCP-7 指南还提到,对于长途旅行者(如飞行时间大于 6 小时),推荐以下的一般措施:避免穿下肢或腰部过紧的衣服;避免脱水;经常进行小腿肌肉伸展活动(Ⅰ类推荐,C 级证据)。

4. 在整个处理过程中,仔细观察心电图的动态变化是颇有价值的,心电图是诊断急性肺栓塞的双刃剑,常是非特异、非诊断性的,改变常为一过性的,动态观察才有助于本病的诊断。

5. 肺栓塞的临床表现谱较宽,缺乏特异性,容易与其他疾病混淆,因此漏诊率、误诊率极高,结合临床的综合判断是诊断肺栓塞的基础,尤其对于年轻患者,在诊断肺栓塞时不能掉以轻心,应该加强对该病的认识,同时提高在诊断技术应用方面的技巧。

【经典箴言】
心电图是诊断急性肺栓塞的双刃剑,常是非特异、非诊断性的,其改变常为一过性,动态观察才有助于本病的诊断!

(刘光辉)

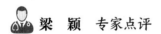 梁　颖　专家点评

肺栓塞(pulmonary embolism,PE)是以各种栓子阻塞肺动脉系统为其发病原因的一组疾病或临床综合征的总称,其中以肺血栓栓塞症(pulmonary thromboembolism,PTE)为多见。肺栓塞也是一类常见的心肺疾病,发病率在心血管疾病中仅次于冠心病和高血压。在美国的死亡率占整个死亡原因的第 3 位,仅次于肿瘤和心肌梗死。由于临床症状不具有特异性,极易漏诊、误诊。近年来,随着诊断技术的提高,肺栓塞逐步被临床医师所认识,使更多患者得到及时的诊

断及正确的治疗,降低了其病死率及致残率。本例患者就是一位被临床医生的火眼金睛早期识别、及时溶栓、成功救治的非常好的案例。

　　肺栓塞的常见危险因素有骨折、外科手术、创伤、脊髓损伤、慢性心肺功能不全、恶性肿瘤、激素替代、妊娠、产后、卧床大于 3 天、长期坐位、肥胖、高龄、中心静脉导管留置、静脉曲张等。本例患者就有长途旅行、久坐的危险因素,因此,对于年轻患者,详细询问病史很重要,尤其在疾病危重或难以鉴别时,会有"拨云见日"的感觉。

　　栓子阻塞肺动脉之后,肺部会发生相应的病理生理学改变:通过机械阻塞作用,加之神经体液因素和低氧所引起的肺动脉收缩,导致肺循环阻力增加、肺动脉高压;右心室后负荷增高,右心室壁张力增高,右心室扩大;右心扩大致室间隔左移,使左心室功能受损,导致心排出量下降,进而可引起体循环低血压或休克;此外,神经体液因素可引起支气管痉挛,毛细血管通透性增高,间质和肺泡内液体增多或出血,肺顺应性下降,肺体积缩小并可出现肺不张;如累及胸膜,则可出现胸腔积液。本例患者就是以上因素导致的低氧血症、低血压、右心扩大、右束支传导阻滞及肺型 P 波等表现。总之,这是一个非常不错的病例,带给临床很多有益的提示。

3　剧烈腹痛的心房颤动患者

【临床经过】

　　今天下午我在病房值班,大约下午 3 :00,我突然接到护士站的电话:"快去看 16 床患者,腹痛特别明显。"病情就是命令,我立即跑至 16 床患者旁边,这是一位昨天刚刚入院的患者,70 岁老年男性,急性痛苦面容,平卧位,双腿蜷曲,伴全身大汗淋漓,一边不时地喊着:"医生,我肚子好痛啊!"一边用双手摸着自己的上腹部。"老先生,我会及时处理的,请配合我的检查。"我在和患者交谈的同时重点查体,患者心率 96 次 / min,律不齐,各瓣膜区未闻及病理性杂音,双肺底未闻及干、湿啰音。考虑到患者腹痛,腹部查体是重点,未见肠型及蠕动波,上腹部平坦、柔软,无压痛及反跳痛,墨菲征阴性,肝、脾肋下未触及,肝、肾叩击痛(–),肠鸣音 4 次 /min,双下肢无水肿。在我查体期间,患者突然出现恶心、呕吐,呕吐物为胃内容物,无咖啡样液体,我询问陪护患者的儿子:"中午什么时候进餐?"他答:"上午 11 :00,和以前进餐一样,中间没有加餐。"

【分析及处理】

　　这时,腹痛相关的疾病在我脑海中回放,翻看患者的病史,发现患者有永久性心房颤动病史 8 年余,病史资料中的心电图证实了心脏听诊的正确性,目前患者口服地高辛、阿司匹林等药物治疗。患者的体征不明显,但症状典型,我想到了腹痛的危急重症,如急性胰腺炎、胆囊炎、消化道穿孔、肠梗阻及肾结石等,当然出于专科的考虑,我还考虑到了急性心肌梗死、腹主动脉夹层等;接下来进行紧急重要的辅助检查,血尿淀粉酶、尿常规在正常范围,心电图亦未提示心肌梗死依据,床旁B超排除了急性胆囊炎的可能;目前腹痛原因不明确,患者仍诉腹痛未缓解,我及时将病情详细汇报给主治医师,接着主治医师再次仔细查体,腹部体征仍然提示阴性,考虑到患者的生命体征稳定,对于这样原因不明的腹痛患者,需行上腹部CT增强检查明确病因,立刻联系影像科,向家属讲明病情,取得配合后我陪同患者检查,约40分钟后上腹部CT增强结果回示"肠系膜上动脉栓塞,腹主动脉硬化伴附壁血栓",这让我恍然大悟。肠系膜上动脉栓塞,栓子大多来源于心脏,患者具有永久性心房颤动病史,极可能形成附壁血栓,而脱落的栓子随时可经血流至肠系膜上动脉。诊断已经明确,立即联系血管外科医师会诊,下午5:00患者被送至手术室行肠系膜上动脉置管溶栓术,手术顺利,术后患者腹痛症状明显减轻。整个处理过程,让我对腹痛的鉴别诊断有了进一步认识。

【心得体会】

1. 患者在起病初腹痛症状典型,但是腹部体征却不明显,这就为诊断带来了一定的困难,这时应禁用镇痛药物,以免影响对病情的观察和判断。

2. 患者于病程中突发剧烈腹痛,伴有恶心、呕吐等胃肠道症状,不仅要想到常见病如急性胰腺炎、胆囊炎、肾结石等,还要想到腹部血管性疾病尤其是肠系膜上动脉栓塞,特别应警惕合并心房颤动的患者;对于高度怀疑本病者,可行腹部CT、肠系膜上动脉血管造影等检查尽快明确。

3. 从解剖学角度来看,肠系膜上动脉从腹主动脉分出,与腹主动脉呈倾斜角分布,其走行和腹主动脉几乎平行,因此脱落的栓子容易进入肠系膜上动脉而导致血管栓塞。正是得益于及时确诊,该患者没有发生严重的肠坏死、腹膜炎等并发症,这也让我想到了主任查房时反复强调的一句话,"诊断的最高境界是病因诊断,治疗的最佳措施是病因治疗"。

【经典箴言】

对于合并心房颤动的患者,一旦出现剧烈腹痛且腹部体征不明显时,应时刻警惕腹部血管病变尤其是肠系膜上动脉栓塞的可能,尽快通过影像学检查明确,通过病因治疗改善患者预后。

（刘光辉）

 王乐民 专家点评

作为一名住院医师,在病房值班中听闻患者突然出现腹痛后,能及时赶到床边,对患者的主诉、症状及体征等资料做了冷静且全面的分析和判断后,对腹痛发生的可能性病因做辅助诊断的排查，并及时向上级医师汇报，共同对临床腹痛并不多见的肠系膜动脉血栓性疾病最终做出正确诊断，及时与相关科室采取相应治疗措施，并取得了好的疗效，这是难能可贵的。对此病例成功处置有如下特点：①对患者突发性的临床变化能在第一时间赶到病床边，从症状和体征的床边检查分析并经辅助检查做了疾病的鉴别诊断，并及时向上级医师请示汇报，体现了作为值班医师的责任感；②体现了住院医师思考突发性疾病的独立性，以及掌握临床知识和技能的全面性；③思路清晰地选择了新的微创治疗方法，最终收到良好效果，一名好医师所需的综合素质和选择判断能力在此患者的急救中得到了验证。

 杨耀国　专家点评

　　肠系膜动脉栓塞是临床上较少见的疾病，因肠系膜血管急性缺血导致肠管坏死，造成血运性肠梗阻。肠系膜动脉栓塞的栓子大多来源于心脏，心房颤动是其主要原因，其他栓子来源还包括心脏瓣膜赘生物、心脏黏液瘤、主动脉附壁血栓脱落等。因栓塞部位不同，患者的症状与体征也不尽相同，多数患者具有一定的特征性表现，即 Bergan 三联征：①剧烈腹痛而无相应的明显腹部阳性体征；②胃肠道排空症状(恶心、呕吐、腹泻)；③器质性和伴发心房颤动的心脏病。另外，约 50% 的患者伴有血便。化验检查常发现白细胞显著升高，D- 二聚体可升高。影像学检查方面，CTA 和动脉造影是确诊的首选，血管彩超可发现主干部位的栓塞，分支血管的栓塞病变较难发现。治疗上既往常采取切开取栓、血管转流及肠切除手术，随着介入治疗的发展，一般栓塞 6 小时内的患者可采取腔内取栓、导管溶栓治疗，根据病情还可结合腹腔镜探查是否有肠坏死。

　　本病例中，接诊医师对急腹症的常见病因掌握熟练且全面，对患者进行了全面的查体、化验和辅助检查，及时、准确地发现了肠系膜上动脉栓塞的病情，并立刻与患者的长期心房颤动病史联系起来，患者在就诊后 2 小时内就被及时实施了导管溶栓手术。肠系膜上动脉栓塞在临床上并不常见，是漏诊率、误诊率高且死亡率极高的急症。肠系膜动脉并不是心房颤动患者体循环栓塞的最常见部位，最常见部位为脑动脉，外周动脉最常见为四肢动脉，肠系膜动脉栓塞约占外周动脉的 29%。

　　该接诊医师在遇到急症患者时沉着冷静、思路清晰，通过全面的检查和分析，迅速做出了准确的诊断，并对患者实施了最佳的手术治疗，避免了肠管坏死等严重并发症的发生。该病例很好地体现了及时、正确的诊断对于挽救患者生命、保证患者良好预后的重要性。

4 警惕无痛性主动脉夹层

【临床经过】

我单独值班半年多了,可谓是"初生牛犊不怕虎",对临床工作有满腔的激情。记得那天到下午 4:00,我已经收了 4 位患者,正忙得不亦乐乎,又收入一位 48 岁患者,通过详细问诊,我了解到患者因"胸闷、气促、上腹不适 3 天"入院。患者近 3 天来无明显诱因反复发作胸闷,间断有活动后气促,双下肢乏力,伴咽喉部哽噎感,伴上腹不适,夜间可平卧,无夜间阵发性呼吸困难,无胸痛、腹痛、背痛,于当地县医院就诊,查超声心动图提示主动脉瓣脱垂并关闭不全,拟行主动脉瓣置换术而入我院。既往无高血压、冠心病、糖尿病病史,无风湿热病史,无外伤、手术史。入院查体:血压 114/60mmHg;神志清楚,双肺未闻及干、湿啰音;心界向左下扩大,心率 96 次/min,律齐,主动脉瓣区可闻及舒张期杂音;腹软,无压痛、反跳痛;双下肢不肿。入院后查血常规正常,电解质未见异常,肾功能示 BUN 10.48mmol/L、CREA 146.9μmol/L,心电图未见异常。

【分析及处理】

入院初步诊断为瓣膜性心脏病、主动脉瓣脱垂并关闭不全、心脏扩大、心功能 Ⅲ级,当时因为新住院患者多,比较忙,且该患者彩超已经证实了诊断,就按常规治疗原则处理了。但处理后我心里还是不踏实,总感觉患者的症状用心功能不全不能完全解释——该患者既往无相关病史,急性起病,无感染、劳累等心力衰竭常见诱因,患者可平卧,肺部无啰音,双下肢不肿。到晚上 11:00 我下班时去看该患者,经过利尿等处理,患者上述症状无好转,仍诉胸闷,患者说:"从喉咙到肚脐像有个东西堵着似的。"当时我想心功能不全的患者消化道淤血也可有类似症状,另外因为白天实在太累,就没多想,便给夜班医生交完班就回家了。第二天早上主任查房,听取病情汇报后,结合既往病史资料及查体,也认为目前诊断应该没错,指示继续按心功能不全处理,待心功能改善后转胸外科换瓣,考虑患者经济条件相对差,为动态观察病情,还是申请了超声心动图检查。下午到科室接班,值班医生说该患者情况稳定,白天无不适主诉。我刚坐下,便接到心脏超声室医生打来的电话:"该患者目前升主动脉明显扩张(64mm),瓣膜纤细,呈三叶瓣,升主动脉腔内可见纤细分隔光带,将主动脉分成真腔、假腔,一直延伸到主动脉弓内,舒张期内膜片下端脱入主动脉瓣之间,左心室扩大明显(70mm),主动脉瓣重度关闭不全,二尖瓣中度关闭不全,考虑主动脉夹层。"幸亏复查了彩超,测量患者左上肢血压 115/50mmHg,右上肢血压 95/40mmHg,赶紧向其家属告病危,加强监测生命体征,嘱患者保持镇静,注意通便,同时联系放射科进一步做增强 CT 扫描,证实为Ⅰ型主动脉夹层

（DeBakey 分型）。建议患者到胸外科行进一步手术治疗。

【心得体会】

1. 对于外院的检查，临床医生要用辩证的观点来看待，尤其是主观性比较强的检查项目，受设备及检查者个人经验影响很大，有疑问时更应复查，按照疾病处理原则进行医疗活动。试想本例患者如果没做彩超，等待心功能改善后去做手术，多半会下不了手术台，更可怕的是在等待手术的过程中发生夹层动脉破裂而猝死，这些都没法向家属交代，也无法向自己交代。

2. 回想此次处理过程，病程中患者自诉咽喉部哽噎感，伴上腹不适，另外患者双上肢血压差别较大，而在入院查体时这些"预警信号"没有给予充分考虑，导致险些误诊，因此应该注意接诊患者时临床基本技能的锻炼。

3. 主动脉夹层（aortic dissection，AD）是血液渗入主动脉壁中层形成的夹层血肿并沿着主动脉壁延伸剥离的严重心血管急症。主动脉夹层形成的原因很多，动脉硬化、高血压、动脉中层囊性坏死、马方（Marfan）综合征、主动脉缩窄、大动脉炎、外伤及梅毒等。典型的主动脉夹层诊断不难，突发剧烈疼痛（胸痛、腹痛、背痛等）是最常见的症状，可见于 90% 以上的患者，并具有以下特点：疼痛从一开始即极为剧烈，难以忍受；疼痛性质呈搏动样、撕裂样、刀割样，疼痛常为持续性，并常伴有血管迷走神经兴奋表现，如大汗淋漓、恶心、呕吐和晕厥等；常有血压高、心率快等，常有双侧肢体血压不对称。但本例患者病程中无胸痛表现，咽喉部哽噎感是少见症状，所以很容易误诊，我们不能只关注疾病的常见症状，应该在临床上不断积累自己的经验。

4. 由此病例，联想到我科今年收治的 8 例主动脉夹层患者，其中半数病例首发症状不典型，有以晕厥首发的，以腹痛起病的，合并急性心肌梗死的，无明显疼痛症状的。本病既往被认为是少见病，猝死风险大，但近年来随着我们意识的加强、检查手段的增多，发现其发病率并不是很低，临床工作中应多留意。

【经典箴言】

抓住疾病诊治过程中的每一个疑点，重视自己潜意识里的每一个想法，只要心中有根弦，相信"主动脉夹层"也在所难逃。

（吴　辉）

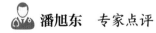 潘旭东　专家点评

　　主动脉夹层（aortic dissection，AD）是主动脉疾病按病理形态分型中的一种类型，指在多种易感因素如高血压、动脉粥样硬化、遗传缺陷等的作用下，导致

主动脉中层出现退化、变性、坏死等结构异常，在此基础上内膜撕裂，血液进入中层形成假腔，或由于动脉壁滋养血管破裂后导致壁内血肿形成假腔，假腔在高压血流冲击下逐渐扩张发展为夹层。国外统计主动脉夹层的年发病率是 0.005‰~0.03‰。我国高血压知晓率和控制率低，且马方综合征发生率高，故我国主动脉夹层发生率高于国外 10 倍以上，这种疾病虽然不常见，但其结果往往是致命性的，大量急性患者在被送往医院的途中或诊断前死亡。

急性主动脉夹层发病往往伴有剧烈的胸背部撕裂样、刀割样疼痛，且疼痛部位随着夹层撕裂进展发生变化，还伴有恶性高血压；由于主动脉重要分支动脉血管经常受累或体腔内出血，还可出现头晕、嗜睡、昏迷、胸闷、心悸、腹痛、腹胀、肢体活动障碍和疼痛等急性症状。慢性主动脉夹层是指发病在 2 周以上，此类患者既往基本都有过急性的剧烈的胸背部疼痛，但由于当时夹层撕裂范围较小，疼痛时间不长，往往未及时就诊而被忽视。慢性夹层可累及主动脉瓣造成关闭不全，累及重要动脉分支导致供血障碍或病变主动脉扩张压迫周围脏器，出现各种不适症状才来就诊；对这类患者，既往病史与症状的详细追问至关重要；另外，一些特殊症状、体征应引起重视，如肢体远端发凉或无力、四肢血压差别很大、肢体动脉搏动减弱或消失、新出现的心脏杂音。超声心动图和主动脉 CTA 是发现和确诊主动脉夹层的最重要检查方法。

 程姝娟　专家点评

主动脉夹层有时的确像一个无形的杀手，缺乏相关病史，无典型症状和体征。许多医生在患者确诊之后都会发出这样的感叹："幸亏我……"。感慨背后实际寓意深刻，其一，重视医疗常规和基本技能；其二，不忽视任何一个细节；其三，对该疾病有一定认识，给予了足够的重视。主动脉夹层的确诊手段很完善，避免漏诊或误诊的关键是要想到这样一种疾病的可能性。这依赖于个人直接经验的积累，也需要查阅医学资料来获取别人的间接经验。

5 D-二聚体正常能排除肺栓塞吗?

【临床经过】

今天病房值班,下午 2 :00 收治一名患者,男性,36 岁,因"间断性呼吸困难 1 天,加重 5 小时"入院。患者于 1 天前无明显诱因突发呼吸困难,伴心悸,无胸痛,每次持续数分钟,行肺 CT 检查未见异常;于入院前 5 小时患者呼吸困难较前明显加重,持续不缓解,由其家属陪同就诊于我院,门诊以"呼吸困难待查"收入病房。既往否认高血压、糖尿病病史,否认手术史及重大外伤史。既往吸烟史 12 年。入院查体:血压 140/90mmHg;双肺呼吸音清,未闻及干、湿啰音;心率 110 次 /min,律齐,未闻及期前收缩及额外心音,各瓣膜听诊区未闻及杂音;腹软,未触及压痛,无反跳痛;双下肢无水肿。入院后查血常规、凝血常规、心肌酶、肌钙蛋白 I、BNP 未见异常。心电图示窦性心动过速,V_3~V_6 导联 T 波低平。血气分析示 pH 7.40,PO_2 90mmHg,PCO_2 35mmHg,SaO_2 95%。

【分析及处理】

青年患者突发呼吸困难,应首先考虑气胸的可能,但患者无胸部外伤史,门诊查肺 CT 未见明显异常,结合肺部查体,目前基本除外气胸的可能;患者无端坐呼吸困难,结合 BNP 及查体,基本可以排除心力衰竭的可能;尽管患者有吸烟史多年,但心肌损伤标志物、心电图结果不支持急性心肌梗死的诊断,同时也不除外心肌损伤标志物在短时间内还未升高,再复查肌钙蛋白 I 未见异常;就在一筹莫展之时,再次详细询问病史,患者 3 天前从外地回家,乘坐火车 21 小时,当即考虑行肺动脉 CTA,结果回报考虑左下肺动脉栓塞,再次复查 D- 二聚体 1.46mg/L(正常范围:0~0.55mg/L),给予低分子量肝素抗凝治疗。

【心得体会】

1. 对不明原因持续呼吸困难,尽管血气分析值在正常范围,除考虑常见疾病气胸、心力衰竭、心肌梗死等外,还应除外肺栓塞的可能。

2. 对于 D- 二聚体正常的患者,也不能完全除外肺栓塞,考虑可能的原因是栓子较小、纤溶酶原减少、血栓出现在血管远端,检测 D- 二聚体在发病较早期或较晚期。

3. 详细询问病史对疾病诊断非常重要,有时病史中的一个点,就会为我们诊断疾病提供蛛丝马迹。就本例患者而言,尽管初诊时相关检查及体征未见明显异常,考虑患者 3 天前乘坐火车 21 小时,结合呼吸困难持续不缓解,应考虑除外肺栓塞的可能。

D– 二聚体正常的患者,持续的呼吸困难,其他常见疾病难以解释,应警惕肺栓塞,及时查肺动脉 CTA 及复查 D– 二聚体。

(孟凡吉)

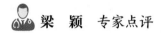 梁 颖 专家点评

血液中纤维蛋白经过活化和水解,产生特异的降解产物,称为纤维蛋白降解产物。D– 二聚体是最简单的纤维蛋白降解产物,来源于纤溶酶溶解的交联纤维蛋白凝块,主要反映纤维蛋白溶解功能。D– 二聚体水平升高,说明体内存在高凝状态和继发性纤维蛋白溶解亢进,其临床检测主要应用在静脉血栓栓塞症(VTE)、深静脉血栓形成(DVT)和肺栓塞(PE)的诊断。因此,D– 二聚体浓度对血栓性疾病的诊断、疗效评估和预后判断具有重要的意义。本例患者最初 D– 二聚体正常,后来动态复查才出现升高。为避免漏诊,临床上针对高度怀疑肺栓塞的患者,尤其是最初 D– 二聚体正常的患者,可以结合 Wells 评分和改良的 Geneva 评分对肺栓塞进行早期识别、筛查。

6 警惕以呕吐、腹痛为首发症状且血压不高的主动脉夹层

【临床经过】

今天急诊科值夜班,大约晚上 10:00,一位 65 岁男性患者因"呕吐、腹痛 1 天"在家属陪同下就诊。患者前一天呕吐胃内容物数次,不含咖啡样物,非喷射样。伴腹痛,疼痛性质不剧烈,可以忍受,无放射至腰部,无发热、胸痛、腹泻、呕血等症状。既往高血压病史 10 余年,最高达 180/100mmHg,口服硝苯地平(拜新同)后血压控制在 140/90mmHg,近半年未监测血压。入院查体:血压 140/80mmHg;神清语明,口唇无发绀,双肺呼吸音清,未闻及干、湿啰音;心界不大,心率 72 次 /min,律齐,各瓣膜区未能闻及明显病理性杂音;腹软、无压痛,肝、脾未触及;双下肢无明显水肿。

【分析及处理】

综合患者以上信息,急查血常规、肝功能、血尿淀粉酶、肝胆彩超。患者否认前一天进食生冷及不洁食物,无发热,且血常规未见异常,基本排除急性胃肠炎的可能。肝功能、血尿淀粉酶、肝胆彩超未见异常,急性胰腺炎、急性胆囊炎的可能性不大,但也不能完全除外,需进一步完善检查。患者无腹胀,诉近一天已有多次排气,

考虑肠梗阻的可能性不大,但也不能完全除外部分肠梗阻可能。为了进一步明确病因,查全腹 CT 示腹主动脉增宽,这个结果使我感到很意外,也引起了我的高度重视,进一步查主动脉 CTA 示主动脉夹层Ⅰ型。

【心得体会】

1. 典型的主动脉夹层特点为突发剧烈、难以忍受的持续性胸痛,性质为撕裂样、刀割样,放射至背部,这是发病开始最常见的症状,大多数患者同时伴有难以控制的高血压;该病发病急剧,病情凶险,临床表现复杂多变。本例患者疼痛部位、疼痛性质不典型,血压也未升高,易于漏诊、误诊,通过完善相关检查,能尽快确诊,降低猝死风险。

2. 对急腹症患者,既往有高血压病史,尽管就诊时血压不高,也应除外主动脉夹层的可能。由于夹层血肿压迫周围软组织,波及主动脉大分支,或破入邻近器官引起相应器官系统损害,出现多系统受损的临床表现。夹层累及腹主动脉及其分支,患者可出现剧烈腹痛、恶心、呕吐等类似急腹症的表现。

【经典箴言】

在临床中,我们不应被假象蒙蔽,完善相关检查,有助于寻找到疾病的本质。

(孟凡吉)

 陈　慧　专家点评

本例是一个临床表现不太典型的主动脉夹层,通过笔者细致的检查和分析,最终明确诊断。主动脉夹层是一类危重症的心血管疾病,虽然发病率低(约5/10 万),但病情凶险,预后较差。我国平均发病年龄约 51 岁,较欧美国家年轻10 岁以上,因此如果能得到及时的诊断与治疗,会有更长的生存预期。

目前,国际上 DeBakey 分型和 Stanford 分型应用最为广泛,主要根据主动脉夹层累及的范围和内膜破口位置来分型。DeBakey 分型:①Ⅰ型:原发破口位于升主动脉或主动脉弓,夹层累及大部或全部胸升主动脉、主动脉弓、胸降主动脉、腹主动脉;②Ⅱ型:原发破口位于升主动脉,夹层累及升主动脉,少数可累及主动脉弓;③Ⅲ型:原发破口位于左锁骨下动脉以远。DeBakey Ⅰ、Ⅱ型相当于 Stanford A 型,DeBakey Ⅲ型相当于 Stanford B 型。

研究表明,高血压、动脉粥样硬化、马方综合征、吸烟、饮酒、主动脉瓣二叶畸形等是我国主动脉夹层发病的主要独立危险因素。约 70% 的主动脉夹层患者合并高血压,同时增高的血压又加速夹层进展,因此临床医生应高度重视这两类疾病的关系。

近年覆膜支架的介入治疗、外科手术方式的进展及杂交手术室的出现，明显提高主动脉夹层的治愈率，但在急性期主动脉夹层仍有较高的死亡率，因此尽早发现和诊断是治疗的关键因素之一。主动脉夹层临床表现形式复杂，有时较为隐蔽，容易被疏忽，主要的临床表现形式有：

(1)无临床症状：这一类患者往往在常规超声或 CT 体检中被发现。

(2)猝死：往往要依据事后尸检才能明确诊断。

(3)疼痛：疼痛的性质多为撕裂样痛，症状轻微患者也可表现为轻度闷痛，依据夹层部位可发生胸痛、腹痛、腰背部疼痛等；其中，胸痛症状最为多见，应注意与心肌梗死、肺动脉栓塞相鉴别。

(4)异位搏动感：发生于胸主动脉的夹层有时会有双心脏搏动的感觉、心悸症状等，发生于腹主动脉的夹层有时会有腹部搏动感。

(5)扩张症状：胸主动脉夹层扩张主动脉瓣环、瓣叶出现主动脉瓣关闭不全出现杂音和心力衰竭症状。

(6)栓塞症状：慢性主动脉夹层真腔、假腔中血流动力学改变和中膜撕裂可导致血栓形成，脱落的血栓可引起脑栓塞、肠系膜栓塞、肾动脉栓塞症状。

(7)压迫症状：这类症状因主动脉夹层发生部位的不同往往表现得更加隐蔽，可出现肠梗阻、黄疸、胸腔积液、血尿、腹水、头晕、肢体血压不对称、压迫神经根的 Horner 综合征、压迫冠状动脉口的心肌梗死等，因此需要临床医师开阔思路、细致排查。

7　剧烈胸痛、晕厥、心电图未见明显异常之谜

【临床经过】

晚上 11:45，一位 50 岁男性患者因"胸痛、呼吸困难并意识丧失 20 分钟"来急诊。患者无明显诱因出现突发胸痛，位于胸骨后至咽喉部，后背轻微疼痛不适，伴有出汗、呼吸困难，2 分钟后出现意识丧失、小便失禁，20 分钟后自行苏醒，含服速效救心丸，症状改善不明显，随即到县里医院行心电图检查，提示"Ⅲ导联 q 波、Ⅰ导联 T 波低平，余未见异常"，给予输液治疗后，考虑为胸痛原因待查，建议至上级医院进一步明确诊疗。转上级医院后查体：血压 130/80mmHg，神志清楚，双肺呼吸音正常，心脏无杂音，双下肢无水肿。复查心电图同县医院，D- 二聚体正常，患者诉仍有胸闷、气短，胸痛明显减轻，血压 105/63mmHg，双侧无明显差别，当时考虑肺栓塞的可能，行肺动脉造影（DSA）未见异常，但在做检测的过程中我们发

现患者的主动脉异常,主动脉夹层,从弓部向下尚未到达膈肌水平,遂邀请心脏外科会诊,并行全主动脉CTA,夹层诊断明确。立即转至心脏外科进行治疗,当天晚上患者死亡。

【分析及处理】

本例患者全程为肺栓塞和心肌梗死的表现倾向,为了排除肺栓塞,行肺动脉造影检查,考虑发病时间短,患者心肌酶未能升高,但心电图不支持心肌梗死的表现,打算天亮再去行肺CTA检查,但一直困惑心电图和D-二聚体的不支持,为稳妥起见,果断行肺动脉CTA检查,结果发现主动脉夹层,差点就误诊了,人命关天啊!有时疾病的临床表现和体征可能会掩盖真正的疾病,及时行辅助检查是必要的。

【心得体会】

内科胸痛常见的三大急症——急性心肌梗死、肺栓塞、主动脉夹层,稍有不慎就会让你措手不及,治疗方法各不相同,疾病预后也不尽相同,如何在相近的症状和体征中提炼出自己认为是正确的因素非常重要,临床表现和临床症状并不能完整地按照课本上的描述呈现出来,相关辅助检查十分必要,有时就是"金标准"。即便确诊不了自己考虑的疾病,有可能会排除一些疾病。

【经典箴言】

器械检查固然需要一定费用,但总比误诊要好,有时稍有不慎就是血的教训,在详细的病史、体格检查和常规实验室检查后诊断仍不能明确时,应考虑进一步行超声、CT、造影检查。

(马晓民)

8 吃伟哥"上瘾"的中年妇女

【临床经过】

最近难得清闲,终于不用在临床上管患者了,安排患者每天的手术成了我的主要工作。但遇见一些特殊、疑难的病例时,主任还是会让我去观察一下,以便增长我的阅历和经验。安排好早上的工作后,主任让我跟他去看昨天刚收的一位45岁女性患者,因为不是我自己管的患者,所以不是特别了解,主任让看肯定有一定原因,患者平静地躺在床上,说话、神情都很正常,主任对患者说下床走两步,做几个深蹲,患者一副痛苦的表情,呼吸困难,主任问我:"你觉得是什么疾病?"我摇了摇头,主任又问了患者一句让我十分惊讶的话:"你的西地那非吃了吗?"我一脸迷惑,患者露出了一个很尴尬的表情,这难道是位……我的大脑都断片儿了,男性吃这个药可以解释,但是女性吃这药有什么作用?主任看出了我的尴尬,就没再问什么。

【分析及处理】

其实这是一位肺动脉高压的患者,西地那非,也就是伟哥,对于治疗这种疾病有很好的疗效,说明书上并未将其列为治疗肺动脉高压的药物,但相关指南和专家共识均推荐作为可选择的治疗用药。对于这样的患者来说,西地那非就是救命的药,此患者住院治疗几天后症状明显好转,就出院了,看来西地那非疗效显著。

【心得体会】

常见的药物我们只知道其常见的适应证,一些特殊功用就知之甚少,及时更新知识非常重要,一些不便于启齿的药物也有其独特的治疗作用。据悉,中国每年有500万~600万人靠口服西地那非续命,当看到这些,对于自己的无知感到羞愧,要不是主任解释,我只知道西地那非是用来治疗男性勃起功能障碍(ED)的药物,吃西地那非"上瘾"的不仅是 ED 患者,还有肺动脉高压患者,对这些群体来说可能是延续生命、改善症状的良药。

【经典箴言】

不要小看任何一种药物,既然存在,就一定有存在的道理。作为一名临床医生,及时更新自己的知识储备非常重要,不要因为自己的无知闹出不必要的笑话。

(马晓民)

9 诡异的晕倒

【临床经过】

夜班,我以为今天下雨一般不会来患者了,整理手头积攒的出院病历,本打算晚上 10:00 就可以上床睡觉了,听雨的夜晚非常适合睡觉,但美好的想法总是被现实打破。晚上 9:00 来了一位 73 岁老太太,诉最近几天一上楼就晕倒,1 分钟左右就能清醒,10 多级台阶,上一半时也没事,到上面就晕倒,走平路没有任何问题,在当地看了几位医生都没有给出诊断,中间还找了一位"半仙"仍无效果,子女们觉得有问题,连夜来我院就诊。该患者听诊双肺、心脏均未见异常,心电图也未见异常,尝试让患者走走楼梯,上一层楼果然晕倒了,眼看着患者自己就瘫了下去,这让我很震惊;之后让患者上一半楼梯,休息 1 分钟,再上剩下的一半,竟然没有晕倒。于是我们带上心电图机上楼梯,在患者晕倒时立即行心电图检查,发现患者心率快一些,但无其他有价值的信息,听诊发现呼吸稍快,口唇也没有问题;而后让患者平路走了 10 分钟,心电图未见异常;让患者再次尝试上楼梯,她再次晕倒,这到底是什么病呢? 县级医院条件有限,能做的检查也有限,于是行胸部 CT 检查,未见异常;行超声心动图检查,发现肺动脉增宽,肺动脉轻度反流,难道是肺栓塞? 由于监测不了血氧,于是监测指脉氧,在 95% 左右,而后尝试在活动时再监测,果然血氧下降明显,到了 70% 多,考虑肺栓塞的可能性大,建议患者到上级医院行 DSA 检查以明确诊断,第 3 天回复结果为双肺底弥漫性小血管栓塞。

【分析及处理】

晕厥是临床上较难诊断的一种疾病,病因复杂,变化快,患者多数不能自行陈诉发作时的情况,问诊困难。此例患者未完全丧失意识,短暂时间就恢复正常,考虑与患者的栓塞面积较小有关。心电图并未出现经典的 $S_1Q_{III}T_{III}$,也未出现肺栓塞的三联征,当时我曾考虑过心脏的原因,经仔细问诊得知患者既往无心脏病的病史,也无等危因素,而心脏原因引起的晕厥多数会有心率和 / 或心律的改变,常见的三度传导阻滞、快速型心律失常等引起血流动力学变化,导致脑部供血、供氧不足而引起晕厥,经反复的心电图检查多数可明确诊断。

【心得体会】

疾病不会按照书本上描述的发作,"金标准"固然能让医生迅速得出结论,但有时必要条件并不与疾病一同出现,而次要诊断条件往往被医生所忽视,肺栓塞也是临床中的一条"变色龙",真正掌握了它可以少走很多弯路。

【经典箴言】

高手看到的是点,中级看到的是线,菜鸟看到的是面。知识和经验构成一个人的认知能力,不断积累才能一眼定乾坤。

(马晓民)

10　忽视体格检查的惨痛教训

【临床经过】

老年男性患者,因"突发胸痛 1 小时"入院,疼痛呈心前区压榨样疼痛,疼痛发作与体位有关,伴出汗、胸闷、呕吐、大汗。"120"急救车上测血压为 60/40mmHg。急诊科测血压 50/30mmHg,立即给予多巴胺等血管活性药物及扩容治疗,患者血压可维持在 100/70mmHg。既往体健。急诊心电图提示窦性心动过速,ST-T 改变。血常规提示血红蛋白 10.8g/L。反复查心肌损伤标志物均正常。超声心动图(UCG)提示左心房、左心室大小正常,左心室舒张功能减低,三尖瓣、二尖瓣反流,心包积液。初步诊断为:①胸痛原因待查:急性冠脉综合征? 肺栓塞? 急性主动脉综合征? ②心源性休克;③贫血。为明确胸痛原因,急诊行冠状动脉造影,提示冠状动脉未见明显狭窄。造影时发现左肺见巨大椭圆形高密度影。胸痛原因排除急性冠脉综合征,急查胸部 X 线片,可见左侧上纵隔见巨大椭圆形。进一步细致查体:脉搏 130 次 /min,呼吸 30 次 /min,血压 100/60mmHg;呼吸浅快,以腹式呼吸为主,呼吸动度两侧不对称,语颤左侧增强,未触及胸膜摩擦感;左肺叩诊呈实音,左肺呼吸音低钝,未闻及干、湿啰音;语音传导左侧增强;余体格检查未发现异常。再次复查血常规提示血红蛋白82g/L,考虑存在活动性出血。患者胸痛不排除急性主动脉综合征。立即急查胸部CTA,提示主动脉溃疡。修正诊断为急性主动脉综合征(主动脉穿通性溃疡)。

【分析及处理】

明确诊断后,考虑患者血流动力学不稳定,随时有猝死风险,同时给予镇静,稳定血流动力学及生命体征,向患者家属交代病情及可能出现风险。紧急联系心胸外科,同时输血补充红细胞,纠正贫血。

2小时后,患者再次出现胸痛不适,血压下降,立即给予多巴胺升压及扩容治疗,效果不佳,患者呈昏迷状态,双侧瞳孔散大固定,呼吸停止,立即给予呼吸兴奋剂静脉推注,并给予气管插管、呼吸机辅助呼吸,同时持续给予胸外按压,碳酸氢钠纠正代谢性酸中毒,但患者抢救无效死亡。

【心得体会】

患者主动脉溃疡,巨大的主动脉夹层,如果注意体格检查,入院早期即可发现左右肺部叩诊音、呼吸音和语颤存在明显的区别,左肺叩诊呈实音,左肺呼吸音低钝,语音传导左侧增强,可能下一步的检查侧重点会有所不同,能够更早地明确诊断,获得宝贵的抢救时间。

【经典箴言】

虽然目前有很多辅助检查手段,体格检查仍是最重要、最基础的临床技能,切莫忽视。

(张　铮)

11　不明原因的低氧血症

【临床经过】

今天我在急诊留观室值夜班,交接班后重点关注了一位肺部感染的患者,男性,76岁。有高血压病史5年,平素不规则服用北京降压0号,血压控制不详,糖尿病半个月余,吸烟史50年,40支/d。此次因"发热伴咳嗽、咳嗽3天"入院。患者3天前无诱因出现发热,伴畏寒,体温达38℃,伴咳嗽、咳痰,呈白色黏液痰,并伴有胸闷,无胸痛、咯血,无晕厥,在当地医院治疗后未见好转,急来我院查血常规示白细胞11.7×10^9/L、中性粒细胞百分比78.3%,胸部CT示两肺少许炎症,拟"肺部感染"收入留观室。入院查体:体温37.8℃,呼吸20次/min,脉搏90次/min,血压130/70mmHg;神志清,鼻导管给氧下呼吸平稳,口唇未见发绀,气管居中,颈静脉无怒张,两肺呼吸音粗糙,可闻及散在湿啰音;心率90次/min,律齐,未闻及病理性杂音;腹平坦、柔软,无压痛,肝、脾肋下未及;四肢活动自如,双下肢轻度水肿。查血气分析示 pH 7.48、PCO_2 27mmHg、PO_2 59mmHg,肾功能、电解质、血糖正常,心电图未见异常。

【分析及处理】

目前已予吸氧、心电监护、抗感染、化痰,入院时血气示 SaO_2 92%。但氧分压为何如此低?根据胸部 CT 及查体,两肺感染并不十分严重,血常规也不是很高,血压也正常,重症肺炎的诊断依据不足。会不会是心力衰竭呢?患者既往有高血压病史,且两肺底可闻及湿啰音,患者病程中出现咳嗽、咳痰,暂不能排除心力衰竭。根据病史及查体、胸部 CT,基本可排除慢性阻塞性肺疾病急性发作、气胸、胸腔积液的诊断。另外,患者既往无支气管哮喘病史,肺部听诊未闻及哮鸣音,故不支持支气管哮喘的诊断。为鉴别诊断,复查心电图未见动态改变,急查心肌损伤标记物及 BNP(脑利钠肽),并予加大氧流量到 6~8L/min,约 40 分钟后心肌损伤标记物回示正常,BNP 178pg/ml,血气分析示 pH 7.42、PO_2 62mmHg、PCO_2 30mmHg,及时请示二线副主任医师,他看了病历及详细询问病史和查体后,说要排除肺栓塞的可能,须行急诊肺动脉造影及时确诊。于是紧急联系放射科,让他们做好术前准备,接下来我陪同患者去 CT 室,术中提示右肺动脉主干、上叶动脉及其分支,右下肢动脉主干及右肺中动脉近端可见大面积低密度不规则充盈缺损,心影增大,以右心室为主,急请呼吸内科医师会诊,同意急性肺栓塞的诊断,予肺动脉导管碎解和抽吸血栓治疗,术后患者诉胸闷症状明显减轻,复查血气 PO_2 达 92mmHg。

【心得体会】

1. 对于不明原因的低氧血症,除考虑常见的疾病如心力衰竭、急性心肌梗死、慢性阻塞性肺疾病、气胸、胸腔积液外,还需考虑肺栓塞。

2. 对肺栓塞要有一定的认识,一般有长期卧床、手术后、恶性肿瘤或双下肢静脉曲张等病史,除常见的"胸痛、咯血、呼吸困难"三联症,以晕厥、休克、猝死为首发表现的也不少见,还有不明原因的低氧血症,胸部 X 线片或胸部 CT 有些可提示右下肺动脉干增宽或肺部片状阴影;肺动脉段膨隆以及右心室扩大;心电图典型表现是 $S_I Q_{III} T_{III}$,D-二聚体>500μg/L,最终可通过 CTPA 确诊。

3. 在临床疾病诊断过程中我们经常用一元论思维,但这种思维在复杂内科疾病的诊治过程中可能导致思维的僵化和局限化而发生误诊,例如这位患者用"肺部感染"难以解释低氧血症、I 型呼吸衰竭,如果只考虑一元论思维,就很少再进一步考虑其他导致低氧血症的疾病如肺栓塞,容易误诊、误治;所以,对用一元论不能很好解释疾病所有临床表现时,要大胆地应用二元论思维,抓住临床表现的主要特征,除了考虑常见病外,还要想到少见病。

【经典箴言】

对于不明原因的低氧血症,常见疾病难以解释时,需警惕肺栓塞,并及时通过

CT 肺动脉造影等相关检查明确诊断。

（薛继可）

12　化疗患者心脏停搏为哪般？

【临床经过】

这是 2 年前我曾经处理过的患者,回顾分析该病例,让我对化疗期间的合并症有了深层次的认识。患者男性,56 岁,因"右睾丸增大 1 年"入院。入院后行体格检查时发现右睾丸 10cm×10cm×8cm 大小,右腹股沟可及 2 个淋巴结,分别约 10cm×10cm×8cm、10cm×6cm×6cm 大小,表面皮肤破溃。辅助检查提示 AFP 23 667ng/ml,HCG 881IU/L,LDH 2136U/L。结合淋巴结活检结果,考虑为非精原细胞瘤,分期为 $T_4N_3Mx\ S_3$ ⅢC 期。

【分析及处理】

根据患者的病史资料,我们制定了化疗方案,病程中患者出入量均正常,入院第 5 天患者上洗手间时突然倒地,听诊证实心音消失,尚有呼吸,急忙进行心肺复苏、气管插管辅助通气等抢救措施,但历经 1 小时的积极抢救后仍然宣布临床死亡。当时由于病情变化突然,作为值班医生的我对其病情不是很熟悉,患者突然发生心搏骤停,当时立即启动心搏骤停的抢救程序,事后分析客观原因,想到患者是否存在以下因素:可能有电解质紊乱? 未知的化疗毒性? 百思不得其解,通过查阅并学习文献,我考虑到如下原因:①当时由于患者经济原因,治疗期间给予的围化疗期检查有限;②病程中给予大剂量利尿,可能导致电解质紊乱、脱水、低血容量性休克;③肿瘤溶解综合征可能;④偶发未知因素。后经患者家属同意,为患者进行尸检,确诊为肺栓塞。原来是睾丸癌合并肺栓塞,最终导致心搏骤停,这才恍然大悟。

【心得体会】

1. 恶性肿瘤患者合并肺栓塞的发病机制与高凝状态相关,当恶性肿瘤患者出现难以解释的胸痛、心搏呼吸频率增快、晕厥和休克或伴有单或双侧不对称性下肢肿胀及疼痛时,应警惕合并肺栓塞的可能。目前认为,血栓栓塞事件是肿瘤患者的第二位死亡原因,临床医生应重视对患者血栓发生风险的评估,以做必要的预防或治疗。

2. 本例患者具有多种高危因素,包括血小板增多、皮肤溃烂致炎症反应、右股静脉受肿大淋巴结压迫、化疗、大量利尿等,因此在治疗前应根据患者病情的严重程度、高危因素、有无并发症、治疗风险以确定最佳治疗方案,对于大面积肺栓塞患者可考虑给予紧急溶栓治疗。

【经典箴言】

对于恶性肿瘤患者,化疗期间应警惕肺栓塞等合并症,应注意评估围化疗期相关风险因素,必要时采取有效的对症治疗措施,这样可以最大限度地改善患者的预后并提高诊疗水平。

(秦健勇)

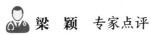 梁　颖　专家点评

　　肺栓塞常是发生于隐形癌或某种癌的并发症,也可以发生在住院、外科手术后及其他疾病治疗过程中,占肿瘤患者住院期间主要死亡原因的第2位,部分患者和本例猝死患者一样,由后来的尸体解剖证实。因此,了解肿瘤患者肺栓塞危险因素,在诊治中防患于未然尤为重要。

　　为什么恶性肿瘤容易导致肺栓塞呢? 丁香园网站资料报道可能的机制为:肿瘤压迫血管导致血流阻滞,从而导致血栓;肿瘤增加血小板和纤维蛋白原,使血液处于高凝状态;肿瘤细胞可脱落膜颗粒及类脂质膜均促进凝血,肿瘤细胞脱落颗粒上的黏附分子能够聚集其他分子颗粒,通过聚集前凝血素及促凝血类脂质颗粒,从而形成局部血栓;肿瘤细胞还可使因子Ⅲ等的表达上调,并使纤维蛋白的合成下调,表达与一些血栓形成有关的细胞因子,如肿瘤坏死因子α、白介素1β等。

　　目前为止,肺栓塞的漏诊率仍然较高,临床上明确病因有时较困难,遇到肺栓塞患者一定要筛查肿瘤的潜在因素,遇到肿瘤患者一定要想到患者肺栓塞的易患机制,提早干预,防止意外事件的发生。

 张建成　专家点评

　　肺血栓栓塞症是来自静脉系统或右心的血栓阻塞肺动脉或其分支所致的疾病,以肺循环和呼吸功能障碍为其主要临床和病理生理特征,其血栓主要来源于下肢深静和下腔静脉血栓,少部分来自上腔静脉和右心。急性肺血栓栓塞症的临床表现缺乏特异性,容易被漏诊,常见症状有呼吸困难、胸痛、咯血、咳嗽、心悸、烦躁,严重者可出现休克、猝死。

　　恶性肿瘤患者发生PTE风险显著升高,与肿瘤部位、类型、分期等因素密切相关,肿瘤相关治疗如化疗、放疗、手术等会进一步增加PTE的风险,尤其是盆腔、下腹部的肿瘤。

本例属于下腹部恶性肿瘤放化疗中老年患者,肺血栓栓塞症发生的风险高,应注意患者是否出现不典型的呼吸困难、胸痛、心悸、低氧血症等症状,注意监测 D- 二聚体变化,必要时可行肺动脉 CTA 检查明确诊断。如明确诊断恶性肿瘤合并肺血栓栓塞症患者,应及时行危险分层评估。对于出现低血压休克、急性右心功能不全、肌钙蛋白增高的高危患者,可考虑溶栓治疗;对于在低、中危患者,可予以抗凝治疗 3~6 个月,在抗凝 3~6 个月结束后是否需要继续抗凝治疗应遵循个体化原则,综合考虑恶性肿瘤治疗的效果、VTE 复发风险、出血风险、预期生存时间和患者意愿,定期进行后续抗凝治疗的风险收益比的评估,若出血风险不高,推荐延长抗凝时间,甚至终身抗凝。

13　不明原因的左上腹痛

【临床经过】

最近在呼吸内科轮转,本院呼吸内科、消化内科在同一个病区。昨晚我夜班,清晨 6 : 00 左右从急诊室转来位患者,52 岁男性,因"持续性左上腹痛 2 小时"入院。患者由平车送入病房,痛苦面容。我看急诊室病历上查体有上腹部压痛,余(-),腹部 B 超示胰腺显示不清。急诊科医生考虑为急性胰腺炎。一般这样的急诊患者,目前病因不明,不敢懈怠。我立即来到患者身边,重新问病史、查体,结果发现患者无胆道疾病或暴饮暴食史,有高血压病史;患者于凌晨 4 : 00 睡眠中突然起病,主要表现为左上腹持续性刀割样疼痛伴左侧背痛;无呕吐、腹泻等伴随症状;因为自己的专业是心血管内科,所以在查体时格外留意了心脏的听诊,主动脉瓣第二听诊区有中度舒张期哈气样杂音,血压 130/70mmHg。

【分析及处理】

该患者无急性胰腺炎的诱发因素,无消化系统伴随症状,急诊未完善血淀粉酶、腹部 CT 等检查,我觉得这例胰腺炎的诊断有些蹊跷;另外,平素有高血压,未系统诊治,现在腹痛程度如此严重,收缩压却不高,脉压高达 60mmHg,有中度主闭杂音,继续联系相关线索即持续性上腹痛—背痛—脉压大—主闭,忽然想到会不会是主动脉夹层呢? 再观察患者,回忆以前见过的夹层,想到此,我不敢怠慢。立即嘱患者静卧,一边申请血、尿淀粉酶和上腹部 CT 的检查(嘱注意腹主动脉),一边向患者家属交代病情,可能是夹层破裂,随时有猝死可能,但目前病情不明,暂不能使用止痛剂,以防掩盖病情,患者家属表示理解。在患者上担架之前,急诊心电图不支持急性心肌梗死的诊断。1 小时后,腹部 CT 结果出来,排除急性胰腺炎和腹主动脉疾病。此时开始查房了,我跟着呼吸内科主任查房,心里惦记着这位消化内科患者的诊断。忽然想到,会不会是胸主动脉破裂呢? 赶紧跑去提醒消化内科管床医生。患者胸部普通 CT 提示正常,但超声心动图示主动脉夹层分离。患者转 ICU 后,进一步查胸腹部增强 CT,证实系主动脉根部撕到腹主动脉,后将患者转上级医院进一步诊治。

【心得体会】

1. 对中年以上不明原因的持续性胸、腹、背痛患者,要想到夹层破裂的可能。在处理该患者时,CT 平扫未提示异常,但增强 CT 最终发现病因。因此,对临床上高度怀疑夹层的患者,即便 CT 平扫未见异常,亦不能完全排除夹层的可能。

2. 对急腹症患者查体要全面,不能头痛查头、脚痛查脚,要注意心肺听诊。尤其该患者具有高血压的基础疾病,这是主动脉夹层的重要促发因素,让我接诊时也提高了警惕。

3. 诊断疾病要注意把异常的症状、体征联系起来,尽量用"一元论"去思考。该患者存在高血压,此次表现为上腹痛、背痛,查体提示脉压大及主动脉瓣关闭不全,这些都让我想到了主动脉夹层。由于升主动脉夹层使得瓣环扩大,主动脉移位而出现了主动脉瓣关闭不全,这位患者让我更加认识到基础理论储备的重要性。值得一提的是,在接诊该急症患者时,我没有忽略仔细的心脏查体,从而抓住了诊断的线索。

4. 一种疾病的诊治好像是接力赛。病房的接诊医生要把好第二道关卡,特别是发现急诊室的拟诊证据不足时,要果敢地重新问病史、查体并完善必要的辅助检查。

【经典箴言】

当医生,要有怀疑精神和打破砂锅问到底的精神,这样才可能做到对患者认真负责。

(顾小卫)

杨耀国 专家点评

主动脉夹层的临床表现往往复杂多样而缺乏特异性,常见的症状与体征包括胸痛或腹痛(多为撕裂样剧痛)、恶心、呕吐、大汗、晕厥、血压升高等。临床上极易误诊,需要与急性心肌梗死、消化道穿孔、心包炎、胰腺炎、胆管炎等疾病仔细鉴别。化验检查方面,D-二聚体、纤维蛋白降解产物等指标具有辅助诊断意义。主动脉夹层常通过明确的影像学征象确诊,CTA 可见主动脉增宽、内膜向中央移位以及假腔形成，是目前临床首选检查。超声心动图检查适用于发现夹层引起的主动脉瓣相对性关闭不全。治疗上目前主要采取腔内覆膜支架植入术、人工血管置换等手术方式。

在本病例中，夹层患者最初被误诊为急性胰腺炎，是临床上比较常见的一种误诊，两者均可表现为上腹部剧烈疼痛、恶心、呕吐等。鉴别诊断要点如下：①病史：急性胰腺炎患者常有暴饮暴食或大量饮酒病史，主动脉夹层患者无类似特征病史；②疼痛性质：胰腺炎患者表现为上腹痛持续性加重，夹层患者表现为胸部或腹部撕裂样剧痛，两者均可向腰背部放射；③消化道症状：胰腺炎患者恶心、呕吐发作频繁，夹层患者呕吐是由迷走神经兴奋引起的，持续时间较短；④特异性化验指标和影像学特征：夹层患者的特异性表现见上。

主动脉夹层是极为凶险、死亡率极高的一种急症，患者可在短时间内因主动脉破裂导致死亡。而病例中的病房接诊医生在工作中体现出了批判性思维和全面查体的重要性，发现了患者正常收缩压的基础上脉压升高、主动脉瓣关闭不全杂音等与急性胰腺炎诊断不符的症状和体征，及时察觉到了初步诊断的疑点，结合病史进而考虑到主动脉夹层及主动脉破裂的可能，为积极治疗赢取了宝贵时间。

14 胸痛背后的隐形杀手

【临床经过】

在临床上已经很长时间了，时常感到每一份病例，都有值得临床医生思考之处，使我们"温故而知新"，不断地警醒自己，积累自己的临床经验。这是一位32岁男性患者，因"胸背痛半小时"入院。半小时前无明显诱因突发胸背部撕裂样疼痛，程度剧烈，患者自己步行到当地某区医院检查。就诊时测量血压170/120mmHg，心电图无异常，拟诊为高血压、心绞痛，患者遂转至本院救治。患者既往无高血压、糖尿病、冠心病病史。入院查体：右上肢血压190/125mmHg，左上肢血压180/115mmHg，右下肢血压240/155mmHg，左下肢血压230/145mmHg；神志清，精神可，口唇无发绀，颈静脉无怒张，双肺呼吸音清，未闻及干、湿啰音；心率86次/min，律齐，未及病理性杂音；腹部平坦、柔软，无压痛及反跳痛，肝、脾肋下未及；双下肢无水肿；双侧颈动脉波动对称，四肢脉搏波动均可清楚触及且对称。心电图、心肌肌钙蛋白正常。胸部X线片、腹部B超及超声心动图均无异常。胸部CT平扫无异常。血常规、生化无异常。

【分析及处理】

入院诊断为高血压、主动脉夹层？予硝酸甘油微泵推注,且速度逐渐增加,但血压控制效果不佳。患者胸背疼痛不缓解,烦躁不安,且疼痛逐渐向腹部发展,直至腰背部。予吗啡5mg皮下注射后,疼痛逐渐缓解。大约5小时后,患者疼痛逐渐转移并局限至右下腹部,伴有右肾区叩击痛。胸、腹部疼痛有所缓解,上肢血压160/100mmHg,双侧基本对称,四肢脉搏波动仍清楚扪及,对称。其后行胸、腹部螺旋CT加增强检查,发现主动脉从升主动脉段一直撕裂至髂总动脉,最后证实了主动脉夹层的诊断。

【心得体会】

1. 胸痛的病因推断 该患者为青年男性,突然剧烈胸背疼痛难以缓解,而且逐渐向上腹部、下腹部进行性发展,降压效果不明显。这些特点高度符合主动脉夹层的特点。虽然患者血压水平双侧对称,四肢血压也基本对称并符合生理差别,颈动脉双侧波动对称,四肢脉搏波动也对称。但是血压明显增高,其胸痛发展较典型,所以并不影响其病因推断的思路。胸痛是常见的临床症状,作为心血管内科医生,处理此类患者,要掌握胸痛诊断及鉴别诊断的每一个细节之处。这样,才有益于作出正确的临床诊治决策。

2. 病程中,我们查心脏大血管彩超显示大血管无明显异常,一般情况下,超声心动图对诊断主动脉夹层有很大价值。后来反思,超声心动图对升主动脉夹层敏感性较高,而对降主动脉夹层显像不够清楚、敏感性较差,因此对诊断远侧主动脉夹层难度较大,这也是导致早期未及时确诊的原因之一。

3. 疼痛的缓解和潜在危险性的识别和预防 一旦患者怀疑为主动脉夹层,应列为高危患者。其处理的关键在于,将患者收缩压水平控制在<100~120mmHg或更低,这是预防患者出现血管破裂的关键措施。其次是镇痛、镇静。疼痛和焦虑往往加剧血压的升高和影响降压效果,因此,快速有效的镇痛、镇静也是处理潜在危险性的必要措施。

4. 主动脉夹层在临床上并不少见,只是多数临床医生警惕性不够,故误诊率比较高。第7版《内科学》书中系统地讲述了主动脉夹层的相关内容,更充分体现了对这一疾病的重视。

【经典箴言】

对于持续胸痛患者而言,测量四肢血压尤为重要,其有助于避免隐形杀手"主动脉夹层"的漏诊及误诊。

(丁香园 dashuai3412)

15 肺CTA中的蛛丝马迹,罕见的Abernethy畸形诊断过程

【临床经过】

患者女性,15岁,因"活动后胸闷、气短1年,加剧2周"入院。父母、双胞胎姐姐均体健,家族中无特殊遗传病史。患者先后就诊和住院多次,诊断未明确。入院查体:体温36.5℃,脉搏82次/min,呼吸20次/min,血压128/72mmHg;神志清楚,发育正常,颈静脉稍充盈,肝颈静脉回流征阴性,双肺未闻及干、湿啰音;心相对浊音界向两侧扩大,心率82次/min,律齐,P₂亢进,胸骨右缘第4、5肋间可闻及柔和2/6级收缩期杂音;腹平软,肝肋下未触及,脾肋下两横指;双下肢轻度水肿。血常规示白细胞6.7×10^9/L,血红蛋白147.0g/L,血小板98×10^9/L。生化示ALB 30g/L,TBIL 25.60μmol/L,DBIL 12.3μmol/L。NT-proBNP 2251.00pg/ml。D-二聚体0.74μg/ml。自身免疫全套、抗心磷脂抗体、ANCA、HIV均阴性。超声心动图示肺动脉及其左、右分支明显增宽,肺动脉高压(重度),肺动脉收缩压97mmHg;右心房、右心室扩大,三尖瓣反流(+++);右心室壁增厚,右心室收缩功能降低。肺动脉CTA示肺动脉主干及左、右分支明显扩张,肺内各级动脉亦相对略粗大,符合肺动脉高压;右心房、右心室明显增大;脾脏增大。

【分析及处理】

患者之前也曾诊断为肺动脉高压,但究竟是什么原因导致肺动脉高压呢?肺动脉高压的临床分型复杂,目前国内外肺动脉高压指南或专家共识多采用2018年第6次世界肺高血压大会制定的临床分类框架(表7-15-1)。

表7-15-1 肺高血压临床分类

1 肺动脉高压(PAH)
1.1 特发性PAH
1.2 急性肺血管扩张试验阳性PAH
1.3 遗传性PAH
1.4 药物和毒物相关PAH
1.5 相关因素所致PAH
1.5.1 结缔组织病
1.5.2 人类免疫缺陷病毒(HIV)感染
1.5.3 门静脉高压
1.5.4 先天性心脏病
1.5.5 血吸虫病
1.6 肺静脉闭塞病(PVOD)/肺毛细血管瘤(PCH)

1.7 新生儿持续性肺高血压(PPHN)

2 左心疾病所致肺高血压

2.1 射血分数保留的心力衰竭(HFpEF)

2.2 射血分数降低的心力衰竭(HFrEF)

2.3 心脏瓣膜病

2.4 先天性毛细血管后阻塞性病变

3 呼吸系统疾病和/或缺氧所致肺高血压

3.1 阻塞性肺疾病

3.2 限制性肺疾病

3.3 其他混合性限制/阻塞性肺疾病

3.4 非肺部疾病所致低氧

3.5 肺发育异常性疾病

4 肺动脉阻塞性疾病所致肺高血压

4.1 慢性血栓栓塞性肺高血压(CTEPH)

4.2 其他肺动脉阻塞性病变所致肺高血压

4.2.1 肺动脉肉瘤或血管肉瘤

4.2.2 其他恶性肿瘤

4.2.3 非恶性肿瘤

4.2.4 肺血管炎

4.2.5 先天性肺动脉狭窄

4.2.6 寄生虫阻塞

5 未知因素所致肺高血压

5.1 血液系统疾病

5.2 系统性疾病

5.3 其他:慢性肾衰竭、纤维纵隔炎、节段性肺高血压

5.4 复杂先天性心脏病

患者究竟是哪一个临床类型的肺动脉高压? 患者肺动脉 CTA 中提及的脾脏增大,给了我们一个重要的提示方向,我们进一步做了肝脏门静脉 CTA 和三维重建(图 7-15-1):①门静脉主干及左、右分支未见显示,脾静脉及肠系膜上静脉显示通畅,脾门及脾肾间隙广泛迂曲、扩张静脉,与左肾静脉间大量侧支循环形成;②肝内密度不均匀伴结节状低密度区;③脾脏明显增大。门静脉 CTA 三维重建(图 7-15-1C)未见肝门静脉。诊断为 Abernethy 畸形 Ⅰb 型。至此,病因学诊断明确。入院后经利尿、扩血管处理,并予西地那非20mg、3次/d口服以降低肺动脉压治疗,胸闷、气促症状好转出院,后期如有必要可考虑外科手术。

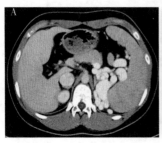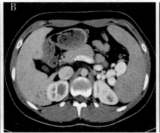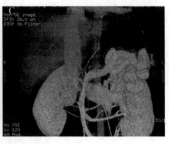

图 7-15-1　肝脏门静脉 CTA 和三维重建

【心得体会】

Abernethy 畸形是由于门静脉系统在胚胎期发育异常所致的一种罕见先天性肝外门体静脉异常门腔分流畸形。到目前为止,文献报道仅数十例。我们之所以能够明确诊断出这一类的罕见病并发表了一篇 SCI 报道,首先是得益于对肺动脉高压指南中分型的熟悉和理解,才能抓住肺 CTA 中脾大这个小小的蛛丝马迹,进一步检查并最终明确诊断。1994 年 Morgan 和 Superina 根据门、腔静脉之间的异常分流将 Abernethy 畸形分为 2 型,Ⅰ型指肝脏完全无门静脉血灌注,Ⅱ型指肝脏有部分门静脉血灌注;其中,Ⅰ型根据肠系膜上静脉与脾静脉有无汇合,又分为Ⅰa型(无汇合型)、Ⅰb型(汇合型)。先天性门静脉闭锁属于Ⅰ型,绝大多数为儿童,多发生于女性,常伴有其他先天畸形,如胆道闭锁、多脾、心脏畸形、肝结节样增生和肿瘤等。Ⅱ型以男性为主,极少伴发其他先天畸形。Abernethy 畸形单纯依靠临床表现诊断困难,本病影像学特征为门静脉畸形,如门静脉干及其分支闭塞或变细,并可见一条迂曲、扩张的肝外门腔静脉分流道。传统的血管造影检查是诊断本病的"金标准",但其为有创性检查,存在术后并发症风险,而且不能同时兼并发现内脏病变,故并非本病首选的影像方法。目前 Abernethy 畸形尚无统一的认识和成熟的治疗经验,治疗方法也存在争议。治疗根据畸形的类型及患者的具体情况决定,主要有:

(1)内科保守治疗:保护肝功能、降低肺动脉高压等,主要针对Ⅰ型。

(2)外科治疗:①脾动脉大部分栓塞术或脾切除:适用于脾大和脾功能亢进;②肝移植、重建门静脉系统:适用于伴有严重肝性脑病、肝肺综合征、肺动脉高压、心力衰竭、肝肿瘤或肿瘤样改变的Ⅰ型患者;③手术阻断门腔分流:适用于存在门静脉高压和肝性脑病等严重并发症的Ⅱ型患者。

【经典箴言】

即使是罕见病的诊断,也要建立在对指南充分的熟悉和理解上,才可能抓住可能很容易被忽略的诊断线索。

(林开阳　郑炜平)

16 肌钙蛋白阴性的"心肌梗死",一次有惊无险的溶栓决策

【临床经过】

晚上急诊室来了一位 68 岁男性患者,因"反复胸闷 2 年余,胸痛 3 小时"入院。患者入院前 2 年余反复胸闷,为心前区闷塞感,因平常家住得离县城有些远,交通不方便,未到医院检查与治疗,平素曾口服一些草药,无明显效果。3 小时前突发胸痛,位于心前区,为压榨感,不能忍受,伴头晕、恶心、大汗,在家属陪同下于急诊就诊。急诊查血压 165/85mmHg,急性病容,无其他阳性体征。查心电图示胸导联 V$_1$~V$_3$ ST 段弓背上抬 0.2~0.4mV,肌钙蛋白 I 阴性,心肌酶(CK、CK-MB)均正常。急诊考虑为胸痛待查:冠心病、急性前间壁心肌梗死。

【分析及处理】

收入院后,治疗组认为该患者为老年男性,反复胸闷 2 年余,胸痛 3 小时,胸痛症状典型,心电图示胸导联 V$_1$~V$_3$ ST 段弓背上抬 0.2~0.4mV,考虑冠心病、急性前间壁心肌梗死是合理的。因为当地为县级医院没有条件行 PCI,患者年龄为 68 岁,无溶栓禁忌证,而且在发病 6 小时的时间窗内,可以考虑溶栓治疗。这个病例唯一让人感觉奇怪之处在于,虽然患者症状和心电图表现都很典型,但肌钙蛋白没有改变,所以两名当班医生讨论后考虑肌钙蛋白阴性的原因可能是时间窗未到,同时也不排除实验室检验误差,先予以强化抗血小板治疗,积极与患者及其家属沟通。家属和患者同意溶栓治疗,并签字。在此期间又复查一次肌钙蛋白仍呈阴性,综合考虑还是准备溶栓治疗。这时超声室一名医生刚好带一位熟人到急诊看病,其中一名当班急诊科医生就顺带要求这名医生做个心脏二维超声。很多基层医院超声室没有专门的心脏二维超声医生,超声科医生既负责做普通超声,又负责做心脏二维超声,因为人手缺乏,很多医院也未安排超声科医生值班,或者有需要时临时通知。这不做不要紧,一做吓一跳,在升主动脉区可见瘤样扩张,在左室长轴切面测量横径约 6cm,考虑为主动脉夹层动脉瘤。当班医生吓出一身冷汗,这种情况以前没有碰到过,要不是今天恰巧做了心脏二维超声,万一溶栓,可能会酿成严重后果。最后,这位患者连夜由"120"急救车送往上级医院治疗,此病例失访。

【心得体会】

急性心肌梗死指南中采用的全球心肌梗死统一定义诊断标准:心肌酶学增高超过上限值,同时伴有典型的胸痛或心电图改变(ST 段抬高或新发的束支传导阻滞)。本例的各种表现都与急性心肌梗死很类似,唯一不支持的就是心肌酶学始终是阴性。有没有肌钙蛋白阴性的心肌梗死? 一般来说没有,从心肌梗死全球统一定义出发,没有心肌酶学阴性的心肌梗死,但严谨一点而言须排除以下情况:①肌

钙蛋白释放入外周循环时间窗未到,随后会被检测证实升高;②肌钙蛋白释放入外周循环时间窗未到患者就已经猝死;③实验室诊断的差错。因此,即使患者有典型心电图改变,如无心肌酶学变化,医生应慎重考虑急性心肌梗死诊断是否成立。当然,这个前提要充分考虑到心肌酶学的时间窗和心肌酶学质控的可靠性。

疑似心肌梗死患者,PCI 治疗或溶栓治疗是否一定要有肌钙蛋白增高的诊断依据? 这个问题十分难回答,也争论颇多。一方面,罪犯血管的开通要争分夺秒,越早开通,收益越大;另一方面,肌钙蛋白增高有一定的时间窗。个人看法是,在PCI 治疗上不一定非要等到肌钙蛋白增高,因为冠状动脉造影本身是一个重要的诊断措施,冠状动脉造影不支持心肌梗死的诊断,支架介入可以终止;而对于溶栓治疗要相对谨慎,最好要排除主动脉夹层,以免发生不必要的纠纷。

【经典箴言】

溶栓治疗的决策开弓没有回头箭,相对于 PCI 治疗往往对临床医生提出更高的要求,需要更加谨慎地掌握好适应证和禁忌证。

(郑炜平)

17　诡异的肺动脉高压

【临床经过】

这位患者是我的一个朋友,男性,40 多岁,平常爱好打乒乓球,每周都要练 2~3 次,算得上准专业水平。体检做了超声心动图,他把结果通过微信发给我,我一看吓了一跳,肺动脉收缩压为 102mmHg,室间隔干下部小缺损。患者既往未做过超声心动图,据回忆可能学生时代体检就有心脏杂音,但也没有特别重视,可能室间隔缺损较小,所以这么多年也没有明显的临床症状,目前已经引起继发性肺动脉高压。指南推荐,室间隔缺如解剖位置适合、缺损面积不大,没有合并其他心脏畸形,首选介入封堵治疗,但目前患者重度肺动脉高压,心血管内科建议先治疗肺动脉高压,待病情稳定后行介入治疗。看到这个报告,我总觉得似乎不太可能,这样的肺动脉高压已经属于重度肺动脉高压,但是患者却无明显临床症状,甚至还能耐受每周 2 次以上的中 - 强度体育活动。这似乎有点儿诡异。

【分析及处理】

为了解开这个疑问,我找了一名经验丰富的心脏超声科主任给他复查超声心动图,这名主任听了我的分析也觉得不太可能,但是问题出现在什么地方,我们一时还找不出答案。当超声探头在三尖瓣口反复探查时,发现一束速度很快的三尖瓣反流血流,我们忽然意识到问题所在。超声心动图中,肺动脉压一般通过间接法测量,简单地说,通过三尖瓣的反流速度计算右心室压力,在根据患者颈静脉充盈程度加上 5~15mmHg 的右心房压,就等于肺动脉收缩压。问题就出现在三尖瓣反流上,患者有干下室间隔小缺损,这个地方在三尖瓣隔瓣附近,心室收缩期有左心室一股血流从缺损处射出混杂入三尖瓣反流,这个血流速度很快,所以如果把它当作三尖瓣反流计算的肺动脉压力自然就高得离谱。

【心得体会】

《中国肺高血压诊断和治疗指南 2018》中,肺高血压的血流动力学诊断标准为:海平面状态下、静息时右心导管测量肺动脉平均压≥25mmHg,平均压 25~35mmHg 为轻度肺动脉高压,平均压 35~45mmHg 为中度肺动脉高压,平均压 >45mmHg 为重度肺动脉高压。目前超声心动图仍然是筛查肺高血压的一个主要检查,按既往观点,超声心动图中间接法测量的肺动脉收缩压≥35~50mmHg 可考虑轻度肺动脉高压,收缩压 50~70mmHg 为中度肺动脉高压,收缩压 >70mmHg 为重度肺动脉高压,当然这是种简单预估,目前以导管法的肺动脉平均压作为"金标准"。本例剔除室间隔缺损的那股血流,间接法计算肺动脉收缩压约 50mmHg,属于轻度肺动脉高压,符合患者临床表现,之后患者顺利行室间隔缺损介入封堵术。临床检查或实验室检查要结合患者的临床表现才能做出客观的解读,同时对于临床检查机制的熟悉很有助于检查结果的正确分析。

【经典箴言】

常言道:"事出反常必有妖"。临床工作中也是如此,碰到一些临床检查和临床表现很不一致的情况,我们不妨三思而后行,切不可盲目地相信检查结果。

(郑炜平)

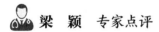 梁 颖 专家点评

　　文献报道,先天性心脏病合并肺动脉高压的形成,主要与持续血容量增加所导致的肺血管收缩和血管壁重构、肺血管内皮细胞损伤和功能失调、肺动脉微血栓、离子通道异常以及高黏滞血症等因素有关。临床上,判断患者是否合并肺动脉高压,常采用超声心动图、右心导管检测、药物试验来评价肺动脉高压的危害,进而指导临床治疗。目前,诊断肺动脉高压的"金标准"仍是右心导管检测,它能最准确地测定肺动脉压力,还可计算右心排血量、肺循环阻力、分流量的大小等多项指标,为肺动脉高压的诊断及分级提供可靠的依据,也是判断疗效的可靠方法,但缺点是有创性。而超声心动图是非侵入性检查,最大的优势就是可以替代右心室导管重复监测病情,并且可以评估介入治疗的疗效,因此,在临床上遇到"诡异"的患者,利用超声心动图不能解释临床症状时,就需要进行右心导管检查来"明察秋毫"。

18 一例让心血管内科医生胆寒、心脏外科医生颤抖的患者

【临床经过】

患者男性,67 岁,因"胸痛伴大汗 4 小时"入院。4 小时前患者突发胸骨后及心前区疼痛,伴大汗淋漓,有濒死感,含服硝酸甘油稍能缓解。既往有高脂血症。入院查体:左侧上肢血压 96/53mmHg,右侧上肢血压 119/64mmHg,脉氧 98%,大汗,神清,呼吸 22 次 /min,双肺呼吸音清晰,未闻及啰音;心音低,心率 65 次 /min,律齐,未闻及杂音;腹部无压痛、反跳痛。急查血常规提示白细胞 11.98×10^9/L、中性粒细胞百分比 72%,心电图检查提示 Ⅱ、Ⅲ、aVF、$V_1 \sim V_6$ 导联 ST 段呈弓背上抬,心肌损伤标志物(TnI)2854pg/ml,D- 二聚体 18mg/L,余电解质、肾功能等未见明显异常。

【分析及处理】

入院后立即予生理盐水开放静脉通道,同时继续监测心律、血氧及血氧饱和度情况,积极复查心电图变化,从心电图、肌钙蛋白及患者症状情况来看,我觉得是心肌梗死,建议"一包药"的同时急诊行 PCI,急诊开通冠状动脉缓解患者症状,但是师兄觉得该患者入院双侧血压不一致,同时 D- 二聚体明显升高,结合患者胸骨后疼痛,不能排除主动脉夹层的情况,这时就面临一个问题,到底是单纯的心肌梗死、单纯的主动脉夹层、还是主动脉夹层累及冠状动脉呢? 综合患者情况分析,我们考虑两者合并的可能性很大,那么到底是先急诊行 PCI,还是先行主动脉 CTA 呢?该患者目前肾功能正常,考虑可以耐受主动脉 CTA,但是急诊 PCI 的话,需要抗凝,如果确诊是主动脉夹层,抗凝对于心脏外科急诊手术的止血及出血会有很大的影响,所以该患者我们急诊做了主动脉 CTA,结果显示主动脉夹层累及右冠状动脉开口,DeBakey Ⅰ型夹层。该患者诊断明确,立即联系心脏外科行手术治疗,向家属交代病情,A 型主动脉夹层 + 急诊冠状动脉搭桥手术难度大、风险高,最终家属还是放弃了。

【心得体会】

胸痛作为让人头痛的症状之一,鉴别诊断繁杂,夺命五大杀手——"急性心肌梗死、主动脉夹层、肺栓塞、张力性气胸、食管破裂"也是老生常谈,如果如此凶险的病魔组合出击,那罹患之人真是生机渺茫。

上述患者主动脉夹层累及右冠状动脉开口,早期不管是心肌梗死还是主动脉夹层可能都表现为胸骨后疼痛,所以有时往往我们会漏诊。

近年来主动脉夹层累及冠状动脉引起急性心肌梗死(AMI)并不少见,最常累及右冠状动脉,少数累及左冠状动脉,左、右冠状动脉亦可能同时受累,病死率极

高,因此,对于下壁、下后壁AMI,或者合并右心室AMI,一定要警惕主动脉夹层。对于夹层累及冠状动脉的检查包括心电图(病变累及右冠状动脉时,可出现急性下壁、后壁和/或前壁心肌梗死表现和房室传导阻滞改变)、影像学检查(胸部X线片见上纵隔或主动脉弓影增大,主动脉外形不规则,有局部隆起;CT可显示病变的主动脉扩张;血管CTA、MRI等)、超声心动图(对诊断升主动脉夹层分离具有重要意义,且易识别并发症,如心包积血、主动脉瓣关闭不全和胸腔积血等)。希望更多临床医生能掌握这些"简单的"检查,能准确、快速地对疾病作出判断。

【经典箴言】

胸痛永远别忘了首先想到夺命五大杀手:急性心肌梗死、主动脉夹层、肺栓塞、张力性气胸、食管破裂。

(贾澄辉)

肖平喜　专家点评

当升主动脉夹层累及冠状动脉造成急性ST段抬高心肌梗死(STEMI)时,在临床鉴别上确实存在困难,特别是两者的症状都呈现为持续胸痛,再加上典型的相邻导联心电图的ST段抬高,会很容易"先入为主"地把一线医师的诊断思维导向急性心肌梗死,因为后者一旦在时间窗内得到及时处理,确实获益很大。对于年轻的一线医生而言,确实很难随时具备"二郎神"的第三只眼。但是有人要问,难道没有一点蛛丝马迹可甄别吗? 难道就这样放任因为过于积极的PCI及抗栓、抗凝药物而加剧夹层的撕裂吗? 其实不然,细纠之后还是有端倪可循的。

(1)症状上,疼痛特点不一样,主动脉夹层的疼痛有"深""剧""透""初""牵""久"6个特点。深者,指疼痛非表浅,往往很深;剧者,指疼痛特点剧烈,可呈撕裂样,或莫可名状的剧烈疼痛,其疼痛发作期间患者痛苦面容更加明显,兼具烦躁、血压升高等表现,不像单纯心肌梗死的闷痛、钝痛、隐痛、放射到左侧肩背及牙齿的疼痛;透者,往往是累及前胸(或者腹部正中)穿透至后背,甚至有患者直接以腰背部疼痛为初发表现;初者,指患者往往没有既往心绞痛频发或者恶化的先兆,疼痛是初次发作;牵者,指主动脉夹层的胸痛会牵扯到胸膜腔,一旦牵扯到胸膜,这种疼痛会因呼吸、咳嗽而加剧,因此有了胸膜炎类似的胸痛,在排除常见胸膜疾病之后,要考虑主动脉夹层累及胸膜,这又是一个鉴别点;久者,指发病时间很久,不因硝酸酯制剂的含服或泵入而立即缓解。而原位冠状动脉病变斑块事件引发的STEMI除了具备"深""久"的特点之外,一般没有

"剧""透""初""牵"四大特点,放射痛也不是到胸膜相关的前胸部,而是到左侧肩背。

(2)体征上,可以有夹层相关的特异体征:①如该病例中的双侧血压不一致就是一个重要线索,但是在未测血压之前,两侧脉搏的显著不一致则可以更加简易地鉴别,如果再加上一侧上肢乏力,那就更容易引起医师的警觉了;②听诊的特点:升主动脉夹层累及右冠状动脉及左冠状动脉往往会累及瓣膜,而相应的杂音就来了,如果遇到剧烈胸痛而怀疑心肌梗死的患者,主动脉瓣听诊区(第一听诊区为主)听到显著的波水样杂音,须多留心,不要栽在主动脉夹层上;③如果合并一侧下肢乏力、偏瘫,或者一侧上肢乏力、发冷,提示夹层已经撕开了,头、颈、胸、腹、肾、下肢等部位均有可能撕裂到,这样则更有利于鉴别。

(3)相关辅助检查上,如该病例所提及的D-二聚体升高,也是倾向于主动脉夹层的诊断,因为假腔内有出血、凝血及血栓形成,就会产生纤维蛋白碎片,如D-二聚体等。而更新的研究有人发现,可溶性ST-2也可用于鉴别主动脉夹层。其他鉴别点还有,心电图与心肌酶学标记物时间上不一致,也会提醒医师对既定诊断的心肌梗死多一丝质疑。

(4)冠状动脉造影中,导丝下行到升主动脉异常形态及异常阻力,造影管或指引导管形态异常,操控指引导管困难,到位冠状动脉开口困难,都提示主动脉窦可能有解剖的异常,须尽快排除主动脉夹层。

19 外伤引起的主动脉夹层

【临床经过】

患者男性,58岁,因"车祸致全身多处疼痛1小时"入院。1小时前患者骑三轮车过程中发生车祸,伤后全身多处疼痛,以前胸部为著,持续胸痛不适,无意识丧失,无大小便失禁。既往高血压病史5年余,最高血压达170/100mmHg,未服药控制。入院时心率75次/min,血压130/80mmHg,血常规示白细胞12.8×10^9/L、中性粒细胞百分比95.4%、红细胞5.4×10^{12}/L、血红蛋白178g/L,肌钙蛋白0.012ng/ml,D-二聚体13.19mg/L。

【分析及处理】

该患者车祸伤入院,入院时胸部疼痛为主,行胸部CT时发现降主动脉增宽,提示主动脉夹层、主动脉瘤,当时也是难以置信,该患者虽然车祸伤,但是并未见到明显的肋骨骨折、血气胸等,怎么就发生主动脉夹层了呢? 于是立即行主动脉

CTA,结果提示主动脉夹层伴主动脉瘤形成,主动脉夹层破口位于左锁骨下动脉远端,考虑为主动脉夹层(DeBakey Ⅲ型)。该患者主动脉夹层诊断明确,急诊行主动脉腔内隔绝术,手术顺利,术后恢复可,健康出院。

【心得体会】

临床中不要轻易放过每一个细节,上述患者就是一个例子,车祸伤没有造成明显的外伤,但是却造成了严重的"内伤"。另外,该患者能形成这么严重的"内伤",考虑与既往严重的高血压密不可分,外伤后应激反应加重高血压可能是主要诱因,从而引起主动脉夹层;也有部分人认为,该患者只是外伤发现了既往原有的主动脉夹层,但是进一步纠因我们已做不到,不管是原有的还是新发的,我们能做的就是处理好它,当然它也时刻提醒着我们不要看轻每一次外伤、每一位患者。

临床上治疗主动脉夹层的主要方式为内科保守治疗、外科手术治疗和介入治疗,其中 DeBakey Ⅰ、Ⅱ型主动脉夹层患者多采用外科手术治疗,其治疗效果较好,但手术创伤大、术中出血多、患者预后较差;且传统外科手术对 DeBakey Ⅲ 型主动脉夹层患者急性期或亚急性期的治疗效果并不理想,所以对于 DeBakey Ⅲ 型主动脉夹层目前多采用主动脉夹层腔内隔绝术治疗。

【经典箴言】

胸部外伤可致外伤性主动脉夹层,也可诱发潜在的胸主动脉夹层动脉瘤破裂。

(贾澄辉)

20　所有的动脉"溃疡"似乎都是蓄谋已久

【临床经过】

患者男性,72 岁,因"间断咳嗽、咳痰 30 余年,加重 2 周"入院。患者于 30 余年前受凉后出现咳痰、咳痰,呈白色黏液痰,痰量不多,可自行咳出,无发热、胸闷、气短、胸痛,自服药物(具体不详)后症状有所好转。此后上述症状间断出现,多于冬春季节或受凉后出现,性质同前,多次于当地诊所及医院行止咳、化痰治疗,症状有所缓解。2 周前受凉后再次出现咳嗽、咳痰,痰量增多,为黄色黏痰,量较多,不易咳出,伴流鼻涕,伴胸闷、气短,夜间明显,伴乏力、食欲减退,伴发热,无胸痛及呼吸困难,自行口服氨咖黄敏胶囊、甘草片等后体温恢复正常,流涕症状好转,但仍有胸闷、气短症状,现为求进一步诊治,前来我院。

【分析及处理】

患者老年男性,从患者整体发病情况及症状来看,考虑为肺部感染,入院后胸部 CT 也提示右下肺感染,遂给予盐酸莫西沙星抗感染对症处理,患者症状稍好转,我以为就这么结束了,结果再一次腹部超声中发生了转变。

该患者入院腹部超声提示膀胱右下低回声包块,大小约 7.0cm×6.7cm。我想着既然超声提示有问题,那就做个腹部 CT 看看吧,结果却出乎意料,腹部 CT 提示腹主动脉壁有多发高密度灶;部分层面可见管腔增粗,内似可见内膜瓣,考虑为主动脉硬化并主动脉夹层。我为之一震,差点儿把主动脉夹层漏诊了,老年人症状不典型,以后也不得不谨慎对待。

既然提示了主动脉夹层,那就做个主动脉 CTA,结果回来又是被泼了一头冷水,主动脉 CTA 提示腹主动脉下段增粗并附壁血栓形成,腹主动脉及髂总动脉多发穿透性溃疡。主动脉夹层又变成了穿透性溃疡,真是悲喜交加,同时感叹主动脉 CT 平扫能发现问题,但却不能揪出幕后的"真凶"。

【心得体会】

对于老年人,有时其表现往往不典型,我们需要在这些不典型的情况中准确地找到其"元凶",防止误诊、漏诊,特别是近年来心肌梗死的患者越来越多,我们常夸张地说:"对于老年人,从头发丝到脚趾头痛,我们都要排除心肌梗死。"现在主动脉夹层也越来越多地进入我们的视野,无不提醒我们时刻警惕主动脉夹层这个"杀手"。

除了主动脉夹层外,同样我们需要认识主动脉壁间血肿、主动脉溃疡及主动脉夹层的区别。

1. 主动脉壁间血肿(aortic intramural hematoma,AIH)

(1)发病机制:多为主动脉中膜病变,主动脉滋养血管自然性破裂在主动脉壁内形成血肿。

(2)影像学诊断:主要表现为主动脉壁呈新月形或环形增厚,无夹层内膜片和内膜撕裂。以往认为主动脉壁厚度≥7mm 是诊断标准,但现在认为主动脉壁厚度≥5mm 即可诊断 AIH。CT 表现为主动脉壁呈新月形或环形增厚,主动脉真腔发生变形或略变细。超声表现为病变部位的主动脉壁增厚呈新月形或环形,无内膜撕裂的破口。

2. 穿透性粥样硬化性主动脉溃疡

(1)发病机制:动脉粥样硬化性溃疡穿透内膜进入中膜,并在中膜形成壁间血肿。若溃疡直径超过 20mm 或溃疡深度超过 10mm 时,疾病进展的危险性很高。

(2)影像学诊断:CT 表现主动脉局限性节段扩张,局部溃疡,壁内可见血肿,还可出现假性动脉瘤、夹层和破裂。超声表现为主动脉壁可见粥样斑块,斑块表面凹凸不平,形成溃疡斑,内膜与中膜间可见血肿回声。

3. 主动脉夹层

(1)发病机制:主动脉夹层发病机制是由各种原因导致主动脉内膜与中层之间附着力下降,在血流冲击下,内膜破裂,血液进入中层形成夹层,或由于动脉壁滋养血管破裂导致壁内血肿,逐渐向近心端和/或远心端扩展形成主动脉夹层。

(2)影像学诊断:CT 表现为两个对比剂充盈的腔,增强后假腔呈延迟强化,真腔呈早期强化,真腔与无夹层的主动脉腔相连续。超声显示主动脉内可见剥脱的内膜回声,将主动脉分为真、假两腔,剥脱内膜可见破口,彩色多普勒血流成像可见血流信号穿梭于真腔与假腔之间。

【经典箴言】

对于老年人,一定要重视其每一个症状及体征,做到事无巨细,才能掌握主动权。

(贾澄辉)

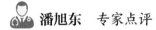 潘旭东　专家点评

经 CTA 证实,该老年患者合并有慢性腹主动脉瘤,瘤体内附壁血栓形成,还合并有腹主动脉多发动脉硬化性穿透性溃疡。此类患者多为中老年,合并高血压和血脂代谢异常,伴有吸烟史,若动脉瘤没有急性扩张、突发外膜血肿形成或溃疡穿透导致的出血,患者往往无任何症状,经常是由于自己触到腹部无痛性、搏动性肿块,或是由于其他原因行腹部超声或 CT 发现而就诊。但此类患者存在腹主动脉瘤急性破裂风险,一定要积极进行外科或介入手术治疗。

21　急诊 PCI 的"坑"——主动脉夹层

【临床经过】

患者男性,56 岁,因"胸闷 5 小时,加重 2 小时"入院。5 小时前患者打麻将时感胸闷,以胸骨后为著,无气短及呼吸困难,未重视;2 小时前突感胸闷、气短加重,伴一过性意识丧失,大汗淋漓,小便失禁,遂由"120"急救车送至我院。"120"急救车途中血压未测出,给予升压、补液、强心等对症处理,入急诊时血压 70/50mmHg,急诊心电图示肢体导联、下壁导联 ST 段压低,aVR 导联 ST 段抬高,胸前导联可见多导联 ST 段轻度压低改变。

【分析及处理】

入院后结合患者症状、体征及心电图改变,首先考虑心肌梗死,在积极给予补液、升压的同时,急查心肌酶、肌钙蛋白等,请心血管内科会诊。心血管内科会诊后进一步考虑心肌梗死,患者急性起病,目前心律 108 次/min,血压 94/62mmHg,有急诊行冠状动脉造影的必要性,遂开通绿色通道行 PCI。我跟着一起把患者送到导管室,心里想着:"56 岁,又是一例心肌梗死啊。"导管室快速穿刺、肝素抗凝、造

影,但是结果却让人眼前一惊:冠状动脉造影可见左主干开口闭塞,主动脉可见对比剂残留,一个可怕的诊断浮现于脑海——主动脉夹层!

患者突然烦躁,心率逐渐下降,心电监护提示心率 30 次 /min,立即给予胸外按压,静脉推注阿托品、肾上腺素,后无自主呼吸、意识丧失,立即给予气管插管、球囊辅助通气,持续胸外按压后,心率 80 次 /min,自主呼吸恢复,血压 60/40mmHg,急请心脏外科会诊。10 分钟后患者再次出现心率下降,再次给予胸外按压,静脉推注阿托品、肾上腺素,持续呼吸机辅助通气后心率恢复 90 次 /min。9 分钟后再次出现心率下降,立即胸外按压,异丙肾上腺素静脉滴注,静脉推注阿托品、副肾上腺素,患者心率恢复 100 次 /min,血压 74/50mmHg,意识丧失,双瞳孔4mm,双侧等大,对光反射迟钝,颈动脉搏动可触及。经与家属协商后,转运至心胸外科行 ECOM 治疗。

【心得体会】

近年来,随着胸痛中心遍地开花,对于胸痛的患者急诊行 PCI 也越来越多,在这个过程中也确实挽救了很多患者,但有时我们还是会遇到一些棘手的病例,如上述患者,急诊 PCI 给予的阿司匹林、氯吡格雷抗凝,对于心脏外科不管是急诊手术还是 ECMO 辅助治疗都是致命的,所以对于急诊胸痛明显的患者,除了考虑心肌梗死的诊断外,脑中一定还要有个鉴别诊断的意识,特别是危及生命的严重疾病的鉴别,比如主动脉夹层、肺栓塞、张力性气胸、食管破裂等,有时往往一些简单的检查如测量双侧上肢血压、听诊心脏及血管杂音等,也会有意想不到的结果。那么,为什么主动脉夹层又会引起心肌梗死的表现呢?

Stanford A 型主动脉夹层导致心肌缺血的机制可简单概括为:①压迫:由于冠状动脉外血肿(如主动脉或心包血肿)对动脉开口处的外在压迫,或主动脉内膜片堵塞冠状动脉开口,冠状动脉结构正常;②剥离:由于主动脉夹层撕裂至冠状动脉,冠状动脉假腔对真腔的挤压;③断裂:冠状动脉从主动脉根部离断,直接导致冠状动脉阻塞。临床中对于胸痛严重、持续、后背部反射的患者或者胸痛、心电图及肌钙蛋白不匹配的患者,一定要想到主动脉夹层,一定记得行 D- 二聚体及主动脉 CTA 等去鉴别。

【经典箴言】

主动脉夹层合并心肌梗死,主动脉夹层导致心肌梗死,主动脉夹层也有可能只是单纯的胸闷等,对于胸痛的患者,只有我们时刻保持警惕,才能保证遇到任何情况处理得游刃有余。

(贾澄辉)

　　该例急诊患者发病急骤,起始以胸闷、休克为主要表现。其关键的鉴别节点就在于判别夹层与心肌梗死,因为两者的抢救流程不一样,临床走向不一样,相应的院内效果也不一样。作为心血管科临床医生,当下最容易引起纠纷的莫过于在导管床上呼吸、心搏停止。因此,急诊上台与否,就体现了团队在此刻的辨识、敏感了。本人2008年还遇到过一例主动脉夹层合并急性心脏压塞的患者,CCU医师在未明确是否是夹层之时,立即给予心包穿刺抽液,以期缓解心脏压塞,而患者也就在心包穿刺成功抽取血性心包积液的即刻,呼吸、心搏停止。按照主动脉夹层的要求,在发生心脏压塞时,应该第一时间交给心脏外科,而不是内科穿刺带来的减压效应促进夹层进一步撕裂。

　　此外,急性心肌梗死导致休克的临床情况多见于:①左主干急性闭塞:异常凶险,院内死亡率很高,而其发病时往往有特征性心电图改变,如"6+2"现象。反过来说,如果没有这种心电图和既往反复发作的心绞痛,无冠心病的危险因素,则需要考虑其他疾病,如主动脉夹层。②已有缺血性心肌病患者的冠状动脉再次闭塞:此种情况的鉴别在于既往病史和闭塞相关血管的针对性心电图改变。否则,也需要排除主动脉夹层。③按照病理生理学角度,休克的鉴别诊断可总结为七个字——失、创、烧、感、心、过、神,分别指失血性休克、创伤性休克、烧伤性休克、感染性休克、心源性休克、过敏性休克和神经源性休克。那么,急诊遇到上述胸痛合并休克的患者,脑海里面可以多一根弦,把几种鉴别诊断和几种常见休克迅速"头脑风暴",以资鉴别,或许可以发现主动脉夹层这个潜藏炸弹。

22　被掩盖的胸背痛:分清主次矛盾,舍本逐末不可取

【临床经过】

　　今天是周五,终于可以休息了,但临近下班时新入一位胸腹痛、高热患者。该患者3天前无诱因突发胸腹部、左右背部疼痛,非撕裂样,呈持续性,伴有间歇高热,最高可达42℃,无寒战,无咳嗽、咳痰、呼吸困难,无尿频、尿急、尿痛,无腹泻、脓血便,无头痛、意识障碍,就诊于附近医院,腹部CT检查提示胆囊大块结石、胆囊扩张、腹主动脉增宽。具体诊断不详,给予抗炎、对症治疗后症状不缓解,转诊至我院。既往有胆石症多年,否认高血压及糖尿病,吸烟20支/d×11年,少量饮酒史,

右手中指缺如,无手术及食物、药物过敏史。入院查体:血压 190/110mmHg;双上肢脉搏对称,神志清楚,体胖,呼吸平稳,双肺呼吸音粗,未闻及明显啰音;各瓣膜听诊区未触及震颤,主动脉瓣区可闻及 3/6 级收缩期喷射性杂音,心率 98 次 /min,无心包摩擦音;腹膨隆,无胃肠型,中上腹部压痛,胆囊点压痛,无反跳痛及肌紧张,右上腹叩击痛阳性,肠鸣音正常,未闻及血管杂音;双下肢不肿。腹部 CT 示胆结石、胆囊炎、腹主动脉局限扩张;心电图示窦性心律,Ⅰ、Ⅱ、aVL、V_4~V_6 导联 ST-T 改变。

【分析及处理】

患者入院后,结合病史、症状、体征及辅助检查,初步诊断为胸腹痛查因、发热查因、高血压 3 级、高血压心脏病、舒张性心功能不全、胆囊炎、胆石症。考虑胸痛的鉴别诊断,依据重病在先的原则,首先考虑主动脉夹层、肺栓塞、急性心肌梗死和张力性气胸。气胸通过查体、胸部 X 线片可排除,心电图不符合急性心肌梗死改变,肺栓塞方面患者暂无相关易患因素及家族史。患者有间歇性高热,无寒战,根据发热的鉴别诊断,病因可能波及全身各个系统,其中胆石症、化脓性胆管炎可能性大。因此,给予控制血压、负性肌力药物、硝酸酯类、抗生素对症支持治疗。患者夜间频繁出现高热,更换抗生素对症治疗。超声心动图提示高血压心脏病样改变,室间隔增厚达 16mm,心功能尚可,各瓣膜未见狭窄及反流,无瓣膜赘生物。肺部 CT 提示左侧少量胸腔积液,降主动脉局限扩张。3 天后血压可降至 120/80mmHg,患者血压平稳,胸背痛时轻时重,因合并胆石症,高热、胸腹CT 检查未见内膜片、四肢血压对称,所以未行进一步主动脉 CTA 检查。因频繁高热、左侧胸腔积液而转入呼吸内科继续治疗,转入呼吸内科当天未再出现高热症状,胸腔积液彩超定位提示不适合胸腔穿刺。继续给予抗感染治疗,但患者仍有腹部、背部疼痛。血常规示白细胞增高,生化示肝肾功能正常,尿常规正常,布鲁氏菌病抗体阴性、出血热抗体阴性,血培养阴性。呼吸内科治疗 5 天后,患者自动离院。3 个月后随访电话得知,患者于另一家医院行胸腔穿刺时死亡。最后尸检确认为主动脉夹层破裂。

【心得体会】

1. 分清主次要矛盾　胸背痛首要考虑急性冠脉综合征、急性主动脉综合征、肺栓塞、张力性气胸。急性心肌梗死需要动态观察心电图和心肌酶的变化,张力性气胸通过体征、胸部 X 线片、肺部 CT 可鉴别,该患初诊时无法排除主动脉夹层和急性冠脉综合征,但主动脉夹层很少伴随高热,因为存在胆石症和高热的干扰,未及时行主动脉 CTA 检查。高热当时考虑过肺部感染、胆道感染、肝脓肿、心内膜炎、尿路感染和传染病,但最终都排除。主动脉夹层出现间歇高热,实在罕见。通过检索文献,发现胸痛、左侧胸腔积液、不明原因发热(可为高热)可考虑主动脉病变,包括主动脉夹层、大动脉炎等,作者认为降主动脉病变离左侧胸膜较近,可以是主动脉破裂形成的假性动脉瘤,病变主动脉刺激胸膜渗出等,应引起临床医生重视。

2. 洞察蛛丝马迹 本例为急性主动脉夹层,虽然未能行主动脉CTA检查,但基于临床基本检查手段,仍然可以发现主动脉夹层的蛛丝马迹,比如家族史,高血压病史,撕裂性、转移性胸背痛和腹痛,主动脉瓣听诊区可能出现的舒张期杂音,四肢血压、脉搏不对称,血小板减少,D-二聚体升高,剧烈胸痛时心电图正常,胸部X线片提示纵隔增宽,超声心动图发现升主动脉增宽及内膜片影,肺部CT提示血管直径增大征、主动脉管腔的内膜片影和神奇的钙化点移位(正常主动脉的血管可能出现钙化,在正常的主动脉管壁,钙化点一般位于主动脉外周,当血管内出现内移的钙化点,则提示内膜片内移,可能是内膜撕裂病变的征象)。这些蛛丝马迹都需要临床医生谨慎发觉,当确诊性物理检查不能及时进行时,充分利用好现有的检查手段。

3. 由于临床工作的特殊性,放假期间诊疗工作应该按部就班地进行,分清疾病的轻重缓解,不可掉以轻心。

【经典箴言】
临床工作中,分清问题的主、次要矛盾,根据病情的轻重缓急对病患合理分层,不可避重就轻。

(田 力)

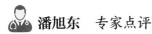 潘旭东 专家点评

该患者属于漏诊,具体到患者发病时为急性主动脉夹层、主动脉壁间血肿或主动脉穿透性溃疡伴血肿形成,就不得而知了。这三种急性主动脉疾病统称为急性主动脉综合征,均需急诊处理。主动脉壁间血肿或主动脉穿透性溃疡伴血肿形成,这两种类型均可演变为主动脉夹层,该患者尸检也证实为主动脉夹层。该患者虽有一些迷惑性的症状,如间断高热,而急性主动脉综合征患者发热情况多为持续低热,但患者的症状、体征和CT结果还是高度提示患者主动脉出现问题了:突发胸腹部、左右背部疼痛;主动脉瓣区可闻及舒张期杂音;当地腹部CT检查提示腹主动脉增宽;本院肺部CT左侧少量胸腔积液,降主动脉局限扩张。另外,平扫的CT,在患者无内膜钙化的情况下不易发现夹层内膜片。综合以上疑点,应再请床旁超声仔细探查主动脉情况和进一步行主动脉CTA。

杨耀国　专家点评

这是一例主动脉夹层因先后误诊为胆管炎、肺炎而延误治疗导致死亡的病例。主动脉夹层的临床表现往往复杂多样而缺乏特异性,常见的症状与体征包括胸痛或腹痛(多为撕裂样剧痛)、恶心、呕吐、大汗、晕厥、血压升高等。临床上极易误诊,需要与急性心肌梗死、消化道穿孔、心包炎、胰腺炎、胆管炎等疾病仔细鉴别。

本例患者的临床症状很不典型,以间歇性高热和胸腹背痛为首发症状,经检查发现系胆石症,首先误诊为胆系炎症予以治疗但未见好转,随后单侧胸腔积液,又被按照呼吸系统炎症进行抗感染治疗,并在尝试胸腔穿刺时死亡。凭借以上症状较难第一时间考虑到主动脉夹层疾病,且CT平扫未见内膜片更让人容易忽略夹层的可能,但同时也有胸腹背痛、血压升高、主动脉瓣杂音、主动脉管腔扩张等特征作为提示,这些特征虽表现并不显著,但在临床上切不可忽略。国内外文献均有报道因主动脉夹层破裂入胸腔形成血性胸腔积液的病例,以双侧和左侧多见。若不首先判断积液来源,盲目进行穿刺等对症治疗,可能导致严重的不良后果。此例患者最终在胸腔穿刺时死亡,很可能就是操作时刺破夹层假腔,大量失血导致死亡。

"一元论"虽然是临床工作中需要遵循的主要原则之一,但如果单独用一种疾病诊断无法解释患者的全部临床表现时,应及时、仔细地排查是否存在误诊或同时合并其他疾病的可能,切勿对看似不显著的临床表现视而不见,只针对显著的临床表现进行单一的专科治疗。此例患者的死亡为我们敲响了警钟,临床工作中应做到"如临深渊、如履薄冰",不漏掉任何一丝细节,不放过任何一种可能。

23　纷繁复杂的呼吸困难

【临床经过】

又是司空见惯、毫无新意的一天,入院患者基本上都是清一色的常见病、多发病。下面这位患者的病情也一样:男性患者,73岁,因"喘憋、呼吸困难、咳嗽20余天"就诊。既往身体健康,否认高血压及糖尿病病史,有右侧下肢静脉曲张多年。患者于20天前无诱因出现喘憋、呼吸困难、咳嗽,咳出白色泡沫样痰,夜间喘憋加重,无胸痛,无端坐呼吸及夜间阵发性呼吸困难,无黑矇、晕厥,症状呈持续性,当地医院具体诊治不详。门诊以"冠心病、快速心房颤动、心力衰竭、肺栓塞?"收入院。

入院查体:脉搏98次/min,呼吸18次/min,血压150/90mmHg;神志清醒,言语清晰,发育正常,步入病房,查体合作,口唇无发绀,颈静脉无怒张,胸廓正常,呼吸尚平稳,双侧呼吸运动对称,双肺呼吸音粗;心尖冲动弥散,未触及震颤及心包摩擦感,心率119次/min,心律绝对不齐,第一心音强弱不等,心音无亢进,脉搏短绌,各瓣膜听诊区无杂音;腹部外形正常,肝、脾肋下未触及,肠鸣音正常;双下肢无水肿,右侧下肢静脉曲张。门诊心电图提示心房颤动,非特异性ST-T改变。超声心动图提示左心房扩大,心室大小尚正常。综合分析病史、症状和体征,初步诊断"冠心病、心功能不全、心房颤动"似乎没有问题,对于门诊医生考虑的"肺栓塞"不禁嗤之以鼻。

【分析及处理】

呼吸困难是心血管内科常见的症状之一,但心血管内科医生往往具有呼吸困难就等于心力衰竭的固定思维,同样我也不例外。按固定思维模式,我们的初步诊断是冠心病、心功能不全、快速心房颤动。针对冠心病,给予扩张冠状动脉、抗栓、调脂和评估是否需要血运重建;针对心功能不全,按干暖型分类给予调整口服药物、减轻心脏负荷等药物;针对心房颤动,由于我们不知道心房颤动类型及心房大小,暂时给予控制心率,同时根据非瓣膜性心房颤动 CHA_2DS_2-VASc 评分标准决定是否启动抗凝治疗。完善胸部 X 线检查,肺部似乎未见明确病灶。超声心动图提示左心房直径 40mm,右心房、右心室无明显扩张,未检测肺动脉压力。入院 3 天后患者仍有明显呼吸困难,入院 D- 二聚体检查 4027ng/ml。我总感觉患者症状与超声心动图、心电图不能完全匹配。查房时,上级医生说患者 D- 二聚体明显升高,可以检查肺动脉 CTA 以排除肺栓塞。次日肺动脉 CTA 检查结果回报显示,肺动脉左、右支,左侧上、下肺动脉,右侧上、中、下肺动脉均可见低密度充盈缺损。考虑到患者血流动力学平稳,立即给予患者皮下注射低分子量肝素,同时给予华法林口服,华法林达标后停用低分子量肝素。给予抗凝治疗后患者症状有所好转,INR 监测值达标后患者要求出院。住院期间曾建议患者行肺动脉造影,必要时抽栓治疗。患者家属考虑到患者年龄较大,要求保守治疗。至此,一例症状与体征不相匹配的呼吸困难得到确诊。

【心得体会】

1. 呼吸困难是心血管内科常见症状,在《诊断学》中我们曾经学过,其病因包括肺源性、心源性、中毒性、神经精神性、血源性。但在临床工作中,以肺源性和心源性呼吸困难较常见。建立诊断应结合患者病史、易患因素、既往史、症状、体征、辅助检查。本例患者诊断单纯心力衰竭存在诸多疑点,该患遗传基因尚可,无早发心血管疾病家族史,否认高血压、糖尿病病史,患者无心绞痛病史,心电图提示快速心房颤动,血流动力学尚可,超声心动图提示心房扩大。但是却出现不能用现有阳性体征解释的呼吸困难,最后果断打开思路,进一步检查明确呼吸困难的病因。

2. 本例患者疑诊肺栓塞,还有一个原因是 D- 二聚体异常升高,在《病理生理学》中我们学习过凝血功能异常,了解到 D- 二聚体是继发性纤维蛋白溶解的产物,异常升高往往提示机体形成过血栓,继而纤溶系统激活,降解纤维蛋白生成 D- 二聚体。D- 二聚体对肺栓塞敏感性较好,阴性预测值较高,但特异性比较差,急性心肌梗死、主动脉夹层、肺栓塞、深静脉血栓、重症感染、妇科类疾病等都会升高,但以肺栓塞升高水平为著。

3. 关于肺栓塞的诊断,首先进行疑似诊断的相关检查,这些检查包括血气分析、心电图、超声心动图、D- 二聚体、胸部 X 线片、下肢静脉和腹部大血管彩超。确定诊断需要行肺动脉 CTA、肺动脉造影或肺通气灌注扫描。对于肺栓塞的病因检查,可能为短期制动导致静脉血流淤滞,也可能见于肿瘤或易栓体质导致的易栓症,若考虑易栓症,应该进行蛋白 C、蛋白 S 等相关基因方面的检测,往往有易栓症家族史,可进行家族基因筛查。确诊后进行危险分层以评估患者病情的轻重缓急,同时选择合适的治疗方案。

【经典箴言】

学科分工越来越细,诊断思路往往受到学科固定思维方式限制,当发现疾病不按常规套路出牌时,要善于打破常规,跳出既定的思维模式,全面考虑问题,这就是交叉学科的优势。

(田 力)

24 一例少见的肢体水肿:锁骨下动静脉瘘

【临床经过】

冬去春来,万象更新,春天总是给人们带来新的希望。年轻医生往往也是在这反反复复的临床工作中不断精进。但这例水肿,我敢打赌你没有见到过。老年男性患者,因"发作心悸、胸闷 10 年,加重 2 个月伴左上肢水肿"入院。既往行冠状动脉介入 6 年,因心率慢于当地医院行起搏器植入 10 个月,高血压、糖尿病多年。病程中咳嗽、咳白痰,不能平卧,喘憋、胸闷。入院查体:脉搏 75 次 /min,呼吸 18 次 /min,血压 170/90mmHg;神志清醒,言语清晰,发育正常,查体合作,口唇无发绀,颈静脉充盈,胸廓正常,呼吸尚平稳,双侧呼吸运动对称,双肺呼吸音粗;心尖冲动弥散,未触及震颤及心包摩擦感,心率 98 次 /min,心律绝对不齐,第一心音强弱不等,心音无亢进,脉搏短绌,各瓣膜听诊区无杂音;腹部外形正常,肝、脾肋下未触及,肠鸣音正常;左上肢水肿,皮温高。心电图提示心房颤动,ST-T 改变。

【分析及处理】

患者入院后超声心动图提示心脏扩大、心功能不全,拟诊为冠心病、缺血性心肌病、心脏扩大、心功能不全、冠状动脉支架植入术后、心脏起搏器植入术后、心房颤动、阵发性室性心动过速、高血压、糖尿病、左上肢肿胀查因。给予调整口服药物，规范药物治疗，改善心脏前后负荷，逆转心脏重构，根据非瓣膜性心房颤动栓塞风险评分评估是否启动抗凝治疗，确定左上肢肿胀原因。患者起搏器囊袋位于左侧锁骨下区域，左上肢静脉彩超未见静脉血栓，顺着静脉回路进一步查锁骨下静脉超声发现锁骨下动静脉瘘，锁骨下静脉内径增宽。

【心得体会】

1. 水肿是心血管内科常见的症状和体征。水肿有多种分类方法，可分为全身性水肿和局限性水肿，凹陷性水肿和非凹陷性水肿。全身性水肿病因包括心源性、肝源性、肾源性、营养不良性、内分泌性、药物性、特发性、妊娠性水肿、经前期紧张综合征、结缔组织病性水肿、功能性水肿、变态反应性水肿等，其中心血管内科以前五种最为常见，临床工作中应根据具体情况进行鉴别。局限性下肢水肿可表现为一侧肢体肿胀，多为局部炎症性、静脉回流障碍、淋巴回流障碍、血管神经性、神经源性、局限黏液性等病因引起。本例患者行左侧锁骨下静脉穿刺后出现局限性左上肢水肿，静脉炎症、静脉血栓、电极导线引起静脉回流障碍等均可引起。最初血管多普勒超声检查均未见动静脉血栓形成，因为超声检查并未探及锁骨下静脉穿刺区域。最终在局部穿刺部位发现异常分流信号，局部动静脉瘘导致动静脉分流而引起静脉压力增高，进一步升高有效滤过压，从而出现局限性肢体水肿，皮温增高。

2. 关于缺血性心肌病的起搏治疗，起搏适应证的选择至关重要。对于心功能Ⅲ级或Ⅳ级、窦性心律、QRS 波间期＞130 毫秒、左束支传导阻滞、射血分数 ≤ 35%的患者，更能从 CRT 植入治疗中获益。然而对于不满足上述条件的患者，可能效果并不好。目前逐渐兴起的希氏束起搏、左束支区域起搏等生理性起搏模式，可能成为缺血性心肌病合并心房颤动患者的备选治疗策略。

【经典箴言】

所谓最佳治疗无穷无尽，合适的才是最好的，严格把关治疗指征，同时积极加强基本功训练。

（田　力）

 杨耀国　专家点评

锁骨下动静脉瘘是临床罕见的一种血管疾病，而如该病例因永久性心脏起搏器植入术导致的锁骨下动静脉瘘并发症更为罕见，1986 年国外文献报道该并发症发生率约为 0.58%,而近年据美国研究者提供的数据发生率仅为 0.01%。除先天性原因外,医源性原因(锁骨下静脉 / 动脉穿刺)是锁骨下动静脉瘘的主要原因,手术穿刺时的创伤易导致动静脉瘘的形成,通常是由于穿刺针先穿过局部的分支小动脉后进入锁骨下静脉,形成了动静脉瘘的通道。动静脉瘘所造成的血流动力学异常对于原本就需要植入心脏起搏器的患者是较为严重的并发症,动静脉分流可导致远端静脉充血、组织水肿,若不及时治疗,还可能会引发感染性动脉炎、心力衰竭甚至死亡。因此,虽然临床上发生率极低,但仍应当得到足够的重视,进行仔细的血管超声检查不难确诊。在穿刺时可通过以下方法来尽可能避免动静脉瘘及相关严重并发症的发生:①穿刺前先行血管造影,了解局部血管的走行分布,选择最佳穿刺入路;②穿刺时注意保持针腔负压抽吸并缓慢进针,以便及时发现穿入细小的分支动脉;③严格把握起搏器植入(锁骨下静脉穿刺)的适应证,选择个体化的最佳治疗方案,避免不必要的操作,从根源上避免并发症的发生。

分流量较小的锁骨下动静脉瘘通常不会产生明显的临床症状,无须治疗,而分流量大、有明显症状的动静脉瘘主张通过外科和腔内手术治疗,目前认为外科手术治疗术后出现合并症甚至死亡的风险都较大,而通过弹簧圈栓塞或覆膜支架植入的腔内手术治疗是首选。腔内修复不仅操作便捷、手术时间短,而且针对需要植入起搏器的很多一般状况较差患者,手术创伤和风险也明显较小。

本病例是一例永久性心脏起搏器植入引起的罕见并发症——锁骨下动静脉瘘的患者,虽然该病在诊断上并不困难,但可能给患者带来很严重的不良后果。这个病例为我们带来了很多思考,如何避免类似情况的发生以及发生后应如何处理,这些问题都应在我们为患者选择治疗策略时考虑到。

25 匪夷所思的右下肢疼痛——右下肢动脉栓塞误诊为神经性肢痛一例

【临床经过】

前天下午门诊班,接诊了一位由骨科门诊转来的患者,78 岁男性,因"突发右下肢疼痛 1 小时"就诊于骨科,腰椎 CT 提示腰椎退行性病变,右侧髋、膝关节正侧位片无异常,考虑为神经性肢痛,准备给予曲马多临时镇痛、维生素 B_{12} 营养神经、尼美舒利口服止痛治疗。患者自诉有高血压病史,此时疼痛剧烈,立即被骨科医生带至我科。我立即测量血压 130/70mmHg,但我发现科氏音的频率极为不齐,便问患者:"既往有没有心脏病?"同时翻看患者的门诊病历,原来患者3年前有冠心病、缺血性心肌病、阵发性心房颤动、心功能不全病史,曾于我院住院治疗后好转出院。我看患者的表情极为痛苦,疼痛应该十分剧烈,一般的神经性肢痛不会这么剧烈。于是再次追问,患者确认近期无外伤史,排除了骨折的可能。我再次把听诊器放在患者的心尖部位,心率约130次/min,律不齐,第一心音强弱不等,典型的心房颤动律。立即为患者做了床旁心电图,提示快速心室率伴心房颤动,ST-T改变。

【分析及处理】

难道是动脉栓塞?接下来触诊右侧足背动脉搏动消失,右下肢自膝部以下皮温减低,且浅感觉功能减退。结合患者阵发性心房颤动病史,我想右下肢动脉栓塞的诊断可能性大。考虑患者存在跛行,便将其抬入彩超室,下肢血管彩超示右下肢腘动脉以下栓塞征象,立即收入病房。完善血凝常规、血常规、肾功能等生化检查后,征得其家属溶栓知情同意,即给予华法林、低分子量肝素抗凝,尿激酶溶栓治疗。入院第3天复查下肢血管彩超,提示右下肢腘动脉以下血流稍减慢,未见低回声团块影。患者右下肢疼痛消失,足背动脉搏动良好,无出血并发症表现。

【心得体会】

1. 肢痛的原因有很多,可因四肢的皮肤、皮下脂肪组织、肌肉、骨、关节、血管、淋巴管、神经、筋膜、韧带、肌腱、腱鞘、滑囊等病变(如炎症、肿胀、肌肉缺血等所致的痛觉感受器刺激)所引起。临床上,此类患者常就诊于骨外科或神经科,但引起肢痛的其他系统疾病不在少数,如糖尿病周围神经病变、周围血管疾病等,应该受到各科医生的重视。

2. 此例病案,患者开始就诊于骨外科,误诊为神经性肢痛,结果因为要求测血压发现了心律不齐,并追诉出阵发性心房颤动的病史,亦通过心电图证实。阵发性心房颤动、持续性心房颤动及永久性心房颤动可引起心房扩大,形成心房内血栓。在未给予充分抗凝治疗的前提下,如果阵发性心房颤动再次发作,持续性或永久性心房颤动的心室率加快,或原来的心房颤动突然转复为窦性心律,均可导致心房内原发性血栓脱落。右心房血栓脱落可导致急性致命性肺栓塞;左心房血栓脱落可导致脑栓塞、脾动脉栓塞、肾动脉栓塞、肠系膜上动脉栓塞、肠系膜下动脉栓塞、下肢动脉栓塞等周围血管栓塞性疾病。

3. 现代医学模式逐渐更新,临床分科日益专业化、精细化,这可以让医生有更多精力钻研业务,从而提高临床专科诊疗水平。但是,过度专业化的弊端就是有时让我们发觉临床思维方式受到了很大的束缚,究其根本还是我们的基本功不够扎实,思维不够开阔,以至于临床中遇见某一种临床表现时仅能够考虑到自己专业的一些疾病,而不能想到其他疾病也存在类似的表现。因此,"专"必须建立在"全"的基础上,才能体现出更专业。

有器质性心脏疾病的老年患者,一旦出现下肢疼痛,一定要警惕外周动静脉栓塞性疾病。

(许卫国)

26 别让"晕厥"走错了门

【临床经过】

"'夜班'说实话,我从内心拒绝且开始讨厌。讨厌也没办法,还得干下去不是? 希望今晚不收患者、不收患者!"实习生小王刚说完,就听见对班的急诊医生喊道:"来接患者,75 岁男性,晕厥。""晕厥"想必每位心血管内科医生都会感叹一下。患者既往有高血压病史 10 年,最高可达 180/100mmHg,高血脂病史 3 年。近期门诊就诊提示患者血压难以控制。因"发作性胸闷、气促、心悸 5 天"入院,心电图示窦性心律,左心室肥厚,非特异性 ST-T 改变,伴一度房室传导阻滞。冠状动脉 CTA 示冠状动脉多发动脉粥样硬化病变,但狭窄均<30%。临床初步诊断为冠状动脉粥样硬化性心脏病、不稳定型心绞痛、心功能 Ⅰ 级、高血压 3 级(极高危)。在最近的一次羽毛球比赛中,患者发生了晕厥,但未进行治疗,自测血压高达 170/90mmHg,于是自行加用了另一种降压药。5 天后,患者于晚上 11:00 左右打麻将时再次突发晕厥,这次发作伴有轻微呼吸困难,遂入院治疗。真的是高血压造成的晕厥吗? 再次追问病史时发现,事情并没有那么简单,患者当时在当地社区医院进行诊治,据患者回忆当时因为严重腹泻进了消化内科,消化内科医生解释说因为腹泻可能造成脱水,所以晕厥了,就给输了几瓶液体(具体不详),再加上自己也加服了抗高血压药,症状很快缓解了,所以没太在意。

【分析及处理】

患者于我院行超声心动图检查示左心室舒张期内径 51mm,左心肌呈对称性肥厚(室间隔及左心室后壁舒张期厚约 14mm),余各心腔大小及主动脉窦部、升部和肺动脉内径均在正常范围;房室间隔连续、完整;各瓣膜结构及心包腔未见异常;多普勒示降主动脉起始处血流束变细,呈高速花色湍流状态,Vmax 518.4cm/s,Pgmax 107.5mmHg;舒张期二尖瓣前向血流速度 E 峰速<A 峰速。为与多发性大动脉炎引起主动脉狭窄相鉴别,行颈动脉和四肢动脉超声检查,未见大动脉炎超声改变。超声诊断为主动脉缩窄、左心肌肥厚、左心室舒张功能下降。

患者后行主动脉支架植入术,术后症状逐渐缓解并消失,随访 1 年恢复良好。

【心得体会】

主动脉狭窄患者出现晕厥是一种不祥的征兆,但晕厥事件可能被错误地归咎于其他问题,例如脱水或尿路感染。主动脉狭窄患者的晕厥可能由严重或危急的病变瓣膜引起,也可能由高度心脏传导阻滞的发展所致(该患者有三度传导阻滞)。检查结果也与严重主动脉狭窄特征一致。定期的超声心动图检查有助于识别正在进展的瓣膜疾病,中度或严重主动脉狭窄患者发生晕厥后需再次评估瓣膜疾病的严重程度,并定期(每1~2年)进行超声心动图检查。

【经典箴言】

临床无小事,别让"晕厥"找错了家。

(郑 杰)

27 主动脉夹层这个"变色龙"

【临床经过】

患者男性,52岁,因"间断胸闷、胸痛6天,加重1天"入院。患者缘于6天前无明显诱因出现胸闷、胸痛,向颈部放射,无头痛、头晕,无咳嗽、咳痰,无恶心、呕吐,经休息后约1小时缓解,未予重视与治疗。1天前患者胸闷、胸痛症状再次发作,性质程度同前,为求进一步治疗就诊于我院急诊,查心电图示窦性心律,大致正常心电图。急诊以"冠心病"收入院。既往高血压病史数年,最高血压达150/120mmHg,口服硝苯地平缓释片、卡托普利片降压,血压控制情况不详。心、肺、腹查体未见明显异常。胸部正侧位X线片示右上肺门稍增大,左肺下野外带条索,主动脉结增宽。超声心动图示主动脉窦部及升主动脉增宽,主动脉瓣可疑二叶畸形、中重度关闭不全,左心室舒张功能减低。

【分析及处理】

患者诉有胸闷、胸痛症状,休息后缓解,特别像心绞痛的临床表现,但是胸部X线片和超声都提示升主动脉增宽,这应如何解释?回顾既往高血压病史,最高达150/120mmHg,并且血压控制不详,"临床胸痛四大症"之一的"主动脉夹层"不禁涌上心头。向患者家属交代如果是主动脉夹层的话病情危重,建议行主动脉CT进一步明确诊断和指导下一步治疗。家属同意后,平车推送患者入CT室完善检查。意料之外,情理之中,果然是主动脉的问题!主动脉CT回报示主动脉夹层(Stanford A型)累及左侧颈总动脉、左侧锁骨下动脉起始部,提示主动脉硬化,腹主动脉下段局部管腔稍增宽伴小溃疡形成。请外科会诊,顺利转入外科后行升主动脉置换加杂交全弓置换术,手术顺利,术后恢复良好,顺利出院。

【心得体会】

临床诊断明确的过程都是相似的,临床诊断不明的过程却各有各的崎岖。患者以"胸痛"为主症,首先需要排除急性冠脉综合征、急性肺栓塞、急性主动脉夹层、气胸这 4 个有生命危险的疾病。其次需要按照循环系统、消化系统、呼吸系统、运动系统等以胸痛为表现的疾病逐一诊断,这需要有良好的基础知识和敏锐的临床洞察力。最后需要细心、认真、负责地进行系统的体格检查以及详细了解伴随症状和既往病史,不放过任何一点蛛丝马迹,不排除任何一条可疑信息。

【经典箴言】

宁可排除一千,不可放过一个。任何时候都要首先排除致命性疾病。

(公振华)

28　经尸检确诊的"马方综合征"

【临床经过】

去年收治的一例腹痛病案,让我进一步认识到动脉夹层的凶险。该患者男性,32 岁,搬运工,瘦长体形,因"腹痛 5 小时"就诊。5 小时前患者无明显诱因突然出现剑突下刀割样疼痛,持续不能缓解,伴有恶心,无呕吐,无腰背部及双上肢放射性疼痛,无腹胀、腹泻,无胸闷、气促及晕厥。既往体健,无高血压、糖尿病病史,无烟、酒嗜好。入院查体:体温 36.5℃,脉搏 64 次 /min,呼吸 20 次 /min,血压 140/58mmHg;急性痛苦面容,神志清楚,口唇无发绀,颈静脉无怒张;两肺呼吸音清,未闻及干、湿啰音;心率 64 次 /min,律齐,未闻及病理性杂音;腹平坦、柔软,剑突下轻压痛阳性,无反跳痛;双肾无叩击痛,双下肢无水肿。血常规示白细胞 14.0×10^9/L,中性粒细胞百分比 86.9%,血红蛋白 139g/L,血小板 232×10^9/L;血生化示钾 3.7mmol/L,钠 139mmol/L,氯 108mmol/L,钙 2.44mmol/L,血糖 5.96mmol/L,ALT 17U/L,AST 26U/L,TBIL 17.9μmol/L,CREA 73μmol/L,BUN 5.69mmol/L,CK 57U/L,CK-MB 0.6ng/ml,cTnI 0.01ng/ml,血淀粉酶 45U/L。腹部立位 X 线片及腹部 CT 均未见明显异常;胸部 CT 示两肺上叶感染性病变(结核待排),第 2 天心电图未见明显异常,胃镜示胆汁反流性胃炎,查血 AMS 45U/L。

【分析及处理】

患者以剧烈腹痛入院,检查心电图、心肌损伤标记物无异常发现;胸部 CT 未提示肺栓塞及水肿征象;腹部 CT 未见明显异常,未提示夹层或动脉瘤,故考虑初步诊断为腹痛原因待查、胆汁性反流性胃炎？入院后予禁食、补液、奥美拉唑(洛赛克)抑制胃酸分泌,阿托品、654-2 解痉止痛,抗感染等。患者仍然持续剑突下疼痛,自诉疼痛稍微缓解,但疼痛时有加剧,伴恶心,呕吐少许胆汁样液体数次,伴胸闷、呼吸困难。患者入院后 32 小时起床小便后返回床位时,突发意识丧失,四肢抽搐,心搏、呼吸停止。立即予人工心肺复苏,气管插管,机械辅助通气(球囊),并反复给予肾上腺素、阿托品、利多卡因等药物治疗。抢救无效,宣布临床死亡。考虑患者系心源性猝死,后经家属同意,进行尸体解剖,尸检报告提示升主动脉夹层动脉瘤破裂伴心包积血(血液 500ml,血凝块 300g),急性心脏压塞。

【心得体会】

1. 对马方综合征的体形特征认识不足。患者系瘦长体形,尸检发现升主动脉夹层动脉瘤,事后回想该患者应诊断为马方综合征。但是由于知识储备不够,病初未能及时识别这一重要体征。如果反思患者腹痛原因不明,联系体形特征,想到马方综合征,应该能够引起临床医生重视,进一步考虑到主动脉夹层的可能。

2. 对于原因一时不能明确的胸腹部疼痛,需要想到主动脉夹层的可能。心血管内科医师常会遇到剧烈胸痛、背痛或腹痛,如果不能够及时确定是心绞痛或者心肌梗死等疾病,抑或临床表现不典型、诊断可疑,就需要想到动脉夹层的可能。需要注意的是,还有一些动脉夹层患者的腹痛或胸痛可能很轻微,甚至表现为隐痛。另外,还要想到肺栓塞的可能。临床中这两种疾病并不少见,只有提高警惕,方能防止误诊或漏诊。

3. 事后诸葛亮做不得。虽然腹部 CT 检查未能及时提示升主动脉扩张,但事后仔细审查当时腹部 CT 已有夹层征象。所以,一旦怀疑动脉夹层,应该重点关注动脉血管的 CT 表现;如果临床高度怀疑,必要时可给予动脉血管造影检查。

4. 重视临床中一些看似微不足道的症状或体征。本例患者入院时血压140/58mmHg,脉压高达 82mmHg,竟然没有引起足够重视。而脉压增高的原因,常见的为主动脉瓣关闭不全、甲状腺功能亢进症、重度贫血等,若能据此深入分析,逐一排查,或许就可及时发现、及时处理。

【经典箴言】

主动脉夹层是致命性危重急症,马方综合征是其常见病因,教科书上提到的疾病,我们不经意间就会碰到,因此临床医生应时刻提防。

(余世成)

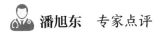 **潘旭东** 专家点评

马方(Marfan)综合征是一组后果严重的显性遗传性结缔组织疾病,国外统计人群发病率为(2~3)/1 万,主要累及骨、心血管及眼组织,部分病例还并有不同程度的皮肤、黏膜、肺及肌组织的改变。常见表现为四肢细长、蜘蛛指(趾)、胸廓畸形、脊柱侧弯、高度近视等。该病由编码微纤维蛋白 -1(fibrillin-1)的基因(FBN1,定位在染色体 15q15~21 位)突变所致。心血管系统病变中的主动脉夹层和主动脉瘤是导致马方综合征患者早年死亡和猝死的主要原因。该患者入院查体发现脉压很大,提示可能合并有主动脉瓣关闭不全,心脏听诊就应格外关注,应该发现主动脉瓣听诊区的舒张期杂音,进一步复查床旁超声就可以确诊。

29 肺栓塞引起的心动过速

【临床经过】

患者女性,58岁,因"间断心前区不适3年,加重1天"入院。该患3年前无明显诱因出现心前区不适,就诊于附近医院,诊断为冠心病,行冠状动脉造影检查并植入支架,1年前就诊于我院,再次行冠状动脉支架植入术,现口服阿司匹林、阿托伐他汀(立普妥)、比索洛尔(康忻)等药物,入院当天患者无明显诱因出现气短、大汗,无胸痛,就诊于我院。既往有高血压病史3年,口服氨氯地平(络活喜)1次/d、每次5mg,2型糖尿病史3年,口服二甲双胍缓释片2次/d、每次0.5g。入院查体:血压95/60mmHg;双肺呼吸音粗,未闻及干、湿啰音;心率108次/min,律齐,无杂音。心电图示窦性心动过速,ST-T改变;血常规示白细胞18.81×10^9/L,血红蛋白141g/L,血小板371×10^9/L;D–二聚体6.91mg/L;TnI 0.611ng/L,CK-MB 17U/L,NT-proBNP 104pg/ml。初步诊断为冠状动脉粥样硬化性心脏病、冠状动脉支架植入术后、高血压、2型糖尿病。

【分析及处理】

入院以后考虑冠心病所致,给予双联抗血小板、抗凝、调脂、扩血管治疗,患者症状不缓解。第2天早上6:00患者起床去卫生间时突然出现大汗、心悸,平卧后约10分钟症状逐渐缓解,行心电图检查提示窦性心动过速,$S_I Q_{III} T_{III}$,V_1~V_4导联ST段抬高,T波倒置,V_1导联呈Brugada综合征波样改变。上午10:00患者下床活动时再次出现心悸、胸闷、头晕,出汗,无心前区疼痛,测血压85/55mmHg,心率110次/min,给予心电、血压监测,升压及对症治疗,约10分钟血压升至100/60mmHg,患者自觉症状缓解,复查心电图仍呈上述变化,未见明显动态演变。患者为何反复出现心动过速、低血压?是心力衰竭、血容量不足、急性冠脉综合征,还是肺动脉栓塞?根据病史、心电图表现,似乎更支持肺栓塞,肺栓塞通常是下肢静脉血栓形成后血栓脱落,那么患者为何会形成下肢静脉血栓呢?顺着这个思路我们做了如下检查:超声心动图提示左心室壁运动弥漫减弱不协调,右心室大,前后径30mm,三尖瓣少–中量反流,肺动脉压力36mmHg,左心功能减低49%;下肢静脉彩超显示双侧腘静脉血栓形成;肺动脉三维成像显示双侧肺动脉及其分支血栓形成。因患者血流动力学不稳定,给予溶栓加抗凝治疗,阿替普酶1支溶栓结束后,未出现出血并发症,患者症状明显缓解,未再出现心动过速、低血压、头晕症状,继续抗凝治疗10天出院。

【心得体会】

1. 过去我国医学界曾将肺栓塞视为少见病,随着对此病认识的深入和诊疗手段的提高,这种观念已经彻底改变。其典型表现是胸痛、咯血、呼吸困难,但是临床上三种表现同时出现的概率只有20%,其他常见表现包括晕厥、低血压、心动过速甚至猝死。

2. 临床医生应该不能只看常见病,想不到少见病;不能只会看典型临床表现,忽略非典型症状。当临床患者出现心悸、低血压、晕厥等一系列低心排血量症状,除了考虑急性冠脉综合征、心力衰竭、心律失常等疾病外,还要想到肺栓塞,因为它已经是常见病了。

【经典箴言】

肺栓塞是常见病、危重病,其他疾病解释不清时要想到它。

(任仲侨)

陈　林　专家点评

肺栓塞是各种栓子阻塞肺动脉或其分支为发病原因的一组疾病或临床综合征的总称,包括肺血栓栓塞症、脂肪栓塞综合征、羊水栓塞、空气栓塞、肿瘤栓塞等。其中,肺血栓栓塞症最常见,其血栓主要来源于下肢的深静脉血栓。

随着CT肺动脉造影(CTPA)、核素肺通气/灌注(V/Q)显像、磁共振肺动脉造影(MRPA)的应用,肺动脉的诊断率较前大大提高,目前肺血栓已经不再是一种临床少见病。对于不明原因的胸闷、胸痛、呼吸困难、休克等患者,如排除心肌梗死、主动脉夹层、气胸等疾病,应进一步排除肺血栓栓塞症,对于有肺血栓栓塞症易患因素,如外科术后、恶性肿瘤放化疗后、长期卧床的患者尤其要注意排除肺血栓栓塞症。

心电图是临床最常用、最便捷的检查方式之一,对于肺血栓栓塞症也有一定的提示性诊断价值。肺栓塞经典的心电图表现有:①窦性心动过速;②新发的右束支传导阻滞;③$S_I Q_{III} T_{III}$,即 I 导联出现 S 波,III 导联出现 Q 波和 T 波倒置。研究表明,出现这种典型心电图表现诊断肺栓塞的特异性很高,但缺点是敏感性不足,即很多肺栓塞并不出现这么典型的心电图表现,但是正如本例若出现这种典型心电图表现,那么应该高度怀疑肺栓塞。当然,还应注意心电图只是肺栓塞诊断的提示性指标,我们既不能忽略它的作用,也不能过分夸大它的作用,在临床上仍以 D- 二聚体变化作为一个排除性诊断标准,以肺动脉CT造影作为确诊标准,同时要结合患者的临床表现。

30 剧烈腹痛之迷雾重重

【临床经过】

患者为 84 岁男性,因"胸闷、心悸 9 年,再发加重伴腹痛 2 小时"就诊。患者 9 年前无明显诱因出现胸闷、心悸,曾就诊于我院,诊断为冠心病、心律失常、心房颤动、室性期前收缩,经药物治疗后好转出院;5 年前出现胸闷、胸痛,再次就诊于我院,诊断为冠心病、不稳定型心绞痛,择期行冠状动脉造影及支架植入术,具体手术情况不详,术后继续药物治疗,症状好转后出院;2 小时前患者无明显诱因再次出现胸闷、心悸症状,伴腹痛、腹胀,腹痛以脐周为主,持续不缓解,伴腹泻 1 次,为稀糊状大便,为进一步诊治来我院急诊科,急诊行心电图检查提示心房颤动伴快速心室率、室性期前收缩,急诊以"冠心病、心律失常、心力衰竭、腹痛待查"收入院。

【分析及处理】

这位患者是白班医生下午 5∶00 左右收的,我当天值夜班,接班没多久患者就诉腹痛加重,以上腹部为主,床旁查看患者表情很痛苦,查体腹部无明显压痛及反跳痛,腹肌软,遂查看患者入院所做的辅助检查。影像学检查腹部及肝胆脾胰彩超均未见明显异常,腹部立位 X 线片未见异常,急查血、尿淀粉酶水平正常,血常规提示白细胞及中性粒细胞百分比轻度升高,结合临床症状、查体及辅助检查,初步排除急性胰腺炎、急性胆囊炎、急性阑尾炎、肠梗阻、肠穿孔。动态观察,同时行其他辅助检查,心肌损伤标志物水平正常;血气分析提示低氧血症(66mmHg),二氧化碳水平正常,pH 正常;肾功能检查提示肌酐、尿素氮水平轻度升高;入院急查超声心动图检查提示左心、右心房扩大,左心室壁运动普遍减低,二尖瓣、三尖瓣少量反流,肺动脉高压,EF 31%;胸腔、泌尿系统彩超提示脂肪肝、右肾囊肿、双侧胸腔积液(左侧深约 5.4cm,右侧深约 4.3cm)。当时我考虑患者可能是胃肠痉挛,于是给予患者解痉、止痛对症治疗,不过患者诉腹痛无明显缓解,甚至有加重趋势,表情很痛苦,在床上辗转反侧。我值班以来从未见过这么痛的腹痛患者,曾一度认为该患者疼痛阈值过低,太敏感了,或者是"装的",不过患者腹痛确实存在,且持续不缓解,为了进一步明确病因,我陪同患者急诊行全腹部 CT 检查,然而结果是肝、胆、胰、脾、泌尿系统及肠管均未见明显异常。为排除外科急腹症,请普外科急会诊,由于查体、实验室、影像学均无明显异常,外科会诊意见暂给予止痛对症治疗,动态观察病情变化。为了医疗安全,我同时请了消化内科会诊,由于考虑患者腹痛以上腹部为主,无其他阳性腹部体征,且影像学及实验室相关检查无明显异常,消化内科会诊意见考虑胃痉挛可能,建议解痉、止痛治疗。于是为了止痛,先给患者解痉药物应用,然而腹痛症状无明显缓解,故电话请示外科医生,建议可给予哌替啶(杜冷丁)肌内注射止痛,肌内注射哌替啶后患者诉腹痛逐渐减轻,后半夜总算安稳了。不过第2天早上查房时患者仍诉腹痛,伴胸闷、气短,再次复查血淀粉酶升至 1122U/L(正常范围:34~97U/L),同时复查血气分析提示患者氧分压降至 49mmHg,氧饱和度降至 77.7%,pH 为 7.15,遂与患者家属沟通,该患者目前合并急性呼吸衰竭、酸中毒、急性胰腺炎不除外,转至ICU 进一步治疗。转至 ICU 之后患者腹痛仍未缓解,进一步完善的实验室检查提示患者肾功能、肝功能恶化,心肌损伤标志物水平升高,考虑出现多器官功能障碍综合征(肝功能不全、肾功能不全、呼吸衰竭、心力衰竭、凝血异常),由于患者无尿,给予床旁血液净化治疗,同时再次复查全腹部 CT 检查,结果仍提示肝、胆、胰、脾、泌尿系统及肠管未见明显异常,遂于当天上午进行全院会诊,会诊科室包括呼吸内科、普外科、心血管内科、消化内科、肾内科、血液净化科及影像科,最后的会诊意见考虑为腹痛待查(肠系膜动脉栓塞? 肠扭转?)。再次阅片发现患者肠壁有轻度水肿,查体直肠指诊后流出暗红色水样便,再结合患者有心房颤动病史,考虑肠系膜动脉栓塞可能性大。由于患者肾功能极差,无法行增强 CTA 检查,与患者家属沟通可行剖腹探查明确病因及治疗,患者家属同意手术,遂给予剖腹探查,结果提示肠系膜动脉栓塞,全部小肠、盲肠、升结肠广泛缺血坏死,遂行全小肠及右半结肠切除术,术后第 3 天患者死亡。

【心得体会】

肠系膜上动脉栓塞的诊治关键在于早诊断、早治疗,一旦出现误诊或未及时处理,常造成严重的后果。查阅文献发现,Bergan 等早在 1975 年就提出了诊断肠系膜上动脉栓塞的三联征,包括突发上腹或脐周持续性剧烈疼痛,而无相应的腹部体征;胃肠排空症状(恶心、呕吐、腹泻,肠鸣音早期亢进等)。此外,文献还报道肠系膜动脉栓塞患者大约 80% 合并心房颤动。临床上经常讲心房颤动容易导致血栓形成,而栓子脱落可导致脑栓塞、急性心肌梗死、肠系膜动脉栓塞、下肢栓塞等,对于心房颤动导致的相关脑栓塞我在临床上倒是遇见不少,而对于肠系膜动脉栓塞的病例确实是第一次遇见,真的是"百闻不如一见"。同时再一次提醒自己心房颤动患者抗凝的重要性,否则将付出惨痛的代价!

【经典箴言】

当临床医生在接诊不明原因腹痛患者时,尤其是症状与体征分离的严重腹痛(即腹痛症状明显,而腹部早期无明显的压痛及腹膜炎体征),且合并有心房颤动的患者,我们一定要考虑到急性肠系膜动脉栓塞的可能。

(曹 磊)

心血管科医生共勉

1. 主动脉夹层的患者,外出作 CTA 时一定要向家属交代患者在搬运过程中易发生意外并让其在病程中签字。

2. 有典型胸背痛的肌钙蛋白超高的患者不一定是非 ST 段抬高心肌梗死,一定要做 MRI,我就碰到了夹层撕裂到冠状动脉而差点误诊的。

3. 休克是被人遗忘的肺栓塞征象。

——Varon

4. 怀疑心肌梗死的患者,来了后一定要测量双上肢血压,如果双上肢血压相差太大,就应怀疑主动脉夹层了。

5. 胸痛和偏瘫同时出现,切忌立即溶栓,应先想到夹层的可能。

6. 胸痛患者心电图无动态改变,警惕主动脉夹层。

7. 血清 D-二聚体阴性,基本不考虑主动脉夹层。

8. 肺栓塞患者不一定能看到双下肢静脉血栓,当复查双下肢彩超时,可提醒彩超室医生特意关注髂静脉。

9. 怀疑主动脉夹层时,一定要询问是否在某个动作之后出现急性胸痛。

10. 主动脉夹层当撕裂冠状窦时,也会引起 ST 段抬高。

(编辑整理:白乙宾　柴小计　杨　悦　闫慧源)

第八章

心脏外科篇

导言

    心脏外科在临床外科学中起步相对较晚,但又是 20 世纪发展最快的一门外科学分支。它自诞生至今历史还不到百年,目前全球每年有数十万例患者接受心脏外科手术,这种发展速度是以前根本无法想象的。中国的心脏外科事业在老一辈医学家的努力下也从无到有,逐渐在世界医学领域占有一席之地。

    本章共收录了心脏外科临床一线医生的 30 篇日记,内容涉及术前准备、手术指征、术式选择、并发症处理等方面,字里行间体现了作者对心脏外科疾病的诊治经验和体会,并邀请首都医科大学附属北京安贞医院于洋、王坚刚等教授进行点评,起到了画龙点睛的作用,以飨广大读者朋友。

1 心脏外科住院总的一天

【临床经过及处理】

    今天是我担任住院总医师的第一天,早上先是科室大交班,接着自己查房,仔细查看了目前所管的 8 位患者,便下了今天的各项医嘱。上午 9 : 15 接到通知,帮一名主治医师共同完成 1 台手术,患者是一位 5 岁的小女孩,术前诊断为先天性心脏病、室间隔缺损(干下型,直径 1.0cm)。术中我担任一助,常规开胸建立体外循环后,自主肺动脉根部横切口探查并采用补片修补室间隔缺损,缝合从室间隔缺损左缘开始,采用垫片针防止心肌撕裂,在缝合到肺动脉瓣环时,小心防止伤到主动脉瓣,在进行肺动脉瓣窦内缝合时,采用自体心包做垫片,两个瓣窦各缝 3 针,交界处使用单针缝合,手术完成得很顺利。中午 11 : 20 我刚回到 ICU,就听到 106 床呼吸机报警。

    因为患者是一位 4 月龄大的婴儿,术前诊断为室间隔缺损合并重度肺动脉高压,术后使用呼吸机已经 3 天了,所以不敢急慢,马上过去和护士一起检查呼吸机,发现气道压力升高到 40cmH$_2$O,心率 180 次 /min,指端氧饱和度下降至 84%。当时患儿躁动,我心里第一反应是考虑痰液堵塞气管插管造成,立即进行气管插管内吸痰,但痰液少,并发现患儿口中出气泡,检查气管插管的气囊充气良好,当即改用人工气囊通气,但压力高,通气效果差,立即拔除气管插管,行面罩加压给氧,给予肌肉松弛药和镇静剂后,观察患儿胸廓动度良好,重新行气管插管后,气道压力降至 21cmH$_2$O,心率降至 128 次 /min,生命体征逐渐稳定。整个处理过程约 15 分钟,由于情况紧急,大家都有点儿慌乱,但对气管插管脱出的准确判断成了抢救成功的关键。通过这次抢救,我又对自己多了一份自信。

【心得体会】

1. 对干下型室间隔缺损患者,大多应进行人工补片修补,主要是防止直接缝闭室间隔缺损易造成的主动脉瓣膜关闭不全和损伤。但对补片的缝合处理有不同的方法,尤其是对婴幼儿患者,为了减轻术后心脏杂音,可采用自体心包做垫片的方式,最小化人工垫片对肺动脉瓣窦的影响,同时在处理肺动脉瓣交界时防止环缩。有的医生对暴露好的室间隔缺损下缘使用 prolene 缝线进行连续缝合也是理想的选择,但主要问题是要解决如何减轻手术过程中对心肌的过分牵拉。可见在外科操作中,解剖和暴露是决定手术成败的关键,但对细节问题的处理也同样关系患者的预后。

2. 在 ICU 中,平时应该注意对患者病情细节改变的观察,尤其是婴幼儿患者,病情变化快,很容易出现缺氧或心脏压塞造成的心脏停搏,同时对液体的入量应该用微泵精确计算。对病情变化的判断要快,处理要迅速,误吸、痰液堵塞、气管插管脱出是 ICU 内婴幼儿常出现的并发症,快速处理能有效减少死亡的风险。

【经典箴言】

"健康所系,性命相托",身为医者,更要求我们不能忽视临床中的每一个细节。

(丁香园 maruiyan2008)

2 住院医师应该怎么做?

【临床经过】

那天刚下手术,查看床位管理的牌子上又有了新的标记。我的治疗组今天又收了一名患者,入院诊断为室间隔缺损,换掉洗手衣后去询问病史。患者为 16 岁阳光男孩,因"发现心脏杂音 10 余年"入院。专科查体:胸骨左缘第 3 肋间可触及收缩期震颤,并闻及 3/6 级收缩期杂音,典型的室间隔缺损体征。我很快完成入院全套记录。第 2 天安排超声心动图检查,结果提示室间隔缺损;主动脉瓣狭窄伴关闭不全;主动脉瓣下狭窄;主动脉瓣发育不全,主动脉瓣环内径 8mm。作为一名心脏外科医生,我知道这意味着什么。

【分析及处理】

对于一名发育接近于成人的患者,其超声心动图报告提示主动脉瓣环径仅8mm,左室流出道内径明显狭窄,室间隔与左心室后壁对称肥厚。我首先考虑除了包含的"室间隔缺损"这种先天性心脏畸形外,患者可能还并存其他心脏畸形或外周动脉狭窄。随后进行的胸部64排CT检查排除并存其他畸形的可能。如果要给该患者进行瓣膜置换术,主动脉瓣环根部8mm,那么瓣环周长大致是27mm;19mm Regent机械瓣周长大概是60mm。Nicks法最多扩大瓣环周长10~15mm,照这么看来只能是Nicks法+Konno法联合扩大瓣环才能置入19mm Regent瓣。那么如何进行Konno手术呢?该病例如何治疗呢?请示上级医师并申请科室讨论,在查阅相关书籍的同时,我还在Pubmed及Highwire等数据库进行搜索。通过综合分析心脏外科书籍及相关杂志报道,我个人认为Rastan-Konno手术比较适合该患者。在科室的病例讨论会上我发表了自己的看法,并得到上级医生及其他科室同事的认可。通过该病例,我对小瓣环径的主动脉瓣置换术的各种方法有了新的认识和体会。

【心得体会】

1. 从住院医师做起,只要善于钻研,保持一颗对患者高度的责任心,为患者取得更好的治疗效果去开拓思路,一定能使自己成为一名优秀的心脏外科医生。心脏外科是外科所有学科中最精细、最复杂、最有挑战性的一门学科,同时也是对医生专业水平、责任心、素质要求最严格的一个科室。故作为心脏外科医生,一定要严格要求自己,不断完善自己,多学习,勤动脑,常总结。通过对这个病例术式的挖掘和思考,我更加认识到了这一点。

2. 曾经有老师说过,新一代医生不能仅仅做一名开刀匠,更要学会一种继续学习的方法,并掌握统计学方法,能够对疑难病例进行荟萃分析,通过各种途径为患者制定切合其病情的治疗方案,这才是一名符合目前临床需要的心脏外科医生。

【经典箴言】

今天,你也许只是心脏外科领域里不起眼的住院医师,但只要你不断探索,金子总会有它发光的一天。

(丁香园 Doctff)

3 手术台上的心室颤动

【临床经过】

患者男性,48岁,因"胸闷、气短6天"入院。6天前患者突发胸闷、气短,伴有明显呼吸困难,活动后症状加重,休息无缓解,无心前区疼痛,无头晕、黑矇,无恶心、呕吐,急就诊于当地市中心医院,住院期间行超声心动图检查提示主动脉瓣关闭不全

（重度），行冠状动脉造影提示 LAD 7 段狭窄 50%~60%（未见具体冠状动脉造影图），给予纠正心力衰竭等治疗后症状缓解。患者为求系统诊治就诊于我院，患病以来患者神清，精神较差，活动耐量明显下降，夜眠可，二便如常。既往高血压病史 10 余年，血压最高 220/110mmHg，平素口服硝苯地平控释片降压治疗；冠心病病史 6 年，未系统诊治。血常规示白细胞 5.92×10^9/L，中性粒细胞百分比 71.1%，红细胞 4.39×10^{12}/L，血红蛋白 132g/L，血小板 257×10^9/L；心肌酶、电解质及血凝 6 项等未见明显异常。超声心动图示瓣膜病，主动脉关闭不全（重度）；左心房及左心室大，左心室高动力状态；室间隔及左心室壁增厚；二尖瓣关闭不全（轻度）。

【分析及处理】

该患者入院后积极评估心功能情况，排除手术禁忌证后，行主动脉瓣置换术。本以为很顺利的手术，却在手术中出现了问题。术中切开主动脉根部探查见主动脉瓣瓣叶菲薄、脱垂，瓣叶间隙约 1cm；切除瓣叶后，间断缝合人工机械瓣；彻底排除心内气体后开放升主动脉，但是出现心脏复跳不良，心律呈心室颤动，给予电除颤一次后心脏正常复跳，然而停机后又间断出现两次心室颤动，分别给予电除颤后心脏复跳，术中见心室收缩欠佳，结合外院冠状动脉造影结果，考虑为心脏灌注不良，术后发生心室颤动及心搏骤停的风险极高，术中讨论后决定行左前降支冠状动脉搭桥术，后续手术过程顺利，术后患者恢复可，健康出院。

【心得体会】

主动脉瓣关闭不全的病因，多见于感染性心内膜炎（急性），慢性主动脉瓣关闭不全约 2/3 为风湿性心脏病所致，其他病因包括先天畸形、马方综合征、严重高血压或动脉粥样硬化等。急性重度患者如果未能及时手术治疗，常死于左心衰竭。慢性主动脉瓣关闭不全一般进展缓慢，有很长的无症状期，但是一旦症状出现，病情会迅速恶化，有猝死风险，严重左心衰竭的患者 2 年内死亡 50%。

上述患者入院时重度主动脉关闭不全诊断明确，有手术的必要性，当时考虑外院已行 PCI 排除冠状动脉情况，遂行手术治疗，但是最终术中却出现心脏复跳不良，考虑为心脏灌注不良。一方面，术前并未看到具体的造影动态图，无法评估者冠状动脉情况，未能具体除外冠状动脉狭窄去分析冠状动脉有无慢血流等，必要时以后对于此类手术患者需要进一步行冠状动脉造影以评估患者情况，不能仅以外院检查报告作为评判指标，需要大家警惕；另一方面，对于老年患者，既往合并高血压及冠心病等病史，基础功能较差，术前、术中需要考虑各种情况的发生，并能积极与家属沟通，做到急诊处理、忙而不乱，这样才能在临床中做到游刃有余。

【经典箴言】

慢性严重主动脉关闭不全随时有猝死风险，术前评估很重要，手术需谨慎。

（贾澄辉）

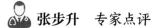

张步升　专家点评

　　本文作者提出了一个很好的临床问题,对于合并中度冠状动脉狭窄的心脏瓣膜病患者,在瓣膜手术时是否需要同期处理冠状动脉病变? 临床资料显示,心脏瓣膜病合并中度冠状动脉病变的发病率呈逐年增长的趋势。瓣膜病变引起心脏扩大、心肌重塑、心脏储备功能降低,合并中度冠状动脉病变则会加重心肌缺血、缺氧,加剧心肌损害,导致病情恶化。对于合并中度冠状动脉病变的心脏瓣膜病患者,如果不同期处理冠状动脉病变,有围手术期发生冠状动脉缺血的可能,增加围手术期风险;而如果同期处理,又增加手术难度,相关并发症会明显增加,因此对于是否需同期手术仍存在争议。

　　在本例患者中,重度主动脉瓣关闭不全合并中度左前降支狭窄,主动脉瓣置换术后反复发生心室颤动,这应该与左心室扩大、室间隔及左心室壁增厚、左前降支狭窄等多种因素相关,经过术中左前降支搭桥处理后,病情逐渐稳定。这就提示我们应该对心脏瓣膜病合并的中度冠状动脉病变加强评估,仅依靠冠状动脉造影报告是不够的,应该多角度、仔细地阅读冠状动脉造影视频,甚至通过血流储备分数(FFR)来帮助决定手术方案。

4　晕厥也有可能是心脏肿瘤

【临床经过】

　　患者女性,42 岁,因"突发晕厥 4 小时"入院。4 小时前患者因和老公吵架后出现晕厥,持续 2~3 分钟,无意识障碍,伴胸闷、气短,无头晕、头痛,无寒战、发热,无恶心、呕吐,为求进一步治疗遂来我院。头颅 CT 示脑梗死,门诊以"脑梗死"收入神经内科。入院后行超声心动图,结果显示左心房大,其内见一强回声,大小约62mm×40mm×43mm,舒张期脱入二尖瓣瓣口,有蒂与房间隔相连,左心耳未见血栓,提示左心房黏液瘤致二尖瓣狭窄(中–重度),转入心脏外科行手术治疗。

【分析及处理】

　　晕厥是临床中又一常见的症状,对于一过性晕厥,我们往往会首先考虑血管源性(TIA 等)、心源性(恶性心律失常)等情况。该患者一过性晕厥醒后无明显特殊不适,头颅 CT 提示脑梗死,可是如此年龄怎么会发生脑梗死呢? 或许这例晕厥不会是 TIA 那么简单,果然行超声心动图提示左心房黏液瘤。该患者转入心脏外科后,积极行左心房肿物切除术,术中打开右心房及房间隔,见左心房黏液瘤约

7cm×5cm×4cm,蒂部与房间隔相连,剪除蒂部,完整切除黏液瘤(图 8-4-1)。

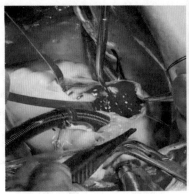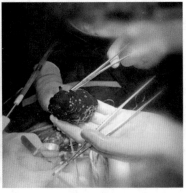

图 8-4-1　术后病理示左心房黏液瘤伴血管扩张、充血及出血

【心得体会】

1. 左心房黏液瘤起源于原始内皮细胞或心内膜下细胞,瘤体主要为黏液样组织构成,呈凝胶样,分叶,表面光滑,质脆易碎。瘤体带蒂,蒂为纤维素性,中间可有血管通过。蒂长短不一,长者可使瘤体漂浮于左心房,随血流移动,当二尖瓣开放时,瘤体可随着血流通过二尖瓣进入左心室,此时可出现肿瘤扑落音。当肿瘤阻塞二尖瓣瓣口时,引起血流受阻,会产生淤血性左心房功能不全的症状,如心悸、气短,且多呈劳累性及阵发性发作,伴晕厥、咯血、胸闷、胸痛,甚至猝死。若肿瘤侵及瓣膜,可引起关闭不全,出现收缩期杂音。瘤体表面若附有血栓或肿瘤碎片,脱落时可引起栓塞。

2. 黏液瘤病例明确诊断后,应尽早施行手术摘除肿瘤,恢复心脏功能,避免肿瘤脱落突然堵塞房室瓣瓣口引致猝死,或肿瘤碎屑脱落并发栓塞。

3. 左心房黏液瘤的瘤体一般无被膜,瘤体质软而脆,脱落的瘤屑可引起周围动脉栓塞或脑血管栓塞,故除了在术前要求患者卧床休息外,术中也要注意避免瘤屑 / 体脱落(如正中切口劈锯胸骨时,避免剧烈震动;阻断循环前,切忌搬动、摸捏心脏;术中操作须轻柔)。

4. 黏液瘤切除时,一定要将瘤蒂附着处的正常心内膜一并切除,同时完整取出肿瘤,不留残迹(如果瘤体组织稀软或已经部分破裂,可用小纱块堵塞二尖瓣瓣口,防止瘤体组织进入左心室→体循环栓塞),最终肿瘤切除后心房彻底冲洗吸净,检查瘤体的完整性、室间隔及二尖瓣有无损伤,必要时行二尖瓣修复术 / 二尖瓣置换术。

【经典箴言】

别把晕厥不当回事,小晕厥有可能是大问题!

(贾澄辉)

左心房黏液瘤在发病早期,临床表现缺乏特异性,十分容易漏诊。本例患者因"突发一过性晕厥"就诊,头颅 CT 提示脑梗死,如果临床医生将关注点局限在脑部,那么就会遗漏左心房黏液瘤的诊断,以致造成严重后果。笔者曾经碰到一例患者,因"乏力、消瘦"在外院消化内科反复就诊 3 个月,做了胃镜、肠镜、腹部 CT 等检查,一直未能确诊,后来患者逐渐出现严重的心力衰竭症状,才通过超声心动图发现是左心房黏液瘤。这提醒我们,当患者出现不明原因的消瘦、乏力、气短、晕厥时,应警惕患有心脏肿瘤的可能。

5　誉为"突击队"的手术——主动脉幕帘重建术

【临床经过】

患者女性,65 岁,因"活动后胸闷、气短伴夜间不能平卧 1 个月余"入院。既往 26 年前,患者因风湿性心脏病、二尖瓣狭窄行左径闭式二尖瓣分离术。5 年前,因风湿性心脏病、二尖瓣狭窄、主动脉瓣狭窄伴关闭不全行二尖瓣、主动脉瓣生物瓣置换术。术中二尖瓣置换 27# 生物瓣,因合并小主动脉瓣环,置换 19# 生物瓣。4 年前复查超声心动图,提示二尖瓣平均压差 4mmHg,主动脉瓣峰值压差 38mmHg。2 年前复查超声心动图,提示二尖瓣平均压差 3.5mmHg,主动脉瓣峰值压差 65mmHg。有高血压病史。本次入院查体:身高 164cm,体重 54kg,体表面积 1.60m^2,血压 115/80mmHg;双肺呼吸音稍粗,两下肺可闻及细湿啰音;心率 102 次 /min,律齐,心尖区可闻及中度舒张期杂音;双下肢轻度水肿。心电图示窦性心律,房性期前收缩。超声心动图示左心房内径(LAD)46mm,左心室舒张末期内径 / 收缩末期内径(LVDd/LVDs)43/25mm,LVEF 64%,二尖瓣平均压差 10.6mmHg,中重度二尖瓣反流,主动脉瓣峰值压差 71mmHg,中度三尖瓣关闭不全,肺动脉收缩压 90mmHg。

【分析及处理】

患者因为合并小主动脉瓣环,术中置换 19# 生物瓣,术后随访中主动脉瓣压差逐渐升高,本次因二尖瓣位生物瓣急性衰败失功能、出现心力衰竭症状而住院。患者面临的是第 3 次开胸心脏手术,二尖瓣、主动脉瓣两个生物瓣衰败失功能,且合并小主动脉瓣环,如果置换生物瓣,必须扩大主动脉瓣环,以植入更大型号瓣膜,否则术后容易出现瓣膜 – 患者不匹配的现象;如果置换机械瓣,患者又面临终身抗凝的问题。在手术方式和人工瓣膜选择上,如何才是最优方案呢?

经过反复考虑,决定行再次主动脉瓣、二尖瓣生物瓣置换联合主动脉幕帘重建术。主动脉幕帘又称主动脉-二尖瓣瓣间纤维体,感染性心内膜炎、退行性钙化、既往二尖瓣置换术等可损伤该结构,使主动脉瓣和二尖瓣置换变得非常困难。在这些情况下,手术重建主动脉幕帘可能是唯一选择。该手术最早是美国克利夫兰医院的 Bruce Lytle 教授在 1994 年绘制了手术图谱,并命名为"突击队"手术,象征其难度高,对术者有很大的挑战。

手术经原胸部正中切口,主动脉以及上、下腔静脉插管,建立体外循环;经主动脉、右心房及房间隔切口,切除人工二尖瓣、主动脉瓣,检查发现二尖瓣瓣叶自两个交界瓣架处撕脱,导致瓣叶脱垂伴关闭不全,主动脉瓣下可见白色纤维组织增生,形成狭窄环,这就是两个生物瓣失去功能的原因。测主动脉瓣环内径 19mm,为避免术后出现人工瓣膜-患者不匹配现象,遂决定行主动脉根部扩大,将主动脉瓣环内径扩大至 23mm。自主动脉无冠瓣瓣环位置向二尖瓣前瓣环完全切开主动脉幕帘结构,首先在二尖瓣位置植入 27# 牛心包瓣膜,其近 2/3 缝合环沿二尖瓣后瓣放置,剩余的缺口朝向前方的主动脉,修剪三角形牛心包片重建主动脉-二尖瓣瓣间纤维体,心包片的基部缝合至二尖瓣缝合环的前 1/3 处,并关闭左心房顶。主动脉瓣位置植入 23# 牛心包瓣膜,牛心包片扩大主动脉瓣环和窦部,重建主动脉根部。体外循环时间 268 分钟,升主动脉阻断 206 分钟,术后发生肺水肿、急性肾功能不全,经保守治疗后好转,术后心包纵隔引流总计 650ml,术后第 3 天拔除引流管,术后第 6 天拔除气管插管,术后第 8 天转出 ICU,术后 2 周康复出院。术后 6 个月随访,患者 NYHA 心功能 I 级,心电图示窦性心律,无房室传导阻滞;超声心动图示LAD 41mm,LVDd/LVDs 47/34mm,LVEF 52%,二尖瓣平均压差 4mmHg,主动脉瓣峰值压差 11mmHg。

【心得体会】

1. 在临床中,需进行主动脉幕帘重建手术的患者罕见,例如在加拿大多伦多医院,每年大约有 650 例心脏瓣膜病患者接受手术,只有 3~5 例主动脉瓣和二尖瓣病变患者存在幕帘结构损害。

2. 尽管在双瓣膜置换术中行主动脉幕帘重建对术者技术挑战性极高,但它适用于复杂瓣膜病变患者,尤其是无其他手术方式可选择时。

3. 本例患者既往有 2 次心脏手术史,且合并小主动脉瓣环,本次术中用牛心包片行主动脉幕帘扩大成形,二尖瓣位植入 27# 牛心包生物瓣,主动脉瓣位植入23# 牛心包生物瓣,术后无 PPM 发生,并且避免了终身抗凝带来的并发症。

【经典箴言】

主动脉幕帘重建手术难度极高,类似于"百万军中取上将首级",因此被称为"突击队"手术,适用于复杂瓣膜病变患者,尤其是无其他手术方式可选择时。

(张步升)

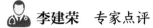

李建荣　专家点评

　　主动脉幕帘重建手术作为一种主动脉瓣环扩大手术，难度较高，手术风险较大，特别是对于这样一例老年、二次手术的女性患者来说更是如此，可以说具有相当大的挑战性，也充分展示了术者高超的技术和应对挑战的决心。对于少数技术比较成熟、整体水平较高的心脏中心，可以胜任这样的手术，但对于多数较基层的医院，对这样的病例采用机械瓣的双瓣置换术比较稳妥。主动脉幕帘重建手术突出的风险是主动脉根部出血以及长时间体外循环造成的心、肺、肾、凝血功能及其他脏器功能障碍，这也是本例患者恢复较慢——术后第 6 天拔除气管插管，术后第 8 天转出 ICU 的原因。主动脉根部重建多采用剪开的人工血管片，其优势在于可以承受主动脉根部的高压环境，远期不会发生瘤样扩张，本例采用牛心包补片进行主动脉根部重建，其远期效果还需进一步观察。

潘旭东　专家点评

　　对于替换二尖瓣和主动脉瓣双瓣的患者，两个瓣膜的大小匹配很重要，该患者第一次换瓣时用的 27# 生物瓣置换二尖瓣和 19# 生物瓣置换主动脉瓣（# 指的是规格大小的编号），存在严重不匹配，第一次就应该行主动脉根部扩大来置换主动脉瓣。另外，对于单纯主动脉瓣生物瓣置换，也应尽可能换 21# 以上的生物瓣，生物瓣越小，跨瓣压差越大，血流对生物瓣的冲击越厉害，生物瓣败损越快。

6　当主动脉假性动脉瘤"遇上"先天性胸廓畸形

【临床经过】

　　患者男性，31 岁，7 年前因马方综合征、主动脉根部瘤、心脏压塞在外院急诊行 Bentall 术，当时术中见主动脉根部直径约 8.0cm，心包积血约 500ml，取 23# 圣犹达带瓣管道置换主动脉根部，左、右冠状动脉开口吻合于人工血管。术后 3 个月复查，患者心功能Ⅰ级，之后未定期随访。3 个月前，患者因肺部感染在当地医院行胸部 CT 检查，怀疑主动脉根部假性动脉瘤，为行手术治疗而入院。

　　入院查体：脉搏 80 次 /min，血压 120/70mmHg，漏斗胸，胸骨左缘第 3、4 肋间可闻及 3/6 级收缩期杂音,股动脉枪击音阴性。心电图示窦性心律,左心室高电压,P 波正负双向。超声心动图示各房室大小基本正常,左心房局部受压明显,升主动脉左后壁可见左冠状动脉开口,其与主动脉左后方一 7.5cm×9.0cm 囊性结构相通,交通口约 4mm,该囊性结构内可见云雾状回声及附壁低回声,彩色多普勒示交通口处低速血流信号。胸部增强 CT 示主动脉根部心房上可见一类圆形囊性肿块影,大小约 8.9cm×7.8cm,内见对比剂,内膜增厚,局部与主动脉相通,主动脉受压明显。

【分析及处理】

手术在全身麻醉、浅低温体外循环下进行。首先经左侧股动静脉插管,开始体外循环。摆动锯劈开胸骨,仔细解剖纵隔内粘连组织,显露升主动脉及瘤体。阻断升主动脉,顺灌联合逆灌冷含血心脏停搏液,纵行切开升主动脉处人工血管及瘤体,探查见假性动脉瘤大小约 9cm×8cm,环绕人工血管右后方,瘤腔内可见厚薄不等的陈旧附壁血栓,最厚处约 1.0cm,人工血管受压,局部管腔呈椭圆形,右冠状动脉吻合处无异常,左冠状动脉吻合口与人工血管分离约 2.0cm,主动脉和瘤体通过该瘘口相通,主动脉瓣及瓣周无异常。仔细清除瘤体内陈旧血栓组织,裁剪直径约 2.0cm 牛心包补片,修补左冠状动脉瘘口,并旷置假性动脉瘤壁。开放循环后心脏自动复跳,顺利脱机,术后 1 周痊愈出院。随访 6 个月,患者心功能 Ⅰ 级,胸部增强 CT 未见假性动脉瘤复发。

【心得体会】

1. 主动脉根部假性动脉瘤的发病率很低,超声心动图和胸部增强 CT 可明确诊断,如不及时手术治疗,存在瘤体破裂、心脏或主动脉受瘤体压迫等风险,因此应尽早手术。

2. 因患者合并严重的漏斗胸畸形,胸骨塌陷,紧贴瘤体及右心房,并导致心脏向左移位,这样增加了开胸游离及术中显露的难度。我们首先经股动静脉插管,开始体外循环后再劈开胸骨,这样即使开胸过程中右心房或瘤体破裂,也可安全、有效地控制。

3. 冠状动脉吻合口瘘可采用直接修补、补片修补、人工血管置换等手术方式,本例患者因瘘口较大,直接修补局部张力高,有再次吻合口瘘发生的可能,所以采用牛心包片修补的方法。

【经典箴言】

马方综合征是一种常染色体显性遗传病,主要累及骨骼、心血管系统和眼等器官组织。主动脉假性动脉瘤是 Bentall 术后的严重并发症之一,如患者合并胸廓畸形,如漏斗胸,将明显增加手术难度,需术前仔细评估手术入路及建立体外循环方式。

(张步升)

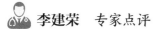
李建荣　专家点评

马方综合征患者主动脉中层多发生囊性变性,弹力纤维发育不良并容易断裂,造成主动脉壁薄弱、扩张而形成主动脉瘤或发生主动脉夹层。漏斗胸、脊柱侧凸等也是马方综合征患者常见的临床表现。马方综合征患者术后也容易发生主动脉吻合口瘘,形成假性动脉瘤。临床在接诊主动脉吻合口瘘、假性动脉瘤的患者时,在明确马方综合征等病因的情况下,还应进一步排除感染等其他容易造成主动脉吻合口瘘的病因。本例患者同时存在主动脉吻合口瘘和漏斗胸,给手术造成一定的困难。术者在开胸之前先通过股动静脉插管建立体外循环,转机降低主动脉压力后再劈胸骨,避免了主动脉破裂的风险。手术中采用补片修复吻合口瘘,减少了修补局部的组织张力,有效降低了远期再次发生吻合口瘘的风险。

潘旭东　专家点评

冠状动脉吻合口瘘是主动脉根部置换术(Bentall 术)后的常见严重并发症之一,预防冠状动脉吻合口瘘的要点在于:①"纽扣法"吻合冠状动脉口时,若发现冠状动脉口处主动脉壁菲薄(马方综合征患者常见),应在吻合口一圈垫衬自体心包或牛心包来加固。②应充分游离冠状动脉口,减少吻合口张力;若窦部扩张严重,可用 8mm 人工血管现行与冠状动脉口吻合,修剪适当长度后再与主血管吻合,以此来减少吻合口张力。

7　"洋葱头"合并重度主动脉瓣反流

【临床经过】

患者男性,61 岁,因"活动后胸闷 8 个月"入院。否认高血压、糖尿病、冠心病等病史。入院查体:脉搏 82 次 /min,血压 160/60mmHg,胸骨左缘第 3、4 肋间可闻及 3/6 级舒张期叹气样杂音,股动脉枪击音阳性。心电图示窦性心律,完全性右束支传导阻滞。超声心动图示 LAD 42mm,LVDd/LVDs 69/39mm,LVEF 68%,升主动脉及主动脉根部内径均增宽,主动脉瓣为三叶式,关闭时右冠状动脉瓣脱入左室流出道,重度主动脉瓣偏心反流(沿二尖瓣前叶方向)。主动脉根部 CTA 示主动脉瓣环内径 30mm,主动脉窦部内径 60mm,窦管交界(STJ)45mm,升主动脉最宽处 50mm。

【分析及处理】

患者中老年男性，主动脉根部瘤样扩张，呈"洋葱头"样改变，主动脉瓣脱垂，导致重度反流。如采取经典的 Bentall 术，需同期置换主动脉瓣和主动脉根部，这样就无法避免人工瓣膜带来的并发症。在《2017 年 ESC/EACTS 瓣膜性心脏病治疗指南》中，对于主动脉根部瘤合并三叶主动脉瓣患者，推荐行保留瓣膜的主动脉根部置换（VSRR）联合主动脉瓣环成形术（Ⅰ类推荐，C 级证据）。而根据技术细节不同，VSRR 又包括主动脉根部重塑术（Yacoub 手术）和主动脉根部再植术（David 手术）两种方法。这种手术方式的优势就在于保留了患者的主动脉瓣，避免了人工瓣膜衰败和抗凝的并发症。

手术（改良 Yacoub + 主动脉瓣修复术）在全身麻醉、浅低温体外循环下进行。经胸部正中切口，常规建立体外循环，于主动脉窦管交界上约 1cm 处横断升主动脉，术中测量主动脉瓣环内径 30mm，三瓣叶几何学高度（geometry height，gH）为左冠状动脉瓣 23mm、无冠状动脉瓣 24mm、右冠状动脉瓣 25mm，三瓣叶有效高度（effective height，eH）为左冠状动脉瓣 11mm、无冠状动脉瓣 12mm、右冠状动脉瓣 9mm。用 5–0 prolene 缝线于右冠状动脉瓣游离缘中点折叠瓣叶，再次测量右冠状动脉瓣 eH 为 11mm，仔细游离主动脉根部至瓣环水平，切除 3 个病变扩张的瓣窦，保留瓣环及瓣叶交界边缘 5mm 左右主动脉管壁，并将左、右冠状动脉开口修剪成直径约 1.5cm 的"纽扣"状。取 30# 人工血管，裁剪长度约 5mm 的血管环，将其套在主动脉根部瓣环水平，6 针 2–0 缝线由内向外间断褥式缝合，固定并环缩主动脉瓣环内径至 25mm（主动脉瓣口内置 25#Hegar 探条），裁剪 30# 人工血管呈三叶舌状，与主动脉根部端 – 端吻合，最后将左、右冠状动脉开口分别移植于左、右瓣窦内相应位置。手术过程顺利，体外循环时间 230 分钟，主动脉阻断时间 199 分钟。随访 6 个月，患者 NYHA 心功能Ⅰ级，超声心动图示 LAD 43mm，LVDd/LVDs 46/33mm，LVEF 55%，主动脉瓣轻微反流。

【心得体会】

1. Yacoub 手术最早由英国心脏外科专家 Magdi Yacoub 教授发明、应用，并因此而命名。尽管该技术重建了 3 个主动脉瓣窦，保证瓣叶在其内进行生理性运动，并使主动脉根部能够通过瓣叶间三角进行扩张，但未处理的扩张瓣环（>25~28mm）仍是该手术失败的危险因素之一。

2. 为了解决这个问题，法国 Lansac 教授等提出了一种改良主动脉根部重塑术，即在原有 Yacoub 手术基础上，游离主动脉根部至瓣环水平，在瓣环外加用成形环，起到加固环缩主动脉瓣环的作用。

3. 本例患者主动脉瓣环扩大，缩小主动脉瓣环，能够增加瓣叶对合高度和面积，与术后瓣膜功能改善及远期预后密切相关，而主动脉瓣叶折叠，可以纠正脱垂、恢复瓣膜的功能，从而避免了人工瓣膜置换的相关并发症。

　　近年来,国内外在主动脉瓣修复和根部重建领域取得了很大进展。对于主动脉根部瘤合并瓣膜反流患者,推荐首选保留瓣膜的主动脉根部置换联合瓣膜修复术。

(张步升)

 李建荣　专家点评

　　本例为老年合并重度主动脉瓣关闭不全的主动脉根部瘤患者,术者为避免人工瓣膜衰败和抗凝并发症,采用改良 Yacoub+ 主动脉瓣修复术,取得良好的效果。但该类手术技术复杂、手术时间较长,因较长时间体外循环造成心、肺、肾、凝血功能等脏器功能障碍的风险仍较大,特别是对于老年患者更是如此,仅限于少数技术条件成熟的心脏中心能够较好地胜任,主动脉根部置换术(Bentall术)仍是这类患者的"金标准"手术方式。为避免抗凝并发症,可选用生物瓣膜,目前很多生物瓣膜的设计寿命可达 20 年以上,而且 Bentall 术技术简单、手术安全性更有保障,更适合老年患者。

8　儿童二尖瓣修复术后,反流复发怎么办?

【临床经过】

　　患者女性,9 岁,因"活动后气促 1 年"入院。4 年前,患者因感染性心内膜炎在外院行二尖瓣赘生物瓣清除 + 二尖瓣成形 + 三尖瓣成形术,术后 1 年复查发现二尖瓣中度反流,随访过程中二尖瓣反流程度逐渐加重,1 年前复查超声心动图,提示左心室增大、重度二尖瓣关闭不全。入院查体:血压 90/60mmHg,双肺呼吸音稍粗,心率 100 次 /min,律齐,胸骨左缘第 3、4 肋间可闻及 3/6 级收缩期吹风样杂音,P_2 亢进,双下肢不肿。心电图示窦性心律,左心室高电压,T 波改变。胸部 X 线片示心影增大,心胸比 63%。超声心动图示 LAD 32mm,LVDd/LVDs 48/29mm,LVEF 66%,重度二尖瓣关闭不全,轻度三尖瓣关闭不全,肺动脉收缩压 47mmHg。

【分析及处理】

　　患者入院后,在手术方案的选择上引起了我们的思考,对于严重反流的二尖瓣,是修复还是置换呢? 从长期生活质量考虑,修复术明显优于置换术,但小女孩曾做过一次瓣膜修复手术,再次修复难度很大,对主刀医生的能力要求也非常高;

另外,9 岁幼儿的心脏小、血管细,给原本高难度的修复术更增加了一层风险。但如果选择难度较低的瓣膜置换术,患者就要终身服用抗凝药,随时受到抗凝并发症(出血或栓塞)的威胁,并且将来妊娠时将面临巨大的挑战。经过再三考虑,为了保证小女孩今后能够健康快乐地成长,最终决定迎难而上,攻克挑战,选择了修复瓣膜的手术方案。

手术经原胸部正中切口,主动脉以及上、下腔静脉插管,建立体外循环;经右心房、房间隔及左心房顶联合切口,见二尖瓣瓣叶增厚,前瓣瓣间裂形成,后内交界对合不良,瓣环明显扩大,5-0 prolene 缝线连续缝合,关闭后内交界,缝合前瓣叶间裂,植入 28# 二尖瓣成形环(C 形环)。体外循环时间 128 分钟,主动脉阻断 75 分钟,手术过程顺利,术后 1 周康复出院。术后 3 个月复查,患者心功能 I 级,超声心动图示 LAD 26mm,LVDd/LVDs 43/24mm,LVEF 64%,二尖瓣平均压差 4mmHg,轻度二尖瓣关闭不全。

【心得体会】

1. 儿童期患者发生二尖瓣反流,症状可不典型,轻者容易被忽视,重者可表现活动后气短或反复肺部感染。对于重度二尖瓣反流,即使没有明显症状,也主张早期手术修复,以免反流造成进一步的瓣膜结构破坏,影响手术修复的效果。

2. 二尖瓣修复术更好地保留了原有瓣膜的结构和功能,术后无须长期抗凝治疗,并且不受患者年龄的限制;而瓣膜置换术后需要华法林抗凝治疗,且可能由于血栓形成或由瓣环周围组织增生导致瓣叶活动度下降,引起人工瓣膜功能障碍,甚至需再次手术,所以儿童期二尖瓣病变应以瓣膜修复术为主,尽可能地保留瓣叶及相关结构,即使术后可能会存在残余反流或压差。

3. 二尖瓣修复术包括多项技术,如二尖瓣叶成形术、腱索乳头肌成形术、瓣环成形术、双孔成形术等,手术目的不是恢复二尖瓣完全正常的解剖结构,而是着重恢复二尖瓣正常的功能。根据不同的二尖瓣病变,选择合适的成形技术,术中合理、有效的评估修复效果是手术成功和患者术后康复效果的关键。本例患者术中根据二尖瓣病变特点,综合选择修复技术,临床效果满意。

4. 二尖瓣前瓣对应的瓣环因与主动脉瓣环和左、右纤维三角相连,不易扩张、变形,后瓣对应的瓣环大部分与肌性室壁相连,游离度比较高,故二尖瓣反流患者后瓣对应的瓣环常扩张。基于这个特点,我们术中选择 C 形二尖瓣成形环,其二尖瓣前瓣和三尖瓣隔瓣部分的瓣环可以继续生长,符合儿童的生长发育特点和生理需要。

【经典箴言】

儿童期二尖瓣病变应以修复术为主,尽可能地保留瓣叶及相关结构,即使术后可能会存在残余反流或压差。

(张步升)

9 罕见的肺动脉夹层

【临床经过】

今天老杨出院了,他很高兴,我们心里也很高兴。

老杨系 50 岁男性,自幼发现心脏杂音,一直未予特殊治疗,平时重体力活动亦不受限,20 年前曾有过 4 次感染性心内膜炎病史,经保守治疗痊愈。5 年来患者劳累后可出现气促症状,2 年来劳累后有胸痛症状,近半年来间断出现双下肢水肿症状。入院查体:血压 160/60mmHg,口唇无发绀,双侧颈静脉充盈,双肺呼吸音稍粗,两肺底可闻及少量湿啰音,心率 100 次/min,律齐,胸骨左缘第 2 肋间可闻及连续性机器滚动样杂音,以收缩期为主,心尖部可闻及 2/6 级收缩期杂音,P_2 亢进,股动脉枪击音阳性。胸部 X 线片示心影增大,心胸比 0.67,肺动脉段明显隆突,主动脉结突出;心电图示窦性心律,双心室肥厚伴劳损,右心房肥大;超声心动图示先天性心脏病,动脉导管未闭(直径 1.2cm),肺动脉夹层动脉瘤可能,二尖瓣前叶瓣尖轻度脱垂伴中度关闭不全,肺动脉瓣中重度反流,三尖瓣中度反流,重度肺动脉高压,全心增大,主肺动脉明显增宽,轻度心脏收缩功能减退,微量心包积液。64 排心脏螺旋 CT 示动脉导管未闭合并肺动脉高压,肺动脉夹层动脉瘤形成。经详细的术前准备,在基础麻醉下行微创腔内隔绝术,首先穿刺左股静脉,做右心导管,测肺动脉压力,肺动脉收缩压 82mmHg、舒张压 32mmHg、平均压 51mmHg,当时左上肢无创血压 90/50mmHg、平均压 64mmHg,切开右股动脉,植入 1 枚直径为 34mm、长度为 12cm 的覆膜支架,在动脉导管主动脉开口处释放后,主动脉内造影动脉导管处未见残余分流,术后测肺动脉压力,肺动脉收缩压 56mmHg、舒张压 17mmHg、平均压 27mmHg,当时左上肢无创血压 154/67mmHg、平均压 85mmHg。术后恢复顺利,活动后气促、胸痛症状消失。

【分析及处理】

肺动脉夹层是罕见的肺动脉疾病,大都继发于其他心血管疾病或肺动脉高压,根据既往文献报道的尸检结果,在肺动脉高压并发夹层的患者中,肺动脉中层存在囊性坏死。目前,肺动脉夹层的治疗一般以外科手术治疗为主,治疗措施包括肺动脉瘤成形术、血管置换术、动脉结扎术和肺叶或全肺切除术等。

本例患者特点为年龄大、病史长、存在重度肺动脉高压,且有 4 次感染性心内膜炎病史,合并二尖瓣、三尖瓣、肺动脉瓣中重度关闭不全,如在体外循环下行外科手术治疗,因有反复心内膜炎病史,动脉导管组织较脆,且主肺动脉增粗、壁薄,术中缝合及止血难度高,且合并重度肺动脉高压,所以风险极大。我们采用微创腔内隔绝术,在降主动脉内植入覆膜支架,封闭动脉导管的主动脉端开口,阻断动脉导管处异常的分流,有效地降低了肺动脉压力,避免了体外循环和开胸手术的巨大创伤,收到了良好的临床效果。

【心得体会】

1. 肺动脉夹层临床罕见,临床症状无明显特异性,且病情凶险,死亡率极高,因此早期诊断尤为重要。

2. 该病一经诊断,即应采用手术治疗,高危患者可选择微创腔内隔绝术。

【经典箴言】

对于接受常规手术风险极高的患者,应考虑是否可行微创手术。

(丁香园 albmu)

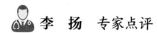

李 扬 专家点评

> 肺动脉夹层是一种罕见的心脏病,发病率极低,首次报道于 1862 年,常见于肺动脉高压或者先天性心脏病患者,大多在尸检时发现,多继发于肺动脉瘤、肺动脉扩张等,破口多在肺动脉主干。由于肺动脉夹层易破裂形成心脏压塞,故十分凶险,死亡率很高。其临床症状主要包括胸闷痛、呼吸困难等,常不典型,容易漏诊。目前的治疗措施包括血管置换、心肺移植、肺动脉成形、腔内支架修复等。对于慢性肺动脉高压患者突然出现呼吸困难、胸痛甚至心源性休克,应想到肺动脉夹层的可能。

10 "吸"出来的感染性心内膜炎

【临床经过】

患者系 21 岁男性,因"间断性发热 2 个月,胸闷、气促 1 周"入院。入院前在外院 3 次血培养均有金黄色葡萄球菌生长,曾使用万古霉素、三代头孢菌素及左氧氟沙星等抗生素无效。患者静脉吸毒史 2 年。查体发现三尖瓣听诊区闻及 3/6 级吹风样收缩期杂音;超声心动图示三尖瓣腱索断裂伴重度关闭不全,三尖瓣赘生物(2.5cm);胸部 X 线片示两肺感染,肺脓肿。诊断为静脉药瘾性心内膜炎、三尖瓣腱索断裂伴重度关闭不全、心功能Ⅲ级。给予泰能、万古霉素、抗真菌药物等联合治疗 20 天后,右心衰竭症状有好转,但仍有反复发热,肺部脓肿无明显改善,遂决定手术治疗。手术中清除三尖瓣赘生物,并以生物瓣置换病损严重的三尖瓣,手术及术后恢复顺利,继续抗感染治疗 4 周后患者康复出院。

【分析及处理】

单纯三尖瓣感染性心内膜炎少见,多有静脉吸毒、先天性心脏病或右心系统介入治疗史,且因其瓣膜上赘生物脱落后无动脉栓塞危险,故常以保守治疗为主,但在积极内科治疗无效时,仍应考虑外科治疗。有下述 3 个指征之一者即可积极手术治疗:①药物无法控制的三尖瓣反流致右心衰竭;②经正规内科治疗无法控制,赘生物脱落导致肺脓肿反复发作;③超过 2cm 的三尖瓣赘生物。本例患者有静脉吸毒史,三尖瓣腱索断裂伴重度关闭不全,三尖瓣赘生物 2.5cm,经正规内科治疗 20 天后,右心衰竭症状有改善,但是仍反复高热,肺脓肿也反复发作,所以决定在体外循环下行手术治疗。术中见三尖瓣损毁严重,无法成形,清除赘生物后,置换生物瓣膜。

【心得体会】

1. 静脉药瘾性心内膜炎是因静脉滥用毒品所致的感染性心内膜炎,部分患者药物治疗难以控制,需手术治疗。

2. 手术方式有三尖瓣成形和置换术,如难以成形,应完全切除病变的三尖瓣,予以置换,这样有助于彻底清除感染的坏死组织,防止术后复发。

3. 置换三尖瓣时,建议首选生物瓣膜,无须终身抗凝。如置换机械瓣膜,需终身口服抗凝药,且因为三尖瓣处血流缓慢,容易形成血栓,所以出血和栓塞风险较高。

【经典箴言】

处理三尖瓣感染性心内膜炎的患者,需警惕是否有吸毒史。

(丁香园 albmu)

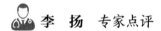 **李 扬** *专家点评*

感染性心内膜炎是由病原微生物感染人体血液,定植于心内膜后引起的炎症反应,可累及各个心脏瓣膜,经口腔途径感染最为多见,分为急性、亚急性和慢性 3 种。病原微生物覆盖广泛,可引起发热、栓塞、心力衰竭等一系列症状。如果三尖瓣受累,则多为长期静脉吸毒、静脉置管所致,以金黄色葡萄菌感染为主。心内膜炎的治疗策略包括抗感染、纠正心力衰竭、营养支持、维持水电解质平衡等。对于药物不能纠正的心力衰竭、重症菌血症、感染持续状态以及赘生物体积较大(> 10mm)等情况,应尽早行外科手术。三尖瓣心内膜炎的手术治疗应尽可能保留正常瓣膜组织行瓣膜修复,对于无法修复的患者如需行瓣膜置换,最好选用生物瓣。术中应留取标本行细菌培养及药物敏感试验,术后选用敏感抗生素正规抗感染治疗 4~6 周。

11 心脏瓣膜病合并肺脓肿，治疗孰先孰后？

【临床经过】

昨天新收一位 40 岁女性患者，因"活动后胸闷、心悸 3 年，咳嗽、咳痰 3 个月"入院。3 年前患者活动后出现胸闷、心悸，无胸痛及放射痛，休息后好转，未予重视。3 个月前出现咳黄色黏稠痰，伴低热，在外院查胸部 CT 示右下肺脓肿，超声心动图示二尖瓣重度狭窄伴轻度关闭不全，诊断为风湿性心脏瓣膜病合并肺脓肿，给予抗感染治疗 1 个月余，黄色黏稠痰、低热消失。近 1 个月患者一般状况良好，复查血常规正常。今来我科拟行换瓣手术，但胸部 CT 仍提示右下肺脓肿（包裹性），胸部 X 线片提示有脓腔壁及气液平面。心电图示心房颤动（心室率约 120 次 /min）。

【分析及处理】

对于这样的病例，该选择何种治疗方案？是二尖瓣置换同期行手术治疗肺脓肿、肺脓肿控制后再心脏手术，还是仅实行二尖瓣闭式扩张？若选择待肺脓肿控制后再行心脏瓣膜置换术，该如何控制肺脓肿？首先从病史上分析，二尖瓣狭窄的并发症主要有心房颤动、急性肺水肿、充血性心力衰竭、栓塞，还有感染性心内膜炎和肺部感染。但感染性心内膜炎发生率极低，特别是合并心房颤动的患者。同时，患者经过积极抗感染治疗后，目前体温正常，无咳嗽、咳脓痰，且血常规正常，一般情况良好，基本可以排除感染性心内膜炎的诊断。肺部感染是二尖瓣狭窄常见的并发症，又是继发性肺脓肿的常见病因。那么，该患者的肺脓肿究竟该怎么去处理呢？方法有 3 种，第 1 种是足量、全程、规范的抗生素使用，第 2 种是痰液引流，第 3 种是外科行肺脓肿切除术或 CT 引导下肺脓肿穿刺引流。患者已于外院给予 1 个月的抗生素使用，虽然没有足程，但目前患者已无临床症状，CT 提示右下肺脓肿（包裹性），表明患者的肺脓肿基本已被控制，是否需要再应用 3 个月的抗感染药物？针对包裹性肺脓肿，一般抗菌药物不能够进入脓腔而发挥有效的杀菌作用，因此选择控制肺脓肿后瓣膜置换似乎有些不妥。分析患者目前的资料，无咳嗽、咳痰，这样的话，再行痰液引流可能得不偿失，也许会导致脓液引流不畅，进而使感染扩散，如此更贻误了瓣膜置换的手术时机。对于肺脓肿的手术适应证：①慢性肺脓肿经内科治疗 3 个月以上，脓腔仍不缩小，感染不能控制或反复发作；②并发支气管胸膜瘘或脓胸经抽吸冲洗脓液疗效不佳者；③大咯血经内科治疗无效或危及生命时；④支气管阻塞疑为支气管肺癌致引流不畅者。这样看来，此患者目前的情况应该无手术适应证。而对于二尖瓣狭窄，目前的评价是什么呢？超声心动图示二尖瓣重度狭窄伴轻度反流，中到重度瓣膜钙化，另外患者的心功能在Ⅲ级左右。学术界一致的意见是，所有有症状的瓣膜性心脏病心力衰竭（心功能Ⅱ级以上）以及主动脉瓣病变伴有晕厥、心绞痛者,均必须进行介入治疗或瓣膜置换术,因有充分证据表明可提高存活率。依照此来分析,患者目前有外科手术适应证。二尖瓣行闭式分离术的指征要求瓣叶特别是前叶活动好,无明显钙化和瓣下结构无明显增厚,且心腔内无血栓,心功能Ⅱ~Ⅲ级。因存在中到重度瓣膜钙化,对此患者不适合行二尖瓣闭式分离术,可考虑行人工瓣膜置换术,不仅减少患者再次手术的痛苦,在经济上也可减轻患者的负担。目前患者已给予抗生素治疗1个月余,黄色黏稠痰及低热消失,一般情况稳定,血常规基本正常,结合胸部X线片及胸部CT,这些都表明肺脓肿基本控制。因此,该患者进行瓣膜置换还是首选,开胸手术行瓣膜置换,同时可进行肺脓肿手术治疗。

【心得体会】

1. 机体是个复杂的大环境,需要多器官多系统的协作才能维持平衡,任何一个器官或系统的失调,其结果都可能使其他器官或系统受到影响。疾病的诊治也是如此,不能顾此失彼,最后得不偿失。

2. 疾病的诊治首先要遵循"一元论"的观点去解释,当不能用"一元论"去解释时,需要多角度来分析。虽然肺脓肿和二尖瓣重度狭窄是两个系统的问题,但对于此患者,其治疗的转归却相辅相成,需要综合考虑,作出最优化的诊疗措施。这不仅是医生的职责,更是对生命的尊重。

【经典箴言】

对于心脏外科医生而言,良好的临床思维习惯可为临床决策保驾护航,"学会动脑"与"学会动手"一样重要。

（丁香园 Blueseashore）

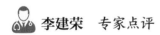 李建荣 专家点评

对于这个病例,作者只是给出了治疗思路,认为"该患者进行瓣膜置换还是首选,开胸手术行瓣膜置换,同时可进行肺脓肿手术治疗",并未介绍最终的治疗结果如何。对于这样的病例,我有不同的看法。心脏瓣膜置换术作为Ⅰ类切口的清洁手术,绝对不能与肺脓肿清除术(Ⅲ类切口、污染手术)同期、同切口进行,这是原则问题,否则很有可能造成难以控制的心脏人工瓣膜感染！至于说心脏瓣膜置换术和肺脓肿的处理顺序,在心功能可以良好维持的情况下,还是应该在瓣膜手术之前先完成肺脓肿清除术,这也是原则问题,不仅是肺脓肿这样严重的感染,其他如牙龈炎、皮肤感染、消化系统感染等常见感染性疾病也应该在心脏瓣膜手术之前彻底治愈。少数心功能很差、出现血流动力学不稳定的心脏瓣膜疾病,并且经正规抗心力衰竭治疗仍不能改善的患者,可以先进行心脏瓣膜手术,但这种情况下身体其他部位感染灶引起心脏移植物感染的可能性仍很高,必须在围手术期加强抗感染治疗,并在心功能恢复后尽早进行感染病灶的清除手术。

临床问题常是纷繁复杂的，患者发病过程也不会按照医学教科书来进行，所以需要临床医生学会"抽丝剥茧"，透过现象看本质，明确诊断，并制定最佳的治疗方案，有时"学会动脑"比"学会动手"更重要。

本例患者为风湿性心脏病、重度二尖瓣狭窄、心房颤动、肺脓肿，应该如何处理呢？通过作者的分析，开胸行二尖瓣置换术的指征明确，但同时行肺脓肿手术是不合理的。理由包括：①经作者分析，目前患者无肺脓肿手术指征；②二尖瓣置换术属于无菌手术，而肺脓肿属于有菌手术，这两个手术同期进行是欠妥的。因此，该患者应先行二尖瓣置换术，为进一步改善患者心功能，建议同期行心房颤动射频消融术，以恢复窦性心律，术后再继续正规抗感染治疗肺部脓肿。

12　主动脉瓣置换术后右下肢疼痛伴跛行

【临床经过】

患者男性，68岁，因"反复活动后胸闷不适4年"入院。超声心电图示重度主动脉瓣狭窄伴轻中度关闭不全。完善术前准备后行主动脉瓣生物瓣置换术，手术过程顺利。术后当晚患者清醒后，示意右侧腰部及右下肢疼痛，值班医生给予镇静、止疼等对症处理，术后第1天拔除气管插管，主诉右侧腰部及右下肢仍有疼痛，但较前缓解，同时出现少尿，伴血肌酐逐渐升高，术后第2天达到267μmol/L，经过保守治疗后尿量恢复正常，肾功能指标逐渐好转。但患者下地活动时出现右下肢疼痛伴跛行，这是怎么回事呢？

【分析及处理】

结合患者术后出现一过性右下肢剧烈疼痛、肾功能恶化，考虑存在右下肢动脉栓塞的可能，行右下肢血管彩超检查，提示右下肢动脉血管通畅，血流信号充盈可，血流速度呈低速低阻型，排除了下肢动脉栓塞。马上又做了主动脉CTA，终于发现元凶，居然是主动脉夹层（Stanford B型），夹层累及右肾动脉及右髂动脉。

主动脉夹层指主动脉腔内的血液从主动脉内膜撕裂处进入主动脉中膜，使中膜分离，沿主动脉长轴方向扩展形成主动脉壁的真、假两腔分离状态。按夹层动脉瘤发生的部位和范围，根据升主动脉是否受累，分为Stanford A、B两种类型。Stanford B型指内膜破裂处常位于近段降主动脉，夹层动脉瘤的范围仅限于降主动脉或延伸入腹主动脉，但不累及升主动脉。在国际急性主动脉夹层注册数据库中，医源性主动脉夹层占总数的5%，主要是Stanford A型主动脉夹层，相关的危险因素包括亚洲种族、激素治疗、周围血管疾病以及年龄超过60岁等。

本例患者主动脉瓣置换术后出现的是Stanford B型主动脉夹层,这与术中使用特殊的主动脉插管及操作有关。该患者主动脉插管位置在升主动脉近无名动脉处,插管选择的是带芯的长插管,插管经过主动脉弓进入降主动脉,因为患者胸部CT提示主动脉弓部血管改变明显,选择这种插管方法是为了避免血流直接冲击主动脉弓部血管,而操作过程中插管头端直接损伤了主动脉弓降部内膜,从而产生了主动脉夹层。这就可以解释患者术后出现的一系列临床症状,包括右侧腰痛、肾功能损害、右下肢疼痛伴跛行。2周后,患者在全身麻醉下行主动脉覆膜支架植入术,通过覆膜支架封闭主动脉夹层破口,术中即发现右下肢血流明显改善,术后患者右下肢疼痛及跛行症状好转。

【心得体会】

1. 心脏直视手术后主动脉夹层罕见,目前认为治疗原则等同自然发生的主动脉夹层。所有该类患者均为二次或多次手术的患者,手术难度增加,手术死亡和并发症发生率也明显增加,因此,此类疾病的预防意义大于治疗。

2. 心脏直视手术中,在主动脉上插管时应尽量避免插在病变主动脉、相对薄的主动脉和主动脉直径相对较小的地方,以避免损伤主动脉后壁;阻断和移除升主动脉阻断钳时应尽量减少体外循环的流量,防止损害升主动脉;如果对升主动脉插管有任何怀疑,应立即重新选择其他位置插管;积极处理心脏病合并升主动脉扩张,特别是主动脉瓣二瓣化畸形患者。

3. 本例患者术后发生Stanford B型主动脉夹层,表现为一过性肾功能损害、右下肢疼痛及跛行,症状缺少特异性,以致延误诊断。因此,临床上遇到肢体血供异常,需及时想到主动脉夹层的可能。

【经典箴言】

主动脉夹层是心脏直视手术的罕见严重并发症,病死率极高,应加强预防,一旦发生,应及时按照主动脉夹层分型进行相应的处理。

(张步升)

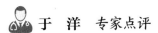 于 洋 专家点评

本病例为老年男性,重度主动脉瓣狭窄伴轻中度关闭不全,行主动脉瓣生物瓣置换术,手术过程顺利。患者术后右侧腰部及右下肢疼痛,同时出现少尿,伴血肌酐逐渐升高,术者凭借丰富的临床经验,行相关检查提示主动脉夹层(Stanford B型),且夹层累及右肾动脉及右髂动脉,患者获得有效的治疗,最终转归良好。

（1）此例患者医源性主动脉夹层由带芯的长插管所致。虽然长插管是为了避免血流直接冲击主动脉弓部血管，但是由于插管行程过长且迂曲，插管不免存在一定的盲目性和不可控性，尤其是患者主动脉弓部已经存在病变的情况下更易导致插管头端直接损伤主动脉弓降部内膜，从而产生了主动脉夹层。因此，对于主动脉弓存在病变的患者来说，选择主动脉长插管一定要慎重。

（2）重度主动脉瓣狭窄患者的升主动脉根部"窄后扩张"是比较常见的，但其血管的内、中、外膜结构一般是正常的。因此，在插管位置的选择上，不必过高，可试行主动脉常规插管，缝合主动脉插管口可采用加毡片"井"字形止血缝合。对于存在严重升主动脉钙化或者升主动脉过薄的患者，可以考虑更换插管方式，利用股动脉、腋动脉等方式灌注，在保证灌注压的前提下，尽量避免医源性主动脉夹层的发生。

（3）医源性主动脉夹层罕见，由于其症状缺少特异性且可能与原有疾病相似而容易被临床忽视。当患者出现反常的症状、体征及相关化验指标时，冷静分析手术和相关操作的步骤，同时在临床操作中尽量避免盲目、不确切的操作，才能把医源性损伤概率降到最低。

13　心房颤动射频消融术后左下肺团块状阴影

【临床经过】

患者男性，31岁，因"反复咯血伴左侧胸痛7个月"入院。既往10个月前，患者因心律失常、持续性心房颤动在外院行心房颤动射频消融术，术后恢复窦性心律。7个月前，患者无明显诱因出现咯血症状，伴左侧胸痛，至当地医院呼吸内科就诊，胸部X线片提示左下肺阴影、炎症可能、左侧胸腔积液，行胸腔穿刺术，共引流1600ml淡黄色液体，胸腔积液脱落细胞检查未见肿瘤细胞，纤维支气管镜检查未见异常，给予莫西沙星抗感染治疗，咯血症状减轻后出院。3个月前，患者再次出现咯血，在外院就诊，CT提示左下肺占位，考虑肺部肿瘤可能，肺穿刺活检提示"送检组织镜下肺泡结构存在，伴大片出血，肺泡间隔大量毛细血管增生，部分肺泡上皮增生，局灶肺泡腔内巨噬细胞聚集，未见恶性细胞"，继续抗感染治疗，效果不明显。1个月前，患者在外院查肺静脉CTA提示两肺静脉及其分支显示良好，走行正常，左肺静脉单独一支汇入左心房，右侧分为上、下两支汇入左心房。

【分析及处理】

患者有心房颤动射频消融手术史，术后3个月出现咯血症状，伴左下肺团块状阴影，抗生素治疗无明显效果，纤维支气管镜、肺穿刺等排除肺部恶性肿瘤，肺静脉 CTA 提示左肺静脉单独一支汇入左心房,因此该患者基本可诊断为左下肺静脉闭塞。射频消融术是治疗心房颤动的有效手段,而肺静脉狭窄是其严重的并发症之一,由射频消融术中肺静脉肌肉组织的热损伤所致。国外文献报道其发生率为1%~3%。肺静脉狭窄发生隐匿,临床上容易误诊和漏诊。该类患者外科手术难度大、操作风险高,而近年出现的介入手术,在肺小动脉造影及肺静脉造影的确诊基础上给予球囊扩张术及支架植入术,临床治疗效果满意。

完善术前准备后,在局部麻醉下行介入治疗,穿刺左、右股静脉,置入血管鞘,先行肺静脉造影,提示右肺静脉无明显狭窄,左上肺静脉无狭窄,左下肺静脉完全闭塞,导管自下腔静脉—右心房,穿刺房间隔至左心房,并送入导引钢丝至左下肺静脉,用 2mm、3mm、5mm 球囊序贯扩张,后植入 9mm×25mm 的支架,复查造影提示支架内血流通畅,肺静脉回流良好。患者恢复顺利,咯血症状消失,术后第 3 天出院。

【心得体会】

1. 随着射频消融术成为心房颤动重要的治疗手段,不恰当的消融部位、射频能量过大、消融时间过长导致过度反应的胶原组织代替坏死的肌肉组织,以及炎症反应参与,最终出现肺静脉开口局部血管内膜增生性狭窄。早期正确的诊断、积极且有效的治疗对肺静脉狭窄具有重要意义,误诊或贻误治疗时机往往会发展为不可逆性肺动脉高压及右心衰竭,部分病例肺静脉狭窄后期可出现周围肺静脉弥漫性萎缩,预后不良。

2. 心房颤动射频消融术后肺静脉狭窄的临床表现不典型,主要表现为活动后呼吸困难、胸痛及反复咳嗽、咳痰甚至咯血,上述症状的严重程度与患者病变血管数量、血管狭窄程度呈正相关。本例患者即是如此,发病后辗转多家医院,以肺部感染或肿瘤治疗数月,由此可见临床医生对该病认识不足,需引起重视。

【经典箴言】

心房颤动射频消融术后数周或数月,出现活动后气促、咳嗽、咳痰或咯血症状,伴发肺部阴影,应想到肺静脉严重狭窄或闭塞的可能,介入手术可有效治疗。

(张步升)

 王云龙 专家点评

这是非常有意义的一个病例。近年来射频消融成为心房颤动的重要治疗手段,肺静脉狭窄这一医源性疾病渐渐受到重视,国外文献报道其发生率为1%~3%。多发生于年轻的男性患者(30~40 岁),多于射频消融后数月出现,症状主要为胸痛、咯血、活动后呼吸困难、胸腔积液、肺部感染,也有在肺静脉狭窄基础上出现肺动脉血栓，出现明显呼吸困难，严重程度与患者病变血管数量、血管狭窄程度呈正相关。之前对这一医源性疾病认识不足，很多患者反复就诊于呼吸内科，诊断为各种肺炎、肺部肿块，进行各种治疗，本例患者即是如此，发病后辗转多家医院，以肺部感染或肿瘤治疗数月。目前肺静脉狭窄的确诊主要通过肺静脉CTA或肺静脉造影，多提示单支或多支肺静脉严重狭窄或缺如。目前的治疗选择有肺静脉支架植入或外科肺静脉搭桥，也有长期抗凝有效的报道，临床医生应提高对该病的了解。

14 心脏术后"莫名"的低心排血量

【临床经过】

患者女性，75岁，因"活动后胸闷、气短2个月"入院。否认高血压、糖尿病等病史。入院查体：血压135/70mmHg，双肺呼吸音稍粗，未闻及啰音，心率62次/min，律齐，心尖区可闻及中度舒张期杂音，双下肢无水肿。心电图示窦性心律，T波改变。超声心动图示LAD 48mm，LVDd/LVDs 54/36mm，LVEF 61%，风湿性心脏病，二尖瓣中度狭窄(瓣口面积1.2cm^2)，轻度三尖瓣反流。冠状动脉造影示左前降支明显钙化，近段狭窄85%，左回旋支中段狭窄90%，右冠状动脉近段狭窄95%。

完善术前准备后，在全身麻醉、体外循环下，行冠状动脉搭桥、二尖瓣生物瓣置换及三尖瓣修复术。经胸部正中切口，为缩短体外循环时间，首先在非体外循环下行冠状动脉搭桥术，升主动脉—大隐静脉—左前降支—对角支—钝缘支—后降支，然后建立体外循环，切开右心房及房间隔，二尖瓣置换29$^\#$牛心包生物瓣，三尖瓣植入32$^\#$成形环，体外循环121分钟，主动脉阻断71分钟。手术过程顺利，术后转回心脏外科监护室，小剂量多巴胺、硝酸甘油、肾上腺素等药物辅助，循环稳定。术后第1天晚上，患者出现四肢湿冷、血压下降，伴少尿。

【分析及处理】

患者体外循环术后第1天，无明显原因出现低心排血量的临床表现，当时血压下降(78/34mmHg)，CVP升高(16mmHg)，CI 1.7L/m^{2}伴少尿(20ml/h)。立即复查心肌酶无明显升高，床旁胸部X线片与当天早上相比心影无明显变化，排除胸腔积液，超声心动图检查可排除心脏压塞和瓣膜功能障碍，LVEF在30%左右，较术前明显下降。多巴胺、肾上腺素加量，并加用去甲肾上腺素，效果不明显。这时我们考虑到心肌顿抑的可能，遂立即给予IABP辅助，血压能维持在85/46mmHg左右，术后第2天因持续少尿，给予CRRT。术后第5天，患者循环明显改善，逐渐脱离

IABP 和 CRRT 辅助,住院 2 周后出院。

【心得体会】

1. 心肌顿抑可发生于体外循环心脏手术后,发病机制尚不明确,可能机制包括钙学说、氧自由基学说、能量代谢学说、微血管学说、基因表达层面的学说。由心肌顿抑引起的一系列症状具有可逆性,但却使患者的恢复时间延长,明显增加并发症和死亡发生率,因此,快速、有效地识别心肌顿抑,给予有效的治疗十分关键。

2. 冠状动脉搭桥和心脏瓣膜手术后出现低心排血量的原因是多方面的,需排除其他病因,才可以诊断心肌顿抑。本例患者在排除了其他原因(瓣膜机械障碍、心脏压塞、冠状动脉问题、血容量不足等)后,考虑心肌顿抑的诊断,并及时给予IABP 和 CRRT 辅助,收到了满意的临床效果。

【经典箴言】

心脏手术后心肌顿抑发病凶险,可表现为顽固性低心排血量,显著增加并发症和死亡发生率。如果判断准确,处理及时,方法得当,预后良好。

(张步升)

于 洋 专家点评

本例为冠心病联合风湿性心脏瓣膜病患者,手术指征明确,手术过程顺利。术后早期在小剂量血管活性药物支持下循环稳定,术后第 1 天晚上患者逐渐出现心功能不全表现,医师及时给予相应辅助支持,患者得以恢复。但是,就本例患者而言,虽然笔者排除了瓣膜机械障碍、心脏压塞、冠状动脉问题、血容量不足等因素,但心肌顿抑的诊断仍然值得商榷。主要理由如下:

(1)心肌顿抑又称缺血后心肌功能障碍,是指短暂严重的心肌缺血后,心肌细胞及其机械功能呈异常状态,该状态在冠状动脉血流恢复后仍然持续一段时间。因此,心肌顿抑应该存在诱发因素,而不是不明原因出现的。

(2)本例患者术前二尖瓣狭窄,左心室入口血流长期受限,换瓣后梗阻解除,左心室容量负荷短时间内加重,如果继续增加静脉入量,超出心室调节能力,可导致左心功能不全。加之该患者为高龄女性,血管弹性较差,心脏和容量血管调节能力不足,可能加重上述过程。因此,容量超负荷可能是导致该患者心功能不全的原因。

(3)患者发生心功能不全时,笔者排除了冠状动脉问题,说明当时肌钙蛋白水平不支持诊断心肌梗死。但肌钙蛋白释放具有延迟性,应持续关注肌钙蛋白和心电图变化,以进一步排除心肌梗死。此外,本例患者采用一根大隐静脉序贯左前降支、对角支、钝缘支和后降支的搭桥方案。此方案优点在于升主动脉只需打一个孔进行吻合,有效避免了因主动脉多次打孔引起的栓塞等并发症。但是,此种方式也可能造成桥血管走行角度过大,对通畅性产生一定影响。因此,建议大隐静脉至左前降支单独搭桥,其余冠状动脉血管行序贯搭桥,可一定程度上避免此类问题。

15 心脏瓣膜修复术后 2 年,再发心力衰竭

【临床经过】

患者男性,45 岁,因"反复活动后胸闷、气促 2 年,加重 1 个月"入院。否认高血压、糖尿病等病史。入院查体:血压 130/70mmHg,双肺呼吸音稍粗,两下肺可闻及细湿啰音,心率 90 次 /min,律齐,胸骨左缘第 3、4 肋间可闻及 3/6 级收缩期吹风样杂音。心电图示窦性心律,左心室高电压。超声心动图示 LAD 51mm,LVDd/LVDs 63/39mm,LVEF 50%,二尖瓣后叶脱垂伴重度关闭不全。

完善术前准备后,在全身麻醉、体外循环下行二尖瓣修复术,术后恢复顺利。术后 3 个月来院复查,心功能 Ⅰ 级,超声心动图示 LAD 43mm,LVDd/LVDs 53/37mm,LVEF 57%,二尖瓣轻度关闭不全。此后未服药,未进行过复查。2 年后,患者再次出现活动后胸闷、气短,遂来院就诊。

【分析及处理】

患者入院后,查超声心动图示 LAD 56mm,LVDd/LVDs 64/56mm,LVEF 27%,中度二尖瓣关闭不全,中度三尖瓣关闭不全;心电图示心房颤动,ST-T 改变,左心室高电压,心室率 128 次 /min。追问病史,患者半年前开始出现心慌,未予重视。患者二尖瓣修复术后 2 年,近期再次出现心力衰竭,左心室扩大,EF 明显降低,结合患者合并快心室率性心房颤动,考虑患者为心律失常性心肌病,给予电复律一次,恢复窦性心律,同时加用 ACEI、β 受体阻滞剂等抗心力衰竭药物治疗,患者心力衰竭症状很快好转,复查超声心动图示 LAD 56mm,LVDd/LVDs 58/41mm,LVEF 46%,轻中度二尖瓣关闭不全。遂安排患者出院随访,继续抗心力衰竭药物治疗。

【心得体会】

1. 心律失常性心肌病指由各种房性或室性心律失常导致的左心室功能障碍,进而出现心力衰竭的症状,影像学上可有心脏扩大、收缩功能减低等表现。该病的重要特点是在心律失常得到控制后,心功能可部分甚至全部恢复。

2. 研究发现,在房性心动过速、心房颤动患者中,心律失常性心肌病的发病率

在 10%~28%。诊断关键为持续存在的、病理性的心律失常,当前出现了其他原因不能解释的心功能恶化。

3. 心律失常性心肌病最核心的治疗是针对导致疾病的心律失常治疗,通过药物、电复律、射频消融等手段,对心律失常进行控制和治疗,达到改善症状、控制心率、转复心律等目的。在心力衰竭症状明显阶段,进行标准的抗心力衰竭治疗,如加用 ACEI、β 受体阻滞剂等逆转心室重构。

【经典箴言】

心脏外科患者术后随访中,需关注心律失常的发生,若存在快速型心律失常,如心房颤动、心房扑动等,需及时纠正,避免心律失常性心肌病的发生。

(张步升)

16 室间隔缺损、肺动脉高压患者需警惕合并细小的动脉导管未闭

【临床经过】

今天上午我们做了一例动脉导管结扎手术,手术过程很顺利,但我心里还是有点儿不适。患儿男性,8 月龄,自幼易患感冒,查体发现胸骨左缘第 3、4 肋间可闻及 3/6 级收缩期杂音,P_2 亢进,超声心动图提示先天性心脏病、室间隔缺损合并重度肺动脉高压。遂在完善各项检查后,行室间隔缺损修补术,术中见室间隔缺损位于膜周部,直径为 1.0cm,取适当大小自体心包片修补室间隔缺损。手术过程及术后恢复顺利。1 个月后复查超声心动图,发现有一约 3mm 的动脉导管未闭。因此,经与患儿家属协商,于今天上午左侧开胸行动脉导管结扎术。

【分析及处理】

肺动脉高压是室间隔缺损最常见的并发症,以肺血管床的进行性闭塞为主要特征。原则上所有室间隔缺损患儿一旦明确合并肺动脉高压,就应手术治疗,但为了减少术后并发症及手术死亡率,轻度肺动脉高压可以观察一段时间,中重度则应尽早手术。本例患儿为大室间隔缺损,且合并重度肺动脉高压,及时手术治疗是合理的。第一次手术在体外循环下修补了室间隔缺损,因为术前未能诊断动脉导管未闭,所以术中为了操作方便,简单地将主动脉和主肺动脉一起结扎,以至于术中膨肺时亦未发现有异常回血,才导致了最后的结果。术后 1 个月复查发现有一约 3mm 的动脉导管未闭,及时为其进行了第二次手术。

【心得体会】

患儿存在重度肺动脉高压,主动脉压力与主肺动脉内压力接近,动脉导管内几无分流,因此,查体时在胸骨左缘第 2 肋间未闻及连续性机器滚动样杂音,超声心

动图亦未发现。此外,室间隔缺损较大、分流多,可以掩盖动脉导管的分流,这是导致术前漏诊的重要原因。有文献报道,如果室间隔缺损合并重度肺动脉高压,其漏诊细小动脉导管未闭的可能性为10%。因此,对于室间隔缺损合并重度肺动脉高压的患者,术中需仔细探查是否合并细小的动脉导管未闭。

【经典箴言】

对于室间隔缺损合并肺动脉高压患者,术中需探查是否合并细小的动脉导管未闭,以免漏诊。

(丁香园 albmu)

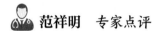

范祥明 专家点评

合并肺动脉高压的先天性心脏病患者漏诊动脉导管未闭的情况并不少见。比较多见的情况是导管细小,二维超声没有发现,又因为肺动脉高压,主动脉和肺动脉之间分流很少甚至没有,多普勒不能发现异常血流。因此,对于合并肺动脉高压的婴儿或小婴儿,术中应该常规游离结扎动脉导管,以免后患。更糟糕的情况是粗大的动脉导管漏诊,有可能在体外循环转机后发生心脏胀满,甚至转机困难,需要术中紧急切开肺动脉用手指堵住导管,降温至深低温,然后在低流量甚至停循环下修补动脉导管。

张 陈 专家点评

超声心动图诊断动脉导管未闭,很大程度上要依赖对开放的动脉导管内血流多普勒信号的检测,因此对于存在肺动脉高压的患者,由于主动脉和肺动脉压力接近,动脉导管内血流速度缓慢甚至无分流,往往可能导致漏诊,尤其在动脉导管较细小或超声透声条件不佳的情况下。本例患儿存在巨大的室间隔缺损和重度肺动脉高压,体征上动脉导管未闭的杂音可能因肺动脉高压而减轻或消失,也可能被室间隔缺损的杂音所掩盖,超声心动图检查可能由于动脉导管分流不明显而没有诊断,从而导致术前漏诊;而室间隔缺损修补术后随着肺动脉压力下降,动脉导管未闭的分流变得明显,所以术后复查时很容易被检测到。类似这样的病例临床并不少见,无论负责诊断还是治疗的医生都首先要有这方面的意识。避免漏诊的方法除了术中探查外,术前应尽量进行仔细的体格检查和超声检查,对于可疑病例必要时可加做心脏CTA等特殊检查明确。如果临床考虑可能存在阻力型肺动脉高压,还应该行心导管检查和心血管造影,既可以明确超声可能漏诊的畸形,又能为选择最佳治疗方案提供必要依据——比如患者经心导管评价已经有明显的肺血管阻力增加,但尚未失去手术指征,那么手术一期修补室间隔缺损而保留动脉导管未闭反而是更安全的选择。另外,对于开胸手术遗漏的动脉导管未闭,如果有介入手术指征,二次手术应尽量选择微创的经皮动脉导管未闭封堵术,不仅避免了二次开胸,还可以同时进行肺动脉高压相关的血流动力学检查。

17 漏诊的部分性肺静脉异位引流

【临床经过】

患者女性,4岁,15kg,1周前体检时发现有心脏杂音。超声心动图提示先天性心脏病,房间隔缺损(直径0.5cm),肺动脉瓣中重度狭窄,右心室肥厚。入院诊断为先天性心脏病、法洛三联症。今天上午在体外循环下行手术治疗,经胸部正中切口,建立体外循环,阻断上、下腔静脉,在心脏搏动下切开右心房,打算直接缝合房间隔缺损,然后直视下切开肺动脉瓣瓣叶交界。可是探查右心房时,发现除房间隔缺损处有血流外,还有异常鲜红色血流,遂阻断升主动脉,灌注心脏冷晶体停搏液,在心脏静止状态下仔细探查,发现右侧上、下肺静脉均开口于右心房,继发孔型房间隔缺损,肺动脉瓣口可通过14mm探子。现在诊断终于清晰,原来是部分性肺静脉异位引流合并房间隔缺损,而无肺动脉瓣狭窄。

【分析及处理】

术中探查后发现术前诊断失误,马上改变手术方案,在心脏停搏下行部分型肺静脉畸形引流矫治术。为获得满意的血流动力学矫正,需将右侧上、下肺静脉血流引入左心房,同时闭合房间隔缺损,尚需确保肺静脉与腔静脉血流通畅。鉴于此种畸形的特殊性,不能采用直接缝合房间隔缺损。我们根据异位肺静脉开口与房间隔缺损边缘的距离,剪除部分房间隔组织,利用适当大小牛心包片将异位肺静脉开口隔入左心房,同时闭合房间隔缺损。由于及时发现问题,改变手术方式,才避免了盲目闭合房间隔缺损后反复出现右心衰竭的悲剧。

【心得体会】

1. 对房间隔缺损患者,术前超声心动图检查中应分别确认4根肺静脉的血流是否均回流入左心房,尤其需采用剑突下矢状双房切面,显示上、下腔静脉后调整探头角度。须清晰显示右上、右下肺静脉及其回流途径,特别是上腔静脉及下腔静脉处彩色血流显示局部存在湍流现象时,应高度怀疑异常的肺静脉直接连接入右心房,结合剑突下、心尖、胸骨旁、胸骨上窝等多切面扫查,排外心上、心下及心内冠状静脉窦型肺静脉异位引流,即可有效防止右肺静脉直接异位引流入右心房的漏诊。

2. 右肺静脉于上、下腔静脉旁直接入右心房是部分性肺静脉异位引流心内型中的一种,也是最少见、最容易漏诊的一种类型,心电图及胸部 X 线片均无法做出明确诊断和提示,超声心动图也易漏诊,因此,修补房间隔缺损前应仔细探查 4 根肺静脉回流情况。

3. 矫治部分性肺静脉异位引流时,应以补片修补房间隔缺损,这样既减小吻合口张力,又防止肺静脉回流不畅。

【经典箴言】

对于房间隔缺损患者,术中需仔细探查 4 根肺静脉开口情况,避免漏诊肺静脉异位引流。

(丁香园 albmu)

18 一例复杂先天性心脏病麻醉中的问题及思考

【临床经过】

这是上周五做的一例复杂先天性心脏病手术,现对围手术期管理及术后恢复情况进行总结。

患者女性,40 岁,体重 59kg,身高 165cm,因"活动后心慌、气短 2 个月"入院。超声心动图提示先天性心脏病,法洛四联症,右冠状窦破入右室流出道,肺动脉瓣发育不良,二尖瓣前叶裂 – 二尖瓣重度关闭不全。

入手术室后患者诉不能平卧,当时测心率 96 次 /min,窦性心律,SpO_2 96%,取头高脚低位,面罩吸氧,给予 5mg 地西泮,患者入睡后行桡动脉穿刺测压,血压 108/74mmHg。诱导给予依托咪酯 30mg,慢推芬太尼 0.4mg、维库溴铵(仙林)12mg,心电监护示偶发室性期前收缩,给予利多卡因 100mg 后消失,插管后用异氟醚 1.0% 浓度维持,切皮前 5 分钟给芬太尼 0.2mg、维库溴铵(仙林)4mg、咪达唑仑(力月西)5mg,劈胸骨前 2 分钟给芬太尼 0.2mg、硫酸镁 1g,至转机前血压、心率很平稳,分别维持在 92~100/64~68mmHg、80~92 次 /min,转机前给芬太尼 0.4mg、维库溴铵(仙林)12mg、咪达唑仑(力月西)10mg,切皮至转前大约 40 分钟,进胶体 400ml、晶体 350ml,尿量 50ml。

体外循环采用膜肺、超滤。转机 148 分钟,开放升主动脉前查血气正常,开放后 20J 除颤 2 次后复跳,给利多卡因 100mg、654–2 10mg、多巴胺、多巴酚丁胺 9μg/(kg·min),心率在 92 次 /min,血压 65/55mmHg 左右。

【分析及处理】

经过补充容量、给予钙剂并加大血管活性药物剂量后,血压变化仍不大,最高仅上升 10mmHg 左右,对此血压反应我不禁思考,直视下心脏搏动有力,怀疑测量有误差,于是对动脉测压管进行冲洗,更换动脉测压换能器,但再次测量血压无明显变化,故排除测压误差。此时观察尿量较多,此血压水平下尿量不可能如此好,这时我想到很可能是体外循环后较罕见的"动脉压逆转"。于是要求进行主动脉根部测压,血压 105/60mmHg 左右,遂以主动脉根部压力为准,转中尿 400ml,超滤 1000ml。停机后测左心房压与中心静脉压大致相当,约 10cmH$_2$O。停机后加用异丙肾上腺素 0.3μg/(kg·min),心率提高至 110 次/min 左右。2 小时后患者被顺利送回 ICU。

为验证猜想,回 ICU 后同时监测股动脉压和桡动脉压,两者差距大致与术中相似,经过 2 天连续观察,股动脉压和桡动脉压差距逐渐缩小,3 天后桡动脉收缩压超过股动脉压,完全证实了我的看法。

【心得体会】

1. 从整个术中及恢复情况看,个人认为这是一例典型的因患者心功能较差、手术复杂、转机时间长导致的体外循环术后桡动脉与主动脉收缩压逆转、恢复时间较长的病例,术后桡动脉压逐渐升高且波形逐渐好转,与袖带测压及股动脉测压良好的相关性都可表明并非测压异常。

2. "桡动脉与主动脉收缩压逆转"这一变化的机制目前尚不清楚,体外循环时间、停机前血管活性药物的使用、周围血管阻力、体外循环时最低温度、停机温度、复温时间等对此种逆变无显著影响。目前尚不清楚何时开始周围动脉 – 主动脉压力逆转,多数报道是在停机后 20~90 分钟内。如果体外循环后患者心功能逐渐恢复,而桡动脉压仍较低,应考虑是否有主动脉 – 周围动脉压逆转,鉴别方法包括请外科医生触摸主动脉,根据主动脉壁张力估计主动脉压;用小针头插到主动脉上连接传感器直接测压;股动脉测压。

【经典箴言】

体外循环心脏复跳后桡动脉压力过低,排除低心排血量综合征及测压原因后,应注意动脉压逆转的问题,此时测压以主动脉根部压力为准。

(周祥勇)

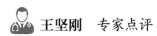 **王坚刚** 专家点评

(1) 在正常人,血管内直接测压外周动脉与主动脉相比,收缩压会较主动脉高,而舒张压较低,平均动脉压相近或偏低。

（2）体外循环术后少数患者（小儿多见）可发生桡动脉与主动脉收缩压的逆转，桡动脉收缩压比主动脉收缩压低10~40mmHg。有人认为，可能与体外循环时血液稀释、非搏动性血流及降温3种因素有关。另外，也可能与术中用血管活性药物改变了外周血管张力，以及上肢循环出现动静脉分流开放有关。这一现象机制有待阐明，但发生后往往会干扰停机阶段的正确处理。

（3）该病例典型的复杂手术，心功能差，转机时间长，出现桡动脉与主动脉收缩压逆转。麻醉医生及时发现并考虑到这一现象，行主动脉根部测压压力正常，顺利停机；并于术后ICU监测股动脉压力，指导治疗。虽发生罕见的动脉压逆转，但麻醉医生判断及时、准确，避免了盲目调整血管活性药物等带来的不利影响。

👤 **张步升　专家点评**

作者从麻醉医生的角度，详细记录了该病例围手术期的处理过程，体现了临床思维的重要性。这个病例心脏畸形复杂，包括法洛四联症、右冠状窦瘤破裂、二尖瓣前瓣叶裂伴重度关闭不全，对麻醉医生和外科医生均具有挑战性，尤其是在心脏复跳后出现血压低的表现时，作者能够冷静分析，及时找出动脉压逆转的病因，并进行针对性处理，这是难能可贵的。遗憾的是，在作者的描述中，并未提到经食管超声心动图的应用。对于这样复杂的病例，术中经食管超声心动图不仅可以直接判断心内畸形是否完全纠治（包括室间隔缺损修补和右心室流出道疏通是否满意，是否存在右冠状窦瘤的残余分流，二尖瓣修复效果等），而且可以观察左心室收缩能力，测量射血分数。作者在术中观察心脏搏动有力，但因为右心室位于左心室前侧，所以直视观察的主要是右心室，而不是左心室。如果在这个病例中，应用经食管超声心动图，明确心脏解剖纠治满意后，再逐步调整心率、容量、心肌收缩力等方面，会更加事半功倍。

19　体外循环术后主动脉－桡动脉压力反转

【临床经过】

患者男性，68岁，因"反复胸闷、气短半个月"入院。2个月前曾在外院行冠状动脉支架植入术，术中右冠状动脉主干植入3枚支架，计划择期行左冠状动脉支架植入术。既往有高血压、糖尿病、慢性肾功能不全病史。入院查心电图示窦性心律，

ST-T 改变。超声心动图示 LAD 43mm,LVDd/LVDs 60/45mm,LVEF 40%,中重度二尖瓣反流。冠状动脉造影示左主干狭窄 40%,左前降支近中段狭窄 90%,左回旋支近段狭窄 70%,钝缘支近段次全闭塞,右冠状动脉支架内通畅,后降支近段 80% 狭窄。

完善术前准备后,在全身麻醉、体外循环下,行冠状动脉搭桥及二尖瓣生物瓣置换术。经胸部正中切口,常规建立体外循环,心脏停搏后行冠状动脉搭桥术,升主动脉—大隐静脉—左前降支—对角支—钝缘支—后降支,然后切开右心房及房间隔,因患者心功能差,所以采用保留全瓣的方法,行二尖瓣生物瓣置换(29[#]牛心包生物瓣),体外循环 160 分钟,主动脉阻断 126 分钟。开放循环后,心脏自动复跳,加用多巴胺、硝酸甘油、肾上腺素等药物辅助。这时桡动脉血压仍持续在 70~80/40~50mmHg。复查血气分析无内环境紊乱,四肢末梢温暖。这是怎么回事呢?

【分析及处理】

这时我们主动脉根部测压,在 110/60mmHg 左右,考虑可能存在主动脉－桡动脉血压反转。遂行股动脉穿刺置管测压,90~100/60~70mmHg。术后转回心脏外科监护室,同时监测桡动脉、股动脉压力,并继续应用血管活性药物辅助。术后第 2 天拔除气管插管,术后第 5 天桡动脉压力为 125/85mmHg 左右,股动脉压力为 130/90mmHg 左右,逐渐停用血管活性药物。

【心得体会】

1. 体外循环后血压反转现象导致外周血压较中心血压低,此时如单纯依据外周血压用药,可能会因中心动脉压力过高发生主动脉夹层、脑卒中等并发症。关注患者脏器灌注情况(末梢循环、尿量等),是判断患者术中外周血压是否可信的关键。

2. 本例患者术前心功能下降,术中持续应用血管活性药物,术后出现桡动脉顽固性低血压,但四肢末梢温度、尿量情况与当时的低血压不相符,及时想到了血压反转现象,这是麻醉医生和手术医生精诚合作的结果。

【经典箴言】

如体外循环心脏手术后出现顽固性桡动脉低血压,应及时想到主动脉－桡动脉血压反转的可能,主动脉根部测压或术中股动脉穿刺置管监测血压可明确诊断。

(张步升)

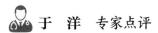 于 洋 专家点评

本病例为老年男性,冠状动脉 3 支病变合并二尖瓣中重度反流,术前心功能差,且左心房、左心室增大明显,冠状动脉造影结果显示血管条件差。总体而言,患者手术难度大、风险高。出于心肌保护的目的,术者选择在 CPB 下行

CABG+MVR，手术方式选择合理，过程顺利。但由于患者病变程度重、术中阻断时间较长（体外循环160分钟，主动脉阻断126分钟），开放主动脉后出现了明显的主动脉－桡动脉压力反转现象，术者凭借丰富的临床经验，准确地做出了判断，采取了正确的治疗方案，最终患者转归良好。

（1）患者CPB前、后均使用多种缩血管药物，容易导致外周血管痉挛，尤其是用于测压的桡动脉由于血管壁骨骼肌成分较多，更易发生痉挛和过度收缩。因此，桡动脉血压低于主动脉根部血压的现象比较常见，但是通常相差不会超过20mmHg。对于本病例这种全身动脉粥样硬化严重、CPB时间长的患者，停机后为了维持生命体征，必然会增加血管活性药用量，最终出现了罕见的"反转现象"。但是，术者能够及时通过主动脉根部测压对此作出判断，进而选择治疗方案，是值得肯定的。

（2）对于主动脉－桡动脉压力反转现象的识别，测量主动脉或股动脉压力固然是最为直接、有效的方式，但是我们应该清楚，判断压力反转现象的核心是评估器官灌注量。在无法进行大动脉压力测量时，应及时通过末梢温度、尿量、乳酸含量、pH等体征与指标正确评估脏器灌注情况，也可以结合无创血压监测辅助评估，避免血管活性药物过量使用引起相关并发症。

（3）就患者桡动脉压力与主动脉压力相差较大本身而言，患者也可能存在锁骨下动脉狭窄。当然，此例患者术后桡动脉血压最终恢复，基本排除了此项怀疑。但是，对于重症患者还是建议术前行锁骨下动脉超声检查。若存在锁骨下动脉狭窄，可于麻醉时行股动脉穿刺测压。此外，桡动脉置管打折也会造成此类情况，这一点我们也应警惕。

（4）本病例提示我们，对于全身动脉粥样硬化严重、CPB时间长、心功能差的患者，术中扩容时应以血浆、白蛋白为主，辅以胶体液、悬浮红细胞，同时及时通过尿量、血气分析等评估器官灌注量，避免血管活性药过量使用。

20 体外循环术后罕见并发症：肝衰竭

【临床经过】

患者男性，64岁，因"反复活动后气短伴腹胀、双下肢水肿2年"入院。既往20年前，患者因风湿性心脏联合瓣膜病在我院行二尖瓣、主动脉瓣机械瓣置换术，有丙型肝炎病史。入院生化检查示总胆红素（TBIL）85.7μmol/L，直接胆红素33.5μmol/L，谷丙转氨酶15U/L，谷草转氨酶45U/L，尿素氮13.6mmol/L，肌酐128μmol/L。心电图示心房颤动，室性期前收缩，ST-T改变。冠状动脉造影未见冠状动脉狭窄。超声心动图示 LAD 55mm, LVDd/LVDs 54/36mm, LVEF 45%, 二尖瓣平均压差 2.7mmHg, 主动脉瓣峰值压差 21mmHg, 右心室收缩未见异常 (TAPSE 16mm), 重度三尖瓣关闭不全, 肺动脉收缩压 21mmHg。

完善术前准备后, 在全身麻醉、体外循环下行三尖瓣生物瓣置换术, 经原胸部正中切口, 常规建立体外循环, 在并行循环下置换三尖瓣 (29# 生物瓣), 总体外循环 90 分钟, 手术过程顺利。术后第 2 天患者顺利脱离呼吸机, 术后第 6 天转回心脏外科病房。术后每天监测肝功能, 发现患者胆红素逐渐升高, 术后第 1 天总胆红素 (TBIL) 92.0μmol/L, 直接胆红素 34.2μmol/L; 术后第 3 天总胆红素 (TBIL) 311.8μmol/L, 直接胆红素 33.5μmol/L; 术后第 10 天总胆红素 (TBIL) 796.9μmol/L, 直接胆红素 368.4μmol/L。术后早期即开始加用护肝、退黄等药物, 但胆红素仍进行性升高。

【分析及处理】

患者 20 年前行二尖瓣、主动脉瓣机械瓣置换术, 近 2 年出现活动能力下降, 腹胀、双下肢水肿等, 超声心动图提示重度三尖瓣反流, 右心室收缩功能基本正常, 无明显肺动脉高压, 外科手术指征是明确的。患者左心室功能下降 (LVEF 45%), 肝肾功能不全, 本次为二次体外循环手术, 术前综合评估认为患者属于危重病例, 因此手术在并行循环下进行, 避免心脏停搏对全身各器官的损伤。尽管如此, 患者术后仍出现了胆红素进行性升高, 这是什么原因呢?

文献报道, 心脏手术后高胆红素血症的相关因素包括: ①术前右心房压增高, 肝淤血; ②术中低流量、体外循环时间长及术后低血压会显著降低肝脏灌注, 降低肝脏氧供, 继而出现缺血性肝病; ③输血量大; ④手术方式: 二尖瓣置换或联合瓣膜置换的患者术后出现高胆红素血症较其他手术显著增高; ⑤手术过程中存在一定程度的溶血; ⑥术后感染等。

我们请感染科和肝移植科会诊, 认为患者肝衰竭诊断明确, 这与丙型肝炎病史、术前肝功能下降、经历体外循环心脏手术等因素有关, 可考虑肝移植或人工肝替代治疗。但患者身体一般情况差, 又刚接受了心脏手术, 合并肝肾功能不全, 行肝移植手术风险很高, 且肝源紧张, 需要等待。术后第 14 天, 总胆红素 (TBIL) 1023.8μmol/L, 直接胆红素 728.2μmol/L, 谷丙转氨酶 22U/L, 谷草转氨酶 54U/L, 尿素氮 16.7mmol/L, 肌酐 318μmol/L。很快患者出现少尿, 应用 CRRT, 随即出现肝昏迷, 最后因多脏器功能衰竭死亡。

【心得体会】

1. 文献报道, 将心脏手术后高胆红素血症定义为血清总胆红素浓度大于 3mg/dl (51μmol/L), 发生率为 5%~25%, 高胆红素血症患者死亡率明显增加。因为肝脏有较强的代偿能力, 轻度肝损害常为一过性, 所以一直以来没有引起临床医生的重视。

2. 肝衰竭是心脏手术后的罕见并发症, 发生率约 0.002%, 与围手术期多种因素相关, 该类病例病情危重, 合并多器官功能衰竭, 病死率极高, 血浆置换或肝移植可能有效。

【经典箴言】

体外循环术后进行性胆红素升高,需警惕肝衰竭的可能。该并发症一旦发生,病情凶险,病死率极高,应加强预防。

(张步升)

 潘旭东　专家点评

> 经 CTA 证实,该老年患者合并有慢性腹主动脉瘤,瘤体内附壁血栓形成,还合并有腹主动脉多发动脉硬化性穿透性溃疡。此类患者多为中老年,合并高血压和脂代谢异常,伴有吸烟史,若动脉瘤没有急性扩张、突发外膜血肿形成或溃疡穿透导致的出血,患者往往无任何症状,经常是由于自己触到腹部无痛性、搏动性肿块,或是由于其他原因行腹部超声或 CT 发现而就诊。但此类患者存在腹主动脉瘤急性破裂的风险,一定要积极进行外科或介入手术治疗。

21　David 术后突发的低氧血症

【临床经过】

患者男性,55 岁,因"体检发现主动脉根部瘤 2 周"入院。既往有高血压病史,无家族遗传性疾病史。入院查心电图示窦性心律,左心室高电压。冠状动脉造影未见冠状动脉狭窄。超声心动图示 LAD 37mm,LVDd/LVDs 54/34mm,LVEF 66%,主动脉窦部最大直径 5.5cm,主动脉瓣二叶畸形,中度主动脉瓣反流。完善术前准备后,在全身麻醉、体外循环下行保留瓣膜的主动脉根部置换术(David 术)及主动脉瓣修复术,术中松解融合嵴,并折叠融合瓣以纠正脱垂,主动脉根部置换 30# 人工血管,左、右冠状动脉开口分别移植至人工血管的窦部,体外循环 172 分钟,主动脉阻断 124 分钟,手术过程顺利。因主动脉根部止血困难,术中应用较多的止血药。术后患者入心脏外科监护室,恢复顺利,总引流量不多,术后第 2 天转回心脏外科病房,并开始下床活动。

术后第 6 天,患者精神及饮食情况好,复查超声心动图示 LAD 36mm,LVDd/LVDs 44/26mm,LVEF 66%,轻微主动脉反流,准备择期出院。当天晚上,患者活动后出现胸闷、气短,端坐呼吸,伴大汗,给予吸氧,心电监护提示心率 79 次 /min,窦性心律,血压 107/52mmHg,末梢氧饱和度(SpO$_2$)80%~85%。急查血气分析示 pH 7.57,氧分压 66mmHg,二氧化碳分压 19.8mmHg;床旁胸部 X 线片无明显气胸及胸腔积液。在检查过程中,患者病情急转直下,SpO$_2$ 下降至 70% 以下,同时伴血压下降。

【分析及处理】

患者行 David 术及主动脉瓣修复术,避免了人工瓣膜的植入,该术式的优势为不需要长期抗凝,且患者为中年男性,术后早期即开始下床活动,因此发生深静脉血栓进而导致急性肺动脉栓塞的风险很低。当患者刚出现低氧血症时,值班医生并未马上想到急性肺栓塞的可能,常规完善了血气分析、床旁胸部 X 线等检查,在此过程中患者病情急转直下,马上转心脏外科监护室行气管插管,接呼吸机辅助,但氧合无改善,SpO$_2$ 仍逐渐下降,至 50% 以下,继之心率减慢,20~30 次/min,伴血压下降,开始胸外按压,静脉推注肾上腺素、阿托品等,患者心率、血压能恢复,但 SpO$_2$ 仍在 50% 以下,因持续低氧,心率、血压也不能维持,需间断推注肾上腺素、阿托品等。床旁超声心动图提示右心房室明显增大,右心室收缩活动明显减弱近乎消失,LVEF 60%。此时已基本可诊断为急性重症肺动脉栓塞,因生命体征不稳定,无法行肺动脉 CTA 或心血管造影检查,遂床旁经右侧股动静脉穿刺置管,静脉应用普通肝素抗凝,安装体外膜肺氧合(ECMO),患者生命体征逐渐平稳。

发病后第 1 天上午,患者清醒,在简易呼吸机和 ECMO 辅助下,转运至 CT 室,行肺动脉 CTA 检查,结果提示两肺未见明显肺动脉栓塞征象。考虑患者发病后持续静脉内泵入普通肝素,有血栓自溶的可能,因此未进一步应用溶栓药。床旁血管彩超未发现下肢静脉血栓,在右颈内静脉和无名静脉交汇处,可见血栓形成,考虑与手术中的深静脉置管有关。同时患者还出现一过性的心功能下降、肝肾功能损害,经过多学科会诊,患者逐渐好转。发病后第 6 天拔除气管插管,第 9 天撤离 ECMO,最后患者康复出院。

【心得体会】

1. 急性重症肺栓塞是指临床表现为心搏/呼吸骤停、休克、晕厥、严重呼吸困难及难以纠正的低氧血症等的急性病例,大多由深静脉血栓脱落引起,10% 的患者在发病后 1 小时内死亡。本例患者即在发病后表现为顽固的低氧血症,气管插管接呼吸机无效,伴发心搏骤停,幸好及时安装 ECMO 辅助,最后挽救了患者的生命。

2. 急性肺栓塞是目前医院内死亡的常见原因之一,有效预防、早期发现及治疗是提高患者生存率的关键。

【经典箴言】

心脏手术后突发的严重低氧血症,需及时考虑急性肺动脉栓塞的可能。

(张步升)

（1）该病例为 55 岁男性，诊断为主动脉瓣二叶畸形并中度关闭不全、主动脉根部瘤，行 David+AVP 术解剖矫正较满意，远期效果应严格随访观察。

（2）急性肺栓塞是院内死亡的常见原因之一。该患者术后恢复顺利，早期下地活动，发病后易忽视肺栓塞。但其顽固性低氧血症，血气提示呼吸性碱中毒，且术后无抗凝，而术中、术后大剂量应用止血药，有增加静脉血栓形成的风险，应考虑到肺栓塞的可能。

（3）急性重症肺栓塞死亡率极高，发生严重呼吸困难、低氧血症后导致心搏/呼吸骤停。该病例及时应用了 ECMO 辅助心肺功能，同时 ECMO 下肝素的运用有利于肺栓塞的治疗，最后挽救了患者的生命。

（4）对于心脏手术大剂量应用止血药后，要警惕静脉血栓形成的可能。如突发严重低氧血症、低 CO_2 血症，需及时考虑急性肺动脉栓塞的可能。

22　原发性心脏肿瘤——竟然是淋巴瘤在作怪

【临床经过】

患者男性，54 岁，因"反复活动后胸闷、气短 1 个月，加重 1 周"入院。3 个月前，患者开始出现活动后胸闷、气急，当时在外院就诊，超声心动图提示右心室占位，伴三尖瓣瓣口梗阻，侵犯右冠状动脉及主动脉根部；PET/CT 未见远处转移性病变。因为考虑肿瘤无法完全切除，且无远处转移，外院建议行心脏移植治疗。患者在家等待心脏供体过程中病情加重，夜间不能平卧，遂来我院急诊。入院查体：血压 120/85mmHg；端坐体位，呼吸急促，双肺呼吸音稍粗；心率 120 次/min，律齐，未闻及杂音；双下肢轻度水肿。心电图示心房扑动；超声心动图示 LAD 29mm，LVDd/LVDs 41/28mm，LVEF 60%，右心房室增大，右室流入道内见中等回声影，大小约 114mm×64mm，延伸至右心房并止于右室流出道，内部回声不均匀，边界不清晰，主要浸润右心室前壁及右房室沟处，形态不规则，位于三尖瓣处的部分占位（50mm×30mm）有活动性，该处可测及舒张期花色湍流，平均差压约 8mmHg；胸部增强 CT 示心脏结构分界不清，心包内见软组织肿块影，边界不清，密度不均匀，心包增厚伴积液，纵隔及肺门未见明显肿大的淋巴结影。

【分析及处理】

患者心脏占位侵犯范围广泛，考虑完全切除的可能性不大。但目前病情恶化，心力衰竭症状明显,这与右心房内占位造成三尖瓣梗阻有关。因此,目前行心脏肿瘤部分切除术的指征明确,不仅可以解除三尖瓣位置的梗阻,又可以取材做病理,明确心脏肿瘤的性质。

完善术前准备后,在全身麻醉、体外循环下行心脏肿瘤部分切除术,经胸部正中切口,心包内淡黄色积液,量约 400ml,心外探查肿瘤主要位于右心室及主动脉根部,右心房饱满,张力高,并行循环下切口右心房,见右心房内充满胶冻样肿瘤组织,大小约 6cm×6cm×5cm,质脆,钳夹易碎,致上下腔静脉、三尖瓣口梗阻,仔细清除右心房内肿瘤组织,体外循环 38 分钟,手术过程顺利。术后患者症状明显缓解,病理回报示弥漫大 B 细胞淋巴瘤。随后患者转到外院血液科,接受联合放化疗。术后随访已 2 年,目前患者心功能 Ⅱ 级,复查超声心动图示 LAD 33mm,LVDd/LVDs 40/24mm,LVEF 70%,右心室游离壁及右房室交界处室壁偏厚,右心室壁整体收缩活动减低。

【心得体会】

1. 原发性心脏淋巴瘤是指主要来源于心肌或心包的结外淋巴瘤,仅占心脏肿瘤的 1.3%,占结外淋巴瘤的比例 <1%,其特点是进展快速,又称"肿瘤急诊"。本例患者从出现症状,到病情恶化,心功能 Ⅳ 级,仅有 1 个月。

2. 淋巴瘤在影像学检查上缺乏特异性,早期诊断困难,病死率极高。对于影像学上发现右心系统内快速发展的肿块,或合并心包积液时,应考虑淋巴瘤的可能。

3. 对于心脏淋巴瘤,外科手术有助于疾病诊断及缓解症状,对于肿瘤广泛浸润者,不能强求根治性切除。本例患者术中只解决了右心内的梗阻问题,术后接受规范的联合放化疗,随访 2 年患者仍健在,临床效果满意。

【经典箴言】

对于影像学上发现右心系统内快速发展的肿块,或合并心包积液时,应考虑淋巴瘤的可能。外科手术有助于疾病诊断及缓解症状。

(张步升)

23　心脏二尖瓣生物瓣置换术后反复发热

【临床经过】

患者女性,68 岁,因"反复发热 3 个月"入院。既往 3 年前,患者因风湿性心脏病、二尖瓣重度狭窄伴关闭不全在外院行二尖瓣生物瓣置换术,术后恢复顺利。半年前,患者因外阴癌在外院行手术治疗,术后局部放疗 20 余次。3 个月前,患者无明显诱因出现发热,最高为 39℃,在当地医院治疗,多次血培养阴性,复查超声心动图未发现心内赘生物形成,根据经验给予抗生素治疗,发热一度好转,但仍有反复,因此在当地医院多次住院进行抗感染治疗。本次入院查体:体温 38.5℃,血压 106/78mmHg;颈静脉无怒张,双肺呼吸音清,未闻及啰音;心率 110 次 /min,律齐,未闻及杂音;双下肢不肿。心电图示窦性心动过速。超声心动图示 LAD 43mm,LVDd/LVDs 48/32mm,LVEF 62%,人工二尖瓣平均跨瓣压差 3mmHg,无明显反流,未见心内赘生物形成。

【分析及处理】

患者 3 年前有二尖瓣生物瓣置换手术史,半年前行外阴部恶性肿瘤切除术,近 3 个月无明显诱因反复发热,这让我们自然就想到感染性心内膜炎的可能。但患者多次在外院治疗,多次血培养均阴性,复查超声心动图也未见心内赘生物形成,诊断感染性心内膜炎的依据还不是很充分。那怎么处理呢?

患者入院后,抽血培养及基因测序,血培养仍阴性,但基因测序提示白念珠菌感染可能,经食管超声心动图提示二尖瓣人工瓣环左室面赘生物形成可能。因此调整抗感染方案,静脉应用抗真菌药物,但患者仍有发热,并逐渐心力衰竭症状,1 周后复查超声心动图,发现二尖瓣赘生物明显增大(12mm×6mm)、二尖瓣中重度关闭不全,遂决定急诊行手术治疗。

人工瓣膜置换术后真菌性心内膜炎治疗困难,病死率极高。文献报道,单纯抗真菌治疗的病死率超过 90%,外科手术联合抗真菌治疗的病死率仍有约 50%。2009 年欧洲心脏病学会感染性心内膜炎指南规定,存在药物难以控制的感染、真菌或多重耐药菌感染、主动脉瓣或二尖瓣赘生物大于 10mm,应尽早手术治疗。

手术经原胸部正中切口,主动脉及上、下腔静脉插管,建立体外循环;经右心房及房间隔切口,仔细切除人工二尖瓣,见其左心面赘生物形成,覆盖于瓣环及瓣叶,影响瓣叶功能,反复冲洗左心房室腔,二尖瓣位植入 27# 人工生物瓣,体外循环时间 148 分钟,主动脉阻断 98 分钟,手术过程顺利。术后瓣膜赘生物送基因测序,回报为白念珠菌感染。患者术后抗真菌药物应用 6 个月,体温控制良好。术后半年复查,患者心功能 Ⅰ 级,超声心动图示 LAD 38mm,LVDd/LVDs 38/23mm,LVEF 63%,二尖瓣平均压差 2mmHg,无赘生物形成。

【心得体会】

1. 真菌性心内膜炎临床发病率低,仅占感染性心内膜炎的 2%~4%,但其病死率高,文献报道单纯抗真菌治疗的病死率超过 90%,外科手术联合抗真菌治疗的病死率仍有约 50%,所以以需引起临床医生的重视。

2. 真菌性心内膜炎的危险因素包括人工瓣膜或起搏器等植入物、使用免疫抑制剂、静脉注射毒品、广谱抗生素长时程使用、慢性病(如糖尿病)和营养不良的患者等。最常见的致病菌为念珠菌和曲霉菌。但临床中该病诊断有时困难,细菌基因测序和经食管超声心动图可提供线索,帮助早期诊断。

3. 本例患者有二尖瓣生物瓣置换和外阴部肿瘤手术史,术后反复发热,外院多次血培养阴性,这可能与患者长期接受不规范的抗感染治疗有关。我们通过细菌基因测序和经食管超声心动图,发现真菌性心内膜炎的诊断线索,及时采取了外科手术,术后继续抗真菌治疗6个月,取得了满意的临床效果。

【经典箴言】

心脏瓣膜置换术后发生的真菌性心内膜炎,抗感染治疗效果差,反复高热,赘生物进行性增大,且有菌栓脱落导致外周血管栓塞表现时,应尽早行手术治疗。

(张步升)

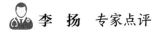 **李 扬** 专家点评

人造瓣膜心内膜炎是瓣膜置换术后最严重的并发症之一,死亡率极高。瓣下脓肿、瓣周漏或瓣周脓肿是瓣膜手术后心内膜炎的常见改变,而生物瓣心内膜炎最主要的病变是瓣叶穿孔、毁损,从而引起心力衰竭症状。主要临床表现为术后发热,血培养的阳性率很低,这与术后抗生素的应用有关。一般在药物敏感试验完成前选用广谱抗生素,但是如果仍然发热,则应考虑真菌感染的可能,需加用抗真菌药物。经胸超声心动图往往难以准确地判断赘生物,2014年ACC/AHA 指南已将经食管超声心动图列为常规检查手段。在正规抗感染治疗和全身支持治疗的基础上,行再次外科手术是主要的治疗手段。

24 心脏二尖瓣修复术后 SAM 征

【临床经过】

患者男性,56岁,因"反复活动后胸闷4个月"入院。既往高血压病史10余年,血压控制不佳,否认家族遗传性病史。入院查体:血压150/95mmHg,双肺呼吸音清,心率85次/min,律齐,胸骨左缘第3/4肋间可闻及4/6级收缩期吹风样杂音,双下肢不肿。心电图示窦性心律,左心室高电压,ST-T改变。冠状动脉造影未见明显异常。超声心动图示 LAD 44mm,LVDd/LVDs 46/25mm,LVEF 61%,左心室二尖瓣水平以下前壁、室间隔、侧壁均增厚,厚度分别为19mm、18mm、17mm,二尖瓣前叶未见收缩期前移;二尖瓣后叶略增厚,瓣叶运动幅度增大,可见甩动的断裂腱索残端,收缩期后叶瓣体部脱向左心房,彩色多普勒示中度二尖瓣偏心反流(沿二尖瓣前叶方向,反流束源于后内交界,位于P3)。入院诊断:①心脏瓣膜病,二尖瓣后叶腱索断裂伴脱垂,二尖瓣中度关闭不全,心功能Ⅲ级(窦性心律);②高血压

心脏病;③高血压Ⅲ级(极高危)。

完善术前准备后,在全身麻醉、体外循环下行二尖瓣修复术,术中见二尖瓣瓣叶 P3 位置局部纤维增厚,瓣膜脱垂,可见部分腱索断裂;运用"缘对缘"技术,缝合 A3、P3 边缘,并植入 30# 二尖瓣成形环,注水试验瓣叶关闭良好。开放循环后,经食管超声心动图提示二尖瓣前叶收缩期前向运动(SAM 征),左室流出道内测及快速血流,峰值压差 31mmHg,二尖瓣轻中度关闭不全。

【分析及处理】

SAM 征是心脏收缩期二尖瓣前叶向左室流出道(LVOT)的位移,可导致 LVOT 梗阻和 / 或二尖瓣反流(MR),并可进一步形成严重的血流动力学障碍。SAM 征多见于肥厚型心肌病,同时可见于心脏二尖瓣修复术后、急性心肌梗死、Takotsubo 综合征、主动脉瓣置换术后等情况。

心脏二尖瓣修复术后 SAM 征的发生率在 4%~10%。其严重程度不等,轻者为一过性、可逆的,无须临床干预;严重时可导致严重的 LVOT 梗阻和 MR,甚至可导致患者猝死。SAM 征发生的高危因素包括主动脉 – 二尖瓣夹角狭窄 <120°,对合点与室间隔距离 <25mm,后瓣叶高度 >15mm,室间隔基底部增大 ≥15mm。根据术前高危因素,术中采用相应的手术方式进行干预矫正,能有效预防 SAM 征的发生,如切除冗长的瓣膜、降低后瓣高度、预防性室间隔肌切除术、缘对缘缝合技术等。

本例患者二尖瓣修复采用了缘对缘缝合和瓣环成形技术,术中发现 SAM 征,应该怎么处理呢? 我们首先复习术前的超声心动图录像,经过测量发现,主动脉 – 二尖瓣夹角为 102°,对合点与室间隔距离为 17mm,后瓣叶高度为 14mm,室间隔基底部为 19mm,也就是该患者存在 2 项发生 SAM 征的高危因素,这是我们术前所忽视的。

经过分析讨论后,我们再次阻断升主动脉,切开升主动脉,经主动脉瓣口切除部分肥厚的室间隔,厚度约 1cm,范围约 2cm × 1cm。开放循环后,经食管超声心动图(TEE)提示二尖瓣轻微反流,无 SAM 征。术后半年随访,患者心功能Ⅰ级,超声心动图示 LAD 42mm,LVDd/LVDs 50/32mm,LVEF 60%,二尖瓣平均跨瓣压差 4mmHg,轻微反流。

【心得体会】

1. 本例患者存在高血压心脏病,室间隔明显肥厚,导致二尖瓣前叶与室间隔距离缩短,这是二尖瓣修复术后发生 SAM 征的高危因素,术前即应该给予高度重视。

2. 在二尖瓣修复技术中,"缘对缘"技术可降低 SAM 征的发生率,但在本例患者中术后仍发生 SAM 征,通过术中 TEE 及时发现并采取合理的措施纠正,更加强调了 TEE 在二尖瓣修复术中的重要性。

3. 二尖瓣修复术后出现 SAM 征,应积极针对病因寻求解决方案,而不是简单地行二尖瓣置换术。

【经典箴言】

SAM 征是心脏二尖瓣修复手术的并发症之一,重点在于预防。一旦发生,应仔细分析其原因,针对性地进行处理。

(张步升)

 王坚刚 专家点评

(1)对于明确 P3 脱垂的二尖瓣关闭不全患者,"缘对缘"+成形环技术简单、可靠。

(2)此病例存在高血压心脏病,室间隔明显肥厚,术前超声发现后应予以重视。必要时行负荷超声或心脏增强 CT 检查明确左室流出道有无狭窄。术中也应 TEE 再次评估左室流出道流速、二尖瓣前叶与室间隔距离。

(3)如患者术前确实无流出道狭窄且无 SAM 征,术中缝合 A3、P3 边缘后,注水试验瓣叶关闭良好,此时应注意对合后前后瓣叶面积,后叶∶前叶约为 1∶2 为宜。如后叶面积过大,发生 SAM 征概率增加,此时可考虑用 32# 成形环可能效果会好一些。

(4) SAM 征发生的高危因素包括主动脉 - 二尖瓣夹角狭窄 <120°,对合点与室间隔距离 <25mm,后瓣叶高度 >15mm,室间隔基底部增大 ≥ 15mm。但除此解剖因素外,还应考虑左心室充盈压及血压因素。二尖瓣成形术后 SAM 征,如畸形矫治较满意,出现轻中度 MR,有时随着逐渐给心脏容量,提升血压,SAM 征、MR 消失。

(5)本例术中及时发现成形术后 SAM 征,分析原因后积极矫治,术后结果满意。

 范祥明 专家点评

儿童二尖瓣病变是心脏外科中的一个难点。尽其所能做二尖瓣修补是外科医生的天职,尽管这需要极大的勇气、耐心和技术要求。对外科医生来讲,瓣膜置换手术是一个极其残酷的选择,因为这会严重影响孩子未来的生活质量和远期生存率。

25 "紫"妈妈和"白"宝宝

【临床经过】

今天,小丽(化名)在手术室经剖宫产下自己的女儿,看到她脸上高兴的表情,也可以体会到她初为人母的欣喜和辛酸。

小丽今年 29 岁,自幼出现口唇发绀,一直未予治疗。5 年前来我科就诊,做超声心动图提示先天性心脏病、单心室(右室型)、右心室双出口、房间隔缺损、肺动脉瓣重度狭窄。当时为其做了双向格林手术,即横断上腔静脉,将上腔静脉与右肺动脉端 - 侧吻合,这样上半身静脉血通过上腔静脉,直接进入肺动脉,到达肺组织内参加氧合过程,起到促进肺血管发育和增加氧合血的作用,术后全身缺氧症状明显改善。出院时嘱定期复查,择期行全腔静脉肺动脉连接术,也就是将下腔静脉通过人工管道直接与肺动脉连接,以起到进一步增加氧合血的作用,改善缺氧症状。可是由于满足于第一次手术的效果和对第二次手术的惧怕,她一直未来复查。这次因为妊娠 36 周出现胸闷、心悸症状,来到我院妇产科住院。

【分析及处理】

入院后完善相关检查,给予监护、吸氧、预防感染、促胎肺成熟及胎儿发育、预防宫缩等对症处理,患者生命体征平稳,血氧饱和度维持在 90% 左右,血压波动在 86~132/56~94mmHg,心率波动在 85~96 次 /min,体温波动在 36.0~37.1℃。妇产科经与麻醉科、心血管内科、心脏外科共同讨论后,认为继续妊娠则发生心力衰竭的危险性将进一步增加,应尽快终止妊娠,并以剖宫产分娩为宜。遂在全身麻醉下行子宫下段横切口剖宫产术,顺利产下一女婴,体重 1800g。术中血压、心律、呼吸平稳。术后给予严密的心电监护,持续吸氧,预防感染,缩宫素促进宫缩,血压 92~126/59~90mmHg,心率 80~90 次 /min,血氧饱和度为 88%~93%。

【心得体会】

1. 预防心力衰竭 先天性心脏病患者妊娠时,上呼吸道感染和肺部感染最为常见,因此选择有效的抗生素控制感染对预防心力衰竭的发生十分重要。另外,对患者进行严密的生命体征监测、加强护理、动态观察患者心功能情况和及时消除各种不良诱因,也是治疗成功的重要因素。

2. 分娩方式的选择 目前多主张在心功能Ⅰ~Ⅱ级、一般情况良好时患者可经阴道分娩,心功能Ⅲ~Ⅳ级者则倾向于剖宫产终止妊娠,以避免长时间疼痛和分娩时的屏气用力导致心脏前后负荷急剧增加,引发心力衰竭。

【经典箴言】

剖宫产是严重先天性心脏病患者主要的分娩方式,因为剖宫产对患者心功能的干扰较阴道分娩者少,对改善心功能、减少产后出血及新生儿抢救更为有利。

(丁香园 albmu)

26　动脉导管未闭术中的惊奇发现

【临床经过】

夜深了,我还没有入睡,白天紧张的手术景象还萦绕在眼前。

患儿男性,6岁,自幼发现心脏杂音,平素易感冒。超声心动图提示先天性心脏病、室间隔缺损、动脉导管未闭、重度肺动脉高压。今天在体外循环下行室间隔缺损+动脉导管缝闭术,经胸部正中切口,常规建立体外循环,术中见室间隔缺损直径为1.2cm,动脉导管未闭直径为0.8cm,首先修补室间隔缺损,经主肺动脉切口缝闭PDA开口后,马上发现股动脉压消失,同时出现无尿,马上拆除动脉导管缝线,以6#探子通过PDA探入降主动脉,近端呈盲端,诊断为主动脉弓中断(A型)。经动脉插管进入降主动脉,为下半身提供氧合血,充分游离无名动脉、无名静脉、升主动脉及弓部,至左锁骨下动脉,并游离肺动脉主干及左、右分支,降温至20℃,阻断降主动脉,切除PDA肺动脉端,连续缝合肺动脉残端切口,切除动脉导管组织,将降主动脉充分松解,将降主动脉上提与弓部做端-侧吻合。术后患者循环稳定,送入ICU。

【分析及处理】

患者术前诊断为先天性心脏病、室间隔缺损、动脉导管未闭、重度肺动脉高压。在体外循环下行室间隔缺损+动脉导管缝闭术,术中缝闭动脉导管后,马上发现股动脉压消失,同时出现无尿,而桡动脉压无明显变化,这是考虑下半身灌注不足,自然就想到主动脉弓离断的可能。主动脉弓离断是一种少见的复杂先天性心脏畸形,临床误诊、漏诊率高,一旦诊断,应及时治疗。我们经探查后明确为主动脉弓离断(A型),首先经动脉插管进入降主动脉,恢复下半身血液供应,然后就是充分游离,继续降温,在深低温、低流量的条件下行主动脉弓重建术。

【心得体会】

1. 超声心动图显示降主动脉的切面少,容易漏诊主动脉弓离断,所以对于先天性心脏病患者应常规测量四肢血压,争取在术前做出正确诊断。

2. 对室间隔缺损合并动脉导管未闭的患者,术中一定要有上、下肢的动脉血压监测对照,以便处理PDA后可及时发现问题。

3. 术中一旦怀疑合并主动脉弓离断,立即探查,争取一期手术矫治。

【经典箴言】

对于动脉导管未闭患者,术中处理动脉导管后,如出现股动脉压明显下降和无尿,应想到合并主动脉弓离断的可能。

（丁香园 albmu）

 范祥明　专家点评

　　动脉导管未闭是一些心脏外科医生心中永远的痛。尽管动脉导管未闭是先天性心脏病中最常见的一种畸形,但吃过其亏的心脏外科医生真不少见。本例术前检查未发现主动脉弓中断,这是一个极其严重的误诊和漏诊,给外科医生挖了一个巨大的"坑"。与术中误扎主动脉弓一样,漏诊的主动脉弓中断需要外科医生靠高度的警觉来发现问题,结扎动脉导管后上肢动脉压异常的高而下肢动脉压异常的低、下肢降温异常的慢、体外循环转机后无尿、下腔静脉插管回血异常的少且颜色异常的黑。一旦明确了漏诊的主动脉弓中断,手术操作一般不会有太大的困难。

27　这位患者真的需要心脏移植吗？

【临床经过】

　　今天上午,一位半年前在我科手术治疗过的患者来复查,这不由得让我想起这位患者的诊治经过。

　　患者男性,52 岁,因"阵发性胸闷、心悸 1 年余"入院。来我院前曾到多家医院住院治疗,诊断为重症心脏瓣膜病、主动脉瓣重度关闭不全、异位心律 – 心房颤动、心功能 3 级。超声心动图示左心室舒张期末径 71mm、收缩期末径 58mm,EF 0.26。该院心脏外科建议患者行心脏移植治疗。因患者不愿行心脏移植,所以来我院就诊。住院后,给予强心、利尿、扩血管、心肌营养等治疗,1 个月后复查超声心动图示左心室舒张期末径 76mm、收缩期末径 59mm,EF 0.44。遂在体外循环下行主动脉瓣置换 + 肺静脉隔离术,手术过程顺利,术后患者恢复窦性心律,半个月后康复出院,心功能恢复至Ⅰ级。

【分析及处理】

　　患者术前诊断为重症心脏瓣膜病、主动脉瓣重度关闭不全、异位心律 – 心房颤动、心功能Ⅲ级。在外院查超声心动图示左心室舒张期末径 71mm、收缩期末径 58mm,EF 0.26。上述表明该患者就诊较晚,错过了最佳治疗时机,左心室功能已发生不可逆损害,手术死亡率明显增高,预后较差,所以建议行心脏移植治疗。但患者对心脏移植有恐惧心理,所以辗转来到我院就诊。我们接诊后基本同意外院的诊断,但是该患者是否一定需要心脏移植,感觉还有待商榷。所以一开始积极改善心功能,1个月后EF达到0.44,遂决定行主动脉瓣置换+肺静脉隔离术。术中见主动脉瓣三叶,瓣叶增厚,瓣环部分钙化,呈重度关闭不全,切除主动脉瓣,置换25#双叶机械瓣膜,后行肺静脉隔离术,手术及术后恢复过程顺利。

【心得体会】

1. 心脏移植的适应证为经内科保守治疗和常规外科手术均无法治愈的各种终末期心脏病患者,一旦进行心脏移植,术后并发症多,风险高,费用巨大,所以临床应慎重选择病例。

2. 该患者术前经保守治疗后,心功能明显改善,且平稳地度过了围手术期,瓣膜关闭不全和心房颤动问题一起解决,近期效果随访满意,远期效果有待进一步随诊。

【经典箴言】

对于重症心脏瓣膜病患者,术前保守治疗可改善其心功能,有可能避免行心脏移植。

(丁香园 albmu)

孟　旭　专家点评

(1)心功能差的主动脉瓣患者,接受常规心脏瓣膜手术的风险明显升高,根据首都医科大学附属北京安贞医院的统计,死亡率升高3~5倍。

(2)对于EF值较低的瓣膜患者,是否进行心脏移植手术,关键是看其心功能降低是否可以在一定程度上改善,我非常同意作者在术前花费足够时间来调理心功能的做法。在此有一些建议以供参考:①按照传统的手段进行心功能的调理:强心、利尿、扩血管、纠正电解质紊乱及酸碱平衡紊乱,改善呼吸系统疾病等;②多巴酚丁胺试验:了解心功能的提高潜力/范围,如果试验结果满意,那么常规手术的成功率会有明显增加;③如果正性肌力药物试验不满意,需要进行心室造影,观察左心室基底部的运动情况,如果结果不理想,一定慎重考虑常规心脏手术;④以上检查及治疗是为了明确左心室是否真正存在不可逆性功能下降,这是决定手术方案的基础;⑤如果决定进行常规瓣膜手术,则建议准备后手,即心脏辅助装置如ECMO,以积极的方案应对可能的围手术期风险,但需要与家属详谈心脏辅助装置所带来的可能风险,以及产生的费用负担;⑥作为半客观的检查手段,超声心动图对于LVEF的判定可能存在一定的误差,对于高危的患者,一定注意复查超声心动图,以及需要结合其他客观检查如心室造影、MRI等;⑦不建议仅根据1例高危患者的常规手术成功,便避免给具有适应证的患者进行心脏移植,因为后者是治疗真正终末期心脏病的唯一有效手段。

28 微创二尖瓣修复术后"奇怪"的左心房占位

【临床经过】

患者女性,52岁,因"反复活动后胸闷5年,加重伴气短6个月"入院。入院查体:血压125/78mmHg,双肺呼吸音清,心率80次/min,律齐,胸骨左缘第3、4肋间可闻及3/6级收缩期吹风样杂音,双下肢不肿。心电图示窦性心律。超声心动图示LAD 45mm,LVDd/LVDs 48/30mm,LVEF 60%,二尖瓣前叶脱垂伴重度关闭不全。

完善术前准备后,在全身麻醉、体外循环下行二尖瓣修复术(胸骨上段小切口),首先经右侧股动静脉插管,建立体外循环;经胸骨上段小切口,右心房、房间隔及左心房顶联合切口,于二尖瓣前瓣A2位置植入人工腱索1根,纠正瓣叶脱垂,二尖瓣植入32#成形环,预防远期瓣环扩大,体外循环112分钟,主动脉阻断80分钟,手术过程顺利。术后第4天,复查超声心动图示二尖瓣轻微反流,中量心包积液,左心房内占位,靠近二尖瓣瓣环,大小约3cm×2cm。

【分析及处理】

患者术后当天引流偏多,所以应用了较多止血药,并且华法林抗凝开始得较晚,在术后复查时发现左心房占位,我们首先考虑了血栓形成,采用华法林及低分子量肝素联合抗凝方案。2天后,患者逐渐出现心脏压塞表现,四肢湿冷,血压低,少尿,计划到手术室再次手术,在体外循环下行左心房内取栓术。因患者病情恶化较快,转入心脏外科监护室后,马上行心包穿刺术,以缓解心脏压迫症状。当心包穿刺成功,放出约1000ml暗红色血性液体后,患者症状马上缓解,再次复查床旁超声心动图,左心房内占位消失了。复查心脏增强CT,证实左心房内无占位性病变,结合患者无栓塞症状,考虑患者左心房内占位应该是左心耳内陷导致的。

【心得体会】

1. 心脏外科手术后,左心耳内陷入左心房是非常少见的并发症,超声诊断难以将其与左心房血栓或赘生物区别。文献报道,体外循环术中左心负压吸引,术后大量心包积液,均可导致左心耳内陷。

2. 本例患者术后当天引流偏多,且为微创手术切口,术后引流不畅,这是术后早期心包积液的主要原因。而发现左心房占位后,加强抗凝治疗,这促使心包积液进一步增多,进而发生心脏压塞。

3. 左心耳内陷的明确诊断非常重要。超声心动图寻找正常解剖位置的左心耳可提供诊断线索,必要时行心脏增强CT检查。明确诊断后,即使需要手术也可以简化操作,无须体外循环。

【经典箴言】

心脏术后的左心房占位,应想到左心耳内陷的可能。

(张步升)

 王坚刚　专家点评

(1)心脏手术后左心耳内陷在成人中发生率较低,容易忽视。

(2)该病例二尖瓣成形畸形矫治满意,但因微创小切口止血困难,术后引流多给予大剂量止血药,术后第4天超声发现中量心包积液,左心房内占位,靠近二尖瓣瓣环,大小约3cm×2cm。此时考虑了血栓形成。正常情况下体外术后很少出现高凝状态,应进一步明确诊断,如行左心房CTA。此患者术后引流多,中量心包积液,应考虑到盲目加强抗凝可能会引发心脏压塞,此时应单独应用低分子量肝素,同时每天复查超声心动图观察左心房内可疑占位及心包积液情况,方可及时应对。

(3)此病例胸骨上端小切口行二尖瓣修复,成形效果满意,但因视野限制,采用右心房、房间隔及左心房顶联合切口暴露二尖瓣,增加了止血难度,术后引流多,应用大量止血药,引流不畅,导致心包积液较多。文献报道,术后大量心包积液可导致左心耳内陷。这些因素导致左心房内占位的诊断出现困难。该病例强调了心脏手术后的左心房占位,应想到左心耳内陷的可能。同时,对于微创手术,加强术中止血,可能会为术后省去一些麻烦。

29 "肋骨骨折"差点要人命

【临床经过】

患者男性,62岁,因"车祸致左侧胸部疼痛7小时"入院。患者7小时前发生车祸,伤后出现一过性昏迷,约1分钟,无抽搐,醒后自觉左侧胸痛,呈持续性钝痛,无背部放散痛,伴头痛、头昏,伴左侧肩、肘、腕、部疼痛,无明显胸闷、气短,无恶心、呕吐,略有咳嗽,无咳痰,无咯血,由"120"急救车送来我院急诊。急诊行全肋骨CT平扫示:①两肺下叶背部浅淡密度增高影。②两肺肺气肿。③右肺上、下叶多发磨玻璃微结节。④左侧第4~7肋骨骨折,断端对位对线良好;左侧第8、9肋骨骨折可疑。患者既往体健。入院查体:左侧呼吸运动度较右侧稍低,左侧胸廓压痛阳性,胸廓挤压征阳性,听诊左肺呼吸音稍减弱,右侧呼吸音清,未闻及干、湿啰音,心率 84 次 /min,律齐,各瓣膜听诊区未闻及明显异常杂音,左上肢活动轻度受限,左肩部、肘部、腕部轻压痛,左髋部轻压痛,四肢肌力正常、活动可,双下肢无水肿。该患者肋骨骨折断端对位好,未见血气胸,收入我科后给予消肿、止痛等对症处理,症状明显缓解。但是该患者在住院第 26 天下楼吃饭时,突发晕厥,持续约 2 分钟,家属扶患者上楼后,要求进一步明确晕厥原因。

【分析及处理】

该患者入院时肋骨骨折诊断明确,给予对症处理,症状明显缓解,怎么就突然晕厥了呢? 就其晕厥而言,首先要考虑和除外高危致死性晕厥,如 3A、消化道、胸腹腔血管及腹腔实质脏器破裂等所致晕厥,其次需警惕和考虑外伤性迟发性颅内血肿等,遂急查血分析、血凝 6 项、肌钙蛋白、心肌酶、超声心动图及头颅 CT 等。实验室检查结果回报示肌钙蛋白 0.016μg/L,BNP 568pg/ml,CK 38U/L,CK-MB 33U/L,乳酸脱氢酶 199U/L,D- 二聚体 90μg/L。这时 CT 结果没报,超声心动图报了危急值,提示二尖瓣脱垂并重度关闭不全、二尖瓣后瓣腱索断裂、左心室高动力状态、三尖瓣轻度关闭不全、肺动脉高压(重度)、心包积液(微量)。至此,该患者晕厥的病因找到了——心脏瓣膜腱索断裂。

患者出现一过性晕厥,考虑存在外伤后心脏继发性损伤,从而出现二尖瓣腱索断裂致脱垂,造成二尖瓣重度关闭不全,导致心肌及脑供血不足而出现一过性缺氧表现。超声心动图检查显示各房室内径正常,室间隔、左心室壁厚度及运动幅度正常,各瓣膜未见有钙化、增厚、粘连等,开放、关闭均正常。从临床症状、体征、既往体健及辅助检查所见,符合胸部闭合性创伤所致的二尖瓣损伤的临床特征。该患者心脏瓣膜损伤诊断明确,再次心脏听诊二尖瓣明显闻及收缩期杂音,与家属积极沟通病情,需要进一步行二尖瓣置换术。术中探查见二尖瓣后瓣腱索断裂并脱垂,瓣口关闭不全,与术前诊断符合,完整切除病变二尖瓣瓣叶,间断缝合二尖瓣机械瓣,手术过程顺利,患者术后恢复好,健康出院。

【心得体会】

1. 钝性胸部创伤通常由交通事故、剧烈体育活动、撞击或高空坠落产生,交通事故导致的外伤通常是复合性伤害,临床常高度关注头颅、四肢及胸腹部器官的损伤并给予急救,容易遗漏心脏部位的损伤。

胸部闭合性创伤时,伤者可在短时间内出现急性心功能不全,也可在稳定一段时间后发生迟发性心功能损害并进行性加重,有的在创伤后很快出现明显症状。心脏瓣膜损伤常因其他合并伤掩盖而被忽视,尤其是迟发性损害的患者,心脏杂音往往出现较晚,早期难以发现,极易漏诊。外伤性心脏瓣膜的损伤通过其临床症状和体征,以及心电图、影像学检查、超声心动图等辅助检查,可进行鉴别诊断和迅速确诊(超声心动图可显示心脏在结构及功能上的改变,并能确定心脏壁局部运动障碍,有无附壁血栓、室间隔穿孔、瓣膜或腱索断裂以及心室腔大小和功能)。

2. 回顾该病例,患者伤后没有立即出现胸闷、气急,心脏也无明显杂音,先以肋骨骨折等诊疗,26 天后出现一过性晕厥、收缩期杂音及肺动脉高压等心脏瓣膜损伤的症状和体征。患者有车祸外伤史,车祸伤在未造成明显的肋骨骨折、血气胸等情况下,却造成了更为致命的损伤——心脏瓣膜腱索断裂。患者入院时肋骨骨折不明显,无明显胸闷、气短,只表现为左侧胸部疼痛,入院时结合患者胸部 CT 单纯考虑为肋骨骨折,忽略了左侧胸部可能的瓣膜损伤、心室破裂、心脏压塞等严重的心脏挫伤情况,一方面入院时最基本的问诊、查体做得不到位,另一方面还是对于外伤的患者认识不够,入院胸部 CT 提示"肋骨骨折断端对位良好,未见明显血气胸",想当然地认为病情不重,从而忽视了此类患者,一旦病情加重,再紧急处理可能就比较被动了。因此,在以后的临床工作中一定要仔细、认真地对待每一个细节。最后,外伤引起瓣膜腱索断裂、冠状动脉损伤、心脏压塞的情况临床中少有报道,以后需要加强这方面的学习,减少临床中的误诊。

【经典箴言】

胸部创伤所致的心脏瓣膜损伤是一类少见而特殊的心脏损伤,但一定要牢记在心。

(贾澄辉)

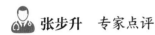 张步升　专家点评

临床上,二尖瓣关闭不全的病因多种多样,包括退行性、风湿性、缺血性、先天性和外伤性等,其中外伤性是最少见的病因。二尖瓣损伤多发生在心脏等容收缩期外部冲击力作用于胸壁时,与胸壁受伤的严重程度无直接关系。任何原因造成的胸部中度以上的冲击或挤压,都有可能造成二尖瓣受损。因此,对于胸部外伤者,无论是穿透性损伤,还是非穿透性损伤,都应除外二尖瓣损伤。二尖瓣损伤时,症状出现的早晚及严重程度取决于二尖瓣装置解剖结构的特点、受损部位及程度。本例患者在外伤后第 26 天发病,考虑车祸外伤致二尖瓣结构受损,延期出现二尖瓣腱索断裂,从而发生急性二尖瓣关闭不全。这提示我们应该对胸部外伤患者进行连续性观察和监测。若出现心功能不全的临床表现,应注意心脏杂音、心肌酶谱和心电图的变化。超声心动图对外伤性二尖瓣关闭不全能做出明确、精细的诊断。

外伤性重度二尖瓣关闭不全的患者,不管有无症状,均应尽早接受手术治

疗。对于手术方式的选择,应根据二尖瓣装置受损的部位和范围,选择二尖瓣修复术或二尖瓣置换术。本例患者为二尖瓣后瓣腱索断裂致瓣叶脱垂,应首先考虑采用复合二尖瓣修复技术,包括后瓣部分切除／人工腱索植入、二尖瓣瓣环成形等,这样可以避免人工瓣膜置换的相关并发症。而对于瓣膜毁损严重、无法修复或成形术后瓣膜仍对合不良者,建议采用人工瓣膜置换术。

30　一次超声解决了困扰患者一个季度的发热难题

【临床经过】

患者女性,39岁,因"间断发热伴胸闷、气短3个月余"入院。3个月前患者出现发热,最高体温达39.0℃,以午后为著,伴全身大汗,无寒战、发冷,伴胸闷、气短,活动后加重,休息后减轻,无心悸、胸痛,无明显咳嗽、咳痰,无尿频、尿急、尿痛,3~4小时后体温自行降至正常,外院多次复查胸部CT无明显异常,间断以肺部感染对症治疗,未明显好转。曾于我院及外院多次行尿常规提示隐血2$^+$,未予重视。10天前该患者出现间断咳嗽,以刺激性干咳为著,无咳痰,伴双下肢腓肠肌疼痛,我院门诊查血常规示白细胞5.66×10^3/L、中性粒细胞百分比2.1%、红细胞3.62×10^{12}/L、血红蛋白75g/L、血小板135×10^9/L,C反应蛋白58.31mg/L,红细胞沉降率50mm/h。

【分析及处理】

当时患者就诊是10月初,发热3个月余,也是就开始发热是在夏天,而现在都秋天了,是什么让该患者发热持续了1个季度?当时详细询问患者发热的情况,患者以午后及夜间发热为主,偶有寒战,口服退烧药物能缓解,但是不给予处理也能慢慢缓解,难道是结核?结核多以低热为主,但该患者最高体温达39℃,外院多次复查胸部CT正常,给予多种抗生素对症处理症状容易反复,并未完全好转;这时我注意到该患者的另一个症状"腓肠肌疼痛",脑海里闪过一种情况——感染性心内膜炎,我赶紧拿出听诊器,仔细听诊心尖区、二尖瓣区,在主动脉瓣区闻及舒张期杂音。该患者高热且不明原因发热、贫血、肌痛及舒张期心脏杂音,再一次加重了我对感染性心内膜炎的怀疑,于是立马嘱超声心动图检查,结果回报示左心室大;主动脉瓣上斑片状强回声,多考虑为赘生物;主动脉瓣脱垂伴重度关闭不全;左心室舒张功能减低。至此,困扰该患者3个月余的发热谜团终于解开。该患者转入心脏外科行手术治疗,术中见主动脉瓣环扩张,瓣叶萎缩增厚,磨损严重,呈"虫蚀样"改变,部分腱索挛缩,瓣上可见赘生物,完整切除主动脉瓣(图 8-30-1),行主动脉机械瓣置换术,手术成功,患者恢复好。1 年后回访,患者无任何不适。

【心得体会】

本患者在病程早期由于反复发热、出现咳嗽、血常规不高等,在听到心脏杂音或未仔细查体,未引起重视的情况下,被多名医师误以为是病毒性肺炎,外院给予反复复查胸部 CT 及给予抗生素对症处理未见明显好转,导致患者心脏瓣膜被一步一步侵蚀,最终不得不手术置换主动脉瓣。

该病例提醒我们对于发热待查中,有病理性心脏杂音者多考虑感染性心内膜炎,同时强调,有心脏杂音的发热患者必须高度怀疑感染性心内膜炎,必须详细查体,并进行超声心动

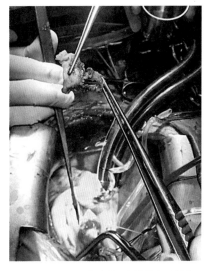

图 8-30-1　术中切除的"畸形的"
主动脉瓣瓣叶

图检查和血培养。其次对于发热伴肺部感染的患者,特别是反复发生肺部感染的患者,应常规行超声心动图检查,特别注意排除右心感染性心内膜炎的可能性。这里有 2 个问题需要强调:

1. 有人会好奇,为什么感染性心内膜炎会引起双下肢腓肠肌疼痛呢?

栓塞事件是感染性心内膜炎中常见的严重并发症,主要由心脏赘生物发生脱落和栓塞所致。早期出现栓塞者大多起病急,病情风险,并且全身各处动脉都可发生栓塞,最常见的部位是脑、肾、脾和冠状动脉,四肢动脉栓塞常表现为肢体疼痛、软弱、苍白而冷、发绀甚至坏死。

2. 感染性心内膜具有一定的栓塞发生率,那么这些患者需要抗凝吗?

栓塞的发生受赘生物的大小、活动度,以及赘生物在二尖瓣上的位置、通过抗生素治疗后赘生物是否缩小、特殊的病原体(葡萄球菌、白念珠菌)、既往栓塞史、多瓣膜累及等影响(赘生物即菌栓),所以感染性心内膜炎不应该抗凝,一是抗凝会使感染性心内膜炎患者出血风险增高,二是感染性心内膜炎的栓塞多为菌栓,抗凝不利于抗菌治疗。因此,栓塞最好的预防措施是及时给予适当的抗生素治疗,防止感染进一步加重。

【经典箴言】

有心脏杂音的发热别忘了检查超声心动图!

(贾澄辉)

心血管科医生共勉

1. 狭窄降前负荷,关闭不全降后负荷。

2. 形容二尖瓣狭窄时的开瓣音,"弹性好的瓣膜就像赶车的马鞭"——马鞭的弹性好,用力挥出去,回拉时就会出现很大的响声。

3. 心脏听诊时,嘱患者做 Valsalva 动作,几乎能使所有心脏杂音减弱,但却能导致肥厚型心肌病和二尖瓣脱垂的杂音增强。

4. 收缩期杂音听不出来是态度问题,舒张期杂音听不出来是水平问题。

5. 不是所有的主动脉瓣关闭不全都是舒张期杂音,重度主动脉瓣关闭不全往往是收缩期杂音。

6. 二尖瓣关闭不全杂音:后瓣向前传,前瓣向后传。

(编辑整理:王 青 卡木荣 王晨阳)

第九章

心电讨论篇

导言

　　心电生理是心血管学科的"瑰宝",既是热点,也是难点。为了让大家更好地学习心电生理知识,心血管版块网友开展心电知识讨论,图文并茂,格式新颖,正所谓"世事洞明皆学问,人情练达即文章"。字里行间体现了作者对于心电生理的宝贵经验和体会,我们同时邀请《明明白白心电图》主编柳俊教授对全篇稿件进行点评,让我们在交流和分享中提高心电学方面的专业知识和临床诊疗水平。

1 扑朔迷离的心电图

　　今天值班时处理了一位心动过速患者,经历该患者的诊疗过程,写出来与大家共享。患者男性,32 岁,因"突发心悸 18 小时"从当地医院转入我科。18 小时前患者无诱因的情况下突发心悸伴胸痛,部位在心前区,无放射痛,无胸闷及呼吸困难,无头痛及晕厥,到当地医院就诊,接诊医生告知其心率 100 多次 /min,无须担心,无须治疗。患者遂回家。

　　在家中,患者自觉心搏加速,再次到医院就诊,心电图提示宽 QRS 波心动过速,医生诊断为急性心肌梗死、预激综合征伴室上性心动过速,给予普罗帕酮(心律平) 75mg 静脉推注无效,再给予利多卡因 50mg 静脉推注无效,患者心率上升至 200 次 /min,再给予 ATP 弹丸式注射,仍无效,在该院治疗 10 余小时后无效,遂转入我科,途中静脉滴注普罗帕酮。入院查体:血压 90/60mmHg;神志清,精神差,烦躁不安,口唇无发绀,颈静脉无怒张,双肺呼吸音清晰,未闻及干、湿啰音;心率约 150 次 /min,律齐,未及病理性杂音;腹部平坦、柔软,无压痛及反跳痛,肝、脾肋下未及;双下肢无水肿。患者入院心电图见图 9-1-1 和图 9-1-2。

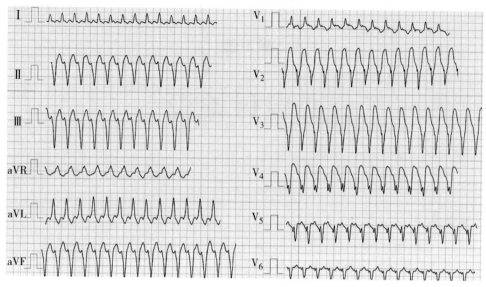

图 9-1-1　治疗过程中患者出现心动过速

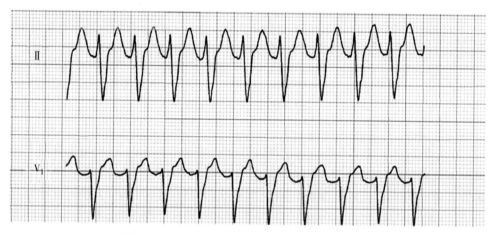

图 9-1-2　治疗过程中患者出现另一种心动过速

【互动问题】

1. 图 9-1-1 和图 9-1-2 的诊断分别是什么？

2. 如果接诊医生是你，如何治疗这位患者的心动过速？

3. 该患者最可能罹患的是何种器质性心脏病？还是没有器质性心脏病？

这位患者我们用药物治疗了将近 1 小时才转复为窦性心律，心动过速十分顽固，其间出现了一个意外，分析答案时介绍。

【详细解答 + 思路跟踪】

1. **初步印象**　那天正在心血管内科值班，一名进修医师收治了一位外院诊断为室上性心动过速的患者,我一看心电图,第一印象考虑为室性心动过速。主要理由是这个人宽 QRS 波心动过速,发作时心电图既不是右束支传导阻滞,又不是左束支传导阻滞,根据我们上面学习的内容,这是诊断室性心动过速一个有用的指标。接诊患者时,我注意到这位患者很年轻,床旁初步印象是患者血压不稳,已经降到正常下限,问诊与查体时患者烦躁,诉胸痛,种种表现提示患者的心律失常不趋向于良性。患者有明显的症状,可能与以下因素有关:心律失常本身导致的;患者心律失常院外治疗无效,长时间未得到控制,已影响心功能。因此,我的第一反应就是这位患者属于急症,治疗上一定要积极抢救。

2. **房室分离**　由于患者入院时心电图是同步 6 导联急诊心电图,一些 QRS 波电压被心电图机自动压缩成 1/2,故在患者入院后,我特意重新记录了标准 1 倍电压的心电图(见图 9-1-1)。该图很多导联的 ST-T 部分有顿挫,是否为房室分离,或者是心室除极或复极波的一部分,1 倍电压难以给我们一个明确的答复。为此,我记录了 2 倍电压的心电图。

通过图 9-1-3,我们可见 V_6 导联明显的房室分离。

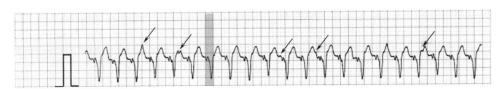

图 9-1-3　V_6 导联明显的房室分离

3. **处理**　这名患者入院后给予静脉推注胺碘酮,后继以胺碘酮维持静滴,治疗约半小时后,心室率略微下降,患者烦躁不安加重,诉口渴,胸痛加重,四肢皮温湿冷。这时我查阅患者院外病历,发现患者院外已经给予利多卡因静脉推注治疗,效果不佳,患者院外用药有普罗帕酮(心律平)、去乙酰毛花苷(西地兰)、ATP,但未用过胺碘酮。实际上,患者给予胺碘酮的确有效,比如心室率下降,但患者临床症状加重,已有休克的一些前期表现,因此,及时控制快速型心律失常应该是很重要的,如果不及时纠正,休克、心力衰竭等会迅速出现。这种患者胺碘酮的剂量应加大,快速静脉滴注,但快速静脉滴注担负一些风险,例如快速型心律失常转复后,出现极为严重的缓慢型心律失常。在应用胺碘酮时,我们已经开始准备电复律,就在这时患者室性心动过速突然终止,出现了如下节律(图 9-1-4)。

4. **进一步处理**　这位患者出现缓慢型心律失常后,其实头晕、心悸等症状并无明显加重,而且心率并不是进行性下降,而是缓慢增加,因此给予静脉推注阿托品,但是心率并无明显改善,遂给予异丙肾上腺素静脉滴注,心率很快再次上升到 150 次 /min,出现了另一种心律失常(图 9-1-5)。

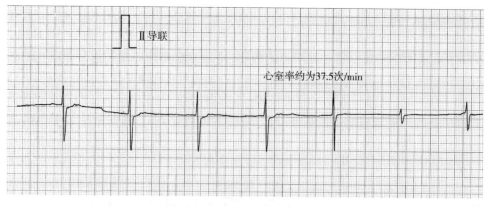

图 9-1-4　胺碘酮治疗室性心动过速复律后出现缓慢心律

快速型心律失常大剂量抗心律失常药物快速应用时的优点是有利于快速控制心律失常,弊端是快速型心律失常转复后出现的极为严重的缓慢型心律失常。

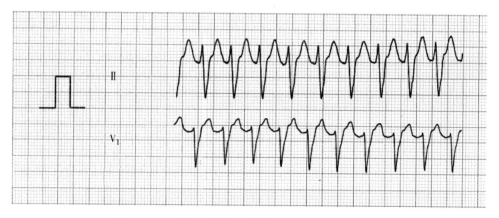

图 9-1-5　给予异丙肾上腺素静脉滴注的心电图表现

缓慢心律时静脉滴注异丙肾上腺素时出现的另一种心动过速:与前一种相比,Ⅱ导联无较大改变,但 V₁ 导联从类右束支传导阻滞图形变成 rS 型,接近正常图形。这次心动过速的本质是窦性心动过速。

一名进修医生认为是窦性心动过速,其实是正确的。这时我考虑了两点,即窦性心动过速或出现另一种室性心动过速,真实答案就是一个——窦性心动过速,未给予任何特殊处理,仅减慢异丙肾上腺素滴速后,患者心率逐渐减慢,可见窦性 P 波。应该说给予患者几分钟观察,窦性心律会逐渐出现,可能并不需要异丙肾上腺素。

5. **最后诊断**　其实患者入院时宽 QRS 波心动过速电轴左偏,V₁ 导联呈右束支传导阻滞图形,可以想到左后分支来源的特发性室性心动过速。这位患者入院时查体心界扩大,考虑合并有扩张型心肌病。转复后心电图可见巨大 Q 波,超声心动图提示扩张型心肌病、心肌纤维化(图 9-1-6)。

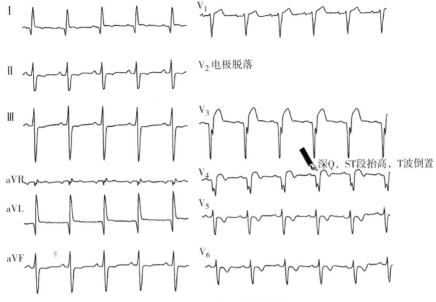

图 9-1-6 转复后心电图

（宋凌鲲）

【作者点评】

在本章"17 QRS 波的同向性问题"的日记中,我们已经有了"束支传导阻滞典型形态"与"心动过速呈束支传导阻滞图形"是 2 个不同概念的印象,的确两者的内涵不同。宽 QRS 波呈"束支传导阻滞图形"者(只看 V_1 导联 QRS 波形态),如果也符合"束支传导阻滞典型形态"(V_1 和 V_6 导联 QRS 波形态),那么这份宽 QRS 波心动过速很有可能是室上性心动过速伴束支传导阻滞或差异性传导。这就难怪作者"一看心电图,第一印象考虑为室性心动过速",足以说明作者心电图功底犀利。

迄今为止,有多种用于鉴别宽 QRS 波心动过速是室性心动过速或室上性心动过速伴差异性传导 / 束支传导阻滞的方法。

(1)诊断室性心动过速的经典方法是,在宽 QRS 波心动过速的心电图中找到房室分离、心室夺获波或心室融合波,特异性近 100%,但敏感性仅 20% 左右。

(2)1969 年由 Rosenbaum 首次报道的"无人区"电轴,为宽 QRS 波电轴极度右偏(-90°~±180°)的心电现象,几乎只见于室性心动过速,偶见于正常变异。

(3)1987 年发表的 Wellens 标准(RBBB 型室性心动过速)以及 1988 年发表的 Kindwall 标准(LBBB 型室性心动过速)也都很有价值,但在应用过程中仍会出现

V_1 导联 QRS 波形态符合室性心动过速,而 V_6 导联却符合室上性心动过速伴差异性传导 / 束支传导阻滞(反之亦然)特征的矛盾现象。

(4) 1991 年发表的 Brugada 分步式判别标准是借前车之鉴总结出来的,它要求 6 个胸导联都必须有记录。其特点是:①第 1 步实际上是"QRS 波的同向性问题"。②第 2 步 RS 间期>100 毫秒。③将房室分离放在第 3 步的原因很简单,因为首选经典方法已判别为室性心动过速者就无须再选用其他方法那么麻烦了。④第 4 步要求同时符合 V_1 和 V_6 导联 QRS 波形态,否则判为室上性心动过速,避免了以往标准中可能出现的矛盾现象。为鉴别房室旁道前传的室上性心动过速,Brugada 随后又补充了另一个 4 步法,读者有兴趣可参考相关书籍。Brugada 方法虽已简化,但仍然比较复杂。⑤ 2007 年 Vereckei 等又提出新 4 步法,用于鉴别诊断宽 QRS 波心动过速。

该篇日记中,当作者放大电压后录图,采用经典方法找到房室分离,即确诊为室性心动过速。图中宽 QRS 波的心电轴为 -60°~-90°(270°~300°),虽不是典型的"无人区"电轴,但按 Vereckei 法 aVR 导联起始呈 R 型,也高度提示为室性心动过速。读者如果有兴趣,还可选用其他方法进行验证。

(柳俊审校)

2　临床心电图的实用性分析

我曾经在临床上看到过这样一件事情,心电图已经很明确的室性心动过速,临床医生反复在那里讨论研究,有诊断为阵发性室上性心动过速的,有诊断为预激综合征伴心房颤动的,有诊断为窦性心动过速伴左束支传导阻滞的,最后冠状动脉造影证实患者左前降支中段闭塞,缺血性室性心动过速明确。有人说临床心电图无须在一些细节问题上过于追究,但对于专科医生来说,重视细节、发现问题的本质更有利于指导临床工作;另外,我也反对置患者治疗而不顾,花费大量时间研究心电图的极端,可能等你还没有把患者的宽 QRS 波心动过速搞明白,已经发展成心室颤动了。当然,我们都希望自己能掌握快速、高质量的临床心电图分析技能,但这种本领没有一朝一夕的磨炼是炼不成的。对于初学者,个人认为临床心电图的分析还是应回到临床实际,以下个人体会希望能对大家有所帮助:

1. 看有无 QRS 波　如果 I 导联未见到 QRS 波,立即停止描记,重点是抢救患者,无 QRS 波的心电图无非就是心室扑动、心室颤动和心搏骤停。

2. 看 QRS 波的宽窄　窄 QRS 波以室上性为常见,宽 QRS 波要多考虑室性来源。

3. **看心率快慢** 过快或过慢的心率均非正常,快的窄 QRS 波心律要考虑室上性心动过速,慢的窄 QRS 波要考虑心动过缓;快的宽 QRS 波心律要考虑室性心动过速,慢的宽 QRS 波要考虑室性逸搏;频率适中的心律,即使加速的室性自主心律,一般血流动力学尚能稳定。

4. **看有无 P 波** 有 P 波且频率正常者,窦性心律且频率过快者,需要考虑窦性心动过速或房性心动过速的可能;无 P 波者均为异位节律。

5. **看 P 波和 QRS 波有无关系** 心电图有固定的 PR 间期,判断 P 波和 QRS 波有关,根据 P 波形态判断是窦性心律或异位 P 波。

6. **看有无 ST-T 改变** 该项主要用于了解患者有无心肌梗死、心肌病、心肌炎等。

此外,要掌握快速心电图分析,平素应牢记自己阅读的心电图模式,很多心律失常其实都有固定的 QRS 波模式,例如分支型室性心动过速、二度 I 型房室传导阻滞、尖端扭转型室性心动过速等;加强学习的归纳和总结,比如快速判断有无房室传导阻滞,如果 PR 间期固定无 P 波脱落,则可排除二度和三度房室传导阻滞,PR 间期进行性延长伴 QRS 波脱落则为二度 I 型房室传导阻滞,PR 间期固定伴 QRS 波脱落则为二度 II 型房室传导阻滞,P 波和 QRS 波无关则为三度房室传导阻滞;要掌握哪些心律失常属于危及患者生命的,例如同为二度房室传导阻滞,二度 II 型房室传导阻滞的患者则为高危患者,因为此类患者的阻滞部位在房室结以下,预后不佳,应尽早植入永久性心脏起搏器。

(宋凌鲲)

【作者点评】

体表心电图的作用有:①心律失常的诊断;②图形改变:包括心肌梗死及房室肥大。迄今为止,在心律失常诊断方面,还没有比心电图更好、更实用、更便宜的检测手段。"宽窄快慢"是住院医生短期内快速掌握心律失常诊断治疗的捷径。正如作者所言,只有不断磨炼,多看图,多思考,才能真正体会到这"4 字口诀"的精髓所在。

(柳俊审校)

3 Niagara 瀑布样 T 波

【临床经过】

科里上级医生会诊,遇见一位神经内科脑血管疾病患者,老年男性患者,既往高血压病史,未规律服用降压药,平素血压 160~170/90~100mmHg。近日因情绪激动后突发言语不利,有踩棉花感,速来我院神经内科就诊。患者因高血压、心电图 T 波倒置请心血管内科会诊,心电图如图 9-3-1 所示,给各位老师"品鉴"。

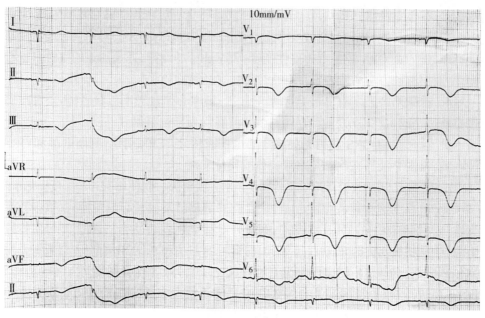

图 9-3-1　心电图

患者 1 个月前曾就诊于心血管内科,行冠状动脉 CTA 示 LAD 钙化斑块形成伴轻度狭窄,其他血管未见明显异常。给予抗动脉硬化、调脂、降压等对症治疗,症状好转,但患者依从性差,不遵医嘱服药。

【分析及处理】

神经内科医生结合患者心电图表现,考虑这次不排除急性冠脉综合征,追问病史,患者无胸闷、胸痛等缺血症状,复查心电图和心肌酶学均正常,由此可见,这位患者诊断急性冠脉综合征证据是不充分的。接下来揭晓谜底:本病例患者心电图表现是 Niagara 瀑布样 T 波。2001 年哈佛医学院 Hurst 教授将脑血管意外患者出现的一种特殊形态的巨大倒置 T 波形象地命名为 Niagara 瀑布样 T 波,主要原因可能为交感神经过度兴奋引起。Niagara 瀑布样 T 波常见于左胸导联,即 $V_3 \sim V_6$ 导联,巨大倒置 T 波宽深倒置、不对称,常有切迹。T 波演变迅速,可持续数天后自行消失;巨大倒置 T 波常伴随 QT 间期延长、U 波显著及快速室性心律失常;不伴 ST 段变化及病理性 Q 波。

【心得体会】

我们看到倒置的 T 波,就像反射弧传导一样,认为可能是冠心病。往往传统思维限制了诊疗。T 波倒置在临床心电图中十分常见,而且我们时常能遇到形态夸张的巨大倒置 T 波,深的 T 波倒置也见于心内膜下心肌梗死造成的心室复极的延迟,左前降支近段高度狭窄造成的透壁性心肌缺血可导致 $V_1 \sim V_4$ 导联出现深的 T 波倒置。常伴有 QRS 波的改变及病理性 Q 波的出现,有明确的定位诊断价值。T

波倒置也可见于急性心肌梗死并持续数天至数周。缺血性巨大倒置的 T 波的心电图特点为双支对称、T 波波形变窄、T 波顶端变锐、内角变小,这些特点使冠状 T 波变为振幅高而倒置的箭头状。这些特点与 Niagara 瀑布样 T 波的基底宽、双支明显不对称、伴显著 QT 间期延长等形成鲜明对照而容易鉴别。

【经典箴言】

心电图里的奥秘需要我们不断探索,也是心血管内科医生成长的印迹。

(孙宪彬　周大亮)

4　电转复,该出手时就出手

今晚 10 : 00 急诊科送来一位女性患者,55 岁,表情烦躁,精神恍惚,皮肤湿冷,脉搏细速,心率 120 次 /min,提示患者已处于休克状态。心电图提示室性心动过速。快速追问病史,患者于凌晨 5 : 00 发病,自诉胸闷、心悸、呼吸困难,送至某医院后,该院医生使用了包括胺碘酮、普罗帕酮(心律平)、利多卡因等多种抗心律失常药物后,心动过速仍旧持续,继续给予静脉滴注抗心律失常药物控制心律失常,随后患者家属将患者转送至我院。当时接诊这例患者后,我首选电转复,一次转复成功,心电监护示心房颤动,心室率 69~99 次 /min,转复后患者心律及心率一直稳定,但最终死于难以纠正的休克。

这又是一个不恰当治疗心律失常的病例,从患者到某医院就诊后 17 小时内,接诊医生给予了多种抗心律失常药物控制室性心动过速均告失败,很明显,这例患者在治疗中已经出现血流动力学不稳定,这种情况下不应再重复、大剂量使用抗心律失常药物,而应给予电转复,果断地纠正患者的恶性心律失常。从我接诊的情况看,即使患者处于休克晚期状态,一次性电转复成功,可以推测如果早期实施电转复,患者的预后可能会改善。

很多医生拘泥于电转复的适应证,比如血流动力学不稳定的室性心动过速、心室扑动、心室颤动,而忽略了对患者病理生理动态性变化的整体把关。一例室性心动过速患者入院后,如果血压尚稳定,可尝试药物转复,但如果在治疗过程中,患者出现血流动力学不稳定和休克,则应立即尝试电转复,不必期待药物转复,为后面的抢救赢得时机。因为休克一旦进展,内环境紊乱、脏器功能损害,这无疑增加了后期治疗的难度;另外,大剂量抗心律失常药物带来的负性肌力作用和扩管作用,将促进休克的发生、发展。

室性心动过速与前面介绍的窦性心动过速不同,窦性心动过速可以观察,但对于损害血流动力学的室性心动过速,应尽早给予电转复。即或是室上性心动过速,如果患者不能耐受,循环不稳,也应尽早电转复。

临床上很多问题并非教科书介绍的一样单纯,往往多种情况并存,需要医生从中抓出主要矛盾,解决主要问题,例如急性心肌梗死患者并发室上性心动过速时,如果患者心动过速发作时出现血压下降、胸痛加重等表现,短时药物治疗观察无效后,也应及时给予电转复,纠正患者的异常血流动力学。

(宋凌鲲)

【作者点评】

临床表现为血流动力学不稳定的室性和/或室上性快速型心律失常,都可以立即选用电复律术,尤其是有器质性心脏病者,并不需要经过先尝试药物复律、无效后才选用电复律这样的过程。需要注意的是,除心室颤动外(偶尔在快频率室性心动过速或预激综合征并心房颤动患者,也可用低电能非同步电复律),其他快速型心律失常都应选用同步电复律术。在抢救患者时,要记得根据心电所见,选择同步或非同步,原则问题不能错。

5 平板运动试验中的意外与思考

【临床经过】

患者女性,55 岁,因"劳力性胸痛 5 年"入院。10 年前发现心率慢,有乏力、头晕,未诊治。入院查体:体温 36.5 ℃,脉搏 52 次 /min,呼吸 20 次 /min,血压 133/78mmHg;神清,颈静脉无怒张;双肺呼吸音清;心率 45 次 /min,律齐,无杂音;双下肢无水肿。患者以胸痛待查(冠心病、心绞痛?)、窦性心动过缓、心功能 I 级收入院。入院查肌钙蛋白 I<0.01ng/ml(正常),NT-proBNP 16ng/L(正常),血凝全套正常。入院常规心电图示窦性心动过缓,52 次 /min,T 波改变结合临床。24 小时动态心电图示窦性心动过缓,平均心室率 45 次 /min,最长 RR 间期 1.843 秒,发生在夜间 2∶06。超声心动图示左心收缩功能正常,主动脉瓣轻度反流。患者做平板运动试验,运动前静息心电图,心率 54 次 /min,患者做到第 10 分钟在 Bruce 分级 4 级时,心率达到 102 次 /min,出现心慌,面色苍白,不能耐受,要求停止,我们及时停止了平板运动试验。在患者静坐进入恢复期时,出现了交界区逸搏、室性期前收缩,紧接着出现了长达 3.7 秒和 4.9 秒的 2 次长 RR 间期,患者有头晕、胸闷的症状,但无晕厥、黑矇。平板运动试验的结果是运动总时间为 18 分 3 秒,结束于第四阶段,最大负荷是 13,最大速度是 6.7km/h,最大坡度是 16%。静止期的心率是 47 次 /min,上升的最大心率是 102 次 /min,最大心率是目标心率的 72%,恢复期结束时心率是 56 次 /min。这位患者存在心脏的变时功能不良,最快心率低于预测心率的 75%,动态心电图示平均心率 45 次 /min,结合患者临床症状,我们考虑这位患者有病态窦房结综合征,有起搏器植入指征,安置了 DDDR 起搏器。

国外平板运动试验有专门的指南,我国也颁布过平板运动试验操作与诊断规范,在平板运动试验中绝对禁忌证包括:心肌梗死3~5天内,急性冠脉综合征,伴有血流动力学不稳定的心律失常,急性心肌炎、心包炎,血压>180/110mmHg 或<85/50mmHg,主动脉夹层,严重的主动脉瓣狭窄、梗阻性肥厚型心肌病,未控制的心力衰竭,急性肺栓塞、肺梗死,下肢静脉血栓。

相对禁忌证包括:左主干中重度病变,频发、多源室性期前收缩,中度瓣膜狭窄,未控制的高血压或肺动脉高压,严重贫血,电解质紊乱或洋地黄中毒,精神或体力障碍,缓慢型心律失常<45 次 /min 或快速型心律失常>125 次 /min。

这位患者动态提示是平均心率为 45 次 /min 的窦性心动过缓,常规心电图也是缓慢型心律失常,属于平板运动试验的相对禁忌证,临床医生在开检查时没有把握好禁忌证和相对禁忌证,我们也没有很好地把关,好在临床处理及时,未造成严重后果。

【经典箴言】

平板运动试验是稳定性冠心病诊断、危险分层、是否血运重建的重要检查依据,有重要的临床价值,也可以检查窦房结变时功能和与运动有关的心律失常,但也是事故多发的检查项目,因此临床科室和检查科室都要注意把握好适应证和禁忌证。

(丑小菲　郑炜平)

6　从心电图寻找胸痛的蛛丝马迹

【临床经过】

上周我在急诊值班中处理了一位年轻男性患者,回顾整个过程,让我受益匪浅。该患者 22 岁,1 周前有上呼吸道感染病史,此次在活动后突发后背部及左侧心前区疼痛,伴咳嗽、胸闷,持续约 2 小时,接诊时先完善生命体征检查:体温 37.0℃,脉搏 80 次 /min,呼吸 18 次 /min,血压 110/80mmHg,在后续问诊中并无外伤史。

【分析及处理】

由于患者主诉有突发左侧胸痛伴咳嗽、胸闷症状,并有上呼吸道感染史,我首先考虑到气胸的诊断,还有心肌炎及胸膜炎的可能。当时我第一反应即进行肺部听诊,果然左侧呼吸音明显较右侧降低,左侧胸部叩诊呈鼓音,至此左侧气胸的诊断初步确立。考虑患者行动不便,我立即行心电图检查以排除心脏急症,即时心电图示窦性心律,心率 65 次 /min,无 ST-T 异常。但有一点心电图改变引起我的注意:$V_1 \sim V_6$ 导联 QRS 波群均呈 rS 型,即极度顺时针方向转位,并且 $V_1 \sim V_6$ 导联 R 波及 S 波的电压均出现递减现象,QRS 综合电压亦递减。如果这一现象发生在一位中老年并有慢性支气管炎病史的患者身上,也许可以视作一种"合理"的病理心电图改变,但它却发生在一位年轻人身上,15分钟后床旁胸部X线片显示左侧肺纹理消失、局部透亮度增加、左侧气胸。我立即将患者转入呼吸内科行胸腔闭式引流术,3小时后我随访这位患者,并为他做了第2份心电图,经过对比:Ⅰ、aVL、V_4~V_6导联R波振幅较治疗前明显升高,尤其是V_4导联从治疗前的R/S<1变为R/S=1,肺部听诊左侧呼吸音较治疗前恢复,2天后复查胸部X线片示左侧气胸征消失。

【心得体会】

1. 对于突发左侧胸前区疼痛伴咳嗽、胸闷的年轻患者,我们首先应考虑到两点,第一是拟诊问题,第二是检查次序问题。左侧胸前区疼痛在很多条件下都是代表的心脏症状,而且这例患者1周前有上呼吸道感染病史,无外伤史,但从生命体征来看,患者呼吸、脉搏、血压正常且平稳,无心力衰竭体征,并且年龄较轻。对急诊科医生来说,患者安全必须放在第一位,拟诊应排除或证实心脏急症,首先行急诊心电图检查,因为在众多疾病中重症心肌炎是"杀手"疾病之一,此处应冷静处理。

2. 体格检查越早越好,尤其拟诊脏器的体格检查更是越早越好,此例从主诉中突出两点,其一是左侧胸痛,提示心脏病变可能;其二是咳嗽、胸闷,提示呼吸系统(支气管、肺部)病变可能。通过对该患者肺部的体格检查,"气胸"这一诊断逐渐浮出水面,提示我们在任何时候都不能忽略认真的查体。

3. 后来我翻阅了资料,发现16~23岁的瘦长体形、平胸男性易患自发性气胸。另外,通过查阅资料发现,Ⅰ、aVL、V_4~V_6导联R波振幅较治疗前明显升高,这种改变与左侧胸膜腔内的游离气体量减少、肺不张减轻、组织导电功能增加、心脏位置恢复正常有关。

【经典箴言】

对于突发胸痛、咳嗽的年轻患者,宜警惕气胸,通过心电图可起到证实或排除气胸诊断的价值。

(葛晓冬)

7 窦性心动过速处理的悲剧

患者系29岁女性,因"车祸伤"收治入当地医院。既往无心血管疾病病史。3天后,患者出现发热,体温达39℃,血压70/50mmHg,后用多巴胺维持血压在100/60mmHg左右,呈昏迷状态,贫血貌,口唇发绀,双下肺闻及少许湿啰音,心率160次/min,心尖区闻及2/6级收缩期吹风样杂音,腹部平坦、柔软,无压痛及反跳痛,双下肢无水肿。血常规示白细胞$15×10^9$/L,中性粒细胞百分比95%,红细胞

$2.4 \times 10^{12}/L$，血红蛋白 76g/L，血小板 $186 \times 10^9/L$。床旁心电图提示窦性心动过速，心率 180 次 /min。值班医生先静脉推注胺碘酮 150mg 后，心率减慢不明显，继续应用生理盐水 250ml+ 胺碘酮 300mg 静脉滴注，心率仍无改善，再给予普罗帕酮(心律平) 70mg 静脉推注，患者心率减慢至 140 次 /min，该医生见普罗帕酮有效，遂给予生理盐水 250ml+ 普罗帕酮 210mg 静脉滴注，滴注 3 分钟后，患者发生呼吸、心搏骤停，心肺复苏失败，宣布临床死亡。

个人体会：通常很多情况下，窦性心动过速并不需要处理，这位医生错误地使用抗心律失常药物抑制窦性心动过速是导致患者迅速死亡的直接原因。很多临床医生对患者的快速心率过于恐惧，根本原因在于医生未能把握患者病情，没有认真分析患者的病理生理状态，仅仅凭借表观生命体征而不恰当甚至是错误地应用药物以致产生灾难性后果。该车祸伤患者有多种导致窦性心动过速的病理生理因素，例如炎症、发热、失血性贫血、休克、颅脑损伤等，因此窦性心动过速并非病情加重的原发因素，而是继发性现象，无须积极处理。一位无器质性心脏病的年轻人，160 次 /min 的窦性心动过速即或持续一段时间也是能够耐受的，治疗的重点并非强行抑制窦性心动过速，而应积极纠正致命性并发症，例如休克。

窦性心动过速，即使频率极快速的窦性心动过速，绝大部分情况是机体对疾病的反应，如果窦性心动过速本身不影响病程经过，处理不必过于积极，过于积极的处理，其不良后果有：①影响对疾病进展的观察；②抗心律失常药物不良的负性肌力作用、血管活性作用等；③休克患者的窦性心动过速，一旦发现患者的心率短时内直线下降(注意：不是逐渐下降)，往往提示即将发生心搏骤停，而大剂量的抗心律失常药物将影响这种心率的预警现象。

相反，如果窦性心动过速将影响患者的病程和预后，则需要给予适当的干预，对于心血管内科来说，这些异常情况包括急性心肌梗死、心绞痛发作、主动脉夹层、心肌炎等合并的窦性心动过速。主动脉夹层患者的窦性心动过速必须加以有效控制，β 受体阻滞剂的负性肌力作用和通过减慢心率降低血流对病变血管的冲刷作用，避免夹层延伸。

(宋凌鲲)

【作者点评】

去其他科室会诊，不时地会见到对窦性心动过速的患者中使用"胺碘酮"的问题。问其为什么使用？答曰两条理由：其一，窦性心动过速也是一种室上性心动过速；其二，使用抗心律失常药物减慢心率，可以使心脏舒张更为充分，有利于改善患者的血流动力学参数。好像真的是那么回事，其实不然！理论上，窦性心动过速确实是室上性心动过速的一种特殊类型。心率太快的窦性心动过速的确很容易误诊为室上性心动过速而将其当作室上性心动过速来处理，本无可厚非，但一旦鉴别诊断为窦性心动过速，就应该积极寻找引起窦性心动过速的原因，而不是强行以减慢心率为目的,否则欲速则不达,甚至起反作用。很多疾病的极期,如急性大面积心肌梗死泵功能Ⅲ~Ⅳ级的患者,如果没有 PCI 及 IABP 辅助治疗等措施和手段,死亡率在 90% 以上,此时强行降低心率的后果是加快患者的死亡。该篇日记说明一个道理:积极寻找和处理引起窦性心动过速的病因才是对的。

（柳俊审校）

8 三度房室传导阻滞的问题

患者男性,46 岁,患者入院前曾晕厥 3 次,入院时心电图提示三度房室传导阻滞、室性逸搏 – 期前收缩二联律(图 9-8-1),血压 110/60mmHg。入院后初步诊断为三度房室传导阻滞,接诊医生为患者开了很多辅助检查,例如超声心动图、胸部 X 线片等。遗憾的是,患者在放射科行 X 线检查时突发晕厥,抢救无效死亡。

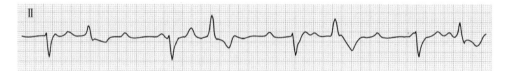

图 9-8-1　患者入院时心电图

个人体会:该接诊医生错误地认为患者心搏尚存、血压稳定,故而让患者外出检查,其基本原因是接诊医生完全不了解患者所处的危险情况。第一,该例患者入院前即有晕厥,心电图证实三度房室传导阻滞、室性逸搏 – 期前收缩二联律,晕厥的原因不外乎有两个,即心室停搏和恶性室性快速型心律失常,患者应属于高危猝死患者;第二,患者心搏虽有,但并非正常的窦性心律,而是一种不稳定的代偿心律,心电不稳,应加强患者的心电监测,准备好床旁抢救设备;第三,这是一例起搏器植入过渡期的患者,起搏器植入的术前准备并不需要过多的辅助检查,即或因某些特殊原因需要完善检查,应有医护人员陪同,携带便携式急救包。

接诊三度房室传导阻滞患者,应了解患者有无晕厥症状,有无器质性疾病(包括心血管疾病和非心血管疾病);完善床旁 12 导联心电图,了解有无其他心律失常或心肌梗死;完善心肌酶谱、电解质、肾功能等常规实验室检查;持续心电监护,除非特殊情况,不要随意让患者离开病房;做好起搏器植入的术前准备。

笔者曾在他院会诊时,遇到另一位三度房室传导阻滞的患者,该患者有晕厥症状,既往有高血压病史,平素血压控制欠佳,此次发病时,患者无胸痛、呼吸困难等临床表现,实验室检查无异常发现,心电图示三度房室传导阻滞、室性逸搏心律、心率40次/min,嘱医生用异丙肾上腺素维持心率、血压稳定,除口服降压药物外,其余静脉用药暂不用,做好起搏器植入术前准备。不料该院医生为输注硝酸甘油,竟然停用异丙肾上腺素,患者最后心搏骤停,抢救无效死亡。

通过我遇到的这2例三度房室传导阻滞患者的病案,个人认为,三度房室传导阻滞患者的主要入院目的是解决心律问题,如果无其他特殊情况,例如暴发性心肌炎、急性心肌梗死等,临床用药应精简,严密监测患者心律,安全地做好起搏器植入前的过渡准备。

(宋凌鲲)

【作者点评】

三度房室传导阻滞又有高位(希氏束分叉前)和低位(希氏束分叉后)之分:前者逸搏激动点在房室交界区,QRS波通常是窄的,频率多在40~60次/min,心电相对稳定;后者逸搏激动点在房室交界区以下,宽QRS波,频率<40次/min,心电极不稳定,随时可能停止发放激动而导致心搏骤停。若读者您值班时同时收入2位三度房室传导阻滞的患者,1位是前者,另1位是后者,当然首先要重点处理的是后者。该篇日记中心电图显示逸搏心律为宽QRS波,又有频发室性逸搏-期前收缩二联律,至少应立即置入临时起搏器以策安全。在安装了临时起搏器基础上,如果仍有频发室性期前收缩,排除电解质紊乱等因素后,就可以较为大胆地使用抗心律失常药了,未安装临时起搏器前是不能使用抗心律失常药物的。

碰到如心电图所示的这种患者,我们基层医院没有临时起搏装置怎么办? 只能一个静脉通道滴注异丙肾上腺素,另一个静脉通道准备好利多卡因(用于室性心动过速、心室颤动时),与患者家属沟通好后,向有条件的医院转诊。

(柳俊审校)

9 Bix 法则

我们先来看一幅心电图(图9-9-1)。

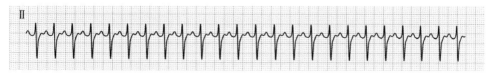

图9-9-1　心房率和心室率为150次/min的室上性心动过速

这份心电图心室率 150 次 /min,之前可见频率同为 150 次 /min 的 P 波,单凭这段心电图,我们要考虑的诊断有窦性心动过速、房性心动过速、心房扑动。图 9-9-2 是嘱患者深吸气屏气后记录的,我们可以看到心电图"P 波"频率增加至 300 次 /min,"P 波"成正负双向,"P 波"与"P 波"之间无等电线,有理由诊断为心房扑动。这就是 Bix 法则在临床心电图中的应用。

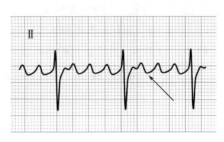

图 9-9-2　屏气后"P 波"频率增加

Harold Bix 是奥地利维也纳著名的心脏病专家,后在美国巴尔的摩市工作。他认为,在室上性心动过速中,如果心电图 P 波正好位于两个 QRS 波之间,应注意 P 波可能隐匿于 QRS 波之中,这就是 Bix 法则。Bix 法则只不过是室上性心动过速发作时,心房激动呈 2∶1 传导至心室,如果遇到合适的 P-QRS 传导间期,就可以出现以上的巧合。

Bix 法则的心电图特点:①常为节律规整的心动过速,心室律整齐,多为窄 QRS 波性心动过速,心室率多在 150 次 /min 左右;②在两个 QRS 波中间可见 P(或 F)波,P(或 F)波可为直立或倒置;③因 QRS 波内隐藏着 P(或 F)波,所以 QRS 波形态可能与窦性心律或房室传导比例不同时略有差别;④房室传导时间或比例改变可能显露隐藏在 QRS 内的心房波。例如本例介绍的,刺激迷走神经后(深吸气)使房室传导比例改变,进而通过体表心电图明确诊断,另一种方法可以记录食管心电图发现隐藏的 P 波。

Bix 法则的重要性是正确识别 P 波的频率,常见于房性心动过速和心房扑动中。因此,心室率为 150 次 /min 的室上性心动过速,一定要正确计算清楚心房频率。

(宋凌鲲)

【作者点评】

大家看图时还会有这样的体会:①心房扑动的扑动 F 波多在 Ⅱ、Ⅲ、aVF 导联上最典型,有时其他导联显示不出 F 波特点,表现得就像窦性心律一样而被误诊;②心房颤动时,颤动 f 波在 V_1 导联表现最为典型;③心房扑动的心电表现有时类似于房性心动过速(F 波不呈锯齿状,反而像 P 波形态),只是频率超过了 300 次 /min。

除本篇日记中所介绍的做深呼吸动作(兴奋迷走神经减慢心室率,使心房电波显露)、插食管心房电极描记食管心房电图(此心电图上 P 波会比普通心电图上的 P 波高大很多倍,有利于显示心房电活动的规律性)这些方法之外,还有一条很实用的用于鉴别窦性心动过速、房性心动过速和心房扑动的经验,可与大家分享:如果 Ⅱ、Ⅲ、aVF 导联上无清晰可辨的 ST 段(和 / 或 T 波)可以辨认时,也提示是心房扑动。这在一些重症患者,尤其是上了呼吸机的患者中很有鉴别诊断价值。

（柳俊审校）

10 无形的追查

今天参加了一份病例讨论,可以给我们一点启示,现介绍给大家。

患儿男性,12 岁,无任何临床症状,无家族性心血管疾病病史。体检心电图如图 9-10-1。

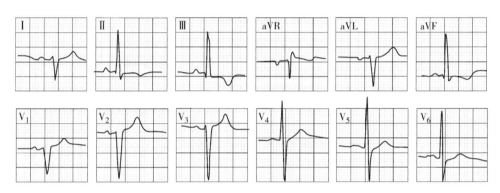

图 9-10-1 12 岁男孩体检心电图

这是一例儿童的心电图,表现为左后分支传导阻滞图形。左后分支传导阻滞的发生率很低,为 0.5%~0.7%,多见于器质性心脏病患者。这例儿童平素无心血管系统疾病症状及体征,超声心动图也未发现异常。可以这样说,对于我们很多医生,超声心动图正常,可排除先天性心脏病、心肌病、瓣膜病等器质性心脏病。

左后分支主要分布于室间隔后半部、后乳头肌、左心室后下壁等处,由左前降支和后降支双重供血。左后分支血纤维丰富,少数纤维受损,尚不至于产生左后分支传导阻滞,一旦出现左后分支传导阻滞,往往提示左后分支严重受损。换句话说,心肌病变较重。病理学研究发现,左后分支的急性损伤包括缺血、坏死、炎症等;慢性损伤包括纤维化、钙化沉积等,往往左后分支传导阻滞是多部位、多分支受损,即损伤波及右束支、左前分支、左束支主干等,不同的损伤节段和不同的合并损伤,可以导致心电图 QRS 波形态多变。

接诊医生在超声心动图检查正常后,并未放弃对病因的探寻,他认为左后分支传导阻滞是一种有病理意义的心电图改变,"超声心动图正常并不能排除心肌结构、功能完全正常",最后通过磁共振检查发现患儿室间隔后上 2/3 处有一个

3.5cm×2.5cm大小的占位性病变,该患者的心脏肿瘤正好处于左后分支走行部位。

很多医生包括心血管内科的专业医生,有轻视心电图的现象,其实会看心电图和掌握心电图的临床意义是两回事情,后者更深入,更能指导医生深入发现问题、了解问题、解决问题。因此,掌握好心电图这一有力工具,能使临床医生更好地为患者服务。

(宋凌鲲)

【作者点评】

左、右束支传导阻滞有不同的临床意义。

左束支由前(左前降支发出的前室间隔支)、后(后降支发出的后室间隔支)、上(房室结动脉)3组动脉供血;左后分支由前、后室间隔支2组动脉供血;左前分支及右束支仅由单支的前室间隔支供血。因此,完全性左束支或左后分支传导阻滞往往表示病变较重。相反,右束支与左前分支在室间隔膜部下方紧密相邻,容易受损且又因其单支血供关系,故完全性右束支或/和左前分支传导阻滞往往见于正常人。因此,从临床角度思维,完全性左束支传导阻滞或(完全性)左前分支传导阻滞有着相当重要的临床意义,从心电图表现联想到其解剖结构,蛛丝马迹,总会找到相关病因。不要小看心电图,其实内有乾坤!

(柳俊审校)

11 窄 QRS 波心动过速

今天我们学习如何接诊窄 QRS 波心动过速患者(图 9-11-1)。

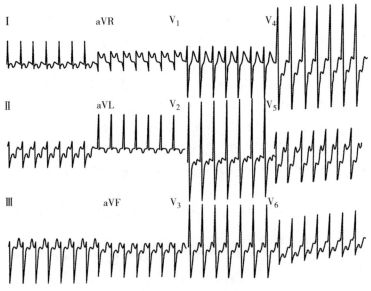

图 9-11-1 窄 QRS 波心动过速

QRS 波<120 毫秒的心动过速称为窄 QRS 波心动过速,大部分都是室上性心动过速,但也有例外,比如高位间隔区域产生的室性心动过速,QRS 波可<120 毫秒。因此,那种认为窄 QRS 波心动过速即室上性心动过速的说法是错误的。

窄 QRS 波心动过速包括各种窦性心动过速、房性心动过速、心房扑动、心房颤动、房室结折返性心动过速、顺向型房室折返性心动过速等多种类型。根据心电图的一些线索,例如有无逆行 P′ 波、R–P′ 与 P′–R 的关系、心动过速 P′ 与窦性 P 波的差异、基础心电图有无预激波等,有时能对心动过速基于心电图做出机制上的诊断,但有些实难区分,需要通过食管电极、心内电生理检查才能明确诊断。

应了解每一位心动过速患者的血压,因为根据血压是否稳定,可以粗略地把患者分为血流动力学稳定和不稳定两个类别,两者的治疗策略不同,后者需要紧急电转复。须强调的是,休克早期,代偿性血压正常或升高,应注意判别此类患者,以免延误休克的治疗。

简短了解患者迫切需要解决的症状,例如患者有无胸痛、黑矇、晕厥、呼吸困难等症状。比如,一例 46 岁高血压患者突发阵发性心房颤动,除了自觉心搏快速外,患者可能并无其他症状;一例二尖瓣重度狭窄的患者突发阵发性心房颤动,可能诱发急性肺水肿。通过简短的症状询问,可以了解心动过速对患者的影响,有助于医生决定治疗策略。病史询问应简洁明了,直接询问患者有无高血压、冠心病等基础心血管疾病,无须让患者进行长时间的系统回顾,以免贻误病情。

这时必须完善 12 导联心电图,直到现在,还有一些医生只采集心动过速患者的一个导联心电图,仅根据一个导联 QRS 波的宽窄判断患者是室上性心动过速或室性心动过速,这是极不正确的。因为室性心动过速可以在某个导联或某几个导联出现窄 QRS 波。

掌握常用抗心律失常药物的适应证、禁忌证、不良反应和使用剂量。用药期间应给予持续心电监护,随时了解患者心律、心率及血压的变化,避免抗心律失常药物过量。须强调的是,心房扑动患者在使用抗心律失常药物时,扑动频率减慢的同时可能出现心室率增快,应及时给予药物减慢房室结的传导,避免心室率过快诱发心室颤动。

(宋凌鲲)

【作者点评】

时限≤ 0.12 秒的 QRS 波有 3 种称谓,即正常(宽度的)QRS 波、室上性(激动使心室除极产生的)QRS 波和窄 QRS 波。正常 QRS 波时限≤ 0.12 秒,是左、右心室除极几乎同时开始,而结束却是左心室稍迟于右心室的综合结果(心室除极最早始于室间隔,同时向左、右两侧心室展开,因为左心室比右心室厚,所以左心室除极结束晚于右心室)。也就是说,正常心室除极从开始到结束所需时间≤ 0.12 秒,其中大部分时间是左、右两侧心室同时但不同向地进行除极的结果。窄 QRS 波意味着心电之后的机械活动,即心室的收缩是向心性的。因此,窄 QRS 波总是给人较为"安全"的感觉。当然,极速型(>190 次 /min)的窄 QRS 波心动过速者(见图 9-11-1),或者心动过速频率不是很快但有基础心脏病者,或者极慢型(<40 次 /min)的窄 QRS 波心律者,一旦合并明显血流动力学障碍,就必须紧急处理。

(柳俊审校)

12 变化的心律失常

患者女性,47 岁,既往曾明确诊断为扩张型心肌病,此次因"呼吸困难伴双下肢水肿 5 天"于下午 4 :50 收入院。床旁心电图检查示窦性心律、短阵房性心动过速,给予呋塞米、去乙酰毛花苷(西地兰)、硝酸甘油等治疗后,患者症状有所改善。晚上 10 :40 患者出现短时间意识障碍、肢体抽搐,每次持续约 10 秒后自行好转,抽搐后患者肢体活动无障碍。当班护士及时告知值班医生,值班医生行心电图检查示房性心动过速、频率 130 次 /min,再次给予西地兰 0.2mg 静脉推注,患者心律转为窦性心律,频率 89 次 /min。10 分钟后,患者又出现抽搐,值班医生考虑为短暂性脑缺血发作,当时我正好在场,认为这样的解释太过牵强,建议立即上心电监护排除室性心律失常,果然,患者抽搐再次发作时观察到室性心动过速,频率 180 次 /min,给予胺碘酮后抽搐未再发。

器质性心脏病患者往往同时存在多种心律失常,且这些心律失常具有多变、易变的特征,就拿这例患者来说,虽然两次心电图都采集到房性心动过速,但这两次房性心动过速均是在患者无抽搐时采集的,除非极端条件下,频率 130 次 /min 的房性心动过速难以与阿 – 斯综合征联系,结合患者罹患扩张型心肌病,必须考虑到合并存在的室性心动过速,不要被表面现象迷惑。

晕厥是心血管疾病的一个严重症状,即使由良性疾病所致,患者也有潜在的生命威胁,比如患者下楼时、走路时发作,会发生外伤、车祸伤等意外事故,从广义上来说,晕厥属于恶性症状,必须明确患者的晕厥与恶性心律失常是否存在关联。作为心血管内科医生,应熟悉并掌握晕厥相关心律失常的救治,比如窦性停搏、高度窦房传导阻滞、高度房室传导阻滞、室性心动过速、心室颤动、预激综合征并心房颤动等。在心血管病区里,凡有晕厥发作的患者,都应进行持续心电监护,以了解患者晕厥发作时的心律和心率。例如笔者曾遇到另一例患者,女性,18 岁,反复晕厥发作近 5 年,在多家大医院就诊均未寻找到病因,后来我院就诊,给予持续心电监护,监护 3 天,未发现恶性心律失常,24 小时动态心电图记录也未发现问题,患者及其家属要求取消心电监护,并且因医疗费用问题和科室发生争执,主任医师仍坚持给予心电监护,理由是:"我不希望我的患者不明原因地在我科死亡,我只为患者的生命着想,只要患者继续在我科住院,必须给予心电监护。"陆续返回的检查结果表明患者无器质性心脏病,患者家属拟出院,就在当天晚上,患者上厕所时出现晕厥,心电监护捕捉到多形性室性心动过速,回放监护记录,多形性室性心动过速发作前 QT 间期延长至 630 毫秒,原来这是一例先天性长 QT 综合征的患者,其 QT 间期呈动态变化,既往心电图、动态心电图检查均未发现问题。在明确诊断后,患者家属对我科非常感激。因此来讲,临床工作只要有理、有据地实施,终将为患者带来裨益。

(丁香园 zslt)

【作者点评】

晕厥原因的确诊可不是件容易的事情!

造成晕厥的原因大体上有心源性、血管舒张与收缩功能障碍性、低血容量性、其他原因如晕厥型癫痫等数个方面。心脏梗阻型疾病和各种心律失常是心源性晕厥的主要原因。通过查体和超声心动图检查,主动脉瓣狭窄、肥厚型心肌病、心房黏液瘤等心脏梗阻型疾病及致心律失常型右心室心肌病相对较易诊断,难就难在对发作性心律失常的捕捉。从普通体表心电图、动态心电图、运动心电图到食管心房调搏电生理和心内电生理检查术,各项检查都有其价值所在。问题是有些患者以上检查都做了,仍未能诱发出或记录到与症状相关的心律失常。目前,埋藏植入式心电事件记录器(芯片)是一项不错的选择,它分为患者触发式和自动式 2 种记录方式,可以用体外程序仪回放记录(类似于起搏器程控仪),记录时间以年为单位,适用于晕厥发作不频繁的患者,缺点是费用相对高且须手术植入。

13 起搏器电极移位

我见过一位患者,男性,65 岁,既往曾患不稳定型心绞痛而行 PCI,患者此次住院的目的是复查造影,步行进入病房。入院后初次心电图检查示心房颤动,完全性左束支传导阻滞,心室率 68 次 /min,心室律不齐。主管医生给予胺碘酮(0.2g、3 次 /d)连服 5 天后,患者诉四肢无力、头晕,偶有黑矇,无晕厥和抽搐,复查心电图示心房颤动,心室率 48 次 /min,心室律规整,考虑为三度房室传导阻滞。随后给患者植入了临时起搏器,患者临床症状有所改善。4 天后,患者头晕再发,并在晨起时晕厥 1 次,值班医生见心电监护无异常,未对患者进行仔细检查,夜间患者出现意识模糊、低血压,听诊心率仅 31 次 /min,考虑为起搏器脱位,急给予阿托品静脉推注无效,再给予异丙肾上腺素静脉滴注,仍无明显效果,心电监护提示出现频发室性期前收缩,急给予利多卡因静脉推注,抢救时间近 50 分钟,才请来上级医生到导管室进行起搏器电极复位,但患者出现脑死亡,次日上午心搏、呼吸停止。

处置这例患者的失误之处值得借鉴：①考虑起搏器脱位时，可以在抢救的早期尝试床旁调整起搏电极位置，这是首先考虑的处理策略。脱位分为完全脱位和微脱位，很多适当调整后可以带动，也可以尝试升高电压等方法；②心房颤动患者未经控制心室率的药物治疗但心室率仅 68 次/min，这提示患者房室结传导功能可能存在缺陷；③此类患者心室率尚可，从血栓事件考虑也不宜急于转复，故应先考虑抗凝与否，以及综合评价后考虑是否需要给予复律治疗。因此，无论从哪方面说，胺碘酮均是不适合的。事实证明，患者在服用胺碘酮后出现三度房室传导阻滞。

回顾思考，值班医生未能分析、寻找患者晕厥发生的原因并及时向上级医生汇报。作为心血管内科的住院医生，遇到患者出现不明原因的危重表现，一定要及时向上级医生汇报，不要想当然地处理问题。就像此例患者，如果及时复位临时起搏器电极，可以避免后面灾难性的结局。我们可以看到抢救时药物治疗面临的难题，一方面需要异丙肾上腺素维持心律，另一方面异丙肾上腺素导致复杂的室性期前收缩，缓慢型心律失常时出现的复杂室性期前收缩有诱发室性心动过速、心室颤动的可能。因此，对于临时起搏器植入术后的患者，一旦起搏器未能正常工作，要立即想到起搏电极移位，因为临时起搏电极不像永久性心脏起搏器的电极可以固定在心肌上，临时起搏电极可以随着患者的体位、活动发生移位。

三级甲等医院强调的是等级责任制度，作为低年资医生，我们应该向上级医生学习、请教。临床医学是一门实践性很强的学科，上级医生日常积累的工作经验是低年资医生所不能比拟的。很多问题，低年资医生多是看到问题的表面，而上级医生是看到问题的实质。我们要有自信，但不要自负，多向他人学习，一定有助于自己的提高和进步。

（丁香园 caobangming）

【作者点评】

临时起搏器，顾名思义是临时性的，其电极前端光滑、无锚状结构，不会锚住右心室内膜的肌小梁、梳状肌等，很容易脱位。

安装了临时起搏器后，患者自己移动体位、咳嗽、呼吸动作，以及护理人员给重症患者定期进行翻身、清洗等治疗，甚至心脏本身收缩与舒张的搏动，都足以导致起搏电极的脱位而危及患者的生命。因此，术后管理应引起医护人员的足够重视，不要认为安装了临时起搏器就万事大吉而疏于观察。

14 心肺复苏时的逸搏心律

我是带着内疚的心情写的。2 年前，那天我值会诊班，其他科一位患者需要紧急会诊，原因是腰椎穿刺后突然出现心搏骤停。我急忙赶过去，患者经过抢救后恢复交界区心律,记得心率大概是 60 次 /min,但仍然有室性期前收缩,当时我建议用了胺碘酮,不久之后患者心率逐渐减慢、停止,最终没能抢救过来。那时我接触胺碘酮的时间不长,只记住了抢救心搏骤停时可以应用,但是没有分析具体情况,患者的交界区心律是一种自我保护,用了胺碘酮之后恰恰把这种保护抑制了,虽然当时没有其他心血管专科医生在场,没有人指出用药不当,但这个教训让我终生难忘。导师常说,一个好医生可能是患者的生命堆积起来的。

我在会诊时经常遇到其他科医生对一些心电图结论过于紧张,比如房性期前收缩、室性期前收缩、ST-T 改变、非阵发性交界区心动过速、右束支传导阻滞等。其实,很多心电图异常及心律失常并不需要干预,治疗心律失常一定要分析患者具体的临床背景和病理生理机制。

心肺复苏时出现的逸搏心律包括交界区逸搏和室性逸搏心律,均属于代偿性心律,是机体自身的保护性心律,一旦用药物去抑制它,将有心搏骤停的危险;即使出现室性期前收缩,也暂可以观察;如果出现室性心动过速、心室颤动,首先电复律,因为过量的抗心律失常药物有碍于窦性心律和逸搏心律的恢复。

(丁香园 lbsun)

【作者点评】

该篇日记所记载的是不争的事实,尤其是在非内科系统,类似现象时有发生。切记,不要将逸搏当期前收缩来处理!

15　致命的延误

今天中午,我正在值班室休息,忽然电话响起,是科室里一位同事打来的,口气急切:"你快来看 12 床,患者出现心搏骤停,主任医师让你来放置临时起搏器。"我急忙跑出值班室,到了病房,只见患者床旁围了很多人,正在做胸外心脏按压,患者已处于深昏迷状态,心电监护上显示为室性逸搏心律,频率大约 30 次 /min。我大致了解了病史,患者为急性下壁心肌梗死第 10 天,午休时突然出现阿－斯综合征发作。当时值班医生观察到的心脏节律为室性逸搏心律,三度房室传导阻滞,立即给予异丙肾上腺素,但是效果欠佳,患者心率虽然逐渐增加,但同时出现了室性心动过速和心室颤动,如果立即放置临时起搏器,患者可能还有一线希望。最后患者被成功植入临时起搏器并成功起搏,不过为时已晚,虽然心搏有了,但患者已没有了呼吸和血压,之后虽抢救了数小时,但回天乏术,家属只好放弃治疗。

事后总觉得这事有点儿蹊跷,患者入院已经大约 10 天了,为什么会突然出现三度房室传导阻滞呢?难道是再发心肌梗死?但是当时患者并无明显的胸闷等症状。仔细查看病历,发现前一天患者的心电图上已经提示为二度 I 型房室传导阻滞,但仍继续服用倍他乐克(50mg、2 次 /d)。病程中患者持续心电监护,当天上午护理记录单显示三度房室传导阻滞。

急性下壁心肌梗死出现的房室传导阻滞,即使是三度房室传导阻滞,大部分患者的传导紊乱可在 2 周内缓解而无须永久性心脏起搏器治疗。急性下壁心肌梗死时三度房室传导阻滞发生的机制有:自主神经功能紊乱、房室结缺血与坏死,以及房室结邻近区域释放缺血代谢产物。今天讨论的这位患者,在出现三度房室传导阻滞前已有二度Ⅰ型房室传导阻滞,查阅倍他乐克药物说明书,禁忌证包括二度或三度房室传导阻滞,虽然根据急性心肌梗死治疗指南,β 受体阻滞剂已列为常规用药,但在患者出现二度或三度房室传导阻滞时,应在起搏器的保障下用药,及时调整药物剂量甚至停药,以利于患者房室传导阻滞的恢复。

此外,这例患者在上午护士已发现三度房室传导阻滞,但未引起重视,延误了治疗时机,因此说,心血管内科的护理人员也应加强临床心电图的学习。

(丁香园 dfysghx)

【作者点评】

临床观察不仔细,药物导致缓慢型心律失常未在意,的确应加强学习。

β 受体阻滞剂的临床适应证非常广泛,尤其是心血管内科疾病,包括慢性心功能不全、快速型心律失常、高血压、主动脉夹层、冠心病心绞痛和心肌梗死、梗阻性肥厚型心肌病和扩张型心肌病、二尖瓣脱垂、先天性 QT 间期延长综合征、β 受体亢进症、甲状腺功能亢进症等都可以使用它,而且疗效可观。不过,在心血管内科,时有发生因服用 β 受体阻滞剂导致缓慢型心律失常的病例,因此,在使用该类药物时应密切观察心律和心率变化,即时调整用药剂量,防止类似不良反应的发生。

16　抢救和时间赛跑

心室颤动、心房颤动、室上性心动过速——无数心律失常就仿佛是困扰心血管科医生(无论内科或外科)的一场噩梦,来得突然,去得突然,患者也去得突然。

有一次,普外科一位患者术后出现阿 – 斯综合征,需要我科急会诊。刚刚跑到普外科病房,突然看见几名护士推着抢救车冲向一间病房,我快速跟着进入病房,映入眼帘的是这样的一个景象,患者静静地躺在病床上,至少阿 – 斯综合征的阶段已经过去,两名实习护士正在胸外心脏按压,除颤器的导联刚刚连上,值班医生还在凝视屏幕,显示心室颤动,我立即把功率调到 360J,就猛电击了 3 次,当然第 1 次和第 2 次之后都是没变化的,心室颤动持续存在,第 3 次,心律转复为窦性心律。在此期间,我嘱护士给予静脉应用胺碘酮,并且让人把正压面罩压上,开始捏皮球,同时给予吸痰、升压药、呼吸兴奋剂逐次应用,这时患者开始慢慢恢复自主呼吸,面色不再是蜡黄色,测到了微弱的血压,其间又发作了几次心室颤动,我均用电击迅速地转复过来。在电击期间,持续用皮球正压给氧,事后证明很有效,氧分压升至124mmHg,二氧化碳分压35mmHg。这期间的抢救时间用了不到5分钟。患者仍然未恢复意识,后来转入CCU,其间发作心室颤动十几次,均成功电击复律,后建议患者安装ICD,患者因经济原因而放弃。

心室颤动应争分夺秒地进行电击复律,笔者在临床工作中还曾遇到过值班医生为心室颤动患者做12导联心电图,这种危急情况下,拉一个导联即可明确诊断,不必再在心电图采集上花费时间,关键问题是治疗,治疗的关键是电击复律。此外,也不要在听诊心音、扪及大动脉搏动上浪费时间,因为有些心脏病患者的心音本来就很低钝,还有肺气肿患者的心音也难以闻及,休克患者的大动脉搏动触诊不满意等。

(丁香园 pizi)

【作者点评】

心室颤动发生时,迅速电除颤的重要性是不言而喻的!

不像现在我们使用的都是3通道或者6通道甚至12通道心电图机那样,过去都是单通道心电图机,需要每个导联依次出图,因此才会有如何从心电图角度来区分心房颤动与心室颤动的鉴别诊断条款。前者是因为某些导联上QRS波很矮小,与心房颤动f波混在一起容易被误判为心室颤动,解决的办法是多做几个导联,总有一些导联上高大的QRS波与f波是可以辨别开的。实际临床工作中,应该像本篇日记作者所说的那样,患者临床表现最为重要!通常,心房颤动者的一般情况不会太差,而心室颤动者势必伴随着阿-斯综合征的发生。

心室颤动等于心室停搏!大脑完全停止血供将出现相应症状:3秒以内出现眩晕、视物模糊、黑蒙,5秒出现晕厥,超过10秒出现抽搐。大脑细胞对缺氧的耐受时间为4~6分钟,超过这一时间将发生不可逆损伤。因此,心室颤动的抢救必须争分夺秒。

(柳俊审校)

17 QRS波的同向性问题

QRS波同向性是指标准12导联中的6个胸前导联QRS波主波方向全部正向或全部负向(图9-17-1)。这是阵发性室上性心动过速(PSVT)伴差异性传导相对不常见的模式,因为典型左束支传导阻滞(LBBB)时,QRS波在V_1~V_2导联负向,V_4~V_6导联正向;典型右束支传导阻滞(RBBB)时,V_1和V_2导联高终末R波在V_3、V_4导联消失(图9-17-1)。这个标准诊断室性心动过速(VT)的特异性较高,但只有15%的VT有此表现(敏感性较低),因此不能依据此标准排除PSVT。

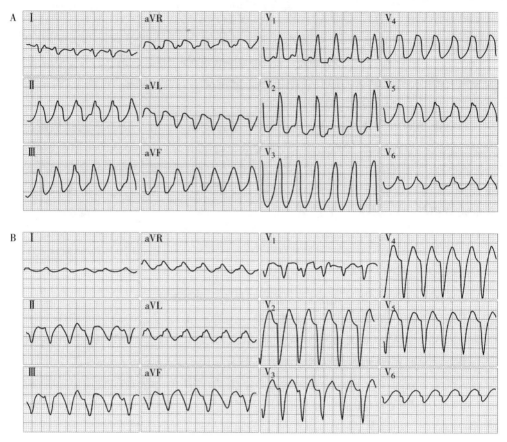

图 9-17-1　胸前导联 QRS 波正向和负向一致性

A. 胸前导联 QRS 波正向一致性；B. 胸前导联 QRS 波负向一致性。

　　须强调的是，6.8% 的 PSVT 伴差异性传导也会出现 QRS 波同向性（图 9-17-2），例如旁道从心底至心尖顺序激动心室可导致预激型室上性心动过速伴胸前导联正向一致性、右心室心尖起搏有时会产生 QRS 波负向一致性。

　　QRS 波同向性中，RBBB 型 QRS 波（正向一致性）中更有鉴别诊断价值：类 RBBB 型 VT 符合率为 18%，PSVT 伴差异性传导只有 5% 一致（$P<0.001$，敏感度为 0.18，特异度为 0.95）。值得注意的是，预激型室上性心动过速时也会出现正向一致性，因为旁道可从心底至心尖激动心室导致胸前导联出现正向一致性，右心室心尖起搏有时会产生 QRS 波负向一致模式。

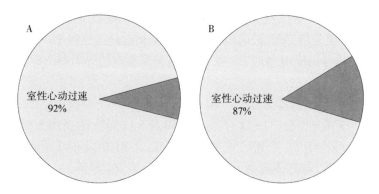

图 9-17-2　胸前导联 QRS 波一致性时室性心动过速和室上性心动过速所占比例
A. 胸前导联 QRS 波正向一致性室性心动过速和室上性心动过速所占比例;
B. 胸前导联 QRS 波负向一致性室性心动过速和室上性心动过速所占比例。

另外,负向一致性识别能力较低:LBBB 型 VT 只有 12% 出现负向一致性,PSVT 伴差异性传导 10% 出现负向一致性。

国外文献曾报道一例 17 岁男性反复发生晕厥,发作时心电图提示宽 QRS 波心动过速,心室率 175 次 /min,QRS 波间期 140 毫秒,心电图胸前导联负向一致性,该点支持 VT 诊断,但电生理证实患者是顺向型房室折返性心动过速伴左束支传导阻滞,旁道位于左房室沟后部。根据前面介绍的内容,LBBB 时,首先激动右心室,然后跨间隔激动左心室,整个心室激动方向从右向左,背离右前胸指向左后胸,故右胸导联 V₁、V₂ 导联 QRS 波以负向波为主,V₅、V₆ 导联 QRS 波以正向为主,实际上该患者有典型的漏斗胸,CT 发现该患者整个心前区完全是右心室,因此在左束支传导阻滞时,心室激动背离全部胸前导联,表现为负向一致性。

这个病例说明,心脏空间位置的改变会使我们常用的宽 QRS 波心动过速鉴别诊断标准产生错误结论。临床心电图实际是临床与心电图的完美结合,因此,宽 QRS 波心动过速的鉴别诊断标准必须与患者的临床背景相结合,避免就图论图。

个人体会:常在临床上看到临床医师应用 QRS 波一致性这一指标来诊断室性心动过速,但真实情况远非如此。我们可以看到无论哪种一致性,室性心动过速和室上性心动过速都存在交叉,单独应用这个指标应该慎重。医学的发展是永无止境的,目前正确的东西可能很快就要被淘汰。在阅读电生理书籍时,应该针对其中的细节仔细思考,融入自己的理解。学习一定要具有主观能动性,不过这需要建立在广泛的专业层面之上。

(宋凌鲲)

【作者点评】
宽 QRS 波心动过速的鉴别诊断一直是临床心电图工作者最感兴趣的话题之一。

有关宽 QRS 波心动过速的鉴别诊断中,首先应明确以下几个概念:

(1) 宽 QRS 波是指 QRS 波时限≥0.12 秒,心动过速是指频率 >100 次 /min。

(2) "束支传导阻滞典型形态"与"心动过速呈束支传导阻滞图形"是 2 个不同的概念。

1) 束支传导阻滞典型形态(V_1 和 V_6 导联上 QRS 波形态):① LBBB 时 V_1 导联 QRS 波呈 rS 或 QS 型,且起始 r 波较窄以及 S 波降支陡直和无顿挫,V_6 导联 QRS 波起始 q 波应消失,呈 RR' 或单形性 R 波;② RBBB 时 V_1 导联 QRS 波仍以一个 r 波为起始,V_6 导联表现为 R/S>1 的 qRs、Rs 或 RS 形态。

2) 心动过速呈束支传导阻滞图形(只看 V_1 导联上 QRS 波形态):①呈 LBBB 型时,QRS≥0.12 秒,V_1 导联 QRS 波终末部以负向波为主;②呈 RBBB 型时,QRS≥0.12 秒,V_1 导联 QRS 波终末部以正向波为主。

有 2 个"80%"的概念:①在宽 QRS 波心动过速中,80% 为室性心动过速,20% 为室上性心动过速伴束支传导阻滞 / 差异性传导或预激征等因素参与的心动过速;②在宽 QRS 波心动过速中找到房室分离、心室融合波或心室夺获波,是体表心电图确诊室性心动过速的经典方法,不过这种诊断室性心动过速特异性极高的表现 80% 是找不到的。综合以上概念,从临床实际工作出发,遇到宽 QRS 波心动过速时,首先当其为"室性心动过速"处理是基本原则。待患者病情稳定后,再采用各种方法,包括本篇日记中采用的"宽 QRS 波同向性"的方法慢慢分析,以作出鉴别诊断。

(柳俊审校)

18　输血的困惑

今天,我们通过病例来进行心电图的学习。

这是一位 39 岁男性患者,因"突发呕血 3 小时"而被送往医院,被诊断为上消化道出血。入院时血红蛋白 6.3g/dl,胃镜检查诊断为十二指肠溃疡、幽门螺杆菌阳性。住院期间同时进行了输血治疗,给予治疗后,胃镜复查提示溃疡痊愈,后复查血红蛋白达 10.2g/dl。

入院时心电图(图 9-18-1)示窦性心动过速,心率 106 次 /min。心电图肢体导联电轴左偏,呈不完全性右束支传导阻滞,V_1~V_2 导联 ST 段呈穹窿型抬高(>4mm)。当血红蛋白为 10.2g/dl 时,心电图无明显的 ST 段抬高(图 9-18-1)。患者病程中有胸痛病史,无晕厥、头晕、心律失常病史和猝死家族史。

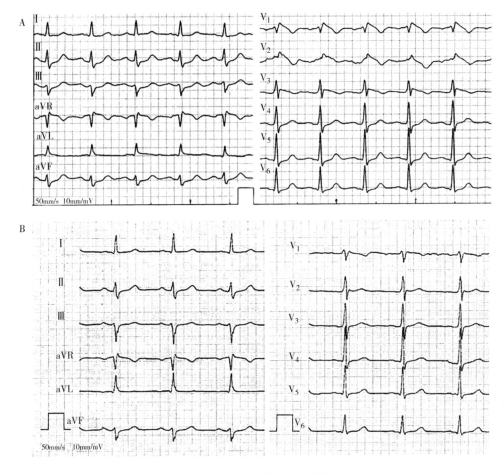

图 9-18-1　患者入院心电图

A. 血红蛋白 6.3g/dl 时标准 12 导联心电图显示 $V_1 \sim V_3$ 导联 ST 段抬高(50mm/s，10mm/mV)；

B. 血红蛋白 10.2g/dl 时标准 12 导联心电图(50mm/s，10mm/mV)。

　　结合此病例，大家需要研究的问题是:①该患者需要进行哪些检查？②心电图诊断是什么？③心电图变化可能机制是什么？

　　Szhua:该患者在急性失血后血红蛋白为 6.3g/dl 时，心电图出现 $V_1 \sim V_3$ 导联 ST 段呈穹窿型抬高，其心电图变化可能与 ATP 敏感性钾通道相关，ATP 敏感性钾通道在心肌中密度最高，当血红蛋白为 6.3g/dl 时，心肌可出现急性缺氧，使得该通道大量激活，2、3 相复极增快，在 2 相期出现跨壁电压梯度，形成 ST 段抬高。而经治疗后血红蛋白为 10.2g/dl 时，心肌的缺氧纠正，ATP 生成增多，该通道关闭，2 相期跨壁电压梯度消失，心电图即无明显的 ST 段抬高。

　　对于该患者的进一步检查可进行超声心动图、MRI 排除心脏结构疾病，致心律失常型右心室心肌病(ARVC)的心电图表现一般比较固定，无间歇性出现，先不考虑。我考虑是否可以用 ATP 敏感性钾通道的激活剂尼可地尔来做药物试验，激活该通道的开放，来重现这种心电图的改变？如能重现，即为 ATP 敏感性钾通道参与了该种心电图变化，如不能，再选用其他钠通道阻滞激发，是否应该考虑为 Brugada 综合征。

宋凌鲲总结：Szhua 的回答很精彩，思路比较清晰。患者无晕厥、头晕、心律失常病史及猝死家族史。由于患者是在当地旅游，故不能获得其家族成员的心电图资料。超声心动图、Holter、运动平板试验和 MRI 心脏扫描均正常。由于其有胸痛病史，进行了冠状动脉造影检查，结果亦正常。在电生理检查时，右心室心尖和右室流出道进行心室刺激，运用1~3个期前刺激（周长500毫秒、400毫秒和330毫秒），并滴注间羟异丙肾上腺素，未诱发出心律失常。AH 间期为 64 毫秒。HV 间期为 56 毫秒。后来我们为患者行阿义吗啉试验，结果提示阳性，患者最终的诊断就是 Brugada 综合征。由于患者无心源性猝死家族史，电生理研究未诱发出室性心律失常，该例无症状的患者未植入 ICD。

学术跟踪：临床上有很多图形呈现 Brudaga 样心电图表现，如何从 Brudaga 样心电图鉴别出真正的 Brudaga 综合征，是一个相当复杂的问题。需要具体案例具体分析。丁香园网友也提供了很多类似的病例，大多是在一些特殊的临床背景下发现的，其实这些因素有可能是 Brudaga 综合征心电图从隐匿性转为显性的激发因素，不过这些病例大多未进行详细的研究，不能得到最后的诊断，但至少怀疑 Brudaga 综合征是没有问题的。

以前曾读到一本介绍心律失常的外文专著，其中专门有一个篇章讲解 Brudaga 综合征的种种临床激发因素，其中有一句话就是：心肌缺血时，ATP 敏感性钾通道激活可以导致出现 Brudaga 样心电图。这次讨论的病例贫血，病程中无疑会导致心肌缺血，出现这个现象可以从我们的文献得到解答。但需强调的是，这例患者阿义吗啉试验阳性，已经可以肯定 Brudaga 综合征，这与单纯心肌缺血引发的 Brudaga 样心电图有着本质的不同。

（宋凌鲲）

【作者点评】

Brudaga 综合征心电图特点包括：①右胸前 V_1~V_3 导联 J 点和 ST 段抬高，这种 ST 段抬高不伴对应导联（下壁 II、III、aVF 导联，或正后壁 V_7~V_9 导联）的 ST 段压低。其中，穹窿型占大多数，与室性心律失常的急性发作有关；马鞍型仅占少数，与疾病的慢性病程有关；混合型不多见。②T 波倒置。③不同程度的类右束支传导阻滞。该综合征的心电图呈间歇性（时有时无）、多变性（不同次记录形态不同）和隐匿性（需要使用钠通道阻滞剂诱发出特征性改变）等特征。Brudaga 综合征与定位在 3 号染色体的心脏钠通道 *SCN5A* 基因突变有关，研究者将其与长 QT 综合征、遗传性传导系统疾病等归类于特发性离子通道病。临床上，呈马鞍型者极易误诊为心肌梗死急性期"红旗飘飘"样心电图改变。

"宋凌鲲总结"和"学术跟踪"已经够详尽和专业了,值得认真阅读。

Brugada 拟表型一般在药物（ⅠC 及ⅠA 类抗心律失常药物、部分抗抑郁药、麻醉药等）、心肌缺血、体温、饮酒、低钾血症、高钾血症、肺栓塞、输血,甚至有报道说心脏搭桥术后都有出现这种 Brugada 拟表型。

这种贫血状态下出现的 Brugada 波,首先要考虑到 Brugada 拟表型的可能,尤其是当贫血被纠正之后,患者 Brugada 波消失,那么基本上就可以肯定是 Brugada 拟表型了,个人认为没必要再做这些电生理检查来证实,并且最后诊断为 Brugada 综合征都很牵强,了解 Brugada 综合征和 Brugada 拟表型的诊断标准,对于诊断明确 Brugada 波的原因很重要。

贫血引起的 Brugada 拟表型,我没有看到相关文献有表述,因此这篇文章我有不同看法。

（柳俊审校）

19　宽 QRS 波心动过速鉴别的三大误区

误区 1：胸导联同向性就是室性心动过速

答疑：胸导联同向性是指患者胸前 $V_1 \sim V_6$ 导联的 QRS 波主波方向呈同一方向,可表现为正同向性或负同向性。负向同向性是指在宽 QRS 波心动过速中,胸前导联 QRS 波群的负向同向性对室性心动过速诊断的特异性比较高,这种室性心动过速起源于左心室前壁；正向同向性是指心室除极起始于二尖瓣环的后壁时,在心电向量投影的横面,QRS 波群的除极向量从后向前,与 $V_1 \sim V_6$ 导联的导联轴方向基本一致,产生的投影则均为正向,使 QRS 波群的主波均为正向波,见于左后游离壁旁路参与的逆向型房室折返性心动过速和起源于左心室后壁的室性心动过速。因此,并不是所有同向性都能准确地判定为室性心动过速。

误区 2：负向同向性肯定就是室性心动过速

答疑：一般负向同向性对于室性心动过速的诊断特异性比较高,但也并非100%,除此之外还能见于患者胸部畸形、1∶1 心房扑动、Mahaim 束介导的 AVRT（图 9-19-1）。因为 Mahaim 束的心室端直接插入右心室心尖部,非常靠近左心室心尖部的位置,所以也可以胸前导联负向同向性。

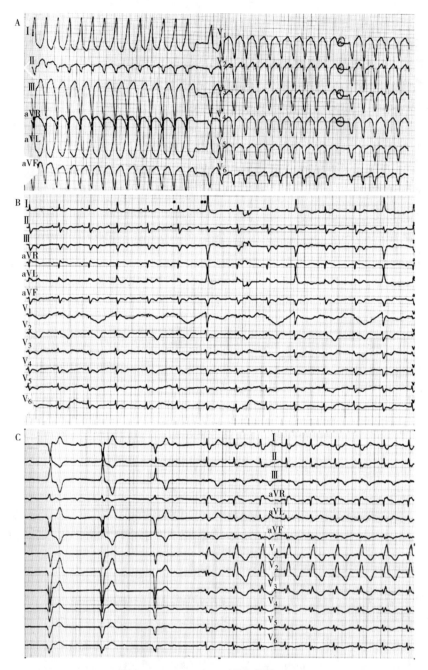

图 9-19-1 Mahaim 束介导的 AVRT

　　A. 胸导联 QRS 波为负向同向的宽 QRS 波心动过速;B. 转复后可见 PR 间期与 QRS 波形态改变,是因为 Mahaim 旁路传导比正常的房室结传导慢,所以引起预激波不在 QRS 波之前,而在之后,属于"迟激"(名称源自《新概念心电图学》),一般旁路没有递减传导;C. 为推注 ATP 后宽QRS 波可阻断,一般的旁路并不受 ATP 影响,因此为 Mahaim 束介导的 A-AVRT。

误区 3：无人区电轴就是室性心动过速

答疑：与胸导联负向同向一样，无人区电轴对于室性心动过速的诊断敏感性较高，但是也可见于心房扑动 1∶1 下传、钠通道阻滞剂中毒、三环类抗抑郁药物中毒时。2018 年 *New England Journal of Medicine* 中介绍了一例三环类药物中毒出现的宽 QRS 波心动过速，且出现了无人区电轴（图 9-19-2）。

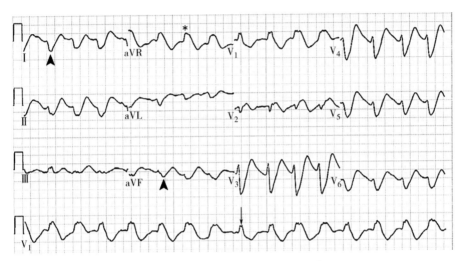

图 9-19-2　三环类药物中毒心电图表现

患者心电图表现为匀齐的宽 QRS 波心动过速，QRS 波宽度为 220 毫秒，在 V₁ 导联单相 R 波提示右束支传导阻滞图形，aVR 导联也为单相 R 波（*），Ⅰ、aVF 导联负向波（▲），额面向量极度右偏（西北象限），考虑患者可能为室性心动过速的原因是：可能的融合波（↑），QRS 波宽度，以及额面电轴在西北象限，aVR 导联单相 R 波（R 波高度 5mm，R/S > 1.0）。

因此，急诊遇到宽 QRS 波心动过速时需要按照室性心动过速处理，可是处理过后，针对宽 QRS 波心动过速的性质应反复推敲，临床中关于宽 QRS 波心动过速的鉴别方法很多，但是鉴别的所有方法都是基于经验与数据所得，也要想到不同寻常的情况。

（王　浩）

📝 推荐阅读

[1] TOPALOGLU S，OZEKE O，CAY S，et al. Wide QRS complex supraventricular tachycardia with negative precordial concordance：Electrocardiographic clues for Mahaim pathway with Ebstein anomaly[J]. J Electrocardiol，2018，51（4）：663-666.

[2] CABOT R C，ROSENBERG E S，PIERCE V M，et al. Case 12-2018：A 30-Year-Old Woman with Cardiac Arrest[J]. N Engl J Med，2018，378（16）：1538-1549.

20 "心痛"的年轻人

【临床经过】

　　紧张、忙碌的急诊室来了一位漂亮的姑娘,患者是她身旁扶着的男朋友,女朋友自述男朋友刚跑完步,感觉心前区疼痛,询问病史,无吸烟及饮酒史,同时也否认糖尿病及高血压等慢性病病史,急诊医生觉得这么年轻的男性,既往无危险因素,心源性胸痛的可能性比较低,嘱实习生查心电图,实习生匆忙地将心电图拿到老师面前,急诊科医生拿到心电图后诧异地看了许久,Ⅲ、aVF 导联 ST 段弓背向上抬高!Ⅰ、aVL 导联 ST 段压低,他又盯着看了许久,微微一笑,叮嘱护士急查肌钙蛋白,留观 3 小时后,再复查肌钙蛋白,患者补充了一些氯化钠液体后,胸痛症状缓解,出院。

【分析及处理】

　　患者入院时心电图(图 9-20-1)示前 5 个心搏Ⅲ、aVF 导联可见 ST 段抬高,Ⅰ、aVL 导联 ST 段压低,可是后面就恢复正常了,表面上看起来心电图的表现很诡异,

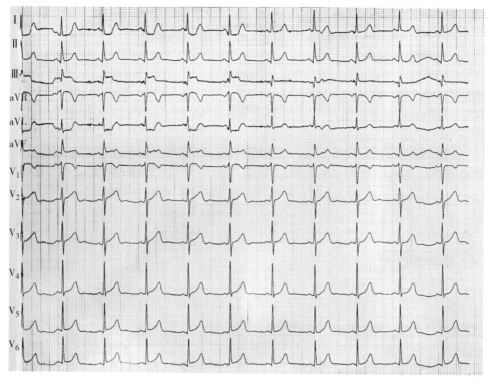

图 9-20-1　患者入院时心电图

可是仔细观察患者心电图可以发现Ⅱ导联自始至终没有出现变化,因此,本例心电图为伪差性心电图,来源于左手桡动脉搏动引起的伪差(Ⅱ导联不受左手干扰)。

【心得体会】

1. 临床中ST段抬高是急诊与心血管内科医生经常关注且重视的心电图表现,但值得强调的是,ST段抬高≠急性心肌梗死,有很多原因会引起ST段抬高。

2. 对于本例心电图,急诊科医生结合患者病史及年龄,观察到患者心电图表现,首先已经考虑到伪差的可能,但是为了安全,仍然让患者复查了两次肌钙蛋白,其实是合理的,因为现在急性心肌梗死并非老年人的专属疾病,急性心肌梗死越来越年轻化。

3. 通过回顾文献,发现2012年 *Journal of Electrocardiology* 中也记录了一例桡动脉搏动引起的伪差病例。在一些运动员、身体比较瘦的年轻人做心电图时,夹子最好远离桡动脉搏动以免引起伪差性心电图,干扰临床决策。

4. 心电图室临床检查手段一定要结合临床,不能就图论图。

【经典箴言】

临床中,胸痛原因错综复杂,但是对于心电图来讲,ST段抬高≠急性心肌梗死,ST段抬高还可见于肺栓塞、应激性心肌病、肿瘤、肠梗阻,甚至一些心包缺陷也有ST段抬高的类似报道,临床中见到ST段抬高时要去伪存真。

(王　浩)

推荐阅读

ASLANGER E,YALIN K. Electromechanical association:a subtle electrocardiogram artifact[J]. J Electrocardiol,2012,45(1):15–17.

21　变化的 de Winter 综合征心电图

【临床经过】

2018年6月清晨,伴随急促的"120"急救车响声,急诊送来一位43岁中年男性,患者因"突发胸痛6小时"入院。入院6小时前因劳累后突感胸痛,持续不可缓解,由"120"急救车送入我院急诊,急救车中行心电图示Ⅱ、aVF、V₂~V₆导联J点下移,伴ST段上斜型压低,aVR导联ST段轻度抬高。收入我院急诊查心肌梗死三项示TnI 1.48μg/L,CK-MB 52.4ng/ml,肌红蛋白200μg/L;急诊复查心电图示V₂~V₆导联J点上移伴ST段抬高,T波高耸。心电图呈急性心肌梗死动态演变。

入院查体:体温36.2℃,脉搏88次/min,呼吸21次/min,血压120/78mmHg;神志清楚,体形略胖,双肺呼吸音清,未闻及干、湿啰音;心界不大,律齐,心率88次/min。

【分析及处理】

患者入院心电图示Ⅱ、aVF、V$_2$~V$_6$导联J点下移,伴ST段上斜型压低,aVR导联ST段轻度抬高(图9-21-1)。结合患者症状及心电图来看,患者的ST段诡异地呈现上斜型压低,并非心肌梗死超急性期时的T波高耸,也并非呈现ST段抬高心肌梗死,但患者有胸痛,ST段改变仍然不能放过。急诊暂给予硝酸甘油泵入以扩张冠状动脉,阿司匹林及替格瑞洛双联抗血小板,10分钟后患者诉胸痛症状加重,复查心电图发现V$_2$~V$_6$导联ST段上移、T波高耸,呈超急性期改变(图9-21-2)。

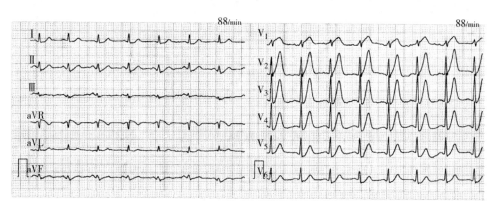

图9-21-1　患者入院心电图呈de Winter改变

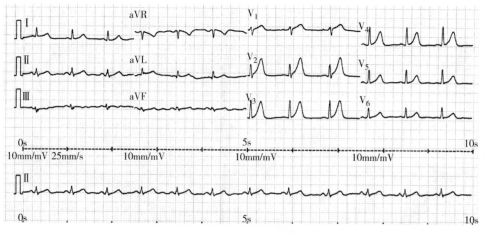

图9-21-2　患者心电图呈超急性期改变

此时越过CCU,急诊行CAG+PCI,开通罪犯血管。术中可见左前降支近段次全闭塞,可见明显斑块,呈节段性狭窄80%,中段狭窄,远段可见多发斑块,左回旋支管壁不规则,远段可见轻度狭窄。

【心得体会】

1947 年,Dressler 在观察心肌梗死早期出现高尖 T 波改变时,已经记录到伴有 ST 段上斜型压低的表现。直至 2008 年荷兰医生 de Winter 等通过回顾其心脏中心 1532 例左前降支近段闭塞患者心电图,发现其中有 30 例患者并未出现典型的 ST 段抬高心肌梗死及超急性期心电图表现,并以 letter 形式发表在 *New England Journal of Medicine* 上,从此这种新的提示急性冠脉综合征(ACS)的心电图表现被命名为"de Winter 综合征",被人广泛关注。

de Winter 综合征典型的心电图表现:①胸前导联 J 点压低 1~3mm,ST 段呈上斜型压低,随后 T 波对称高尖;② QRS 波通常不宽或轻度增宽;③部分患者胸前导联 R 波递增不良;④多数患者 aVR 导联 ST 段轻度上抬。

本例患者造影结果示左前降支近段次全闭塞狭窄80%以及心电图由图 9-21-1 至图 9-21-2 的转变,说明 de Winter 综合征心电图仍是可以出现动态演变的,如果不及时干预,则可能进展呈 STEMI 可能,并且国外也有相关 case 论述。因此,急诊与临床医生要重视 de Winter 综合征心电图改变,如果碰到此种心电图改变,应该急诊行 PCI 可能是最佳的治疗手段。

【经典箴言】

急诊与临床医生要重视 de Winter 综合征心电图改变,如果碰到此种心电图改变,行急诊 PCI !

(王　浩)

📝 推荐阅读

[1] DRESSLER W,ROESLER H. High T waves in the earliest stage of myocardial infarction[J]. Am Heart J,1947,34(5):627-645.

[2] DE WINTER R J,VEROUDEN N J W,WELLENS H J J,et al. A new ECG sign of proximal LAD occlusion[J]. N Engl J Med,2008,359(19):2071-2073.

[3] 王浩,程小航,张宸,等 . ST 段呈动态演变的 de Winter 综合征一例 [J]. 中国心血管杂志,2018,23(2):160-162.

22　不容忽视的 Wellens 综合征

【临床经过】

2 年前因住院医师规范化培训回科轮转时,师兄给我讲述了一例凶险的急性心肌梗死病例。一位 53 岁中年男性患者,因"胸骨正后方持续性疼痛 4 小时"于急诊就诊,入院时有颜面部大汗,体格检查无明显阳性体征,当时生命体征平稳。遂急查床旁快速肌钙蛋白 I,检测值为 0.23ng/ml(正常范围:0~0.4ng/ml),心肌酶谱未见明显异常。行入院首次心电图检查时,患者诉疼痛缓解。其心电图结果示 $V_1 \sim V_2$ 导联双向 T 波;$V_3 \sim V_4$ 导联 T 波倒置,以及所有肢体导联和 $V_5 \sim V_6$ 导联等电位 T 波(图 9-22-1)。

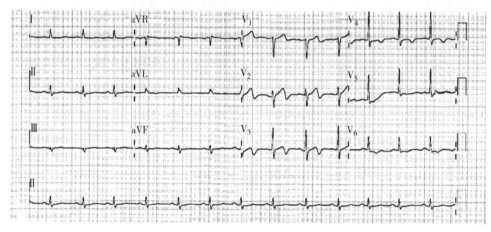

图 9-22-1　患者入院时心电图

【分析及处理】

因患者胸痛入院,初步检查后,心电图考虑 Wellens 综合征,故当时疑似诊断为急性心肌梗死,该患者接受了双联抗血小板负荷剂量治疗,并等待急诊介入手术。在等待急诊冠状动脉造影中,该患者突发心搏骤停 1 次(此时距离入院仅 30 分钟)。予 CPR 复苏后,患者恢复自主心搏,并急查床旁心电图,提示 aVR 导联和 $V_1 \sim V_3$ 导联 ST 段抬高,在 I 导联和 $V_5 \sim V_6$ 导联 ST 段压低(图 9-22-2)。当时即修正诊断为急性 ST 段抬高心肌梗死。冠状动脉造影结果示左回旋支近段、右冠状

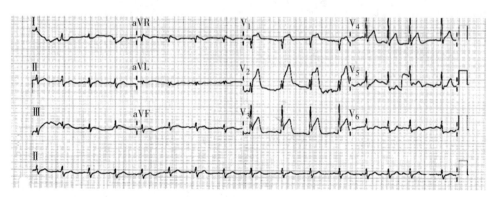

图 9-22-2　患者等待 PCI 时复查心电图

动脉远端严重狭窄,左前降支中段约95%狭窄(TIMI 2级),于左前降支病变处植入2枚药物洗脱支架。该患者病情稳定后,接受指南推荐药物治疗,医嘱离院。

【心得体会】

1. 本例患者就诊时即考虑为Wellens综合征,并遵循以下针对思路:①患者胸痛症状是否为心源性;②当肌钙蛋白升高未达时间窗,检查为阴性时,是否能完全排除急性冠脉综合征;③治疗方案是否合理。通过对该病例进行复盘,我们发现对该例患者在怀疑Wellens综合征后行紧急PCI是明智的选择,该患者心搏骤停的原因主要是严重的3支病变,尤其是左前降支,紧急开通血管可大幅度降低死亡风险。

2. Wellens综合征 以心电图T波改变为特征伴严重的左前降支冠状动脉近端狭窄的临床综合征,Wellens于1982年首先提出,临床上又称左前降支T波综合征。临床意义:① Wellens综合征的出现说明左前降支冠状动脉近端有严重狭窄;②属高危心绞痛,不进一步治疗很可能进展为急性广泛前壁心肌梗死;③这是早期行PCI或CABG的强烈适应证。

3. 通过对文献总结发现,尽管越来越多的医生意识到Wellens综合征的凶险,但此疾病的诊断目前仍不完善。Wellens综合征T波变化也可以延伸至V_5~V_6导联;具有这些改变的患者也可能合并其他冠状动脉病变或罹患肥厚型心肌病。因此,具有这些ECG改变的患者无法确诊为Wellens综合征。另外,还有一些心电图改变涉及下壁导联(Ⅱ、Ⅲ和aVF)T波改变,这也同样无法诊断为Wellens综合征,因为经典的Wellens综合征意味着左前降支第一对角支附近存在严重狭窄,在体表心电图上主要影响V_2~V_3导联和/或Ⅰ、aVL导联。

【经典箴言】

在心血管内科诊疗过程中,通过将症状与心电图结合,快速排查是否为急性心肌梗死是十分必要的。此病例展示了Wellens综合征可在短时间(30分钟)内进展为ST段抬高心肌梗死。故基于这一发现,我们认为当诊断为Wellens综合征时,紧急行PCI是十分必要的。

(戴小策)

23 急性心肌梗死心电图的几种特殊类型

1. de Winter综合征 心电图表现:①胸前导联J点压低1~3mm,ST段呈上斜型压低,随后T波对称高尖;② QRS波通常不宽或轻度增宽;③部分患者胸前导联R波递增不良;④多数患者aVR导联ST段轻度上抬(图9-23-1)。

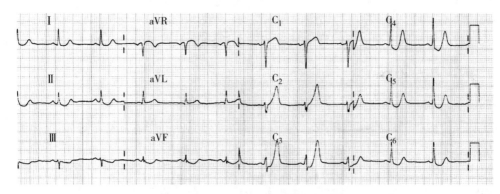

图 9-23-1　de Winter 综合征心电图

临床意义:左前降支近段急性次全闭塞,若血管未及时开通,有可能进展为 STEMI,若血栓自溶,心电图可转为正常。这是 ACS 心电图的一种,急诊及心血管内科医生应加以重视。

2. Wellens 综合征　心电图表现:Wellens 综合征分为两型。Ⅰ型是指 ST 段位于等电位线,或呈直线型、拱形轻度抬高(不超过 1mm),伴有 T 波深入倒置,倒置的 T 波下降支与水平线的夹角一般在 60°~90°;这一类型较为常见,约占 3/4;右胸到中胸导联 T 波双相,主要为 V_2~V_3 导联,有时也可包括 V_1 和 V_4 导联,这一类型约占 1/4,但致命危险性更大。Ⅱ型是指右胸到中胸导联 T 波双相,主要为 V_2~V_3 导联,有时也可包括 V_1 和 V_4 导联,较Ⅰ型发生率低,但危险性大(图 9-23-2)。

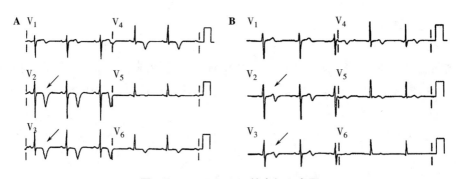

图 9-23-2　Wellens 综合征心电图
A. Ⅰ型 Wellens 综合征心电图;B. Ⅱ型 Wellens 综合征心电图。

临床意义:①冠状动脉病变:冠状动脉造影可证实大多数患者存在左前降支近端严重狭窄,故又称左前降支综合征;②短期内进展:患者病情多不稳定,很大比例的患者很快发生心肌梗死,死亡率高;③禁忌运动试验:与心肌梗死和 ACS 一样禁忌运动试验;④积极治疗:一旦确诊,应尽早行冠状动脉造影及介入治疗。

Wellens 综合征特征性 T 波改变往往出现在胸痛的缓解期,与心绞痛的症状分离,且病情进展较快,易进展成广泛前壁心肌梗死。而在临床工作中,临床医生往往因经验不足,在接诊胸痛患者时仅以一幅看似正常的静息心电图而忽略此严重的疾病。

3. **左束支传导阻滞(LBBB)** 新发 LBBB:①患者先前的心电图(<24 小时)表现为正常的 QRS 波群(时限 <110 毫秒)且无异常 T 波;②患者既往无 LBBB 病史,但新发的疾病伴随 24 小时内自行消失的 LBBB 且窄的 QRS 波群后没有出现 T 波异常,也可诊断为新发 LBBB。陈旧 LBBB:患者已经先被诊断存在 LBBB 超过 24 小时(图 9-23-3)。

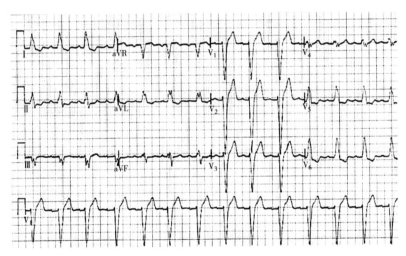

图 9-23-3 左束支传导阻滞心电图

临床意义:新发 LBBB 提示急性心肌梗死。

新旧 LBBB 的区分:Shvilkin 等于 2010 年在 *Heart Rhythm* 提出取胸导联中 QRS 波群最深的 S 波振幅比上最大 T 波的振幅(不一定在同一胸导联),若取 max S/T<2.5,可以初步区分新发或陈旧 LBBB(图 9-23-4)。

4. **$T_{V2} > T_{V6}$** 心电图表现:胸导联 V_2 T 波振幅>V_6 T 波振幅。

机制:T 波向量方向正常时朝向左侧、瞄向心尖部,当心肌坏死且无法复极化时,会导致 T 波综合向量偏向健侧(T 波向量的偏移)。

LCX 病变造成侧壁心肌缺血坏死后,T 波的综合向量偏移转至前胸导联(图 9-23-5),尤其是 V_1 及 V_2,此时胸导联 V_2 的高尖 T 波与接近等电位线 V_6 的 T 波即所谓的 T 波前置化(图 9-23-6)。

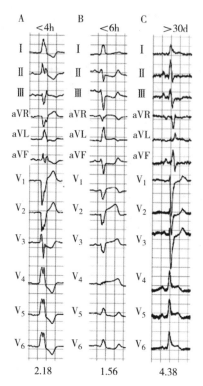

图 9-23-4　新旧左束支传导阻滞比较

A、B. 新发 LBBB；C. 陈旧 LBBB。

下方数值代表了 max S/T。

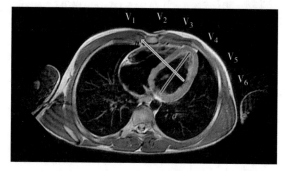

图 9-23-5　T 波的综合向量偏移转至前胸导联

蓝色箭头为正常胸导联 T 波向量方向,当侧壁心肌梗死时心电向量偏移,转向 V_1 导联(黄色箭头)。

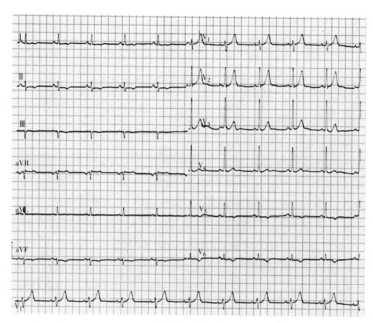

图 9-23-6　心电图典型的 $T_{V2} > T_{V6}$

临床意义：临床中一旦出现胸痛病史、TnI 上升以及 $T_{V2}>T_{V6}$ 这种不常见的 ST 段抬高心肌梗死的心电图，都可作为我们合理怀疑 LCX 存在病变的依据。

（王　浩）

推荐阅读

[1]SMITH S W，KHALIL A，HENRY T D，et al. Electrocardiographic differentiation of early repolarization from subtle anterior ST-segment elevation myocardial infarction[J]. Ann Emerg Med，2012，60（1）：45–56.e2.

[2]SHVILKIN A，BOJOVIC B，VAJDIC B，et al. Vectorcardiographic and electrocardiographic criteria to distinguish new and old left bundle branch block[J]. Heart Rhythm，2010，7（8）：1085–1092.

24　2∶1 房室传导阻滞属于二度 Ⅰ 型还是二度 Ⅱ 型？

【临床经过】

患者是一名 55 岁女性，因"突发晕厥 3 天"入院，入院后查心电图示 2∶1 房室传导阻滞，QRS 波时限正常，心室率 50 次 /min。早晨主任查房突然提问，2∶1 房室传导阻滞到底是二度 Ⅰ 型房室传导阻滞还是二度 Ⅱ 型房室传导阻滞？虽然对于治疗上需要植入起搏器并没有什么意见，而且存在晕厥史、慢心室率，考虑二度 Ⅱ 型可能性大，但是主任又加问了如何从体表心电图来判定是二度 Ⅱ 型房室传导阻滞？是否有二度 Ⅰ 型的 2∶1 房室传导阻滞类型？竟无一人能够准确说明。

【分析及处理】

其实正确辨明房室传导阻滞类型，从而分析出阻滞部位，可评估房室传导阻滞患者预后。然而，在 2∶1 房室传导阻滞中如何正确鉴别二度 Ⅰ 型或二度 Ⅱ 型却是分析的难点。查阅文献才知道如何从体表心电图判别 2∶1 房室传导阻滞的阻滞部位。

【心得体会】

2∶1 房室传导阻滞指心房（P 波）与心室（QRS 波）呈 2∶1 传导关系，是二度房室传导阻滞的特殊表现形式，通常要求心房率低于 180 次 /min 以排除生理性阻滞。当 2∶1 房室传导阻滞但未表现出 PR 间期逐渐延长时，很难分辨是二度 Ⅰ 型还是 Ⅱ 型，而两者治疗方法及预后完全不同，二度 Ⅱ 型可能要进行永久性心脏起搏器治疗，而二度 Ⅰ 型可以不进行起搏器治疗。因此，应先判定其阻滞位置，进而制

定诊治方案并判断其预后,具体方法如下:

1. **观察 QRS 波时限** 若 QRS 波时限正常,多阻滞在房室结,也可以在希氏束;若 QRS 波时限延长(呈束支传导阻滞型),则表明阻滞可以发生在任何地方。

2. **观察PR间期** PR 间期>300 毫秒,则提示阻滞在房室结;若 PR 间期<160毫秒,则提示阻滞在希氏束或希氏束以下。

3. **按压颈动脉窦或 Valsalva 动作** 若传导恶化,则说明阻滞在房室结;传导改善,则说明阻滞在希氏束或希氏束以下。

4. **阿托品试验或运动** 若传导改善,则说明阻滞在房室结;传导恶化,说明阻滞在希氏束或希氏束以下。

从以上 4 点可以看出,QRS 波宽度无法准确地确定阻滞部位,需要结合 PR 间期的长短、按压颈动脉窦、运动才能进一步确定。

PR 间期>300 毫秒,提示房室传导时间延长,说明阻滞在房室结。而 PR 间期<160毫秒,说明房室传导速度并未改变,阻滞应在房室结以下部位。

按压颈动脉窦方法的机制主要是因为迷走神经兴奋。迷走神经支配心房肌及房室结,但不支配希氏束及左、右束支(希氏束及左、右束支受交感神经支配),导致房室结不应期延长。当传导发生恶化,则可以肯定阻滞部位是在房室结,反之则阻滞部位在房室结以下部位(希氏束或希氏束以下),因为按压颈动脉窦兴奋迷走神经后会导致窦性心律减慢,这使窦性冲动易于通过传导功能受损的房室结以下部位。

阿托品试验或运动方法的机制与按压颈动脉窦则相反,其为间接或直接兴奋交感神经,由于交感神经对房室结的正性变传导作用,会改善房室结的传导性,故阿托品试验或运动时房室传导阻滞改善则说明阻滞在房室结。另外,交感神经兴奋会使窦性心律增快,会导致已有传导功能受损的希氏束或希氏束以下部位传导阻滞进一步加重,故传导恶化说明阻滞在希氏束或希氏束以下(表 9-24-1)。

表 9-24-1　2∶1 房室传导阻滞定位方法

1. QRS 波时限	如果 QRS 波延长(呈束支传导阻滞型),表明传导阻滞可能在任何地方 如果 QRS 波时限正常,表明阻滞可能出现在房室结或希氏束
2. PR 间期	PR > 300 毫秒,表明阻滞在房室结 PR < 160 毫秒,表明阻滞在希氏束水平
3. 按压颈动脉窦	传导改善:阻滞在希氏束 传导恶化:阻滞在房室结
4. 阿托品试验或运动	传导改善:阻滞在房室结 传导恶化:阻滞在希氏束

【经典箴言】

2∶1房室传导阻滞是房室传导阻滞中特殊类型,只有准确判别2∶1房室传导阻滞的阻滞部位,才能正确指导下一步治疗。

（王　浩）

📝 **推荐阅读**

[1] JOSEPHSON M E,WELLENS H J. Episodic dizziness in a 74-year-old woman[J]. Heart Rhythm,2014,11(12):2329-2330.

[2] ELKIN A,GOLDSCHLAGER N. Atrioventricular block with 2∶1 conduction:where is the block,and how should it be managed?[J]. JAMA Intern Med,2013,173(5):335-337.

25　预激综合征伴心房颤动,胺碘酮能不能用?

【临床经过】

急诊科还是像往常一样忙碌、有序,飞驰的"120"急救车送来了一位心率"飞驰"的患者。患者自己走下"120"急救车,躺在了急诊留观床上,旁边紧张的"120"急救医生抓紧找到了急诊值班医生,二话没说,就递过来一张心电图,急诊科医生看后很惊讶,心率居然达252次/min！抓紧喊护士,开通静脉通道,心电监护,复查心电图,患者的心电图飞得像小孩无意识的涂鸦。可是患者仍然气定神闲。

【分析及处理】

给予胺碘酮150mg静脉推注后,患者心率仍然无变化,在给予300mg维持量静脉泵入,患者心室率仍维持在220~240次/min(图9-25-1A),急请心血管内科医生会诊,考虑心电图为预激综合征伴心房颤动,给予电转复后患者恢复窦性心律,转复图可见预激波(图9-25-1B)。

【心得体会】

1. 预激综合征合并心房颤动因其宽QRS波在急诊中容易误认为室性心动过速,在用药处理中要避免应用阻滞房室结、加快旁道传导的药物,比如非二氢吡啶类钙通道阻滞剂(维拉帕米、地尔硫䓬)、西地兰等。

2. 胺碘酮是否可以应用于心房扑动/心房颤动合并预激综合征中? 首先回顾文献,1993年 *Heart* 报道了一例显性预激综合征合并心房扑动后应用胺碘酮,心房扑动2∶1转为心房扑动1∶1下传;在2010年 *Internal and Emergency Medicine*

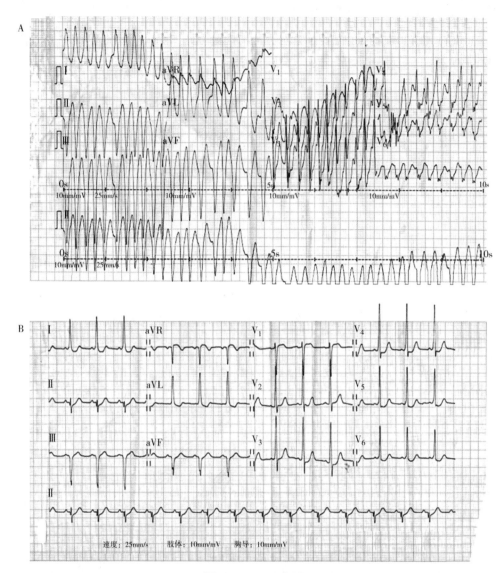

图 9-25-1　心电图

A. 急诊心电图表现；B. 电转复后患者心电图表现。

中一篇综述里，作者回顾了 25 年之间的文献，有关预激综合征合并心房颤动应用胺碘酮的安全性问题，发现许多预激综合征合并心房颤动患者应用胺碘酮后进展为心室颤动，因此作者建议应用普鲁卡因酰胺，普鲁卡因酰胺为钠通道阻滞剂，因为动作电位 0 相均为 Na^+ 内流引起，阻断钠通道后，影响心房、心室肌及旁路的传导，使传导减慢，从而控制心室率，并且作者认为胺碘酮并不优于普鲁卡因酰胺，且是危险的。

3. 胺碘酮口服或静脉给药对于离子通道作用有何不同？静脉给予胺碘酮阻断钠通道，抑制β肾上腺素受体(β-AR)，不影响钾通道(这就是为何一些永久性心房颤动患者静脉推注后很难快速转复)，阻断钙通道较强，通过此点而影响房室结传导，减慢心室率；而口服胺碘酮阻断钠通道，抑制β-AR，阻断钾通道，阻断钙通道较弱。因此，当患者旁路前传不应期很短(<270毫秒)时，静脉应用胺碘酮是危险的。

4. 无症状预激综合征是否需要手术消融？无症状预激综合征相对是安全的。可是未来老年出现心房颤动后，则会形成心房颤动合并预激综合征，但是如果患者旁路前传不应期很短(<270毫秒)，更倾向消融。怎样观察患者的旁路不应期呢？首先，可以给予患者Holter检查，发现患者是间歇性预激综合征，偶宽偶窄，因此说明患者不应期比较长，可以不做射频；其次，如果患者Holter检查后24小时均为预激综合征，可以给予运动平板试验，若随心率增快，旁道不下传反而变窄，则说明不应期比较长，此种预激相对安全，反之不应期较短，则需要消融治疗。

【经典箴言】

宽QRS波心动过速≠室性心动过速，临床中见到宽QRS波心动过速尤其是急诊处理时可按照室性心动过速处理，但是要明白患者心律失常以外的情况，对于药物治疗预激综合征伴心房颤动建议应用普鲁卡因酰胺，若没有的话，电复律仍可以选择。

（王　浩）

📝 推荐阅读

[1]TILL J A，BAXENDALL M，BENETAR A. Acceleration of the ventricular response to atrial flutter by amiodarone in an infant with Wolff-Parkinson-White syndrome[J]. Heart，1993，70(70)：84-87.

[2]SIMONIAN S M，LOTFIPOUR S，WALL C，et al. Challenging the superiority of amiodarone for rate control in Wolff-Parkinson-White and atrial fibrillation[J]. Intern Emerg Med，2010，5(5)：421-426.

心血管科医生共勉

1. Bix 法则:只要心动过速的 P 波恰巧在两个 QRS 波群之间,就应高度警惕另一 P 波埋藏于 QRS 波群之内。

2. 不明原因晕厥的患者心电图要寻找 3 波——Brugada 波、明显的 J 波、Epsilon 波,有则提示晕厥为心源性!

3. PR 间期正常不代表房室传导一定正常。

4. 2:1 房室传导阻滞可以阻滞在房室结,也可以阻滞在希浦系统,不能笼统地归类为二度 I 型或二度 II 型。

5. 心肌梗死后出现的宽 QRS 波心动过速,多半是室性心动过速。

6. 心电图不能就图论图,要结合临床,要看到心律失常背后的原因,电活动与机械活动要多结合。

7. ST 段抬高≠急性心肌梗死。

8. Epsilon 波只见于 1/3 的 ARVC/D(致心律失常型右心室心肌病/发育不良)患者中,只有右心室受累较重才会出现,不能根据是否有 Epsilon 波判定是否为 ARVC/D,而且 Epsilon 波也可以见于结节病。

9. 短 PR 间期合并肥厚型心肌病心电图表现,背后的心肌病绝对不是肥厚型心肌病那么简单,多半为糖原贮积病。

10. 窄 QRS 波心动过速不一定不是室性心动过速。

11. T 波倒置分为原发性 T 波倒置、继发性 T 波倒置、T 波记忆,因此 T 波是心电图中变化最大的波形,T 波倒置≠心肌缺血,变化也要结合临床。

12. 运动员心电图与正常人不同,在运动员心电图筛查中 V_1~V_4 导联出现 T 波倒置时,正常运动员 V_1~V_4 导联 T 波倒置,倒置范围不超过 V_4 导联,J 点抬高;而可疑 ARVC 或 HCM 患者 V_1~V_4 导联 T 波倒置,倒置范围超过 V_4 导联,J 点位于等电位线。

13. 低钾血症 QT 间期延长 U 波与 T 波融合,当血钾极低时 U 波振幅 >T 波,有时可出现"6+2"型心电图表现。

14. 高钾血症心电图表现与血钾高低(特别是既往肾功能不全患者)无特别关系。换言之,高钾血症也可以心电图正常,出现窦室传导的高钾血症心电图表现患者血钾并不一定很高。

15. ST 段抬高导联越多,并不代表梗死面积更大。

16. $S_I Q_{III} T_{III}$ 心电图表现并不代表一定是肺栓塞,相反只有肺栓塞引起右心室负荷过重时才会出现,窦性心动过速是肺栓塞的重要心电图表现,诊断肺栓塞时不能只从心电图入手,要结合临床。

(编辑整理:曹滢 叶正芹 辛永宁 银孟卓)

第十章

导管室故事篇

导言

以心导管为基础的介入诊疗技术逐渐成为临床诊治心血管疾病的主要手段,导管室是心血管科医生进行诊疗操作的重要场地。在进行介入操作时,我们需要具备熟练的操作能力和良好的预见意识。要做到以上两点,需要付出艰辛的磨炼,正所谓"师傅领进门,修行在个人"。介入手术就像庖丁解牛,熟能生巧。如果能够共享介入操作的手法和经验,往往会让我们豁然开朗,从而有"柳暗花明又一村"的感觉,也可以帮助我们少走弯路、少犯错误。但这样的经验和教训一般不会出现在教科书甚至专业杂志中,请看丁香园网友手术实践中的心得体会和提炼总结。

1 苦练千百载,小菜一碟装

来首都医科大学附属北京安贞医院进修,不知不觉已经过了 3 个月。心房颤动消融是这里最大的特色,从我 3 个月前踏进导管室观摩心房颤动的第一台手术起,内心已被其奥妙所吸引。我原先对于心房颤动的保守观念突然间被颠覆,也从那时起,我开始了尝试学习 Carto 技术。

然而,学习并非一帆风顺。回想刚来的时候,Carto 对于我来说是完全陌生的,我不知道操作者拿着鼠标在电脑面前点什么,也不知道教授们在里面拿着导管转什么,至于转到哪里,在哪里消融,什么算 Carto-Merge,什么算肺静脉电隔离等,这些都是"雾里看花",虽然他们都很乐意向我解释,但在我脑海里依旧是一知半解。在他们的推荐下,我赶紧买了参考书来"充电"。慢慢地我有了模糊的概念,每逢周二、周四和周末心房颤动手术,我只要在病房里忙好,就跑到导管室观摩学习,他们什么时候做完,我也看到什么时候。我感觉即使没有上台,能让我在导管室感受一下气氛,都能使我兴奋不已。

渐渐地我和大家熟悉起来,我尝试着给他们做巡回,开医嘱,化药,接盐水,连接机器设备,整理器械,压血管,送患者,做心电图,量血压等。别忽视这些小事,我还犯过好多次错误,因此帮过不少倒忙。其余时间我就看着他们铺巾,准备手术台,穿血管,穿间隔,测 ACT,电脑采点心房建壳,消融标点,电生理测量。别人问我在导管室干什么,我就笑着说是跑龙套打杂的,但我乐在其中。终于有一次,那是刘兴鹏教授在里面一边手术一边传授心得,于是平时一起干活的博士们都进去听课了,没人管电脑采点,我一看机会来了,就放弃听课,坐到 Carto 主机面前拿起鼠标开始点。毕竟,我还不太熟练,几个体位的转换都搞不清楚,我的鼠标根本就跟不上他的导管,刘教授在里面一着急说:"谁在外面点啊?"他回头一看是我,还是让我坚持完成了这台手术的采点工作。手术结束后,没想到刘教授不但没有批评我,还鼓励我多看多学。就从那时开始,我重点开始学习 Carto 标记,边问边看书边实践,并把各种消融的体位、顺序和导管的走行记下来,回宿舍后再加以整理。就这样,我逐渐开始给马教授、董教授做 Carto 采点,并熟悉他们的不同操作习惯,他们也非常和蔼,对于我的不足之处总是及时指出。同时我开始学习电生理标测和刺激,遇到有意思的图就打印一份,并抄写不同的手术记录,有机会就尝试着帮忙写一些。每次手术结束回宿舍时,我都会为自己当天学到的新知识而欣喜不已。

第一次上台也是偶然的机会。手术做到晚上,往往人比较少。记得那是一台右室流出道室性期前收缩,术者看到人手不够就招呼着我参加。机会来了,岂有不抓住的道理,虽然我已近 3 年没碰过导管了,但穿刺的基础还在。虽然他当时只是带着我穿了股静脉就下来了,但至少是个开始。从那以后,有机会我就上去铺巾,穿刺股静脉,放冠状窦电极,上台次数不多,可能 1 周也就上个两三次,但仅此足矣。

到今天,已经快 3 个月了,现在我开始慢慢给他们穿房间隔做助手,也有了很多感性认识。至于一般的 Carto 标记以及术前的左心房 CT 准备,我已经能独立完成了。到现在为止,我仍然是个"跑龙套的",但自我感觉总"跑"得比 3 个月前快多了。离进修结束还剩 1 个月,估计没机会独立穿房间隔了。但我相信,只要多练多看多学,没有什么不可能的。就像董建增教授在他博客里写的那样:"稳坐鲸中央,仰天潇洒忘;惊奇难自信,此地兜一趟;我咋登不上,非是上了当;苦练千百载,小菜一碟装。"

(于　路)

2　我的第一次拔鞘

【临床经过】

上午 10 :00,主治医师让我为 12 床患者拔鞘。我立即把所管床位患者的事情忙好,同时将 12 床患者的病史熟悉了一下,该患者系 48 岁男性,今天凌晨因"突发胸痛 2 小时"入院,结合患者症状、心电图、心肌损伤标记物等动态观察结果,确诊为广泛前壁心肌梗死,立即被送往导管室行冠状动脉造影检查,术中于左前降支植入支架 1 枚,术后患者安返 CCU。目前患者已经介入术后 6 小时,同时我查看了患者的右侧股动脉穿刺处,伤口处无渗血、渗液,心电监护提示患者血压、心率均稳定。因为这是我第一次拔鞘,便请主治医师站在旁边指导。准备好所需物品,经过和患者的解释交谈,患者情绪比较稳定。在 CCU 轮转期间,我仔细观察过上级医师的拔鞘演示,目前也已经将拔鞘的步骤了然于胸。左手摸清股动脉穿刺内口后,右手便迅速将鞘管拔出,继之双手同时压迫动脉内口,暴露的穿刺处外口无渗血。正要为自己第一次拔鞘庆幸,这时患者突然出现脸色苍白、大汗淋漓、恶心,心电监护提示血压降至 90/60mmHg,心率降为 56 次 /min。

【分析及处理】

这时,主治医师立即反应过来:"患者出现了心血管迷走神经反射,立即建立静脉通道,静脉推注阿托品 0.5mg、多巴胺 10mg。"我同时减轻了按压的力量,大约 2 分钟后患者面色苍白及恶心症状缓解,血压升至 120/70mmHg,心率 68 次 /min,我也松了一口气。持续按压穿刺处约 20 分钟后,我终于完成了自己的第一次拔鞘。回到办公室,主治医师分析:"股动脉含有来自迷走神经丰富的感觉神经末梢,它们参与血压和血容量的生理调节。在拔动脉鞘时,股动脉受到压迫刺激后就可能发生迷走神经反射,表现为心率减慢、动脉系统扩张导致血压下降等。另外,拔鞘管时产生的疼痛刺激作用于下丘脑及内皮中枢,使得胆碱内神经张力增高,导致内脏及肌肉小血管强烈反射性扩张,也会引发血压急剧下降、心率减慢。由于个体差异性,有的患者会因为拔鞘管时的剧烈疼痛导致神经源性休克。"我点了点头,原来貌似简单的拔鞘蕴含着很多的学问。

【心得体会】

1. 通过第一次拔鞘,让我更加体会到"如履薄冰、如临深渊"的含义,从而更加努力揣摩这次拔鞘所暴露出来的不足。如果处理不及时,迷走神经反射导致的心动过缓和血压降低可使得灌注压明显下降、血流缓慢,从而容易导致支架内急性或亚急性血栓的形成,进一步可导致再次心肌梗死、心源性猝死等情况。

2. 介入术后拔鞘时迷走神经反射的发生应该事先预见,拔鞘前应该充分做好患者的解释工作,告知可能出现的临床表现,消除其紧张和焦虑情绪,在拔鞘时还可以和患者交谈,分散其对疼痛的注意力,尤其对于精神紧张、对疼痛耐受性差的患者,这可以积极预防心血管迷走神经反射的发生,必要时可以应用利多卡因在鞘管周围进行局部麻醉。另外,拔鞘前应该用心电监护观察生命体征,建立静脉通道,准备好升压、扩容、抗心律失常等急救药品以便抢救。

3. 拔鞘时手法要轻柔,一定要扪清动脉穿刺处内口,同时沿股动脉搏动最强处进行压迫,避免双手大面积按压。此次拔鞘,也许双手的用力猛压导致了患者的心血管迷走神经反射发生。另外,拔鞘后还应该注意纱布渗血渗液情况、患者的生命体征及精神状态。

【经典箴言】

拔鞘是简单的操作,但拔鞘过程蕴含着无穷的学问,我们在拔鞘前应该充分认识到可能的并发症,这样处理起来才更加有底气。

(刘光辉)

3 做手术,情绪管理非常重要

【临床经过】

患者女性,75岁,经熟人介绍入院,造影发现右冠状动脉中段次全闭塞,逆向侧支已经部分形成,在次全狭窄处形成双侧供血血流,此类病变只要导丝顺利通过后基本上没有难度,而那天做这台手术时我刚好经历了巨大的情绪波折,手术操作发挥失常导致手术失败。那天手术团队大部分人员因故都不在科室,熟人委托了也不好再改日期,没办法只好临时拉壮丁找了住院总过来当助手,上台后发现住院总的手术水平还是初级阶段,配合得很不好。而此时住院总手机不断有急会诊请求,看着住院总心不在焉的样子,我只好临时下台给病房打电话,打算委托其他同事帮住院总去处理急会诊,电话那边多位同事各种推脱,就是不肯帮住院总去会诊,此时我怒火冲天,却又找不到可以发火的机会,情绪就变得非常不稳定了,几次三番地告诫自己,这是在做手术,要冷静、要冷静,却难以做到。

【分析及处理】

果不其然,努力克制的情绪影响了手术操作,XTR非常细软的导丝头端还是进入次全闭塞处的假腔。次全闭塞处前向血流完全中断,幸好患者有逆向供血,症状不明显,但是心中的怒火又增添了急躁。心里也暗自埋怨助手,助手操作不熟练,还时不时地未经同意擅自大力冒烟,使得正向夹层越来越大,心中对助手不满意却又不敢说,万一把他说跑了就真的只剩下我孤家寡人一个了。反复尝试,反复失败,眼看掏回真腔的机会越来越小,最后被迫终止手术。

【心得体会】

这台手术令术者非常自责,最对不住的是台上的患者,这是熟人的关系,人家奔着你而来,手术却没能给人家做成功。虽然没有引起严重后果,但是术者情绪状态失常是导致并发症发生的唯一原因,这是不可否认的,换其他任何一位术者都绝对不会出现这种情况。这个病变没有难度,但是不代表没有陷阱,术者自己情绪未控制好,从而影响了手术发挥,没有任何理由能够开脱自己的责任,因为这个并发症原本完全可以避免。真的是后悔莫及,当团队不完整时,千万不要贸然硬拼;当心理状态不佳时,真的不要继续尝试,要学会终止、学会求援。

手术的基本原则是轻、柔、慢、细,术者的基本素养是良好的情绪管理。假如体力、精力、心情有任何一方面不在状态的话,都不要继续做术者,否则就是对患者的不负责任。遇到这种情况,无论是采取调节情绪、更换术者、终止手术等哪一种方法,都会比人为制造并发症更为合适。

【经典箴言】

当自己的心态不好时,不要做手术,初学者一定要记住,练技术,先练心态,学会情绪控制。成熟术者的标志是要遇事沉着冷静,把手术当成天大的事,时刻做到宠辱不惊。

(靳志涛)

4 未放电消融的三度房室传导阻滞

【临床经过】

这是一名 64 岁男性患者,病程中出现宽 QRS 波心动过速,不能肯定是室上性还是室性。考虑患者的年龄大,既往有高血压、糖尿病病史,平时心电图有右束支和左前半分支传导阻滞,我们先为患者做了冠状动脉造影,结果提示左前降支近段、中段 2 处 70% 狭窄;右冠状动脉中远段靠后三叉处有 50% 狭窄,考虑诊断为冠心病,暂时未处理冠状动脉病变。然后行电生理检查,心室 S_1S_1 300 毫秒起搏,室房传导 1:1,冠状窦电极 CS34 A 波最早,并可诱发心动过速,发作图与平时发作图相同,诊断为左侧隐匿性旁道引起的 AVRT,穿动脉置入大头电极,大头电极置入左心室出现短阵室性心动过速后,突然心室波消失,心房波依然存在,三度房室传导阻滞。

【分析及处理】

我们立即紧急行胸外按压,调出紧急起搏程序,右心室起搏,患者安然无恙。患者无心室收缩大约 10 秒,紧急按压和起搏时患者意识清楚。过了几分钟,患者恢复房室传导,一度房室传导阻滞,维持不过几分钟,再次出现三度房室传导阻滞。我们向患者家属交代病情,患者需植入起搏器治疗,患者家属同意。接下来在临时起搏的情况下,烧断左侧旁道,左侧旁道位于二尖瓣环 3 点钟处,为左侧游离壁旁道。又继续安装了双腔起搏器,整个过程持续了大约 5 小时。分析出现三度房室传导阻滞的原因:估计不是射频电极烧到希氏束,当时仅仅是把大头放到左心室,未进行消融,可能是因为大头进入左心室后碰到了左后分支,造成左后分支传导阻滞,加上患者本身有右束支及左前半分支传导阻滞等原因引起三度房室传导阻滞。

【心得体会】

1. 射频消融术相对而言安全性高,但对于老年人也是比较危险的,老年人除有心动过速外,可能合并其他疾病,如本患者就合并冠心病、束支传导阻滞。

2. 对有束支传导阻滞的患者应格外小心,尤其是有左束支传导阻滞,或如本例患者有右束支及左前半分支传导阻滞。如果在术前能预料到这种事情有可能发生,当时下大头时做好起搏准备,就不会造成出现三度房室传导阻滞时的紧张。若术前和患者强调了这种可能,要按起搏器时患者就更容易理解。

【经典箴言】

介入无小事,术前应该加强对患者的评估。

(丁香园柏树)

 刘兴鹏 专家点评

此病例很有趣。因为通常这种情况下的右束支或者左前分支并非完全传导阻滞,即在阻滞了左后束支后,并未出现预期中的三度房室传导阻滞。此例的教训除作者所列两条外,还应强调导管操作轻柔的必要性。我们在过去曾遇年轻医生仅仅放置希氏束电极,即导致 2 例 10 岁左右女孩发生一过性三度房室传导阻滞的教训。传导系统部位表浅,如果存在基础病变,则会变得异常脆弱,有时根本无须导管机械损伤,仅仅是血容量增加,即会阻断其传导。因此,对于术前心电图提示存在传导障碍者,从放置希氏束电极到逆行送入消融导管,尽量避免在间隔部位大幅操作。

 刘启明 专家点评

本例患者的临床诊断应该是:①冠心病、双束支传导阻滞;②左侧隐匿性房室旁路并 AVRT。患者出现双束支传导阻滞的原因往往与冠心病心肌缺血有关。

患者先做了冠状动脉造影,然后再行心电生理检查,穿动脉置入消融电极到左心室出现短阵室性心动过速后,表现为三度房室传导阻滞,分析三度房室传导阻滞的原因可能有以下 3 个方面:

(1)冠状动脉造影术后心电生理检查,加上诱发了心动过速,可能导致心肌缺血加重,使双束支传导阻滞较短时间内发展为三束支传导阻滞。

(2)穿刺血管等介入操作导致迷走神经兴奋,引起了三束支传导阻滞。

(3)该术者分析的消融导管进入左心室碰到了左后分支,造成左后分支传导阻滞,加上患者原有右束支及左前半分支传导阻滞,从而导致出现三度房室传导阻滞。

对于本病例是否需要立即植入永久性心脏起搏器值得考虑,如果该患者系第3种情况,消融导管进入左心室后机械刺激左后分支所致三度房室传导阻滞,术后房室传导可以恢复,没有必要紧急进行永久性心脏起搏器治疗,首先应该采用临时性心脏起搏治疗。如果系第2种情况迷走神经兴奋导致的三束支传导阻滞,立即注射阿托品等药物治疗可以缓解。如果系第1种情况所致的三度房室传导阻滞,部分患者在有效血运重建的情况下也有可能恢复,暂时不必永久性心脏起搏器治疗。该患者虽然存在冠心病、双束支传导阻滞,但心电生理检查可以诱发出心动过速,提示房室结前传功能良好。

此外,术者在该患者出现三度房室传导阻滞后,采取了紧急胸外按压和紧急起搏方法处理。对于隐匿性房室旁路射频消融之前理应常规放置右心室标测导线,用于起搏判断消融是否成功,因此无须进行紧急胸外按压,避免胸外按压出现胸腔脏器和肋骨等不良反应。

5 JR指引导管导致右冠状动脉开口夹层一例

【临床经过】

有一台冠状动脉造影发现 RCA 近段向心性狭窄约 80%,同事们都认为比较简单,让新手兄弟作了主刀,助手也挺年轻的。术者选用了 JR4 指引导管,指引导管到位后做第一幅造影时,突然发现右冠状动脉血流不好,术者当时就急匆匆地喊了一句:"坏事儿,长血栓了,右冠状动脉闭了。"在外面监工的几名老术者眼睛多贼啊,一看就知道,这哪是血栓形成啊,分明是一枪打出夹层了。无数次惨痛的教训告诉我们,这时是绝对不允许台上年轻医生进行下一步操作的,因此我们立即喊停,一边赶紧穿铅衣往手术间跑,一边嘱咐护士注意患者生命体征。

【分析及处理】

上台把已经蒙了的术者换下去后,观察患者症状能够耐受,就赶紧复盘刚刚那幅造影图像。很幸运,没有出现螺旋式夹层,能够看到破口位于 RCA 开口部下缘。看清楚夹层形态后,上提并后撤导管,使用操控性比较好的软头缠绕导丝轻轻试探,避免从夹层破口处通过,慢慢地寻找真腔,最终导丝成功返回真腔,再迅速植入 2 枚支架,RCA 血流恢复 TIMI 3 级,患者症状缓解,虚惊一场。因为患者经济状况不好,故未再使用 IVUS 验证。

【心得体会】

为何立即喊停,目的是要止损。台上医生已经误判了,假如继续下去,可能会使夹层及壁内血肿越来越大。JR4 导管头端在遇到牧羊钩形冠状动脉口时因为难以同轴,尤其会出现大力注射后夹层等并发症。出现夹层时,要管住术者的手,也要管住助手的手,叮嘱他们不要再擅自继续推对比剂,否则可能使夹层及壁内血肿增大,也可能会逆向撕裂引发主动脉窦血肿、主动脉夹层,更有甚者主动脉窦的巨大夹层血肿会向四周延伸,出现迟发性左主干受压闭塞,引发严重后果,因此,最明智的做法是让年轻术者赶紧停手。

曾经经历过如何试探都无法找回真腔的情况,因此,做手术要秉承安全第一的原则。作为上级医生,挑选简单病例给年轻术者练习时一定要做到放手不放眼、放手不放嘴,一定要做到反复提醒,不要嫌烦。事实上,上级医生的每一句提醒都可能是早年血淋淋的代价换来的。低年资医生需明白一个道理,在我们蹒跚学步时,如果有上级医生持续不断地矫正你的行为,是非常幸福的。做手术时,老术者往往会有预判能力,路走得多了,知道哪里可能有陷阱。优秀术者的高明之处不在于能够完成手术操作,而在于能够成功避开各种陷阱,同样的手术操作,同样的武功招式,内功不同。

老术者在操作指引导管时,会非常注意导管头端有没有与血管同轴,不同轴时会调整导管形态,也会避免大力推注对比剂,助手在推注对比剂时也要掌握技巧,需要尝试一下推注阻力,先缓慢推注,之后再慢慢加力,而不是上来就达到推力峰值。年轻术者在独立操作初期会手忙脚乱,所以需要在台下把功课做足,每上一次台就要有一台的收获,要学会复盘和求教。如果只是忙于上台而不注意复盘,在台上的错误判断得不到纠正,就永远把错判当成对的,一旦遇到危急时刻,就会耽误事。学习初期,要时常仔细复盘并主动与上级医生探讨每个步骤的细节,要及时纠正自己片面的认识,不断矫正自己的思维。

国内的介入技术培训多数是师徒式的教学方式,年轻术者多数会沿袭师傅的手术风格,有些老师的水平也不一定会很高。作为独立的个体,年轻术者要有独立的思想,要学会思考,不要盲从,当同事、上级医生、师傅发表意见时,一定要批判地借鉴,在实践中去验证老师们说得对不对、可行不可行、有没有需要改进的方面。

【经典箴言】

有不少同道认为,做简单病变时老术者无须亲自上手,只是盯台子指挥就可以了,其实风险往往会在粗心大意时发生,你不知道陷阱在哪里,有可能下一脚就踩入泥潭,所以任何时候都不可以掉以轻心。

(靳志涛)

6 被刺破的 IABP 主动脉球囊导管

【临床经过】

有一次在监护室紧急抢救新入院的心源性休克患者,使用大量血管活性药物后仍旧难以维持血压,股动脉搏动很微弱,只好紧急在床旁经右侧股动脉植入 IABP,植入过程非常顺利,毕竟这是轻车熟路的事了。球囊植入后开机启动,工作状态良好,收缩压、反搏压均能正确显示,之后请护士复查血气,护士打算在左侧股动脉穿刺,触摸左侧股动脉时护士说:"今天 IABP 效果真好,刚才股动脉都快摸不到了,现在都能够感觉到很明显的搏动了"。奇怪的是,护士穿刺时没有抽到回血,反而抽出了气体,此时 IABP 机器开始报警,平时机器报警尤其是抢救忙乱时只要显示屏波形还可以,大家就会顺手把机器关成静音,而这次也跟平时一样,没细看就把报警声关掉了。紧接着 IABP 自动停机,没细看就反复重启了几次,报警声依旧存在,同事赶紧把我叫过去处理。我到机器边上一看,英文提示为系统漏气,再一看球囊透明杆里面已经可以看到有蒸汽雾和红点了,我心想:"坏了,IABP 球囊破了,估计刚刚护士的血气针扎到球囊上了"。再次启动机器后,我赶紧拿听诊器去主动脉走行区和对侧股动脉走行区听,果真在主动脉走行区没有听到任何球囊反搏的声音,而在对侧的盆腔和股动脉走行区能够听诊明确的反搏音,印证了刚刚的判断。我还亲自感受了对侧股动脉搏动,的确是 IABP 球囊在剧烈冲击,遂立即把 IABP 撤除。后来观察左侧股动脉区域未见皮下淤血及血肿,虽然患者已经回天无力,其根本死亡原因是心源性休克,没有发现 IABP 球囊将血管撑破的证据。

【分析及处理】

由于没有 X 射线监视,紧急情况下在床旁植入 IABP 时尤其要注意操作细节,在床旁盲穿操作时将球囊植入到对侧血管的概率很低,但是不代表没有可能。回顾操作过程,虽然植入球囊时推送并无特殊阻力,但是有 3 次机会可以发现异常:第一,球囊刚刚启动时,听诊主动脉走行区有无反搏音,则可以避免球囊在错误的血管内搏动,防止撑破血管等严重并发症的发生,这一例恰恰没有规范听诊,未能及早发现球囊植入位置错误;第二,应该去确认复查血气时触摸到的异常搏动,没能在护士提示时分析异常搏动原因,错失了发现问题的第二次机会;第三,IABP 机器报警时,不分青红皂白直接关掉报警声且强行重启,则错失了第三次发现问题的机会。IABP 球囊在小血管内工作可能会导致血管破裂等严重并发症,强行重启则会将更多氦气打入到血管内,假如在上述任何一个环节加以重视的话,一定能早些发现球囊走行路径异常。

IABP 球囊的直径远大于髂总动脉、髂外动脉及股动脉,按理说在较小血管内启动球囊会引起设备高压报警。而此例并未能触发设备的压力报警,提示我们不能够完全相信设备。当血气针将球囊扎漏时,机器开始报警,正确的做法是仔细分析原因,而不是直接摁掉报警音之后强行重启设备。另一个容易忽视的问题就是,IABP 球囊这种大型异物在体内时一定要注意抗凝,防止血栓形成,当系统出现故障或球囊需要暂停时,切勿把球囊留在血管内放置太久,应该迅速移出体外,以防止球囊周围形成大量血栓,进而导致体内多脏器广泛栓塞,这个问题在很多单位都是有惨痛教训的。

【经典箴言】

审视操作过程有无过失,为规范操作多设置几道防线,不要省略必要的验证手段。

(靳志涛)

7　右心导管误伤致一过性右束支传导阻滞

【临床经过】

一向自认为右心导管的操作比较安全,以前读硕士研究生时看老师将电极在右心房里怎么转都没事,可是我今天的手术操作,却给了我一个深刻的教训。早上第一台手术是位室上性心动过速,我按常规穿刺股静脉,准备置放右心室电极,电极顺利地从股静脉向上走并进入了右心房,右前斜30°,当时电极头端指向右心房游离壁,于是我顺时针方向一转导管,调整高低,使之指向三尖瓣环,然而由于自己的疏忽,在送电极之前没有对电极头部塑形,结果电极头端就高高地往上翘着,反复调整,还是跨不了瓣,原想重新拉出来塑形,但又想了想这么个小小的右心室电极难道不塑形就放不进吗?于是,我索性将右心室电极往上送,顶着右心房打成一个大弯,时撤时送,并转动导管,转了许久还是没进右心室,自己已经觉得很不甘心了。

【分析及处理】

这时,上级医师让我暂时停止操作,并悄悄地提示我注意心电图,我一看就心慌了,因为显示屏上已经出现了不完全性右束支传导阻滞,这在手术前是没有的。将电极放在右心房做 S_1S_1 刺激,结果 600 毫秒就出现了间歇性未下传,就这样连续做了十几分钟的刺激,还是没有恢复,心电图也没有变化。主任医师做了诱发,证实为左侧游离壁旁道的室上性心动过速,但消融后心电图依然如故,我感到内疚不已。手术结束时,另一名高年资医师叫我去拿 2 支地塞米松试试,他把这 10mg 地塞米松推进去后,我便送患者回病房。幸运的是,当我写完手术记录为患者做心电图时,看到右束支传导阻滞已经消失了。患者无明显不适,我不禁松了一口气。

【心得体会】

　　初学介入者对于导管的操作一定要轻柔,不应使用蛮力,切忌心浮气躁、急于求成。如果经验不足,放置右心室电极之前应对导管头端塑形,有助于提高成功率。如果事先放置冠状窦电极,则有助于希氏束位置的判断,避免导管头部在其附近机械碰撞。一旦发生意外,也应保持冷静,若不能处理,应及时告知上级医师。最后的地塞米松虽然缓解了其一过性传导阻滞,但这次教训对我很深刻,及时总结将有助于今后的进步。

【经典箴言】

　　小心驶得万年船,心血管科介入治疗时的每一个步骤,都需万分谨慎!

(于　路)

8　被夹住的导丝,被拉脱的支架

【临床经过】

　　这是一例忽略手术细节导致的严重并发症。患者为老年男性,左前降支开口部及近段可见 80% 狭窄,左主干及左回旋支尚可。做完造影后,台上 2 名医生按常规进行治疗,使用 6F EBU 指引导管,先将 Runthrough 指引导丝送至左回旋支加以保护,再将 Sion 指引导丝送至左前降支远端,2.0mm 球囊预扩张病变后植入支架,支架近端未进入左主干内。在准备后扩张时,突然发现左回旋支导丝有部分被带入到左前降支内,形成反折并被压在支架壁外。赶紧提醒台上医生调整左回旋支导丝位置,此时导丝已经被压迫在支架壁外,无法调整,术者在回拉导丝时 EBU 指引导管被吸入冠状动脉内,眼看着左主干就要被指引导管戳出夹层来,情况很紧急。

【分析及处理】

　　赶紧叫停术者的操作,我穿铅衣洗手上台,先调整指引导管,使其恰好搭在左主干上壁,轻轻回拉导丝时动态调整指引导管形态。导丝已经被夹得很紧,难以松动,担心强拉导丝的反折处会导致左前降支支架变形、闭塞,赶紧在支架内预置球囊保护,之后再缓慢轻拉被压导丝,并嘱护士备微导管或 1.25mm 球囊,以便于穿在被压导丝上增加力学传导。幸运的是,导丝逐渐松动,并被缓慢地拉直,移出冠状动脉口,刚想高兴就发现左前降支支架被反折导丝拉扯变形,支架近端竟然延伸至左主干开口部。屋漏偏逢连夜雨,真是一波未平一波又起,赶紧把左前降支的预置球囊高压膨胀起来,对左主干—左前降支内的变形支架分步扩张,并更换更大直径非顺应性球囊再次充分扩张,之后在左主干—左前降支近段补入 2 枚支架,重新送入左回旋支保护导丝后,再次以非顺应性球囊高压扩张,使用 IVUS 评估效果后,结束手术。

【心得体会】

这一例并发症的发生原因是忽视了手术细节,很多老术者喜欢在植入支架时先轻轻回撤边支保护导丝,以防止环绕式挤压。此例则更为极端,不仅被环绕挤压,还形成了反折被带入主支血管内,可能是推送支架时支架钢梁挂住了导丝。假如在支架膨胀之前轻轻回撤一下导丝,必然能发现这个异常,就不至于经历后面一系列惊险。

对并发症进行补救时,不要顾此失彼,不要为了拔除被压导丝而忽略了主支支架的安全,此例即考虑到支架可能会变形,故先预置球囊加以保护,降低了支架急性闭塞的风险。向外回撤导丝时,要注意指引导管会被拉入冠状动脉内造成冠状动脉近端夹层,要学会动态调整指引导管形态;指引导管也不要离开冠状动脉口,导丝直径较细,作用在左主干上缘时因接触面积小、局部压强大,很容易对冠状动脉口形成切割作用,一定要避免。虽然这例并发症处置得比较顺利,但是其中隐藏的各种风险和陷阱还是值得详细总结的。

当然,该例的初始术式也值得商榷,造影目测的左主干末端未见斑块并不可信,除非使用 IVUS 验证过。

【经典箴言】

并发症重在预防,也要精于补救,补救时要既顾头又顾尾,防止按下葫芦浮起瓢。

(靳志涛)

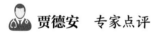 **贾德安　专家点评**

正如术者的总结,该病例并发症发生的原因是对于细节的忽视。其实在一定程度上,这更是基本功培养的欠缺,我们在培训介入医生时,一直反复强调对基本功的掌握。对于导丝的控制,如送入和撤出器械时应如何固定导丝,争取做到既不前进,也不后退。首先应注意的是左手对导丝的固定,另外值得注意的是导丝体外部分的湿润和清洁。这些注意事项既是细节,又是基本功。术者在带教过程中,更要注意把控全局,对助手要做到手放心不放,时刻保持警觉才能保证手术顺利进行。

9　一位患者就是一本书

【临床经过】

这是一例令我终生难忘的病案。患者男性,39 岁,因"背部疼痛"就诊于泌尿外科,泌尿系统彩超示双肾结石,泌尿外科医生诊断为双输尿管结石,拟收入院行手术治疗。在术前准备期间,该患者时常出现心绞痛症状,故请我科总住院医师会诊。

【分析及处理】

总住院看过患者后考虑:患者胸痛严重,心绞痛症状比较典型,血压不高,考虑急性冠脉综合征的可能性大。当时是晚上9:00,故决定急诊行冠状动脉造影检查,如果冠状动脉造影未见异常,就请心脏外科再会诊,便将患者送入心导管室行造影检查。

在患者进入导管室时,我注意到患者瘦高体形,在为患者右手消毒时感觉患者手指比较长,但并未多想。JR4.0导管顺利挂到右冠状动脉,但换用JL4.0挂左冠状动脉时很费劲,换了两根不同型号的管子还是不行,在台上决定做主动脉造影,但在造影瞬间才看见巨大的窦瘤(图10-9-1),一瞬间我们不禁恍然大悟,但遗憾的是患者胸痛加剧,出现意识丧失,心电监护提示血压进行性下降,我们在导管室抢救了30分钟,最后宣布临床死亡,死亡诊断考虑为马方综合征。

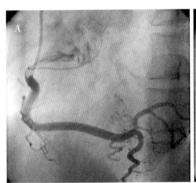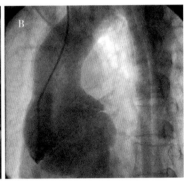

图10-9-1　主动脉造影可见巨大的主动脉窦瘤

【心得体会】

回顾分析该病史,在诊疗过程中有很多地方值得深思。我们从急诊科接诊并没有认真地进行体格检查,患者确实存在泌尿系统结石,就再也没有多想。如果在行冠状动脉造影前完善超声心动图或胸部X线等相关检查,患者也许在造影前就可以确诊,或许可以挽救他的生命。事后我们全科进行了深刻讨论和反省,再次强调了查体和常规检查的重要性,首诊要仔细查体,不可一叶障目。此外,我意识到临床思维要灵活开阔,我在为患者消毒右手时就感到其手指较长,而在挂LAD失败时也没有进行深入的思考,体现了年轻医生思维的狭隘性和局限性。

【经典箴言】

北京协和医院张孝骞教授认为一位患者就是一本书,让我们在诊疗过程中不断总结。

(丁香园三二)

10 操作步骤完成了就可以结束手术吗?

【临床经过】

有一天同事告诉我,6床急性前壁心肌梗死患者术后效果不好,这几天出现心力衰竭,超声复查提示心尖部有了室壁瘤。该STEMI患者在发病后立即来院就诊,经绿色通道接受急诊PCI,基本上没有耽搁时间,那天恰好我不在院里,不太了解具体手术过程,从病程记录上看,手术过程非常顺利,理论上术后效果应该不会太差。

【分析及处理】

该例患者发病时间短,手术记录提示罪犯病变位于LAD中段,缺血面积并不大,手术过程有没有哪些疏漏呢?带着疑问,我去复盘了造影录像。从录像上的时间来看,这台手术很顺利,各个环节很紧凑,没有哪个环节占用过长时间;导丝通过LAD闭塞处后立即恢复了TIMI 3级血流,球囊扩张以后血流仍旧为TIMI 3级。理论上这么短的时间开通闭塞血管,后续治疗效果应该不错。读到最后两幅录像我才发现,原来在支架植入之后,支架远端出现了慢血流,可惜术者踩射线的时间太短了,对比剂排空还没有结束就停射线了,假如不细心看或者没有良好读图习惯的话,根本看不出来。因此,可以明确的是,远端心肌灌注不好,这也许能部分解释临床效果不好的原因了。

急性心肌梗死急诊干预的目的是尽快开通梗死相关动脉,恢复心肌有效灌注。研究显示,最终梗死面积和无复流是STEMI患者心力衰竭和死亡等的主要预测因子,ESC心肌梗死指南中无复流/慢血流的定义是指梗死相关动脉通过器械操作已成功开通,但心肌仍未获得完整的灌注。因此,心外膜血管的机械开通并不等于心肌获得有效灌注。作为冠状动脉手术者,一定要学会正确读图,将规范读图贯穿于手术始终,切勿虎头蛇尾地把精力用在开通血管上,而忽视了支架植入后血流状态的正确评估。该例病变恰恰就是属于此类情况,心肌未能获得有效灌注的情况下,术后出现心力衰竭并室壁瘤形成也就能说得过去了。

【心得体会】

急诊PCI时机非常重要,要在最短的时间开通血管。作为一名合格的术者,手术操作其实不难,"无他,惟手熟尔",手术就是个熟练工种,经过足够时间培训的话很容易越过学习曲线,基本的招式很容易上手学会。但是,做手术不只是手术操作这么简单,而应该关注术后效果,这就要求我们从一开始就养成良好的习惯,不断反思,不断改进,做到既动手又动脑,真正做到心灵手巧。如何规范,以本手术过程为例,造影要做到"前有空白像,后有排空像",要对血流状态做出评估。

当年入行时,师傅告诉我,看一名术者的造影过程规范不规范,就知道他有没有受过正规训练,简单的一招一式就能看出内功底子厚不厚。

【经典箴言】

规范操作不是说说而已,而应该在初学阶段就无比重视,通过螺旋式能力提升,锻造完美的手术思维。

(靳志涛)

11 差一点切开的前臂血肿

【临床经过】

患者男性,79岁,因"突发胸痛3小时"入院。急诊PCI术后转入CCU进一步治疗,因患者病情危重,故保留了桡动脉鞘管。手术结束时为早上8:00,观察病情平稳后于晚上8:00拔除右桡动脉鞘,以充气式桡动脉止血器压迫止血。晚上9:00患者诉右手不适,触诊右手背稍肿胀,前臂皮肤松软、未见皮下血肿等,值班医生予止血器减压放气;晚上11:00患者又诉前臂胀痛不适,值班医生未予查体即再次将止血器减压放气,并以无菌纱布对右前臂近心端加压包扎。因恰逢夜间,未再继续观察前臂情况。次日清晨交接班时发现该患者右前臂已高度肿胀,且皮肤张力较高,前臂中部可见皮下淤血伴2枚张力性水疱形成,手指活动受限、运动及感觉功能尚存,于是上午9:00停用替罗非班及低分子量肝素,保留双联抗血小板治疗,对右桡动脉穿刺点进行适度压迫止血,遂给予抬高患肢(前臂下方以枕头垫高),并予硫酸镁湿敷。上午9:30骨科会诊,考虑虽然达不到骨筋膜室综合征的诊断标准,仍建议尽快行前臂切开减压。与家属沟通后,决定再继续观察,其间给予掌侧前臂肿胀部位针刺抽吸减压,无明确效果,遂继续抬高患肢、硫酸镁湿敷,至下午1:00患者症状并未缓解,前臂出现大量张力性水疱,皮下瘀斑显著。皮肤张力未进一步增高,与清晨时接近,在此期间一直监测患肢皮温、尺桡动脉搏动及外周神经功能,随时备外科手术。于下午2:00再次请骨科会诊,仍建议开放手术,但必须停用抗凝、抗血小板药物,考虑到患者血栓负荷重、冠状动脉情况差,停用抗栓药物可能导致急性支架内血栓形成,进退两难。

【分析及处理】

再次查体发现肿胀区域局限在前臂,患肢上臂皮肤松软,权衡利弊,遂决定将右上肢进行竖直悬吊,拟借助重力作用,使前臂皮下血肿向上臂皮下松软处迁移,达到尽快消肿的目的。观察4小时后,至下午6:00患者前臂肿胀已明显缓解,上臂较前略肿胀,患者手指活动恢复,证实该悬吊法治疗有效。因皮下组织及皮肤长时间呈高张力状态,患者前臂掌侧与背侧充满张力性水疱,遂给予前臂皮肤彻底消毒后嘱患者尽量限制前臂活动,以减少水疱破裂的可能。拔鞘第3天下午查房时见患者前臂有部分水疱破裂污染,水疱皮破裂损毁,皮下组织外露,于是将前臂充分消毒后,使用无菌注射针头在各个张力性水疱下部小心抽吸水疱内组织液,充分保证水疱皮的完整性,使水疱皮与皮下组织良好贴敷,抽吸完毕后将前臂再次彻底消毒,以无菌敷料包扎。之后给予每天换药,拔鞘第 5 天观察患者前臂自行磨破水疱的部位皮下组织暴露,仍有少量渗出液,而抽吸处均较干燥,愈合良好。拔鞘第 7 天观察患者前臂组织暴露处已无渗出,逐渐愈合。拔鞘第 10 天观察患者前臂原水疱皮部分脱落,色素沉着开始变浅,基本愈合。至拔鞘后第 24 天患者出院时,患肢前臂皮肤已完全恢复正常。

【心得体会】

前臂血肿是经桡动脉介入治疗特有的血管并发症,除了患者桡动脉解剖学变异、器械不匹配等因素外,多与术中操作不细致、术后处置不妥当有关;术者往往重视了患者最危及生命的疾病救治,却在穿刺路径方面重视不足。非手术医生要掌握介入手术相关并发症的识别与处理,必要时及时邀请手术医师指导处置,切勿等患者的前臂肿成了"紫茄子",才想起来应该向上级医师汇报。

当出现桡动脉穿刺相关并发症时,应该先分析发病原因,而不应该只是对止血器减压放气;值班医生的错误处置埋下了桡动脉持续渗血于前臂皮下的祸根;夜间没有继续观察前臂情况,导致并发症未能及时识别并处置,使简单的并发症变得异常复杂。一旦出现前臂血肿等并发症,要善于早期识别、正确处理,该并发症的补救措施并无特殊,教学点在于没能早期发现并发症,将该病例拿出来供同道们吸取教训。

【经典箴言】

"千里之堤,溃于蚁穴",并发症没有"圆满成功处置"一说,遵守规范、细心操作,重在预防,让并发症不再发生,才能确保患者的围手术期安全。

(靳志涛)

12 冠状动脉内气栓是谁惹的祸?

【临床经过】

冠状动脉气栓是一种严重的医源性并发症,假如将大量气栓推入冠状动脉,可能会因冠状动脉急性缺血导致严重不良后果。术者要监督好自己的助手,在连接三环注射器和三连三通等管路时亲自验证一遍。可是,发生冠状动脉气栓就一定是助手操作不当吗? 我就经历过因器械质量问题导致的一系列气栓事件。

有一回接连几天的手术中,在冠状动脉造影的最后几帧总是会有两三个小气泡存在。盯台的主任多次对台上医生大声提醒,要求台上医生把管路的所有接头都检查并加固一遍,台上的医生显得很无辜,说:"我已经把管路都连接好并且排好气了。再造影,气泡还是会出现。"主任说:"你去台上看看吧。"我沾沾自喜,心想:"轮到我这个半老司机上台露一把了,我一上台肯定不会再出气泡了",当我信心满满地把管路重新检查了一遍并确认无误后,打第一幅造影时,尴尬的事情发生了,我也推进去了小气泡,颜面全无,这是怎么回事呢?

【分析及处理】

当年师傅教导我,要记住一个基本原则,就是在台上不要考虑到省钱的问题。我立刻跟护士说,再换一套三环注射器和三连三通,没想到气泡仍旧存在。没办法,我只好告诉护士拿其他品牌的套装试试,果不其然,换用另一个品牌的套装后,气泡真的不见了,莫非之前的器械质量有问题?带着疑问,我在下台后把 3 套器械都留了下来,逐个测试,发现这一批三环注射器旋钮里的胶塞不严实,推注对比剂时产生瞬间负压会将少量气体带入旋钮内,进而被推进冠状动脉,很明显这是质量问题,对这一批器械我们做了退货处理。

【心得体会】

防止冠状动脉气栓的方法,先要确保管路连接牢固,助手在操作三环注射器时要掌握几个技巧:三环注射器内的气体尽量排空,防止因推注时不留意而将气体推进冠状动脉;注意将注射器尾部抬高,即便有少许气体,也会存留在注射器尾部而不会被推出去。初学者有时会忽视操作细节,在未确认管路连接是否牢固、三环注射器是否使用不当时,就会增加冠状动脉气栓发生风险,这都属于低级错误,一定要严格避免。

除了人为因素之外,还要重视器械质量问题,即使是大品牌,也可能有质量控制方面的疏漏,手术器械人命关天,如果连续发生冠状动脉气栓等异常并发症,要想到器械质量问题这个少见原因。

【经典箴言】

不敢完全相信手术器械的产品质量,发现问题后要现场体外测试,仔细查找原因,消除潜在的隐患。

(靳志涛)

13　冠状动脉是怎么穿孔的?

【临床经过】

光脚走平地疼不疼?不疼;光脚走石子路疼不疼?疼!遇到钙化病变应该怎么预处理、怎么后处理,有很多门道,千万不要不加思考地想当然。这一例并发症是我外出会诊时与当地医生讨论的,是一位平诊患者,左前降支近中段钙化病变使用 2.0mm 球囊预扩张后,拟植入支架,植入时观察到支架球囊打到 16atm 仍未能完全膨胀,球囊中段有腰。术者采用与支架同直径的非顺应性球囊 20atm 后扩张,仍未能使支架中段完全膨胀,术者就更换了比原支架直径大 1 号的非顺应性球囊再次高压后扩张,遗憾的是发生了冠状动脉穿孔,而当地医生对于并发症的处置经验并不丰富,很遗憾患者没能下台。

【分析及处理】

这例手术显然是处理不当导致的并发症,当遇到钙化病变时,要倍加重视。预扩张时就要关注球囊膨胀情况,假如 2.0mm 球囊因直径太小不容易观察的话,假如术者感觉病变预处理不充分的话,可以使用 2.5mm 球囊预扩张。预扩张球囊都是半顺应性球囊,当膨胀时能够观察到球囊中段总有腰征,则可以使用非顺应性球囊高压扩张,可以确保球囊膨胀时的直径在可控范围内,而不是采用半顺应性球囊高压扩张,以防止狗骨头现象导致的边缘过度膨胀。时刻记住,只有将病变预处理充分才可以进行下一步,切勿本末倒置,不要重视支架后扩张而对病变预处理这个重要环节敷衍了事。

【心得体会】

为什么要重视预处理?想象一下,方便面袋子边缘为何会有预撕口,在预撕口轻轻用力就能撕开,而光面处无论如何用力都很难将袋子打开。病变处理也是这个道理,不把病变预先撕出个小口,后续操作将变得困难重重,支架可能会难以膨胀完全。支架植入后明显膨胀不良时,不要觉得没关系而结束手术。膨胀不良处直径小于支架直径,需要用高压扩张的方法改良支架形态,而最安全的方法是采用支架同型号或小 1 号非顺应性球囊高压扩张,而不是选择更大直径,否则,坚硬的未膨胀处病变在大直径、高压力的球囊膨胀力作用下,很大概率会被撑裂,造成冠状动脉穿孔等严重并发症。

【经典箴言】

多数并发症是完全可以避免的,做手术一定要了解器械特性,主动思考病变处理过程中的原理,掌握原理才能熟知操作技巧,才能避免各类并发症的发生。

(靳志涛)

编者按 使用血管缝合器能够显著缩短心血管介入手术患者术后的止血时间和制动时间,但是否能够减少股动脉穿刺并发症的发生率,这一点尚存争议。任何一种器械的应用均是一把双刃剑,血管缝合器也不例外,下面是 markonev 的一次难忘经历。

14　血管缝合器导致一例诡异的并发症

【临床经过】

又是忙乱的一天,不仅要收治患者,办理各种手续,还要做手术,排台的医生已经把顺序排好,我参与上午的第 2 台,患者是一位老年女性,糖尿病多年,因"阵发性胸闷、心悸不适"入院,行冠状动脉 CT 发现左前降支可见约 50% 狭窄,遂进一步行冠状动脉造影检查。

患者上台后,消毒、铺单,穿刺右股动脉,一针见血,整个过程顺利,冠状动脉造影结果显示左前降支可见 85% 狭窄,为 A 型单支病变,遂给予支架植入治疗,手术顺利完成。由于我们科室常规应用血管缝合器,术前已经和患者家属谈好话、签好字,同意使用血管缝合器,手术完毕后髂动脉造影显示似乎穿刺部位穿在股深动脉上(由于我新分配的科室和我以前导师穿刺部位明显不同,以前穿刺部位一般往股总动脉上穿,所以位置比较高,但这里穿刺部位较低,髂动脉造影显示穿刺部位绝大部分在股深动脉或股浅动脉上,入乡随俗吧),同台的一位师兄熟练完成血管缝合器的操作。

手术结束后,患者当时未诉特别不适。返回病房大约 2 小时后,患者诉右下肢轻度麻木,但无疼痛,告知医生后,查体示双下肢足背动脉搏动均弱,但两侧足背动脉搏动差别不明显,值班医生包括上级医生均未特别注意,之后患者多次诉说右下肢麻木,均未引起特别注意。到晚上 8：00 左右,再次到患者床旁,患者再次诉麻木,但仍无活动障碍和疼痛,当时查体示患者感觉轻度减退,仍然未引起特殊注意和处理。

【分析及处理】

等到第 2 天正好我值班,值晚班的医生说患者昨晚叫了他 6 次,总诉说右下肢麻木,疼痛不是很明显,肢体发冷,令他很烦,一晚上没有睡好,他还说患者可能存在精神焦虑因素,建议请神经内科会诊,但神经内科医生建议下周一做肌电图,等结果出来再请他们会诊才有意义。这时患者又来找我,一副不好意思且痛苦的表情,这毕竟是自己管理的患者,我当时心里也在暗想,确实需要深入研究。先看患者,再仔细查体,我不禁大吃一惊,患者右足背部的感觉完全消失,但仍然可以活动,疼痛加重,患者肯定有事！急忙联系急诊床旁血管 B 超,结果令人惊讶:患者右股深动脉血流信号明显减弱,股浅动脉未见血流信号,请血管外科急会诊。毕竟是专科医生查体,会诊医生的答案斩钉截铁,建议马上手术,术中见血管缝合器缝闭了股深动脉,幸亏发现还算及时,否则患者下肢将有截肢的风险。

【心得体会】

1. 对血管专科查体不细致也不熟悉,尤其是血管外科专科方面查体。

2. 血管缝合器有利有弊,操作不当同样容易出大问题。

3. 手术后患者诉肢体麻木,皮温下降,一定要高度注意,要反复找原因。

4. 对可疑急性下肢缺血的患者,不能只摸足背动脉,这也是非血管外科医生的通病。

【经典箴言】

重视患者的不适主诉,千万不要疏忽。

(丁香园 markonev)

15 PCI 术后的胸闷

【临床经过】

今天又是紧张忙乱的一天,一位 72 岁男性患者,半年前患急性前壁心肌梗死,在当地医院给予保守治疗后胸痛症状好转,但仍然间断出现胸闷,此次入我院进一步治疗。根据患者的病史,我们今天为患者行冠状动脉造影。手术过程顺利,于左前降支植入支架 1 枚,患者未诉特殊不适。将患者从导管室送回病房,患者自觉胸闷,自诉与既往胸痛感觉不同,我立即为患者复查心电图,与既往心电图相比无动态变化。由于当时在缝合血管时感觉不顺利,我联想到前不久发生的缝合器封闭股总动脉导致急性右下肢缺血的病例,遂将患者病情及时向上级医师汇报,主任医师担心封闭股总动脉,在为患者查体时发现足背动脉搏动较弱,且患者一直诉胸闷,伴全身出汗。

【分析及处理】

患者胸闷、出汗的原因到底是什么? PCI 术中顺利,且多次测血压及复查心电图均无变化。是否为支架后血栓或微血栓形成导致胸闷? 上级医生嘱给予肝素泵入,3 小时后患者胸闷有加重趋势,再次查心电图仍然无改变,复测血压 65/35mmHg,我立即给予多巴胺静脉滴注治疗,但升压效果欠佳。这时我注意到患者颈静脉怒张,且触诊桡动脉时有奇脉体征,是否为心脏压塞呢? 再次向上级医师汇报,主任医师立刻指示查床旁超声心动图,显示大量心包积液,也证实了我的猜想。我们将患者急诊送入导管室再次行造影检查,结果显示心脏压塞为冠状动脉穿孔导致,立即行心包穿刺引流术,患者胸闷症状缓解后返回病房。

【心得体会】

1. PCI 术后 24 小时内患者出现的任何不适均要考虑到术后的并发症,应该熟悉常见并发症。此外,做完手术,最后的造影一定要看仔细。

2. PCI 术后的管理很关键。例如,注意患者的足背动脉搏动情况,就是了解病情的有效途径。本例患者虽然已经行 PCI,故不能除外支架内血栓的可能,我们再次行造影检查后排除这一情况。任何临床决策都建立在对患者的病情把握之上，正是因为我注意患者病情动态变化，结合查体，终于发现了心脏压塞症状，从而进一步明确病因。

【经典箴言】

患者于 PCI 术后出现胸闷不适，要警惕心脏压塞。

（丁香园 markonev）

16 规则是如何被破坏的？

【临床经过】

有一天傍晚，其他科同事打电话过来，让关照一下他们科小兄弟的岳父。这是一位外地的老年男性，当地诊断为冠心病，已经入住我科。做完当天的手术，回病房过问了一下，就没再理会，管床医生说已经完善了术前常规，安排次日行冠状动脉造影。第 2 天，这位患者手术时，我专门去盯台子，按照常规，导管到位排气后需观察血压和心率情况才能进行下一步，此时监护显示有创血压偏低，约为 90/50mmHg，就赶紧叫停了手术操作，嘱护士手测血压确认，真实血压仍旧偏低，这是怎么回事呢？询问管床医生患者的基础血压情况，管床医生说得很含糊，并解释说是否为早上给予抗高血压药的缘故。因为当天安排的手术太多，我没在这个疑问上花费更多时间纠结，心想既然上台了，就继续完成手术。最终在患者右冠状动脉植入 1 枚支架，等患者回到病房后夜间血压仍然偏低，徘徊在 80/40mmHg 左右，后来不得不使用升压药物维持，到底是何缘故呢？

【分析及处理】

真的是抗高血压药的缘故吗，会不会有其他原因？赶紧急查血常规，与前一天入院时相比，血红蛋白下降了 4g，很明显是出血了，出到哪里了？没有其他过多操作，也没有股动脉穿刺，不太像盆腔及腹膜后腔隙，最大可能是消化道出血。立即将抗栓药物减量，给予禁食、抑酸、局部止血治疗，把家属叫来再次追问病史，这时家属才承认确实隐瞒了病史。原来，住院前一天患者刚刚做完胃镜并切除了息肉，因为担心冠状动脉造影手术被延后，故刻意向管床医生隐瞒了这个重要病史，这不是耽误事儿吗？我紧急请消化内科会诊，并调取了患者在门诊做的胃镜资料，按照急性上消化道出血救治，并与相关科室约好将胃镜止血和介入栓塞两种手段作为储备预案。经过 2 天的积极治疗，患者血红蛋白不再下降，终于稳住了，因为担心支架血栓风险，遂逐渐恢复了单药抗血小板治疗，5 天后恢复了双联抗血小板治疗，最后平稳出院，虚惊一场。

熟人是最大的危险因素,这是刚刚入行时师傅告诫我的。越是熟人越喜欢抄近路,不按规矩办事,老医生们总结了无数次惨痛教训得出的结论是:越是熟人,越应该更加正规,该告知的告知,该追问的追问,该签署的签署,千万不要为了给熟人提供方便、走绿色通道而忽视了医疗安全。在同一周内,科室又发生了另一起同类事件,本院医生的父亲住到了我科,也是由外地医院转院过来的,当地考虑为冠心病,提前给予了双联抗血小板治疗,在我科做完冠状动脉评估后考虑为临界病变,故未植入支架。可能是为了节约住院时间,该名医生明知双联抗血小板治疗时间达5天以上,于造影后第2天就自行联系泌尿外科为患者做了膀胱镜,同样因为是熟人关系,膀胱镜术后没有常规留置导尿管,结果晚上发生膀胱出血没能及时监测到,直到出现膀胱内大量血栓形成后被迫行急诊外科手术,多么惨痛的教训。

医疗常规是医疗行为的基本原则,随着各个专业学科的逐渐细化,在其他专业面前,我们每一名医者都可能是门外汉,最明智的做法是把自己完全变作一名家属,要更加遵守规矩,在专业流程上更加遵从主诊科室的意见,千万不要聪明反被聪明误。

【经典箴言】

不要试图在流程上走捷径,越是关系户,越应该照章办事。

(靳志涛)

17　STEMI 恢复期半机化血栓处理要不要太积极?

【临床经过】

患者为 39 岁男性,因“突发胸痛伴间断胸闷近 2 周”入院,患者发病时恰逢春节假期,出现症状后未予重视,2 周来以卧床为主。于正月初九就诊于外院,外院给予阿司匹林、氯吡格雷口服后,转诊至我院进一步诊治。我院 CTA 提示 LAD 中段斑块形成,RCA 近中段闭塞,左心室后下壁低密度,考虑为缺血性改变。CTA 结果回报后立即收入我科,入院时 ECG 示窦性心律,ST-T 改变;心肌酶及肌钙蛋白正常;超声心动图示左心室下壁基底段运动减低。初步诊断为:①冠心病,急性心肌梗死(恢复期),心功能Ⅱ级(NYHA 分级);②高血压(3 级,很高危);③高脂血症。入院次天即安排造影,术中见 LAD 近段斑块形成,中段对角支发出处可见局限性狭窄,狭窄率约为 60%;LCX 粗大,未见明确狭窄;可见左向右侧支循环,RCA 后三叉处隐约显影。RCA 起始部即完全闭塞,与 CTA 图像相符,未见同向侧支形成。考虑为半机化血栓形成,这种情况应该怎么办呢? 是否需要干预,干预的效果会怎样呢?

【分析及处理】

术者们对于是否干预、如何干预的意见不统一,考虑 RCA 为完全闭塞病变,结合 CTA 图像可知血栓段从 RCA 开口部至后三叉前,为长段血栓,且距离心肌梗死时间已 2 周,血栓较为黏稠且已部分机化,难以抽吸,无法取得 STEMI 急性期血栓抽吸的明确效果,故决定先行球囊扩张,观察血流恢复情况,了解血栓机化程度,尝试手术治疗,假如血栓呈胶冻状,则及时终止手术。换入 SAL 指引导管,使用 PT 指引导丝试行通过 RCA 闭塞段,未获成功后改用 Runthrough 指引导丝进行试探,导丝顺利送入左心室后支内,因导丝可顺利进入后降支及左心室后支,证实其位于远端血管真腔。球囊扩张以后并未恢复血流,再使用血栓抽吸导管后也未奏效,继续使用更大直径球囊扩张后仍未能看到明确效果,反而观察到血栓激活,并向近端蔓延,手术团队商量后决定暂停手术,继续回病房抗栓治疗。术后给予强化抗栓治疗,患者心理压力较大,2 周后拒绝造影复查,再行 CTA 检查发现血管再通,遂又安排复查造影,见 RCA 恢复再通,后三叉前约 80% 狭窄,考虑为此次罪犯病变,RCA 中段可见残余血栓。劝说患者行后三叉前罪犯病变处支架植入术,遭患者拒绝,遂结束手术。患者出院后给予心肌梗死标准二级预防药物治疗,随访无再发症状出现。

【心得体会】

患者的最终获益取决于心肌水平是否得到有效再灌注,针对 STEMI 恢复期高血栓负荷病变的处置,需要遵从 do no harm 原则。在第一次手术尝试开通病变时,有以下几大风险不能忽视,如球囊扩张时被挤碎的血栓可能会随血流阻塞远段小血管,导致无复流等发生;导管导丝的反复刺激,可能会激活血栓,导致心肌灌注受损;血栓抽吸时,RCA 开口部的血栓碎屑可能会逆行反流至升主动脉,导致体循环栓塞等。因此,本例患者第一次造影时掌握的原则即为在强化抗栓治疗的基础上以球囊扩张试探血栓机化程度,将血栓抽吸为备选方案。除了球囊扩张及血栓抽吸外,也有个别报道提及通过植入支架处置 STEMI 恢复期的高血栓负荷病变,其存在以下缺点:可能会因血栓的干扰,低估血管直径,导致支架直径选择过小;无法估计病变段的长度,可能会在正常血管段植入支架;机化血栓的占位效应使支架膨胀不全,即使通过后扩张使支架贴壁良好,也可能会因机化血栓裂解导致获得性晚期支架贴壁不良;而对于支架后扩张时,支架钢梁的切割可能使血栓碎裂,导致远端血管床栓塞。

【经典箴言】

熟练的操作技术很重要,客观、细致的诊疗策略则更为重要。手术操作不是万能的,要留出药物起作用的时间,控制好诊疗节奏,让子弹再飞一会儿,不要着急。

(靳志涛)

18　奇怪的 PCI 术后血肿

【临床经过】

这个病例给我的印象太深刻了！患者女性,64 岁,因"反复发作心前区疼痛 5 年,加重 1 个月"入院。入院后冠状动脉造影显示左主干口部 70% 狭窄,术中植入 IABP 保护,植入支架 1 枚,术后术区出现血肿,提前拔管,患者安返病房。凌晨,患者突然感烦躁不安,血压进行性下降,心率加快。

【分析及处理】

请示上级医生,迅速查心电图,心电图未发现异常变化,心肌酶正常,血红蛋白第一次查示 6g/L,检查腹股沟手术区域,未见血肿扩大,触摸感觉比较软,于是升压、补液、监测病情变化,过半小时第二次查血红蛋白,抽出的血像水一样,居然查不出数值,当时不相信化验结果,再查还是那样,此时患者已经休克了,这时才反应过来可能是术区出血血肿,迅速补充液体、输血,触摸果然术区较前变硬了,马上按失血性休克处理,患者昏迷了 5 天才苏醒,但已经造成脑损伤的后果,总算没有死亡,半年后患者行造影复查发现支架内再狭窄,死于外科搭桥手术。

【心得体会】

1. 老年女性的组织比较疏松,术区出血后很难及时发现,不一定有明显的血肿和包块,因此更应该及时、细致地观察和监测血压、心率等生命体征,并及早处理。

2. 传统的经验总是认为没有包块就没有血肿,但我们不要被这种思维和经验束缚,要灵活理解,灵活掌握。

【经典箴言】

血肿不总是以包块出现,临床上不能总是惯性思维。

（丁香园 Rmjy）

19　探寻心脏压塞的原因

【临床经过】

这是我进修时碰到的一个病案。患者是 72 岁老年女性,因"反复胸闷、胸痛 1 年余"多次就诊,门诊医生曾多次建议住院行冠状动脉造影检查,但患者因服用硝酸酯类药物可缓解,故拒绝接受检查。后来患者因"上呼吸道感染后胸闷痛加重"入院,给予积极完善相关检查及抗凝、扩张冠状动脉、调脂等治疗,患者症状有所缓解,但仍觉胸闷明显,于入院后 2 天行冠状动脉造影,患者术中见左前降支中段 100% 堵塞,右冠状动脉狭窄 80%,仅靠右冠状动脉的侧支维持,术中因考虑此次的罪犯血管为右冠状动脉,故决定先处理右冠状动脉,但在给予扩张球囊后,患者心率明显减慢,出现意识不清,心电监护提示室性逸搏心律,考虑阿－斯综合征,我们立即给予临时起搏器植入,手术顺利结束,当时患者自觉胸痛缓解,但仍感胸闷,未予重视,转回 CCU 监护。

【分析及处理】

患者返回监护室后仍诉胸闷,心电监护提示起搏信号不好,考虑起搏电极放置位置欠佳,故调整临时起搏电极,后因患者自主心率在 60 次 /min 左右,故继续观察。10 分钟后患者血压低至 80/50mmHg,口唇发绀,颈静脉充盈,心率 86 次 /min,心音低钝,并突然出现意识丧失,我意识到患者病情危重,便立即给予气管插管、IABP 支持;同时请示主任,主任立即决定做床旁超声心动图,结果提示心包腔内低回声影,考虑为心脏压塞,立即行心包穿刺引流术,引流出不凝血约 80ml 时患者症状缓解、意识恢复;同时请心脏外科会诊,由于患者引流管内持续引流出血液,当时在 CCU 引流了约 200ml,即转入心脏外科行急诊手术,术中见心尖部有一直径约 1mm 破口,及时给予封堵。患者一般情况逐步恢复,约 1 周后再次转回 CCU。

【心得体会】

1. 事后考虑是因为放置临时起搏电极时电极硬度大、操作者用力不当可能插穿心室壁,当时未拔出所以患者无异常症状,后来入 CCU 后,由于调整起搏电极致使心包腔内迅速积血,进而出现心脏压塞症状,幸亏抢救及时,才不至于造成严重的后果。

2. 行临时起搏治疗时,如果起搏信号不好,要提高警惕,由于起搏电极硬度较大,且患者心肌壁本身较薄,故最好能采用相对柔软的漂浮电极,操作者也要动作轻柔。

【经典箴言】

在每一步操作时均应该慎之又慎,考虑得越全面,就会避免给患者带来麻烦。

(丁香园 longman888)

20　任何时候都不能忽视术后管理

【临床经过】

有一例下壁心肌梗死患者,急诊上台前监护显示三度 AVB,在开通右冠状动脉前植入了临时起搏电极,术后第 2 天恢复窦性心律,在监护室将临时起搏电极和右股静脉鞘管拔除,并停用皮下肝素。患者一直卧床,于术后第 5 天转入普通病房,因患者左前降支仍有长段病变,狭窄率约85%,计划在术后第9天进行二次择期手术。二次手术前护士发现患者右下肢明显肿胀,急呼医生到场,予心电监护并急查床旁超声,在准备行超声检查时,患者突发喘憋、呼吸困难、面色发绀,血氧饱和度降至60%,之后血压降至60/40mmHg,事发突然,虽经抢救仍未能成功,患者不幸死亡。

【分析及处理】

反思这个病例,在做过右股静脉有创穿刺且患者长时间卧床情况下,要谨防下肢深静脉血栓形成,在围手术期注意查体及D-二聚体复查,及时给予有效抗凝治疗。遗憾的是,追访这个病例的术后管理,管床医生并没有做到术后查房时仔细查体。据护工事后回忆,该患者在转出监护室时即开始出现右侧腿肿,没有自觉症状故未向医生主动提及,在猝死前也毫无不适。在抢救现场经历的那一幕终生难忘,患者是活活憋死的,发生得太快,来不及抢救,不由得想起我之前经历的类似情况,另一例为临时起搏器术后患者,第6天拔鞘之后5分钟内猝死,同样也是血氧饱和度突降,患者面色迅速变为青紫色,心肺复苏完全没有效果。

【心得体会】

有些年轻医生迫于写入院志的压力,会很重视入院查体,却往往忽视住院期间的全程规范管理,在每天查房时重视患者的主诉而忽略患者异常体征的主动发现,尤其是不参与手术的医生则更不重视术后穿刺点相关并发症的防止。假如能够早期发现D-二聚体异常增高,或者发现单侧下肢肿胀,则能够更早做出诊断,及时给予抗凝、制动,假如有抗凝禁忌或血栓栓塞风险的话,则可以预先植入下腔静脉滤器,以防止致命性肺栓塞发生。有一次我为术后第2天患者拔股静脉鞘,顺着鞘管带出来一根长条状血栓,说明即便在抗栓条件下,下肢制动时血流淤滞加之静脉穿刺损伤,也可能会形成下肢深静脉血栓,由于影像检查手段对小血栓识别不敏感,住院患者股静脉穿刺点血栓的实际发生率可能会远大于已出现下肢肿胀患者,当然,随着笔记本超声及掌上超声的逐渐普及,深静脉血栓形成的早期识别可能会变得更加便捷。

【经典箴言】

手术做好了,只是第一步,做好围手术期管理,注重异常症状与体征的早期识别,把可能发生的并发症遏制在萌芽阶段,也是每一名医生应该做到的。

(靳志涛)

21 射频消融术后左前胸壁巨大血肿

【临床经过】

患者男性,49岁,因"发作性心悸30年,再发加重3个月"入院,患者在外院诊断为室上性心动过速,一直未予治疗,3个月前症状发作频繁,为求诊治来我院急诊并收入我科。完善术前检查,行心脏电生理检查和射频消融术,术中分别穿刺右股静脉、左锁骨下静脉(盲穿法一针完成),植入 CS 电极、心室电极、希氏束电极,常规刺激诱发出阵发性室上性心动过速,并显示 CS1、2 起源较早,提示为左侧旁道。行房间隔穿刺,于对所标测出的房室旁道进行消融,消融后未再引出阵发性室上性心动过速,术毕。术中予普通肝素 3000U,术后血压 125/80mmHg,心率72 次 /min,手术结束时未给予肝素拮抗。术后左锁骨下静脉穿刺点皮肤加压包扎,包扎时未见穿刺点出血及皮下血肿,包扎后听诊双肺呼吸音清晰,未闻及左侧胸腔过清音。术后 3 小时患者感觉左前胸壁穿刺点下方肿胀不适,未告知医护人员,据家属后来描述穿刺点下方为鸡蛋大小的突起,20 分钟内肿胀区域逐渐扩大至直径约 10cm,并逐渐变硬,遂紧急告知值班医生,当时患者生命体征平稳,血压120/80mmHg,心率 95 次 /min,诉左前胸壁疼痛难忍。立即给予肿胀区域压迫,开放液路补液治疗,行胸部 X 线检查未见血胸征象,并急请床旁超声检查示左前胸壁深部血肿。

【分析及处理】

因为患者左前胸壁锁骨下区域有明确的穿刺操作史,考虑为左锁骨下静脉穿刺时误穿了该区域的动脉分支,血肿呈进行性增大的趋势,皮肤张力不断增高,故决定立即行经左侧桡动脉途径左锁骨下动脉及分支诊断性造影术(备出血动脉栓塞术),术中见左锁骨下动脉、左腋动脉分支完整,左侧乳内动脉主干未见明确渗出,左乳内动脉发出粗大的分支并与左侧胸外侧动脉形成交通支,该分支并未沿肋间走行,且直径明显较肋间前动脉粗大,其供血区域恰位于左锁骨下穿刺区域。造影时未见明确对比剂渗出,考虑与血肿张力大导致出血速度减慢有关,因此对左侧乳内动脉主干、肋间前动脉及左胸外侧动脉分支进行完全栓塞,术后左前胸壁血肿区未再见供血动脉。返回病房后,查体见局部血肿张力已经明显减轻,继续给予加压包扎,术后 12 小时血肿区皮肤张力已经接近于正常皮肤,术后 8 天出院时除左侧胸壁皮下色素沉着外无特殊异常。

【心得体会】

这种穿刺后的皮下血肿,可以采取外力压迫等保守治疗,局部张力也对出血点形成有效压迫,使出血点附近组织张力与血管破口达到压力平衡,阻止潜在的活动性出血。但是假如血肿位置较深,一旦破入胸腔,则有形成血胸并转变为活动性出血的风险,活动性动脉出血会影响血流动力学并导致失血性休克,因此,单纯外力压迫不一定能够确保安全。诊断性血管造影不一定检出活动性出血部位,但是可以排除较大动脉的损伤,也可以结合解剖学定位将所有可能出血的供血动脉阻断,阻止出血并发症进一步恶化,不失为此类并发症的有力补救措施。

要对围手术期相关并发症有详尽的了解,并在发生并发症的第一时间准确识别,根据并发症危重程度选择合适的补救策略。

(靳志涛)

22　有惊无险:介入术后无小事

【临床经过】

今天,我翻阅心血管领域的介入方面书籍,看到介入治疗的并发症章节时,不禁想起了3年前曾处理过的介入术后的一位患者,至今历历在目,整个处理过程可谓有惊无险,我从中也领悟到介入术后多观察患者的重要性。

患者是68岁男性,因"突发胸闷、胸痛10小时"入院。入院后急查心电图,考虑诊断为冠心病、急性下壁心肌梗死,立即向患者家属交代病情,签署手术同意书后,便紧急在导管室行急诊CAG,结果提示后降支血栓形成致完全闭塞,行PTCA后血流恢复TIMI 3级,当时未见管腔狭窄,未予植入支架治疗。术后将患者送入病房,考虑目前诊断明确,同时为防治血栓事件,给予替罗非班和肝素(400U/h)维持,送患者回病房的医生没有及时向值班护士和医生详细交代替罗非班的滴速,2小时后值班医生巡视病房时发现患者穿刺点渗血,我赶过去时发现约80ml替罗非班已经输进去了,股动脉穿刺点出现活动性渗血,覆盖的纱布已经渗透,6小时前于腹壁皮下注射低分子量肝素的位置可见一约8cm×10cm大小的血肿。

【分析及处理】

我当时考虑静脉滴注抗凝药物所致,便立即停用肝素和替罗非班,然后试图在不拔鞘的情况下压迫止血,半小时后无效,穿刺处仍然有持续性渗血,请示上级医师后,我们给予拔鞘压迫止血,但是3个人压了逾2小时仍然在松手后出血,并且股动脉穿刺处局部形成血肿,在我们按压过程中,患者反复发作迷走神经反射,出现呕吐、心动过缓、血压下降等情况,后面紧急联系了2U新鲜全血和1U血小板输入,患者情况逐渐稳定,给予输血后约半小时穿刺处止血,我们也终于松了一口气。后来患者康复出院。

【心得体会】

1. 血小板糖蛋白受体拮抗剂的滴速一定要严格按照说明应用,经管医师要向值班医护人员详细交代。

2. 抗凝药物引起出血并发症时很难止血,尽快输新鲜血液和血小板是有效的方法。

3. 当时我们遇到这种急诊PCI术后还没拔鞘时穿刺点渗血的情况,有些手足无措,肝素没停够时间是拔鞘还是不拔鞘,以前的经验是一般的渗血在穿刺点上用盐袋压迫就可以解决,本例患者因为在静脉滴注抗栓药物,所以仅仅是个案。目前,我们对 PCI 术后股动脉鞘周渗血的处理方法是更换一根更大直径的鞘管即可,非常有效。

4. 在现在的医疗环境下,高龄患者越来越多,且合并多种疾病,因此处理问题时要考虑周全,针对介入术后的患者应该多巡视、多观察,才能积极主动地应对临床问题。

【经典箴言】

介入术后无小事,应该注意交班,加强监护,才能将隐患消灭在萌芽状态。

(丁香园 Liuzhenj2000)

23 是胸痛还是腹痛,能否分得清?

【临床经过】

患者男性,27 岁,因"咳嗽、流涕 1.5 个月,胸闷、喘憋 1 个月"从外地转院来诊。患者 1.5 个月前出现咳嗽、咳痰、流涕,伴发热,未测体温,在当地诊所诊断为急性上呼吸道感染,给予口服抗生素等治疗 1 周后,流涕好转,仍间断咳嗽。1 个月前无明显诱因出现胸闷、喘憋,伴心慌,多于休息时发作,夜间可以平卧,未引起重视。胸闷、喘憋持续 1 个月不缓解,遂就诊于当地医院,超声心动图示全心扩大(左心房51mm,左心室 76mm,右心房 63mm×53mm,右心室 94mm×40mm×43mm),左心收缩功能减低(LVEF 18%),可疑房间隔膨胀瘤形成。患者为青年男性,既往体健,根据发病特点,拟诊断为:①病毒性心肌炎?②扩张型心肌病,心功能Ⅳ级(NYHA分级);③肺炎;④肝功能不全。给予营养心肌、控制心率、神经激素拮抗及利尿等改善心功能治疗,考虑到患者心功能差,随时可能猝死,遂反复向家属交代病情,并嘱患者绝对卧床休息。入院后次日复查超声心动图示心肌受累疾病,全心增大,二尖瓣少量反流,主动脉瓣微量反流,三尖瓣少至中量反流,左心功能减低,肺动脉高压,LVEF 24%。入院后第 10 天,复查超声心动图示左心室心尖部异物,不排除赘生物或血栓可能;考虑为左心室附壁血栓形成,为防止血栓栓塞事件,加用皮下低分子量肝素抗凝,并拟过渡为口服华法林。于入院后第 13 天夜间,患者突然出现左侧季肋部疼痛,值班医生多次复查心电图及心肌酶,均无特殊改变,故单纯给予镇痛治疗,次日晨早交班时观察患者仍诉左侧季肋部疼痛不适,症状并未缓解,怎么办? 是胸痛还是腹痛,究竟是什么原因? 会不会是急腹症?

【分析及处理】

上级医生得知患者昨夜发生了左侧季肋部疼痛不适后,立即警觉起来。该患者有左心室附壁血栓,出现突发疼痛不适,首先要考虑血栓脱落导致脏器栓塞,幸好没有栓塞到颅内,但是假如脱落至腹部,进而栓塞肠系膜上动脉,也可能会导致肠坏死,怎么能机械地把疼痛归因于单纯心肌缺血呢?简单查体后,明确疼痛部位来自腹腔而非胸腔,究竟是左肾、脾脏、空回肠或结肠脾曲哪个区域?仍需要 CTA 明确诊断,遂立即通知 CT 室安排急诊 CTA 检查,并邀请普外科急会诊。急诊胸腹 CTA 显示脾脏大面积灌注缺损,符合脾栓塞影像学特征,腹部其他脏器供血动脉未见明确异常。我不由得如释重负,只能说这位患者太不幸但却又很幸运,不幸的是如此年轻得此重病,幸运的是这团血栓从左心室脱落后没有栓塞颅内动脉,也没有栓塞腹部空腔脏器的供血动脉,至少无须外科手术急诊干预。按照普外科会诊意见,继续给予通便、镇痛治疗,密切监测患者症状与体征的变化,防止大面积脾实质梗死液化后出现脾脓肿。对症治疗 3 天后患者症状缓解,可能是因为患者年轻,侧支循环建立能力较强,脾梗死区域的血供得到恢复。

【心得体会】

该患者脾栓塞的诊断过程较为波折,出现左侧季肋部疼痛仅仅去排除心肌缺血,诊疗思路不开阔,虽然未造成重要急症的漏诊,仍值得我们深刻反思。胸腹疼痛是内科急症,可能会病情突变、发展快、变化快,可能会累及多个系统,这就要求我们具备扎实的基本功,迅速、准确地做出判断。在夜间值班时,当非自己组内的患者出现急症时,要重视病史,必要时电话联系管床医生了解患者的具体情况,根据患者左心室附壁血栓这一重要病史,首先要考虑到可能发生了血栓栓塞事件;其次应该重视临床查体,简单、全面地对可能的发病原因进行针对性查体,并且根据体征做出进一步推测和判断;再者应该果断选择必要的辅助检查手段,根据患者病情和耐受程度完善相关检查,为相关专科会诊提供第一手有用资料;最后应该多与相关学科密切协作,不要大包大揽,专业有差别,视角有局限,该请其他专科急会诊的不要嫌麻烦,在与其他专科医生交流过程中虚心学习,转换为自己的知识体系,并健全完善自己的诊疗思维。

【经典箴言】

我们要正视自己诊疗思路的局限和片面,通过持续学习,实现临床思维的不断完善。

(靳志涛)

24　院外复苏埋下的祸根

【临床经过】

晚上突然接到急诊科电话,外院刚刚转过来一例 STEMI 患者,生命体征维持不住,请求急会诊并绿色通道支持,我跑过去发现心电图显示 aVR 及 V$_1$ 导联 ST 段明显抬高,Ⅰ、aVL、V$_2$~V$_6$ 导联 ST 段下移 0.2~0.4mV,表现为"6+2"现象,提示可能存在左主干急性闭塞,故立即上台。先植入 IABP,再迅速开通闭塞的左主干,一番鏖战后手术顺利完成,转回到监护室。直到术后才有时间详细采集病史,原来这位患者傍晚接外孙时在幼儿园门口发生心搏骤停倒地,经碰巧路过的外国友人心肺复苏后,经"120"急救车转至最近的医院,因该医院不具备急诊手术条件,在隔壁医院急诊科多次除颤后转至我院。术后常规双联抗血小板治疗,继续使用 IABP,故给予皮下抗凝,次日晨因 IABP 设备故障,且患者血压尚可,拔除 IABP 并停用抗凝。次日下午患者突然血压骤降,不得不使用升压药维持,急查血常规提示血红蛋白较入院时下降 6g/L,显然是出血了,血丢到哪里去了?

【分析及处理】

这么大量失血,又正在接受强化抗栓治疗,必须查找出血部位,给予针对性救治。床旁超声无疑是个有力武器,超声检查提示股动脉穿刺点皮下及腹膜后间隙无积血,超声心动图未见心包积液;胃肠减压未引流出血性液体,至少能够除外上消化道出血。常见出血部位都没能有阳性发现,会是哪里出血了呢?会是检验误差吗?不会,肯定遗漏了什么线索。我突然想到,患者在院外被人高马大的老外复苏过,不会是肋骨骨折吧?可是患者未诉胸壁疼痛,反正有床旁超声,干脆看一下双侧胸腔,果真发现左侧大量胸腔积液,看来是血胸无疑了。患者为急性左主干闭塞患者,能够抢救回来已经不易,现在又出现了大量血胸,继续抗栓可能会继续出血而导致失血性休克,停用抗栓药物甚或给予输血则可能会增加支架内血栓风险,在出血与缺血之间必须找到最佳平衡点。立即向家属交代病情,取得家属理解后,床旁胸部 X 线片验证,交叉配血备用,暂停抗栓治疗,继续升压、谨慎补液,介入栓塞止血手术备台,请胸外科会诊并外科备台,减少患者左上身活动。每 4 小时复查血常规,视血压情况动态调整升压药物泵入剂量,4 小时后血红蛋白继续下降 1g/L,但是下降速度显著降低,8 小时后血红蛋白未再下降,12 小时升压药开始减量;第 2 天患者血压逐渐回升,升压药逐渐撤除;第 3 天恢复单药抗血小板治疗,并行左侧胸腔积液引流,共引流出血性液体约 2800ml;第 6 天复查血红蛋白未再下降后,恢复双联抗血小板治疗;1 周后转至普通病房。术后第 12 天行胸部 CT 见左侧第 3 前肋骨折,左侧少量胸腔积液残留,经胸外科会诊建议保守治疗,术后 2 周患者康复出院。

【心得体会】

院外复苏为挽救患者生命争取了时间,但是胸外按压也造成了肋骨骨折、左侧胸腔大量血胸,围手术期大量抗栓药物的使用促进了肋骨骨折部位小动脉出血,对患者救治的主要矛盾也随之发生变化。总体原则是先稳住生命体征,分清主次,在已经发生大量失血时,有效止血是首要任务,同时需要兼顾冠状动脉缺血风险。即使准备的手段不一定全部用上,作为预案还是有必要将问题想到最坏,以最充足的准备应对可能发生的各种严重后果。发现大量血胸时,迅速向家属交代病情,告知前期接力救治过程中各个环节都很重要,但是在当下的治疗矛盾面前,后续治疗的结果可能会每况愈下,家属需要做的就是配合,取得家属的理解和支持之后,也就没有了治疗的后顾之忧。

胸外按压可能会导致肋骨损伤,骨折断端可能会刺破沿肋骨走行的肋间前动脉,此血管为乳内动脉的分支,假如当时血红蛋白继续下降,血压无法维持的话,选择左侧桡动脉途径行左侧乳内动脉分支栓塞术是比较可行的方法,而输血则尽量避免,以防止支架内血栓形成。当出血已经停止后,胸腔内积血可能会形成血凝块,有增加感染的风险,此时就需要掌握时机,适时进行穿刺抽液,引流过早可能出血尚未完全停止,引流过迟则可能会形成血凝块,依靠引流难以彻底清除,出现这类情况需要跟胸外科共同探讨操作时机,作为首诊科室则需要敢于担当,与胸外科密切协作,果断作出恰当决策。

【经典箴言】

复苏成功患者在进行抗栓治疗过程中,还需关注胸外按压时有无肋骨损伤,通过问诊、查体尽早发现异常。越是重症患者,诊疗思路越要更加宽广,本专业无法独立完成的情况要及时邀请相关学科给予帮助,对于复杂情况要边治疗边观察,将各种补救手段的利弊考虑清楚,将救治预案准备好,在救治过程中逐渐摸索出平衡点。

(靳志涛)

25 这例支架脱载很"欠揍"

【临床经过】

这不是我所经历的第一例支架脱载,却是最难忘的一例,有点儿后怕。患者女性,84岁,因"突发胸痛1小时"急诊来院,诊断为急性前壁心肌梗死,急诊行 PCI。当年还是股动脉时代,那天晚上刚刚做完另一台,挺累的,没想到这一台更加坎坷,清晨患者活着下台时,医生和护士们都快累得趴到地上了。这台手术犯了一个很大的错误,未按照诊疗常规规范操作,给自己挖了个大坑。

手术开始时很顺利,罪犯病变位于 LAD 近中段,LM-LAD 近中段存在弥漫病变,2.0mm 球囊预扩完毕后,打算植入支架。恰好前一段时间有台手术时把支架开错了,包装已经打开时被台上医生及时发现,又换用了新支架,当时想着这个支架也没被污染,别浪费东西,重新消毒一下就行,因此将该枚支架重新封装后送到消毒供应室,用环氧乙烷再次消毒。正好这位急诊患者拟植入支架型号与那枚支架直径匹配,护士就问可否用那个,我连想都没想就同意了。支架送入体内之前先观察,支架外形无任何异常,在将支架推送至 LM-LAD 时,突然发现支架卡着不动了,感觉局部病变的钙化程度并不严重,但就是既推不过去也拉不回来。反复尝试后发现球囊与支架略分离,考虑到患者病情危重,医生已经身心疲惫,既然已经发生部分脱载,干脆就地释放得了,可是当支架球囊起到 4atm 时就爆裂了,屋漏偏逢连夜雨,这可怎么办?

【分析及处理】

支架既没送达既定位置,又没能膨胀起来,怎么办?此时我不由得冒出一身冷汗,赶紧呼叫上级医生前来支援。将损坏的球囊撤回后,打算使用其他球囊对支架再次扩张,很不幸的是球囊无法从支架内部穿过,此时思路已经完全混乱,心想原地释放这条路也行不通,要不尝试将支架拉出冠状动脉。先尝试了双导丝缠绕法,未获成功;又更换为 1.25mm 预扩张球囊并将球囊从支架内通过,球囊膨胀后轻轻回拉,发现支架开始变形、压缩,球囊直径过小而逐渐滑脱,遂使用该球囊对支架充分扩张、成形;之后再更换为 2.5mm 球囊送至支架远端,球囊膨胀后轻轻回拉,终于将支架拉出冠状动脉。在全程透视监控下,把支架拉回到腹主动脉下端,原本打算经对侧股动脉穿刺,使用自制捕捞器将支架移除体外,却不慎将原导丝拉出,支架自行飘至右侧髂内动脉末梢内。考虑到外周血管侧支循环丰富,处理心脏急症则更为重要,故未再恋战,迅速再次送入冠状动脉导丝,充分预扩张后于罪犯病变植入支架。下台时我差点儿瘫软到地上,一看窗外已经蒙蒙亮,4 小时过去了。我下台后没有隐瞒,将术中发生的情况,包括体内残留了 1 枚支架,如实向家属交代了,家属也表示理解,后来患者恢复良好,10 天后康复出院。

【心得体会】

分析发生支架脱载的原因,既与使用二次消毒后的支架有关,也与没能识别出冠状动脉病变处存在钙化有关。这台夜间急诊手术真的是刻骨铭心,在手术台上不要琢磨省钱的事情,更不要违反规定使用 2 号器材。那个年代还在使用影像增强器的笨重 DSA 设备,模糊的影像很难识别钙化病变,除非是黑乎乎的严重钙化;那时也没有非顺应性球囊的概念,也就没有能够将病变处进行充分预处理。那个年代医患关系好,但是能够取得家属理解并不能成为胡来的理由,在任何时候都应该把规范放到第一位,不要有侥幸心理,不要为厂家省钱,不然的话所有麻烦都要自己承受,幸亏这位患者的最终结局还不错,如果支架脱载在冠状动脉内导致严重不良后果的话,真的不知道该如何向家属交代。

【经典箴言】

轻敌大意和侥幸心理是手术的两大敌人,任何时候都不要主动违反诊疗常规。

(靳志涛)

26 支架术后大咯血一例

【临床经过】

这是一名由专科医院转院来的患者,男性,53 岁,是本院医生的亲戚,因"阵发性胸闷 2 年,再发加重半个月"于当地医院就诊。患者 2 年前无明显诱因出现胸闷不适,活动后显著加重,半个月前症状明显加重,当地医院诊断为冠心病,并完善了CTA 检查,提示左前降支近中段长段偏心钙化狭窄病变,专程来京到某医院行 PCI治疗,共植入 2 枚支架。支架植入术后给予常规双联抗血小板治疗,术后第 3 天突发大量咯血,每次咯血量约为 200ml,遂通过同事关系转入我院治疗。

【分析及处理】

患者既往无呼吸系统病史,支架植入术后发生大咯血,存在治疗矛盾。停用抗栓药物或使用止血药物,均会增加支架内血栓形成风险;而假如不去积极治疗大咯血,则可能会因为咯血量过大导致急性窒息或双肺淹溺,如何制定治疗策略,很难掌握治疗矛盾的平衡点,进退两难。毕竟单一学科难以独立解决当前存在的治疗矛盾问题,故完善急诊 CT 平扫 + 增强后邀请呼吸内科会诊,呼吸内科建议同时请介入科协助做支气管动脉栓塞术,假如手术成功,则无须调整患者双联抗血小板药物。既能够微创治疗大咯血,还能不影响冠状动脉药物,不失为两全策略,因此急请介入科协助,经股动脉穿刺完成双侧支气管动脉介入栓塞术,术后即刻止血成功,患者抗栓药物方案完全未做任何调整。术后 1 年多次随访,患者诉口服双联抗血小板药物期间咯血未再发作,在当地医院复查CT提示患者双下肺有支气管扩张病灶,这可能是当初大咯血的病因。

【心得体会】

支架植入术后发生出血事件,需要评估出血风险和缺血风险,根据出血及缺血相关评估结果,找出临床决策的平衡点。该患者支架植入术后发生大咯血,需要请相关学科共同商定治疗方案,既不能使支架内形成血栓,又要有效控制咯血,既然呼吸内科和介入科能够提供针对性高效治疗手段,在不影响冠状动脉抗栓治疗的前提下对咯血进行有效控制,则值得配合兄弟学科去尝试。

在咯血的急性期,难以鉴别究竟是支气管扩张、肺结核还是肺部占位出血,通过胸部 CT 可大致了解出血位于哪一侧的哪个肺段,明确出血病灶的位置,而增强CT 则可直接观察支气管动脉发出点及走行路径,为机械性介入栓塞止血提供参考。无论该患者引起咯血的原发病是什么,止血药物治疗方案都会对刚植入的支架产生不良影响,会使问题变得更为复杂,徒增并发症发生风险。

【经典箴言】

当遇到临床难题尤其是存在治疗矛盾时,不如打开思路,跳出传统思维和专业局限,与兄弟学科多交流协作,说不定咱们的难题在其他专业同道眼中只是小菜一碟。

(靳志涛)

27　主动脉夹层患者植入 IABP 一例

【临床经过】

患者女性,48 岁,因"突发胸痛 2 小时"急诊入院,急诊心电图示Ⅱ、Ⅲ、aVF 导联 ST 段显著抬高,心肌酶尚无变化,以"急性下壁心肌梗死"准备行急诊手术,上台前双上臂血压均偏低,给予血管活性药物后血压仍无明显回升,遂立即在床旁盲穿右侧股动脉植入 IABP,穿刺时股动脉搏动尚可,植入过程比较顺利。之后立即给予负荷量双联抗血小板治疗,迅速上台造影,只想着患者这么年轻,一定要节省时间挽救生命,未做进一步鉴别诊断,桡动脉穿刺成功后给予全身肝素化,左冠状动脉造影未见异常,右冠状动脉造影示右冠状动脉开口部明显呈鸟嘴样外压表现,这分明是夹层外压引起的。

【分析及处理】

有经验的医生都知道,发现右冠状动脉开口部呈外压性改变时,能够提示可能存在主动脉夹层。怀疑可能有主动脉夹层时,并不需要通过主动脉造影获得夹层证据,一旦在假腔内高压造影,可能会造成夹层进展。立即保留鞘管后带着 IABP 转运到 CT 室做胸部增强 CT,的确是 A 型夹层,右冠状动脉开口部明显受压。幸运的是,IABP 球囊植入到了血管真腔,这是不幸中的万幸,假如当时 IABP 球囊植入到了主动脉假腔内,可能患者会迅速死亡。A 型夹层是最凶险的主动脉疾病,尽快手术是挽救患者生命唯一有效的方法,即使双联抗血小板治疗和肝素化使得外科上台变得更为被动,也要立即推荐到外科行急诊手术。遗憾的是,谈话与签字完毕,在外科准备上台时患者不幸离世。

【心得体会】

急性胸痛患者要仔细地进行鉴别诊断,首诊时要监测双上肢血压,重视患者的主诉,不能因为达到了急性心肌梗死的诊断标准,就忽略其他胸痛相关急症的鉴别诊断。该患者为 48 岁未婚女性,性格非常内向,即便疼得大汗淋漓,也没有倾诉疼痛的剧烈程度,该患者的不善表达误导了医生,因此并没有做进一步鉴别诊断。在夹层患者的主动脉内植入了 IABP 球囊,即使留下了球囊位于真腔的 CT 证据,诊疗也是有瑕疵的。

【经典箴言】

胸痛的鉴别诊断非常必要,稍有不慎,就会导致严重后果。年轻医生必须培养良好的临床思维,注重病史采集、体格检查、辅助检查的合理应用。

(靳志涛)

28 追加肝素在涉及左心操作的重要性

【临床经过】

我们这个团队对左侧旁道的消融已经轻车熟路,有一段时间特别注意旁道合并双径路的长短周期现象,因此电生理检查做得多一些。半年前曾遇到一位消融难度大的患者,其旁道特别难到位,我们反复标测,左、右间隔都打遍了,左侧旁道也找遍了,大头换了一个又一个,不知不觉3小时就过去了,后来改做房间隔穿刺,同样又做了3小时,操作中我们忘记了追加肝素。患者起初出现情绪烦躁,还可以对答,我们嘱患者注意情绪稳定,配合手术。随着手术时间的延长,患者的话越来越少。

【分析及处理】

主任进来查看手术进度,发现患者呼之不应,立即查体:血压124/72mmHg;神志不清,双侧瞳孔等大等圆,直径约3mm,口唇无发绀,双肺呼吸音清晰,未闻及干、湿啰音;心率76次/min,律齐,未闻及病理性杂音;双侧巴宾斯基征(-)。遂急请神经内科会诊,神经内科医生考虑为急性脑梗死,当天行头颅CT提示大面积梗死灶,遂加用改善脑循环等药物,患者神志逐渐恢复,出院时无言语不清、肢体偏瘫等后遗症,随访半年无异常情况发现。

【心得体会】

1. 介入手术涉及左心系统操作的,一定不要忘了追加肝素,具体剂量根据手术时间调整,以防止出现脑血管事件。

2. 手术中一定要和患者保持一定的交流,注意其情绪变化。本例患者由起初的躁动不安突然变安静,当时并未引起我们的注意。

【经典箴言】

介入医生应该具备的素质:该出手时就出手,但该住手时一定要住手。

(丁香园 zkx74)

29 射频消融术后的肺栓塞

【临床经过】

这是在心血管内科轮转时发生的事情:一位40岁女性患者,因室上性心动过速行射频消融术,术中穿刺了股动脉和股静脉,术后常规制动 12~24 小时,术后第2 天患者上卫生间时,突然摔倒在卫生间里,当时意识不清。由护士急忙抬到病床上,查体发现呼吸 26 次 /min,脉搏 102 次 /min,血压 86/50mmHg,神志不清,呼之不应,口唇发绀,双肺底可闻及细湿啰音,心率 102 次 /min,律齐,未闻及病理性杂音。立即行心电图检查,与发病前的心电图对比,出现不完全性右束支传导阻滞及 $S_I Q_{III} T_{III}$。

【分析及处理】

当时值班老师结合病史和 ECG,初步考虑为急性肺栓塞,立即急抽血查 D- 二聚体,并行床旁超声心动图检查,提示"右心室局部室壁运动异常,三尖瓣反流,左室短轴切面可观察到室间隔异常运动,向左心室膨出,左心室呈 D 字形",D- 二聚体结果回示 800μg/L,血气分析提示低氧血症、低碳酸血症,这些均支持急性肺栓塞的诊断。遂予以尿激酶溶栓,1 小时后患者神志逐渐恢复,血压升至 116/70mmHg,复查心电图也恢复正常,后来好转出院。

【心得体会】

1. 有报道心内电生理检查及射频消融可引起血栓前状态,从而进一步引发血栓事件,且血栓发生率为 0.4%~2.0%,可能与手术造成内皮损伤、射频消融损伤心内膜、心肌组织以及激活内、外源凝血系统和血小板有关。考虑本例发生肺栓塞可能与术后制动时间较长有关。有专家建议,介入术后制动时间较长的患者如无禁忌证,可给予患者预防性抗凝,比如低分子量肝素皮下注射,但属于经验性治疗,目前尚无指南相关建议。

2. 肺栓塞患者有咯血、胸痛、呼吸困难等典型"三联征"的很少,往往要结合临床分析。本例患者床旁超声心动图提示右心室负荷增加,这对于诊断肺栓塞提供了有利的依据,虽然螺旋 CT 是肺栓塞确诊手段,但在抢救患者的紧急情况下,心电图、血气分析和 D- 二聚体亦是不能忽视的辅助诊断。当然,如果条件允许,可行肺动脉造影明确。

【经典箴言】

射频消融术后长期卧床的患者突发呼吸困难,警惕急性肺栓塞。

(丁香园仰望深渊的虫)

30 左心室造影警惕急性左心衰竭

【临床经过】

我们科经常为了评价左心室功能而行左心室造影检查,几年来也相安无事,可是最近左心室造影手术导致的一次大抢救令我终生难忘,使我对左心室造影有了新的认识。这是一位 60 岁急性广泛前壁心肌梗死恢复期患者(梗死后 3 周)行冠状动脉造影,先行冠状动脉造影后,手术过程顺利,显示为冠状动脉 3 支病变,用我们的话说血管比较"烂",无法行支架植入术治疗,建议转心脏外科行冠状动脉搭桥术。而常规地行左心室造影,还是放射科技师遵循的常规剂量、常规压力,左心室造影成功,显示左心室心尖部有较大的室壁瘤,术后准备拔动脉鞘管时患者突发明显气促,难以平卧、脸色苍白、发绀、出汗、咳白色泡沫痰,查体发现血压达 190/90mmHg,双肺可闻及湿啰音,窦性心动过速(120 次 /min)。

【分析及处理】

主任马上意识到患者左心衰竭急性发作,与左心室造影直接相关,故迅速给予呋塞米利尿、硝普钠降压、西地兰强心等治疗,15 分钟左右病情仍未见明显好转,给予动脉放血 300~400ml 后病情好转,肺部啰音明显减少,血压降至 130/80mmHg,心率 80 次 /min,经住院继续治疗后好转出院。

【心得体会】

对冠状动脉 3 支血管病变不能行介入治疗的患者,宜了解左心功能情况(临床表现及超声心动图,不能常规行左心室造影以了解室壁运动情况)以利于外科搭桥,可避免对比剂量过大、左心室内压力迅速增大诱发左心衰竭,同时在行左、右冠状动脉造影时宜尽可能减少造影次数。

【经典箴言】

左心室造影前一定要充分评价患者左心功能,警惕急性左心衰竭的发生,并做好急救准备。

(丁香园 Wzyong)

31　心律失常影响球囊反搏

【临床经过】

前天夜班,接班时同事说 2 床重症患者股静脉漂浮导管的穿刺部位渗血不止,已经换了一次药。当时我考虑这位患者一直渗血,可能与患者频繁活动有关,遂给予加沙袋压迫止血。晚上 8 :00 再次查看,发现该患者伤口继续出血,于是考虑用干纱布重新换药,弹力纱布固定,后来出血不明显了。晚上 10 :00 患者血气结果提示氧分压低,心电监护氧饱和度低,患者无不适。查看氧分压 62mmHg,最近的结果也差不多,SpO_2 低可能与患者频繁摘给氧面罩有关,我就没处理。晚上 11 :00 护士说心电遥测显示室性期前收缩四联律,而且很规则,患者未诉不适。电解质显示血钾水平正常(3.87mmol/L),另予 20ml 口服。后来我不放心,便做了心电图,结果显示窦性心动过速(120 次 /min)、室性期前收缩四联律。晚上 12 :00 患者说氧气不够。患者是广泛前壁心肌梗死并发心力衰竭,已用 IABP,白天情况都还可以。

【分析及处理】

我跑去看时,患者意识清晰、呼吸窘迫、胸闷,有濒死感;心电遥测仍然是四联律,手测血压 130/67mmHg;氧饱和度为 80%~90%;听诊肺部可闻及广泛湿啰音,考虑为心力衰竭发作。嘱抬高床头,增加氧气浓度。患者过了一会儿说稍微缓解一点儿,我查看 24 小时出入量,进 1250ml,出 2400ml。如此每天都负了不少,我总觉得不对,怎么突然就出现心力衰竭了。患者很快撑不住了,喊叫着呼吸费力,仍呈窦性心动过速(118~125 次 /min)。当时我考虑肯定是心力衰竭,但利尿比较充分,强心药米力农一直微泵在走,电解质无紊乱。如果用 β 受体阻滞剂纠正窦性心动过速,担心负性肌力作用;如果继续抬高床头,担心出血加重,可能无法缓解多少。于是请示上级医生,在我简单汇报情况后,他说抬高床头,不管出血了;呋塞米静脉推注 20mg,另开一路给氧;再拉一个心电图,此时已是窦性心动过速,三联律并行室性期前收缩;于是查看 IABP,因为之前是压力触发模式,患者出现心律失常之后,反搏频率慢到 1∶(4~5),或者更少,反正之前就是忽略了反搏;将 IABP 马上调到心房颤动模式,增加反搏频率。患者 15 分钟后安静下来,呼吸平稳,室性期前收缩消失。同时我捏了一把汗。上级医生走之前嘱查看检查单。因为反搏一直用肝素,查看促凝血,APTT 还在允许范围之内,87 秒左右,只是 INR 突然高到 7.16。再查看前几次结果,INR 是慢慢上升的,连续 3 天从 1.5 升到 3.4 再升到 7.16。此时已经是凌晨 2∶00,请血液科医生会诊。当时头孢哌酮已用了 2 周余,不能排除维生素 K_1 被抑制的可能,于是停用抗生素,调低肝素。予以补充维生素 K_1,复查 INR 及凝血因子。折腾了一晚,早晨时患者仍出现血尿、黑便等明显凝血异常,INR 降到 3.7。

【心得体会】

1. 有球囊反搏纠正心力衰竭的患者,一定要观察机器是否正常工作。因为心力衰竭患者心泵功能此时绝大部分依赖于机器,当患者出现明显心力衰竭情况,首先看反搏频率是否合适,再根据情况进行调节。

2. 平素心律正常的患者突然发生心律失常,一定要警惕,查看电解质,尽可能找出可以解释的原因,不能以患者主观感觉来判断,当患者出现不适,可能处理上就滞后了一步。

3. 肝素使用过程中,除了关注 APTT 是否在允许范围 2 倍以内外,要注意其他的可能。特别是出现凝血异常时,一定要追查凝血功能以及关注能影响凝血功能的其他药物的使用。

【经典箴言】

傻瓜机器碰到灵活的临床医生才能聪明起来。

（丁香园 liongking）

在急性广泛前壁心肌梗死合并急性左心衰竭时,IABP 辅助无疑是非常有益的,但是一定要确保 IABP 在正常的工作状态。目前,IABP 泵对于心律不齐例如心房颤动,可选择频率跟踪模式,保证在心律不齐的情况下正常工作。那么,在临床应用 IABP 泵时,需要观察其工作状态,主要是它的压力曲线,既要按需要反搏,还要在心动周期的适当时间达到有效反搏。另外,对于危重患者,尤其心肌梗死后心电不稳定的患者,血钾希望能在 4mmol/L,减少心律失常的发生。

32 冠状窦电极置放实战病例讨论

【临床经过】

病例 1(gongzhigang):昨天进行一例旁道消融,但插入冠状窦电极受阻,反复尝试,最后只好放弃;幸好患者为一例左侧隐匿性旁道,在无冠状窦电极路标的情况下,用大头标测、心室刺激,反复寻找到靶点后才消融成功。在此请教各位,碰到类似问题,有没有比较好的解决办法?

病例 2(储慧民):今天一例冠状窦居然折磨了我 1.5 小时。中午来了一位连续 4 天以上 201 次/min 宽 QRS 心律失常的 72 岁男性患者,分析心电图,原来是左侧旁道 + 右束支传导阻滞,立即予以食管 Burst 刺激终止,可是终止完后频发室性期前收缩二联律,接着又发室上性心动过速。请示上级医师后,我们为患者行急诊射频消融术,迅速完成消毒、铺巾及所有穿刺后,开始放冠状窦。但冠状窦在 30 分钟内的各个体位均不能成功放置,不是在分支,就是进不了。这时主任考虑左侧旁道,建议通过冠状动脉造影顺行显示冠状窦(图 10-32-1),(LAO 45°)红色为狭窄和突起部分。继续以 10 极 Cordis 在同等角度按照图放,再换以 4 极在右股静脉放置,30 分钟又过去了,还是不成功,几乎想要放弃。这时我想到可将

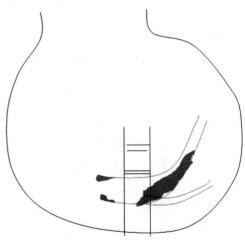

图 10-32-1　冠状窦开口狭窄示意图

CS 电极塑形成心室电极形态,于是拉直 CS 电极远端的弯度,再将 9、10 极处的更近端以 90° 塑形后,小心翼翼地将冠状窦电极送到 CS 主干远端。我不禁长叹一口气,终于在 5 分钟后找到靶点并消融成功。

在左侧旁道的消融中,冠状窦电极的准确放置是成功的保证。但其中有部分患者的 CS 存在开口变异和狭窄等问题,重在多总结经验,稳定心态,在实践中积累信心。

【深入讨论及分析】

rico:经左锁骨下静脉放置不成功,经右锁骨下静脉置放;鞘管过长,可拔出一些,最好用新的并调整冠状窦电极前端的弯度;冠状窦造影显示冠状窦口,如果无特别变异,一般都应该放得进去,有时可能因冠状窦口开得过低,或者因心中静脉开口接近于窦口,电极可能卡在心中静脉入口处;患者心脏过度转位,或患者心脏呈过度悬位或横位,那么手法可能很重要,耐心也很重要,主要是判断窦口,电极塑形,旋转电极,有时就是抖进去的。不同意某些网友所说,CS 痉挛导致电极放不进去,冠状窦电极很细,我放过 7~80 岁的冠状窦近 1000 例,经过造影明确的有几例,有些就是变异,法洛五联征伴室上性心动过速的,左侧上腔静脉永存的,窦口位置很低而心大静脉成角很大,基本上采用各种手段都放得进去,有时电极是自行弹进去的。

wzlinmi:同意 rico 的见解,"抖"可是我们介入操作中一个很有用的手法,从血管穿刺到让球囊、支架通过弯曲钙化的冠状动脉血管都会用到,置放 CS 的确有时就是抖进去的(有时在 CS 口子边上卡住进不去,小幅度旋转和前后抖送就能进了),我也不同意 CS 痉挛的说法,这是没有依据的说法。休息一会儿调整心态再来或"换一下手"倒是明智之举。

储慧民:操作在于实践,本人的一点经验愿与各位分享。①从左锁骨下静脉径路,可能会较容易引导电极进入冠状窦(与电极的弧度相吻合);②二次使用的冠状窦电极可能远端的弧度上有些松弛,可以用示指重新打弯塑形后放置,会更容易进入冠状窦;③ RAO 30° 是电极进入的最佳方位,此时在心脏右、中、下方会出现白色三角区,电极远端放置在此区,即出现与前不同的搏动,逆时针旋转并稍加力送电极,看电极转弯成 >30° 且 <90° 时,表示已经进入冠状窦;④ RAO 30° 放置完冠状窦电极后,必须经 AP 或 LAO 位查证(部分可以进入冠状窦的分支中),亦可经腔内心电图识别;⑤经常进入分支的术者,应注意是否在逆时针旋转时过度;⑥确定进入分支后,应将电极稍稍撤出,略向顺时针方向转动并送电极;⑦ RAO 30° 下,放置后 U 形提示电极在右心房,L 形提示电极在右心室;⑧在未确认冠状窦电极进入主支时,不要贸然猛力深送电极。

【经典箴言】

条条大路通罗马,能在多个角度下置放冠状窦电极是最完美的。

(储慧民　丁香园 gongzhigang、rico、wzlinmi)

刘兴鹏 专家点评

　　放置冠状窦电极投照体位的选择取决于经验，没有太多优劣之分。笔者个人习惯在 RAO 30° 下放置，主要是此体位能够将房室展开，多数情况下易于判断房室瓣环的位置，而在绝大多数情况，房室瓣环的低处（即前面几位同行所言的三角透亮区部位）即为冠状窦口。电极进入冠状窦口有特征性摆动，一定要熟悉。如果因 X 线机等碰上房室瓣环不清楚或考虑存在变异的情况，可先将希氏束电极放好，希氏束电位清晰且 AV 比例合适处肯定是三尖瓣环，在此路标的指示下进而寻冠状窦口自然会容易。因此，放冠状窦电极技术的第一要领是寻找冠状窦口。第二，对于解剖位置异常的病例，耐心和自信是极度重要的。第三，电极进入窦口后如特别容易进入分支或者遇有阻力，务必小心、轻柔地操作，此时如心焦气躁，易出现心脏压塞等并发症。第四，必须要承认，即便是经验再丰富的医生，也存在失败的病例。因此，临床实践中不必勉强，我不赞成用 1.5 小时去放冠状窦电极。因为长时间操作，并发症风险将显著增加。实际上，一定需要冠状窦电极方可完成电生理的情况并不多。心脏介入做到一定程度后，一定要懂得什么情况下该收，懂得如何权衡利弊。

 郭成军 专家点评

　　冠状窦（CS）电极置放技术只要成为成熟技术，就要靠例数了。本电生理研究中心习惯 LAO 30° 下置放 CS 电极（球管操作便利），另现随着心房颤动导管消融技术的普及及推广，从股静脉置放 CS 电极更为实用。

33　心脏 X 线影像在消融术中的作用

　　1. 冠状窦标测导管置放　右前斜位（RAO）、后前位（AP）及左前斜位（LAO）透视均可选择。其中 RAO 30° 透视易于及时识别导管是进入冠状窦还是进入心室或仍在右心房内，因为 RAO 30° 透视多可显示透光度较好的房间沟，即冠状窦的走行，故前送标测导管时方向明确，易于判断。

　　2. 左侧旁道　通常采用 RAO 30° 透视，但少数情况下，如左中间隔旁道的消融或在 RAO 30° 透视下对导管顶端的位置有任何怀疑时，则加做 LAO 透视。

　　3. 右侧旁道　通常采用 LAO 45° 透视，此投照角度近于垂直于三尖瓣环，与室间隔平行,三尖瓣环近于最大展示,像时钟一样面向术者,有利于精确地操纵消融导管到达三尖瓣环的任何一点。

4. 起源于左室间隔面的特发室性心动过速 RAO 30°和 LAO 45°~60°两个投照角度相结合,LAO 45°~60°透视用于判断导管是指向游离壁还是指向间隔方向,RAO 30°透视用于判断导管顶端位于间隔面的精确部位,经验丰富的术者多数情况下仅使用 RAO。

5. 房室结改良和心房扑动 RAO 30°和 LAO 45°两个投照角度相结合,LAO 45°有利于判断消融导管是否贴靠于间隔,而 RAO 30°透视时 Koch 三角得以最大展示,有利于精确识别导管的移动方向和具体部位。

6. 起源于左室间隔面的特发室性心动过速 RAO 30°和 LAO 45°~60°两个投照角度相结合,LAO 45°~60°透视用于判断导管是指向游离壁还是指向间隔方向,RAO 30°透视用于判断导管顶端位于间隔面的精确部位,经验丰富的术者多数情况下仅使用 RAO。

7. 起源于心脏流出道部位的室性心动过速 右室流出道室性心动过速一般仅选择 LAO 45°透视,很少需要 RAO 30°,左室流出道室性心动过速位于主动脉窦内者多选用 LAO,位于主动脉瓣下者则需 LAO 45°与 RAO 30°相结合。

8. LAO 60°与 LAO 45°的选择 LAO 60°为标准心脏左前斜位投照角度,用于判断间隔走行和三尖瓣环应更为合理。电生理室常规采用 LAO 45°仅属多年的习惯,实践证明,LAO 45°对于导管消融术较 LAO 60°更为高效而使用。当初应用 LAO 45°而非 LAO 60°,主要是由于 LAO 60°透视下左上臂的影像常出现在透视范围,影响 X 线影像的质量,而射频消融术操作时间长,又不可能让患者长时间双手抱头,使上臂躲开 X 线投照范围。

总结: 不断积累和总结是任何一门学科的法宝,善于总结才能进步和升华。

(刘启明)

34 射频消融术后的三度房室传导阻滞

【临床经过及问题】

danny123:本人刚完成一例射频消融术,患者系 68 岁男性,电生理检查发现为房室结双径路,术中改良时在希氏束与冠状窦连线中点处标测,未见希氏束波,A/V 为 0.5,先用 15W 消融,每次 5~7 秒,出现结性心律,AH 轻度延长,停止后立即正常。后改为 20W,放电过程中,结性心律间歇出现窦性心律,AH 正常,故持续放电 30 秒,发现 VA 阻滞,立即停止放电,出现三度房室传导阻滞,经静脉推注地塞米松 20mg,10 分钟后为房室 2∶1 传导,再次静脉推注地塞米松 20mg,2 小时后完全正常。第 2 天仍用 20mg 地塞米松,但术后 36 小时再次出现三度房室传导阻滞,现每天用地塞米松 30~40mg、黄芪生脉饮等药物,术后 4 天仍为三度房室传导阻滞,患者经济困难。请问下一步应如何处理,在迟发性三度房室传导阻滞处理上有何更好的建议,永久性心脏起搏器手术时机如何掌握,请大家讨论。

【深入讨论及分析】

davidsq:如果患者无症状,同时次级起搏点比较恒定,可以住院严密观察 1 个月以后决定是否安装起搏器,我们这里有观察 2 周房室传导阻滞没有恢复,安装起搏器后 1 周,传导完全改善的病历,导致起搏器没有用处。

储慧民:①首先谈谈手术的问题,"希氏束与冠状窦连线中点处标测",如果消融的靶点位于此点的话,出现三度房室传导阻滞的可能性会明显加大。建议消融位置还是在下 1/3 处较为安全。②如果术中出现三度房室传导阻滞的时间长于 1分钟,那么恢复的可能就会减低至 60%,这样的患者可以考虑在术后经锁骨下或颈内静脉(原冠状窦电极置入途径)放置临时起搏器,观察 20~30 天,并应用地塞米松 1 周,亦可考虑合用环磷腺苷葡胺静脉滴注,如果没有恢复,建议进行起搏器治疗。③重视与患者及其家属的谈话,有些并发症在术前应该交代清楚,这一点极其重要。

danny123:患者冠状窦口较大,在下 1/3 处标测消融反应不好,故在中点处消融。现患者病程已 1 周,仍为三度房室传导阻滞,逸搏频率在 43~51 次/min,患者仅有轻度心悸。激素现仍用 30~40mg。在谈话中已多次提及可能损伤正常通路。从安全角度,可能是要放起搏器了。但观察时间我们尚有争议,有人提出 2 周,有人提出 1 个月,因其经济困难,故现在问题是何时安装起搏器为佳。

【心得体会】

当进行房室结双径路射频消融时,可能以下原因导致了三度房室传导阻滞的发生:①消融位置偏高;②同次操作中,慢径路消融失败而改行快径路消融;③过分强调了消除双径路现象,放电次数增多,造成了局部组织损伤大,炎症反应重,可引起迟发三度房室传导阻滞的出现。另外,还要考虑本例患者系老年人,存在房室结传导功能减退,还有放电时监护不严密,消融导管从原靶点跳至希氏束区,或者出现 PR 间期延长,快速交界心律伴有逆传阻滞时仍未及时停止放电。以上因素均可导致三度房室传导阻滞的发生。

【经典箴言】

消融终点应该适当掌握,从而防范房室传导阻滞的发生,术中需要慎之又慎。

(储慧民和丁香园 danny123、davidsq 供稿　张铭编辑审校)

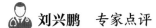

刘兴鹏　专家点评

　　射频消融术导致完全性房室传导阻滞的处理缺乏大样本的报告，因此，迄今所有意见和方法均是臆测性的。对此患者，我的意见是最迟在术后2周时植入永久性心脏起搏器，不能再拖。诚然，有植入起搏器后自身传导又恢复的案例，但根据我多年所闻这毕竟是少数。另外，更为关键的是，如果存在侥幸心理，代价可能是患者因心室次级起搏点的频率过慢或不稳定而导致猝死。消融AVNRT时，如果术者自我感觉经验尚不丰富，通过一根SR0的长鞘有助于导管的稳定，同时严密观察放电过程中交界律的频率和房室/室房传导。对于自己尚未明白或稍感异常的情况，一定要及时停电观察与分析。对于无交界率的情况，不一定是位置越高越好，此时要分析对策。实际上，很多是因为欧氏嵴过大所致的消融电极贴靠不好。最后，术中不要追求一定实现完全打掉跳跃这一终点，因为AVNRT消融更多的是一种度的把握。

刘启明　专家点评

　　(1)在房室结双径路慢径标测时应注意：①房室结慢径的经典解剖部位是Kock三角中、下1/3处，靠近冠状静脉窦口附近，但是影像学定位不可作为放电的唯一指标，我们要重视房室结慢径的电生理学特征，消融导管标测到A/V约为1∶4，并且A波碎裂。极少部分患者快径亦位于Kock三角中、下1/3处，靠近冠状静脉窦口附近；极个别患者在左侧后间隔部位消融慢径才能成功。②少数患者在较大范围内均能记录到H波，亦有少数患者难于记录到H波，有的与患者个体差异有关，有的与多导电生理仪滤波程度相关；即使H波振幅较小且导管位于经典部位，也应根据不同部位选择能量，不常规采用大功率(>30W)和长时间(>30秒)放电。③通常情况下，房室结折返性心动过速的频率越快，预示折返径路越小，消融慢径的位置相对较高，损伤快径的风险相对较高；反之频率越慢，预示折返径路越大，消融慢径的位置相对较低，多数位于冠状静脉窦口附近。

　　(2)在房室结双径路射频消融慢径过程中应注意：①放电监测：连续动态监测、短暂间断观察导管影像，警惕室房阻滞、快速交界性心律和/或房室传导阻滞等心电图变化，快速交界性心律(>150次/min)尤其伴有室房阻滞时应该在3个心动周期内停止放电，以后调整消融靶点。②消融终点：术中一过性一度、二度或三度房室传导阻滞后，如果不能再诱发心动过速，仅仅残存慢径传导、1个回波或消融后无明显双径路征象，静脉滴注异丙肾上腺素后亦不能诱发心动过速时，则终止手术。③避免在心动过速时放电，若阻断快径前传，可出现无休止性心动过速，易误认为消融未成功而仍然继续放电消融。④对于基础心率较快（通常 >120 次 /min）的患者，消融过程中不一定会出现交界性心律，往往在出现快速性交界心律时才表现出结性心律，此时应该立即停止放电。

（3）在房室结双径路射频消融选择导管时应注意：①常规选择加硬消融导管，确保其稳定性，避免接触不良时较大功率放电产生气压伤而瞬间完全阻断房室传导；②若患者基础心率较快、心脏搏动强烈，导管稳定性相对较差，可以加用 SR0 Swartz 血管鞘以增加消融导管的稳定性。

（4）若在房室结双径路射频消融时出现房室传导阻滞，处理原则如下：①房室传导阻滞是房室结双径路射频消融严重的并发症之一，往往发生在不经意的一瞬间。三度房室传导阻滞不管是一过性或永久性，都应及时积极处理。房室结双径路射频消融过程中如果出现房室传导阻滞，应及时停止放电，并认真评价、重新标测靶点或结束手术。在出现房室传导阻滞后 5 秒内停止放电，即使出现了三度房室传导阻滞，常为一过性。②射频消融出现了三度房室传导阻滞，应放置右心室电极导管立即予以临时起搏，突发三度房室传导阻滞患者心室电活动不稳定，容易导致猝死，因此临时起搏频率设定相对较高。尽管有术后 6 个月房室传导功能恢复的报道，但一般 2 周后如未恢复房室传导，则恢复的可能性极小，最终多数需安装永久性心脏起搏器。我们有一例三度房室传导阻滞患者术后 14 天后恢复，随访 2 年后患者心动过速复发。③延迟性 AVB 现象多发生在消融后 24 小时内，迟发性房室传导阻滞与术中一过性房室传导阻滞的发生密切相关，由射频电流的延迟效应所致，若处理不及时，可导致永久性损害。术中出现房室传导阻滞，即刻静脉注射地塞米松等药物，可减轻水肿及炎性反应，极大限度地避免永久性房室传导阻滞的发生，同时术后应适当延长观察及心电监护时间。但要避免大剂量使用激素，警惕出现不良反应，国内也有大剂量使用激素后出现股骨头坏死的报道。

本例患者在希氏束与冠状静脉窦口连线中点处标测，虽然无 H 波，但 A/V 为 0.5，A 波相对偏大，仅根据影像学判断有其局限性。此处消融后出现了 AH 轻度延长，说明该消融点邻近快径，影响了快径传导，若此时进行心电生理检测，如果再不能诱发心动过速，且异丙肾上腺素静脉注射后亦不能诱发心动过速，可以结束手术，否则应该重新进行标测。出现三度房室传导阻滞后，应该直接进行临时心脏起搏治疗观察，避免错上加错，降低心源性猝死的发生率。

心血管科医生共勉

1. 右冠状动脉闭塞的急性心肌梗死,行急诊 PCI,术后出现低血压,千万别盲目用升压药,一定先补液体。

2. 急诊 PCI 术后,反复出现恶性心律失常时,除药物治疗及电复律外,记得要补充电解质。

3. 心血管内科介入手术后,要注意查看患者的伤口情况,有的做桡动脉,有的做股动脉,后者容易术后出血,所以要定期查看伤口,防患于未然。

4. 导管到哪里,X 射线就到哪里。这样可减少和避免许多意想不到的并发症。

5. 对于介入而言,策略永远比技术更重要。

6. 一个好的介入医生不单是知道怎样开始,更重要的是知道何时结束。须强调介入不是美容,而是效果,意外总是发生在力求完美的时候!

7. 左主干治疗的"阿喀琉斯之踵"就是左回旋支开口,这里往往是再狭窄的好发之地。

8. PCI 术后并不代表患者已经脱离生命危险,机械性并发症以及泵衰竭和恶行心律失常一般都在术后 7 天内。

9. 术后告知家属一定要刻光盘,方便下回复诊,出院前务必交代清楚服药方法。

10. PCI 术后出现心律失常,考虑再灌注性心律失常需要密切关注患者生命体征及症状,是血管再通的表现,可暂时不用药物控制。

11. 不是所有 CTO 都值得开通。看到闭塞血管不管大小眼睛就放光,就想把它打开,那是修下水道的。

——葛雷

12. CTO PCI "前奏三剑客"为对侧造影、微导管、扭控器(Torque)。重要的事情说三遍:对侧造影、微导管、扭控器(Torque)! 对侧造影、微导管、扭控器(Torque)! 对侧造影、微导管、扭控器(Torque)!

——葛雷

13. 不要做器材党。给你刘国梁的球拍,你肯定拿不了世界冠军;给你泰格伍兹的球杆,说不定你会砸着自己的头。苦练技术才是正道!

——葛雷

14. 一项技术如果不能为普罗大众掌握和重复,那就不是好技术。一项技术如果不能通过数据证明优于既往技术,那就应该继续改进。不要热衷于给它取名字,打上自己的烙印,不要标榜自己是某技术的发明者。Katoh 从来不说 CART、reverse CART 技术是他首创的,但我们都知道他是这些技术的发明者。

大浪淘沙,泥沙俱下,经得起时间考验的技术才是好技术。

——葛雷

15. CTO PCI 既要关爱患者,更要关爱守护生命的我们自己。放射性防护很重要,强烈推荐 7.5fps、电生理模式做 CTO。

——葛雷

16. 不是所有 CTO 都能开通,该放弃就放弃,有舍才有得。

——葛雷

17. 左主干病变时,过多的造影并不安全。外科医生只需要了解左前降支中远段和钝缘支,以便于进行搭桥。所以,对于搭桥患者,只需要两个体位便可显示左冠状动脉(左主干、左前降支和左回旋支),即正足位和正头位。如果患者需要进行 PCI 治疗,则需要更多的体位投照左前降支和左回旋支远段。

18. "患者拒绝搭桥术",成了某些心脏介入医生在违反介入指南时最经典的说辞。记得有次大会,国内一位介入医生在汇报一例明显应该行 CABG 的病例时以这句话开头,一位专家就说:"我介入这么多年,无一位患者拒绝我建议的CABG。"其实患者接不接受 CABG,关键还是看心脏介入医生如何和患者谈。

——丁香园网友

19. 开通 CTO 不是介入医生的最高境界,不要忘记当医生的初心。治疗患者不是炫技,真正令人敬佩的是知道哪种治疗更适合患者、让患者更受益。

(编辑整理:叶正芹　刘凯东　辛永宁　银孟卓)

第十一章

学科交叉篇

导言

　　人体是完整的有机体,各系统之间都存在着密切的联系。随着各个专业的深入研究,学科之间的交叉性也日趋复杂。目前公认心血管系统疾病是全身性疾病,往往由于其器质性病变而直接或间接地影响其他系统。基于此种认识,本章内容主要讨论以心血管疾病为主,同时涉及呼吸、消化、内分泌、肾脏、脑血管等学科的疾病。行文中体现了诊治过程的一波三折,提醒心血管科医生不仅要注重专科疾病,更要关注疾病的整体性,从而对患者的临床表现综合分析,避免"只见树木,不见森林"的狭隘观念。

1 大量心包积液,一定要抽吗?

【临床经过】

　　这是最近的一个病例,也是记忆犹新的一段经历。因为正是这例大量心包积液患者,我没有及时行心包穿刺,遭到了上级的严厉批评。为什么不抽? 大量心包积液一定都要心包穿刺吗?

　　患者女性,53 岁,家庭主妇,因"胸闷、气促 1 个月"入院。门诊查超声心动图提示大量心包积液,立即收住我科。患者 1 个月前无明显诱因出现胸闷、气短症状,症状渐渐明显,但生活不受限,未就诊。1 个月以来无明显咳嗽、咳痰,无发热、消瘦,无胸痛等其他症状。入院时患者生命体征平稳,无明显心脏压塞症状,心率88 次 /min,血压 120/90mmHg,查体见颈静脉怒张,心浊音界增大,心音遥远,未闻及病理性杂音。结合超声心动图结果,可排除急性心脏压塞的可能,当时未予心包穿刺治疗。先完善检查,明确心包积液的诱因或病因。如需心包穿刺取标本检查以辅助诊断,可行心包穿刺。次日,上级查房,病史未汇报完毕,只能委屈地接受上级批评。追问患者病史，患者家属诉患者近期懒言、少动，整天无精打采，甚至有时神志淡漠。听患者家属描述后，再次查看患者，更加坚定了我不想心包穿刺的决心，等待甲状腺功能检查结果。第3天，甲状腺功能检查结果给了我一个预想的答案——严重的甲状腺功能减退症。到这里，治疗就变得简单、有效了。患者和家属对我的决定自然也是满意的。

【分析及处理】

甲状腺功能减退症是一种全身性内分泌疾病，机体各系统均易受累，心血管系统受累也较为常见，如窦性心动过缓、血压升高、心脏增大、血脂高等。严重者可出现心包积液，甚至心力衰竭，心电图表现为低电压、窦性心动过缓、ST-T改变等。患者诊断甲状腺功能减退症明确后，启动甲状腺激素替代治疗，患者全身性症状均逐渐缓解，住院期间复查超声心动图提示心包积液由大量变成中量。出院后，门诊复查超声心动图及甲状腺功能，均恢复正常。

甲状腺功能减退症导致心包积液并不少见，临床问题不可一概而论，需要结合患者情况分析后再做决定。从病史看，患者心包积液呈慢性过程，非急性心脏压塞范畴，患者生命体征正常，症状轻微，并非一定要立刻心包穿刺。甲状腺功能减退症致心包积液的机制主要是代谢减慢，心包膜的血管通透性增加，血管内液体及黏蛋白漏出，同时心包膜淋巴回流不畅，大量黏蛋白在心包膜上沉积。由于甲状腺功能减退症致心包积液起病隐匿，特征是心包积液量大，心脏压塞症状不重，心率不快，症状不重。结合心包积液的性质，心包穿刺抽液可能相对困难，通常也无须心包穿刺抽液治疗，予以激素替代治疗效果显著，预后良好。

【心得体会】

任何临床问题的处理不仅是单一的解决方案，而是结合患者病史、症状等临床信息得出准确的判断，执行个体化的处理。对于心包积液，我们首先会考虑到可能的病因，包括原发性、继发性及全身系统疾病；从发病过程考虑，有急性、亚急性及慢性过程；从常见病因考虑，有感染、肿瘤、心肌梗死、外伤、心脏手术并发症、结缔组织疾病、代谢性疾病、放射、药物以及原因不明的特发性心包积液等；从整个疾病过程考虑，有代偿期、失代偿期及发生心脏压塞。是否发生心脏压塞还取决于积液量和积液的增长速度，发展缓慢者可达1000~2000ml，发展快速者仅150~200ml即可发生心脏压塞；心包本身的顺应性或伸展性也有关系。另外，还有一个重要因素是血容量，低血量状态下，少量的心包积液可减少心室充盈，从而导致心脏压塞。在诊断过程中，查体也是我们临床上不可忽略的基本功，颈静脉怒张、肝-颈静脉回流征、面颈部水肿、吸气时颈静脉扩张等体循环淤血表现，约半数患者会有奇脉表现。在急性心脏压塞时，会出现Beck三联征，即静脉压升高（颈静脉怒张）、血压骤降（收缩压下降、脉压减小、休克）、心排血量下降（心音遥远、心动过速代偿）。

临床医生需要不断训练自己的临床思维，养成好的思维习惯。需要纵向思维和横向思维,纵向思维是疾病的起病、发展、转归过程,包括思考是急性、亚急性还是慢性,是代偿期还是失代偿期;横向思维是患者症状的鉴别诊断,患者出现临床表现的临床可能性。好的临床思维需要不断积累临床知识和临床经验,持续总结自己的临床心得。

【经典箴言】

临床工作是一门艺术,也是一种哲学,不可一叶障目、以偏概全,辩证地看待整体和细节,以发展的观点看待临床过程。

（陈曦供稿　田进伟编辑审校）

 吉庆伟　专家点评

甲状腺功能减退症引起的心包积液又称为黏液性水肿心包积液,是中、重度甲状腺功能减退症患者在病程中发生的一种以心包漏出液为特征的心包疾病。该类患者尽管可以出现大量心包积液,但很少引起血流动力学改变和急性心脏压塞。2019 年发表在 *Heart* 上的一项研究指出,在不同的中心,甲状腺功能减退症占心包积液病因的 3%~37%,主要依靠影像学确定的心包积液和促甲状腺激素水平升高作出诊断,同时应审慎地排除其他病因。甲状腺功能减退症相关的心包积液应在甲状腺激素替代治疗后进行积极的随访,以确定心包积液和其他临床症状的缓解。需要注意的是,尽管甲状腺激素替代治疗是处理甲状腺功能减退症的最优临床决策,但可能导致患者心肌耗氧量及心脏负荷增加,建议从小剂量开始启动治疗,在依靠血清 T_3、T_4、TSH 水平调整剂量的同时,应兼顾心脏耐受。总而言之,甲状腺功能减退症引起的心包积液在许多医学中心的诊断尚不足,临床管理中尽早根据指南导向的诊断流程进行筛查是合理的。

推荐阅读

CHAHINE J, ALA C K, GENTRY J L, et al .Pericardial diseases in patients with hypothyroidism[J]. Heart, 2019 , 105 (13): 1027–1033.

2　一叶障目,不见泰山

【临床经过】

临床中的某些现象,看起来似乎是一种偶然,而深入思考之后却发现原来还是一种必然。这句话让我想起不久前收治的一例病案:患者女性,65岁,因"心悸半年,晕厥1次"入院。患者半年前于活动或情绪激动时出现心悸,自觉心搏加速,持续时间为5~30分钟,发作时间长时可伴有胸闷不适及头晕,无胸痛,无晕厥、黑矇,未予重视。1天前患者上街买菜时突然跌倒在地,出现意识丧失,无抽搐及口吐白沫,无双眼上翻,3分钟后逐渐清醒,醒后感头痛,自诉跌倒前有心悸及头晕,之后出现黑矇。遂入我院急诊科,心电监护示窦性心动过缓,心率51次/min,阵发性快速性心房颤动,遂拟"病态窦房结综合征、快慢综合征"收入本科。入院查体:体温36.8℃,血压140/90mmHg,头皮可见外伤性血肿,双侧瞳孔等大等圆,直径约3mm,口唇无发绀,双肺呼吸音清,未闻及干、湿啰音,心率51次/min,心律绝对不齐,未闻及病理性杂音,双下肢无水肿。肾功能、心肌损伤标记物无异常,头颅CT示头皮血肿。

【分析及处理】

患者入院后予进一步检查,动态心电图示快慢综合征、阵发性快速性心房颤动,最慢心率25次/min,最长间歇3.5秒,均发生在夜间,最快心率126次/min。超声心动图未见明显异常。肺部CT示纵隔稍增宽,余未见异常。予检查相关继发性原因,如血电解质、病毒抗体等均未见异常,故考虑"病态窦房结综合征",有起搏器植入指征。入院后1周予DDD起搏器植入,并口服美托洛尔治疗,患者心悸症状好转。但术后第3天出现发热,体温37.8℃,患者诉头痛及双下肢关节疼痛,检查血常规提示白细胞及中性粒细胞均正常,ESR 30mm/h,C反应蛋白明显升高,3次血培养均阴性,考虑为上呼吸道感染、术后反应性体温升高,予头孢哌酮-舒巴坦抗感染,2天后体温完全恢复正常,继续使用1周,患者体温始终正常,遂给予出院。1个月后患者再次出现体温升高,均在38℃左右,伴全身乏力,夜间盗汗,无畏寒。检查血常规提示正常,ESR增快,C反应蛋白升高,血培养3次均有表皮葡萄球菌。遂以"起搏器植入术后、导管相关性感染、感染性心内膜炎"收住院。入院后予万古霉素抗感染,患者体温第3天恢复正常。但患者自诉近来腹股沟处有肿块,查体发现双侧腹股沟淋巴结肿大,有融合成块,无压痛,遂予淋巴结活检并检查肿瘤系列。1周后活检报告为淋巴瘤,最后诊断为淋巴瘤,转入肿瘤科继续治疗。

【心得体会】

1. **专科医师的思维不能局限于专科** 作为心血管内科医师,遇到有基础疾病的发热患者,当然首先考虑与介入操作相关的感染,因而很容易忽视从更广泛的层面上对发热原因进行鉴别诊断。其实,肿瘤性疾病也是老年患者发热的一个重要原因,肿瘤性疾病的发热表现也是非特异性的,很容易与感染性心内膜炎混淆。

2. **不要放过临床中的任何蛛丝马迹** 患者第一次住院时肺部CT示纵隔稍增宽,未能引起接诊医师注意,也没有进一步查明原因,导致"淋巴瘤"就这样擦肩而过;而第2次患者入院时诉双下肢关节疼痛,却依然没有引起医师的足够重视。虽然这些症状对于淋巴瘤都是非特异性的,在老年患者中习以为常,很容易被忽视,但很多时候抓住这些不典型的特征,常能够拓宽思路、发现真相。

【经典箴言】

"一叶障目,不见泰山"——从医更是如此:从专业的角度对疾病进行分析,是医术的进步;而从专业之外的角度对疾病进行思考,更是医术的一种升华。

(丁香园 woshiyu2007)

3 心血管内科和消化内科之间的对话:终于确诊的"缺血性肠炎"

【临床经过】

这段时间一直在急诊值班,记得不久前的那个夜班收治了一例病案,患者女性,81岁,主诉"下腹痛伴便血3天"。入院查体:体温36.8℃,脉搏90次/min,呼吸20次/min,血压120/68mmHg;神志清,精神差,呈急性病容,口唇无发绀,颈静脉无怒张,双肺呼吸音清晰,未闻及干、湿啰音;心界不大,心率90次/min,律齐,未闻及病理性杂音;腹部平坦,左下腹压痛(+),无反跳痛,余体征(−)。当时请外科医生会诊,行直肠指诊,排除了痔疮。

【分析及处理】

针对老年患者,一旦出现腹痛伴有便血,我首先想到"下消化道恶性肿瘤"诊断可能,但患者病史中无进行性消瘦,无慢性病程,无恶病质,腹部也未扪及包块,目前的诊断证据不足,待进一步腹部CT或肠镜检查以排除。会不会是炎症性肠炎呢? 患者为高龄女性,急性起病,既往无腹痛、便血及大便性状改变、腹泻等病史,待肠镜检查进行排除。而患者皮肤黏膜无瘀点、瘀斑,近期未服用非甾体抗炎药,也不支持出血性疾病。我一边思考,一边再次查体,腹部触诊除了左下腹有轻压痛外,余无其他阳性体征。因为自己是心血管内科专业,养成了长期对所有患者都要进行心脏听诊的习惯,我发现患者的心律不规则,呈心房颤动心律。以前诊治过几例因心房颤动并左心房血栓的患者,病程中导致肠系膜上动脉栓塞,这使我临床中遇到有基础心房颤动病史伴腹痛患者时,总会多一些思考,会不会是肠系膜下动脉栓塞后所致的缺血性肠炎? 再追问病史,患者有高血压、糖尿病20余年,一直未系统诊治。自觉心悸已有5年余,未曾行心电图检查。接着我又仔细行腹部查体,发现患者腹部压痛部位并非固定于左下腹,中腹部及下腹正中均有轻压痛,但无肌紧张及反跳痛。急诊腹部CT示直肠水平有气液平面。暂予禁食、抗感染、维持水电解质和酸碱平衡、抗凝等处理。由于本院不能行腹部血管造影检查,建议患者转诊,但家属拒绝。于是请上级医院消化内科主任医师急会诊,听取病史汇报并仔细查体后,主任医师同意我的初步诊断,依据:①高龄患者,有心房颤动、高血压、糖尿病等基础疾病,存在多种高凝易栓的高危因素;②此次发病主要表现为下腹痛伴有便血;③腹痛症状与体征不平行;④腹部 CT 示直肠水平有气液平面。结合本院实际条件,主任医师建议在原处理方案基础上,加用低分子右旋糖酐和丹参静脉滴注,并行肠镜检查以明确是否有缺血性肠病征象,之后肠镜检查提示"乙状结肠可见黏膜下广泛出血,并多处糜烂",患者仍有间歇性腹痛,左下腹出现肌紧张及反跳痛,但未再出现便血。请外科会诊后予手术治疗,紧急行剖腹探查,术中发现部分乙状结肠坏死。

【心得体会】

1. 专科医生在接诊以其他系统症状或体征为主诉的患者时,要树立全科思维观念,尽量用"一元论"去解释患者出现的症状及体征。

2. 目前,年轻医生对缺血性肠病的诊治水平急需提高。随着高血压、糖尿病发病率增加和人口老龄化,缺血性肠病的发病率有增高趋势;非专业书籍没有系统地介绍该疾病,导致刚走出校门的年轻医师对缺血性肠病的知识储备还不够,因此很多情况下对该病的警惕性不高。该病能否早期确诊并及时处理,对患者的预后有很大影响。

3. 缺血性结肠炎是由于结肠某一段供血不足而引起的病变。临床上可分为坏疽型、缺血狭窄型和一过性缺血性结肠炎型。发病可能与心血管疾病血栓形成和栓子脱落有关。糖尿病或结缔组织病累及肠系膜血管,孕龄期妇女口服避孕药致肠系膜静脉内膜炎,以及各种原因引起的容量下降、休克、弥散性血管内凝血、血管痉挛以及腹泻和便秘致肠内压力增高等,也可引起本病。该病好发于肠系膜下动脉供血区,特别是脾曲、降结肠和乙状结肠。这是因为肠系膜下动脉从腹主动脉发出时呈锐角下行,而且较肠系膜上动脉从腹主动脉发出时的锐角更小,这就使肠系膜下动脉与腹主动脉近乎平行,从腹主动脉随血流冲下的栓子仍易进入肠系膜下动脉造成栓塞。左半结肠的血供主要来自肠系膜下动脉,该血管的这一解剖特点就是本病多发于左半结肠的原因。临床上 50 岁以上,特别是有动脉硬化、糖尿病、胶原血管病(如硬皮病、类风湿关节炎)以及口服避孕药或其他血管收缩药物等病史,突然出现间歇性腹绞痛和血便、腹泻等症状,应考虑缺血性结肠炎的可能。鉴别诊断主要是与克罗恩病、溃疡性结肠炎等区别。

4. 通过学习文献,对该病特点小结如下:患者常以急腹痛伴便血为首发症状,有基础器质性心脏病(尤其多见于心房颤动患者)和强烈的胃肠道排空症状(恶心、呕吐、腹泻等),往往症状与体征不相称。

【经典箴言】

临床中遇到有心房颤动的老年人,出现不明原因的腹痛和 / 或便血、查体腹部体征与症状不平行时,要考虑缺血性结肠炎的可能,争取早期诊断、早期治疗。

(顾小卫)

老年、心房颤动、高血压、糖尿病都是缺血性肠炎的高危因素,而且又全部集中在一个人身上,这样,患这种病的风险陡然上升了很多。虽然腹痛和便血的病因很多,譬如溃疡性结肠炎、结肠息肉、结肠癌等,但是有经验的临床医生会根据具体的体征和症状进行鉴别诊断,而且肠镜检查显得尤其重要,直视下的效果是有目共睹的,肠壁病变情况和位置一目了然,必要时钳取组织进行病理诊断,给进一步治疗提供最为直接的遵循依据。就本病例来说,如果诊断方向偏离,延误最佳治疗时机,后果不堪设想,因此,作者提到的"一元论"在诊疗过程中非常必要,值得推广。

4　一样的心肌梗死,不一样的急诊 PCI

【临床经过】

2019 年 3 月 1 日,终于到周五了,虽然周六有门诊,但依稀有点儿周末的感觉,心情还是不错的。刚到楼下,收到住院总电话,急诊 PCI!看了眼自家窗户,转身驱车赶到医院导管室。患者女性,47 岁,因"胸痛 2 个月,再发 1 天,加重 2 小时余"就诊。无既往史,家庭主妇,酷爱打麻将,尚未绝经,行经 3~4 天,月经周期 28 天,末次月经 2019 年 2 月 2 日。1 天前胸闷痛,后自行缓解,入院前症状再发,胸痛伴压榨感,持续 2 小时不缓解,由"120"急救车送急诊。入院查体:血压80/50mmHg,心率 114 次 /min,律齐,余无特殊。急查肌钙蛋白 I 1.01μg/L(正常范围:0~0.034μg/L),NT-proBNP 3478pg/ml。患者无明显冠心病易患因素,但症状典型,心电图提示"6+2"现象(至少 6 个导联的 ST 段明显下降,同时合并 2 个导联的 ST 段升高),心里咯噔一下:左主干病变?结合患者女性,月经期,立刻想到的是"主动脉夹层""冠状动脉自发夹层、血肿"等概念。仔细再查体,患者无心脏瓣膜杂音,双上肢血压未见明显差异,胸痛的性质为闷痛伴压榨感,似乎不支持主动脉夹层累及冠状动脉的诊断。我带着疑问上台,还很小心地在手术前行透视检查,明确有无纵隔增宽、有无夹层影像特征。谨慎的我还是选择 2000U 肝素下造影。造影结果果然是左主干病变,左主干开口狭窄 70%,左主干很短,LAD 和 LCX 开口狭窄 80%,余冠状动脉光滑、无病变,血流 TIMI 3 级。但是,该结果并不能完全解释患者症状、心电图及心肌酶学改变。考虑该患者是否存在冠状动脉血肿,为了避免指引导管顶破血肿致夹层或血肿加重,我小心地选择相对较软、稍短的指引导管,导丝飘入 LAD 远段,IVUS 检查发现血管壁未见斑块和血肿,常规冠状动脉给药 200μg 硝酸甘油后,复查造影,一切明朗,原来仅仅是冠状动脉痉挛!于是我轻松收台。患者为何出现主干痉挛? 除了冠状动脉痉挛对症治疗外,我们还要尽量寻找导致痉挛的病因或原因。接下来,是住院后的事情了。

【分析及处理】

患者入院第 2 天查心电图提示前壁导联符合急性 ST 段抬高心肌梗死的演变过程,超声心动图提示左心室节段性运动障碍、EF 45%,符合心肌梗死表现。患者症状好转,追问病史,患者近期有消瘦伴汗多等症状,完善甲状腺功能检查,以明确甲状腺功能亢进症的诊断。最终诊断为急性 ST 段抬高心肌梗死、2 型心肌梗死(冠状动脉痉挛)、泵功能 Ⅰ 级、甲状腺功能亢进症。入院按抗甲状腺功能亢进症、改善冠状动脉痉挛以及心肌梗死预后治疗,患者症状好转。门诊随访,甲状腺功能亢进症控制后,减量至停改善痉挛药物,患者未再复发胸痛不适。复查超声心动图,EF改善至 53%。

【心得体会】

对于心血管内科医生来说,急性心肌梗死的诊断和治疗用"烂熟于心"形容,应该不算过分了。随着胸痛中心的建立,更多急性心肌梗死患者得到及时、规范的救治,大大降低了心肌梗死患者的病残、病死率。然而,在面对需要处理的病变血管,无论时间多么紧急,血运重建多么迫切,必须客观、冷静地分析每一个病变、每一位患者。

这里需简单回顾一下心肌梗死分型,新版心肌梗死分为 5 型:①1 型:由冠状动脉斑块破裂或夹层引起冠状动脉急性血栓形成,导致血管闭塞;②2 型:继发于心肌氧供需失衡,如本患者发生冠状动脉痉挛,还有心律失常、贫血、呼吸衰竭等引起缺血缺氧而致心肌梗死;③3 型:疑似心肌缺血导致的猝死;④4 型:与 PCI 相关的心肌梗死,其中 4a 型是指 PCI 过程中所致心肌梗死,4b 型是指支架内血栓形成的心肌梗死;⑤5 型:与 CABG 有关的心肌梗死。该患者为 2 型心肌梗死,故在急诊 PCI 前或过程中,需要鉴别是否存在 2 型心肌梗死的可能。

甲状腺功能亢进症是甲状腺本身产生过多甲状腺激素所致的甲状腺毒症,作用于心脏循环系统容易导致心房颤动、心绞痛、心肌梗死甚至猝死等,因此,对患者疾病的整体认识和一元论的诊断概念以及早期识别甲状腺功能亢进症并治疗有重要意义。研究表明,甲状腺功能亢进症增加 β 受体的密度和敏感性,抑制迷走神经,尽快心肌耗氧量,同时增加去甲肾上腺素、5- 羟色胺介导的冠状动脉收缩,减弱一氧化氮介导的血管舒张,使心肌氧供需失衡。另外,甲状腺功能亢进症患者细胞间的炎症因子水平升高,提示甲状腺功能亢进症可能通过氧化应激损害血管内皮细胞,增强易感性,易发生血管痉挛。

查阅国内外文献,均有类似病例报道,甲状腺功能亢进症合并 ACS 的临床表现有其特殊性,有较高的心肌梗死发生率,冠状动脉造影提示冠状动脉正常,但可见严重痉挛的比例高,不可单从冠状动脉本身的病变去评价其危险性,早期识别甲状腺功能亢进症,抗甲状腺功能亢进症药物治疗联合冠心病治疗可获得良好预后。

【经典箴言】

面对急症,多一份心眼,多一份心安! 治病救人不仅局限于病变的处理,而是患者的救治。

(陈曦供稿　田进伟编辑审校)

李　静　专家点评

冠状动脉痉挛(coronary artery spasm,CAS)不等于变异型心绞痛,它可表现为各种临床类型,包括 CAS 引起的典型变异型心绞痛、非典型 CAS 性心绞痛、急性心肌梗死、猝死、各类心律失常、心力衰竭和无症状性心肌缺血等,统称为冠状动脉痉挛综合征(coronary artery spasm syndrome,CASS)。完全闭塞性痉挛持续不能缓解即导致 AMI,多数在夜间或静息状态下发作,部分年轻患者常有精神创伤、过度劳累、大量主动或被动吸烟、吸毒或大量饮酒等病史。在症状缓解后或在冠状动脉内注射硝酸甘油后,造影显示无显著狭窄,若痉挛持续时间长,可继发血栓形成,但抽吸血栓后多无显著残余狭窄。冠状动脉痉挛在临床中实际上是高发情况,对于年轻的、既往无明确 AS 危险因素的心肌梗死患者,一定要考虑此种现象,需仔细询问病史,了解有无短期大量吸烟、精神紧张、特殊用药或吸毒;非动脉粥样硬化的其他血管疾病;有无近期冠状动脉造影或冠状动脉 CTA 阴性病史。

在典型 STEMI 患者急诊造影时,我们会发现部分病例 IRA(梗死相关动脉)已经有了血流。此时是否进一步行 PCI 干预? 就本病例而言,如果造影提示前三叉病变,残余狭窄程度较重,若马上行介入治疗干预,就可能画蛇添足,甚至让患者陷入短期和长期更大风险之中。类似情况一定要对患者和病情仔细分析,是动脉粥样硬化狭窄还是血栓? 缺血症状是否充分缓解? IRA 远端血流是 TIMI 3 级还是 2^+ 级? 血流动力学是否稳定? 充分联合抗栓下再闭塞风险大吗? 现在我们还有腔内影像检查的有力武器,合理应用 IVUS 和 OCT 会让我们的判断更加准确。此外,在血流再通的情况下,冠状动脉内硝酸甘油给药的步骤不要轻易略过,这能让我们更准确地判断真实管径和狭窄程度,会更有效地发现"冠状动脉痉挛"这一病因。狭窄不重、血栓负荷大,但血流 TIMI 3 级的患者,可在充分抗栓治疗 7~10 天后复查造影,再次评估。此类患者与冠状动脉痉挛相似,单纯药物治疗往往同样能获得满意的效果。

急性心肌梗死病因众多,WHO 全球定义共有 5 种分型,然而在临床上多数医生往往容易局限于考虑由传统的冠状动脉粥样硬化斑块急性破裂、冠状动脉重度狭窄 / 闭塞、冠状动脉血栓所引起(1 型)。近年来发现,事实上与冠状动脉粥样斑块急性破裂或侵蚀、血栓形成无关,由心肌供需氧失衡引起的不在少数(2 型),2 型心肌梗死较为常见的病因包括冠状动脉痉挛、冠状动脉栓塞、冠状动脉微血管功能障碍、冠状动脉夹层、主动脉夹层以及心律失常、贫血、呼吸衰竭等众多可能。而研究发现,在 2 型心肌梗死中,STEMI 发生率在 3%~24%,因此在临床上对于心电图、胸痛症状、肌钙蛋白升高的典型 STEMI 不可忽视 2 型的可能,尤其当患者无明显冠心病危险因素、急诊冠状动脉造影与心电图不匹配等情况下,更需要考虑 2 型心肌梗死的可能。冠状动脉痉挛作为 2 型心肌梗死中最常见的病因之一,其发生比例不在少数。研究显示,冠状动脉无显著狭窄的胸痛患者行乙酰胆碱激发试验,阳性率接近 50%,然而在临床中冠状动脉痉挛引起的冠状动脉狭窄或闭塞往往被介入医生所忽视,以致部分痉挛病变被当成狭窄或闭塞病变而植入支架导致过度治疗,另有部分患者造影时冠状动脉未见明显狭窄而未加重视导致痉挛病因被漏诊。此例患者急性胸痛、心电图"6+2"现象、肌钙蛋白升高,STEMI 诊断明确,但患者无明确危险因素,急诊冠状动脉造影虽提示左主干病变,但与症状、心电图、心肌酶学改变不匹配,经冠状动脉内注射硝酸甘油后,复查造影提示冠状动脉狭窄消失,造影后明确为冠状动脉痉挛引起急性心肌梗死,避免了支架植入。冠状动脉痉挛诱发急性心肌梗死往往都有明确的诱因,如吸烟、血脂代谢紊乱、吸食毒品、酗酒、过度劳累、精神刺激,另常合并甲状腺功能亢进症、嗜铬细胞瘤等内分泌性高代谢疾病以及血管炎、Kounis 综合征等免疫过敏状态,需要进一步筛查诱因及基础病,以防病情反复发作。该例患者住院期间最后确诊为甲状腺功能亢进症引起冠状动脉痉挛而致急性心肌梗死,是一例典型的具有明确基础病诱因的冠状动脉痉挛性 2 型心肌梗死病例,极具临床教育意义。

5　险些遗漏的急性心肌梗死病因

【临床经过】

今天值病房急诊班,下午 1 :00 收治一名患者,男性,48 岁,因"胸痛 2 小时"入院。入院前 2 小时活动后(快步行走 10km)突发胸痛,伴大汗,无左肩及背部疼痛,无恶心、呕吐，无发热、无腹泻，无晕厥，无反酸、烧心，与呼吸运动及体位变化无关，持续不缓解，急诊以"胸痛待查"收入我科。既往否认高血压、糖尿病病史，否认手术史及重大外伤史。否认吸烟、饮酒史。入院查体：血压 130/80mmHg；神清语明，口唇无发绀，颈静脉无怒张，双肺呼吸音清，未闻及干、湿啰音；心界不大，听诊心率 72 次/min，律齐，无杂音；腹软无压痛，肝、脾未触及；双下肢无明显水肿。急检结果回报 CK-MB、TnI、BNP 未见异常，肌红蛋白 352.6ng/ml（正常范围：0~100ng/ml）。凝血常规未见异常，血常规示白细胞 16.0×10^9/L、血小板 710×10^9/L。心电图示 Ⅱ、Ⅲ、aVF 导联 ST 段抬高 0.05mV。

【分析及处理】

综合以上资料分析，尽管该患者既往无冠心病危险因素，急检 CK-MB、TnI 未见异常，考虑这些心肌损伤标志物在短时间内还未升高，但肌红蛋白升高，且剧烈活动后突发胸痛，心电图也支持急性冠脉综合征的诊断，立即急诊行冠状动脉造影，提示"右冠状动脉可见局限性斑块浸润合并血栓形成，造成管腔狭窄 90%，TIMI 血流 3 级"，考虑到 TIMI 血流 3 级，血栓负荷较轻，血小板计升高原因不明，未行血栓抽吸及经皮冠脉介入术（PCI），冠状动脉内给予替罗非班，术后给予 Ⅱ b/Ⅲa 受体拮抗剂泵入 24 小时、双联抗血小板、抗凝治疗。复查肌钙蛋白 I 13.2ng/ml、CK-MB 84U/L，诊断为急性下壁心肌梗死。患者血小板升高，因无明确继发因素，建议行骨髓穿刺，明确是否为原发性血小板增多症，患者拒绝并出院。出院后给予双联抗血小板、调脂治疗，建议患者 1 周后复查血常规，必要时行骨髓穿刺，患者依从性差，未就诊复查。半年后患者无不适症状，来就诊复查，冠状动脉 CTA 未见异常，先前发现的 RCA 血栓溶解，无潜在的动脉粥样硬化斑块。血常规示血小板 905×10^9/L。遂行骨髓穿刺，提示粒红两系未见明显改变，血小板大堆易见，NAP 积分 80。基因检测示 JAK2 基因 V617F 突变型。至此诊断为原发性血小板增多症，请血液科会诊，双联抗血小板治疗，同时给予羟基脲口服。

【心得体会】

1. 血小板计数明显升高的患者应仔细评估。在无冠心病常规危险因素的情况下，急性心肌梗死应考虑血小板介导的机制。

2. 有时术前一些检验结果回报，对术中分析有一定的指导价值。目前，对于急性心肌梗死合并原发性血小板增多症患者暂无规范化的治疗方案。已有的文献描述，首选冠状动脉血管成形术、PCI、溶栓、血栓抽吸切除术、冠状动脉内溶栓治疗和冠状动脉搭桥术；PCI 存在较高的并发症风险，对本例而言，血常规结果的及时回报参与指导了对 PCI 的选择及用药，考虑到该患者冠状动脉造影示 TIMI 血流 3 级，血栓负荷较轻，血小板计升高原因不明，未行血栓抽吸及 PCI，冠状动脉内给予替罗非班，术后给予 Ⅱ b/Ⅲa 受体拮抗剂泵入 24 小时、双联抗血小板、抗凝治疗。

3. 有时，病因的明确对疾病的后续治疗有重要的指导意义。本例患者半年后行骨髓穿刺、基因检测，明确诊断为原发性血小板增多症，尽管复查冠状动脉 CTA 未见异常，但原发性血小板增多症的血液处于高凝状态，明确诊断后联合给予羟基脲治疗，减少再次血管栓塞的风险。

【经典箴言】

病因的明确，是疾病治疗的关键。

（孟凡吉）

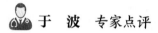 于 波 专家点评

　　临床研究显示，大约有10%的急性心肌梗死患者冠状动脉造影提示冠状动脉未见明显狭窄，临床上将该部分患者称为冠状动脉非阻塞型心肌梗死（MINOCA）。自 2012 年瑞典学者首次发现冠状动脉正常的心肌梗死患者、2013 年澳大利亚学者将其命名为 MINOCA 后，该类型心肌梗死越来越受到临床医生及学者们的重视。MINOCA 是一组异质性疾病，常有较明确的病因，不同病因治疗策略及预后不尽相同，因此对于 MINOCA 的病因鉴别诊断极其重要。MINOCA 较为常见的病因包括斑块破裂、冠状动脉痉挛、冠状动脉夹层、微血管痉挛及冠状动脉血栓栓塞等。本病例患者胸痛、心电图示下壁导联 ST 段抬高、肌红蛋白升高，急性下壁心肌梗死的诊断明确，急诊冠状动脉造影提示"右冠状动脉局限性斑块浸润合并血栓形成，管腔狭窄 90%"，予加强抗血小板治疗，半年后复查冠状动脉 CTA 提示"右冠状动脉病变处未见明显狭窄病变"，从半年后冠状动脉 CTA 结果反推，提示半年前的急性心肌梗死很可能由冠状动脉血栓栓塞所致。回溯病史，患者既往无冠心病传统危险因素，冠状动脉未见明显狭窄，是一例冠状动脉血栓栓塞导致的经典 MINOCA，需要进一步查明病因，冠状动脉血栓栓塞所致 MINCOA 常与遗传性易栓症（如遗传性凝血因子Ⅴ、蛋白 C、蛋白 S 缺乏等）有关，部分也常由获得性血栓性疾病（如抗心磷脂抗体综合征、骨髓增殖性疾病等）导致。本例患者发病时血小板已异常升高，半年后复查升高更为显著，提示很可能存在原发性血小板增多症，最后骨髓穿刺结果证实基础病确实为原发性血小板增多症。原发性血小板增多症是一种病因未明的慢性骨髓增殖性疾病，发病率低，主要表现为骨髓中巨核细胞系异常增生，幼稚巨核细胞增多，从而产生大量形态及功能异常的血小板释放至血液循环中，导致以出血和血栓形成为主要特征的罕见疾病。原发性血小板增多症合并的急性心肌梗死多为急性下壁心肌梗死（多为右冠状动脉病变），冠状动脉狭窄程度轻（多可见大量血栓形成），易反复心肌梗死，易合并出血及其他脏器栓

塞,因此对于冠状动脉血栓所致的心肌梗死患者,如血小板 $\geq 450 \times 10^9/L$,伴有上述特征,需高度警惕该病的可能。该病例提醒我们,PCI 术前充分了解患者已完成的相关检查结果非常重要,防止只见病变不见患者、治标不治本的结果。

6　确诊"系统性硬化病",柳暗花明又一村

【临床经过】

上午 11:00 是科室每周组织进行疑难病例讨论的时间,这是一位 55 岁女性患者,因"活动后心悸 2 年,双手遇冷后发白半年,加重 1 个月"入院。2 年前患者活动后出现心悸,曾至医院行心电图检查提示一度房室传导阻滞,未予治疗。半年前患者每于寒冷刺激后,双手即出现苍白,之后出现变紫、变红,伴有局部皮肤发冷,曾在外院诊断为雷诺病,患者在天气变冷时及时采取保暖措施后症状缓解。3个月前患者双上肢及躯干部皮肤出现变紧、发硬,伴有色素沉着;同时出现餐后反酸、嗳气,伴上腹部烧灼感,当地医院按照胃食管反流病(GERD)治疗后症状好转。1 个月来天气变化后,患者活动后再次心悸,双手遇冷后变白较前加重,严重影响了生活质量。入院查体:双肺呼吸音清晰,未闻及干、湿啰音;心率 58 次 /min,律齐,各瓣膜听诊区未闻及病理性杂音;双手手指肿胀呈腊肠样,皮肤发红,双上肢及躯干部皮肤僵硬,伴色素沉着,双下肢无水肿。入院后查心电图示一度房室传导阻滞并窦性心动过缓。胸部 X 线片示心、肺未见异常。胃镜检查提示反流性食管炎。皮肤活检提示胶原纤维肿胀和纤维化。

【分析及处理】

住院医师汇报病史完毕,大家就进行了热烈的讨论。最后形成了两种意见,一种意见认为目前诊断基本明确,初步考虑:①一度房室传导阻滞合并窦性心动过缓;②反流性食管炎;③雷诺病。接下来应该对每种疾病进行对症治疗。另一种意见认为患者在 2 年的病程中出现了心律失常、反流性食管炎及雷诺病,其间应该有密切的联系,但究竟是何种疾病尚不清楚。最后由科室主任进行总结:"患者表现为活动后心悸,查心电图提示心律失常;双手遇冷刺激后出现变白、发红,我们想到了雷诺病;餐后出现反酸、嗳气症状,我们考虑为反流性食管炎;诚如前面许多医生所言,其中是否有一种必然的联系呢? 我想是有的,应该积极地应用一元论来解释病程中出现的症状。刚刚我详细查看了这位患者,大家提到的雷诺病、躯干部皮肤表现、心脏传导组织受累、皮肤活检结果等,都是应该注意的细节,因此考虑为系统性硬化病。另外,刚刚免疫检验室发来报告,该患者抗 Scl-70 抗体和抗着丝点抗体

都是阳性,这就更加支持了系统性硬化病的诊断。接下来,我们要进行泼尼松抗免疫治疗。而通过这个病例,我希望大家更加清楚地认识到疾病整体和部分的紧密联系。"主任一席话恰似醍醐灌顶,给这次病例讨论画上了圆满的句号。患者确诊的道路可谓一波三折,正所谓"山重水复疑无路,柳暗花明又一村"。

【心得体会】

1. 患者以反复心悸为首发症状,很容易想到心血管疾病,但是病程中患者依次出现了反流性食管炎、雷诺病。如果临床思维狭隘,就会认为它们是相互独立的疾病,因此,在处理时就会头痛医头、脚痛治脚。这也是患者反复就诊而疗效欠佳的原因。

2. 目前,系统性硬化病的病因及发病机制尚不明确,临床表现各异,很容易漏诊、误诊。但是对于雷诺现象应该给予足够的重视,它常常是本病的首发症状。而对于合并有食管功能异常的患者,更要警惕系统性硬化病,同时要及时地进行自身抗体的检查,必要时进行皮肤活检,也有助于本病的诊断。整个诊疗过程,体现了对疾病由浅入深的认识。同时,应该辩证地分析疾病的演变过程,不应该孤立地去处理一种疾病,尽量应用一元论的思想分析并处理问题。

3. 通过病例讨论,我深深地认识到临床思维的重要性。认真、详细地问诊,细心地观察病情变化,全面把握病情的演变经过,重点、有序地完善辅助检查,应用一元论的思想来分析临床问题,这些都是建立正确临床思维的基石。做到了以上几点,我们住院医师才能够不断提高临床综合能力。

【经典箴言】

医学是另一种形式的哲学,将疾病的整体和部分有机地联系起来,才能通向正确的诊断之路。

(刘光辉)

7 屋漏偏逢连夜雨

【临床经过】

患者男性,65岁,因"呕血2小时"入我院消化内科,既往有胃溃疡病史,诊断为急性上消化道出血,入院后给予抑酸对症治疗,入院2小时后突发胸痛,伴有后背痛,持续不缓解,伴有呕血,查体:血压75/50mmHg,心率52次/min,一般状态差,四肢厥冷,口唇苍白,双肺呼吸音清晰,心音低钝,未闻及病理性杂音。行心电图检查示Ⅱ、Ⅲ、avF导联ST段抬高,急查血常规示血红蛋白42g/L,病情极为危重,诊断为急性心肌梗死、急性上消化道出血、失血、心源性休克,转入心血管内科继续治疗。

【分析及处理】

该患者转到我科后,考虑心肌梗死合并失血、心源性休克,立即给予补液、抑酸(泮托拉唑)、输血及急诊PCI。术中于右冠状动脉中段植入支架1枚。术后给予低分子量肝素(依诺肝素),禁食。但患者出血不止,不但有黑便,而且常有呕血。因此,停用低分子量肝素,由于患者病情极为危重,不易搬动,给予观察,待略平稳后打算进一步胃镜下治疗。但患者于术后第2天形成支架内亚急性血栓,立即行急诊PCI,患者贫血较重,未予血栓抽吸,给予原支架内球囊扩张,术中TIMI血流3级。术后立即给予胃镜下止血(药物注射去甲肾上腺素盐水),之后继续给予泮托拉唑40mg、2次/d静脉注射,并应用氯吡格雷(波立维)75mg、1次/d口服,低分子量肝素(依诺肝素)4000U、2次/d皮下注射,继续输血以纠正贫血至血红蛋白80g/L。患者10天后无呕血及黑便,出血止住,未出现血栓形成,病情好转后出院。

【心得体会】

1. 如果消化道出血并发急性心肌梗死,应积极给予PCI治疗,然后积极止血治疗,紧急内镜下止血疗效迅速。部分质子泵抑制剂(PPI)可降低氯吡格雷的疗效,使患者血栓不良事件增加,其中奥美拉唑对氯吡格雷的抑制作用最明显,泮托拉唑及雷贝拉唑影响较弱,所以我们选择了泮托拉唑。内镜下止血联合PPI使用,可促进溃疡愈合,并降低患者再出血的发生率。

2. 上消化道出血合并急性心肌梗死,出血量很大,指南一般都会建议暂停抗血小板及抗凝药物治疗,但该患者PCI术后第2天形成亚急性血栓,低分子量肝素应在PCI术后坚持应用。氯吡格雷可以在PCI术后、在内镜下止血后联合抑酸药物的有效治疗后应用,以降低PCI术后血栓事件的发生率。

3. 本病历也有失误之处,合并消化道出血的心肌梗死应以开通血管为主,选择球囊扩张,至少应该应用裸支架,以减少抗栓时间,而本例患者值班时未考虑充分,给予植入支架,也增加了术后治疗的难度。

【经典箴言】

涉及多系统疾病的临床治疗,有时很类似走钢丝,医生需要权衡利弊,寻找一个最佳的平衡点。

(郝 丹 周大亮)

 郭延松 专家点评

本例是一个很有意义的临床案例,这个案例背后折射出很多临床决策问题,值得我们去思考。

（1）不同药物之间矛盾与决策：质子泵抑制剂（PPI）一度被认为是PCI术后抗血小板治疗一个重要的胃黏膜保护剂。2008年 *Canadian Medical Association Journal* 报道，急性心肌梗死患者在服用氯吡格雷基础上加用PPI能显著增加患者的再梗死风险，这可能与两者都通过P450通道代谢有关；但随后的TRITON-TIMI 38研究及COGENT研究结果均表明，联用氯吡格雷与PPI并未显著增加临床事件；之后美国食品药品管理局（FDA）修改药物警示内容，避免氯吡格雷与奥美拉唑合用，但无循证医学证据表明其他PPI与氯吡格雷联用会产生不良临床后果；欧洲药品管理局（EMA）也对之前的警告作出更新，基于新的试验结果，氯吡格雷与PPI存在相互作用的理由不充分；2012年ESC急性ST段抬高心肌梗死指南对氯吡格雷和PPI联合用药问题作出了新的推荐，对有消化道出血风险的患者可以考虑与PPI合用，但最好除外奥美拉唑。尽管如此，不同药物之间的相互作用仍是临床上应该注意的问题。

（2）不同病情之间矛盾与决策：急性心肌梗死并发上消化道出血该不该抗栓治疗？对于急性心肌梗死PCI术后合并消化道出血的患者，抗栓和止血需要个体化权衡，由于急性心肌梗死PCI术后其再梗死、血栓风险较大，一旦再次形成血栓，将是灾难性的，多数指南提出如不是严重的消化道出血，建议双联抗血小板治疗或保留一个抗栓疗效确切的药物，但需要密切观察。

（3）不同治疗方案之间矛盾与决策：同样的心肌梗死，采用药物洗脱支架还是裸支架？虽然药物洗脱支架明显降低支架内再狭窄的风险，是目前主流推荐的治疗方案，但需要更长的双联抗血小板治疗时间。因此，对于下列情况最好考虑予以裸支架治疗，例如因胃部或其他疾病不能耐受双联抗血小板治疗的患者；短期内可能因需要接受外科手术而中断双联抗血小板治疗；有高出血风险；对阿司匹林、氯吡格雷、替格瑞洛等抗血小板药物过敏者。

临床工作中，经常在医疗决策时碰到两难的局面，没有任何一个医疗决策是完美的，我们只能用专业知识做出最有利于患者的抉择。

 任丽梅 专家点评

到目前为止，冠状动脉支架的发展经历了3个阶段，20世纪70年代开展的球囊扩张，在当时确实起到了起死回生的效果；但高复发率的发生，刺激人们继续探索新的方法，金属支架随后应运而生；不过复发率仍居高不下，人们又想到了将药物置入支架内以预防血栓形成，所以出现了药物涂层支架，将来或许可降解支架的使用会更加广泛。这个病例的成功关键点在急诊行 PCI 和术后选药上，消化道出血合并急性心肌梗死，既要治疗溃疡，更要防止血栓形成，经验丰富的医生选药时把药物相互作用考虑得很周全，既要治病，也要防止并发症。我相信，通过这一次诊疗经过，主治医生在治疗相关疾病的水平方面会有一个明显的提高。

8 一例下肢水肿患者引发的思考

【临床经过】

最近我在病房接诊了一位 68 岁女性患者，既往有冠心病病史 5 年，2 个月前患者出现双下肢水肿，伴便秘，无胸闷、胸痛，多次至门诊随访，门诊医生考虑为慢性心力衰竭，给予强心、利尿等治疗，效果欠佳。为进一步诊治，收入心血管内科病房。

【分析及处理】

在采集病史的过程中，我对这一疑难病例的诊断感到很困惑，但坚信通过规范化的诊疗程序应该可以明确诊断。我没有完全依赖既往诊断，而是仔细地询问患者的饮食起居，了解到患者以前神采奕奕，近期少言懒语、表情淡漠，患者家属在一旁补充："老人家以前总是乐呵呵的，话也比较多，但最近 2 个月好像换了个人似的。"我进一步了解到，患者近期和家属没有情绪冲突，家庭关系一向和睦，通过仔细查体，患者双下肢水肿存在，但未见颈静脉怒张、肝大等体静脉淤血体征，且患者病程中无劳力性呼吸困难，因此单纯用"心力衰竭"来解释未免有些牵强。从病房回办公室的路上，我突然想到患者近期的情绪变化，莫非是甲状腺功能减退症？于是，我为患者开了血清甲状腺激素和 TSH 检查，第 2 天结果出来，提示血清 TSH 明显增高，而 TT_4、FT_4 降低，当天查甲状腺 B 超提示甲状腺无器质性病变，从而证实了"原发性甲状腺功能减退症"的判断，接下来我为患者制定了激素替代治疗方案。正确诊断了患者的疾病，我的内心很有成就感，同时庆幸自己在内分泌代谢科轮转时的细心钻研。

【心得体会】

闲暇之余，我对该病例进行了思考。患者反复就诊，但在 2 个月的时间里并没有真正明确病因。由此我想到了目前的综合医院，专业性越来越强，有利于对疾病的深入研究，但在某种程度上忽略了全科医学的开展。因此，也导致很多医生在接诊患者时，首先考虑自己专科的疾病，治疗效果欠佳时才会想到其他专业的疾病，说到底这是临床思维的问题。这一点对于门诊尤其重要,因为门诊随时会碰到各个系统的疾病,这就需要我们进行认真的鉴别诊断。回想到这个确诊为"甲状腺功能减退症"的病例,通过仔细的问诊和查体,结合缜密的临床思维,从而明确了诊断。

【经典箴言】

作为临床医生,我们应该提高全科思维的意识和能力,摆脱惯性思维,注重细节,让医学回归人文,回归基本功。

(刘光辉)

 吴先正　专家点评

甲状腺功能减退症临床经过较为缓慢,从亚临床甲状腺功能减退症进展到典型表现需时数年不等,部分患者可无进展。老年甲状腺功能减退症发病率在 1%~14%,在美国妇女中有 7.5%、男性中有 2.8% 存在亚临床甲状腺功能减退症,且在女性血中 TSH 升高随年龄增高而增加。美国的资料显示,血 TSH 升高的发病率女性为 8.5%,男性为 4.4%,可见甲状腺功能减退症并不少见,尤其在老年女性。病程较长者可合并甲状腺功能减退性心脏病。此类患者同时又易有高血压及冠心病,特别是存在脂质代谢异常,加重冠心病的病情进展。临床上如不太仔细或缺乏警惕性,有时易误诊或漏诊。

该患者具有甲状腺功能减退症的一些临床特点,但不仔细推敲,也会疏忽。作者能够根据病史、体格检查及临床治疗情况,扩大思考范围,把"下肢水肿、少言懒语、表情淡漠"等细节联系在一起,推测甲状腺功能是否减退,及时检测 TSH 及甲状腺激素以印证自己的判断。这一临床思维符合由表及里、从现象到本质的逻辑过程,对一个经验不多的青年医生来讲难能可贵。建议对老年心脏病患者初次就诊时,必要时应重点筛查 TSH 和 FT_3、FT_4 以助诊断。

9　心肌梗死并非都是冠状动脉斑块问题

【临床经过】

今天急诊班,我刚刚接班,就来了一位患者。男性,33 岁,因"持续性胸痛 8 小时"由急诊科平车推入病房。患者既往健康,否认高血压、糖尿病病史,否认吸烟及饮酒史,生活规律。入院查体:血压 135/80mmHg,脉搏 78 次 /min,心、肺未见异常,无阳性体征。急诊心电图示 Ⅱ、Ⅲ、aVF 导联可见 ST 段弓背向上抬高 0.4mV。心肌损伤标志物示肌钙蛋白 I 21.17ng/ml(正常范围:<1.00ng/ml),肌红蛋白 239.7ng/ml(正常范围:<70.0ng/ml),肌酸激酶同工酶 31.43ng/ml(正常范围:<5.00ng/ml)。以 "冠心病、急性下壁心肌梗死" 收入院。

【分析及处理】

入院后立即给予阿司匹林(拜阿司匹灵)300mg、替格瑞洛 180mg 嚼服,常规急检血常规、生化等化验指标,给予冠状动脉循环、抗凝及对症支持治疗,并建议患者行冠状动脉造影。分析该患者有明确的胸痛,心电图有典型的下壁导联 ST 段损伤的抬高表现,加之心肌损伤标志物升高,急性下壁心肌梗死的诊断明确。那么,青年男性患者,无明确危险因素,到底是什么原因引起的急性心肌梗死呢? 正在我考虑这个问题时,血常规回报示红细胞 6.76×10^{12}/L,血红蛋白 185g/L,红细胞压积 0.59%,白细胞 14.8×10^9/L,血小板 531×10^9/L。看到这个结果,我考虑可能是真性红细胞增多症。立即请血液科会诊,会诊医生同意我的诊断,建议行血清红细胞生成素(EPO)测定等相关检查,病情稳定后行骨髓穿刺检查。与家属沟通后急诊行冠状动脉造影,显示左主干、左前降支、左回旋支无明显狭窄,右冠状动脉中段闭塞可见血栓,行血栓抽吸术后,无残余狭窄,TIMI 血流 3 级,术毕返回病室。继续口服阿司匹林、替格瑞洛治疗,稳定后经骨髓穿刺及其他辅助检查,证实真性红细胞增多症的诊断,转入血液科继续治疗。

【心得体会】

1. 对相对年轻的患者,出现急性心肌梗死时,要考虑是非冠状动脉粥样硬化所导致的急性心肌梗死。经皮冠脉介入术是改善心肌血流灌注的有效治疗方法,无论什么原因所致的急性心肌梗死,都要尽早开通梗死相关血管,挽救濒死心肌,减少并发症的发生。

2. 真性红细胞增多症是一种以红细胞显著增多为特征的病因未知的克隆性、慢性骨髓增生性疾病。其特点是总红细胞数量及总血容量明显增加,通常伴有粒细胞和血小板增多,血液黏滞性增高;由于血容量增多、血液黏滞性增高,可致全身各脏器血流缓慢和组织缺血,甚至血栓形成和梗死。因此,真性红细胞增多症的患者,要在治疗原发病的同时积极预防血栓形成,避免血栓及栓塞事件的发生。

【经典箴言】

原发性心肌梗死是心肌梗死 5 大分型中最常见的类型,当我们遇到不典型心肌梗死病例时,应该多想一下其他原因心肌梗死的可能性,明确病因学诊断。

(郝 丹 周大亮)

10 忽略详细询问病史，险些使用胺碘酮而惹大祸

【临床经过】

近期收治一例心力衰竭的患者，男性，45岁，因"阵发性心悸、呼吸困难2天"于晚上11：00由急诊平车送入我科。患者既往健康，否认高血压、糖尿病病史，否认吸烟及大量饮酒史。该患者2天前劳累后出现心悸、呼吸困难症状，开始为活动后呼吸困难，以后逐渐加重，今天夜间不能平卧，故来我院急诊就诊。入院查体：血压121/70mmHg；一般状态差，神志清，半卧位，口唇发绀，双肺可闻及湿啰音；心界向左扩大，心率145次/min，律不齐，心尖区可闻及4/6级收缩期吹风样杂音，向腋下传导；腹软，无压痛、反跳痛；双下肢轻度凹陷性水肿。心电图示窦性心律，频发房性期前收缩。胸部X线片提示肺水肿可能，心影增大。入院诊断为心功能不全、心功能Ⅳ级、心律失常、频发房性期前收缩。

【分析及处理】

患者入院后立即给予心电、血压、血氧饱和度监测，完善相关检查，急检血常规、肾功能、离子、肝功能结果无异常，床旁超声心动图示左心房、左心室扩大，心脏收缩与舒张功能减低，EF 42%。入院后给予强心、利尿等降低循环血量及减轻心脏负荷治疗，患者呼吸困难症状很快得到缓解，但是心室率仍然控制不佳，心电监护有阵发性心房颤动、频发房性期前收缩。值班医生欲给患者胺碘酮控制心律，但被我制止，因为是夜间急诊收入的患者，目前检查结果有限，对症治疗症状缓解后，我开始考虑患者的病因。什么原发病导致患者的心功能不全、心律失常呢？冠心病、心肌病、血流动力学负荷过重、炎症等任何原因引起的心肌损伤，最终都可导致心功能不全。患者无离子紊乱，是因为原发心脏疾病引起的心律失常，还是有其他原因？该患者既往健康，未提供任何病史，会不会有什么遗漏的地方？于是我回到患者床旁，再次询问病史，患者家属诉患者曾发现甲状腺功能异常，但未确诊，未系统诊治，近5年未体检，近1年已有心悸症状，以为是熬夜和长期喝咖啡所致，未予注意，近半年睡眠欠佳、易激动，伴有乏力、多汗。根据这个病史，我考虑可能有甲状腺功能亢进，第2天复查甲状腺功能提示T_4升高、TSH减低，请内分泌代谢科会诊后，确定诊断为甲状腺功能亢进性心脏病、心功能不全、心功能Ⅳ级、心律失常、频发房性期前收缩。根据会诊意见，给予抗甲状腺药物联合β受体阻滞剂治疗，继续改善心功能，1周后出院。

【心得体会】

1. 详细询问病史很重要，有些患者病史提供不清晰，需反复追问病史。该患者一直是阵发性心房颤动，如果出现了持续心房颤动，心血管内科医生一般会选择

胺碘酮复律治疗,但是胺碘酮含碘37.2%,它可以引起甲状腺毒症,出现高甲状腺激素血症,加重病情甚至出现甲状腺危象,所以应慎用。

2.《中国甲状腺疾病诊治指南》指出,甲状腺毒症对心脏有3个作用:①增强心脏β受体对儿茶酚胺的敏感性;②直接作用于心肌收缩蛋白,增强心肌的正性肌力作用;③继发于甲状腺激素的外周血管扩张,阻力下降,心脏输出量代偿性增加。上述作用导致心动过速、心排血量增加、心房颤动和心力衰竭。因此,以心律失常、心力衰竭为主要表现的患者,即使没有甲状腺疾病的病史,无明显阳性体征,也应考虑到甲状腺功能亢进的可能。甲状腺功能亢进性心脏病明确诊断后,无禁忌情况下应立即给予足量抗甲状腺药物治疗,控制甲状腺功能在正常范围,同时积极改善心功能、纠正心律失常,以避免病情恶化、改善预后。

【经典箴言】

详尽的病史询问,细致的体格检查,是走向正确诊断至关重要的一步。

(郝 丹　周大亮)

11　关注"双心"健康,从我做起

【临床经过】

近一段时间,通过参加心脏病患者精神卫生培训班的学习,我对于"双心医学"(即心脏与心理)的模式有了更加清晰的认识。通过管理一例急性冠脉综合征合并焦虑、抑郁患者,我下定决心要做好一名"双心"医生。

该患者系48岁男性,既往有高血压病史5年,吸烟史20年,20支/d。患者因"突发心前区疼痛3小时"入院,在入院前3小时患者无诱因突发心前区疼痛,伴压榨感及濒死感,持续约30分钟无缓解,由"120"救护车急送入我院急诊科。心电图示急性广泛前壁心肌梗死,心肌损伤标记物示肌钙蛋白达8.30ng/ml,动态观察心电图提示V_1~V_6导联ST段呈进行性抬高(达0.4mV),首诊医生考虑为冠心病、急性广泛前壁心肌梗死,立即送心血管内科导管室行冠状动脉造影,提示左前降支闭塞90%,遂与左前降支植入支架1枚,术后患者诉胸痛症状明显缓解,并给予抗凝、抗血小板、降脂、调控血压等治疗。但患者于住院第5天再发心前区压榨感,急查心电图及心肌损伤标记物无动态升高,冠状动脉造影复查结果显示支架内近远端无血栓形成。病程中患者时有情绪紧张、失眠多梦以及食欲减退、乏力,并常自觉气急,症状持续30分钟后常自行缓解。给予反复查心电图及心肌损伤标记物,结果提示无动态变化,继续进行常规冠心病治疗,效果欠佳。

【分析及处理】

针对患者的病史资料,我们组织了科内讨论。大家一致认为,患者目前反复出现胸闷、气急症状，发作时无阳性体征，且辅助检查无提示意义，这难以用急性冠脉综合征或急性左心衰竭进行解释。通过与患者交谈，我了解到患者系公司职员，此次罹患急性冠脉综合征，便终日担心将来可能面临下岗的危机，另外患者长期考虑家庭和事业等因素导致心理压力过大，从而自觉胸闷、气急，常伴有失眠、多梦等症状。接下来我们请心身科医生会诊，进行标准化医院情绪焦虑与抑郁量表（HADS）问卷调查并评分，结果显示焦虑亚量表评分为 10 分，抑郁亚量表评分为 12 分，综合考虑诊断为急性前壁心肌梗死合并焦虑、抑郁症状。在冠心病治疗基础上，对该患者进行心理疏导，加用 5- 羟色胺再吸收抑制剂舍曲林，2 周后患者症状明显缓解，1 个月后门诊随访复查 HADS 问卷调查，焦虑亚量表评分为 3 分，抑郁亚量表评分为 4 分。通过门诊随访，我们得知患者重返工作岗位，表现更加出色，完全摆脱了焦虑、抑郁情绪。

【心得体会】

1. 在临床工作中，我们要正确认识心身疾病，提高早期识别伴发情绪反应的能力。

2. 在住院治疗及出院康复整个过程中，应充分调动家庭和社会支持，让患者增加自己的价值感，引发其积极情绪，提高心理应激适应能力，时刻重视患者的身心健康，从而多方位地营造理想的康复环境。

3. 目前在各级医院，许多患者常由于躯体疾病而伴发焦虑、抑郁等情绪异常，如果单纯进行相关疾病的治疗，效果常不尽如人意。正如本文中所述的患者，单纯进行冠心病治疗效果欠佳。我们应该视患者为一个整体，不仅改善躯体症状，更不能忽略其情绪异常，应及时识别并根据疾病程度进行心理疏导或药物干预治疗，这需要多个学科之间的相互渗透。

【经典箴言】

心血管疾病和心理异常可以共病存在、互为因果，心血管科医生要"两手都要抓，两手都要硬"，才能做一名真正的"双心"医生。

（丁香园丁香心电）

 陈 春 专家点评

"立即开通急性闭塞的冠状动脉"是让患者活着，"关注精神心理"是让患者好好活着。这也正是双心医学的目的，实现心血管疾病患者的躯体和心理的完全康复，真正回归社会。1960 年至今，大量研究证实精神心理因素和心血管疾病的关系，1980 年 Robert Allan 开始进行心脏病患者的精神心理应激干预，

1995 年胡大一教授在中国首次提出双心医学概念，1996 年 Robert Allan 著作 *Heart and Mind* 提出心理心脏病学。我国双心医学开展挺早的，真正落地需要心血管人的认识和实践。在辅助诊断方面，量表分两大类：他评量表，如汉密尔顿焦虑与抑郁量表；自评量表，如 PHQ9、GAD7、HADS-14、躯体化症状自评量表（3S 量表）、PHQ-15。在治疗方面，可以与精神科医师协同。可喜的是，心血管科医师虽没有资格应用抗精神病药物，但是可以独立应用抗焦虑和抗抑郁药物，这样就方便了大量"双心"患者及时得到帮助。本病例选得好，很有代表性，诊治过程中有了解疾病以外信息的意识，及时调查、甄别、评估、讨论，做出了正确诊断，给予了恰当治疗和干预，终得满意的效果，转归良好。

12　胸痛的不一定都是心脏病

【临床经过】

最近气温骤降，突然到了 10℃左右，一个字"冷"，两个字"真冷"，越是这样的天气夜班越不安生。来了一位老年男性患者，72 岁，因"阵发性胸痛 10 年，加重 5 天"就诊。患者 10 年前无明显诱因出现胸痛，为左侧胸部疼痛，较剧烈，伴出汗，不向他处放射，无恶心、呕吐，无气喘，无黑矇，无抽搐，休息或含服速效救心丸 10 粒后 20~30 分钟可缓解。偶有发作，每年发作 1~2 次，未曾就诊。1 个月前患者就诊于我院门诊，行心电图提示 ST-T 改变（具体心电图未见），考虑为冠心病，给予常规药物治疗。5 天前，患者无明显诱因再次出现胸痛，部位、性质同前，伴出汗，多在晚上 9:00 左右出现，含服速效救心丸 10 粒持续 1 小时左右方可缓解。连续 3 天，每天发作 1 次。患者为求进一步诊治再来我院，门诊以"冠心病"收入院。给予常规检查，但并未发现有价值的线索，心电图也没有任何意义，难道患者的胸痛不是心脏病引起的？但患者的描述就是心脏所在的部位，超声、化验均无明显异常，患者每次饭后嗳气明显，仔细询问病史，患者诉最近 2 个月饭后嗳气明显，吞咽有轻微的哽噎感，再追问体重，发现有所减轻，择日给患者安排钡餐造影检查，提示贲门癌。自此清晰明朗了，食管癌导致的餐后胸部疼痛不适，辅助检查示 BNP 152.6pg/ml，甲胎蛋白 420ng/ml，癌胚抗原 13.2ng/ml，血清 CA50 2.5U/ml，血清 CA125 19.66U/ml，血清铁蛋白 19.64ng/ml；上消化道造影示贲门癌。

【分析及处理】

我们想当然地认为胸痛多数是心脏的原因，过度关注心脏的问题，而忽略其他系统疾病的临床表现。此患者导致我们差点儿误诊的原因是胸痛部位典型，性质相似,但不排除的确有心脏病,因为口服速效救心丸能够缓解患者的症状,尽管没有心电图和心肌标志物的支持,但仍不能排除心脏病的可能。患者经常饭后嗳气这个细节提示我们是否存在消化道的问题,另一个细节是患者体重减轻,这也提示存在肿瘤的可能,朝着这个思路我们检查患者的肿瘤五项和食管钡餐造影,果然不出我们所料。但我们不能就此排除心脏的疾病,鉴于患者的病情和预期只能选择先治疗食管癌,而不是积极地查找心脏的疾病。

【心得体会】

患者对自己疾病的描述有时是不准确的,有时医生适当的引导是有必要的,事后我们再次询问患者的嗳气表现和症状时,患者诉吞咽流食时没有问题,稍微有点干燥的食物时存在明显的哽噎感,其实就是进行性吞咽困难,只是患者不会描述罢了。

【经典箴言】

胸痛也是比较难以诊断的临床症状,3 条"变色龙"排除之后,并非万事大吉了,尤其对于老年人,肿瘤也是必须要考虑的疾病。

(马晓民)

13 蹊跷的胸闷

【临床经过】

最近两天患者数量明显增多,天气稍有变化就会导致很多老年患者再次住院就诊。患者已婚女性,73 岁,因"活动后胸闷、气短 20 天,加重 1 天"入院。患者20 天前活动后出现胸闷、气短症状,休息后好转,无明显胸痛,就诊于我院门诊,行超声心动图提示右心房血栓(3.7cm × 1.0cm),予以利伐沙班抗凝治疗后患者出现血便,未停药;至入院前 1 天我院复查超声心动图提示血栓较前减小(1.8cm × 1.0cm),继续服药治疗,1 天前患者胸闷、气短症状较前加重,无明显诱因出现胸闷症状,伴有全身乏力,大便带血。遂就诊于我院,急诊拟"胸闷待诊"收入院。既往有高血压病史,长期口服药物治疗,入院后辅助检查示 INR 1.67,钠 124.9mmol/L,葡萄糖8.55mmol/L,红细胞 2.41×10^{12}/L,血红蛋白 49g/L,BNP 2022pg/ml,肿瘤五项中血清铁蛋白 9.86ng/ml。考虑患者因慢性失血导致胸闷、气短,遂给予输注浓缩红细胞治疗,症状逐渐缓解。

【分析及处理】

患者的胸闷症状可以用贫血来解释,但问题是有这么简单吗?患者无消化道病史,仅一个利伐沙班就可以导致患者的出血这么厉害吗?血凝全套对于新型口服抗凝药检测并无太大参考价值,但如果 APTT 达到正常值 2 倍以上,仍可看作出血的警示指标,患者血凝全套指标均正常,且血便症状并不严重,也无其他部位出血症状,不足以解释患者为何有如此严重的贫血。如果我们不能用现有的指标解释目前所遇到的问题,那说明我们还未找到问题的所在。影像学检查具有非常重要的参考价值,果然超声提示肝左叶占位,复查 CT 也提示肝占位。后将患者转到消化内科治疗,确定是肿瘤,建议先保守治疗,再择期手术。

【心得体会】

如果我们只是按照贫血给予纠正治疗,就漏诊了一例肿瘤患者,患者血便的症状及实验室检查不足以解释患者如此严重的贫血,因此想到了肿瘤,尝试去查了肿瘤五项,并未看见甲胎蛋白升高,但我们不能排除肿瘤,影像学检查果然发现了问题。

【经典箴言】

本质都是隐藏在表象之下的,有时表象有真相也有假象,去伪存真才能发现问题。

(马晓民)

14 胸痛伴晕厥,纵隔气肿在作怪

【临床经过】

今天我值急诊二线班,负责出诊、会诊等事宜。大约晚上 8∶00,我跟随"120"急救车接诊一位患者。"120"急救车行驶约 20 分钟后,到达患者家中,这是一位 23 岁男性患者,据其家属诉,患者于半小时内出现胸痛,胸痛位于剑突处,位置固定且范围局限,呈持续性针刺样痛,无放射痛,伴晕厥 2 次,持续约 5 分钟,无抽搐、舌咬伤、大小便失禁。昏厥发作前无用力屏气史,发作时均处卧位。既往无类似发作史,无猝死家族史。现场进行重点查体:血压 110/80mmHg;神志转清,精神萎靡,无发热面容,呼吸急促;两侧脉搏对称;两肺呼吸音对称,未闻及干、湿啰音;心率 86 次/min,律齐,各瓣膜听诊区未闻及病理性杂音,无心包摩擦音;腹部平坦、柔软,剑突下无压痛;神经反射未见异常。立即向患者家属解释,目前胸痛及晕厥病因不明,随时有猝死等情况。然后将患者抬上"120"急救车,给予吸氧。到达急诊中心时,立即查心电图,提示未见异常。

【分析及处理】

该患者病程中出现胸痛及晕厥症状,我首先想到了 Brugada 综合征,因该病多发于年轻男性患者,平素无心绞痛、胸闷及呼吸困难等症状,而此次患者以胸痛伴晕厥为首发表现,但根据患者心电图表现并不典型,同时根据患者听诊情况及心电图暂时排除恶性心律失常。患者病程中无胸闷、气急,且叩诊双肺呈清音,听诊呼吸音清晰、对称,不支持自发性气胸的诊断。莫非是主动脉夹层?立即完善胸部CT。我还想到了肺栓塞,但患者平素无相关危险因素,完善血气分析、D-二聚体等检查。血气分析及D-二聚体未见异常。胸部CT提示纵隔积气影,故根据患者临床症状和胸部影像学表现,最终考虑为自发性纵隔气肿。患者遂收入胸外科病房进一步治疗。

【心得体会】

1. 本例患者经过详细查体及辅助检查得到确诊。再次追问病史,患者于发病前曾和人大声争吵,结合自发性纵隔气肿的发生机制,人体在深吸气后屏住呼吸,或用力咳嗽、呕吐等使肺泡内压力增高,压力过高时致肺泡破裂,肺泡内气体沿肺间质、支气管或肺血管鞘向肺门方向扩散进入纵隔内。而由于发生纵隔气肿,导致胸内负压降低,静脉回心血量减少,引起心排血量降低,进一步导致脑部供血减少,从而发生晕厥等表现。经过系列分析,我终于明白了该患者发病诱因。

2. 纵隔疾病是许多住院医师临床知识的"盲区"。碰到过一例患者,每天晚上出现双眼睑下垂,外科主任考虑为胸腺瘤,后患者通过胸部CT证实了他的推测。查阅文献了解到,15%~50%的胸腺瘤患者伴有重症肌无力症状,这个病例也让我长了见识。

3. 在处理过程中,我正确地运用了临床思维,通过胸部CT等相关辅助检查进行诊断和鉴别诊断,关键在于我们能否在第一时间发现线索并确诊。

【经典箴言】

当一些疾病不能用常见疾病解释时,应该打破常规思维,配合相关辅助检查,才能明确诊断,这就是"纵隔气肿"病例给我带来的启示。

(顾小卫)

15　间断头痛20年怎么误诊了这么久?

【临床经过】

今天是中秋节假期的第2天。作为一名小临床医生,我一如既往地去上班了。自从当了医生以后,我就没有感觉过假期的意义。我一路走,一路想,期待今天不要来太多患者,怎么说也是一个节假日,我居然不能在家里和家人团聚,那就希望让我在班上高高兴兴地过一天吧。但我知道这只是一个美好的设想,我的班儿向来都是忙忙碌碌的,不过这是每一名医生成长的经历。上午8:30来了一位患者,是我同学的母亲,她说自己头疼了20多年,一直多方求医,但未能解决问题,来时拿了一张CT报告单和一张B超报告单,打算让我带着他们去神经内科找知名医生看看。当时我出于礼貌,把患者的CT报告单和B超报告单看了一遍,因为不属于我们心血管内科的问题,所以我也说不出个一二三,就跟我同学的母亲说:"我们先去看神经内科吧,你这张 B 超报告单上有一个卵圆孔未闭,也许不用处理。"我们正准备往外走时,副主任听见了我刚才说的话,就叫住了我们,并让患者坐下来,重新问患者一些问题,问她是不是经常头疼,而且每次头痛的时间不等,另外还有时会有胸闷的症状,患者回答一一对应。主任然后就跟我说:"先不用去神经内科了,我建议你把这个卵圆孔未闭给封堵了,有可能头疼就是它引起的。"我当时很不理解,因为上学时没有好好学习过先天性心脏病,我们平时多关注冠状动脉疾病和心律失常,很少去看这些疾病。但鉴于患者的情况,我们主任还是让我先去了神经内科,找神经内科主任看了看,神经内科主任对我们说:"建议先在你们科行卵圆孔未闭封堵术。临床上有好多头痛是由卵圆孔未闭引起的,而且很多医生知识储备不够导致误诊,使患者吃了很多年的药,头疼依然没有解决,多方求医也没能找到原因。"

【分析及处理】

经过我们仔细追问病史,并征求了患者和神经内科的意见后,决定实施卵圆孔未闭封堵术。患者这 20 多年来,多方求医,北京、上海、广州各大医院去过多次,都按血管性头痛来治疗,一直口服氟桂利嗪(西比灵)和氨咖甘(脑宁),但头疼症状仍时有发作,使患者痛苦、焦虑不安,严重影响了患者的生活质量和睡眠。曾有一次机会,家属带她去省城的一家医院看病,当时一名老专家说:"你可能是心脏原因引起的头疼。"于是做了超声,结果回报是卵圆孔未闭,患者很不理解,为什么心脏卵圆孔未闭会引起头疼?感觉这名医生有点儿不靠谱,所以回来后到我院就诊,希望熟人能给一个准确的答复,家属和患者实在折腾不起了,已经身心俱疲。手术如期实施,术后 3 天患者出院,出院随访 1 个月余未再出现头疼,患者的精神和面貌有了很大的改善。

【心得体会】

卵圆孔未闭是一种常见的先天性心脏病,因为较少引起临床症状,所以导致临床医生的忽视,除非有大的卵圆孔未闭引起的脑卒中,才会引起人们的重视。部分卵圆孔未闭常有偏头痛症状,且在卵圆孔未闭封堵术后改善,目前机制尚未完全明确,推测可能是:①在深呼吸、咳嗽、运动等状况下,未闭合完全的卵圆孔开放,静脉系统微小血栓经卵圆孔进入脑循环,引起脑缺血、脑皮质易激,加重皮质扩散性抑制,而皮质扩散性抑制被认为是偏头痛的始发现象;②某些可能引起偏头痛症状并通常应在肺循环代谢降解的神经体液物质,如 5- 羟色胺,未经降解直接由未闭合的卵圆孔进入体循环。现在医学的分科越来越细,导致很多医生只懂得本科室的疾病,有的甚至连本科室的一些小众疾病都不懂,使患者多方求医,专科思维的局限性明显突出,思维固化,想到头痛就是神经内科的疾病,殊不知很多疾病也会引起头痛,也许拿听诊器听一听就能做出正确的诊断。

对于常年求医的患者,我们要打开思路,不能局限在自己的专业,应该从多学科和亚学科着手,临床基本功也要加强训练,不要眼高手低。

(马晓民)

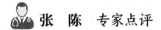 张　陈　专家点评

卵圆孔未闭在临床上相对常见,成人的发生率接近25%。绝大多数卵圆孔未闭无明显血流动力学意义,但是它提供了一个从右心到左心的通道,从而增加了静脉系统栓子(如深静脉血栓)或化学物质进入动脉系统引起栓塞(反常栓塞)的风险,比较常见的临床情况就是引起脑梗死和偏头痛。尽管卵圆孔未闭引起偏头痛的确切机制尚不完全清楚,但多项临床试验表明卵圆孔未闭封堵术可使相当部分的偏头痛尤其是先兆性偏头痛治愈或减轻,而伴有脑白质病变或有脑卒中病史的偏头痛患者更易从手术中获益。由于这类患者主要在神经内科就诊,但卵圆孔未闭属于心血管科问题,所以正确的临床处理需要多学科的思维和合作。此例患者偏头痛症状长期不能通过药物控制,超声心动图检查发现卵圆孔未闭,最终由神经内科转诊到心血管内科,并通过卵圆孔未闭封堵术获得了满意的效果,就是典型的成功案例。

作为心血管科医生,临床上在处理这类患者时,我们还要意识到两点:第一,偏头痛的病因复杂,并不是所有偏头痛均与卵圆孔未闭有关,对于神经内科控制不理想的顽固性偏头痛,患者的手术意愿往往很强烈,但我们需要向患者交代卵圆孔未闭封堵术后偏头痛仍有不能治愈或缓解的可能,甚至短期内还有症状加重的风险。第二,超声对卵圆孔未闭的诊断存在假阴性和假阳性的情况,一方面,相当一部分卵圆孔未闭难以通过常规经胸超声心动图检出,如果临床上高度怀疑,可进一步行经食管超声心动图、超声声学造影等检查明确;另一方面,尽管超声诊断了卵圆孔未闭,也可能在手术探查中被证实并不存在,这种风险也需要在术前向患者交代。

 李晓晴　专家点评

卵圆孔未闭(PFO)约见于25%的正常人群,是一种常见的解剖变异。最近的研究发现,PFO与有先兆偏头痛、隐源性脑卒中、反常性栓塞等相关。PFO

与偏头痛之间的病理机制并不十分清楚，推测 PFO 作为异常解剖通道，当咳嗽或日常 Valsalva 动作时，右心房压力会一过性超过左心房压，形成"右向左分流（RLS）"，静脉系统的异常栓子或者一些血管活性物质(5- 羟色胺)"绕过"肺循环系统的灭活，直接进入体循环，进而进入脑血流中，诱发先兆和头痛的发作。PFO 的常见检查手段包括经颅多普勒超声(TCD)发泡试验、经胸超声心动图，"金标准"是经食管超声心动图。当偏头痛合并 PFO 时，需要全面评估 PFO 的形态、大小、位置、通道长度、房间隔运动幅度、是否合并房间隔瘤、是否出现 Eustachian 瓣和 Chiari 网，以及静息状态和 Valsalva 动作时的右向左分流量。最新的研究发现，PFO "完全、有效的封堵"不仅能有效改善偏头痛，特别是有先兆偏头痛的症状，还可以降低隐源性脑卒中的发生。目前，国内和欧洲的卵圆孔未闭封堵术专家共识对卵圆孔未闭封堵术可以降低隐源性脑卒中复发风险基本持肯定态度。这位患者经过 PFO 封堵术后，头痛明显缓解，证明该手术成功、有效，尚需注意术后抗血小板治疗的完整性和超声心动图的随诊。

16 食欲减退背后的"洋地黄中毒"

【临床经过】

近日在门诊遇到一例食欲减退患者，经过仔细侦查终于告破。欣喜之余将诊疗过程整理出来，加深对此类疾病的印象。

这是一位 76 岁男性患者，因"食欲减退、乏力 1 周，恶心、呕吐 1 天"就诊。患者 1 周前无诱因出现食欲减退、乏力，无头痛、头晕，无晕厥，无胸闷、胸痛，无腹痛、腹泻等症状，当时未在意。1 天前患者进餐后出现恶心、呕吐，约 3 次，为胃内容物，遂由其家属陪同来就诊。患者既往有冠心病、心律失常 - 心房颤动病史，平素间断门诊随访治疗。对于每位老年患者的查体，一点儿也不敢懈怠，因为有的老年患者无法完整表达自己的主诉。患者生命体征正常，神志清，精神可，口唇无发绀，颈静脉无怒张，双肺呼吸音粗，未闻及干、湿啰音；心率 66 次 /min，律不齐，心音强弱不等，未闻及病理性杂音；腹部柔软，无压痛及反跳痛，墨菲征阴性，麦氏点无压痛，双下肢无水肿；双侧巴宾斯基征阴性。

【分析及处理】

也许因为近期接诊急性胃肠炎患者太多，很多诊断就容易先入为主。也正因为很多疾病在一段时间没有接触过，临床思维逐渐就僵化了。追问病史，原来患者在进餐前有食凉物史，我首先想到了急性胃炎，当然还需鉴别急性胆囊炎、胰腺炎、肾功能不全、慢性心功能不全急性加重等诊断,且患者有心房颤动病史,此次出现呕吐症状,还应考虑急性脑血管疾病。在问诊、查体后,我便开出了血常规、肝肾功能、电解质、淀粉酶等血液生化检查及腹部 B 超,同时嘱其完善心电图。因为考虑到患者存在心房颤动,且有冠心病基础疾病,而血生化的检查需要 1 小时之久,便嘱患者家属查完心电图让我先看一下。很多疾病的诊疗过程往往就是如此,尤其对于门诊患者来说,我们只能挑选最有助于鉴别诊断的检查来完成。

大约 30 分钟后,患者心电图示异位心律 - 心房颤动,平均心率 64 次 /min,ST段呈鱼钩样改变。这一特征性心电图让我不禁想到了洋地黄中毒。这时,血生化检查也回来了,结果提示均在正常范围内,腹部 B 超未见明显异常。如此看来并不是消化系统疾病那么简单。拿着患者厚厚的门诊病历本,我立即在既往用药中寻找线索,原来患者近 3 个月来间断在门诊配地高辛口服,1 周前因为食欲减退症状才停止服用,果然是"洋地黄中毒"惹的祸。接下来我便将病情告知家属,为患者联系收入心血管内科住院。后来随访,患者入院后查地高辛浓度 4.1nmol/L,果然高于正常范围(正常范围:0~2.0nmol/L)。

【心得体会】

1. 在夏季接诊患者时,尤其遇到恶心、呕吐的症状,很容易误诊为消化系统疾病,殊不知误诊、误治往往在思维僵化时出现。该患者虽然有进食凉物史,但在这之前患者的食欲减退、乏力原因何在? 岂是急性胃炎所能解释? 因此,对于临床医生来说,我们要想到季节多发病,还要结合患者的基础疾病想到其他诊断的可能。

2. 对于老年患者,尤其有冠心病、糖尿病等基础疾病的患者,要将心电图作为常规检查,它可以为我们提供很多信息。在接诊该患者时,在确诊之前,我的确没有直接想到洋地黄中毒,但只要遵循诊疗常规,很多疾病是可以找到谜底的。就拿本例患者来说,患者既往的病历记载也为确诊提供了佐证。我们熟知的是,洋地黄治疗量和其中毒量非常接近,因此在为患者开具地高辛口服时,一定要告知患者复诊注意事项以及口服药物期间的不良反应。

3. 记得在大内科轮转时,一位心力衰竭患者总是夜间发作胸闷、气急,每次值班医师给予利尿、扩张冠状动脉、强心等治疗后好转。这天在查房听诊时发现患者心率慢至 45 次 /min,翻看患者的临时医嘱,此时患者已经出现了黄视,原来值班医生每次都用去乙酰毛花苷(西地兰)进行静脉注射,几天下来终于出现了洋地黄中毒。再联系本病例,我们在进行诊疗时一定要注意患者平素的用药史。洋地黄类药物虽是经典老药,但任何药物都是双刃剑,掌握不好反而延误患者的病情。

【经典箴言】

对于疾病做出诊断,是从现象到本质的认识过程,更是熟练进行鉴别诊断以减少误诊、误治的过程。对于每位临床医生,接诊的过程就是应用辩证思维的方法学。

(刘光辉)

杜丽萍　专家点评

洋地黄中毒的临床表现主要为胃肠道反应,如厌食、恶心、呕吐、食欲减退、乏力等症状,部分患者有黄视、绿视症状。心电图情况可出现 Ⅱ、Ⅲ、aVF 和 V₁~V₆ 导联 ST 段鱼钩样改变。所有心力衰竭患者伴或不伴心房颤动经常会服用地高辛,对于老年患者治疗量和中毒量非常接近,尤其合并冠心病心肌缺血、低钾等情况更易发生,我们应充分认识到长期应用洋地黄时注意规范化用药,剂量不宜过大,这样给药可降低中毒发生率。同时,应定期监测血中地高辛的质量浓度,对心力衰竭应用利尿剂的患者还需监测离子,以避免低钾血症的发生。本例患者让我们每位临床医生警醒病史的询问、基本的查体及常规检查尤为重要,从中我们会获得重要的诊断线索。

17　亮出你的听诊器

【临床经过】

一位 27 岁男性患者,因"双下肢酸痛、乏力 1 天"入院。患者昨天晨起后突感双下肢乏力、酸痛,当时无心悸、胸闷、胸痛等其他不适,既往也无类似发作。今天来门诊就诊,上级医师对患者进行了全面、仔细的体格检查,听诊发现患者心率 110 次 /min,血压 170/80mmHg,心电图示窦性心动过速、完全性右束支传导阻滞。查电解质示血钾 3.0mmol/L。考虑到心血管系统方面有明显异常,遂转入住院治疗。

【分析及处理】

面对这样一位患者,病史特点是年轻男性,起病突然,双大腿酸痛、乏力 1 天(抽血化验提示低钾血症),查体提示心率快(110 次 /min)、血压高(170/80mmHg),心电图示窦性心动过速。我考虑,单纯用"低钾性周期性麻痹"是很难解释其血压和心电图阳性发现的。只能从疾病的"一元论"来着手处理,患者起病突然、血钾低,貌似"低钾性周期性麻痹",而一小部分患者与甲状腺功能亢进有关,称为甲状腺功能亢进性周期性瘫痪。甲状腺功能亢进症患者甲状腺激素增加心肌细胞的蛋白合成,使心肌肥厚;同时,甲状腺激素能增加心肌细胞膜上的 β 受体数量并使钙磷蛋白复合物形成增多,使肌凝蛋白钙离子激活 ATP 酶活性增高,从而导致肌质网钙离子转运增加,使心肌收缩力增加、每搏输出量提高,导致心排血量明显增加,而甲状腺功能亢进症所致的组织代谢率增高以及热量产生和代谢产物的增加使外周血管阻力下降,脉压增大。另外,甲状腺激素可引起心脏传导纤维水肿和损害而致各种类型的传导阻滞,可使心房肌兴奋性增加、不应期缩短,故心电图常表现为窦性心动过速或心房颤动,部分患者(约15%)会发生室内传导的延缓,通常是右束支传导阻滞。患者的病情特点很符合上述一元论的解释。于是,我建议患者做了甲状腺激素水平测定的检查,结果回示T_3、T_4升高,TSH降低,符合甲状腺功能亢进症的诊断,将患者及时转内分泌代谢科治疗其原发病。

【心得体会】

1. 面对患者,应该随时"亮出你的听诊器",体格检查应全面、仔细。虽然测血压、心脏听诊等对我们来讲不是什么难事,但每天面对众多患者时,在体格检查方面难免会有疏漏。面对年龄大且与心血管系统疾病相关的患者,拿出血压计,掏出听诊器,我们基本上都能做到,可一旦面对的是年轻患者,尤其是既往无心血管系统病史的患者,此次就诊症状又与心血管系统似乎关联不大,这样的情况很容易放松警惕。在该病例中,患者之所以能及时诊断为甲状腺功能亢进症,很大程度得益于接诊医生用听诊器发现心率快,然后测血压发现异常,进一步检查心电图,由此找到了诊断疾病的线索,避免了"头痛医头,脚痛医脚"的局限。

2. 医学知识要全面,善于用"一元论"来分析病情。该患者的双下肢酸痛乏力、低钾血症、心率快、血压高、心电图示窦性心动过速及右束支传导阻滞等线索,都是通向确诊道路上的工具。反之,如果临床知识不全面,很可能会用单一的"低钾性周期性麻痹""高血压""右束支传导阻滞"这些片面的诊断来处理。如果都像本病例中的上级医师,不仅知识全面,还能开阔思路,使用"一元论"的思维,才不会漏诊"甲状腺功能亢进症"这一原发病。

【经典箴言】

作为医生,尤其是心血管科医生,接诊患者莫忘亮出你的听诊器,同时广泛涉猎其他专业知识,多问几个为什么,善于用"一元论"的思维来分析病情,才能最大限度地减少漏诊、误诊。

(丁香园李张生)

18 非同寻常的"胸腔积液"

【临床经过】

老年女性患者,因"间断胸闷、气短20年"入院。15年前诊断为风湿性心脏病(具体不详),给予二尖瓣置换术(机械瓣膜),并给予华法林抗凝治疗。15天前因胃癌于外院行胃大部切除术,术后给予肝素抗凝治疗。既往高血压病史20年,最高血压为180/80mmHg,规律口服硝苯地平缓释片、坎地沙坦酯降压治疗,血压控制尚可。入院查体:脉搏84次/min,血压150/80mmHg;颈静脉充盈;听诊两肺呼吸音粗,可闻及湿啰音;心浊音界扩大,心率94次/min,律不齐,二尖瓣听诊区可闻及机械开瓣音,脉搏短绌;双下肢不肿。心电图提示心房颤动心律,心室率 94 次 / min,ST-T 改变。入院初步诊断为:①风湿性心脏病:二尖瓣机械瓣置换术后,心房颤动,心功能Ⅲ级(NYHA 分级);②高血压 3 级(很高危);③胃癌术后。

【分析及处理】

为明确胸闷原因,行超声心动图检查示双心房、右心室增大(左心房前后径 75mm),瓣膜性心脏病,二尖瓣机械瓣置换术后,三尖瓣、肺动脉瓣及主动脉瓣少量反流,肺动脉高压。胸部 X 线片提示右肺膨胀不全,右侧大量胸腔积液(图 11-18-1)? 胸部超声提示右侧胸腔可探及液性暗区,最深 64mm,并给以定位。

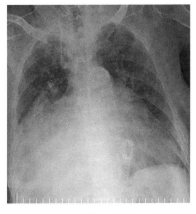

图 11-18-1　患者入院胸部 X 线表现

拟行胸腔穿刺引流术。然而,患者突发腹痛症状,伴大汗。腹部查体发现腹软,全腹轻压痛,无反跳痛,肝、脾肋下未触及,未触及包块。考虑患者左心房巨大,不排除心房血栓脱落导致肠系膜动脉栓塞,遂行全腹部增强 CT(图 11-18-2),提示:①左心房巨大;②肺动脉高压;③脂肪肝、门静脉高压;④胆囊高张。患者腹痛排除肠系膜动脉栓塞,不排除肠痉挛,给予对症处理后缓解。行胸腔穿刺术前,再次查看 CT,吓得一身冷汗,该患者左心房太大,已经贴到了右侧胸壁,原来之前的“胸腔积液”其实是巨大的左心房! 如果一针穿进去,后果不堪设想。

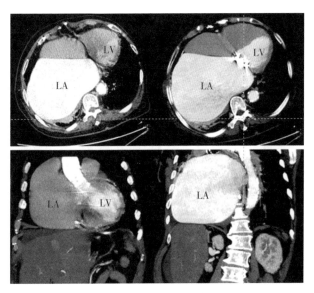

图 11-18-2　患者全腹部增强 CT 表现

【心得体会】

风湿性心脏病患者往往心脏结构发生变化,巨大左心房到达右侧胸壁,确实较为少见。在明确胸腔积液前,应慎重穿刺,否则后果不堪设想。通过我们分享的经验教训,提高临床医生对类似情况的认识,并及时做出判断,谨慎处理,避免出现误诊情况。

【经典箴言】

临床工作如履薄冰,即使是胸腔穿刺这种常规操作,也可能暗藏意想不到的风险,我们都应该认真对待、细致分析。

(张 铮)

19 胆心综合征与冠状动脉 CTA

【临床经过】

"医生,我胸口又开始痛了。"这是心血管内科值班医生经常听到的话。这位53 岁女性患者从急诊因"间断胸闷痛 3 周,再发 18 小时"入院,发作时胸骨下段巴掌范围持续性闷痛感,30~40 分钟自行缓解,无心悸、气喘,无腹痛、腹胀、恶心、呕吐。急诊查心电图示窦性心动过缓,V_2~V_6 导联 ST 段压低及 T 波倒置;超声心动图示左心室舒张功能降低。肌钙蛋白 I、NT-proBNP 正常,生化示肝功能、肾功能、血脂、血糖、电解质正常。无吸烟史。入院后初诊以"胸痛待查"收住心血管内科,暂按急性冠脉综合征流程予双联抗血小板、降脂等治疗。入院后多次发作胸痛,多次查 cTnI 正常,心电图无变化,服硝酸甘油后略有缓解。今晚同样的处理,却不能缓解了。再次床旁查看患者,发现患者喜弯腰屈曲体位。重点查体:体温 37.7℃,血压 158/70mmHg;双侧巩膜可疑黄染,双肺呼吸音清,未闻及干、湿啰音;心率 65次 /min,律齐,未闻及杂音;腹软,右上腹、中上腹压痛,墨菲征可疑阳性,肝区叩击痛,移动性浊音阴性,肠鸣音 6 次 /min;双下肢无水肿。

【分析及处理】

患者频繁胸痛发作,无高血压、糖尿病、吸烟、血脂异常等冠心病危险因素,多次查肌钙蛋白 I 均正常,多次胸痛发作心电图无变化,硝酸甘油不能缓解,似乎急性冠脉综合征的可能性降低。患者弯腰屈曲体位时疼痛有所缓解,查体发现右上腹、中上腹压痛,墨菲征可疑阳性。急查腹部彩超提示胆囊肿大并多发泥沙样结石,心电图提示心前区 ST-T 压低、T 波倒置,难道是胆心综合征?因为是夜里,就先联系消化内科处理胆囊炎,予解痉、抗感染治疗后,患者胸痛有所缓解。第 2 天,主任查房后,为患者开出冠状动脉 CTA 检查,我不禁疑惑,对于心血管内科而言,为什么不一步到位直接做冠状动脉造影?于是默默记住这件事,回去查找文献,发现在

2018年中国《稳定性冠心病诊断与治疗指南》中有这么一句话,冠状动脉CTA有较高的阴性预测值,敏感度为95%~99%。若冠状动脉CTA未见狭窄病变,一般可不进行有创性检查。后患者冠状动脉CTA未见冠状动脉狭窄或粥样硬化改变,转入肝胆外科进一步治疗。

【心得体会】

我们都知道冠状动脉造影是冠心病的"金标准",对于需要支架的患者,完成造影后可直接放置支架。对于有造影条件的心血管内科,通常无须行冠状动脉CTA进行筛查。但鉴于费用和风险,考虑多数患者若无严重情况,通常不太愿意做冠状动脉造影。冠状动脉CTA虽然不能确诊冠心病,它具有很高的阴性预测值(通俗提法:说你没病你就没病),费用和风险相对较低,尤其对于冠状动脉钙化积分相对较低的中青年患者是一个不错的替代检查方案。中国《非ST段抬高型急性冠状动脉综合征诊断和治疗指南(2016)》提出,当冠心病可能性为低或中危,且cTn或心电图不能确定诊断时,可考虑冠状动脉CT血管成像以排除ACS(Ⅱa类推荐,A级证据)。2018年中国《稳定性冠心病诊断与治疗指南》指出,冠状动脉CT血管成像(冠状动脉CTA)有较高的阴性预测值,敏感度为95%~99%。若冠状动脉CTA未见狭窄病变,一般可不进行有创性检查。因此,当临床上考虑胆心综合征、神经官能症、肋间神经痛这些不典型胸痛的诊断需要排除冠心病,尤其患者年龄<65岁且为女性时,可首选冠状动脉CTA检查,既不大动干戈,又能进行有效的排查。

【经典箴言】

临床检查众多,根据不同目的、不同费用、不同风险制定符合病情的个性化检查方案,符合医疗中以人为本的精神,也反映医生的诊疗水平。

(魏潇琪、郑炜平供稿　田进伟编辑审校)

任丽梅　专家点评

人体心脏是由T_2~T_8脊神经支配,而胆囊是由T_4~T_9脊神经支配,两者在T_4、T_5脊神经存在交叉,常会因为神经反射互相影响,这样在疾病诊断时会因为症状和体征不符而打乱医生的思路,甚至出现误导,所以教条主义要不得,个性化诊断与治疗显得尤为重要。文中主任还是非常有水平的,考虑问题很全面,CTA在排除冠心病方面应用非常广泛,简单、便宜、无创,是临床值得推广的一种检查手段,希望同仁们在不断提高医技的道路上加强沟通,刻苦学习,虚心求教,更上层楼。

20　奇怪的房间隔过隔血流束

【临床经过】

今天上午心脏超声门诊来了一位患者,女性,60岁,申请单显示心房颤动,患者无不适主诉,步入病室,配合检查。心脏超声显示左心房前后径33mm,心律齐,左心室舒张末期内径49mm,左室射血分数66%,二、三尖瓣少量反流。因为患者既往心房颤动病史,本次检查左心房不大,心律齐,我比较放心。但是在超声扫查心脏过程中发现患者房间隔中上部发育菲薄,收缩期向右心房侧膨出,膨出深度约3.8mm,使用彩色多普勒四腔心切面未见房间隔的分流信号,于是排除了房间隔膨胀瘤及合并房间隔缺损的可能。但为了保险起见,我对患者进行了剑突下切面扫查,分别在剑突下双房心切面及剑突下上、下腔静脉切面观察到房间隔中部一束红色斜行的左向右分流信号,分流束宽约2.8mm。于是考虑诊断为卵圆孔未闭,建议经食管超声心动图或者右心超声造影进一步检查。

【分析及处理】

半小时后,门诊医生来电话,问:"是否看到患者有卵圆孔未闭?"我答:"对,患者房间隔发育薄弱,房间隔中部看到一束左向右的红色分流信号,大约2.8mm,考虑为卵圆孔未闭。"门诊医生是患者的经治医生,告诉我:"患者既往超声心动图未显示有此病,患者1个月前行心房颤动消融术,术前经食管超声心动图检查未报卵圆孔未闭。"那怎么会出现卵圆孔未闭呢?门诊医生及患者都很困惑,其实我也很困惑,可是我确实在心脏的两个不同切面看到了经过房间隔中部的小的过隔分流束,它就在那里,不远不近、不增不减、左向右红色分流信号,像一丝火苗燃烧在房间隔的中央。后来门诊医生说:"这位患者之前做了心房颤动消融术,术中需要鞘管从右心房穿房间隔中部——卵圆窝进入左心房进行手术,鞘管的直径大约1.5mm。"难道是鞘管留下的穿刺口?于是真相被慢慢揭开。

【心得体会】

超声是临床医生的眼睛,超声诊断要结合临床病史才能给出更好、更准确的答案。房间隔过隔血流束可能有以下原因:

1. **卵圆孔未闭**　卵圆孔未闭经胸超声心动图检查诊断率不高,检查结果常依赖患者胸壁厚度、肺气干扰及医生的经验,常在剑突下选用双房心切面或者上、下腔静脉切面帮助诊断,图像为房间隔中部较细的斜行过隔左向右分流信号,直径<5mm,而且需要多切面证实,经食管超声心动图及右心造影有助于本病的诊断。

2. **心房颤动消融术后遗留的穿刺口**　本患者既往经胸超声心动图及经食管超声心动图检查均未显示卵圆孔未闭,结合1个月前进行了心房颤动消融术,术后效果良好,考虑可能因手术中鞘管需要从右心房经房间隔中部(主要是卵圆窝)穿隔进入左心房实施手术,鞘管直径约 1.5mm,此房间隔分流束可能是此次穿刺遗留的穿刺口,患者本身房间隔发育菲薄,穿刺口可能还未完全长好。因此,本患者的房间隔分流束不能简单用"一元论"解释为卵圆孔未闭,极有可能是心房颤动消融术后遗留的穿刺口,这个说法可能更接近患者的超声诊断。

3. 房间隔缺损修补术后的残余分流 有些房间隔缺损患者行手术修补或者封堵术后,也会出现房间隔的细小左向右红色分流信号,一般术后 3 个月或半年,患者的心肌及间质细胞就会逐渐生长、填补残余缺损,分流消失。

本病例的房间隔过隔分流束的原因更倾向于第二种解释。

【经典箴言】

个体化原则在超声心动图诊断同样奏效,超声检查时要细致询问患者病史,综合分析超声观察到的结果,才能针对患者做出更准确的超声诊断。

(蔡怀秋　刘 越)

 喻荣辉 **专家点评**

这是一个非常有趣也很重要的问题,延伸开来可能影响我们的临床决策。

首先,我们谈谈问题的发现。作者在使用彩色多普勒四腔心切面时虽然发现患者房间隔中上部发育菲薄,收缩期向右心房侧膨出,但未见房间隔的分流信号,为了保险起见,进行剑突下切面扫查时,分别在剑突下双房心切面及剑突下上、下腔静脉切面观察到房间隔中部一束红色斜行的左向右分流信号,分流束宽约 2.8mm。这个发现过程说明了多切面扫描的重要性,实际上临床工作中经常有这种超声没发现房间隔缺损,而介入操作实践中发现缺损的情况。以上发现可以给临床提示,在进行心房颤动介入的患者一定要仔细检查房间隔,尤其是那些二次手术的患者。

其次,我们讨论给临床的提示。首先要说明的是,既然作者发现分流束宽约 2.8mm,那么 1.5mm 的 8.5F 长鞘直径怎么可能导致这么大的分流? 我们带着这个疑问查了房间隔穿刺所用长鞘的直径,发现这个直径实际上应该是 3.76mm 左右,这就很好解释了分流束宽度的问题。在左心介入的临床实践中,心房颤动消融手术有两次穿间隔的术式,是否使导致房间隔微小缺损的可能性加倍? 以后是否需要改成单穿间隔的术式? 冷冻球囊、左心耳封堵手术使用的长鞘外径均大于心房颤动介入使用的 8.5F 长鞘,那么是否更加容易导致缺损? 使用这些手术方法时,是否需要考虑医源性缺损的问题? 这些患者在复诊时一定要仔细检查。细小发现也能带来重要提示,赞赏作者的认真仔细和独立思考精神,期待未来有更多的临床研究结果出来。

21 一次终生难忘的会诊:千万别忽略了常规检查

【临床经过】

昨晚我值夜班,一例腹痛伴心动过速的急会诊病例让我一夜无眠。患者男性,35岁,教师,因"腹痛伴食欲减退3天"于昨天凌晨以"腹痛待查"收入外科。3天前始感腹痛,呈持续性上腹胀痛,无反酸、嗳气、恶心、呕吐、腹泻等。入院时体温、血压正常,但昨晚体温升至37.8℃;正常体形,平卧位,颈静脉无怒张,双肺呼吸音粗糙,未闻及干、湿啰音;心浊音界不大,心率150次/min,律齐,心音增强,未闻及病理性杂音;腹软,右上腹压痛,无反跳痛,肝、脾不大,移动性浊音征(-);双下肢不肿。心电图示窦性心动过速,心率140次/min,无ST-T异常;心电监护示血压110~130/60~80mmHg,血氧饱和度100%;肾功能、血电解质正常,二氧化碳结合率5.0mmol/L,血淀粉酶正常;腹部CT平扫示肝、胆、脾、胰无异常。经管医生给予654-2解痉、头孢哌酮抗感染及对症支持治疗,输液时心率由140次/min逐渐上升至150次/min。外科医生考虑心动过速是否为某种未明确的心脏疾病所致,且心动过速长时间存在会导致不良后果,故请心血管内科急会诊。当时我注意到患者双眼结膜充血,双眼眶周围皮肤红斑,似酒醉貌。询问患者得知昨天有眼眶痛,且有发热,昨天门诊血常规高,白细胞13.0×10^9/L,中性粒细胞百分比90%,血电解质、肾功能正常,但尿常规、血糖等未查。

【分析及处理】

总结患者病史特点:年轻患者,病程短,既往一般情况好,无心悸、胸闷等既往史,其窦性心动过速原因不明,目前考虑为腹痛原因待查。窦性心动过速是心血管内科医生最常遇到的心电现象,其病因及诱因多而复杂,并非一定为心脏器质性病变。对于此例患者,年轻男性,无基础心脏疾病史,心脏听诊仅有心率快,可以基本排除先天性心脏病。考虑患者目前体温升高,外科医生已给予654-2解痉、补液等,其心动过速发生可能为以上几种因素的协同作用。但是又想到医院里前不久举行的一次青年医师考试中,考过一题关于流行性出血热的疾病特征——"三红、三痛",合并肾损害。考虑到本患者年轻,有发热、双眼眶痛伴眼眶周围红斑、醉酒面容、尿少、血常规高,虽目前不是好发季节,但该病尚需待排。故建议急查尿常规,复查肾功能、血常规、电解质。因二氧化碳结合率低、尿少,建议查动脉血气。另外,此患者目前有发热、血常规高,有感染征象,建议查心肌损伤标志物、甲状腺功能等以排外心肌炎、甲状腺功能亢进症等。因患者近3天来食欲减退不能进食水,白天补液量约2000ml,但尿量不多,分析是否存在血容量不足,故嘱行快速补液试验,观察在快速补液后有无心率回降。经快速补液(林格液1000ml)后心率略下降,但半小时后迅速恢复至 150 次 /min，并继续上升达 162 次 /min，故值班医生于凌晨 2：00 再次通知会诊。我看到刚才急查的尿常规结果大吃一惊，居然酮体(3+)、尿糖(4+)；动脉血气示 pH 7.01，PCO_2 24mmHg，PO_2 112mmHg(吸氧)，BE –25mmol/L；于是嘱急查指末血糖 29.3mmol/L，原来病因是"糖尿病酮症酸中毒"！追问病史，病程中有泡沫尿，平时喜饮水、口干等症状。嘱请内分泌代谢科急会诊，转入内分泌代谢科，予普通胰岛素降糖、大量补液扩容、纠酸、补钾等治疗后，今天上午 8：00 随访见患者心率逐渐下降，患者腹痛亦随之缓解。

【心得体会】

1. 心动过速并非心血管系统疾病的特异性表现，尤其是窦性心动过速，机体其他系统疾病亦可发生，包括：呼吸系统疾病，如支气管哮喘、肺源性心脏病、呼吸衰竭；消化系统疾病，如重症胰腺炎、急性上或下消化道出血或穿孔；血液系统疾病，如各种疾病导致的贫血或出血；泌尿系统疾病，如急性肾衰竭；内分泌及代谢性疾病，如糖尿病酮症酸中毒、甲状腺功能亢进症或甲状腺危象、各种酸碱中毒及电解质紊乱等。对于既往无心悸、胸闷等症状的窦性心动过速患者，我们要首先排外发热、甲状腺功能亢进、贫血、休克、心肌缺血、心力衰竭及药物等因素，然后进行逐一排查；在诊疗的过程中，切不可忽视三大常规、血糖、电解质、肾功能、心电图、胸腹部 X 线等常规辅助检查，这样才能及时找到病因，及时处理。

2. 临床中，对异常的体征及辅助检查结果不可轻易放过，一定要认真分析。此例病案，患者门诊查二氧化碳结合率 5.0mmol/L，当时却未能引起接诊医生足够的重视，这么低的二氧化碳结合率，竟忽视了酸中毒的可能。因此，对一时诊断不清的疾病，一些基本的检查是必须第一时间完善的，而不是等病情变化了才想到去查。因此，对可疑的辅助检查结果，一定要认真对待，及时复查或完善其他相关检查，以免误诊、漏诊。

【经典箴言】

对于不明原因的窦性心动过速患者，决不能忽视常规检查，应仔细分析，抓住蛛丝马迹，从而找出真正病因。

（裘存新）

 吴先正　专家点评

糖尿病是常见病，特别是发展中国家发病率迅速上升，中国糖尿病患病数达 3000 万人，而实际患者远不止这一数字，且呈低年龄化倾向，应引起全体医学工作者的高度重视。对专科医师来说，糖尿病酮症酸中毒(DKA)耳熟能详，内科系统医师意识也较强,但目前分科过细,外科系统医师由于缺乏跨系统训练,有时难以考虑到。特别是以"腹痛"为主诉者,多就诊于外科,易发生误诊。

本例患者若仔细询问病史,体格检查并无典型外科"急腹症"的体征,如能第一时间进行基本检查(三大常规、血糖),诊断应该是相当容易的。由于思维定势所致,未能将全身情况、心动过速、二氧化碳结合力显著下降进行综合分析,在早期诊断上还是走了弯路。

诚如作者指出的,千万别忽略了常规检查,但这是在详细询问病史及准确的体格检查之后作出判断而采取的诊疗策略。因此,病史的重要性不言而喻。询问病史最能体现临床医生的经验、知识、技巧及逻辑思维。年轻医生一定要从问病史开始,一丝不苟、踏踏实实地收集临床资料,综合分析,寻找病因,以利挽救重症患者生命。

22　甲状腺功能亢进症并发急性心肌梗死一例

【临床经过】

今天门诊收治了一位 36 岁女性患者,因"阵发性胸痛 1 个月"入院。患者 1 个月前无明显诱因出现剧烈胸骨后疼痛,向后背痛放射,伴心悸和大汗淋漓,不伴发热、咳嗽、恶心、呕吐及晕厥等症状,持续 1 小时不缓解,就诊于当地医院,诊断为急性心肌梗死,并予溶栓治疗,但之后仍有胸痛发作,故来我院。入院查体:血压 100/60mmHg,心率 68 次 /min,心、肺无明显异常。

【分析及处理】

接诊患者的第一印象就是,这么年轻的女性怎会得急性心肌梗死呢?翻阅当地病历,患者胸痛特点、心电图和心肌酶学的动态演变符合急性心肌梗死的诊断。然而,患者并无高血压、糖尿病等心血管疾病的危险因素,有吸烟史 15 年,10 支 /d,月经正常。为了明确患者冠状动脉病变情况,行冠状动脉造影,结果让人大为困惑,除左前降支远端有小血栓影外,余冠状动脉无异常,TIMI 血流均为 3 级。难道是应激性心肌病?追问病史发现,并无情感刺激等应激因素。是心肌炎吗?无发病前 1~3 周病毒感染的前驱症状,心电图和心肌酶学也不符合。那又是什么呢?入院时心电图表现为窦性心律,V_1~V_3 导联 R 波递增不良,V_1~V_4 导联 T 波对称型深倒置,心肌酶学和肌钙蛋白也回到正常范围。在询问病史中发现患者出汗较多,而且食欲佳、吃饭好,近来还有明显的消瘦和肝功能异常,难道有甲状腺功能亢进症?查甲状腺功能三项,结果真是甲状腺功能亢进症。甲状腺功能减退症容易导致冠心病甚至心肌梗死,但是甲状腺功能亢进症与急性心肌梗死有什么联系吗?在抗甲状腺功能亢进症治疗后,患者心绞痛症状也缓解了,查阅资料发现甲状腺功能亢进症也可引起急性心肌梗死。

【心得体会】

甲状腺功能亢进症(简称甲亢)是由多种原因所致甲状腺激素分泌过多,从而表现为机体代谢亢进和交感神经兴奋的一种临床综合征。甲亢在心血管系统表现多为心律失常和心力衰竭,少见合并冠心病,并发急性心肌梗死则罕见。但并不是不能引起急性心肌梗死,回顾以往病例报道,推测其发生机制可能是高水平的甲状腺激素能够增加心肌耗氧量,同时通过增加儿茶酚胺的释放,使具有舒张血管作用的物质减少,从而诱发冠状动脉痉挛。甲亢时细胞膜通透性及红细胞变形性增加,进而使血小板黏附、聚集,促进血栓形成,使管腔闭塞,最终形成急性心肌梗死。

【经典箴言】

在临床工作中,心肌梗死的患者行冠状动脉造影正常或仅有血栓影时,一定要重视其少见病因,如川崎病、微血管疾病、风湿病、血液系统疾病及内分泌系统疾病,从蛛丝马迹中发现病因,进行病因治疗,避免想当然地走马观花式诊疗。

(刘　越)

 杜丽萍　专家点评

这是个很有参考价值的病例,近年来有些学者对甲亢合并急性心肌梗死(AMI)患者进行临床分析,为诊治甲亢合并 AMI 提供了参考思路,并且得出结论即甲亢合并 AMI 特点是发病年龄较早,AMI 发作时胸闷、胸痛症状典型,同时存在心肌酶和心电图的动态改变;但甲亢症状和体征不典型者容易被漏诊,患者确诊后经常规冠心病治疗和抗甲状腺药物治疗后预后良好。应及时、正确地诊断,给予综合治疗。

23　出乎意料的剧烈胸痛

【临床经过】

"临床工作无小事",这大概是我们医学生走进临床的第一个座右铭,问病史看起来事小,实则是整个临床工作的挈领。这位患者是我第一个夜班遇到的第一位患者,急诊电话一过来:"一会儿你们科转过去一位急性胸痛的患者。"不过 10 分钟,七八个人推着一位满头大汗的老先生走了进来,患者自述晚上 9∶00 胸骨下部突发疼痛,呈针刺样,不伴胸闷、恶心、呕吐。看到这个情况,立即对患者进行心电监护,显示血氧分压正常、双上肢血压接近相等,立即给予 3mg 吗啡进行镇痛治疗,急查心电图、血常规、肾功能、电解质、肌钙蛋白、BNP、D- 二聚体等,结果让人又"惊"又"喜"。"惊"是因为心电图、D- 二聚体、BNP 和肌钙蛋白竟然都是正常;"喜"是因为我们可以初步排除心肌梗死、主动脉夹层、肺栓塞等致命的疾病,当然仅仅是初步排除。

【分析及处理】

第 2 天早晨,主任们早早就来了,大家积极讨论这位患者,床旁超声心动图未见明显的室壁节段性运动异常,经过一个早晨的讨论,我们决定还是对患者进行选择性冠状动脉造影,台下聚集了 4 名心血管内科的主任,出乎意料也在意料之中,造影结果并未给我们带来什么"惊喜":给予硝酸甘油后,冠状动脉只有少许斑块,未发现引起患者胸痛的固定狭窄。紧邻心脏处意外发现有一个不明肿物。不同体位下发现心脏与肿物并无直接关系。主任建议行 CT 检查,并邀请呼吸内科和消化内科会诊,同时我们又再次对患者及其家属进行进一步问诊,得知患者前一天进食的小米粥中有脱核的枣,在随后出来的 CT 上显示平环状软骨层面食管外软组织内有一个环形强化阴影。在麻醉师、手术护士的密切配合下,耳鼻咽喉科主任采用硬质食管镜探查。在食管入口处看到食管黏膜充血、渗血,挤压后有脓液溢出。充分吸引脓液后,镜下看到食管右侧壁有暗红色异物。迅速用活检钳去除,果然是枣核! 枣核取出后,可在食管入口处看到食管黏膜充血、渗血,挤压后有脓液溢出。

【心得体会】

作为临床的一名专科医生,相信各位总是不经意间将患者"归属"到自己熟悉的科别。可正因如此,我们临床中出现在身边的误诊患者也越来越多,一旦误诊,迟早会有与诊断不符合的临床信息出现。此时,若不拘泥于已定的某一诊断,而能精心检查、动态观察,从不同角度进行肯定抑或否定的论证,就多能觅取契机,作出与客体实际情况相符合的正确结论。而详尽的病史、全面准确的查体和完整的实验室及辅助检查资料则是避免误诊、获取正确结论的前提。

【经典箴言】

大枣有益健康,我们时常煮粥放置几枚大枣增加营养及美味,殊不知,经过熬制后枣肉与枣核完全分离,枣核两端尖锐异常,如误服,就可能导致上述危险。病例分享的最后送大家一句话:大枣虽甜,可不要贪吃哦!

(郑　杰)

于 波 专家点评

胸痛是临床上常见的症状之一,也是急诊科及心血管内科医师常碰到的就诊症状,胸痛患者可轻可重,重如急性心肌梗死、肺栓塞、主动脉夹层等可致命,因此,快速、准确地鉴别致命性胸痛非常关键。然而,胸痛症状往往不特异,涉及各个器官系统,包括来自支配壁胸膜的躯体感觉神经(如肋间神经)引起的体表痛或者来自支配胸腔内脏器的内脏感觉神经传导的内脏痛,而内脏痛往往定位不清、分布弥散,不同病因疼痛性质不尽相同,往往难以鉴别,容易引起误诊、漏诊。本病例属非传统、常见病因引发的胸痛,系因食入枣核卡伤食管入口引起食管黏膜充血、渗血、炎症而刺激食管感觉神经引发的内脏痛,冠状动脉造影及 CT 影像显示枣核毗邻心脏,因此引起的疼痛部位恰巧与心绞痛位置相仿,容易造成误诊,该患者恰巧冠状动脉未见明显狭窄,否则亦容易造成漏诊而酿成大错。本例患者提醒临床医师,在疾病鉴别诊断时对病史认真采集的重要性,以及遇到常见病因难以解释症状时,不可放过任何可能被遗漏的"蛛丝马迹"。

24 呼吸困难患者的坎坷诊断路

【临床经过】

昨天从急诊收入一位急性心力衰竭患者,患者因"突发呼吸困难 10 余天,加重 1 天"入院,发病以来喜左侧卧位。在急诊时因病情较重,未行心电图、超声心动图和胸部 X 线等检查便直接收入我科。既往有右位心、高血压病史。入院查体:血压 116/76mmHg,脉搏 132 次 /min,呼吸 32 次 /min;神清,端坐呼吸,口唇发绀,颜面部水肿,颈静脉怒张,肝颈静脉回流征(+),左侧呼吸音减低,双肺底未闻及湿啰音;心尖冲动位于第 4 肋间锁骨中线内 1.5cm,心率 132 次 /min,律齐,未闻及病理性杂音;腹部平坦、柔软,肝肋下 2~3cm 可触及,边缘锐利,表面光滑,无压痛;双下肢无水肿,NS(-)。

【分析及处理】

入院后紧急予吸氧、利尿、强心、扩血管等治疗,因患者呼吸困难程度较重,未能入院后第一时间完善检查。今晨查房时,患者呼吸困难稍减轻,但出现胸痛、发热,体温达 38.1℃,急查床旁胸部 X 线提示左侧血气胸、左侧肺完全压缩;急查 CT 示左侧血气胸,但读 CT 片见左侧胸膜均匀增厚;上级医生嘱在 B 超定位下行胸腔穿刺术,B 超室定位发现左侧胸腔内液体有流动征象,考虑流动液体为胃液可能,急查上消化道钡餐,发现患者平卧位时有钡剂流入胸腔。诊断为左侧膈疝,胃部分突入左侧胸腔,患者心力衰竭表现为纵隔右移导致。立即请胸外科急会诊,后转入胸外科拟行手术治疗。

【心得体会】

1. 心力衰竭是临床中常见的疾病之一,其鉴别诊断比较复杂,如果临床医生疏忽大意,很有可能造成漏诊、误诊。无论是把心力衰竭误诊为其他疾病,还是把其他疾病误诊为心力衰竭,都会贻误病情,导致严重后果。因此,作为临床医生,应熟悉疾病诊治的每一步,步步为营,才能时刻把握病情。

2. 患者既往右位心的诊断,应该是当地医院在患者左侧膈肌薄弱,胃部上抬,心脏受挤压、右移的情况下,经 X 线检查得出的。联想到临床中假性右位心的病案并不少见,多数见于纵隔或肺部肿瘤、膈肌上抬等,使心脏受挤压发生右移,胸部 X 线片多有类似右位心的 X 线表现,但其最终确诊仍需超声心动图等检测手段。我们临床中不要满足于既有的诊断,要有这根弦,一旦诊治结果与临床表现不符合,一定要敢于否定初步诊断,综合分析,重新作出正确的诊疗决策。

3. 病史资料是诊治一个病例必不可少的内容,我们应该取其精华,去其糟粕,这对做出正确的临床诊治决策尤为重要。我们对待患者的病史资料,应该用辩证的眼光来看,它可能会让后续的诊疗措施"如虎添翼",也可能干扰我们的临床思维,因此我们应用心采集病史,但也不要盲目地全盘相信既往病史。

【经典箴言】

对待患者的病史资料,应该用辩证的眼光来看,它可能会让后续的诊疗措施"如虎添翼",也可能干扰我们的临床思维,一切都离不开对病情的严密观察。

(丁香园 tian19750514)

 于 波 专家点评

呼吸困难是临床中的常见症状,急性左心衰竭、支气管哮喘急性发作、气胸、大面积肺栓塞、大量心包积液等是突发呼吸困难较为常见的原因,然而临床偶尔也会碰到些较为少见的病因。本例患者有呼吸困难、口唇发绀、端坐呼吸等左心衰竭表现,有颜面部水肿、颈静脉怒张、肝大等体循环淤血表现,且有右位心病史,很容易让人联想到右位心合并心血管畸形,并导致全心衰竭的可能性。临床诊断的右位心常有以下几种可能:①真正右位心:心脏在胸腔右侧,其心房、心室和大血管的位置宛如正常心脏的镜中像，又称镜像右位心，可伴或不伴内脏转位。②右旋心：心脏位于右胸，心尖虽指向右侧，但各心腔间的关系未形成镜像倒转，为心脏移位并旋转所致，又称假性右位心，常合并肺动脉瓣狭窄和心室或心房间隔缺损等畸形。以上两种类型心电图可有相应表现。③心脏右移：由于肺、胸膜或膈的病变而使心脏移位于右胸，心尖往往仍指向左侧，心电图常无显著异常变化。该例患者从一开始依靠临床症状、体征的经验性治疗，到根据床旁胸部 X 线、CT、超声穿刺后的意外发现调整治疗策略，为临床提供了一例特别少见且容易误诊的病例。回顾该案例的诊疗经过，若能在急诊发病时即行心电图、超声心动图和胸部 X 线等床旁可操作的检查，破案的效率必将事半功倍，这也提醒我们，在当今精准医学时代，对于危重症患者的诊治，依靠临床经验有效抢救后，一定不能忽略常规的辅助检查。

25　重症破伤风，你掌握了吗？

【临床经过】

今天闲来无事，决定去急诊科转一圈，看看有没有新鲜的病例。刚走到急诊门口，就有救护车推着进来了。患者女性，54 岁，因"间断胸闷、气短 1 天，加重 2 小时"入院，急诊科老师看了看，给心血管内科迅速打了电话，患者顺利转入心血管内科。患者家属代诉其 1 天前因受凉后出现胸闷、气短，饮水呛咳，无头痛、头晕，无恶心、呕吐，无腹痛、腹泻等症状，持续半小时后缓解，未服药物，于当地行头颅 CT 提示腔隙性脑梗死。8 小时后于诊所给予静脉滴注药物治疗（具体用药不详），期间再次胸闷、气短，为进一步诊治，遂来我院。就诊途中胸闷、发憋进行性加重，不能平卧，持续不缓解。急诊心电图示窦性心动过速（心率 146 次 /min），血常规示白细胞 12.86×10^9/L、中性粒细胞百分比 84.31%，心肌梗死三项示正常，科室自测肌钙蛋白 0.02ng/ml，便以"胸闷发憋待查"收入我科。

【分析及处理】

入院查体：血压 190/100mmHg（1mmHg=0.133kPa），喘憋面容，端坐位，桶状胸，双肺呼吸音粗，可闻及干、湿啰音。入院诊断为急性左心衰竭、高血压 3 级（极高危），慢性阻塞性肺疾病。入院后给予抗心力衰竭治疗，实时监测血压最高 200/120mmHg，心率最快 180 次 /min，窦性心律。呼吸内科会诊指出需保持呼吸道通畅,抗感染,必要时行呼吸机辅助呼吸。次日凌晨 3 :00 患者血氧饱和度监测为 70%,血气分析示 pH 7.30、PCO_2 50.8mmHg、PO_2 49mmHg、SO_2 81.8%,家属拒绝气管插管。早 7 :30 发现患者呈仰卧位,角弓反张,阵发性抽搐,N 末端脑钠肽 110.76pg/ml。这时回头仔细查体,我们发现患者右手大拇指受伤,打开伤口,可见化脓及破溃,结合症状与体征,反复追问病史,排除急性左心衰竭诊断,急给予床旁隔离、避光、安静、解痉、止抽,破伤风抗毒素、青霉素抗感染,营养支持等处理。经普外科会诊,最终诊断为破伤风(重型),给予皮下注射破伤风抗毒素中和毒素,切掉右手大拇指,切断污染源,转入普外科治疗。1 天后患者转至相关传染病医院后续治疗,随访 1 周后症状控制。

【心得体会】

将这位患者误诊的原因归纳与总结:①临床表现不典型:因破伤风临床相对少见,尤其发病早期临床表现不典型,临床医生对其缺乏足够认识;②诊断思路狭窄:本例以饮水呛咳为首发症状,后胸闷、发憋,进行性加重,当地医生习惯性考虑为头部病变,而出现胸闷、发憋持续加重,不能平卧,考虑心脏疾病,未行影像学检查,直到角弓反张,全身肌群痉挛,才考虑破伤风;③专业知识不扎实:心血管内科医生常局限在本系统疾病内思考,对诊断不清的疾病,往往过早将诊断局限于本专业内;④问诊不仔细,遗漏重要病史。本病诊断几乎完全依赖于临床表现和症状出现前的外伤史,需反复询问病史,治疗无效时要开阔思路,对高度怀疑本病者,可作鉴别诊断的同时试用破伤风抗毒素治疗,如效果明显,即可确诊,以避免不必要的危险发生。

【经典箴言】

细节决定成败!

(郑　杰)

 吉庆伟　专家点评

破伤风的临床特征及其与创伤和伤害的关系可以追溯到远古时代。尽管在防治破伤风中投入了大量资源,今天它仍是一种在流行的疾病。重症破伤风患者病情极凶险,死亡率可达到 15%~30%,新生儿重症破伤风死亡率达到 70%。一项美国研究显示,破伤风大多数报道的病例都归因于未接种疫苗人群对伤口的不恰当处理。实际在临床工作中,破伤风患者常先因运动神经细胞失去中枢抑制,导致兴奋性增强,患者突出表现为横纹肌阵发性及强直性痉挛——表现为角弓反张,在此基础上出现阵发性肌痉挛如咽肌、呼吸肌、膈肌痉挛,严重者可出现喉头梗阻、吞咽困难、呼吸困难。本例患者在缺乏典型强直性痉挛前出现阵发性肌痉挛导致的呼吸困难,这可能是未能及早明确诊断的原因。因此,细致的查体作为临床医务工作者的基本功,应得到加强,这是器械检查和实验室检查所不能完全取代的。对于工作中遇到的发生污染的破损伤口,如火器伤、开放性骨折、伤口虽小但深的木刺或含铁锈的刺伤、面积虽小但深的烧伤,一旦出现这些状况,一定要及时对伤口进行规范处理并严密观察患者体征,根据伤情注射破伤风疫苗。

📝 **推荐阅读**

UYGUR E, TÜRKMEN İ, ÖZTURAN B, et al.Safety and Efficacy of Intra-Articular 20 mg/2 ml Hyaluronic Acid Injection for the Non-Operative Palliation Treatment of Osteoarthritis of the Knee Joint[J]. Acta Chir Orthop Traumatol Cech, 2020, 87 (4):273-277.

26 气促患者的陷阱

【临床经过】

在病房里,我经常可以接收到因气促症状入院的老年患者,作为心血管内科医生,我们的惯性思维均首先考虑患者是否系心力衰竭发作。虽然大多数气促症状的确是心力衰竭引起的,但有部分患者却并非如此。对于这种情况,误诊会给患者带来不必要的痛苦。我在研究生实习期间,就碰到过这样的病例。有次跟值夜班,上级医师忙会诊,顾不上病房里的事情,晚上约 8:00 一位患者诉有气促,我赶紧过去询问了发病情况并查体,同时翻看病历。患者为 82 岁男性,因"突发气促 2 小时"于今天下午入院,入院前 1 周曾被按上呼吸道感染给予治疗,此次以"气促原因待查"收入我科。既往有慢性支气管炎、慢性阻塞性肺疾病、肺源性心脏病病史,入院查体:血压 120/80mmHg;颈静脉充盈,桶状胸,双肺呼吸音减低;心界左下扩大,心率 110 次/min,未闻及病理性杂音;腹部平坦、柔软,无压痛及反跳痛;双下肢轻度凹陷性水肿。

【分析及处理】

综合上述资料,考虑患者是院外肺部感染引起的慢性阻塞性肺疾病急性加重,而且患者年龄较大,查体发现端坐呼吸、颈静脉充盈、双下肢水肿,考虑患者还可能有全心衰竭。接诊该患者的管床医生诊断大致如此,且下午已先给予吸氧、静推去乙酰毛花苷(西地兰)、呋塞米等处理,所以我也就草率地认为患者是心力衰竭引起的气促再发,再次给予应用强心、利尿处理。然而1小时后,患者仍诉有气促不适,且有加重,出现烦躁不安、冷汗淋漓。我不禁感到疑惑:"莫非诊断有误?"恰好上级医师会诊回来,便请他亲自查看了患者。在询问病情时,患者诉说右胸间有刺痛感,引起了上级医师的注意,此后他认真听诊了患者双侧胸部的呼吸音,对比双侧的呼吸动度和语音震颤,并进行叩诊。最后,他向患者说明立即拍床旁胸部X线片以明确有无气胸,后来胸部X线片结果证实患者右侧自发性气胸(右肺压缩50%),我们给予胸腔闭式引流术后,患者气促逐渐缓解。对于这个病例,上级医师后来向我解释了他当时的临床思维:①患者因气促入院,而且既往有慢性支气管炎、肺气肿、肺源性心脏病病史,首先是要排除是否有心力衰竭,其次则排除是否为喘息型慢性支气管炎或支气管哮喘,但决不能忽视其他引起气促的疾病,尤其是肺气肿的老年患者,并发自发性气胸导致气促的病例也不少见;②该患者给予2次强心、利尿处理后,气促仍无缓解,提示应反思心力衰竭这一诊断;③患者既往无喘息型慢性支气管炎、支气管哮喘病史,入院静滴氨茶碱后,症状无缓解,尚不支持这2个疾病;④问诊时患者诉有右胸刺痛感,这是气胸的重要特点,应该引起注意,而我问诊时忽略了这一特点,问诊基本功需要加强锻炼;⑤最后进行体格检查时,发现右肺呼吸音、呼吸动度、语音震颤较左侧减弱,虽然叩诊鼓音不明显,但应该要想到是否并发自发性气胸了。

【心得体会】

1. 在心血管内科接收因气促入院的患者时,不能总是惯性思维首先考虑心力衰竭,而是需要结合病史资料,逐一排除其他可能引起气促的疾病。

2. 针对该患者,既往有慢性阻塞性肺疾病,病程中突发气促,口唇发绀,肺部听诊患侧呼吸音减低,应该考虑系基础疾病并发自发性气胸。后来我在呼吸内科轮转时,碰到过类似病例,但处理时我更加有底气了,及时地做到了早发现、早治疗。

3. 住院医师往往忽视常规的问诊和查体,应加强临床基本功的历练。心血管内科医生会很认真地"听",却往往忽略了"视、触、叩"等基本操作,通过此病例,我们应该吸取教训。

【经典箴言】

值班时不要因为迷信首诊医生的诊断而草率地盲从,临床上的病情纷繁复杂,原来的诊断也许不能解释目前的临床表现,因此对患者的不适症状要重视,应该认真地询问和查体,以获得第一手资料,才能明确患者发病的真正原因。

(钟　炜)

27 心悸原非心作怪，脑心相通也是因

【临床经过】

今天上午刚处理好床位患者的事情，就接诊了一位患者。这是一位28岁女性患者，因"心悸伴头痛28小时"就诊。28小时前无明显诱因出现心悸，活动后明显，休息时亦可出现，无胸痛及放射痛，无胸闷、气促，无恶心、呕吐，伴有轻微头痛，患者自诉颈部发硬感，无头晕，无发热，无咳嗽、咳痰，无腹痛、腹泻等，昨天清晨于我院门诊就诊，行心电图检查示窦性心律、频发房性期前收缩，给予倍他乐克（12.5mg，2次/d）口服。患者自觉症状无改善，而头痛症状较早晨略有加重，遂再次至我院，门诊再次复查心电图示窦性心律、频发房性期前收缩、偶伴二联律，以"心悸待查"收入我科。患者既往有颈椎病病史，无高血压、糖尿病、冠心病等病史。近期有失眠史。入院查体：血压120/80mmHg；精神差，痛苦面容，双肺无干、湿啰音；心率120次/min，律齐，频发期前收缩；腹部平坦、柔软，无压痛、反跳痛，肝、脾肋下未及；双下肢无水肿。胸部X线片无异常。

【分析及处理】

循环系统疾病的很多症状很多时候并不是心脏本身的疾病。在此病例中，一个简单的心悸症状，几乎在所有临床疾病中都能体现。心悸是心血管科常见的临床症状之一，多数原因是由心律失常、心脏搏动增强或心脏神经官能症所致。此患者心电图提示频发房性期前收缩，呈房性期前收缩二联律，故诊断上心律失常是明确的，但病因在哪里呢？根据病史特点，年轻女性发病，无心脏器质性疾病病史，其心律失常为房性，心脏听诊仅闻及期前收缩，无其他心脏异常体征，血压不高，故考虑器质性心脏病诊断依据不足。在接诊患者时，触诊甲状腺无肿大后，甲状腺功能亢进症似乎依据不足，受到主观臆断的影响，让我立刻就陷入心脏神经官能症的诊断陷阱中，虽然我也考虑到了存在颈椎病所致颈心综合征的可能，以及是否可能为近期失眠引起的交感神经张力增强。

脂溶性强的β受体阻滞剂如美托洛尔，可以通过血脑屏障，引起少数患者出现头痛不良反应，便决定暂时放弃使用它。于是，我先给予镇静剂，再打电话给心电图室，嘱其为患者查动态心电图。半小时后患者头痛症状加重，自诉好像炸裂一样，伴恶心，自诉颈部发硬感强，是不是颈椎病所致？行颈椎正侧位片检查示颈椎骨质轻度增生，单纯这样的颈椎病变应该不会出现如此剧烈的头痛和颈部强直。再次查体时，我感到患者的颈部抵抗明显，这难道是颅内病变所致的颈心综合征？有必要尽快行头颅CT检查以排除颅内出血性疾病。当天下午头颅CT结果示蛛网膜下腔出血，考虑为大脑后交通动脉瘤破裂出血的可能，急转神经内科，给予脱水降

颅内压、减轻脑水肿、改善脑细胞代谢、解除脑血管痉挛等治疗,患者头痛症状改善,房性期前收缩消失,后转至上一级医院治疗。

【心得体会】

1. 对于年轻的心悸患者,一般非心源性、非器质性疾病可能性大,但我们在作出功能性疾病诊断时一定要谨慎,要杜绝自己的主观臆断。此患者的心悸早期就伴有头痛,却因为既往的颈椎病病史,忽视了这种头痛的重要性,仅简单考虑了心悸症状,从而导致早期误诊的发生。

2. 脑心综合征是急性脑部疾病,如脑出血、蛛网膜下腔出血,病损波及自主神经的高级中枢丘脑下部时,导致神经体液障碍所引起的类似急性心肌损害、心肌缺血、心律失常、心力衰竭等疾病表现。在急性脑血管疾病中,脑出血合并脑心综合征的发病率最高,其次为蛛网膜下腔出血(SAH),脑梗死较少见。SAH 是严重的神经系统出血性疾病,典型临床表现是突然发生的剧烈头痛、呕吐、脑膜刺激征阳性以及脑脊液呈均匀一致的血性。因发病年龄、病变部位、出血量及发病次数不同,临床表现各异。以心律失常为首发症状的 SAH 则比较少见,但对于心悸伴有头痛的患者,对其进行诊断时,我们应该想到此种疾病可能,进一步结合其他病史进行排除。

3. 在急性期,SAH 引起临床心电图有变化者达到 40%~50%,可出现各种类型的心律失常,ST 段压低或抬高,T 波或 U 波改变,QT 间期延长等。SAH 所致心律失常主要依据有以下几点:①发病前无心脏病史或心脏损害史;②心律失常出现在 SAH 早期;③经过内科治疗后效果不佳,针对 SAH 治疗后心律失常好转或消失。发生 SAH 后可引起一系列病理过程,尤其累及大脑皮质的内脏感觉区、丘脑及脑干,可出现高血压及各种类型的心律失常。产生的原因主要是血液内细胞裂解产生的缓激肽、5- 羟色胺、组胺、乳酸、胆红素等刺激脑组织,引起下丘脑功能及自主神经功能失常。另外,急性颅内高压或血液直接刺激损害下丘脑及脑干,使儿茶酚胺水平增高,引起心肌损害及心肌传导受累。作为心血管专科医生,诊断心律失常病因时,常由于受到自身专业的禁锢,容易以偏概全,从而导致漏诊、误诊的发生,故深入理解和学习"脑心综合征"很有必要。

4. 中青年 SAH 患者以心律失常为首发症状,逐渐出现不同程度的头痛、呕吐及脑膜刺激征,即典型的 SAH 临床表现,提示这类患者心律失常较神经系统症状更能反映早期 SAH 对脑部的损害,应引起临床医生尤其是心血管专科医生的高度注意,加以相应的辅助检查,从而早期诊断。

【经典箴言】

心悸是患者病情的"预警信号",它不是循环系统特异性症状,可伴随其他系统疾病的发生而存在,因此要重视相关疾病的重要性。

(余海波)

　　28 岁女性患者，因"心悸伴头痛 28 小时"入院。无明显诱因出现心悸，活动后加重，休息时亦可出现，无胸痛、胸闷等伴随症状。心电图提示窦性心动过速伴频发房性期前收缩。作者考虑脑心综合征相关心律失常，即蛛网膜下腔出血导致频发房性期前收缩，推测患者心悸症状可能与蛛网膜下腔出血时脑交感神经末梢分泌过多的儿茶酚胺有关。虽然患者无胸闷、胸痛症状，临床上应注意完善血浆肌钙蛋白、NT-proBNP 等心肌标志物，超声心电图检查以排除应激性心肌病，蛛网膜下腔出血也是导致应激性心肌病的可能原因之一。

　　患者既往颈椎病病史，现有"颈部发硬感"，颈部抵抗感＋头痛，虽未见恶心、呕吐，仍提示脑膜刺激征可能大，头颅 CT 检查最终明确诊断为蛛网膜下腔出血。该病例提示我们临床医生严密观察患者，认真仔细查体，这也是该病例值得我们学习之处。

28　事出有因——奇怪的晕厥之惑

【临床经过】

　　患者女性，55 岁，因"间断头晕 1 天，加重伴晕厥 1 小时"入院。患者于发病前一天劳累后感头晕，不伴头痛、黑矇，无恶心、耳鸣，无心悸、胸闷，未予特殊诊治。次日晨起去卫生间时突感头晕加重，随即发生晕厥，不伴四肢抽搐、大小便失禁，随后被家属发现扶起，数分钟后清醒，未诉胸痛、心悸，遂就诊于我院急诊。既往有甲状腺功能减退症病史 3 年，平素口服左甲状腺素片治疗，发现高脂血症 1 年，否认高血压、糖尿病、冠心病病史，否认吸烟、饮酒史。在本次发作前从未发生过晕厥、心悸或胸痛，也无相关疾病史、家族史或用药史。入院查体：体温 36.0℃，脉搏 62 次 /min，血压 90/60mmHg；自主体位，神志清，精神欠佳；唇无发绀，双侧颈静脉无怒张；双肺呼吸音清，未闻及干、湿啰音；心率 62 次 /min，律齐，各瓣膜听诊区未闻及杂音和心包摩擦音；腹软，无压痛、反跳痛，肝、脾肋下未触及，肠鸣音弱；双下肢无水肿。急诊心电图示窦性心律，QTc 间期显著延长（506 毫秒）。随后对患者进行心电监护。血生化示钠 137mmol/L，钾 3.8mmol/L，钙 2.04mmol/L，镁 0.83mmol/L；血脂示 TC 6.12mmol/L，LDL 3.12mmol/L，HDL 1.04mmol/L，TG 2.42mmol/L；血糖 5.40mmol/L；血常规、肝肾功能、肌钙蛋白和心肌酶谱正常范围。甲状腺功能示

TSH 6.87mU/L,FT$_4$ 4.2pmol/L,FT$_3$ 6.2pmol/L。超声心动图示左心室松弛性减低，二、三尖瓣少量反流，LVEF 56%。

【分析及处理】

目前，临床上导致晕厥的常见病因包括心源性、脑源性、血管性、直立性低血压。患者入院以来完善相关检查，结合病史、体征、化验以及心电图示 QT 间期显著延长，初步考虑可能为 QT 间期延长所致尖端扭转型室性心动过速，但随后的心电监护以及连续 72 小时动态心电图均未发现恶性室性心律失常。在随后的病史询问中，患者回忆在分娩时曾发生产后大出血，并有闭经、性欲减退和体毛脱落的现象，在本次发病前还出现嗜睡和全身乏力的情况。根据目前病情和相关检查，使人不禁联想到教科书中的"席恩综合征（Sheehan syndrome）"，随后行垂体功能检查显示黄体生成素（0.1U/L）、促卵泡激素（0.7U/L）、睾酮（<0.1nmol/L）和皮质醇（15nmol/L）均降低；而血清催乳素略升高（750mU/L）。请内分泌代谢科会诊，考虑诊断为垂体功能减退症，并建议完善头颅 MRI，结果显示垂体密度显著降低，伴空泡状蝶鞍。随后给予氢化可的松联合左甲状腺素片行替代治疗。在接下来 5 天的持续心电监护中始终未发现恶性心律失常，也无晕厥再次发作，随后予以出院，院外继续给予激素替代治疗。4 周后门诊复诊，患者再无晕厥发作，心电图显示 QT 间期正常（420 毫秒）。随访 12 个月无相关症状出现。

【心得体会】

1. 在本病例中，晕厥考虑可能是 QT 间期延长所致恶性室性心律失常或尖端扭转型室性心动过速。最初的病史、查体和血液检测均无特殊发现，因此根据心电图疑诊 LQTS。进一步检查提示更可能是继发性原因所致，替代治疗后心脏复极过程的快速纠正表明激素分泌不足与之相关。

2. QT 间期延长可有多种原因，如电解质紊乱、心肌缺血、心肌炎或药物不良反应。当激素分泌不足时，QT 间期也可受到影响；肾上腺皮质激素分泌不足和性腺功能减退与 QT 间期延长相关。

3. 仔细分析引起 QT 间期延长的原因，可以避免不必要的有创性检查和治疗，如植入式心脏复律除颤器。

【经典箴言】

在临床工作中，遇到晕厥患者要详细询问患者的既往史和生育史，并注意检查甲状腺和垂体等内分泌功能，以避免不必要的有创性诊疗。

（付德明）

这个病例主要涉及晕厥的鉴别诊断，病史询问十分重要，通过仔细询问病史，获得产后大出血的重要线索，结合患者临床晕厥发作症状和 QT 间期明显延长的心电图特征，最终考虑垂体功能减退症伴肾上腺皮质激素分泌不足导致的获得性长 QT 综合征，虽然临床上没有记录到尖端扭转型室性心动过速（TDP）的发作，但是结合患者的晕厥病史，高度怀疑获得性长 QT 综合征导致尖端扭转型室性心动过速相关心源性晕厥，经过补充糖皮质激素治疗，患者心电图 QT 间期明显缩短，未再发作晕厥。

临床上需要采取何种治疗措施防治 TDP 呢？我国获得性长 QT 综合征的防治建议指出，获得性 QT 间期延长伴 TdP 的患者，首要的措施应立即停用明确或可能诱发 TdP 的药物或其他诱发因素，监测有无心动过缓或电解质和酸碱平衡紊乱，并进行连续的 QTc 间期监测。同时准备好除颤器，患者需在病房接受 24 小时心电监护。TdP 发生后，如不能自行终止或蜕化为心室颤动，应立即实施直流电复律。对于 TdP，特别是频率较快、QRS 波形态严重畸形者，同步电复律难以奏效。可采用心室颤动的复律方法，使用非同步最大电量（单相波 360J，双相波 200J）复律。对心动过缓和明显长间歇依赖者，可考虑经静脉心房或心室临时起搏，起搏频率维持 80 次 /min 以上。

获得性长 QT 综合征致 TdP 往往合并低钾血症，药物因素和低钾血症协同作用可使 TdP 的发生率明显增加，正如这个病例，入院血钾仅为 3.8mmol/ L，因此应积极补钾治疗，尽管支持的证据有限，仍建议将血钾水平保持至 4.5~5.0mmol/L。

29　PCI 术后顽固性低血压一例

【临床经过】

这是一位 62 岁女性患者，因"阵发性胸骨后疼痛 2 天，加重 3 小时"由急诊科收入院。患者自诉 2 天前晨跑时出现胸骨后疼痛，呈闷痛，持续 10 分钟经休息后缓解，3 小时前突发胸骨后剧烈疼痛，含服硝酸甘油不能缓解，伴气憋、恶心、无呕吐，无发热、咳嗽，无反酸、烧心，由"120"急救车送入我院。由于时间紧迫，重点询问病史并查体，有高血压病史多年，无糖尿病，无胃溃疡病史，无吸烟、嗜酒等嗜好；双上肢血压 182/95mmHg，双肺呼吸音清晰，未闻及干、湿啰音；心率 82 次 /min，律齐，未闻及病理性杂音；腹部平坦、柔软，无压痛、反跳痛，肝、脾肋下未及；双下肢无水肿。做18导联心电图示V_1~V_4导联T波倒置,将硝酸酯类药物持续静脉滴入,急查心肌酶、血常规、肾功能、电解质、血糖等。15分钟后患者仍诉胸痛。

【分析及处理】

患者胸痛剧烈,既往有多年高血压病史,血压控制不佳,静脉滴注扩血管药物后胸痛无明显缓解,我们首先要排除主动脉夹层,急诊行CT血管造影,结果回报未见异常,此时心肌损伤标记物在正常范围内,复查心电图无动态改变,我们向家属交代下一步的处理方案,家属表示同意行冠状动脉造影检查(CAG)。CAG示左前降支中端90%狭窄,植入1枚支架,由于患者桡动脉入路困难,取右侧股动脉进管,术中肝素化处理,没有拔管。安返病房后,看到患者的症状好转,终于松了口气。到了拔管时间,我们考虑到患者为老年人,以防拔管反应,便接上心电监护,备高渗糖,拔管时患者未诉不适;5分钟后患者突然出现恶心、呕吐,测量血压90/60mmHg,心电监护示心率72次/min,我们考虑是拔管所致迷走神经兴奋,予25%葡萄糖注射液(GS)60ml静脉推注;复测血压85/50mmHg,心率78次/min,立即加快补液速度,多巴胺静脉滴注;量血压80/50mmHg,按以往的经验,如果是拔管反应,这样处理后症状多有缓解,那么为什么会出现持续低血压呢? 有内出血吗? 如果是内出血,部位在哪? 是穿刺处的股动脉,还是上消化道? 我百思不得其解。查床旁右股动脉彩超,未见异常血流信号。请消化内科会诊,向会诊的副主任医师汇报基本情况,然后他问患者有无上腹部疼痛、反酸、黑便等,之后分析:"如果是后壁出血、穿孔,临床表现可以不典型,必要时行急诊胃镜。"此时,患者血压呈进行性下降,同时向主任汇报情况。我做好送患者去做胃镜的准备,主任及时赶到病房,之后查看患者,注意到患者的毛发稀疏、神情淡漠、疲乏无力,便问患者家属:"以前生小孩时有过大出血吗? "患者的老伴儿说有过。原来是"席恩综合征(Sheehan syndrome)"在作怪。然后给予静脉滴注糖皮质激素,患者血压水平很快升至正常范围。

【心得体会】

1. 这个病例给了我很多启示,不管辅助检查有多先进,都无法代替病史询问及查体,我差点因为一个小细节而毁掉一个宝贵的生命。该患者对高糖、多巴胺升压效果差的主要原因在于产后大出血引起的脑垂体部分坏死,即席恩综合征,以致肾上腺皮质激素分泌不足、急性心肌梗死术后应激而诱发的垂体危象。给予糖皮质激素后,机体血管恢复对药物的反应性,从而血压上升,病情缓解。

2. 在处理该患者的过程中,思维总是被低血压的表象所掩盖,没有跳出常见病的圈子来思考,加上平时对"席恩综合征"的警惕性不高,当患者出现低血压时便不能综合分析。

3. 遇到紧急情况,一定要保持镇静,同时想对策。Calm is so important !

4. 作为住院医师,遇到疑难情况要及时向上级医师请示,不要羞于放不下面子,毕竟临床医学是一门经验性很强的学科,我们需要持续的经验沉淀。

【经典箴言】

蹄铁效应:如果丢掉一颗铁钉就会失去一个蹄铁,丢掉一个蹄铁可能失去一个马蹄,丢掉一个马蹄可能失去一匹战马,丢掉一匹战马可能会失去一位将军,丢掉一位将军可能就失去一场战争,由于这场战争非常关键,丢掉一场战争就失去一个国家。一颗小铁钉的问题,由于处理不当,可能会导致国家的灭亡。细节决定成败。同样,因为某个细节的忽略,我们可能丢掉一个宝贵的生命。

(黄智伟)

李 静 专家点评

导致心血管介入诊疗术后低血压的原因很多,常见的有心源性休克、右心室心肌梗死、心脏压塞、血管迷走神经反射、硝酸酯药物＋容量不足、出血(穿刺处、途经动脉损伤出血、消化道)、动脉夹层(不对称血压)。与其他原因所致低血压不同,血管迷走神经反射表现为低血压的同时心率减慢,经股动脉入路更为多见,易见于拔管时按压力度过大、对痛觉敏感患者,对阿托品、多巴胺和补液的反应性好,恢复也快;经股动脉介入术后低血压我们最担心的是腹膜后和腹盆腔内出血,经桡动脉可能会胸腔内出血,这种情况发生时穿刺点局部查体不易发现、止血处理难度大;而心源性休克和心脏压塞是心肌梗死后引起低血压最为严重的并发症,消化道出血量大时,常有相应的消化道症状。在PCI术后出现严重低血压时,首先要考虑这几种情况的可能。按先排除常见病、多发病的思路来肯定没错,但短期内未能明确、相应治疗不显效时,要尽快调整思路。席恩综合征临床上少见,往往有相关病史与内分泌功能异常相对应的临床表现。

本病例的诊疗经验再次告诉我们详细病史采集和认真体格检查的重要性。在ACS的早期诊疗过程中,为了争取时间以及患者病情危重时的交流能力不足,接诊医师和手术医师往往不能充分获取既往病史和系统查体,那么在生命体征转为平稳尤其是PCI术后症状缓解时,就应该补充必要的病史询问和体格检查。该例女性患者虽然既往无明确席恩综合征的表现,但随后发现其特殊的外貌表现和淡漠乏力等精神状态时就要展开思考,尤其是追问病史中关于产后大出血的信息,确立这一少见情况的诊断,积极补液、升压措施在对因治疗基础上才会更有效。

30 血沉奇高的"高血压心脏病"

【临床经过】

上次夜班,我处理了一例高血压心脏病所致的急性左心衰竭。患者系男性,56岁,因"活动后呼吸困难半个月,夜间不能平卧2天"入院。既往有高血压病史1年。入院查体:血压160/80mmHg;半卧位,急性病容,呼吸急促,口唇发绀,四肢厥冷,大汗淋漓;颈静脉怒张,胸廓无畸形,两肺满布湿啰音及散在哮鸣音;心界向左下扩大,心尖区3/6粗糙收缩期杂音,向左腋下传导;腹平坦、柔软,无压痛、反跳痛,肝、脾肋下未及;双下肢呈中度凹陷性水肿。床旁心电图示窦性心动过速、左心室肥厚伴劳损、PTFV$_1$负值增大。

【分析及处理】

根据高血压病史、心功能不全、血压、体位、颈静脉、心肺体格检查、双下肢水肿等临床表现及体征,结合急诊心电图,我判断这是一例典型的慢性高血压心脏病急性发作。予常规处理后,患者病情稳定下来,同时急查电解质、肾功能、血糖。第2天查房,主任仔细看了我昨晚的临时医嘱,再查看我当时急查的肾功能回报,嘱查红细胞沉降率(简称血沉)。我还以为听错了,心力衰竭患者查血沉干什么? 看着我疑虑的眼神,主任微笑不语。上午临下班时,血沉结果出来了——126mm/h。第3天查房,主任看着血沉的报告单,又看看肝功能回报,眉头紧锁。一会儿,他便嘱查骨髓穿刺、蛋白电泳。下午4:00,骨髓穿刺报告也出来了——多发性骨髓瘤。还有这种高血压心脏病啊? 我不解地向主任请教。主任娓娓道来:"该例确实很像高血压心脏病,但是急诊肌酐达420μmol/L,要考虑慢性肾衰竭所致的非心源性肺水肿;患者系男性,56岁,血沉>100mm/h,肝功能示球蛋白显著增高,要考虑多发性骨髓瘤所致的肾衰竭。"紧接着向患者家属交代病情,征求化疗等意见。家属得知病情真相后表示理解,当天即将该患者转入血液科治疗。后蛋白电泳结果回报亦支持"多发性骨髓瘤"的诊断。

【心得体会】

1. 急性肺水肿≠心源性肺水肿。我们知道,机体内影响血沉的主要因素是血浆蛋白中的球蛋白和纤维蛋白原。血浆白蛋白带负电荷,球蛋白和纤维蛋白原带正电荷,当血浆中纤维蛋白原或球蛋白含量增加时,使红细胞表面负电荷减少,容易形成缗钱状而下沉,血沉即加快。一般心力衰竭时肝淤血,纤维蛋白原生成减少,故血沉也不增快。而本例患者血沉结果回示高达126mm/h,因此应考虑是否系其他疾病所致。

2. 左心室肥厚伴劳损≠原发性高血压导致,也可能由继发性高血压导致。

3. 心力衰竭患者有时也要查血沉。心血管内科医生除了学习心脏听诊、心电图、超声心动图外，别忘了简单的血沉、肝肾功能报告的研习，有道是"汝果欲学诗，工夫在诗外"。

【经典箴言】

心血管科医生要树立整体观念，要想到全身性疾病和其他系统疾病对心血管系统的影响。

（顾小卫）

 闫俊芝　专家点评

此例患者是一位中年男性，看似有典型的高血压心脏病表现（高血压病史、体征及心电图表现），但仔细思考，中年患者仅1年的高血压病史，合并心力衰竭、肾功能显著异常且肝功能中异常增高的球蛋白水平，绝非简单的高血压合并症。尤其要警惕其他系统疾病继发心脏损害（如造血系统肿瘤、结缔组织病或者其他系统等疾病），而球蛋白水平升高同时合并心、肾损害的首先要考虑到浆细胞疾病[如多发性骨髓瘤（MM）等]及淋巴瘤。MM是异常克隆的浆细胞增殖引发的多脏器损害，其中5%~10%患者可继发组织淀粉样变性，如舌、皮肤、心脏、胃肠等。而累及心脏者多见于心力衰竭、心包积液、心律失常等，可行心电图、超声心动图检查助诊，心肌活检病理确诊。初发以心脏损害受累的MM往往预后比较差。临床上因为多发性骨髓瘤起病隐匿，受累脏器表现多样，常不典型，所以临床误诊率比较高。本例患者诊治及时，但肾脏已受累，生活质量影响大，除了规律的化疗外，有可能需要依靠长期透析治疗。

31　保持敏锐的直觉和嗅觉——确诊"结节性硬化症"的检索之路

【临床经过】

上午去急诊科会诊，这是一位频发室性期前收缩的女性患者，26岁，妊娠3个月余，最近1个月患者发现右腹部肿块，呈逐渐增大，病程中出现腹痛，在当地医院查腹部B超示右肾错构瘤，胸部X线片提示左侧气胸、肺压缩70%，遂转入我院急诊科，予胸腔闭式引流术。查尿常规示尿蛋白（2+），肌酐轻度升高。平素患者无肺部疾病史，16岁时因左肾肿瘤行左肾切除术（具体不详）。

这位患者是1周前收住在急诊科观察病房的，入院后一直在处理左侧气胸，给予胸腔闭式引流等处理。因术后查心电图出现频发室性期前收缩，所以请我科医师会诊。由于患者病情复杂，使我不禁想到了全身性疾病继发心律失常的可能。

【分析及处理】

该患者给我的第一感觉是比较奇怪的。因为患者有频发室性期前收缩，有肾肿瘤，又有气胸，三种疾病发生一个人身上的概率实在是太小了。我首先考虑的是，可否用一种疾病来解释患者身上的三种病情？有没有一种遗传性疾病可以同时导致这三种病情？因为肾错构瘤与胚胎发育有关，又称畸胎瘤；而患者气胸无明显的病因，属于特发性气胸，所谓"特发性气胸"也就是暂时找不到病因的气胸，其中有一种可能的原因就是肺部组织先天性发育不良。所以，我想到了遗传性疾病。而患者开始最引起我注意的是奇怪的面部皮肤病变。那种病变初看像痤疮，但颜色呈暗紫色，较粗糙，且高于皮肤。这个发现更让我觉得该患者可能患的是一种罕见的遗传病。

由于患者频发室性期前收缩无明显不适，我对患者没有特殊处理，建议观察。可这位奇特的患者始终萦绕在我的心头。回到办公室，我赶紧以"室性期前收缩""错构瘤"和"气胸"为关键词，在 CNKI 里检索相关文献。遗憾的是，在 CNKI 里我只检索到 6 篇文献，且没有一篇合适的。我换了一种检索方式，分别以这三个关键词中的两个关键词进行联合检索，结果还是没有找到一篇合适的文献。最后，我在 PubMed 里，以"hamartoma"和"spontaneous pneumothorax"为关键词检索，终于，许多相关的文献进入我的视野。一种叫"Bourneville-Pringle's disease"的疾病的临床表现和这位患者十分相似。进一步检索表明，这种疾病又叫"结节性硬化症"，是一种常染色体显性遗传病，属于"神经皮肤综合征"，可以累及心、脑、肾、肺部多个脏器，可有特征性的面部"皮脂腺瘤"以及肾错构瘤、心律失常等。我立即打电话给急诊科，建议做头颅 CT、超声心动图，并交代仔细检查全身皮肤。下午，检查结果证实了我的诊断，该患者简直就是一例"结节性硬化症"的典型病例。"频发室性期前收缩"只是该病临床表现的一部分。

作为心血管科的一名住院医师，我在以前从来没有看到过甚至听说过这类疾病的情况下，能够及时地找到线索并确诊该病，事后还是感到非常有成就感的。

【心得体会】

1. **相信自己的直觉** 看病时直觉往往很重要，令人遗憾的是，直觉常会一闪而过。我们在最初接触一位患者时产生某一个直觉。可是，随着我们从患者身上获得的杂乱无章的医疗信息增多，我们的思维就渐渐偏离了最初的直觉。然后，我们又不自觉地用各种证据、各种分析来否定我们最初的直觉。其中的思维过程是奇妙的。以后，我们在看病时应该有意识地保留自己看病时候的第一直觉。当然，这种直觉能力的培养是日积月累起来的。

2. **对患者身上任何异常的细节保持敏锐的嗅觉** 不负责任的医师常对患者

身上一些很明显的异常细节视而不见,或者注意到了却不愿意花时间和精力去深究。如果我们能够保持一种敏锐的嗅觉,很犀利地发现患者身上异常的蛛丝马迹,就可以很快地明确诊断。如果我们能够养成这样一种良好的临床习惯,日积月累,我们的临床水平一定会得到突飞猛进的提高。

3. 善于利用各种工具解决疑问 遇到疑问的地方,可能上级医师及同事都不清楚如何解答,怎么办? 这时,首先要学会运用网络资源解决问题,要学会灵活地运用文献检索工具。

【经典箴言】

临床医生如果能够及时发现患者身上的异常细节,然后紧紧抓住这个线索深究下去,就一定会有所发现、有所收获。

(丁香园 woshiyu2007)

32 休克原因:心源性? 感染性? 原因竟然还是它

【临床经过】

秋风秋雨,注定 CCU 值班会是一个不平凡的夜。当地县医院转诊一例 41 岁男性,因"反复心悸、头痛、腹痛 2$^+$ 个月,加重伴呕吐 6$^+$ 小时"入院。入院前 2$^+$ 个月,患者用力解大便后出现心悸,心搏快,约 100$^+$ 次 /min,心悸后感搏动性头痛,程度较剧烈。入院前 6 小时,患者晨起解大便后突感心悸、搏动性头痛、腹痛,伴非喷射样呕吐。当地医院心电图提示广泛导联 ST 压低,入院后迅速出现血压下降至50/40mmHg 左右,查血 CK-MB、cTnI 明显升高,葡萄糖 27.6mmol/L,血常规示白细胞 17.7×10^9/L、中性粒细胞百分比 92.1%,予静脉泵入胰岛素降糖及多巴胺维持血压后,转入我院。既往发现糖尿病 1 年。

【分析及处理】

年轻的我接手患者时束手无策,青年男性,急性发作,伴头痛、心悸、腹痛等多种症状,白细胞明显升高,发病后血压迅速下降至休克血压,接手时多巴胺量已达18μg/(kg·min)。休克是何原因? 急性心肌梗死所致心源性休克可能性最大,但心肌梗死似乎不能解释所有症状,特别是腹痛及白细胞明显升高。而急腹症、感染性休克亦不能解释心悸、头痛等症状。目前首要的任务是维持患者生命体征平稳,于是继续应用血管活性药物,血流动力学监测,床旁 IABP 支持后行急诊冠状动脉造影却未见明显异常,而左心室造影心尖部搏动增强,而基底段搏动减弱,不符合应激性心肌病改变。同时床旁胸部 X 线、B 超等检查亦未发现明确感染灶,超声心动图见左心室搏幅明显减弱,EF 38%。造影结果不支持心肌梗死,考虑重症心肌炎心源性休克,给予激素冲击、广谱抗生素抗感染、氨力农强心等"大包围"治疗 5 天后,患者生命体征逐渐平稳。尽管患者病情在好转,但患者的病因诊断一直萦绕我心中,为何患者多于腹压增加时发作心悸、头痛及腹痛,而此次"心肌炎"似乎为平时症状的急性加重,而非心肌炎的突然爆发。随着病情的缓解,我们有机会安排腹部增强 CT,结果却出乎意外,右肾上腺内 4.4cm×3.4cm 的软组织肿块,肿块推挤下腔静脉,同时查血儿茶酚胺类激素升高。患者随后接受外科手术治疗,术中瘤体中心已发生无菌性坏死,明确了嗜铬细胞瘤的诊断。

【心得体会】

嗜铬细胞瘤通常表现为血压及心率的阵发或持续升高,然而再次翻看经典的《内科学》教材,其中对于嗜铬细胞瘤的描述:临床表现以心血管症状为主,兼有其他系统的表现,因此患者极易首诊于心血管内科。患者低血压休克的原因与肿瘤瘤体出血、坏死后激素的骤降相关,亦与大量儿茶酚胺对心肌的抑制作用相关,同时由于肾上腺素、去甲肾上腺素及多巴胺的比例及受体不同,导致对血管的舒张、收缩反应不同。儿茶酚胺的突然大量释放,如同一场盛宴的狂欢,导致多种症状的出现,却如同断片儿后的宿醉反应。为何患者多于腹压增加时发作,也许与Valsava 动作时挤压肿瘤的机械刺激相关。无独有偶,《美国心脏杂志》以"总统和嗜铬细胞瘤"的故事,生动介绍了艾森豪威尔总统持续性高血压加重缺血性心肌病却是因为漏诊小小嗜铬细胞瘤的故事。

【经典箴言】

不是所有嗜铬细胞瘤的典型临床表现均为阵发性血压升高,有时会表现为低血压休克,一名优秀的医生一定要见多识广,不要被惯性思维驾驭我们的思维诊断。

(李传伟)

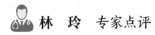 林　玲　专家点评

　　该患者从一开始就给人有一种来者不善的感觉,病情危急,症状涉及多个系统,似乎很难以单一疾病解释,就诊时已经出现休克血压,而高血压作为嗜铬细胞瘤最主要的表现,在本病例病程中并未监测到。临床中嗜铬细胞瘤常不按常规出牌,有人形象地将其比喻为"伟大的演员",之所以常就诊于心血管内科,是因为它可以模仿多种心血管疾病,比如高血压、心肌梗死、心力衰竭、心肌病、恶性心律失常等,几乎涵盖了所有心血管内科疾病,给诊断造成很大的困难。管床医生通过腹部增强 CT 发现右肾上腺内肿块,肿块推挤下腔静脉,查血儿茶酚胺类激素升高,最终通过手术切除肿块,并明确肿块性质为嗜铬细胞瘤。这个病例犹如柯南破案,一步步查找证据,最终拨开云雾见青天。

嗜铬细胞瘤典型的临床表现为阵发性血压升高伴有"头痛、心悸、多汗"三联征,本病例临床有典型三联征中的两个——心悸、头痛,但因为入院时为休克血压,干扰了对嗜铬细胞瘤的诊断。目前嗜铬细胞瘤导致休克的具体机制尚不清楚,该患者休克的可能原因考虑:①瘤体长期大量释放儿茶酚胺类激素,儿茶酚胺类激素对心脏的毒性作用,使得该患者射血分数下降明显(38%);②瘤体中心坏死后儿茶酚胺激素释放较前下降明显,加上肾上腺素能受体对儿茶酚胺类激素敏感性下降,使得儿茶酚胺对血管收缩作用明显减弱;③右肾上腺瘤体推挤下腔静脉,压迫到下腔静脉时可导致回心血量减少,这可能也是低血压的一个原因。

该病例虽然明确了嗜铬细胞瘤的诊断,但是未进一步对其良恶性进行甄别,嗜铬细胞瘤良恶性的鉴别对于治疗方案的选择和预后的判断有着重要意义。目前,恶性嗜铬细胞瘤的诊断"金标准"是在非嗜铬组织区域出现肿瘤转移灶(较为常见的部位有骨、肺、肝、淋巴结等)。由于恶性嗜铬细胞瘤易发生远处转移及复发的特点,使得外科手术常无法根治,需要联合放射性核素治疗、化学疗法、分子靶向治疗等其他治疗方案才能获得良好的疗效。另外,由于嗜铬细胞瘤患者通常具有相对较高的家族聚集性(约25%),故基因检测很有必要,一旦发现易感基因,对其他家庭成员也应进行筛查。

33 冠心病,老年退行性心脏瓣膜病,还是贫血性心肌病?

【临床经过】

近期收治了几例心肌病误诊为冠心病的患者,其中1例肥厚型心肌病、1例肺源性心脏病、1例甲状腺功能亢进性心肌病,让我想起了不久前收治的患者,女性,68岁,因"活动后胸闷、心悸2个月余,加重1周"入院。患者近2个月来每于活动后出现胸闷、气促、心悸,稍感乏力,休息后可缓解,无明显胸痛、咳嗽、咯血,无腹痛,但有食欲减退。曾于我院门诊就诊,查心电图提示窦性心动过速、ST段压低、T波低平,诊断考虑为冠心病,给予硝酸酯类、阿司匹林(拜阿司匹灵)、他汀类、美托洛尔(倍他乐克)等药物治疗,症状未见明显改善。1周来自觉症状加重,休息时亦出现胸闷、心悸,遂再次至我院,拟诊为"冠心病"收入本科。半年前患者有发热病史,于当地医院诊断为上呼吸道感染,给予2周左右的抗生素输液治疗后改善。入院查体:体温37.2℃,脉搏110次/min,呼吸18次/min,血压120/50mmHg;精神萎靡,皮肤色素沉着明显,营养中等,扶入病房,口唇略苍白,颈静脉无怒张,双肺听诊无异常；心界不大，心率 110 次/min，律齐，主动脉瓣听诊区闻及舒张期杂音（DM），触及水冲脉；双下肢轻度凹陷性水肿。入院时心电图示窦性心动过速、ST 段压低、T 波低平，胸部 X 线片示少量胸腔积液，肾功能、心肌酶及肌钙蛋白、电解质无异常。

【分析及处理】

入院依据病史、体征及相关辅助检查，考虑冠心病、缺血性心肌病的可能性大，但考虑其脉压高达 70mmHg，主动脉听诊区闻及 DM，存在主闭，不能排除老年性退行性瓣膜病。完善超声心动图检查，提示左心房室扩大、轻度二闭、中度主闭、EF 45%，排除老年性退行性瓣膜病，仍考虑冠心病的诊断，治疗上给予口服辛伐他汀、阿司匹林（拜阿司匹灵）、呋塞米、硝酸酯类药物，予小剂量倍他乐克及 ACEI 改善心室重构等，患者症状无明显改善。入院第 2 天，血常规回报示白细胞 20×10^9/L、中性粒细胞百分比 50%、淋巴细胞百分比 45%、血红蛋白 42g/L、血小板 89×10^9/L，查房时发现患者脾脏于左肋下 4cm 可及，进一步行骨髓穿刺细胞学检查示慢性淋巴细胞性白血病髓象。因此，修正诊断为慢性淋巴细胞性白血病、贫血性心肌病。改变治疗方案，给予输血、抗感染治疗，停用硝酸酯类药物，利尿剂及其他改善心力衰竭药物继续使用，胸闷、心悸、乏力症状逐渐改善后，将患者转至上一级医院诊治血液系统疾病。

【心得体会】

1. 心血管系统作为人体体液循环驱动装置及组织器官代谢调节中心，一旦负荷超载和/或调控失衡，可导致诸多器官功能衰竭，如心力衰竭所致的淤血性胃肠病、淤血性肝硬化、高血压肾病等；反而言之，人体各组织器官的功能紊乱亦能引起心血管系统损害，如尿毒症性心肌病、肾性高血压、肺源性心脏病、糖尿病性心肌病等。某些患者由于原发疾病继发的心血管系统损害的症状，常掩盖其原发性疾病的表现，年轻医生由于经验不足未能及时作出诊断，从而贻误治疗时机，甚至酿成无法弥补的严重后果，值得我们去重视。

2. 本例患者早期的误诊、误治，其原因主要有如下几个因素：①患者自身皮肤黝黑的容貌特征，掩盖了贫血常见的黄染或苍白表现；②半年前的发热，可能就是其血液系统疾病初发的表现，也许当时只要查血常规，就能够发现贫血证据，进而明确诊断；③心电图的心肌缺血样改变，主观臆断为基层医院最常见的冠心病诊断，虽然也想到了老年性退行性瓣膜病，但没有去思考引起心肌缺血的其他系统疾病；④患者脉压高达 70mmHg，有水冲脉，主动脉听诊区有舒张期杂音，虽然考虑了主闭，但没有考虑到重度贫血亦能导致脉压增高和心脏杂音；⑤专科医生往往只注意到本专业的一些症状、体征及相关辅助检查，容易忽视其他系统的相关检查，其实这位患者只要触诊一下腹部，就能发现明显的脾大，进而深入思考，明确诊断。

【经典箴言】

心血管系统和其他系统疾病存在千丝万缕的联系，通过血常规，终于让诊断浮出水面,其间的诊断之路发人深省。

 闫俊芝 专家点评

分析总结非常到位！临床上常遇到一些错综复杂的病例,而全面地了解病史及望、触、叩、听查体,并结合必要的辅助检查手段,是我们确诊的必胜武器。造血系统疾病最常见的表现有贫血、感染、肝脾淋巴结肿大或多脏器功能损害等,贫血性心肌病、心力衰竭、心律失常是常见表现。而一部分慢性病常会掩盖病情,使得临床表现不典型,好在慢性淋巴细胞性白血病是相对惰性的淋巴增殖性肿瘤,诊断明确,治疗迎刃而解,加之目前有靶向药物,生存期延缓可观。

34 呼吸困难之背后元凶

【临床经过】

患者为 81 岁女性,因"活动后呼吸困难 1 年余,再发加重 10 小时"入院。患者 1 年余前开始出现活动后呼吸困难,休息后可缓解,逐渐出现不能平卧,端坐位或侧卧可缓解,无胸痛,无咳嗽、咳痰,曾于当地多家医院诊治,自诉治疗效果差。10 小时前患者于夜间睡眠过程中突然出现呼吸困难,端坐位可缓解,自行舌下含服速效救心丸,症状有所缓解,为进一步诊治,来我院门诊就诊,门诊遂以"呼吸困难原因待查"收入院。否认高血压、糖尿病、脑血管疾病病史,否认食物、药物过敏史。入院查体:唇轻度发绀,双肺呼吸音弱,未闻及干、湿啰音;心脏听诊 P_2 亢进;双下肢轻度凹陷性水肿,以右下肢为著。

【分析及处理】

当时我和所带的一名规培生一起接诊患者,简单问诊完患者主诉及病史,我很自信地给那名规培生讲这是一个典型的左心衰竭发病患者,有夜间阵发性呼吸困难,端坐位可缓解,让他好好学习一下;接着完善相关实验室及影像学辅助检查,结果很快打了自己的脸,因为超声心动图结果提示收缩功能及舒张功能均正常,心力衰竭标志物水平也正常;接着我又进一步扩展临床思维,是否为急性心肌梗死、急性肺栓塞、先天性心脏病(房间隔缺损)、主动脉窦瘤破裂、气胸或慢性阻塞性肺疾病急性加重? 带着这些想法我们逐一进行排除,入院检查心肌损伤标志物水平基本正常,超声心动图提示未见明显室壁运动减弱,急性心肌梗死排除;之所以会考虑到急性肺栓塞,是因为患者有突发呼吸困难症状、查体 P₂ 亢进、双下肢不对称水肿这三个异常线索,不过很快被排除,因为双下肢深静脉彩超检查未见血栓,超声心动图未见右心扩大,肺动脉 CTA 检查未见栓塞;之所以会考虑到先天性心脏病(房间隔缺损),是因为患者平时有活动后呼吸困难症状、查体 P₂ 亢进(肺动脉高压表现)、心电图提示不完全性右束支传导阻滞,特别是不完全性右束支传导阻滞引起了我的高度注意,因为自己研究生期间一直跟着导师研究先天性心脏病及肺动脉高压疾病的诊治,观察到大部分房间隔缺损患者会出现不完全性右束支传导阻滞,并且文献资料也有明确报道,为此导师曾告诫我如果临床上或者体检患者(特别是年轻患者)心电图检查发现不完全右束支传导阻滞时一定不要忘了给患者做超声心动图和胸部 X 线检查,排除房间隔缺损的可能,因为好多房间隔缺损患者早期可以没有任何临床症状,但是该患者的超声心动图结果否定了我的猜测;接着再分析主动脉窦瘤破裂,之所以会想到它,是因为临床上此病以"发病突然"和"呼吸困难"为主要特点,突然的一个左向右分流,左心负荷加重,进而导致急性左心衰竭出现,同样超声心动图结果否定了此病可能;想到患者双肺呼吸音弱,临床症状又是突发呼吸困难,莫非是气胸,而胸部 X 线检查未见气胸,进一步否定了这一推测;由于患者入院血气分析检查示低氧血症伴二氧化碳潴留,当时想是否有慢性阻塞性肺疾病急性加重的可能,同样很快否定了此病,依据是患者既往无 COPD病史,也无咳嗽、咳痰症状,胸部 X 线检查无见明显异常。

推理分析了这么多,竟然一无所获,当时我想莫非又成了"无头案"。为了不让"真凶"逍遥法外,我再次回归"案发现场",反复询问"受害人"的"遇害"经过,进而得到了一系列看似不相关的线索:2017 年 3 月因左下肢肌无力去某医院骨科就诊;2017 年 6 月出现活动后呼吸困难,未予重视;2018 年 1 月因饮水呛咳去某医院耳鼻咽喉科就诊;2018 年 4 月因呼吸困难加重去某医院呼吸内科门诊就诊;2018 年 5 月再次因呼吸困难去某医院心血管内科就诊;2018 年 6 月因肌无力去某医院康复科就诊;2018 年 8 月再次因肌无力去另一家医院康复科就诊;2018 年 11月因夜间突发呼吸困难于我院心血管内科就诊。通过进一步追问病史,我发现患者左下肢肌无力及双上肢上举无力、饮水呛咳、呼吸及咳嗽无力,遂即进行进一步查体发现患者左下肢肌肉及双侧斜方肌肌肉萎缩、双侧巴宾斯基征阳性,而破获此案的关键线索就是这个巴宾斯基征阳性,因为它使我想到了此案的"幕后黑手"可能是神经系统疾病。想到这里,遂立即电话请神经内科会诊,会诊意见考虑为神经系统疾病,建议完善肌电图检查,结果回报示广泛神经源性损坏、以胸腰段为主(考虑运动神经元疾病可能)。

至此"元凶"基本锁定,可是正当自己要缉拿"凶手"时发现有 4 个"嫌疑犯",破案的道路进一步受阻,遂即文献查阅 4 个"嫌疑犯"的作案特点:累及上运动神经元的是原发性侧索硬化,累及下运动神经元的有进行性脊肌萎缩和进行性延髓麻痹。由于本患者巴宾斯基阳性,表明其上运动神经元受损,而肌无力和肌萎缩又提示其下运动神经元受损,其次患者饮水呛咳提示累及延髓,斜方肌肌肉萎缩提示累及颈髓神经,也就是说患者全身4个区域(脑、颈、胸、腰骶神经支配区)的肌群中,均有上、下运动神经元病损的症状和体征,病情进行性加重,排除其他疾病,真相只有一个,那就是"肌萎缩侧索硬化"。提到肌萎缩侧索硬化这个病大家会很陌生,那么我要是说这个病就是霍金所患的病,想必大家就不陌生了。由于此病使大脑、脑干和脊髓中运动神经细胞受到侵袭,肌肉逐渐萎缩和无力,以致瘫痪,身体如同被逐渐冻住一样,因此人送外号"渐冻人"。

【心得体会】

1. 对待每一位患者我们都要认真、细致地查体,本患者长期被误诊、误治,最后被确诊的一个关键线索竟来自"划脚底板"的巴宾斯基征检查。

2. 对于接诊呼吸困难的患者,除了要考虑常见心肺疾病的临床思维外,也不要忘了神经系统疾病累及呼吸肌也是可以导致呼吸困难的。

【经典箴言】

临床诊治疾病如同破案,如果在破案过程中受阻,别忘了回归"案发现场"和反复询问"受害人"的"遇害"经过,以期获得更多的有用线索。

(曹 磊)

 刘日霞 专家点评

这个病例是一个很好的教学病例,通过诊疗过程中的层层抽丝剥茧,把"急性呼吸困难"的鉴别诊断进行了逐一的梳理和排查,最终找到原发病。这位患者的诊疗过程提示了两点:首先,一定要重视病史的采集和仔细的查体。翔实的病史和全面的查体是正确诊断的前提,"患者是最好的老师"。如果没有仔细地询问病史和查体,是不可能抓到"肌萎缩侧索硬化"的线索的。其次,建立广泛的临床诊疗思路,摆脱惯性思维。遇到活动后加重的呼吸困难、夜间阵发性呼吸困难的患者,应首先考虑急性左心衰竭或肺栓塞等心肺疾病,但不要忘了一些累及呼吸肌的神经系统疾病,如运动神经元病、急性炎症性脱髓鞘性多发性神经病(格林-巴利综合征)、重症肌无力危象、高颈段脊髓炎、延髓梗死等,都会出现呼吸困难的症状,这些患者往往出现肢体瘫痪、吞咽困难、尿便障碍等神经系统受累症状。因此在临床工作中,要练就一双火眼金睛,及时发现神经系统疾病的蛛丝马迹,寻求专科医生的帮助,避免漏诊、误诊的发生。

35 耐人寻味的少年晕厥之谜

【临床经过】

患者男性,16岁,因"反复晕厥2年"入院。患者2年前在饮冰镇可乐后出现打嗝,随后发生晕厥,不伴四肢抽搐、大小便失禁,无头晕、黑曚、心悸、胸痛,偶感反酸、吞咽困难,无恶心、呕吐、腹痛,发病前否认上呼吸道感染、腹泻史,曾就诊于当地医院完善心肌酶谱、动态心电图、脑电图、超声心动图等相关检查,均未见明显异常。之后曾多次在喝冰镇饮料时出现严重的晕厥先兆。既往否认先天性心脏病、心肌炎、癫痫病史,否认头部外伤史,否认心血管疾病家族史。入院查体:体温36.2℃,脉搏70次/min,血压90/60mmHg;无力型体形,发育正常,自主体位,查体合作;唇无发绀,双侧颈静脉无怒张;双肺呼吸音清,未闻及干、湿啰音;心界不大,心率70次/min,律齐,未闻及杂音和心包摩擦音;腹软,无压痛、反跳痛,肝、脾肋下未触及,肠鸣音正常;双下肢无水肿。心电图、脑电图示正常范围。超声心动图、头颅CT未见明显异常。化验示血尿便常规、肝肾功能、电解质、血糖、血脂、心肌酶谱、肌钙蛋白、血沉、甲状腺功能、风湿系列均在正常范围。

【分析及处理】

年轻患者,既往体健,以"饮冰镇饮料后出现反复晕厥"就诊,发病前有打嗝症状,完善心肌酶谱、心电图、脑电图、超声心动图、头颅CT等相关检查,未见明显异常。在住院期间进行远程心电遥测和无创血压监测,患者在饮冰镇饮料后再次出现晕厥先兆,远程心电遥测显示反复发生超过5秒的窦性停搏,无创血压监测示低血压,故考虑诊断为吞咽性晕厥。吞咽性晕厥的发病机制尚未明确,可能与吞咽动作引发的心动过缓和/或心脏停搏及低血压相关。研究显示,本病与吞咽过冷液体有一定关系,可能与迷走神经张力增加相关,在去除诱因无效的情况下可尝试应用抗胆碱能药物,必要时植入心脏永久起搏器。

据文献报道,吞咽性晕厥一般与食管疾病相关,如食管狭窄、贲门失弛缓症、食管肿瘤等,也可发生于食管功能及解剖结构无明显异常的患者;另外还可发生于心脏疾病,如下壁心肌梗死、风湿性心脏病、冠状动脉旁路移植术后等。吞咽性晕厥时的心律失常包括窦性停搏、完全性房室传导阻滞、窦性心动过缓、窦房传导阻滞等,其中以房室传导阻滞常见。可能的发生机制包括:①食管自主神经和心脏迷走神经异常;②食管下端机械、化学感受器异常;③刺激舌咽神经;④神经体液因素影响如肾上腺素、一氧化氮等。上述机制可使吞咽时迷走神经张力增高,引起血压下降和/或缓慢型心律失常,进而导致脑血流灌注减少,引发晕厥。本患者在饮冰镇饮料后先出现打嗝,随后发生晕厥,考虑与食管疾病有关,向患者家属交代病情,建议行胃镜检查,最终诊断为贲门失弛缓症,给予内镜下球囊扩张治疗,并嘱患者改变不良生活方式,避免过冷或过热的饮食。随访 1 年,未诉晕厥发作。

【心得体会】

1. 吞咽性晕厥是一种罕见的晕厥,一般与食管疾病相关,也可发生于某些心脏疾病。

2. 吞咽性晕厥的诊断要有与吞咽相关的晕厥病史,同时通过心电或血压监测到与吞咽所致晕厥或晕厥先兆相关的心律失常或低血压,并且除外神经系统相关疾病。

3. 治疗上主要是去除诱因,积极治疗原发疾病,可试用抗胆碱能药物,必要时植入心脏永久起搏器。

【经典箴言】

临床上遇到晕厥患者,要追本溯源,努力探求隐藏在晕厥背后的原发疾病,针对病因制定治疗方案是临床治疗的根本所在。

(付德明)

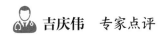 **吉庆伟**　*专家点评*

　　吞咽诱发的晕厥是一种相对罕见的晕厥类型,表现为吞咽相关的血压和心率显著下降,其可能的机制尚不清楚,目前较为接受的解释是迷走神经对心脏、食管和胃的共同干预是其发病机制的核心,吞咽会导致心脏传导系统的抑制。最近的研究表明,吞咽过程中呼吸变化导致恶性心律失常引起阿-斯综合征参与了吞咽性晕厥的发生,也有研究发现吞咽性晕厥可能与食管疾病相关。2019 年 2 月发表在 *J Cardiovasc Electrophysiol* 上的一项研究入选了 4 名有吞咽性晕厥史的患者和 15 名健康的年龄、性别匹配的对照个体,结果显示,吞咽性晕厥患者心率下降幅度 [(-22 ± 22.1) 次 /min *vs.* (-3 ± 11.7) 次 /min,$P=0.045$] 和血压下降幅度 [(-22 ± 17.4) mmHg *vs.* (-2 ± 11.8) mmHg,$P=0.036$] 显著增加,这种血压和心率的下降并非同步出现,表明心脏抑制和血管抑制机制均存在,且分别独立发挥作用。因此,吞咽性晕厥被认为可能是一种复杂的多机制的临床症候群。目前吞咽性晕厥的处理仍然以植入永久起搏器为主。考虑到起搏器相关并发症及潜在的血管通路消耗,亦有研究尝试采用心脏神经消融术治疗复发性吞咽性晕厥并取得较好的效果,但其临床价值仍需要长期的随访数据支持。此外,很同意作者最后的总结,尽管基本的医疗原则以常见病和多发病为首要考虑,但对一些存疑的情况要追本溯源,努力探求隐藏在背后的蛛丝马迹。

推荐阅读

[1] YILDIZ M, DOMA S. The Source of Heart Rhythm Changes Caused by Swallowing[J]. Dysphagia, 2021, 36(3): 402-408.

[2] SIEW K S W, TAN M P, HILMI I N, et al. syncope: a case report and review of literature[J]. BMC Cardiovasc Disord, 2019, 19(1): 191.

[3] ŠTIAVNICKÝ P, WICHTERLE D, HROŠOVÁ M, et al. Cardioneuroablation for the treatment of recurrent swallow syncope[J]. Europace, 2020, 22(11): 1741.

36 瘫痪失语患者烦躁的原因

【临床经过】

这是一位 67 岁男性患者,既往有高血压病史 10 余年,此次因脑出血在神经内科住院 2 个多月,病程中出现肢体不能抬举,神志清醒,但一直未恢复语言功能。入院时检查心电图无明显异常。患者生命体征稳定,一天上午大约 9:40,家属来告诉值班医生患者开始出现烦躁、四肢抖动、呼吸急促。前 2 天也偶尔有躁动,但时间不长,曾告诉过主管医生,当时未给处理。

【分析及处理】

值班医生立即到床边了解情况,查体:体温 36.8℃,脉搏 96 次/min,呼吸 24 次/min,血压 130/80mmHg;皮肤湿冷,口唇发绀,颈静脉无怒张,双肺呼吸音清,未闻及干、湿啰音;心率 96 次/min,律齐,未闻及病理性杂音。立即给予吸氧,嘱患者半卧位,同时急查 D-二聚体、心肌损伤标记物等。患者体温正常,烦躁不安的原因到底是什么? 这时值班医生见心电图医生到该科为其他患者出诊,才想到为患者查心电图。于是一边请心电图医生打图,一边开医嘱。几分钟后,心电图医生告诉他,患者的心电图表现提示急性下侧壁心肌梗死,这时心肌损伤标记物结果回示肌钙蛋白 2.18ng/ml。"好险,差点儿误诊,耽误了病情。"值班医生庆幸地对心电图医生说,接下来请心血管内科医生会诊并转到 CCU 进一步诊治。

【心得体会】

1. 对于长期住院的患者,也应该定期复查心电图,尤其病情突然变化者。同时,也要结合认真的查体和其他辅助检查。

2. 注意病情的动态变化及异常表现。患者在生命体征稳定的情况下出现烦躁不安,其实这就是"预警信号",是机体对新发疾病的一种反应,一定要重视病程中的突发情况并查明原因。

住院患者出现新情况,要注意复查心电图,它是我们了解病情变化的窗口。

(丁香园 Shanyangchen)

张　铭　专家点评

　　脑血管疾病、周围血管疾病和糖尿病是冠心病的"等危症"。临床上经常可以见到脑卒中与心肌梗死先后发病或同时发病的病例。很多急性心肌梗死患者起病时并不是以"胸痛"作为主诉的,而往往是以急性心肌梗死"三大合并症",即心力衰竭、休克和心律失常作为临床表现进入到我们视野中。因此,对于短时间内以心力衰竭作为表现,或者"不明原因"休克,或者新发完全性左束支传导阻滞等心律失常者,要高度警惕急性心肌梗死的可能。

　　在严重心肌缺血、急性心肌梗死发生时,心脏收缩和舒张机械运动的变化其实是早于心电图改变的,通常心电图的改变又要早于心肌标志物的改变。急诊床旁超声心动图检查实施起来往往会有一定的困难;肌钙蛋白、CK-MB 要在急性心肌梗死发生后 4 小时左右才开始升高;而床旁心电图既便宜、复查方便,又对患者无任何损害,因此要充分利用它。

37　反复波动的心率,引流管引出的"漏洞"

【临床经过】

　　昨晚为了抢救一位患者而一夜无眠。这是一位 83 岁女性患者,8 天前因双侧闭孔疝在全身麻醉下行闭孔疝修复及小肠系膜囊肿切除术,术后转入 ICU,长期低蛋白血症,呼吸机脱机困难,给予肠外营养支持、止血及抗感染等治疗。我接班时查体:血压 115/65mmHg;神志清,精神差,口唇无发绀,颈静脉无怒张,呼吸机辅助通气中,SpO_2 98%,听诊双肺呼吸音粗糙,未闻及干、湿啰音;心率 70 次 /min,可闻及期前收缩约 5 次 /min,心前区可闻及 3/6 级收缩期吹风样杂音;腹部手术部位敷料干燥,腹腔引流管 1 根,引出血性液,量约 150ml;双下肢中度水肿。凌晨 2∶00 患者自觉胸闷,无腹痛、腹胀,心率升至 125 次 /min,呼吸频率 26 次 /min,血压 75/53mmHg,SpO_2 85%,我立即再次查体,双肺可闻及大量哮鸣音及少许细湿啰音,腹部敷料干燥,监测 CVP 5mmHg,测动脉血气示 pH 7.37、PO_2 45mmHg、PCO_2 34mmHg。

【分析及处理】

根据血压及 CVP 情况,并结合低蛋白血症病史,胶体渗透压降低,组织间隙水肿,终致有效循环容量不足,给予补充羟乙基淀粉注射液 500ml,并增加呼吸机供氧浓度,半小时后血压回升至 105/60mmHg,CVP 8mmHg,心率降至 95 次/min 左右,患者胸闷缓解。凌晨 4∶00 患者再次出现胸闷,伴腹痛,有创动脉血压升高至 200/100mmHg,CVP 15mmHg,心率升至 120 次/min,呼吸频率 38 次/min,SpO$_2$ 93%,听诊双肺闻及哮鸣音,考虑患者年龄较大、心脏功能差,给予补充胶体后,考虑血管内胶体渗透压增高,组织间液回流,导致容量负荷过高,进而导致急性左心衰竭,立即给予呋塞米 20mg 静脉推注、硝酸甘油针 10mg 微泵泵入,血压逐渐降至 80/56mmHg,遂及时停用硝酸甘油,但血压难以回升,心率始终在 110 次/min 左右,症状改善不明显,至早上 8∶00 小便增加约 400ml,后考虑患者仍以有效循环容量不足为主,再次给予补充羟乙基淀粉注射液 500ml,并应用多巴胺泵入。主任早上查房,发现腹腔引流管引出的液体为粪性,量约 150ml,再次仔细查体发现患者腹部虽然敷料干燥,但存在明显压痛及反跳痛,由此考虑为肠瘘,当机立断,给予加强抗感染力度,补充胶体(血浆),应用生长抑素,同时通知外科进行 2 次手术。

【心得体会】

1. 引流液在后半夜鬼使神差地变成了粪性?我竟然毫无所知,而这却成了查体的重大漏洞。经此一番周折,我恍然大悟,原来"罪魁祸首"是术后肠瘘!后者导致弥漫性腹膜炎,腹腔渗出较多,循环容量不足,最终导致心率、血压不稳定,继发胸闷症状,后者的出现可能掩盖了部分疼痛或者肠瘘早期渗出不多,因此腹痛症状在凌晨 2∶00 无明显表现。后来问出腹痛时,我反倒以为患者在胡言乱语,感觉问什么她都点头,竟未曾想都是我的错,更没想到"漏洞"就在引流管。值得注意的是,患者虽然已经出现腹膜炎体征,但体温却在正常范围,这可能与其免疫力差有关。

2. 术后放置引流管的作用不仅是将腔系内的液体引出来,它更是我们了解患者病情的窗口。通过引流液的血红蛋白含量与血液的血红蛋白含量比较,我们可以判断手术部位出血情况,同时通过引流液性状的观察,结合临床查体,我们可以初步判断手术部位的愈合情况,上面就是一个很好的例子。

【经典箴言】

常言道,一叶知秋。切记不可忽视任何一片看似无足轻重的树叶,也许它可以告诉我们病根所在。

(丁香园 Softenstone)

38 腹痛病因，你未必能猜到

【临床经过】

上午大约 9 : 30，我在急诊内科出诊，这时两位家属匆匆用轮椅推入一位大约 20 岁的小伙子。患者自述呼吸困难 3 天、腹痛 1 天，恶心、呕吐胃内容物，无呕血及黑便，无发热，无腹泻，先在消化内科就诊，开具胃镜检查，胃镜室医生检查患者腹部，考虑有腹膜炎，不同意检查胃镜，让患者去急诊外科再诊。急诊外科医生给患者查体后发现患者腹肌紧张，给予检查血常规、血尿淀粉酶、心电图、腹部立位 X 线片、肝胆胰脾彩超及泌尿系统彩超，血常规示白细胞计数增高，血尿淀粉酶正常，心电图提示窦性心动过速，腹部超声无异常改变，腹部立位 X 线片未见膈下游离气体，未见明显肠腔积气、气液平面。拟以"腹痛待查"收入普外科，我查看了患者，呼吸深大，皮肤黏膜干燥，有脱水迹象，问患者既往是否有糖尿病病史，患者及其家属均否认糖尿病，我让护士给患者急检了指端末梢血糖，结果 Hi 值，仔细询问病史，患者有口渴、多饮、多尿表现。

【分析及处理】

经过分析病史及资料，患者为呼吸困难、急性腹痛，腹痛剧烈，部位为上腹部，持续性钝痛，阵发性加重，对急性腹痛要考虑如下病因：①腹腔器官急性炎症：急性胃炎、急性肠炎、急性胰腺炎、急性出血性坏死性肠炎、急性胆囊炎、急性阑尾炎；②空腔脏器阻塞或扩张：肠梗阻、肠套叠、胆道结石、胆道蛔虫症、泌尿系统结石等；③脏器扭转或破裂：肠扭转、绞窄性肠梗阻、胃肠穿孔、肠系膜或大网膜扭转、肝破裂、脾破裂，如果系女性患者，还要考虑卵巢囊肿蒂扭转、异位妊娠破裂等；④腹腔内血管阻塞：缺血性肠病、腹主动脉瘤及门静脉血栓形成等；⑤腹壁疾病：腹壁挫伤、脓肿及腹壁带状疱疹；⑥胸腔疾病所致的腹部牵涉性痛：大叶性肺炎、肺梗死、心绞痛、心肌梗死、急性心包炎、胸膜炎、食管裂孔疝、胸椎结核；⑦全身性疾病所致的腹痛：腹型过敏性紫癜、糖尿病酮症酸中毒、尿毒症、铅中毒、血卟啉病等。患者为年轻男性患者，无不洁饮食史，无明显外伤史，急性胃肠炎症、穿孔及脏器破裂可基本排除；腹部超声检查未提示患者胆道及泌尿系统结石，腹腔无渗出，腹部 X 线片基本排除肠梗阻及穿孔。患者年轻，无冠心病易患因素，心电图基本排除急性心肌梗死。患者腹痛 1 天，血尿淀粉酶正常，急性胰腺炎可排除。通过观察患者呼吸深大，提示患者可能有酸中毒，血糖 Hi 值（血糖超过 30mmol/L），明确指向糖尿病酮症酸中毒，追溯病史，患者有"三多一少"表现，只是未系统诊治而已，于是该患者收入内分泌代谢科后给予补液，应用胰岛素，消酮后腹痛缓解。临床中少数糖尿病患者表现为腹痛，酷似急腹症，易误诊。

【心得体会】

腹痛是临床常见症状,多数由腹部脏器疾病引起,但腹腔外疾病及全身性疾病也可引起。由于腹痛的病因较多,病理机制复杂,必须认真了解病史,进行全面的体格检查和必要的辅助检查,综合分析。腹痛时首先要考虑到可能的几个致死性疾病,包括急性心肌梗死(以下壁心肌梗死最为常见)、腹主动脉夹层动脉瘤、肠系膜动脉栓塞、女性宫外孕、实质脏器破裂、急性重症胰腺炎、急性梗阻性化脓性胆管炎等。其中,最易漏诊、误诊的为肠系膜动脉栓塞,此病重症重,体征轻,临床中往往出现腹膜炎体征时剖腹探查时方确诊,如果患者腹痛持续不缓解,特别有心房颤动或左心室附壁血栓时,可进行腹部动脉 CTA 检查,早期明确诊断。糖尿病酮症酸中毒患者可出现腹痛症状,甚至有时腹痛较为剧烈,容易引起误诊,腹痛可能机制:酮症酸中毒患者常有血容量不足、组织缺氧及胃肠道内容物淤积,毒性产物刺激腹膜,造成腹膜点状出血及腹腔脏器功能障碍。

【经典箴言】

注重病史、查体,结合病情,适时、适当开具辅助检查,方能拨开云雾见青天。

(任仲侨)

39　胸闷、心悸、肢体麻木——蛛网膜下腔出血

【临床经过】

那是大约 10 年前一次出急诊,来了一对中年夫妇,年龄在 40 岁左右,女士主诉"胸闷、气短伴有肢体麻木半小时",既往身体健康,否认高血压、糖尿病病史,否认手术、外伤史。本次来诊前夫妇二人发生口角,出现上述不适,无胸痛、头痛、头晕、视物旋转及呕吐症状。入院查体:血压 145/70mmHg,呼吸 22 次 /min,神志清楚,言语流利,口唇无发绀,双肺无啰音,心率 95 次 /min,节律规整,无杂音。心电图示窦性心律,大致正常心电图;血常规正常;快速生化示心肌酶、肌钙蛋白及肌红蛋白正常。

【分析及处理】

对于这种患者,出过急诊的医生都不陌生,凭经验考虑为生气后呼吸性碱中毒及心脏神经症,让患者深慢呼吸以纠正体内酸碱失衡,同时给予葡萄糖 + 维生素 C 静脉滴注,并嘱咐家属安慰患者情绪,留观并监测生命体征。患者的丈夫自称是某报的新闻记者,诊治过程中一直很紧张、慌忙,叫嚷着必须给他妻子治好,给他解释他也不听,患者也不完全配合实施有效的呼吸。10 分钟左右肢体麻木加重,并出现手足抽搐症状,立即给予地西泮 10mg 缓慢静推,很快患者抽搐症状消失,同时出现呼吸停止,随即心搏停止。这可把我吓坏了,立即实施心脏复苏,心脏按压、气

管插管(球囊辅助呼吸),给予肾上腺素等抢救药物,大约2分钟后患者心搏恢复了,但仍无自主呼吸,复查心电图仍示窦性心律、大致正常心电图。这位记者丈夫更加六神无主了,我有点儿控制不住他,再加上突然出现的这个变故也让我胆战心惊、解释不清。后来就请来了主任,主任了解病情经过后认定,这位患者应该是头部出现了问题,考虑蛛网膜下腔出血、脑出血或急性脑血栓等急性脑血管疾病,态度、语气比较坚决,压住了这位记者。因为患者球囊辅助呼吸后半小时仍无自主呼吸,后来患者转入ICU,同时查头部CT见蛛网膜下腔出血,至此我终于松了一口气,总算查明问题,给患者家属一个交代,同时暗暗佩服主任丰富的临床经验。持续呼吸机支持治疗1个月,患者始终无自主呼吸,无奈之下家属放弃继续治疗,患者死亡。家属再也没有当时的嚣张气焰,只能含泪接受这个残酷的现实。

【心得体会】

临床上急诊患者生气后出现胸闷气短、头晕麻木、手足抽搐等症状,多数与呼吸性碱中毒有关,但是也不能完全排除器质性心脏病,一定要行头颅CT排除突发脑血管疾病,让我们下一步的治疗更有底气,向患者家属交代病情更有说服力;再者,地西泮镇静、抗抽搐效果非常好,但是一定要注意它可能带来的呼吸抑制的不良反应。该患者蛛网膜下腔出血后静脉推注镇静药,出现呼吸骤停,是一种叠加还是巧合,我们不得而知,我们需要注意的是如果不是癫痫大发作,尽量不要静脉推注地西泮,如果确实需要静脉推注,一定要缓慢静脉推注,其他情况建议肌内注射,避免出现致命的不良反应。

【经典箴言】

一切皆有可能,一定要多借助辅助检查排除疾病,经验只是给你指明方向而已,不可主观臆断。

(任仲侨)

 李晓晴 专家点评

蛛网膜下腔出血(SAH)是一种急危重症,常见病因主要为颅内动脉瘤和动静脉畸形破裂,其特征性表现是突然发生的"爆炸样"剧烈头痛,发病前多有明显诱因,例如剧烈运动、情绪激动等,但初期亦可表现轻微,甚至有一些颈腰背痛、胸痛等非特异性表现。SAH可并发心脏异常表现,包括心电图ST-T改变、心功能障碍、心脏节律异常以及心肌标志物增高等,这些继发性心脏异常的发生机制主要与儿茶酚胺的应激释放有关。本病例中,患者起病前有发生口角、情绪激动的诱因,缺乏SAH特征性的头痛表现,却表现为胸闷、气短、呼吸异常增快、肢体抽搐,随后很快出现呼吸停止,不排除 SAH 引发脑疝的一个渐变过程。脑血管意外与心源性猝死的鉴别之一是,脑血管意外引起脑疝常先出现呼吸停止,心源性猝死则首先出现心搏骤停。

另一个经验教训,如果既往无癫痫病史,中老年突发肢体抽搐等癫痫样发作,多为继发性,通常存在较为严重的潜在病因,故需慎用静脉镇静药物。总结该患者病史、症状特点,可以概括为"呼吸异常 + 癫痫样发作",应警惕颅内病变,除常规急诊化验和心电图之外,还应补充头颅 CT 平扫和血气分析,查体应关注瞳孔改变,务必慎用静脉镇静药物。

40 被"心肌炎"耽误的急性淋巴细胞白血病

【临床经过】

这是一位 17 岁年轻男性患者,1 个月前剧烈活动时出现胸闷,伴有咳嗽,偶咳白痰,少量,休息后可自行缓解。当时未予重视,未诊未治。于入院前 2 天,患者因上呼吸道感染出现胸闷加重,伴发热,最高体温为 38.7℃,于当地医院就诊,心电图检查异常,怀疑为心肌炎,为明确诊治来我院。既往体健,有青霉素、头孢过敏史。入院查体:体温 38℃,呼吸 18 次 /min,脉搏 121 次 /min,血压 110/70mmHg;神清语明,查体合作,口唇无发绀,双肺呼吸音粗,未闻及明显干、湿啰音;心率 121 次 /min,律齐,各瓣膜区未闻及病理性杂音;腹软;双下肢无水肿。心电图示窦性心动过速,显著的 ST-T 异常。胸部 CT 示心脏增大。超声心动图示各房室腔心内膜不均匀增厚,少量心包积液,双心房轻大,二、三尖瓣轻度反流,心率快,上腔静脉入右心房处轻度狭窄。白细胞 3.5×10^9/L,单核细胞百分比 9.6%,血红蛋白 104g/L,cTnI 0.099μg/L,乳酸脱氢酶(LDH)477U/L,CK 249U/L。

【分析及处理】

考虑患者年轻,发病前有上呼吸道感染病史,心脏增大且少量心包积液,ST-T 异常,基本可以肯定是心血管内科疾病,初步诊断为心肌炎? 肥厚型心肌病? 感染性心内膜炎? 给予抗炎、抗病毒、营养心肌等药物治疗。病毒抗体测定示风疹病毒 IgG 抗体(+),EB 病毒抗体 IgG(+),血培养及痰培养未见异常。但是患者时有发热,体温在 36.6~38.4℃波动,下午发热,晚上可自行恢复正常。发热的原因不明,心肌炎诊断是否成立,发热是否与心肌不均匀增厚心内膜感染有关? 经讨论,决定调整治疗方案,加强抗生素力度,即抗炎应用利奈唑胺、抗病毒应用磷酸奥司他韦胶囊;进一步查找发热原因,风湿免疫相关指标、支原体、结核等相关指标未见明显异常;

复查胸部 CT 示双侧胸膜局限性增厚,心脏增大。复查超声心动图示右心房轻大,左心房稍大,左心室后壁、下壁、后间隔明显增厚,呈非对称性右心室游离壁增厚。患者症状无明显改善,建议骨髓穿刺,但患者拒绝,我们因为受到前面诊断思路的影响也就没有坚持要求患者进行骨髓穿刺检查,患者转外院进一步治疗。

外院 PET/CT 示双侧胸腔积液、腹水及盆腔积液,考虑感染性病变;心肌弥漫性 FDG 代谢增高,伴心包积液,炎性病变可能性大;脾及骨髓弥漫性 FDB 代谢增高,考虑反应性改变,但发热诊断仍无改善。1 个月后,患者再次入我院治疗。心电图示窦性心动过速,ST 段与显著的 T 波异常。超声心动图示左心房扩大,左心室轻大,左心室壁不同程度肥厚,心肌回声减低,三尖瓣轻度反流,左心室舒张功能减低。胸部 CT 示双肺炎症,心包积液,双侧胸腔积液,心腔密度减低。白细胞 18.6×10^9/L[正常范围:$(4\sim10) \times 10^9$/L], 淋巴细胞数 10.93×10^9/L[正常范围:$(0.7\sim4.0) \times 10^9$/L], 淋巴细胞百分比 58.7%(正常范围:20%~40%),故仍然建议患者行骨髓穿刺检查,结果证实急性淋巴细胞白血病。

【心得体会】

急性淋巴细胞白血病典型表现:发热、贫血、出血和肝脾淋巴结肿大。当某些器官损害至某一局部症状较为突出时,临床表现复杂而不典型,极易引起误诊而延误治疗。有文献表明,1/3~2/3 的白血病存在心脏改变,其中心内膜、心肌、心包均可累及,心肌多于心包,但临床有症状者较少,可表现为心肌炎、心包炎、心内膜炎等。研究发现,白血病患者超声心动图常有心肌、瓣膜、乳头肌回声增强,心肌及瓣膜增厚,心包积液及心房、心室扩大等。对于年轻患者,有心肌损伤表现,结合心电图和超声心动图,经积极治疗未见好转,在无特定的诊断依据时,就不能忽视其他原因引起的心脏疾病,尤其是不典型白血病所致的心肌损害,应反复查血常规,尽早做骨髓穿刺以明确诊断,另外该患者属于不明原因的发热,也是骨髓穿刺的适应证之一。

【经典箴言】

专科医生的诊断思路难免有专科局限性,对于有多系统表现的复杂病情,北京协和医院"大会诊"诊断是一个很好的借鉴方法。

(田进伟　崔金金)

41　神秘的"杀手"

【临床经过】

雪花飘了整整一夜,大地已经是银装素裹,城市的五彩斑斓也都隐藏于白皑皑的积雪之下。今早交班时,值班医生说我分管的一位重危患者转入 CCU 抢救了,这真是个不幸的消息。她患有多种疾病,病情危重,但意志坚强,一直在与病魔做斗争。当值班医生告诉我患者转科的原因时,我顿时呆住了,为没有早点儿为她找到贫血原因而自责。这是一位 85 岁女性患者,因"活动后呼吸困难 3 天,加重 1 天"入院。该患者有糖尿病病史 20 余年,应用胰岛素治疗;心力衰竭病史 5 年,心力衰竭的原因不明确;陈旧性脑梗死病史 10 年;陈旧性前壁心肌梗死 4 年;慢性阻塞性肺疾病病史 10 年;肾功能不全病史 5 年,入院时肌酐 226μmol/L。入院时,(吸氧状态下)血气分析显示患者的二氧化碳分压高达 80mmHg,氧分压仅 70mmHg,考虑为 Ⅱ 型呼吸衰竭,入院后予以抗感染及无创呼吸机治疗。随后,患者血中二氧化碳分压降至 50mmHg。入院后,通过查体发现患者双侧下肢不对称性肿胀,于是我们给予下肢彩超检查,发现左下肢深静脉血栓形成,随后予以低分子量肝素抗凝治疗。治疗过程中,血红蛋白从入院时 98g/L 升下降到 65g/L。最初的实验室检查排除了隐性胃肠道出血、溶血和骨髓抑制,考虑有肾功能不全,予以输血治疗,并辅助 EPO 治疗,后患者血红蛋白升为 78g/L。2 天后患者夜间下床时突发晕厥,其血压只有 86/52mmHg。考虑为直立性低血压,值班医师予以应用升压药物,后血压升至 95/70mmHg。住院期间,她也出现过全身无力及心悸的症状。昨夜,值班医生交班说患者有腹胀的感觉,同时患者伴有血压降低。于是,他给患者约了床旁腹部彩超,结果显示左侧腹膜后可见一约 7.2cm×4.7cm×9.7cm 无回声区,见沉积线,考虑为腹膜后血肿,值班医师立即停用抗凝药物,随后将患者转入心血管内科监护室。入监护室后,急查患者的血气分析。此时,动脉血中的血红蛋白仅有 58g/L。于是,紧急请血管外科会诊,外科考虑该患者年龄大,建议保守治疗。随后,主管医生给予紧急输血及支持治疗。

【分析及处理】

该患者有一侧肢体的下肢深静脉血栓,符合进行抗凝治疗的指征。因为患者有下肢深静脉血栓,而下肢深静脉血栓容易脱落,随血液循环到达肺动脉,引起肺动脉主干及分支栓塞。此外,患者有 Ⅱ 型呼吸衰竭,目前间断需要呼吸机治疗,如果出现大面积肺栓塞,患者的肺功能将被废掉,患者生存率将很渺茫,因此采取抗凝治疗很有必要,有利于减少死亡风险。植入下腔滤器有助于减少肺栓塞的发生,但患者因呼吸困难不能平卧,且患者及其家属因高龄不同意手术治疗。因此,患者只剩下抗凝一种选择。下肢深静脉血栓的抗凝至少需要 3 个月,考虑到长期抗凝出血风险大,且患者有肾功能不全,我们给予半量的低分子量肝素。

尽管患者抗凝有充分的理由,但我们还是没能准确预计到抗凝带来的出血风险,尤其是隐匿性腹膜后出血。分析其原因,有以下 3 点:①错误地将贫血归因于红细胞生成不足。起初,我们怀疑有消化道出血,但患者无黑便,我们随后复查了便潜血,结果显示阴性,因此消化道出血被除外。患者无近期手术史及血管穿刺史,因此,我们也排除了医源性出血。排除上述失血性疾病后,我们把思路转向了造血障碍性疾病上。肾功能不全的患者体内不能分泌足够的红细胞生成素,后者减少将会导致红细胞生成不足,从而造成贫血。患者饮食差、摄入少,也会因为造血原料少而导致贫血。此外,患者有 85 岁高龄,其骨髓造血机能已经退化,也是导致贫血的一个原因。上述几个因素干扰了我们对贫血原因的正确判断。②纠正贫血的处理让我们减少了将腹膜后血肿纳入鉴别诊断的机会。我们给予患者输注红细胞悬液后,成功逆转了贫血下降的趋势,患者的血红蛋白一过性上升到 78g/L。这让我们误判了失血的严重程度,也让我们放弃了进一步对贫血原因的追查。③患者局部出血症状不典型,患者无明显的腹痛及腰背痛。除了腹胀外,患者其他的症状是晕厥及心率快,均为非特异性。患者有一过性晕厥,晕厥发生在由坐位转为立位时,这容易被误诊为直立性低血压。实际上,对该患者而言,晕厥发生的根本原因更可能是血容量不足,体位改变只是诱发因素。心率增快是失血性休克的常见体征,但因为患者有心功能不全,且合并呼吸衰竭,这个体征很容易被归因为心肺功能不全,从而忽视了血容量不足的病因。

根据文献报道,腹膜后出血的患者需要大量输血。我们前后一共给患者输了 10U 红细胞,才纠正了她的失血性休克。尽管外科手术或血管栓塞治疗可以治疗难于控制的腹膜后出血,但考虑患者年龄及多器官功能障碍的手术风险,血管外科会诊医师建议保守治疗。虽然腹膜后出血得到了控制,但患者在出院后最终还是因为多器官功能衰竭死亡了。

【心得体会】

1. 对下肢深静脉血栓的患者进行抗凝治疗时,我们要充分评估出血的风险,把握好抗凝药物的时间及剂量。该患者有下肢深静脉血栓,其发生肺栓塞的风险高,有应用抗凝药的明确适应证。抗凝治疗可以改善患者的预后,减少死亡率。但抗凝的同时也要评估出血的风险。对于出血评分很高的下肢深静脉血栓患者,应用抗凝药物时需要权衡利弊,我们可以减少抗凝药物的用量或停用抗凝药物。

2. 腹膜后血肿的发病具有隐蔽性,不易被医生诊断,属于"隐藏的杀手"。不像其他部位的出血,腹膜后血肿临床表现缺乏特征性,尽管部分患者有腹痛、腹胀及腰背痛等表现,但每位患者的临床表现各不相同。即使同一位患者,随血肿范围的扩大,症状也在变化。除了抗凝、抗血小板治疗外,腹膜后血肿的常见原因包括创伤、良性和恶性肾肿瘤、炎症性疾病(结节性动脉炎)、严重的门静脉高压症、血管瘤、输尿管结石、医源性(动脉血管介入并发症)、出血性疾病(血友病)。对于不明原因的进行性贫血,即使没有局部症状,也要把自发性腹膜后出血纳入鉴别诊断。CT 扫描是目前诊断腹膜后血肿的首选方法。

【经典箴言】

接受抗凝治疗的心血管疾病患者出现不明原因贫血时,一定要把自发性腹膜后血肿纳入鉴别诊断,尤其在患者出血评分高的情况下。

(王世鹏)

42 反复双下肢水肿原来是这个原因在作怪

【临床经过】

42岁女性患者,反复双下肢水肿5年,症状多在出差、劳累后发生,时好时差,无明显心悸、气促、胸闷等症状伴随,来我院之前已经就诊多家医院,诊断不明确,予利尿剂治疗,症状可暂时改善。入院查体:体温36.4℃,脉搏80次/min,呼吸20次/min,血压122/72mmHg;神清,双眼睑、颜面部无水肿,颈静无充盈,双肺呼吸音清,未闻及明显干、湿啰音;心率80次/min,律齐,无杂音;双下肢水肿,以左侧明显,伴有轻度左下肢静脉曲张,病理征阴性。门诊心电图大致正常;超声心动图示EF 68%,心房、心室结构和功能无异常。腹部超声示轻度脂肪肝,余无异常。

【分析及处理】

患者是一位中年女性,已有多年反复双下肢水肿的病史,就诊多家医院未明确诊断。下肢水肿是临床常见症状,原因众多。临床医生最熟悉的是心源性水肿和肾源性水肿,前者特点是水肿逐渐形成,先从身体的下垂部位开始,逐渐发展为全身性水肿,一般为凹陷性水肿,以踝部最为明显,可伴有心悸、气喘、颈静脉怒张等心力衰竭症状和体征;后者水肿首先发生在组织疏松的部位,如眼睑或颜面部、足踝部,以晨起为明显,性质是软、易移动,临床上呈现凹陷性水肿,伴有实验室检查提示肾功能改变。除了这两个常见原因之外,还有甲状腺功能减退,一般为胫前非凹陷性水肿,其他病因如腹腔血管压迫、妊娠状态、腹部肿瘤、肝硬化、下肢深静脉瓣功能不全、低蛋白血症等也可能引起下肢水肿。部分患者水肿原因与药物有关,如钙通道阻滞剂、糖皮质激素、异丙嗪等。但这位患者无心功能、肾功能异常,无腹腔占位,也无特殊用药,那么可能是什么原因引起呢? 还有一类疾病其实临床并不少见,好发于年轻女性,但往往容易被忽略,就是髂静脉压迫综合征。左髂静脉后方为腰椎,前方为髂动脉,随着机体发育,髂动脉会逐渐对左髂静脉形成压迫,在部分人群尤其是女性这种压迫会导致病理性狭窄,产生下肢水肿(左下肢为主)、下肢静脉曲张,深静脉血栓形成、肺栓塞等症状。该患者进一步行髂静脉CT静脉成像(computed tomography venography,CTV)检查,左髂静脉压迫90%,伴有侧支血管形成和髂内静脉显影,管腔内可见梳状龛影,血栓形成可能性大。原来就是这个原因导致患者多年反复下肢水肿,目前已经出现左下肢静脉曲张,左髂静脉狭窄处可能有血栓形成,患者进一步转入血管外科行髂静脉球囊扩张和支架植入术,过程顺利,随访左下肢水肿未再复发,下肢静脉曲张好转。

【心得体会】

髂静脉压迫综合征临床并不少见,但由于对该病了解不够,导致很多患者长期未能明确诊断。部分患者因为这个疾病引起下肢水肿或静脉曲张,由于未能去除梗阻原因,往往疗效较差、反复发作,甚至引起肺栓塞。在 20 世纪 50 年代,May 和 Thurner 证实慢性髂静脉压迫是这种疾病的主要机制,Cockett 在 1967 年详细描述了这种疾病,因此它也被称为 May-Thurner 综合征或 Cockett 综合征。对于严重的髂静脉压迫综合征,对压迫部位行球囊扩张和支架植入已经是目前的共识。由于静脉造影检查有一定创伤且一般要住院,CTV 是目前诊断髂静脉压迫综合征常用的检查方法,但正常人群本身也存在一定程度髂静脉压迫,在 CTV 检查中具体的诊断节点目前还未明确,据我院一项回顾性研究表明,髂静脉压迫值超过 46.67% 是一个最佳的诊断节点。当然,诊断髂静脉压迫综合征并不意味马上就要介入治疗,要结合具体的临床表现和肺血栓发生可能性决定,早期可以在临床医生指导下进行生活方式干预、抗凝治疗,具体在什么时期开始介入治疗受益最大,还有待于进一步前瞻性临床研究。

(郑炜平　游濠乐)

心血管科医生共勉

1. "急病偏遇慢郎中",这句话本来是贬义的,导师却常妙用这句话来提醒遇到急症不要慌,欲速则不达。例如,他提醒我们对阵发性心房颤动心室率的控制,不宜过分积极;对高血压次急症的血压控制也是如此。

2. 糖尿病的降糖治疗:要小步快走,而不是大步慢走。高血糖影响生命是按年计算的,低血糖影响生命是按秒计算的。

3. 一次严重的医源性低血糖或由此诱发的心血管事件,可能会抵消一生维持血糖在正常范围所带来的益处。

——Philpe E.Cryer

4. 甲状腺功能很重要,遇到某些心律过慢或过快的问题,要考虑甲状腺功能。

5. 肺部感染入院的老年患者,使用抗生素而肺部啰音无减少时,不可盲目更换、加用更高级抗生素,除了肺部感染外,还有应考虑心力衰竭,避免思维定式。

6. 桶状胸的患者气促,不要快速诊断为 COPD 并感染,要先排除肺部感染诱发的急性左心衰竭!

7. 他汀类不是必须晚上服用。短半衰期的他汀,如辛伐他汀、氟伐他汀、洛伐他汀,确实夜间服用药效更佳。但对于缓释或控释剂型,以及新一代阿托伐他汀和瑞舒伐他汀,均不需要夜间服用,完全可以在早晨和其他药物一起服用,以免增加麻烦。

8. 鱼精蛋白的使用就像"卤水点豆腐"(拮抗肝素所导致的出血)。

(编辑整理:胡　俊　李　博　沈　鑫　白乙宾)

第十二章

冠心病介入专栏

一、冠状动脉介入者操作流程要点及体会

1. **手术前的准备和心态调整**　针对初学者而言,首先,一定养成守规矩的习惯,每个动作都有它固定的规矩、习惯性的动作,不要试图精简任何一个动作,当然也不要试图创新任何一个动作。当然,我们应鼓励创新,但不是现在,你现在的创新不叫创新,叫闯祸。目的就是养成许多习惯动作,形成肌肉记忆。包括手术台上任何一个物品的摆放位置、摆放顺序,以及先摆放什么、后摆放什么、什么位置放什么东西,都必须是程式化的,每次都必须一样,不能有任何不同,就是养成守规矩的习惯和程式化的动作。你的上级医生在做这个手术的过程中,每个动作都是经过千锤百炼后精简得不能再精简的动作了,所以开始时你照葫芦画瓢就行。

其次,一定要保持手术台的清洁、有序,我就见过有的初学者的手术台很乱!东西摆放得乱七八糟,针头不扣帽,而且手术器皿今天这样放,明天那样放,还搞得到处都是血。这样就非常不好了,就像厨师做饭,不管你做得好不好吃,先把锅台收拾干净,即使你做得不好,锅台干净,也让人耳目一新,至少看上去舒服。手术台是一个初学者、一个助手的脸面,一定要弄清洁些,这些做好了,你的上级医师对你会有好感,觉得这是个干事儿的人,有些东西,自然就会交给你做。

再次,不要好高骛远,做一些自己都没有把握的事儿,这是不行的。首先是安全,不能出什么差错,保证自己的安全,同时也让你的上级医师觉得你是安全的,这样他们才会放心地把一些工作交给你。无形之中你就会在这些初学者中脱颖而出,记住,欲速则不达,要耐得住寂寞。

最后,不要试图从你的上级医师那儿抢活干,比如进 EBU 指引导管(大腔)、进导丝,不要一声不吭的就站到术者的位置,让你的上级医师撵你也不是,不撵你也不是,这样就不好了。比如,你要是真的觉得到了这个程度,可以试探着问:"老师,这个我能试一下吗?"人家觉得你能行,自然就会交给你;觉得你不行,人家就会说:"这个比较难弄,容易出问题,以后吧!"这样你就不要强求,更不能表现出任何的不乐意,说明你真的没有到那种程度。如果到了,什么都会水到渠成的。在做某些工作时,如果老是不成功,要记得及时让位,不要认为好不容易得到这么次机会,一定要再多试几次,记住,这会适得其反,以后你得到的机会会更少! 比如最简单的穿刺,一针穿不上,就尽量不要再穿了;进导管,进两次不成功,就不要再试图进了,下次还有的是机会。如果每次都老是赖着不让位,你想想最后会出现什么样的结果?

2. **关于穿刺**　其实穿刺是介入的第一步,也是非常重要的一步,现在一般常规进行的都是桡动脉穿刺,除非桡动脉闭塞,或者已知复杂病变需要强支撑力的大腔则采用股动脉穿刺。这里就桡动脉穿刺而言,真的没有什么理论所言,在此之前看过很多介绍穿刺的理论,基本上没什么用,没有理论就是最好的理论。百闻不如一看,百看不如一干,基本上桡动脉穿刺相对安全,顶多就是出一个大包,耽误点儿时间而已,当然也有无知者无畏的,穿刺导丝一起送进桡动脉的也有(很罕见)。带教者一般不会多加责难,照葫芦画瓢就行,人家什么动作你就什么动作,但是不要试图创造动作,多给自己创造机会而不是创造动作。至于穿刺角度、力度、深度等,都是些感性的东西,感觉非常重要,这个随着穿刺例数的增多、经验的积累,自己就会自动纠正的,这是人的本能在自我纠正。大概穿刺50例以上就会有初步的感觉了,一般穿刺都能搞定,穿刺技术的上升其实并不是成一条直线的,而是曲线上升的,有时会有平台期,甚至会有短暂的下降趋势,这个不要担心,过了这个时期就会好的。

心态也非常重要,急诊穿刺和普通介入穿刺肯定会有不同的心态,这就需要熟练的技术水平和好的心态相结合。但是也有重要的一点,对于初学者,一些难以穿刺的、急诊患者不要轻易尝试,因为对于这些患者,最佳穿刺点可能有且只有一个,被你破坏后,别人再想穿刺就会非常难以成功,最终会耽误时间和战机,我曾见过因为穿刺难倒老教授的例子。

3. **进造影导丝**　进造影导丝一般就是冠状动脉造影的第二部分。通俗地讲,导丝一般分为绿导丝和泥鳅导丝两种。建议首先用绿导丝,如果不行,再换用泥鳅导丝。部分单位上来就用泥鳅导丝,个人不大建议,特别是对于部分患者,尤其女性、瘦小、高龄、合并糖尿病的患者,桡动脉、肱动脉、头臂干可能非常扭曲和狭窄。这是很令人头疼的事情,经常遇到部分患者绿导丝、泥鳅导丝甚至 Sion、Runthrough 导丝换个遍,然后再改左手桡动脉或股动脉径路的例子。

先用造影的绿导丝,这种导丝头部是弯曲的,它会在血管内呈 J 型前进,不会损伤血管,在前送过程中要注意是否有阻力及阻力大小,一般在经过尺动脉、股动脉时不用透视,除非遇到比较大的阻力。遇到阻力后,一般不要再试图强行通过,换为泥鳅导丝,否则会导致动脉痉挛,得不偿失。泥鳅导丝一定要在透视下前行,否则穿透血管就不好了。这时前送导丝一定要轻柔,不要有阻力,这个泥鳅导丝和绿导丝是完全不同的两回事儿。一旦发现泥鳅导丝头部有张力、弯曲了,就不要前送了,说明走错道了,试图拐个弯前送,如果还不行,就果断抽些对比剂踩个电影,评估狭窄、扭曲程度，决定下一步方案，不行就果断换左手或股动脉。其实还有一招叫球囊辅助技术，屡试不爽，送 PCI 冠状动脉导丝通过动脉狭窄远端，送 2.0 预扩张球囊超过导管头端半个球囊 8 个大气压打起来，绝大多数导管可以顺利通过桡动脉迂曲狭窄处，避免损伤血管。如果这个方法还不行，只能更换手术径路了。

导丝通过肱动脉后会进入头臂干，这个地方好多人是扭曲的，尤其瘦小、老年女性。大部分人在吸气过程中可以通过，如果通过困难，可以试试泥鳅导丝，尤其是目前大部分泥鳅导丝也改良成 J 型头端，大幅度减少并发症发生率。少部分患者导丝总是进入降主动脉，这时就要前送 TIG 导管进入动脉弓，然后回抽导丝，旋转导管，借助导管弯头的指向调整导丝进入升主动脉。在进入导丝后，导丝会在主动脉窦内弯曲，说明导丝已经到位，如果导丝继续向下，没有弯曲，进入心影下半部分，同时心电图见大量室性期前收缩。这说明进入心室了，及时回撤一下就行，然后就是进入 TIG 导管了。

4. 摇床打角度　这对于初学者是基本功，也是无法跳过的，才开始时也许非常别扭，图像和实际情况总对不上号，就像对着镜子给自己找白头发，明明看到白头发在那儿，你的手指却总是不听使唤、到不了位，同时也像你面对南面拿着地图和实景相对，总也对应不上。其实就是因为显示屏在患者的左面，而不是在患者的头部，每次摇床时，你就把屏幕幻想成在患者头上。这样摇床就一摇一准！我在网上也看到许多关于摇床的技巧，其实用处并不大。

抛弃所有技巧，你就天天摇床，脸皮厚点儿，别怕挨凶，摇床摇错又没有什么风险和并发症，带你的人一般也不会多凶你的，顶多说一句真笨，你就微笑回应。用不了多长时间，你就会自然而然很熟练的。抛去努力，空谈方法和技巧的都是"要流氓"。摇床摇得多了，当变化体位时，本能地就知道床往哪摇了。

5. TIG 造影导管到位　造影导管跟随造影导丝，造影导丝头一定伸出造影导管一部分，前送造影导丝到窦底部，当造影导丝在窦底盘成 U 型，可前送导管到窦底部，一定送到位。曾见部分医生送不到位，一抽导丝，导管飞了，然后又得重新进造影导丝（尤其是头臂干迂曲的）。如果导管弯头指向不正确时，可以轻轻旋转一下，让导管头指向你认为的左冠状动脉开口的大概方向，然后撤出导丝，调整焦距，接三联三通，排气，精确调整导管头部，经过轻轻旋转，大部分导管会在撤出导丝的过程中自动到位，省心、省时、省力，不用再自己调整了。如果不到位，那么就观察导管头的弯度，这样可以评估动脉窦的宽度，是勾一下好，还是坐一下好，大部分通过选择勾一下都会到位的，除非窦比较宽。如果在前后位调整导管的话，导管头部其实并不是成完全向左弯曲的，弯头部会向操作者方向偏，如果是头部弯曲向左指向，那肯定没有到位。部分人喜欢左前斜 45° 进导管，这个导管头确实是完全向左的，用什么体位送导管主要看个人习惯，只要操作习惯就好，反正只要结果不要过程。如果你认为导管已经到位了，但是导管头一直在跳动，那么导管一般都没有到位,这时可以冒烟一下,能更好地观察冠状动脉开口位置和形状,更重要的是可以观察是否有开口病变。如果导管插进去了,反倒不便观察。这时导管头端其实是在冠状动脉口的,之所以没有进去,就是因为同轴不好导致的,此时不要提导管和前送导管了,只要左右旋转一下就好了。这个时候导管一般是不大跳跃的。

部分人就是长得不那么标准,冠状动脉开口乱开,要不就是开到左冠状窦里了,要不就是开到无冠状窦里了,要不就是开得过高或过低,开口方向也是千奇百怪的。有时候,真的不得不说拼人品、靠运气,记得有次见一位老教授训他的学生:"导管进不去那不是你的错,不是你笨,你连床都摇不好,还能说你不笨吗?"这句话很在理,即使老教授本人,进导管时,也不是所有患者他都能进得去。因此,我前面说过不要吝惜那点儿对比剂,该冒烟时就来个大冒烟,能观察到开口位置和开口方向,如果 TIG 导管进不去,或是勉强进去后总是弹出来,或是造影质量较差,不要耽误时间,不要犹豫,果断更换导管,不要为了节省导管的钱而在那儿浪费时间、精力。大部分人通过换 JR 或 JL 都可以解决问题。导管型号根据 TIG 导管弯曲程度动态调整,大部分 4.0 型号就解决了,瘦小、女性、老太太用 3.5 型号就行了,前段时间有位患者用到 5.0 型号也没做成功,还是差一截,那例主动脉窦真的很宽。有的开口向上,就像人的鼻孔倒过来似的,这时就要用到 AL 导管了。冠状动脉造影导管的选择可以为后来的选大腔提供依据,如果 TIG 很好到位,说明冠状窦和 TIG 匹配得很好,常规选 JL4.0 或者 EBU3.5 即可。在造影过程发现主动脉窦明显增宽而改为大半个规格的造影导管,选择 EBU3.75 是合适的,尽管 EBU3.5 可以到位,但支撑可能不是很好。指引导管的支撑力太重要了,开始没有选好,以后在 PCI 过程中会遇到很多尴尬和狼狈的情况,否则其他都做好了,就是支架或球囊过不去,此时是再上根导丝呢? 还是换大腔呢? 会令人非常烦恼。谈回造影,如果导管无法到位,有时导管头就在左冠状窦口晃悠,但不进去,这时不要再浪费时间微调了,可以试着把导管头顺时针旋转一周,有时自己就弹进去了,比你微调更容易。若实在各种造影管不行,或者造影不清楚的,那就上大腔造影,没有规定说造影不能用大腔,造影的最终目的是看清楚冠状动脉的病变情况。

右冠状动脉造影一般比左冠状动脉造影更好到位,但是也存在以下变异,如开口高、开口低、开口靠前靠右等,不过大部分是开口正常的右冠状动脉,前期没什么好的办法,唯一的方法就是多看、多吃射线,没别的捷径,记住导管进入右冠状动脉后的形状以及右冠状动脉常规开口的部位即可,熟能生巧,也没有什么高深的理论。不过导管头进入右冠状动脉时一般都有一个弹入动作,只要看到这个弹入动作,一般就是进入了。另一个比较重要、需要特别注意的地方,就是有时共用导管容易弹入圆锥支,如果初学者不注意,冒烟量比较大,直接就可能心室颤动了。因此,在感觉挂到右冠状动脉后,要轻轻地冒点儿小烟,看看是否对。一般进圆锥支时,导管头是上翘的,形成 J 型,因为圆锥支在右冠状动脉上面,这时一般稍稍向上提导管就进入右冠状动脉了,此时导管头应该呈 L 型。右冠状动脉造影冒烟量不要太多,这与左冠状动脉不一样,左冠状动脉是两根大血管,容量比较大;右冠状动脉就一根血管,如果过度地冒烟,可能会闯祸。我曾见过一位医生操作时右冠状动脉冒烟时间比较长,患者直接就心室颤动了。

6. 进大腔(指引导管)　先说下如果你到了能进大腔的这一步操作,恭喜你,已经进入下一阶段了! 如果你没有单独做 500 例以上造影的经验和历史,奉劝你还是离大腔远点儿为好。要做到共用造影导管操作起来得心应手、随心所欲,别人进导管不能到位时,你可以毫不犹豫地指导他,顺旋、逆旋、轻顺旋加提拉,这才是你能进入这一步的客观依据。现阶段大腔使用 JR 和 JL 导管不太多了,以前这两种导管常规使用,现在大家都在用 EBU、XB、SAL 导管,这是因为前面那两种类型导管支撑性太差了。但 JR 和 JL 导管也有优势,就是导管比较容易到位,尤其对于初学者而言,把 JL 导管掰一下,让它打开就是一根活脱脱的共管,有时你把绿导丝一抽,直接就进左冠状动脉到位了,十分简单、方便;但是支撑性确实太差,做个 A 型病变,充分预扩张下还是不错的。所以,对于初学者,JR 和 JL 导管是不错的选择。

这里要说的是 EBU 导管,这个导管硬度相对较高,操作时难以到位;即使到位,有时不能同轴;即使同轴了,有时超选,反正不好驾驭。但 EBU 导管也有其优势——支撑好。EBU 的选型非常重要,甚至有时会是决定性的,选不好型,到位非常困难,即使到位也用起来非常别扭。例如,中国人一般常用 EBU3.5,对于瘦小、老太太、女性一般用 EBU3.25 就行了,对于身材高大、男性、高血压、年轻的可能要 EBU3.75。其实选型是非常复杂的内容,还与开口位置、穿刺途径有关。

下面说到送 EBU 导管,这里与大家分享我的个人经验。这个操作其实不太复杂,先送绿导丝到窦底,打个弯儿,然后前送大腔到窦底,注意不要使劲推送,否则会损伤主动脉窦底。操作一定要轻柔,注意这可是大腔,不是造影导管! 然后轻轻地抽退造影导丝到导管弯头以上,再轻轻地、慢慢地上提导管,这时导管一般会有个弹跳动作,在前后位时你会发现导管头指向左下,说明导管已经在左冠状窦里了。到这里,基本完成一半了。然后再轻轻地上提,你会发现导管又弹了一下,这时一般导管就到位了。冒烟一下,即使不到位,也接近冠状动脉开口了,稍微调整,左右旋便可到位。简单吧? 但是这个"简单"有前提:你选的导管正合适,患者长得很标准,缺一不可。有人说不行就坐进去,对于初学者一般不要这样,一次提不进去,可以再提一次;实在提不进去了,可以再想别的方法。为什么? 你没发现吗?这个方法的两个动作都是上提,没有往下顶的动作,这就带来了一个好处——不容易损伤冠状动脉口,不容易出夹层。如果开口较高,大腔选得不合适,那就只能坐进去了,学名就是 U 型爬升法。这个动作有一定的危险性,尤其对于初学者,因为往下坐时,导管头是从冠状动脉口下部爬上去的,如果正对冠状动脉口下部,导管头端一顶,容易导致夹层。其实正确的做法应该是,导管头在冠状动脉口旁边爬上去,爬到相应位置,然后再旋转进入左冠状动脉。这对老手而言当然不在话下,但对于初学者,主要问题是如何确定你爬升的地方就是冠状窦口旁,所以建议不要轻易尝试往下顶。

右冠状动脉的大腔和左冠状动脉不大一样,左冠状动脉现在一般流行 EBU 导管,但是这个导管没法用于右冠状动脉,现在大家都流行用 SAL 导管进右冠状动脉,其支撑好,不容易掉出来。其实 SAL 导管就是短头 AL 导管,S 是 short 的意思。SAL 导管一般常用的就两个型号,即 SAL0.75 和 SAL1.0。这两个型号一般就可以搞定大部分了,其实这两个型号的选择标准和窦的宽度没有太大的相关性,如果想获得强支撑,就用 1.0,它的导管头比 0.75 长些,可以深插,获得额外强支撑。如果不需要强支撑,或者开口病变,那选 0.75 即可。做右冠状动脉,大腔跟着绿导丝到窦底后,其实绿导丝的使命也就基本完成了,抽出来一样可以大腔到位,但是我一般将其退到大腔弯头上部,与 EBU 一样,反正没什么妨碍,还可以增加扭矩。然后轻轻地顺时针旋转大腔到你认为的右冠状动脉开口即可,需要说明的是如果一次无法旋转到位,高了或是低了,不要试图就在那儿上下调整,调不进去的。你还要继续顺时针再转一圈,同时配合前送和上提才能到位。这就是我习惯保留绿导丝的原因,虽然大腔不大容易扭,但谁又能保证呢? 一般对于初学者而言,操作 SAL 导管比操作 EBU 导管简单,容易上手,大部分初学者都是从右冠状动脉上手的。另外需要说明的是,如果大腔型号选择不合适,不要勉强,要果断更换大腔,否则后续工作会非常痛苦。关于导丝轮岗问题,也就是大腔到位后,不要急于拔出绿导丝,先进 PCI 导丝,PCI 导丝到位后再拔出绿导丝,这样大腔不悬空,就不容易跑。

另一个问题是关于 EBU 导管的。部分患者左主干比较短,甚至没有,比如直接就双开口了。这部分患者大腔容易超选,不是超选左回旋支,就是超选左前降支,如果超选的不是你的目标血管,那么你进导丝就不大可能成功。这时,你在足位看一下大腔,如果超选左回旋支,那么轻轻地往里坐一下,基本就可以对准左前降支开口了,坐的幅度须在透视下自己掌握;如果超选左前降支,反过来就行了,轻轻提一下即可。例如,要干预左前降支,若反复超选左回旋支,那可以先进一根工作导丝到左回旋支远端,轻轻前顶导丝,利用相对运动把大腔顶出左回旋支口,再重新进另一根导丝到左前降支。

7. 关于 PCI 导丝操作和塑形 下面说的是一般病变 PCI 导丝塑形原则,CTO 病变是另一种塑形方法。一般就在前面塑一个小弯,不塑大弯,因为这样可以保持比较大的穿透力;CTO 病变有专用导丝,后面再细讲。塑形的方法和工具千奇百怪,有专门的塑形针,这是专业的塑形工具,Runthrough NS 导丝包装盒里有专用的塑形针,但是 Sion 导丝上就没有。塑形针就是一个针形的铁棍,但我见到的大部分人不用它,而用导引针塑形,还有少数人在导引针头部露出导丝,然后用示指指腹往下压,先压一个小弯,然后再压一个大弯。另外,还有人用打吊瓶用的前面那个针头塑形,也用得得心应手。此外,还有人直接用弯盘的那个沿儿塑形。但是不管怎么塑形,有一个原则,尽量不要塑成3D(即导丝头部变成螺旋形),头部不仅前后弯,而且还左右弯。对于初学者来说,尽量避免这种塑形,这样对导丝的操控会有一定的影响。初学者注意,将导丝PCI规规矩矩地塑形,先塑个小弯,然后塑个大弯,慢慢塑,不要急(如果急了,动作粗暴了,也许3D就出来了)。

其实即使导丝塑形好了,并非一定能进入目标血管,与进入体位有很大的关系,才开始时,对于初学者来说有可能忽略体位对操作失败的直接作用,前后位就开始进导丝,这是非常错误的,目标血管暴露不清楚或重叠,会严重影响操作、耽误时间。一般情况下,先在足位进左前降支或左回旋支导丝,这个体位暴露左冠状动脉系统近端比较有利,容易调整导丝进入目标血管左前降支或左回旋支,体位非常重要,如果正足位显示不清的话,可以左右倾斜一点儿,加点体位。另外,蜘蛛位也是非常好的。一旦进入目标血管,立即调整体位到头位,在头位显示左冠状动脉系统的中远段非常好。接着,塑形好了,就要前送导丝了,这很能考验人,技术含量也相当高,操控导丝是PCI的核心技术之一。操控导丝有专用的操控导丝旋钮,每根导丝包装里面都附带着的,圆圆的,套到导丝上就行,不过临床上很多人都不大用这个,直接用手指头捻,而且捻得相当不错,导丝头端左摇右摆地嗖嗖往前进。但是对于初学者来说,我还是建议大家先用导丝旋钮来操作,不要嫌麻烦,它有它的好处,可以做到精确调节。其实大部分分支,你只要调整好导丝弯头的方向,使其朝向你的目标分支,直接推进就行,如果一次推不进去,就往回抽一下,再推,如此反复多推几次,大部分都能推过去,少部分可能需要考虑别的特殊方法了。我见过部分医生一边嗖嗖地旋转着导丝,一边嗖嗖地往前进,看着挺过瘾、挺厉害的,但一般不大建议大家这样做,一是没必要,二是对血管内皮或多或少都有损伤,不过特殊情况下这个方法还是可以用的。

徒手捻导丝有一定的技巧,要多加练习,否则你徒手连一圈也捻不动。没干这个的时候我以为他们是来回旋转的,比如左旋两圈、右旋两圈……后来才知道根本就不是这么回事儿,直接往一个方向旋转就行了,这样导丝还不容易储存扭矩。另外还有一个注意点,就是在推送导丝的过程中,发现导丝回弯了,即回形针样,这个不用怕,有时是好事儿,这种情况下你可以大胆地往前推了,因为它绝不会进分支,更不会戳破远端血管,这个尤其应用于左前降支血管分支比较多尤其间隔支比较多的情况下。我提到的都是一些基础的内容,比较好进的分支系统。对于一些比较刁钻的分支,有些特殊技巧可以用,这里不再赘述,后文会提及,如前进回拉法、微导管支持法等。如果想获得比较强的支撑,要尽量把导丝头部送到血管远端,这点比较重要。如果用头部比较硬的导丝,很容易戳破血管,引发心包积液甚至心脏压塞,后果严重。这一点Sion和BMW导丝做得比较好,鲜有听说导丝穿孔的。但是本人就见到一例,不过这可能是孤例,不足为据。做CTO病变时,只要通过闭塞段后尽量交换导丝成软导丝如 Sion 或 BMW 等导丝,就是避免这一点。这些技术没有什么很高深的理论,就是多练、多看、多想、多琢磨,琢磨为什么别人能进去而自己进不去。光练不想不行,光想不练也不行。这些都是战术上的知识,很好学,谁学谁会,真正难的是战略上的知识。

8. 球囊选择和操作 进导丝后,一般情况就是进球囊了。球囊型号和品牌颇多,故球囊的选择是一个问题。球囊分很多种,有预扩张球囊和后扩张球囊,也就是顺应性球囊和非顺应性球囊。这两种球囊是完全不同的性质,起到不同的作用,这点要先明确,连这两种球囊有什么物理效用都不知道,进球囊的手法再熟练也是枉然。首先是预扩张球囊,即顺应性球囊,它比较软,我们常用的一般有 1.5mm、2.0mm、2.5mm 这三种型号,最常用的是后两种型号。当然也有 1.0/1.25mm 型号,是给介入高手作特殊用途的。它们相对于后扩张球囊来说比较长,10~20mm。这种球囊存在的目的主要有 2 种:①对狭窄进行充分扩张,使后面的支架可以顺利通过;②测量狭窄长度,估算所用支架型号。其实切割球囊和双导丝球囊也是顺应性球囊的一种,它们常用于冠状动脉近端纤维性狭窄和支架内再狭窄,单纯普通球囊不容易扩开,或是扩开不理想,必须用这种球囊切割纤维增生的斑块。

在进球囊前就应该做到心中有数,例如这个病变需不需要做、怎么做、难度如何、大概用到什么支架规格。不要闷着头就上球囊扩张,这是大忌。策略永远比技术更重要!选用多大、多长的球囊,是根据患者血管宽度和病变长度来定的,血管直径大小是由在漫长的造影过程中磨炼出来的眼力确定的,当然也有参照物,那就是 6F 大腔(直径为 2mm),用目标血管与这个大腔进行比对,另外机器上也有专门的测量软件,只是比较麻烦。需要说明一下,进球囊时一定不要忘了擦导丝,否则球囊非常难进(许多做了多年的老手都容易忘,球囊刚插到导丝上发现比较涩,再退出来重新擦导丝)。进球囊的原则是,球囊进,导丝不进,否则容易冠状动脉穿孔。

预扩张球囊到位后冒烟,精确定位后就可以打压力预扩张了。一般每个球囊都有一个固定的 normal 压,也就是命名压,达到这个压力时球囊就扩到了它标注的直径;另外还有个爆破压,也有标注,达到这个压力时球囊就有破裂的可能性了。对于预扩张球囊来说,一般不需要这么大的压力。如果需要,只能说明你选球囊有误,不得不这样做。一般要求对目标狭窄全程预扩张,不要留有死角。预扩张后,把球囊前后过一过狭窄,看看是否好通过,评估支架能否顺利通过,如果不能,思考进一步采取何种措施。一般 A、B 型病变到这儿也就行了。很少必须采取进一步措施的,否则就叫 C 型病变了。

关于退球囊,记住一定要在透视下退球囊,缓慢、动作轻柔,像打太极拳一样。退的过程中大腔可能被动深插,要注意,退球囊时一定注意固定导丝,导丝不能退,尤其快出来时!因忘记擦干净导丝,经常有把导丝和球囊一块儿带出来的,很多老手也偶尔犯这个错误,更别提初学者了。干慢着点儿没事儿,千万别出错。一旦预扩张完成,就必须进行下一步处理,否则你就不要扩张!这时导丝让你退出来了,病变处内膜因为扩张损伤,再进导丝会非常不易,即使进去了,也无法保证一定能在真腔;若是进了假腔,后果无法设想。

血管直径小的就选 2.0 规格球囊,直径大些的就选 2.5 规格球囊。起压力也没有什么明确的固定模式,慢慢地扩张,依据球囊膨胀程度和目标血管的预期直径,尽可能在所使用球囊说明书规定的压力范围内操作,在命名压范围内,压力可以起到 8atm、10atm 甚至 12atm,没有特别的原则性规定,由操作者经验和能力决定,目的是预扩张完成后保证支架能顺利通过,原则就是预扩张要适可而止、够用就好,扩张的压力越大,破裂的风险越大。每个球囊都有压力 / 直径对照表,要重点关注。有时有些人喜欢用支架球囊回退一点儿再打压力一次的指导原则,就是避免过度扩张远端支架,防止 over,同时对近端支架进行整形,防止下一次进后扩张球囊时撞击支架梁。原则上你无须关注球囊的压力,而应该关注压力对应的球囊直径。比如(我是说比如,具体没有考证),2.0 球囊 20atm 的直径才与 2.5 球囊 10atm 的直径相当。

球囊的选择无非是长度和直径的选择。预扩张球囊处理 A、B 型病变,一般血管病变用 2.0~2.5mm 的预扩张球囊就行,长度为 16~20mm,太大和太小都不大好,这个相对来说比较简单,压力打到命名压或超过命名压 3~5atm 都可接受,根据你打起来的球囊和目标血管的比值来看就好。打高压力时,一般是球囊选择比较小了,必须高压力以小充大;或是为了省球囊,本来需要 1.5mm 的扩张后再 2.0mm 的扩张,再 2.5mm 的扩张,实际上用 1.5mm 的高压力扩张后,直接就 2.5mm 的扩张了,这样可以省 1 个球囊。支架选择,一般与目标血管一样直径即可,以命名压释放,一般没必要用高压力释放,除非你选择支架有误,支架选择偏小时不得不高压力释放,这也是不得已的补救措施。另一种情况是血管两端直径相差比较大,支架以远端血管为准,近端偏小,近端不得不高压力后扩张整形。打多少压力,可以根据球囊起来的直径和血管直径相比。俗话说得好,熟读唐诗三百首,不会作诗也会诌。看别人做手术看得多了,自然就有感觉。这个建议你多当助手,多打压力泵,多了自然就有感觉了。支架的选择无非就是直径和长度问题,这些在后面内容都有详细阐述。只是有一点需要补充,火鸟支架通过性比较好,但是比较软,不适合放到左冠状动脉近端和主干。后扩张球囊比较短,一般只要没有出支架、没有扩 over,压力大点儿没什么大问题,如果支架总是膨胀不良或斑块比较硬,那么就有可能要高压力后扩直到扩到目标直径为止,有时甚至能到 24~26atm,这方面有些术者比较狠,他们敢打。熟能生巧,看得多了,多琢磨琢磨就有感觉了。无论打多少压力、选什么支架、选什么球囊,术者肯定都有他的指导原则,时间长了你会琢磨出来的。

9. 关于支架的选择和操作　首先支架选择是个长期的过程,看眼力的活儿,多用导丝、球囊测量，多评估，实在不行你就用软件来测量，现在机器上都有测量软件，既方便又比较靠谱。这个过程需要慢慢来，日积月累，再者需要说明的是，你的评估不一定是错的，你的主任的评估也不一定是对的，不能因为他是主任就认为他所有的评估都是对的，这样你永远也无法进步。评估对错只有在支架放进去后，看是否放到你预期的位置，覆盖住你预期的病变，达到预期的效果。此外，同样一个支架，你估 2.5mm×23mm，他估 2.75mm×23mm，可能都是对的，因为放 2.5mm 的就偏小，放 2.75mm 的就偏大。没有什么对错，只有合适不合适而已。用小支架，就大压力扩一下；用大支架，就用小压力扩一下，不过原则是必须贴壁，否则后患无穷。不行就用 IVUS，也能增加自己的个人经验。

首先说一下支架的历史，以前是不往里面放支架的，只进行扩张，但是到后来发现不太管用，2~3 个月后血管又恢复原样了。之前疼的还是疼，之前缺血的还是缺血。然后就有人想了新办法：用个金属架子撑起来不就可以吗？简单、粗暴、直接！有人敢想，就有人敢做，有人试着放了个不锈钢支架在里面，结果发现还真管用，血管立马通了，患者症状立马缓解。这就是第一代的金属裸支架，但是后来发现好景不长，一段时间后支架又堵了。深入研究发现里面内膜增生严重，支架内再狭窄发生率仍高。进一步开动脑筋，支架内再狭窄主要机制是内膜增生，在支架上涂上抑制内膜增生的药物，于是就有人用激光蚀刻的方式把抗肿瘤药物如雷帕霉素、紫杉醇药物涂到支架上，效果还不错，这就是第二代的药物洗脱支架（DES）。现在药物洗脱支架基本代替金属裸支架了，而且 DES 也已经发展到第二代了。第一代 DES 含铁、钴等可以磁化的元素，患者今后无法做磁共振检查，但是第二代把这些元素剔除了，对磁共振检查已不受影响。现在正在向生物可降解支架发展，毕竟"介入无植入"是未来发展的趋势。

现在常用的药物洗脱支架有进口的、国产的，如雅培、美敦力、火鸟、Excel、NANO 等，品种繁多。虽然不同品牌各有优势，但我还是建议大家准备些火鸟支架及进口支架，进口的通过性总体优于国产的，关键时刻可能"救你一命"，别的支架不能通过，这时你反复多次球囊预扩张，但别的型号支架就是过不去，试试火鸟，会给你惊喜。你可以不用，但不可不准备，这就像除颤仪的角色一样。另外，乐普的 NANO 支架显影很不好，放进去后都看不见，后扩张时非常难定位，给患者解释时指给他说："看，我把支架放这儿了。"家属无论如何也看不见，然后用疑惑的眼光看着我。这也是够郁闷的吧？

想放支架，要先估测所需支架的长度和直径。一般机器上都有这种软件帮你计算，但大部分人是靠眼睛估算的，因此对于初学者来说，估算支架的型号是一项基本功，不得不练。怎么练习？看得多了就知道了！做个有心人。一般来说，所选支架和左前降支的比值在（1.1~1.0）：1 就好，右冠状动脉在 1：1，左回旋支可以稍细些，咱们常用的 6F 大腔就是 2mm 的直径，目标血管和它比较一下就行，每个人的血管不一样,个体差异比较大,这里不好定规矩的,长度有一个原则,必须从正常血管到正常血管,这可以通过球囊估算,也可以导丝测量。如果才开始不太熟练,尽量选长一些,这样也有回旋的余地。支架选好后,就可以把支架通过导丝送入目标血管狭窄段了,注意尽量不要覆盖分支,尤其在分支开口有病变时,这样你会把分支血管压闭的,如果需要跨过分支,有必要导丝保护,实在不行拘禁个球囊也是可以的,支架释放一定要定位准确,再透视冒烟、造影是必不可少的。支架近端和远端定位一般要在两个互相垂直体位进行,尽可能覆盖病变,否则容易导致夹层及后期因支架边缘效应相关支架内再狭窄发生。释放支架尽可能在所使用支架的命名压范围内,如果觉得支架起得不满意,可以用 NC 球囊后扩张整形,支架起得不好或膨胀不良是支架血栓事件发生和支架内再狭窄发生的主要原因。

二、冠心病介入提高和进阶

1. 老司机和合格的 PCI 医生　最近和一哥们儿聊天,这哥们儿已经是医院不大不小的一个领导了,他准备送两位医生去学 PCI。其中一句话是这么说的:"这个东西好学,出去进修半年,回来干就行"。我听了后也就"呵呵"两下,笑而不语,不置可否,也就搪塞过去了。这种情况下当面反驳和提出自己的意见显得不大礼貌。其实,真实情况是这样吗? 我以前确实说过:"PCI 并不太难学,只要不憨不傻,智商还可以,再加上吃苦耐劳,基本上谁学谁会",也说过它比心电图要好学得多,但是即使再简单,也不会简单到如此地步。如果真的如这哥们儿所说的一样,那真是害人不浅啊!

首先我们要定义一下怎么样才算一个合格的 PCI 医生,只要能做 PCI,把简单支架放进去就算。说这些有点儿抽象,毕竟并不是所有人都对这个领域了解。首先打个简单的比方,大家都会开车,那怎么才算一个合格的老司机呢? 以前我觉得只要有驾照,能往前开,能把车停下,能侧方停车,能倒库,就是个合格的司机了。现在我却不这样认为了,一个合格的司机更多的评价标准其实来自路跑和侧方停车、倒库之外的东西。一个合格的司机必须是能别人放心地让你把车开出去,去独立完成交给你的任务,然后再把车放到原处,其间可能发生的一些意外都能搞定,或至少知道怎么搞定,比如必须要熟练使用高德地图或百度地图的一种,最好两种都会,包括如何定位别人和被别人定位;知道如果发生小型交通事故的应急处理方法,不要车胎爆了就直挺挺地停到高速公路上,也不要一出现问题,第一个电话打给自己的家人,而不是 122、110 或 120 等和自己的保险公司;更要充分评价自己的驾驶技术和路况车况的匹配度,然后拿出最佳路线和方案。只有到达这种程度才能算是一个合格的司机,这项技术才能真正给你带来便利而不是麻烦。这些东西的获得没有别的什么捷径,都是"喝汽油喝出来的"。

同样,怎么才能算一个合格的 PCI 医生呢? 不是只会进大腔、进导丝、送球囊、扩支架就算一个合格的 PCI 医生了。真正的 PCI 医生功夫都在这些之外,包括是否适合手术,手术的风险和患者可接受的匹配度,手术风险及手术的风险收益比,手术的设计,手术可能出现的意外及意外的补救措施,手术预后效果,如果可能出现的效果无达到预期,怎么同患者解释,这种情况尽量在术前谈,术前的一句话顶术后的十句话。另外,还有一些只可意会而不可言传的东西,都要考虑进去。所以半年时间,即使你是天才,也不会成为一个严格意义上的 PCI 医生,因为"你的汽油没有喝够"!

2. 关于冠状动脉介入术策略思考　关于策略问题,不得不说,方向真的很重要。我上面说的冠状动脉造影、进大腔、导丝塑形、放支架啦等,都是些细节上的东西,是战术上的东西,和这个策略完全不是一回事儿。只要方向是错的,顺着这个方向走下去,走得越快,那就离危险越近。搞不清策略,即使你技术再精湛,你永远只能是个冲锋陷阵的将军,而不能成为一个运筹帷幄的元帅。也就是说,你只能是导管室里面穿铅衣、吃射线、负责把支架怼进去的那个机械手,而不会成为外面喝着茶、和护士妹妹聊着天、给你看台子的那个人,你说这个策略问题是不是个让人头痛的大问题? 从另一个方面说,如果策略问题你搞不懂,只是醉心于我上面说的那些细节性的东西,例如我穿刺成功率多少,别人穿不上的我都能穿上;我大腔进得多溜,没有我进不去的大腔;没有我上不去的导管;我的支架估算得多精确……我最多也只能夸赞你:"好棒的一个插管匠!"不得不说,我见到的许多初入这个门槛的人都醉心于我上面说的这些,自我努力往插管匠的方向上义无反顾地奋勇前进……看着他们往"南"风驰电掣的背影,我也只能一声叹息,怎么解决这个让人头痛的大问题呢?

首先,你要多看书,把你能找到的所有关于冠状动脉介入的书都看一下,不要说没时间,挤一挤总还是有的,时间多点儿,就精读一下,时间不够,就简读一下。刚开始肯定读不太懂,读不懂很正常,因为你没有实践或是实践非常少,好多事情都没经历过。但是不要气馁,你知道自己某年某月某日在某本书上读过某个事情,当时没有读懂。好,把书读成这样就够了,为什么呢? 才开始就是让你知道有这么回事儿。这就在你脑海里形成了一个问题、一个疑问,那么你在实践过程中就会带着这个问题去实践。如果你读了许多书,带着许多问题来实践,那么无形中这些问题就会把你的实践引导到一个非常正确的方向上去。这就是读书的好处所在,别人说的"读书可以开阔视野""可以用比较少的时间获得别人的间接经验""可以站在巨人的肩膀上前进"等,这些老掉牙的套路和鸡汤我就不说了,当然这些也是非常正确的。同时在实践中你也会发现许多问题,那么你就不自觉地去翻书,这就形成了一个非常好的循环。

其次,要多思考,不得不说惯性思考真的非常成问题。在一般人眼里,权威大于一切,某专家说的就一定是对的,某专家都这么说的,还能错吗? 领导说的话永远是对的,大家是不是很认同这个真理? 某主任医师说这样是对的,我能不执行吗? 工作中这是对的,但从学术上说却是两回事儿,在学术上,主任医师主张的,要拿出可以信服的客观证据来,而且要形成完整的证据链才行。现在已经是循证医学的时代了,大家都知道现代医学遵循 ABC 三级证据。A 级证据是多中心、随机双盲实验,而 C 级证据是无令人信服的客观证据的专家共识,记住是专家和共识,只迷信权威不相信客观依据是一种悲哀。

另一个是逻辑思考问题,咱们逻辑思考的方式好像有非常大的偏差,我举个例子仅供大家思考。大家都会骑自行车、电动车、摩托车,这东西发明了也有百年了吧? 它之前不叫自行车,叫洋车子。我就提 3 个问题:

(1)自行车有两个轱辘,在地面上形成两个支点,大家知道,两点决定一条指向,三点决定一个平面。这是公理,无须证明。根据这个公理,经过这两个点的平面有无穷多,自行车注定是会倒的,但是它为什么不会倒? 是自行车错了,还是公理错了?

(2)为什么自行车必须要学习才能会骑? 一个从没有见过自行车的人,他不会上来就能骑的,能用医学上的知识解释吗?

(3)一个会骑自行车的人,他是不会骑三轮车在高低不平的农村土路上行走的,一会儿就骑到路沟子里去了。但是,另一个不会骑自行车的人却骑得非常好。不过当他学会骑三轮车后,发现自行车反倒不会骑了,又是为什么?

我是说咱们骑自行车百多年了,从来没几个人去思考这些问题,也很少人能回答这些问题,别说去发明自行车了。问了好多大学本科生,还有部分研究生,他们几乎没有人能完整地答上来,好多人第一个问题就很成问题。

我说这些并不是发牢骚,已经过了愤青的年代和年龄了。只是告诉大家,什么事情多注意一些原理性的东西,好多纷杂的表象里面其实就是一个简单的原理在起作用,剩下的都是些逻辑推理。掌握这些,可以起到事半功倍的效果。再举个例子,爱因斯坦的相对论可是犹如天书,即使现在能相对比较完整阐述这个理论的非物理专业大学生、研究生也没有多少。其实整个相对论都是由一句话推理出来的:光速不变原理。爱因斯坦自己都说他的理论大厦就像建在沙滩上一样。就是因为这,古今中外非常多的科学家想推翻光速不变原理以此来扬名立万,但却一次次无意证明了这个理论的正确性。

3. 冠状动脉造影血管识别和判读的技巧和要领 最近很多人问我,怎么才能迅速、快捷、准确地记住造影图像上各个冠状动脉的名称及走行。他们表示总是记不住,也看过《心血管内科医生成长手册》一书中四叶虫版主的冠状动脉解剖图片,反复多遍,似乎记得很熟,但是上了手术台就又不太清楚了,感觉手术中造影图像与书中图像对应不上。

首先一个误区就是,即使熟记四叶虫图片上理想体位下(如从前面观、背面观)各个冠状动脉的走行和形状,也不一定轻易判读,关键在大部分解剖书上没有非正规体位下各个冠状动脉的走行及相对体腔的位置,这是我们想象中的冠状动脉和现实中的冠状动脉走行不一样的原因。这就像看世界地图,大家都知道美国和中国相对,在地球的那一面,飞美国从地图上看就是就两条路,往东过日本越太平洋去美国,或是往西走欧洲越大西洋去美国。但是你要是拿个地球仪,从北极往下看中国和美国你会发现:原来从中国飞北冰洋去美国最近! 这就是观察角度不一样所导致的视角错误。同样每一个初学者也会遇到这个不可逾越的问题,包括本人。

不怕有问题,就怕找不到解决问题的方法。问题就是你只感性地记住了各个冠状动脉在心脏上的走行,而没有把心脏在整个胸腔的相对位置记住。也就是心脏到底是在胸腔里怎么摆放的! 这个缺乏形象的构图,这是导致你迷茫的关键所在。这点需要你的"CPU"具有强大的立体思维本领。大家上高中时是不是发现有部分同学立体几何学得非常厉害,这就是这些学生的立体思维、立体构图非常厉害的原因所在。因此,首先建议你先多看心脏的整体图片,各个图片、各种形状的,然后尽量找些系统解剖上的心脏和胸腔的整体图片,反复琢磨,苦思冥想。例如,心尖旁边是什么部位,心底部又挨着什么部位,某结构下面又是什么部位……从他的脚往上看,会看到他什么部位,从左侧看呢? ……想得多了,心脏在你的脑海中,即"CPU"中,就会构建出一个立体的图像。能做到这一点,基本上就成功了,剩下的都是些小问题。

然后,每次做造影时,你就想象射线是从人体上面的接收面板发射出来的,照到患者身上(其实不是这样,真实情况 C 型臂发射球管在下面,是向上照的,那么你就默认为你的眼会发射 X 线光),从这个角度上我会看到什么样的心脏,进而构建出冠状动脉血管的走行。开始可能会想得你头大、"CPU"过热甚至"死机",但是习惯就好了。最后的小窍门就是,一些血管有特征性的表现,记住这些特征也非常有助于分辨,左主干就不用再说了吧? 左前降支一般会有非常多的间隔支存在,整体上看就像个梳子似的,它们从左前降支垂直发出供应室间隔,一般都比较小,且非常多,就像大树的毛根一样,这是它的特征性表现。顺便说一句,间隔支都知道了,室间隔在哪儿还用记吗? 相反,别的血管,如左回旋支、对角支、OM 支都相对比较光滑,没那么多分支。另一个特征就是左前降支有时比较长,可以绕过心尖部向心下后部供血。有时对角支比较大,容易和左前降支搞混,但是对角支鲜有绕过心尖部的,左回旋支也没大见过。左主干就分出两个大血管,判定一个了,另一个肯定就是左回旋支。两根大血管都判定了,剩下的就是找小血管了,那不就容易了吗?

此外,还有一个小窍门就是,左肩位时,左前降支是在屏幕正当中向下走行的,它向左发出的第一个大分支就是第一对角支(在屏幕上显示的是向右发出的),而且在这个体位上对角支开口显示得非常清楚。和左肩位斜对称的体位是什么体位? 是肝位! 那么肝位时,显示在屏幕正当中的血管是哪个血管? 肯定是左回旋支啊! 好记吧? 如果真的记不住时,我就建议你打这两个体位,先判定两个大血管,然后踩着造影踏板摇机头到你想看的体位,眼睛时刻盯着图像上各个血管的转动情况。那么,你就知道这个血管在你的目标位置是什么样的,是什么血管了。不过要注意身体,射线量还是比较大的。

另一个需要注意的问题是,每种体位每次尽量都打成固定的角度。每次误差都不能大于1°,这样才能在长期手术过程中形成固定的影像。等你成了资深专家时,就会发现,无论什么体位,你需要的就是好体位,什么体位哪种角度随便打。但是现在你不能,还是要老老实实地按固定的角度、模式打体位,尽量精确。

4. 如何轻松使 EBU 指引导管到位　EBU 指引导管(大腔)是做左冠状动脉不可缺少的指引导管,几乎可以说没有之一,它最大的优点就是支撑性强,比普通的左冠状动脉指引导管强了好几个数量级。但是该型号指引导管的最大难点就是导管不大好到位,尤其是和普通左造影管、共管造影管的到位方法衔接不是那么好,这就给操作者带来了好多烦恼。那么,怎么才能比较轻松地使 EBU 到位呢?

首先要有熟练的造影技术,无论是用共管还是左造影导管,都必须非常熟练。要做多少例造影才算熟练此处不再赘述,但是至少要达到在屏幕上看到心脏的影子后,一眼就能知道,至少是估算到左冠状动脉开口的位置,大体位置也可,这是基本功,也是非常重要的一项基础。有人说做了 500 例、1000 例造影了,到底成绩如何?用这个方法考核自己就行。如果考核合格了,那么咱就进行下一步。

目前进 EBU 导管的体位分为两种流派,一种是术者喜欢用前后位进导管,这种体位一般 C 型臂接收面板距离发射器最近,它的功率是最小的,也就是说辐射最小,收益当然明摆着的,就不用说了,毕竟要保护患者免受射线的侵害,当然也要保护自己免受射线的侵害(大家不要看反了)。但坏处就是左冠状动脉开口在这个体位上不是正向左侧(脚部),它的开口稍稍偏向前(术者),而且这个角度的大小只有在大量实践的基础上才能感觉和领会。

另一种是术者喜欢用左前斜 45° 体位进导管,这种情况下左冠状动脉开口一般是指向正左方向(心尖部为左),这两种流派优缺点正好相反,这对进导管有决定性的影响。一般情况下认为左前斜 45° 体位进导管比较好学,但是也要看个人习惯,我都是前后位进导管的,两者的最大区别就是估算左冠状动脉开口的部位和走向问题。

我们先以前后位为例来进导管,首先用 EBU 导管在绿导丝的支撑下把导管头送到窦底,然后回抽绿导丝,导管头在自身弹性作用下会自动回弯,大部分都会自动弹到左窦底部,这时你就轻轻地向上提拉 EBU 大腔,同时,稍稍轻轻地逐渐逆时针旋转一定的角度,让大腔头部稍稍朝向你的方向,注意这个角度不要太大,这个角度就是前后位下和正左侧所成的角度。然后再轻轻地向上提拉,就会看到导管头部在你预料的左冠状动脉开口的位置会有一个弹跳动作,这个动作一旦发生,就意味着导管已经到位,这种情况下轻轻地稍微往下坐一坐,把导管坐实就可以了,注意手上的感觉非常重要,往下坐多少、用多少力道、遇到多少阻力,都是要心中有数的,要慢慢地磨炼出来的。速度一定要慢,只有慢了,手上才能有感觉,感觉也是要培养的,动作一快,已经培养出来的感觉也没有了。记住动作潇洒的时候,也可能到了你要出事儿的时候了,无论老手还是新手。

另一种进导管方法就是用导丝往下压的方法,我起了个名叫"导丝弹入法",这种方法就是不要把大腔坐到底,让大腔头部在预计的左冠状动脉开口稍上方(注意,这种情况下绿导丝没有出导管口,要在导管弯度以上),然后前送绿导丝,导管在绿导丝的支撑下会"伸直",这个伸直的动作就会让导管口进入左冠状动脉开口。然后回抽出绿导丝,直接完成(图12-1-1)。注意,角度问题一定要掌握好。左前斜45°体位的方法和前后位大同小异,都是换汤不换药的,毕竟3000年前大家都是一家人,差异化也没有那么明显。最关键的还是记住该体位下左冠状动脉开口及走行。最后来一句,为何油自钱孔入而钱不湿,无他,但手熟尔。

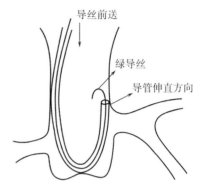

图 12-1-1 导丝弹入法置放 EBU 导管

5. 如何理解 EBU 指引导管在主动脉窦底的三种支撑 在冠状动脉介入手术中,EBU 指引导管因支撑性强、适合多种状态下的支架植入,尤其对一些扭曲、钙化、CTO 病变,长支架植入等状态下更是可以提供无与伦比的强支撑性而逐渐替代了普通的 JL 指引导管,逐渐成为主流应用导管。但是,EBU 指引导管在不同的状态下会有不同的支撑力,我们如何把 EBU 指引导管的支撑力最大限度释放出来?

我们从源头开始分析,指引导管的支撑性来自什么地方,首先是指引导管的材料,不同的材料具有不同的支撑性。但是,指引导管材料的支撑性和柔顺性是两个不可调和的矛盾,我们必须在两者之间进行取舍,得到一个折中的方案。如果只考虑支撑性,我们直接用不锈钢的做就行了,这显然不合理。当然也不能只考虑柔顺性,用止血带橡皮做。然后是 EBU 指引导管的直径问题,毋庸置疑,直径越大,肯定支撑性越大,比如绣花针的支撑性肯定跟不上孙悟空的"金箍棒",孙悟空的"金箍棒"变小时肯定比不过它变粗、变大时的支撑性;5F EBU 指引导管的支撑性肯定比不上 6F EBU 指引导管的支撑性,那 6F EBU 指引导管的支撑性肯定又比不上7F EBU 指引导管的支撑性。最后,如果导管直径被固定了呢? 那么,起决定性作用的就是 EBU 指引导管的型号,一般情况下型号越大,支撑性越强。为什么会这样? 其实,就是不同的型号在主动脉窦里面的形态不一样,不一样的形态就会出现不一样的支撑性,这就引出了 EBU 指引导管在不同形态下的支撑性问题。

我们做手术时是否经常遇到支架总通过不了,再使劲一推送,EBU 指引导管就跑了的情况? 这显然是支撑性不好导致的,这时别人接过来你干不了的活儿,一通鼓捣,人家就过去了。同样的病变,同样的器械,唯一不同的就是人,是不是感到脸上无光?其实,无他,就是调整了 EBU 指引导管的形态,增加了支撑性而已。不同的 EBU 指引导管形态和主动脉壁、主动脉窦底部接触面积和接触部位的数量是不一样的,一般情况下接触部位越多,接触面积越大,支撑性就越强,因此,我们需要的就是增加 EBU 指引导管和主动脉壁的接触部位和面积。方向明确了,剩下的就是怎么操作了。

最普通的是对侧主动脉壁支撑,这种状态下支撑力非常一般,但是有个好处即 EBU 指引导管好到位,一拉一提就解决了,非常受初学者的偏爱。大家是否有这种感觉和趋势,在自己还是"笨鸟"时,选 EBU 指引导管总是宁可小点儿而不要大了,因为大了就非常难进,甚至进不去了。像有些指引导管非常好到位,一拉一提之间就到位了,在庆幸这么顺利的同时,也就意味着这个指引导管的支撑性好不到哪儿去,这种状态下的指引导管就是对侧动脉壁支撑的,它只有一个支撑点,而且支撑面积还不大(图 12-1-2)。这种状态下的指引导管对于普通病变还是可以的,EBU 指引导管选择型号稍微小一些了。你看,它只有一个支撑点,而且支撑面积也不大,这种情况下,用力稍微大一点儿就会跑导管了。

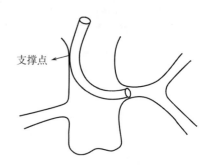

图 12-1-2　对侧主动脉壁支撑

另一种就是 U 型支撑,这种情况下它有两个支撑点:对侧主动脉壁和窦底部。这种情况的支撑力就比较强悍,像图 12-1-2 这种型号的 EBU 指引导管很难做成 U 型支撑。因为型号稍小,即使做成 U 型支撑,支撑也好不到哪儿去。在 U 型支撑(图 12-1-3)的情况下,支撑性就好了许多,一般大部分或绝大部分病变用这种方法都可以完成,少数完不成的,就要适当地考虑其他方法了,比如再重新预扩张一下、再上根导丝、是否支架顶壁了等。

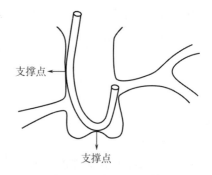

图 12-1-3　U 型支撑

当然如果这样还不行,那么还有最后一招,那就是 α 支撑!这种支撑是目前最强的支撑,没有之一。如果这个也不行,那么真的就是黔驴技穷了。什么是 α 支撑?看看"α"这个字母形态就知道了(图 12-1-4)。

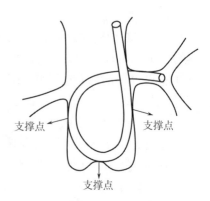

图 12-1-4　α 支撑

支架放好后,有时非顺性球囊就是不能进入支架内进行高压后扩张,原因有两个方面:①球囊的阻力增大(因为非顺性球囊比较硬,不太好在支架内拐弯或者头端容易顶到支架梁上);②指引导管的支撑力不强。解决方法包括增加非顺球囊通过支架内的顺应性,常用方法是把球囊的头端撤出体外后用手掰一下,让它形成一个角度,这样就减少了顶到支架梁上的机会。其实最有效的办法是更换强支撑力的指引导管,但这时要特别小心,因为换导管时支架内的导丝要退出来,再进导丝时,如果支架贴壁不良,可能导丝会从支架的网眼中穿过,可以采用导丝头端弯起来的方法,保证导丝在支架中心腔通过。

综上所述,球囊不能顺利通过已经释放但膨胀不良的支架时可采用下列方法:①退出球囊,将其头端改变一点方向;②双导丝滑轨;③新进入导丝上小球囊滑轨相对运动;④预扩张球囊逐渐增加直径扩张;⑤预扩张球囊锚定远端支架部分;⑥近端分支血管锚定;⑦最有效的方法是更换强支撑力的指引导管;⑧先小直径非顺应性球囊扩张,成功后再增加球囊直径。

6. 指引导管(大腔)头端的管理　"冠状动脉介入者基本操作流程要点及体会"部分已经把一项最普通的 PCI 介绍得非常详细了,大体上看经典的、标准的 PCI 无非就是那几个步骤。如果操作顺利,什么都好到位,一个 A 型病变的 PCI 真的没有难度。但是做 PCI 时,在患者没有上台前,你不会知道一位患者会碰到什么样的情况,你需要能独立处理 90% 以上 PCI 过程中的各种情况,且能独立处理 90% 以上 PCI,这才是严格意义上的会做 PCI 了,不是单单独立处理了几个简单病变,就说自己已经是名 PCI 医生了,这是不对的。这也和造影一样,造影其实相对比较简单,而且相对比较安全,一般不会出问题。但是,任何一个人都不敢说自己能把 100% 的患者做成功造影。

赘述这么多,无非就是想告诉大家,PCI 中的一些细节性的东西值得大家注意,有时这些细节性的东西就会决定一个手术的成败,至少能看出一名 PCI 医生的水准。PCI 中的两大头端管理就是非常重要的两个方面,即指引导管(大腔)头端的管理和导丝头端的管理。

这里讲解大腔头端的管理,首先是大腔头端的选择。大腔头端有正常、短头、侧孔之分,先根据病变情况选择合适的大腔。这样比较有利于大腔头端到位,而且固定非常好。例如一般左、右冠状动脉主干开口部位狭窄,需要选择带侧孔的大腔,以防嵌顿,导致压力骤降而出现意外,这是不可饶恕的;如果病变钙化严重、迂曲,那就需要选型号大一些的,可以获得额外支撑,手术可以不做,但是不能出现意外,尤其这些复杂、严重的病变。"黄老邪"教授名言："手术可以做不好，但是不能做坏。"意思就是，手术做不下去没关系，就不做了，顶多就是费点儿耗材而已，更何况如果不尝试去做，谁也不知道能不能做通，这点家属也是可以理解的，知道及时收手也是高手的表现之一。但是做坏了，就不好说了。

下面说些具体的，也是 PCI 中常碰见的。大家在送大腔到位后，轻轻地往下坐一点儿，可以让大腔头部坐实，一方面可以防止大腔摆动，来回地蹭冠状动脉口，导致夹层出现；另一方面可以被动增加支撑。当然坐的幅度要掌握好，"二把刀"千万要小心！大家在送球囊或支架的过程中，是否经常碰到因为病变较硬、迂曲，阻力较大，往前送，一送不过，二送还不过，再送大腔顶跑了的情况？应该很少有人没遇到过，这时怎么让大腔重新归位呢？

首先要看大腔进入时的原始到位形态是什么样的，其次要看大腔是怎么被顶出去以及现在的形态。以左冠状动脉 EBU 大腔为例（一般右冠状动脉大腔好到位，即使被顶跑了，也较好归位，此处不再赘述），如果原始大腔到位时是用提拉法到位的，也就是 EBU 大腔呈 L 型，大腔是不靠窦底部支撑的，这时大腔复位一般就是轻轻地往下坐了，大部分大腔会沿着导丝归位，只要跑得不是很严重。如果大腔原始形态是 U 型的，也就是用 U 型爬升法进去的，那么再往下坐就会适得其反，根据情况就要适当地提拉一下了，当然这是大腔跑得不太严重的情况下。有些术者因为过于暴力，大腔被顶跑得非常严重，不光脱位严重，而且伴有大腔的旋转，甚至有些人大腔跑位，直接把导丝都给带出来了，还有些人把大腔顶到左心室里面去了。对于这些严重跑位的大腔，你的造影基本功就显现出来了。如果你的造影基本功扎实，造影导管尤其是 TIG 导管操作得相当熟练，根据大腔头端的形态，你就知道往哪个方向旋转大腔，大腔头部会朝向哪个方向摆动，你想要大腔头部往哪儿摆动接近冠状动脉口，你就会自然而然地往哪儿旋转大腔，并顺带下坐或提拉大腔使其到位。因此，造影是基本功，一定要训练得炉火纯青。见过好多初学者刚学会冠状动脉造影没几天，就心急火燎地要求操作大腔，这是非常危险的，在冠状窦里面操作 TIG 造影管一般不会出事，但是初学者操作大腔可能会出现严重并发症，对初学者而言一定要浇灭这种危险的念头。

大腔再次到位后，你肯定不能再次重复上次的动作，如果再次重复，大腔会再次跑掉的。所以要考虑其他方法，比如可以大腔深插、可以再增加一个导丝、可以把导丝尽量往远端送一下、可以重新预扩张，如果实在不行，可以旋磨或换为比较容易通过的支架，也可以上 Guidzilia。但最简单的还是大腔主动深插一下，增加主动支撑力。这个"主动深插"学问很多，还是那句话，如果 TIG 导管操作得好，根据左主干的走行，左右旋转大腔，调整同轴，然后轻轻下坐就会让大腔深插，当然深插的幅度要做到心中有数，这就需要你在 TIG 导管上练就的感觉了。这种感觉只可意会,不可言传,像桡动脉穿刺一样,只有穿刺做得多了,才能深有体会。

另一个问题是与大腔被顶跑相反的问题,就是不希望它深插时它深插了,甚至有时把刚刚放好的支架前端给顶变形了。这种情况下,一般都出现在退球囊或支架球囊时,由球囊和大腔头部相对运动导致。解决办法一般是在右手退球囊的过程中,时刻注意大腔头部的运动,发现大腔开始深插,那么左手轻轻地给大腔一个向外的拉力,力量根据实际情况而定,然后左右手慢慢地、动作协调地往外退球囊,一般都能顺利退出。这些操作需要术者亲自体会,多实践,在长期的手术中慢慢摸索才行,但大方向一定要是正确的,一定要有这个意识才行。一名合格的 PCI 术者必须要顾全好多方面,眼观六路,耳听八方。如果无法掌握这些,即使大腔能到位,估计也完不成一例完整的 PCI。

JL 指引导管适合无须强支撑的简单病变,对于迂曲、钙化病变,指引导管的支撑性就变得非常重要,支架或球囊若不能通过,会出现进退两难的情况,这是非常尴尬的事情,所以要尽可能选择支撑力强的指引导管如 EBU。

退 EBU 指引导管,逆时针轻轻地旋转然后上提即可完成,当然直接上提也可以,主要根据导管形态。如果导管形态呈 U 形,直接上提可能出现被动深插;如果导管形态呈 L 形,直接上提也无妨。如果再保险一些,可以让导丝头部稍微漏出点儿指引导管头,在出导管头时因为有导丝的牵拉作用,一般不会出现明显回弹,防止误伤。如果让球囊的一半在指引导管开口里面,外面露出一半,就更好了。

图 12-1-5 的大腔头部已经上升到左冠状动脉口以上了,而且伴有明显的旋转移位。这时如果条件反射性地、本能地向下坐大腔(初学者的本能就是一看大腔跑了,本能地就要往下怼大腔),就会让大腔头部偏离左冠状动脉口更远,甚至导丝也会被拽出来。这时就要按图示方向顺时针轻轻旋转大腔(旋转角度要控制好),然后轻轻地上提大腔,大腔口就会在导丝的牵引下重新回到左冠状动脉口,然后再轻轻地下坐大腔,让大腔口深插(注意左主干是否有斑块和左主干的长度),增加支撑力及稳固性。再次前送球囊或支架时要注意程度,如果大腔已经被顶离左冠状动脉口,要及时放手,这时即使再努力,大腔的支撑力已经达到极限或已经下降,下面的工作就是徒劳无功了。此时要考虑其他方法了,比如增加导丝、重新预扩张、更换支架(尺寸短一些的、通过性良好的)、加用 Guidzilla,或者更换大型号的指引导管。

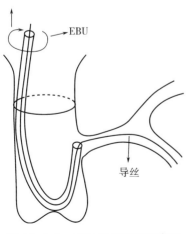

图 12-1-5　EBU 操作调整示意图

　　首先,造影导管和指引导管的结构是完全不一样的;其次,造影导管的作用是输送对比剂,显示冠状动脉病变,而指引导管的作用是输送不同的手术器械,进行冠状动脉病变治疗。因此,冠状动脉造影的操作是冠状动脉介入治疗的基础,是相对复杂的,需要更高的技巧,造影导管操作技巧对指引导管的操作有一定的帮助。

　　如何选择一个合适的指引导管,需要考虑很多因素:患者的身高、体重、血管入路选择及入路是否迂曲,左主干和右冠状动脉开口的位置,开口是否存在病变及第一段血管的走行方向,拟处理病变的复杂程度,术者的手术经验等。越简单的病变越趋向选择到位容易、不容易损伤开口的指引导管,但缺点是支撑力不够。对复杂的病变,指引导管的选择首先强调足够的支撑力,但是到位不容易,容易损伤开口,需要指出的是支撑力也可以通过其他手术器械和技巧来获得,但后者的手术经验更重要。

　　在通盘考虑之后,选择了合适的指引导管,通过旋转、提拉或者推送的手法使其到位,进行随后的冠状动脉治疗。在治疗的过程中,由于器械的推送,指引导管有可能脱离冠状动脉开口,一般若及时发现,回撤器械之后指引导管就可以复位了,随后的操作一定不能重蹈覆辙,需要调整策略,通过主动或被动支撑来输送器械;一旦没有及时发现,指引导管无法通过回撤器械复位,那需要考虑在保证导丝在病变的远端、保住目前成果的情况下,在最熟悉的体位比如后前位,旋转和推拉指引导管重新到相应的冠状动脉开口,此时操作指引导管的动作幅度要小,必要时在透视冒烟的指导下操作。

　　7. PCI 工作导丝头端的管理和操控　在“指引导管(大腔)头端的管理”部分说到,冠状动脉介入术有两大头端管理,一个是指引导管头端的管理,另一个是导丝头端的管理。这两个管理确实非常重要,对介入的成败起着不可估量的作用。

　　在介入过程中,导丝头端的管理非常重要,一定要保证导丝头端在血管远端的相对固定的位置上,前后不能差太多,这是决定介入成功的关键步骤。如果这一步骤做不好,更别说 CTO 病变了,即使一般 A 型和 B 型病变也会变得非常困难。如果导丝太靠前了,伸向远端,可能一不小心就穿出血管,导致穿孔;把导丝留在血管近端,就会导致支撑力下降,一些工具无法送达目标位置,如球囊、支架等。那么,如何平衡这一对矛盾就是重中之重了! 如果我们做到以下几步,处理一般病变是没有什么问题的,也是向 CTO 病变“前进”的必经之路。

　　首先,为了保证导丝足够的支撑力,尽量向血管远端送,这样可以为以后的步骤做一个良好的铺垫。不要怕麻烦，也不要嫌血管迂曲，只要血管的直径足够，就尽量向前送一些。但不是不要死活地往前送，把导丝头端送到血管细小末支就不显影了。一定要留有一定的余地，这个余地的多少可根据实际情况自己来预留，如果操作熟练、病变不难的话，就可以少留一点儿，如果是生手或者操作比较复杂，比如要用到多根导丝、要对吻、要切割等，就要相对多留点儿余地，这就叫"凡事留一线，日后好相见"。要保证在操作的过程中，即使在没有观察导丝头端的前提下，就算有少量的前进，也不会导致导丝在血管头端有比较大的张力，从而穿透血管。

另一个非常重要的小技巧就是，尽量让导丝头端在远端形成鱼钩样，这样导丝头端就不会直接面对血管的远端了，如此可以大大避免穿透血管的可能性，这与我们用的导丝表面涂有肝素膜的那个弯型头是一个道理。在操作球囊或支架的过程中，尽量按标准操作规程，用标准动作，这个动作就是前送球囊或支架时，一定要让助手把导丝绷紧，不能让导丝有一定的弧度，否则在你前送球囊的过程中导丝会随着球囊前进，从而增加戳破血管的风险，一般比较有经验的助手都会注意这一点，尽量把导丝尾端绷紧，如果他没有绷紧，你要及时提醒他，不过前提就是你必须注意到这一点，其实这是非常重要的一点。如果你觉得还是不够紧，或者你觉得差不多了，不好意思再提醒了，比如你的主任给你当助手时，你可以稍稍往后退一下 Y管，让导丝尽量绷紧，这样也可以预防导丝向前冲。

在回抽球囊时，一定保持右手不动、左手动，即保持操作导丝的手相对于手术台是固定的，只有操作球囊或支架的手动。这就是原则，开始时可能会不大习惯或操作不好，但没有其他方法，只能多练、多看。要不就拿根导丝和球囊回家，把导丝头端栓到门框上，然后反复练习。最后一点是相对比较低级也是常犯的错误：忘了擦导丝！我觉得绝大部分介入手术者都犯过这个错误，而且不止一次。这也要多练、多加注意，形成习惯和肌肉记忆。

靳志涛　*专家点评*

关于导丝头端的管理与操控，需要了解导丝结构，不同导丝的结构和设计是不一样的，导丝头端直径、内芯、涂层、护套等特性直接决定了导丝的使用方法。成熟的术者应该根据导丝特性，选择合适的工具。

知晓导丝结构特性后，要把日常物理常识运用到导丝操控上，要知道什么是扭矩、支撑力如何体现、推送性能与哪些因素有关。在导丝塑形时，要根据病变特征和分叉角度做好头端塑形，熟知不同病变所需的塑形方式是不同的，如CTO病变需要塑小折弯，普通病变塑平滑弯，血管近端角度刁钻时需要塑第二弯等。

不同导丝的软段长度略不同,导丝杆的支撑力也不完全相同,为了保证足够的支撑力,就需要将导丝送得较远,以确保病变部位导丝具备足够的支撑力。不同导丝的触觉反馈不同,超滑涂层导丝穿出血管外时,术者手上往往没有什么感觉,而缠绕型导丝则不同,触觉反馈会更加灵敏。

　　导丝送太远了会担心穿孔,导丝送太近了会担心没有支撑力,文中给出了一系列方法,例如不要送到血管分支尽头、导丝头端呈U形样、减少导丝承载球囊时的阻力等,都是卓有成效的实用方法。

　　除了导丝头端外,还有一个器械需要重点关注,即指引导管,这两样是手术视野的全部。手术视野有两个原则:一是导丝头端必须在视野范围之内;二是指引导管第二弯要在视野范围之内。当导丝头端在视野范围之内时,任何器械进出时都能够证实导丝头端在既定位置保持不动;而指引导管第二弯在视野范围之内时,器械推送有无阻力、回拉器械时导管是否会深插,都能够通过第二弯的形态变化得到警示。

　　良好的导丝头端操控和管理是手术成功的必由之路,也是避免并发症发生、确保手术安全的必备技能。

8. 如何把 PCI 导丝操控到极致　写在前面的话:去年的时候我笼统地写了一些导丝塑形与操控的文章,非常浅显,去年看到那篇文章的兄弟们估计现在已经成长为一只成鸟了,虽然还不是老鸟,但是一般的病变已经不会被难倒了,单导丝、单支架、单球囊这类活儿估计已经手到擒来了。但是,我们不能总是满足于此吧?其实一个冠状动脉介入手术做不做得下来,关键步骤之一就是导丝的塑形和操控,这是介入手术的一个"限速酶",如果操控不好,稍微难一些的病变就会让你止步不前。当然,一般的病变,我们随便塑个弯头就可以进去。但是,这也只限于一般的病变。对于一些非常规的病变、特殊的场景,我们就不能千篇一律地随便塑个弯头就进去了,这样即使有再高超的导丝操控技术,也无济于事。故此处我们就讨论在那些特殊场景下需要的一些特殊导丝塑形技巧。

　　(1)几乎每位术者都曾碰到,以后也许还会碰到的情况是,导丝在手术做了一半的时候由于各种原因被带出血管了,例如擦拭导丝时一不小心拔出来了、退球囊时被带出来了、随着指引导管飞扬了,也有拔导丝时拔错了的,还有很大一种可能就是支架已经放进去了,还没有后扩张或还没有串联第二个支架,导丝被带出来了。此时导丝是必须要重新进入支架内的,但是这就带来一个问题,即导丝有可能穿过支架网孔进入血管腔,这时应该怎么办?为了避免进入支架网孔,就需要把导丝的头部使劲塑形,几乎要塑成鱼钩样的形状,这样导丝在进入支架时头部是弯曲前进的,一般情况下就不会进入网孔了。如果是常规塑形的话,导丝极有可能进入支架网孔,尤其是支架在没有后扩张的情况下,或者支架近端与血管匹配不好、贴壁不良的情况下更是极易发生。这点估计大家都能想到,但是导丝塑形一旦形成习惯就难以更改,所以要养成塑形前先审查血管,然后思考我要干什么、需要什么样的导丝塑形。建议不妨放慢节奏,先思考半分钟也不迟。需要注意的是,一般的工作导丝塑形能力非常强,多数情况下不会塑折,所以不要怕,使劲塑就行。

另外,这种塑形的导丝在血管中前进时应尽量保持平推,如果摆头的话,很容易缠绕,需要特别注意,因为头端是曲折起来的。即使不曲折,因为头部弯曲度较大,如果摆头的话,导丝头端你来回摆动,几下子就变直了,某些导丝头端保形能力还是比较欠缺的,想再把头部曲折过来就不大现实了,至少比较困难。

(2)对于一些病变比较简单、狭窄程度也不太大的血管(例如狭窄80%以下的血管、处于血管的中近端),估计导丝即使蜷着弯也能通过的情况下(如左前降支近中段70%左右的局限性狭窄、右冠状动脉近中段70%~80%的局限性狭窄),可以把导丝过度塑形成钓鱼钩样,这样就可以避免导丝进入分支,只要指引导管和血管同轴性还说得过去,直接就平推过去了,非常迅速和简单,导丝直接到血管远端,一点儿分支都不会进入的,简直是秒过。另外,导丝到远端还是蜷曲着的,不容易把血管穿透。不过,也不要把工作导丝想象得那么保险,认为它绝对不会穿透血管。

这种情况下,尤其在急诊时非常有用。有时即使狭窄比较重,但是病变比较短,导丝通过病变容易,也可以有意识地把第一个弯塑得大一些,导丝一旦过了病变,就找个小分支开口,让这个小分支开口挡一下导丝头端,那么导丝立马就会蜷曲起来,然后就可以迅速地把导丝推到远端。行家看你做手术时不一定看你做了多复杂的手术,只要看你的某个动作就知道你有多深的道行了。那些大师级的人物即使做 A 型病变,也做得比你有节奏感。

(3)对于一些开口位置和角度非常刁钻的分支,我们进入分支时就非常头痛,此时就显示出来我们导丝塑形和操控导丝的基本功了。我们先仔细地分析这个分支开口的特点,然后规划好进入这个分支的方案,不要拿过导丝就慌慌张张地开始塑形。对于这种分叉病变,进入导丝前首先须导丝塑形,尽量塑成约 90° 的弯曲,少了也不好,多了也不好。然后将导丝平推过这个分支开口,让导丝弯曲方向朝向分支开口方向,慢慢往回退,这样导丝就会被你回退到分支开口里,然后再轻轻地向前推就会进入分支了。如果导丝被塑得过弯,就会在前推的过程中蜷曲;如果导丝弯曲度不够,就根本拉不到那个分支里。

(4)对于左回旋支的导丝进入:因为左回旋支的解剖特点,它本身就非常难进入。因为左主干向前走,垂直发出左回旋支,然后移行成左前降支。你无论怎么调整大腔,都无法和左回旋支同轴(我说的是大部分,极端案例除外),这时就比较考验我们导丝塑形的能力了。此时我们要形成一个条件反射,一看是左回旋支病变,我们要尽量把第二弯塑得大一些,尽量能让它搭到左回旋支开口。这就是"大腔不够,导丝来凑"。对于左前降支,第二弯稍微有点儿甚至没有都能进入;但是如果是左回旋支,那就变得几乎不可能了。

(5)对于一些病变比较严重、伴有钙化或残余管腔呈一条线状的血管,需要比较强的支撑力,这个情况下导丝第二弯要非常小甚至没有,第一弯也要尽量小,因为弯曲度越大,那么它的支撑性越小,穿透力也就越小。在这种情况下,你采用CTO病变的导丝塑形方法都不为过,即直接借助导引针头部用手指压出一个小弯曲。

(6)其他导丝塑形方法:常规方法是用导丝专用塑形针塑形,这样的塑形方法容易掌握,导丝受到的损伤较小,导丝头部有一定的弧度。但是导丝的保形能力比较差,在血管里面旋转两下再拿出来发现导丝弯曲度明显变小,这就不好了。这里介绍一种方法是把导丝穿到导引针中,然后露出个头来,用手指指腹使劲压,人为地压出两个弯曲来,这两个弯曲的地方非常死,不是弧度,这种方法处理过的导丝保形能力非常好,尤其是 Sion 导丝,只要你不用手指指腹狠劲地压,一般不会把它压残的。这个方法通常用来做 CTO 病变导丝塑形,该导丝形状可以参考 CTO 病变专用导丝 Gaia 系列,它是专为 CTO 病变而生,一出厂就是塑形好了的。

靳志涛　专家点评

读到这篇文章时,不由得想起当年入行时师傅反复告诫我的"轻、柔、慢、细"。经历过坎坷、惊险、挫折,见识到并发症的厉害之后,才深刻理解了师傅的深意,悔当初,没能早些明白。

如何把导丝操控到极致,如同"武林高手",要有足够的内功、称手的武器、绝妙的技巧。手术就是一场战斗,要敬畏、要重视、要自信、要做足功课。

哪里有什么极致,都是要追求完美、做到更好,作者一定是完美主义强迫症,凡事都要精益求精。

有人说:"武林高手都是鲜血喂出来的,手术高手都是死人堆里爬出来的"。我非常反对这句话,从入行起,我就认为,做手术需要天赋,靠并发症作为代价是极其不人道的行为,无论是外科手术还是介入手术,有的人天生不适合做术者,无论怎么培训和教化,骨子里不适合就是不适合。

文中写到了大量具体场景,如导丝如何推送、如何通过病变、如何固定,多读几遍,结合自己的经验,领悟体会即可。

回到师傅教给我的"轻、柔、慢、细",这四个字深深地烙刻在我的心里,多年以后,我又加了一个字"稳"。那么,心底的烙印如何诠释?

"轻"，手要轻，介入手术不是要大刀，不需要拼蛮力，用力要轻如羽、柔似水，掌握力道，利用巧劲，恰到好处即可。如第(5)点中指出的次全闭塞病变导丝通过技巧，需要选择一根头端更细、更软、更滑，操控性好，塑形为小弧形的导丝，轻轻地耐心钻缝即可，完全不需要甩开膀子、使出九牛二虎之力。

　　"柔"，即动作柔和流畅，手术中要掌握节奏，遇到阻力时不要生猛地用蛮力"硬碰硬"，无论是推送还是拔除导丝，都要用力连贯，不要快进快出。文中提到"行家一出手，就知有没有"，看一个术者的手术水平高低，只需要看一两个动作，就大概知道他的段位了。

　　"慢"，这里的慢，不是指慢腾腾。有的术者错认为动作快，就一定能够手术快。其实不然，手术操作讲究动作巧妙，确保安全，需要一步一步地实施，要有耐心，要有手术操作的内力，重神不重形，没有必要风风火火、急急匆匆、张牙舞爪、手忙脚乱的，那样只会乱糟糟、血糊糊，出力不出活。高明的术者总是会气定神闲、宠辱不惊、稳扎稳打、不急不躁、一气呵成，手术既漂亮又迅捷。

　　"细"，既是指细致、细心，又是指注重细节把控。比如边支导丝保护，主支支架到位时，有的术者会轻拉一下边支导丝，以防止导丝被三维禁锢；主支支架释放后撤除边支保护导丝时，有的术者会先预先释放指引导管积攒的张力，提前防范指引导管深插，这些都是细节，需要细心对待。

　　文中提到的一系列技巧，需要结合手术病例逐个参悟。作为初学者，要打牢基础，就要掌握各类导丝的习性，了解头端塑形技巧、学会精细操控导丝方向，知道U形祥成形方法和解开技巧，在初级阶段须按部就班、不省步骤。

　　初闻不知曲中意，听懂已是曲终人。悔当初，没能早早地品味师傅教导的深意，"轻、柔、慢、细"蕴含着丰富的人生哲理，待岁月摧残、伤痕累累、少年不再，才逐渐理解字外的蕴意，才拥有了遇事不惊的"稳"。

👤 张　铭　专家点评

　　导丝的操作一定要轻柔，不能为了图快、图潇洒，心急吃不了热豆腐，欲速则不达，避免快速旋转，否则导丝会像一条鞭子在血管里面抽打，很容易损伤血管，尤其是血管病变严重处，容易导致血管急性闭塞或者进入夹层，初学者由于没有手感更容易进入血管夹层，导致血管血流缓慢甚至急性闭塞。此外，术者操作不熟练，在球囊扩张病变后形成夹层，不小心将导丝脱出血管真腔，重新进导丝时容易进入假腔。一旦进入假腔，需要迅速找到真腔补救，而找到血管真腔是整个操作成功的关键,第一根导丝进入夹层以后,千万不要使劲造影,高压力的对比剂会将局部的夹层或血肿扩大,更不要快速在局部旋转第一根导丝,旋转的导丝可能使血肿或夹层扩展;可以将第一根导丝保留在夹层内,进入第二根软导丝缓慢操作,以第一根导丝作为标记,找到血管真腔,如果第二根导丝还不成功,可以退回第一根进入夹层的导丝来寻找真腔,或者进入第三根导丝来寻找真腔。须注意一旦导丝到达远端,可能正向血流就没有了。为了证实到达远端的导丝在真腔,可采用以下几种办法:①最常用、最简单的办法是导丝能够重复、无阻力地进入到远端不同分支(特别注意重复和无阻力);②微导管造影(微导管一定要尽量送到更远的地方,回抽有血液回流,然后再造影);③IVUS最准确,但相对成本会高一点;④如果闭塞血管有逆向血管显影的话(如这位患者右冠状动脉造影时,左回旋支能够逆向显影),那么进行右冠状动脉造影,也可以证实到达远端的导丝是否在血管真腔。

最后强调,导丝到达远端后一定要认真证实导丝确实在血管真腔!然后再进行球囊扩张和支架植入,否则结果是灾难性的。

9. 如何避免导丝缠绕　　有位丁香园网站心血管专业版块网友评论:楼主的帖子真如同雪中送炭,外出进修,造影已很熟练,PCI刚开始学习,有个问题想请教一下,就是在撤球囊时把导丝掉出来的问题,一根导丝在血管里不会掉出,但如果是两根导丝,在退球囊时容易掉出来。例如主支支架和分支保护导丝(有时分支还需要垫球囊),撤出主支的球囊时,如果不压分支导丝,分支导丝就容易掉出来;压的话,最后推出球囊时感觉很棘手,两根导丝容易缠绕,而且如果两根导丝是同型号,往往容易混淆。请问有无更好的操作手法,或者分支导丝有无别的办法固定使其不掉出来?如果手术病变复杂,比如分叉病变,放进去的器械多了(如两根导丝,主支垫球囊,分支入支架),操作更加困难,感觉撤除球囊时导丝掉出更容易发生,而且容易头脑混乱,所以想请专家们给予指导。

对于这位网友第一个问题,放两根导丝确实容易把另一根导丝带出来,带出来后血管里面经过一系列操作后原有结构已经破坏,再进入费时间和精力不说,确实进入困难。其实你可以用小手指和无名指夹住Y管通对比剂的那根导管以固定大腔,示指和拇指控制你要操作的导丝和球囊。这时你用剩下的中指夹住容易带出的导丝即可,然后再往外拔球囊就不容易出来了。术者开始肯定不习惯,慢慢地熟练就好了,这就像习惯了右手用筷子的人,改为左手用筷子非常困难。其实如果习惯了左手用筷子,就与右手一样熟练了。当球囊撤到大腔口时球囊已经进或快进Y管了,导丝带出的可能性就很小了。如果仍不放心,可以左手捏住操作导丝,从 Y 管撤球囊时用左手的中指顺路把另一根导丝向手术台压住,然后退球囊,基本上就不会把另一根导丝带出来了。此外,还有个比较简单、粗暴的方法:让你的助手压住另一根导丝就行了。

对于导丝容易混淆的问题,可以选择两种不同型号、不同颜色的导丝,例如一根 Sion 导丝,另一根 Sion-blue 或 Runthrough 等导丝。确实混淆分辨不清时,在透视状态下抽动导丝,观察哪个头端摆动,就可以区别了。

关于导丝缠绕的问题,很多时候无法完全避免,毕竟大腔就那么粗。但是你可以用纱布包一下,把两根导丝尽量隔离,同时进导丝时先进难进的血管。尽量减少导丝旋转操作,导丝要尽量平推进入,不要摇头晃脑地进,以减少导丝的旋转操作。另外还有个问题,预计手术要进入的器械可能要多些,为什么不走股动脉用 7F/8F 大腔? 这就牵扯到策略问题了。马蜂做马蜂窝和建筑师盖楼的最本质区别就是,建筑师在盖楼前已经在他的心中把楼盖起来了。关于头脑混乱的问题,建议你放慢手术的节奏,又不是急诊。

 靳志涛　专家点评

很多术者都会牢记一个法则——"导丝就是生命线"。

的确是这样,作为术者,最不能犯的错误就是不小心把导丝带出来,假如经常犯这种错误,真的要反思自己是否到了当术者的火候,是否应该认真检讨一下,自己的功力能否撑得起一台手术。

一旦上了手术台,头脑就要无比清醒,跟下象棋一样,需要预知后面五步可能会发生什么,胜利了一小步,不要沾沾自喜,失误了一小点,不要气馁萎靡。手术过程中,策略和技术是两个层面,要有元帅的谋略和大将的武功,在任何时候都不要犯糊涂。

头脑不清醒、思路不清晰、导丝分不清时,及时求助上级医生帮忙或者换术者,不要硬撑。

有一个很不好的现象,很多还没有修行到足够水平的术者异常怕吃 X 射线,生怕多踩一脚就受了多么大的损失一样。殊不知,可能正是因为少踩了一脚,导丝脱出导致手术失败,这不是危言耸听,"导丝就是生命线",导丝在,好补救;导丝脱出,进不去的大有人在。

不懂得夜路怎么走,就要把灯笼调亮。有时扫一眼就会避免很多事故,比如撤除球囊时,踩一脚确认导丝没有脱出;推送球囊时,踩一脚确认导丝没有穿出;支架释放后,冒个烟儿确认血管没有穿孔;主支支架释放后,冒个烟儿确认边支没有闭塞。好的术者,会低调地把各种风险考虑在事前,差的术者,会天天四处炫耀如何补救了自己频发的并发症,一好一差,高下自现。

手术台不是练手的唯一场所,不要在活人身上磨炼自己的笨手。导丝、导管、球囊、压力泵,请护士老师帮忙消毒一套,在台下把操作技能学熟练,不要等到上台了才临时抱佛脚、匆忙地靠台上抢来的机会初次体验。

手生时就要苦练基本功,该扎马步时就别琢磨着如何耍大刀,很多初学者只是想着怎么放支架,做助手都没能合格时,先不要想着去当术者。真正的高手都是从助手开始的,助手的作用不差于术者,甚至于助手更辛苦,既要完美配合术者的操作,又要盯着生命体征,更是一种考验。

换位思考,保持敬畏,换作我们是患者家属的话,也不希望台上的术者是位不熟练的新手。循序渐进最好,不要过早地做复杂病变,从简单病变开始,慢慢地使自己强大。

如何避免导丝缠绕,如何避免导丝脱出,如何避免导丝搞混,文中给出了操作注意事项。我加上几句:①不放心时要踩X射线证实;②台面整洁有序,导丝固定有效;③导丝推送原则是先难后易、先重要后次要;④使用torque精准调控方向,不要无目的地过度旋转。

爱患者,知敬畏,耐住寂寞,静等花开。

孙　涛　专家点评

(1)尽量遵循先难后易的原则,避免第二根导丝因进入血管困难反复尝试而致导丝缠绕。

(2)操作多的导丝靠近术者,操作少的导丝远离术者。比如左前降支中段狭窄累及对角支的病例,计划做Provisional单支架并边支保护。因为主要步骤需要在左前降支那根导丝上完成,因此将对角支导丝标记并置于远离术者的位置,而左前降支导丝靠近术者,术中需全程左手握持,避免混淆。

(3)由于重复使用的球囊会有卷折的现象,进入大腔会有翻滚导致导丝缠绕的可能,在球囊进入大腔时务必要将球囊捋直。

(4)此外,要勤擦拭导丝,避免血栓附着导致球囊回撤困难甚至带出或缠绕。

10. 分叉病变进导丝特殊技巧:猪八戒倒打一耙 一些分支开叉角度非常刁钻,而且伴有分叉病变,通路就会变得非常纤细且迂曲,这时通过导丝就会变得非常困难,即使有非常高超的导丝技巧和手感也是非常困难的,导丝无法进入目标血管就会导致手术做不下去,即使放弃进入该血管,手术勉强做下去也会增加手术风险,导致术者身心巨大压力。这时我们就需要一些特殊方法来调整导丝进入目标血管(图 12-1-6)。如果我们按常规导丝塑形和进入方法,那么进入分支血管就会变得非常困难,原因是分叉角度非常大,几乎呈 90°,分叉近端有病变,导致导丝头部弯曲无法到达分叉处。那么,用什么方法可以进入分支导丝呢?

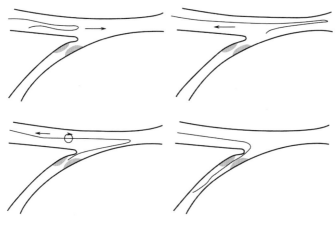

图 12-1-6 导丝反折技术

首先要先导丝塑形,这个塑形就不能用常规塑形了。其实导丝选择没有什么特殊要求,选择常规的 Sion 系列、Runthrough 系列 /BMW 系列都可以。个人喜欢 Sion 导丝,首先让 Sion 导丝在导引针头部露出一点点,大概 1~2mm 即可,然后用手指指腹轻轻地压导丝头部,慢慢地压,逐渐加力,直到导丝头部呈一个 100° 左右的死弯。这是个关键,必须塑好形。然后再跟进血管弯度用相同的方法塑一个大弯就可以。

下面就是进导丝,把导丝进到分叉病变血管主支的远端,然后调整导丝弯头朝向分支的方向,就像猪八戒的钉耙子一样,然后轻轻地向后退,一直退到分叉部位,这时导丝头端就会自动弹入分叉,后面的事情就好办了,然后边旋转边轻轻地推送,即可进入目标血管。记住动作一定要轻柔,如果快了,就会导致导丝回弯,前功尽弃。我给它起了个名字,叫"猪八戒倒打一耙"。

　　分叉病变手术的第一步导丝分别进入血管主支、边支。将导丝顺利送入血管远端，是手术的关键环节。根据分叉病变局部血管狭窄程度，边支与主支夹角（B角）角度不同，操作难易程度不同。狭窄越重，分支与主支间夹角（B角）角度越大，则操作越困难（图12-1-7）。常用的边支导丝塑形和进入方法见图12-1-8。

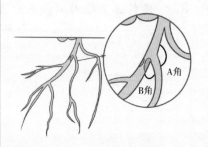

图12-1-7　分叉病变角度的定义

单弯，短头	L1 L2
单弯，长头	L1 L2
单弯，圆滑形状	L1 L2
双弯	L1 L2

图12-1-8　常用的边支导丝塑形和进入方法

　　（1）正向导丝进入分支：

　　1）常规病变：导丝塑形单弯、短头。正向调整，即可进入（图12-1-9）。

　　2）边支（B角）接近90°：导丝塑双弯正向进入。缓慢操作导丝使J型头端朝向边支前进，第二个弯曲可将导丝顺利送入边支，轻轻旋转导丝，将其送入远端（图12-1-10）。

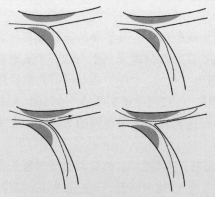

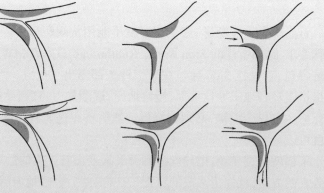

图12-1-9　常规病变导丝进入法　　　　　图12-1-10　边支接近90°导丝正向进入法

　　（2）逆向回撤导丝进入分支：

　　1）边支（B角）接近90°：导丝塑形大角度反折形弯曲。先将导丝送至分叉远端，缓慢回撤导丝，使其头端"落入"分支开口，缓慢旋转送入边支（图12-1-11）。

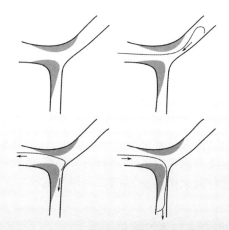

图 12-1-11　边支接近 90° 导丝逆向回撤进入法

　　2）边支（B 角）大于 90°，呈反折形夹角：导丝塑形第一弯曲为圆弧形，第二弯曲为反向 U 形弯曲。现将导丝送入分叉远端，缓慢回撤导丝，使头端先进入边支，缓慢操作，使导丝进入血管远端，正如作者形象生动地描述为"猪八戒倒打一耙"（见图 12-1-6）。

　　11. 如何快、准、狠地完成支架定位　　如何快、准、狠地把支架定位到需要的位置，而且不能前也不能后，这是个关键性的技术，它直接决定着手术的成败。如果把支架撑起来了，一造影，发现狭窄还在，则支架放错位置了！想想都让人不寒而栗。对于初学者来说绝对是个难点和关键点，也是你的上级医生最后放手的活儿。如果你的上级医生觉得你行了，是个可造之才，把最关键性的一步让给你做，你要是放错地方了，估计至少半年不会再得到这样的机会了。另外，还会留下永远让你挥之不去的心理阴影和别人茶余饭后的笑柄。如何把握住这次珍贵的机会甚至是唯一的机会，把支架成功定位然后释放呢？这是非常让人头痛的问题。现在我就告诉大家一个能快、狠、准地定位支架的小技巧。

　　我们知道，病变部位的斑块有时非常硬，尤其在钙化的基础上，即使预扩张了，在送入支架时也会有非常大的阻力，如果再加上迂曲，那更是雪上加霜！这时你在送支架的过程中就很容易把大腔顶跑，即使没有顶跑，也会把大腔顶得脱位、同轴不良等现象。大家常规的做法就是把支架送到病变部位附近，冒个烟，发现还欠一点儿，然后再前送一点儿；冒个烟，发现还欠一点儿，然后再前送一点儿；再冒个烟……如此反复，这是非常笨的方法，非常不可取，因为你在前送支架的过程中会给支架一个持续的前送力量，在反作用力的作用下，大腔开口就会被动地脱离冠状动脉开口,这时你冒烟就会因进入冠状动脉的对比剂量减少而显示不清晰,导致定位困难甚至错误。下面我就告诉大家一个方法:你先不用管支架的位置,大体上估计到病变的位置(都做到这一步了,记图的能力大概已经有了吧? 没有这个能力,请退出这一步重新去造影),然后前送支架通过病变,也就是把支架送过病变,其实你知道送过量了,别人也知道你送过了。没事儿,要的就是这个效果。然后咱再轻轻地、轻轻地往回退支架,在回退支架的过程中,你会发现被你顶到一边去的大腔头端又回到冠状动脉口里了。然后让你的助手给你轻轻地、持续地冒烟,你趁他冒烟、病变显现出来时,快、准地回抽支架到病变部位,这时你会做到的,因为这时造影效果非常好,病变显现得非常清晰,一般比较准确,然后就是 1 个 Mark 或 2 个 Mark 的微调了,有时甚至都不用微调,电影一下留个纪念,直接支架释放就好了。

三、冠心病特殊病变介入技术策略和体会

1. **急性心肌梗死的介入治疗**　急诊 PCI 是冠状动脉介入绕不过去的坎,如果做介入不会急诊,不能算是完整的介入医师。另外,急诊患者在 PCI 中获益更大,更能立竿见影。所以,急诊 PCI 对一位介入医师是有非凡意义的。此外,每位介入医师没有 2~3 年的从业经验,是无法单独战斗、值班带领小弟完成手术的。其实急诊手术操作并不复杂,基本上是一根 Sion 导管走天下的状态。但急诊 PCI 却是整个 PCI 的难点和重点,风险性不言而喻。其实,做好急诊 PCI 策略比技术更重要。有些患者真的动不得,不动还好,如果动了,那就麻烦了。

患者的选择很重要,要有所为,有所不为,不要 "If the only tool you have is a hammer,then everything looks like a nail." 对于部分急诊高危患者,比如高龄、超高龄,身体状态极差,合并多种系统疾病尤其中枢神经系统疾病及肝肾损害的患者要慎重,充分评估风险收益比。再者,对血流动力学不稳定的患者,比如心源性休克状态患者宜先 IABP 支持下行 PCI,没有这个设备的单位,或有这个设备但没有相关技术操作人员,不建议对这部分患者进行直接 PCI,而建议患者转院治疗是首选。有两种医生是好医生:一种是把患者的病治好;另一种是知道自己治不好,把患者推荐到能治好的医生那儿去。如果患者拒绝转院治疗,给患者两条路:①先保守治疗,药物控制,待病情稳定、血流动力学稳定后再行 PCI,如果患者挺不过去也没办法。②直接高风险 PCI,风险一定向患者及其家属沟通好,单独填写手术同意书,一定要写详细,对于期望值过高者更是如此。必要时请示院领导,如果走这一步,对患者、对你都是风险和收益巨大的。

急诊 PCI 的时间问题,发病 6 小时内开通最好,12 小时以内的患者急诊 PCI 是可以接受的,12~24 小时是否行 PCI 意见有一定的分歧,这只能灵活掌握了。对超过 24 小时的患者,一般先不动,择期行 PCI。择期的话一般要 7 天以上,10 天是不错的,但是不要过长,那样会增加开通的难度。部分患者到医院前是溶栓的,这时也可以做,一般如果血流达到 TIMI 3 级或 3 级弱,即使有狭窄且很好处理,也不

要手痒,择期做更好。

对于非罪犯血管,一般急诊期间不要动它,首先判定罪犯血管,迅速处理掉,对非罪犯血管不要乱动,因为此时的时间、精力、时机都不适合。这种情况在熟人状态时更要把握住。对于部分血栓负荷重的患者,首先建议血栓抽吸,可以事半功倍,减少无复流概率。不要担心麻烦,不要担心患者花钱,该抽的必须要抽,毫不犹豫。钱和治疗原则比起来,就不重要了。好像最新指南对血栓抽吸推荐力度有所降低,但是效果还是非常明显的。一般不要求在急诊状态下对目标血管反复后扩张,精益求精,以求观感上的漂亮,这样会增加无复流概率。对于无复流,如果血压可以,可以反复给予常规剂量硝普钠,只要血压支持得住,建议刺破球囊给药,不要直接大腔注射。如果血压不理想,但心率比较快,建议给予维拉帕米(异搏定),要灵活掌握。血压一定要保持一定水平,因为血流是最好的溶栓剂,这也是对心源性休克患者是否行 PCI 这一问题令人头痛的原因。

一般右冠状动脉堵塞再开通后容易出现一过性心室率缓慢甚至三度 AVB,可以适当给予阿托品、多巴胺。这方面有人做过间歇性开通的实验,据说还不错。即开通后有血流了,用球囊堵上一会儿,然后再放开,然后再堵上,如此反复几次,就是缺血预适应的反过程。

张 铭 专家点评

急性心肌梗死患者在急诊手术中或者术后短时间内很容易发生冠状动脉内血栓及无复流,一方面机体在发病初期处于高凝状态,另一方面与抗凝和抗血小板不充分有关。因为抗血小板药物还未发挥作用,而抗凝药物可能存在抵抗或半衰期过短、浓度不够等因素,所以进行急性心肌梗死急诊手术时,除了给患者服用负荷量的起效快的抗血小板药物以外,还要关注抗凝效果。术中最好测量 ACT 来监测抗凝药是否起效。术后一定要持续一段时间给低分子量肝素,或者静脉滴注替罗非班,直到抗血小板药物起作用。

急诊术中进行支架内后扩张是没有问题的,但支架后扩张会发生慢血流,增加患者风险,但是利用硝普钠预防慢血流事件发生非常有效。在急诊血栓部位植入支架以后想要后扩张,支架球囊退出以后不要造影,先冠状动脉内给硝普钠,恢复血流以后,再进行高压支架内后扩张,高压后扩张以后不要即刻造影,先冠状动脉内给硝普钠,消除慢血流后就可以正常造影了,利用这种方法可显著减少慢血流事件的发生,所以不要担心高压后扩张,更应该担心双联抗血小板药物没有起效,在这一段空窗期内是否有足够的抗凝药物来保护支架。术中是否给予支架内高压后扩张,与术者的操作经验有关。

2. 冠状动脉分叉病变的介入治疗　只要做介入，就离不开分叉病变，这是迈不过去的一个坎。当然，如果你已经开始关注这方面的事情了，或是对这个事情开始感兴趣了，恭喜你，你又成功进阶到下一个层次了！话说回来，你总不能真的"一根 Sion 导管走天下"吧？现在提倡能简单尽量简单，因为复杂手术做完，观感上非常漂亮，但是长期观察并未发现有更多的获益。不过，老教授胸有成竹的"一根 Sion 导管走天下"和你战战兢兢的"一根 Sion 导管走天下"完全不是一个概念，这牵扯到策略问题了。给你看台子的老教授说："没事儿，你上一根 Sion 导管就行，分支绝对不会丢的，不用怕！"如果是你自己，可能还纠结："一根 Sion 行吗？需要分支保护吗？需要拘禁一下球囊吗？"甚至干脆用 Crush 或 Cullote 术式了，把简单的事情复杂化。别人一根导丝半小时就能完成的事儿，你非得两根导丝 1 小时还不一定能做完。但是，你只要能完成，也算是不错了，就担心做到一半儿做不下去，单纯地把简单的事情复杂化了。

关于分叉病变的分型、操作步骤，还有手术方式如 Crush、Cullote、分步 Crush、反向 Crush、Provisional Crush 等，此处先不赘述了。否则说明你对分叉病变还是不大了解或一知半解，还没到接触这些知识的程度，有时退一点，积累些经验和教训反倒是好事，欲速则不达。某种程度上来说，你跟着他们做手术、打泵，做的分叉病变多了，时间长了，X 射线吃到量了，见一个病变你自己就知道需要怎么做了，这就是无招胜有招，上面提到的各种术式都是经长期实践积累而来的，没有什么高深的理论，基本上谁看谁会，原则上无非就是：小心别把球囊夹住退不回来了；别让支架梁挡住分叉口的血流；一定尽量让支架各个部分贴壁；考虑好大腔的粗度。掌握好这几个原则和方向，你自己琢磨着做也能做下来，只要你胆大心细、技术过硬。

分叉病变的机制无非是分叉病变容易形成涡流，血流有一个从层流到涡流的流速限定值，超过这个限定值就会产生涡流。在分叉处这个限定值进一步降低，所以这个地方容易形成涡流。涡流的产生除产生振动外，对内膜的冲刷作用更是严重，在长期的涡流冲击下，内膜破损，一系列病理过程就开始了。关于分叉病变的分型，目前教材资料上非常繁杂，至少有 4 种，每种分型都有一个英文名，光那些名字就够你记一上午的了。不过有一种分型方法非常好，不是我原创，我管它叫 110 分型方法——即三个叉，每个叉有狭窄就记为 1，没有就记为 0，第一个叉是主干近端，排第一位，第二位是主干远端，第三位是分支开口。这种方法非常好记！

关于分叉病变的手术方式选择有几个原则，只要掌握了这几个原则也就差不多了，细节上的东西自己琢磨着就行，只要不牵扯到原则性的东西，怎么做都是对的。首先，再重复一遍，分叉病变复杂术式还是要慎重一些的，能不做尽量不做，能分支保护、球囊拘禁的尽量不要做这些费力不讨好的事儿，当然如果非做不可，也是当仁不让、责无旁贷。

所有分叉大体上可分为大成叉角度和小成叉角度，也就是分支和主干分叉的角度,一般<70°的为小成叉角度,>70°的为大成叉角度。两种不同的成叉角度对手术方式的选择有非常大的影响。

小成叉角度两根导丝都比较好到位,这是它的优点,建议优先进入比较难进的小分支,然后再进比较大的主支。因为相对于主支导丝来说,分支导丝是比较难进的,原则上是先进难进的,然后进比较容易的。如果先进比较容易的血管,比如主支导丝,那么再进比较难进的分支血管导丝,因为反复的操作就会导致导丝缠绕。为了避免这种缠绕,所以先进分支导丝,这样导丝就不容易缠绕。但是小成叉角度的分叉病变会出现另一个情况——斑块漂移现象,又称铲雪现象。本来分支狭窄程度不严重,斑块主要在主支里面,你用球囊在主支里一扩张,斑块被挤压到分支里,把分支堵上了。如果分支分叉角度比较大,就不大会出现这个情况。这种情况下尤其注意要分支保护。手术过程中更不能出现误操作,比如导丝被带出来,这有时是灾难性的,尤其球囊扩张完后。这就是不建议新手操作的原因。一般小角度成叉,比较适合做 Crush 术式。这点很好理解,用反证法,如果是直角的话,你在主支一旦挤压分支支架,直接把它挤成直角了,支架变形将非常严重,甚至部分支架梁可能被你挤坏。

这个手术方式的过程并不难理解,但是很多书上把简单的内容写得复杂了,尤其新手看这些时感觉云里雾里的,一会儿就迷糊了。第一步,把主支和分支血管病变预扩张,处理完至少要能通过球囊的程度,这时一般不建议大压力扩张,适可而止。然后先分支血管进支架到位,再主支血管进支架到位,分支血管支架窜到主支里几毫米,不要太多,这个有争议,具体数值只好自己掌握了。要特别注意先后!第二步,释放分支血管支架,抽出支架囊,保留导丝。第三步,释放主支血管支架,这时主支支架会挤压分支支架到分支血管的外侧壁。这点仔细想想就会想到,然后再用一根导丝,可试验新的,也可用原来的分支导丝(如果原分支导丝可以起到示踪作用)。

穿过分支支架网孔进入分支,俗称掏网孔(这个名字起得好,很形象)。这是个难点,有时导丝怎么掏都掏不成功,如果支架贴壁不良,还容易从二夹皮里面通过。大部分对位不成功的都是在此处被难倒了,然后就是两根导丝分别进球囊,一大一小,不要混淆导丝,混淆导丝的情况也不只见于新手。之后就是打球囊,首先必须要先打分支球囊,然后打主支球囊。这一步非常重要,是否成功对位与术后支架内再狭窄、血栓事件明显相关。

3. 左主干病变的介入治疗 PCI 做得多了,左主干病变是不可避免地要碰上的,其实左主干病变就是个大“坑”,一不小心就有可能“栽”进去。成功预料到并避免这个“坑”,甚至比填满这个“坑”更重要。很重要的一点是,须充分评估这个“坑”的大小和自己能力之间的关系。过高地评估了自己的能力,逞强会把自己置于万劫不复的境地,所以这个手术不能由过于自信和逞强的人来做。

左主干病变据统计大概占到整个冠状动脉系统需要 PCI 干预的病变的 3%~5%,量所占的虽然不大,但是所占全部 PCI 的风险却是相当高的。在不久以前,左主干病变是 PCI 的绝对禁忌证,一旦碰到它,大家都是绕着走的,要不就劝患者搭桥,要不就药物保守治疗。当然那时限于技术、器材,更重要的是观念的原因。到了 DES 时代,因为器械、技术以及观念的更新,现在左主干病变治疗取得相当大的进展,大部分左主干病变都可通过 PCI 来处理。另外,远期效果也和搭桥差不多,这样 PCI 的优势就显现出来了。但对于高龄、合并糖尿病和其他多系统疾病、一般身体条件差、心功能差(一般以 EF 值 40% 为限)、期望值过高、对风险能力承担较差的患者以及难缠的患者家属,这些都是相对禁忌证,不过我认为这些都是绝对禁忌证,尤其最后一条。

左主干病变大体上分为 3 个类型,一是开口病变,二是体部病变,三是远端病变,这常与前三分叉病变同时存在。

开口病变在造影过程中非常容易漏诊,也非常容易出问题,因为开口已经很小了,造影导管难以挂住,即使挂住也有时挂不牢,一弄就跑了,一旦弄进去,还没造影就发现嵌顿了,血压降低甚至没有,更甚者直接就心室颤动了。所以造影也不是那么容易的,对于初学者来说,最好有人在外面给看台子,以防万一。即使上面我说的这些都没有发生,因为造影管头端已经越过狭窄部位进入冠状动脉了,一般造影就不好显示,容易漏诊。这种情况并不少见,尤其在初学者身上,所以在导管到位后一定要养成观察压力的习惯,其实你不用非得等到换能器给你显示压力才算完,这需要好几秒的时间,如果真有问题,这几秒有可能就是致命的,导管一到位,打开换能器,显示器上立即就会显示压力波形,虽然现在还没有给你显示血压,只要牢牢记住正常的压力波形,与现在的压力波形对比即可,发现不对的情况,立即撤导管,如果熟练,所有这些都可以在 3~5 秒内完成,一般左主干阻断 10 秒内不会出现大的问题。避免漏诊的方法其实很简单,在造影完毕的最后一个体位时,推对比剂的同时拔导管,导管头是喷着对比剂被你拔离冠状动脉口的,这样就非常清楚地显示出来左主干开口病变的信息了。

一般左主干开口病变狭窄程度 50% 以下是可接受的,可以保守治疗。对于另一些需要治疗的患者,大腔的选择非常重要,首先大腔尽量选短头的 JL、EBU 导管,以减少深插、防止夹层,最好用带侧孔的大腔,防止出现冠状动脉缺血。很多人因侧孔大腔造影不清楚而不大用,我觉得这手术做不好不要紧,但是不能做坏,所以我还是偏向于带侧孔的大腔,这是指导思想的选择不同所造成的,即策略。特殊交代一下,在整个过程中一定时刻注意血压的变化,而且要交代你的助手随时观察血压,外面一定有看台子的人。有时真的不愿意用带侧孔的大腔,在导丝进入冠状动脉后,记得及时在动脉窦里面漂一根导丝,防止大腔深插,这些都是手术的准备工作(准备工作一定要做好,"兵马未动,粮草先行"就是这个道理)。一般开口病变的弹力纤维比较多,很难扩张开,有时看着扩张开了,一造影,还是那样,这就非常讨厌了。这时要考虑是否用切割球囊,其实一多半的人是要用到这个的,充分的预扩张是手术成功的一个重要因素。左主干病变打泵需要快打快放,不能拖泥带水,这就对助手提出了一定的要求。此外,支架选择是个难点,因为没有相应的参照物,参照后面的血管也不现实,所以这就要看平常基本功的积累了。一般能达到4.0mm,欧美人群直径更粗,达到5.0mm的也不少见。定位也是个难点,靠里了不行,起不到作用;靠外了也不行,突出到动脉窦里面,不仅难看,还影响血流,成了血栓的温床。理想状态下以轻微突入动脉窦1~2mm为好,这是非常有学问的。曾见过一位老教授,他把支架的一个梁挑起来,然后穿过一根导丝,然后再把支架梁捏回去,最后把导丝和支架一块儿送到病变处,被固定的那根导丝漂在动脉窦里面,这样支架就被准确地定位到冠状动脉开口部位了,这就叫导丝锚定技术,是非常巧妙的方法。

接着聊关于左主干PCI的事儿,左主干狭窄分位两种,一种是有保护的左主干病变,即左主干在长期的慢性缺血过程中,由右冠状动脉形成侧支循环对左冠状动脉形成反哺,一般这种情况下左主干病变是循序渐进的过程,一个是左主干供血区已经缺血预适应了,另一个是侧支循环已经充分形成,而且供血量相对充足,这种情况下即使血流有一个长时间的阻断,也不会出现并发症。这种有保护的左主干病变和普通病变没有太大的区别,从容地做就好了,手术成功会有很大的成就感和荣誉感。但这有个前提,要充分评估侧支循环的起止点、供血量和供血范围,一定要研究透彻、充分评估,这需要非常扎实的基本功和基础知识,不是一朝一夕的事儿。另一种是无侧支形成的左主干病变,这就要考验你的心理耐受度了,不过只要胆大心细,风险还是可控的,操作技术也并不复杂。

单纯的左主干体部并不常见,大部分合并到末端或开口部分。左主干末端病变一般都合并前三分叉病变,参照分叉病变就好了。分叉病变其实我没有写完,只写了Crush技术,没有写T支架技术,只是不大愿意写了,容易让人误以为分叉技术是多么厉害的技术。说白了,支架技术本身就是简单、直接、暴力的一种处理血管病变的方法,本质上来说是一种姑息性治疗方式,它不改变患者的病理过程,这就像去乙酰毛花苷(西地兰)、氨力农等强心药无法延长心力衰竭患者的生存期一个道理。

四、冠状动脉慢性完全闭塞(CTO)病变介入要点和体会

这题目注定是小众的题目,受众面相当狭窄,这也是我迟迟不大想写的原因之一。但是,只要写,我就要写好它,一定要用最通俗的语言和方法表达出自己想表达的思想和问题。张雪峰老师讲考研讲座,前排坐了一排老年人,张雪峰问:"你们也考研哪?"他们答:"我们不考研,就是图一乐呵!"不得不承认张雪峰是个高手。

1. 什么是 CTO 病变及如何做好 CTO 病变　好久之前就有好多网友要求写关于 CTO 病变的话题，我也想写好久了，但是几经放弃，时间和精力不够用只是借口，主要还是人懒。估计 2 年前看到我的第一篇关于冠状动脉介入的帖子的网友现在也该向 CTO 病变进发了。毕竟，CTO 病变是每位冠状动脉介入医生进化的必由之路，就像从猴子进化成人必须经过类人猿一样。不会处理 CTO 病变的医生不是一位完整的冠状动脉介入医生，所以 CTO 病变一定要会做，但是做到什么程度、什么样的 CTO 病变能做、什么样的 CTO 病变不能做，都是大问题。方向问题永远是介入医生的大问题，对 CTO 病变介入医生更是。如果方向问题学不明白，即使糊里糊涂地能把 CTO 病变做好，也终究是插管匠和导管工，成不了医学大家。首先，什么是 CTO 病变？　CTO 病变全称是冠状动脉慢性完全闭塞（chronic total occlusion，CTO）病变，指原冠状动脉完全闭塞，经冠状动脉造影证实 TIMI 血流为 0 级，同时其闭塞时间≥3 个月的病变。根据 CTO 病变的定义，有 2 个要点：①必须是完全闭塞，闭塞到什么程度呢？闭塞到你完全看不到堵塞血管的远端，或即使看到远端，也是由侧支循环过去的血流显影导致的；②必须有证据可循的≥3 个月的病变。这就造成了 CTO 病变的特点如下：

（1）远端不显影：无法知晓远端血管走行，用导丝捅，捅出去了也不知道，有侧支循环的较好，可以行对侧造影，如果无侧支循环就麻烦了。幸好几乎所有 CTO 病变都有侧支循环，除非不是 CTO 病变，而是急性闭塞，这就需要急诊 PCI 了。

（2）闭塞的血管会机化，形成头端的纤维帽，导致一般硬度的工作导丝无法穿透，必须用硬度相当高的导丝才能穿过，但是硬度高的导丝又容易穿透血管。

（3）凡是 CTO 病变患者一般情况都比较差，比如高龄或超高龄，要是套用我国汽车政策，早就到强制报废的时间了，合并非常多的基础疾病，比如糖尿病、糖尿病肾病、心功能不全甚至严重不全。

（4）即使导丝成功通过闭塞血管，到达远端，这个手术基本上也就刚做了一半而已。有些人认为导丝都过了，剩下的就好做了，或认为手术基本上就成功了，其实大错特错，导丝通过了，微导管过不去、球囊过不去、无法扩张的案例数不胜数。即使成功扩张开了，支架成功植入了，这个手术也不能说就完全成功了，还须考虑这位患者吃了多少 X 射线，会不会形成放射性皮肤病？用了多少对比剂，这位患者能否承受住这么高的对比剂？血管确实开通了，但患者因为高龄或超高龄、糖尿病肾病、对比剂用量过多而肾衰竭了，无法出院，患者家属不满地闹起来："不做时还能好好地活着，现在做了，反倒要靠透析活着了，你们心血管内科给我们免费透析呗"，你说这个手术是成功还是失败？或者手术做完了，一下子放进去 4 个支架，血管金属化了，加上工具花费逾 20 万元，但是患者心功能改善却不明显，预期寿命也就 1 年，这个手术算成功吗？

（5）患者的生命与健康重要，介入医生的生命与健康也同样重要。我觉得大部分医生高尚不到用自己的命来为患者续命,用自己的健康来为患者的健康买单,至少我没高尚到这种程度。一个 CTO 病变做下来可能需要数小时,这对手术医生的身体是巨大的考验和消耗。可能一位介入医生一辈子能做介入手术的总小时数是一个恒量,到了这个总小时数,这位介入医生也就"报废"了,这些都要考量。

(6) CTO 病变介入手术和普通的介入手术不一样,这根血管即使不开通,患者也一样能活着(否则就不叫 CTO 病变了),所以这种手术注定只能起到"锦上添花"的作用。该手术不允许有任何失误,否则,你会很难给患者家属交代。举个比较极端的例子,对于急性心肌梗死,行急诊 PCI 治疗,如果最终患者死亡,你可以比较从容地和患者家属交代:"不做就是必死无疑,做了可能有活着的希望。"同样,你也可以很好地和同行交代,急诊 PCI 没人能保证患者绝对不死亡。但是如果因为做 CTO 病变患者死亡了,怎么给患者家属交代? 患者被推到导管室时还活蹦乱跳、喜笑颜开的,推出来后就要联系太平间了。所以,CTO 病变手术安全一定是第一位的,不允许有什么差错,哪怕 99% 都不行。

上述问题在做 CTO 病变之前,大家都考虑过吗? 如果没有考虑过,则需要考虑了;如果没有考虑好,或没有想搞明白,或想明白了但无对策,那么,先不要做 CTO 病变了,等想明白再做也不迟。

赵 林 专家点评

CTO 病变介入治疗是目前冠状动脉介入治疗的难点,也是最后的堡垒,是冠状动脉术者综合技术应用的体现。很多术者以克服 CTO 病变作为自己主要的工作,是站在冠心病介入治疗领域尖端的专家。近年来,CTO 病变介入技术取得了快速进展,成功率明显提高,但与其他冠状动脉介入手术相比,仍然具有耗时长、对比剂用量多、射线量大、并发症高等特点。因此,在手术前一定要评估 CTO 病变介入治疗的适应证,这位患者该不该做、值不值得去承担手术风险。同时,准备做这个手术前,要全面评估患者的临床情况、病变情况,做好充分的术前准备。目前很多专家共识、CTO 病变评分系统和不同组织的不同流程图可提供参考。另外,术者要对自己的技术有充分的认识,这个病变是否在你的能力范围之内,不能凭运气,或者抱有"试一试"的心态,一定要知道自己的技术水平,对患者和自己负责。术中如果半小时内没有任何进展,一定要快速转换策略,正向、逆向、ADR 策略的快速转换非常重要,有利于提高手术的成功率,同时如果确实没有进展,也要接受"失败",及时终止手术,从而减少并发症。本人以为,并不是所有 CTO 病变都需要打开,也并不是所有 CTO 病变都能打开。

冠心病慢性闭塞病变是心血管内科介入医生面临的一项重大挑战,文献报道,冠心病患者冠状动脉造影的检出率为 18.4%~52%,CTO 病变治疗的成功率为 51%~88.9%,正向介入的成功率仅 60%,但针对冠心病闭塞病变是否有必要治疗,在保证患者安全和获益的前提下,到底采用何种介入治疗策略,目前的指南和文献未达成统一。病理和影像学研究证实,大多数 CTO 病变存在前向的同侧侧支连接或逆向侧支通道连接,使得闭塞血管远端保持一定的血液供应。但即使侧支循环建立充分,仅相当于 90% 狭窄提供的血供,仅能勉强维持静息状态下的心肌存活及冬眠心肌的血供,而当心肌耗氧量增加时便产生心肌缺血症状,如心绞痛、运动耐量降低的表现,成功开通 CTO 病变可以缓解患者心绞痛症状,改善左心室功能。

冠心病合并 CTO 病变症状往往不典型,部分患者既往无急性心肌梗死的病史,而且通过造影发现,超过 50% 的 CTO 病变患者左心室功能得到很好的保留。80% 患者心电图并无病理性 Q 波,临床症状多以活动性气促、活动耐量下降为主要表现。

缺血负荷评价非常关键,对于合并左心室功能异常的 CTO 病变患者,接受血运重建的治疗较优化药物治疗具有更高的生存率,前提是闭塞血管供血区域有存活心肌的存在。存活心肌的存在与否是临床决定是否对 CTO 病变进行血运重建的关键,存活心肌的识别和评价对于介入治疗策略有重要意义。主要方法包括:超声心动图优点是简单易行,可多次连续监测,缺点是过分依赖操作者的经验和主观认识;正电子发射计算机体层显像(PET/CT)优点是准确性高,被临床认为是判断存活心肌的"金标准",缺点是费用昂贵、技术冗杂、普及率低;磁共振成像(MRI)空间和时间分辨力高,辐射低,主观影响小。尽管方法多样,但至今对于存活心肌的准确评估仍无定论,临床开展困难。

2. CTO 病例选择和风险评估　CTO 病变处理的第一步也是最重要的一步就是对 CTO 病变患者进行评估,制定有效的、切实可行的方案,评估手术难度和风险,然后与自己的能力和风险承受能力进行匹配,当然也要与患者家属及患者本人进行必要的沟通和匹配,比如患者及其家属要求高、刺头、难缠、社会能量比较大、背景复杂,这些因素都要考虑进去,甚至一点儿都不比手术本身容易。因此,看着是手术,其实功夫要下到手术外面。

患者做完造影,发现是 CTO 病变,比如左前降支的 CTO 病变,建议你至少要拿出 30 分钟的时间来进行方案的制定、手术的评估,然后与你和你所在医院的条件进行匹配,匹配成功,觉得可以做,那么再进行下一步,如果手术不成功,那就下台,换下一个。患者风险收益比须在合理范围内,千万不要为了做而做,更不要为了显示自己多厉害,这样的血管我都能给他开通而做。记住一句话,建筑师和蜜蜂的最大区别就是,建筑师在建楼之前就已经在心中把楼建好了。

(1)对患者一般状况的评估:患者的身体一般状况,包括年龄、性别、体格、心功能、肝肾功能,是否合并其他慢性病,比如高血压、糖尿病、糖尿病肾病等,都要了然于胸,然后估测这位患者在手术台上躺多长时间不会出问题,这位患者可以用多少对比剂,能承受多大剂量的射线而不会出现无法解释的不良反应(一般可用手术时间估算),当然也要考虑你准备承受多大剂量的射线把这个手术做下来。找出这个水桶中最短的那块板,然后测量它的高度。只要到了这块短板所能承受的能力后,无论如何,手术都要停止。否则,手术风险将会变得不可控。

(2)患者及其家属一定要理解手术有可能不成功:也就是说,器械和时间都花了,血管还是没有开通。这点须获得家属的认可,这就涉及谈话的艺术了。一般的CTO病变,器械都不是小数目,七七八八加起来无论是否成功,都是以"万元"为单位的。有时越做不成功,使用的器械越多,因为越做不通就越想做通,越想做通则越要追加器械,如果放弃,已经用的器械就打了水漂,自己不甘心,也无脸向家属交代;越要追加器械,这样就进入了一个怪圈和恶性循环,这时非常考量一个人的心理承受能力。几乎每位CTO病变介入医生都要面对这种情况,与是否为资深专家无关,有时越是资深的专家越会跳进这个"坑"里,因为他身上背负的东西太多太多了。

(3)对手术本身:对血管病变特征及程度进行评估,这时要反复翻看冠状动脉造影图像,有时甚至要一帧一帧地翻看、多角度地翻看。尽量不要一个人看,要找同行一起看,共同商量对策和手术方式,记住本事儿比你小的人并非不能给你好的建议,"三个臭皮匠顶一个诸葛亮"。病变本身也是有难度分级的,甚至现在已经制定出CTO病变难度的评分标准,比如估测闭塞病变头端是否平齐、是否有小小的尖端,一般情况下有尖端的要比齐头闭塞的好做一些,齐头闭塞的要加1分。有微通道的比无微通道的要好做,明确是否有充分的侧支循环,有些侧支循环形成得不理想,无法估测闭塞病变的长度以及闭塞血管是否迂曲、钙化。最有意思的是这例CTO病变患者是否曾经被别人做过,别人做过没做通,你再接过来做,那么也要加1分。分数越高,当然就越难做,但做通后的成就感也就越强。

CTO病变做得最好的可能是日本,他们技术精致、器械完美,现在比较出名的生产CTO病变手术器械的公司都是日本公司,比如早期开发的头端硬度3~8g的Miracle系列导丝,以及后来的Conquest系列导丝、超滑涂层Fieder XT系列导丝、Finecross微导管、Guidezillia延长导管、带螺丝的Corsair微导管等。做CTO病变有几大标配:超滑导丝系列 + 微导管系列,硬导丝系列 + 微导管系列,1.0~1.5mm

的小球囊,对侧造影。

做 CTO 病变,大腔的选择也非常重要,一般这种病变都需要强支撑力,选型号时宜大不宜小。EBU 导管平常选 3.25 的,现在要选 3.5 的;平常选 3.5 的,现在要选 3.75 的。总之,大半个型号是正常现象,大腔越大,一般越不好到位,但是到位后支撑力就比较强悍(也容易损伤冠状动脉开口,导致冠状动脉夹层),JR、JL 导管就不要考虑了。右冠状动脉 CTO 病变一般能选 SAL1.0 就不要选 SAL0.75,最好用 AL 导管,它的支撑力无与伦比,但是容易深插,要求右冠状动脉近端无病变,且比较粗。因为导管选得不好,导致支撑力不够,做不下去的手术也比比皆是,一个支撑良好的大腔是手术成功的基础和关键之一,不要小看这一点。如果能选 7F 的更好,当然 8F 的大腔更好。部分男性或大部分男性,只要前壁血管条件好,都可以经桡动脉进 7F 的大腔(必须换 7F 鞘管),8F 的只能经股动脉入路了,后面的手术全依靠它的支撑能力,比如硬导丝攻坚,导丝头端一顶病变,大腔就被顶跑了,甚至会导管飞扬,把导丝都给带出来。微导管前送,导丝攻坚成功,通过闭塞病变,但微导管不能通过,不是微导管的问题,是支撑微导管的大腔不合适。微导管送过去了,球囊又送不过去了,一顶大腔又跑了,送支架时更是这样。一般同样的大腔,对左回旋支的支撑力要小于对左前降支的支撑力,因为其解剖结构,左回旋支会给大腔泄力。

👨‍⚕️ 张 铭 专家点评

严格意义上讲,所有 CTO 病变都应该开通,恢复冠状动脉的本来面目。但客观上讲,除了一些有临床症状、缺血负荷明显和有存活心肌患者外,部分 CTO 病变患者开通价值有限,需要权衡利弊。单从冠状动脉造影看,以下情况需要积极治疗:①非闭塞血管向 CTO 病变提供侧支循环,且自身已经发生病变,存在潜在闭塞的可能。②CTO 病变闭塞远端血管粗大,支配大范围的心肌且存在冬眠心肌。目前部分研究认为,LAD-CTO 病变开通后,可以显著改善左心功能和运动耐力。③多支血管病变,非 CTO 病变血管行介入风险大、难度高,可考虑先开通 CTO 病变血管,须同时反复评价 CTO 病变介入失败的情况下再次行其他血管介入的风险,如为高风险,应建议行外科手术。

下列情况不建议进行 CTO 病变血运重建:①CTO 病变区域内无存活心肌或者心功能明显受损,如 LAD-CTO 病变,心室造影可见明显的巨大室壁瘤,几乎无前壁运动,这种情况下开通 LAD 病变,对心功能改善微弱。患者接受 CTO 病变介入的风险和收益不匹配。②CTO 病变位于血管纤细的末端或分支血管。③CTO病变远端血管床细小或弥漫性病变,开通后供血范围改善有限,例如 RCA-CTO 病变远端 PL 或 PD 弥漫病变或细小,开通闭塞病变对心脏供血无明显改善。④对于右优势型冠状动脉,左回旋支病变一般不建议开通。一方面,LCX-CTO 病变自身解剖因素使开通难度大,并发症发生率高;另一方面,非闭塞血管向 CTO 病变提供粗大的、动脉化的侧支循环,远端血管可达到 TIMI 2 级以上血流,且自身血管无明显狭窄,最常见的是心外膜侧支循环,LAD 向 RCA 远端发出侧支。

3. CTO 病变导丝的选择及塑形 后面就到做 CTO 病变最核心的问题了,这才是狭义上 CTO 病变真正的开始,大部分人到这儿才开始真正感兴趣,也确实是见真功夫的时候了。首先做 CTO 病变最重要的是导丝的选择。我们以"最简单"的左前降支中段 CTO 病变为例,远端由左回旋支的末梢形成侧支循环,为什么是左回旋支而不是右冠状动脉?因为这样不用对侧造影,这是"简单"中的"简单"。

一般 CTO 病变导丝和普通的工作导丝是不一样的,有很多选择,最常用且应该最先使用的是 Filder XT 系列超滑导丝,该导丝头端非常细,只有 0.009in,普通的工作导丝和部分其他的 CTO 病变导丝都是 0.014in 型号的。另外,该头端涂布有亲水性超滑涂层。对微通道有特殊的亲和力,该导丝又可细分为很多亚型号,比如 Filder XT-R 等。下面是摘抄自陈纪言教授发表到《中华医学信息导报》上的一段文字,我觉得相当好、相当专业,就摘录于此,与众位共享。

"日本医师和研发者、商业公司的合作十分密切,一系列专用器械的发明和不断改进奠定了现代 CTO 病变介入的物质基础。其中,导丝的研发堪称代表。早期开发出 Miracle 系列导丝,尖端硬度为 3~12g,Conquest 系列更把尖端做细以增强其穿刺能力,后来又有了涂层和其他细节改进,形成 Ultimate Bros、Conquest Pro 等系列。巨大的进步出现在'复合核心'结构的应用,Gaia 系列大大改进了导丝的操控性和手术效果。该系列尖端结构脆弱的问题又在 Gaia 新一代中被改进。硬导丝用于穿刺,而寻找和'滑'过病变中的潜在细小通道则需要细而软的、摩擦力低的导丝。从工作导丝 Fielder 改进而来的 Fielder XT 末端直径为 0.2286mm,压力为 0.8g,超滑涂层。'复合核心'技术发明后,很快被用于 XT,形成 XT-A 和 XT-R,导丝操控性显著提升。最早应用'复合核心'技术的 Sion 导丝,保留了常规粗细与较低的尖端压力,成为通过侧支血管的经典导丝,其通过性与安全性俱佳。但是,高度迂曲的侧支血管仍然是强大障碍。研究者发明改进了 Souh 导丝,尖端压力从 0.5g 降低到 0.3g，成为克服迂曲侧支的新利器，有效且安全，甚至可应用于心外膜侧支。此外，强支撑的 Gland Sam 导丝、专用于体外化的 RG3 长导丝都体现了日本业者的专注精神。近期，日本同行又正在研发 Plasma 导丝，尝试利用射频消融辅助开通 CTO 病变。日本同行的执着在于：'人无我要有，人有我要更好。'现在临床上使用的微导管主要来自日本。早期的 Tornus 使用并不广泛，但螺纹的设计被应用在 Corsair 上，成为通过室间隔侧支的经典微导管。即便如此，实际使用中发现了其末端结构等细小的不足。在细节上改进后，即可形成新一代产品。非螺纹结构的 FineCross 属于 Terumo 公司，Asahi 则改进研发了 Caravel。前期使用的双腔微导管属于 Kenaka 公司，Asahi 则改进研发了 Sasuke。延长导管有 Guidezilla，日本则发明了 Guideliner。关于血管内超声，日本在美国的两种品牌之外，又研发了更适用于 CTO 病变的日本品牌。至于欧美国家，虽然不像日本那么灵活、迅速，但工业化从来都是他们的强项。CTO 病变专用导丝方面有 Pilot 系列，微导管也有了 SuperCross、TwinPass，延长导管有 Guidezilla，血管内超声早已有之。独特的 CrossBoss/Stingray 系统研发出来后曾沉寂了一段时间，近几年临床医师的研究和积累优化了这一器械的使用，也推进了基于这种器械的'正向夹层－再进入（ADR）'技术。中国目前尚无成形的 CTO 病变专用器械方面的贡献。在近期掀起的创新热潮中，这一领域成为热点之一。但受制于材料学和工艺水平，好的构思并不容易实现。"

好在大部分闭塞血管都有这种微通道存在，只是在现有机器分辨率不好显示，即使显示了，你也看不清楚。只要导丝操控精准，一半以上的 CTO 病变都可以通过，甚至更高，此处先以这种导丝为模板继续往下进行。

首先要配备一个微导管，根据估测通过难度，可以选择不同厂家和型号的微导管，有 Instantpass、Finecross，还有前面提到的带螺旋的 Corsair 微导管。例如，我们选用一根 Finecross 微导管，先在该微导管里面送入一根工作导丝如 Sion 导丝，这根导丝常规塑形，把该导丝头端送到闭塞血管残端处（不要指望它能通过闭塞病变，不要尝试，尝试也不会成功，万一成功了，估计也就不能称之为 CTO 病变了），目标是把微导管送到闭塞血管残端，这时抽出工作导丝，那么微导管头端就指向闭塞血管残端了。然后换成 Filder XT 导丝。导丝首先要塑形，这个塑形非常有技巧，与平常塑形不同（平常塑形可能顺便用 5 号针头或皮试针头折几下，做个弯儿就行），这次要塑形成一个非常特别的小弯，我一般是把导丝穿到导引针里面，让导丝露出导引针头端 1~2mm，用手指指腹轻轻地向下压，逐渐加力，多压几次（不要指望一次就能把它压成功），最后把它的头端压成一个死弯，角度大概为 130°，几乎所有 CTO 病变塑形都是这种方法。为什么这样塑形？这涉及力学原理，因为 CTO 病变需要一定的穿透力，这种穿透力与导丝形状有极大的关系。一般可以这样理解,导丝的弯度越大,它的穿透力就越小,导丝的穿透力最大时就是它直的时候,即一点儿弯也没有的时候。那不塑弯不就行了? 不塑弯就没有指向性了,有时我们不得不在穿透力和指向性之间进行妥协,而我们塑弯的角度也就是这种妥协的结果。导丝角度和穿透力的关系,打个比方,武林高手点穴时都是把手指伸直的,这样传导到手指指尖上的力量最强、力道最猛,一旦手指指尖有点儿弯,那么手指指尖的力量顿时就消失殆尽,甚至点穴不成功,反倒把自己的手指崴了。有些资深专家在导丝进攻而久攻不下时,会在微导管的支持下用直头导丝硬戳,有时能戳通,但是我们塑成这种小弯,就无法以导丝自身的能力到达目标血管残端,因此,只能以工作导丝在常规塑形情况下塑形引导微导管到达目标。

赵 林 专家点评

　　导丝技术是 CTO 病变介入治疗的核心技术。介入医师了解不同导丝的结构和特性,就如同战士了解自己的枪械一样重要。根据不同的特点可进行不同的分类:根据有无多聚物涂层,可分为 polymer-jacket 导丝,如 Pilot 系列、Field 系列、UB3.0 导丝等;非 polymer-jacket 导丝,如 Miracle 系列、CP 系列、Hornet 系列导丝。根据头端是否为锥形头,可分为锥形头导丝,如 CP 系列、Gaia 系列、Hornet 系列、Field XT 系列导丝等;钝头导丝,如 Miracle 系列、Pilot 系列导丝。当然还有用于通过侧支的导丝,如 Sion 导丝、Sionblack 导丝、Suoh03 导丝、SumamriRC 导丝等。同时要了解各种 CTO 病变导丝的头端硬度,以便能够进行相应选择。了解这些导丝后,可将这些导丝根据作用,分为穿刺性导丝(Gaia 系列、CP 系列、Hornet 系列)、快速安全循径导丝(Pilot 系列、Miracle 系列、Field XT 系列等)、微通道寻找导丝(Pilot 系列、Field 系列、UB3.0 导丝)等。除了导丝外,微导管是 CTO 病变介入治疗的另一个重要的辅助工具,国内目前常用的主要是 Finecross 和 Corsair,还有国内 APT 公司生产的类似产品。根据不同的特点和用途,选择不同的微导管,以提高手术效率。

　　4. CTO 病变导丝的操控 CTO 病变导丝的操控和平常工作导丝的操控有巨大的差别。平常工作导丝的操控一般比较"粗",动作幅度比较大,而且旋转的力度和角度没有那么精细,一般都会大开大合、大进大出的,但是 CTO 病变导丝绝对不能这样操作。如果之前没有操控过 CTO 病变导丝,那么操作起来是非常困难的,做没做过 CTO 病变、做过多少例,行家一出手,就知有没有。

　　CTO 病变导丝到位后(到达闭塞血管残端),这个残端一般前面覆盖着一层致密的纤维帽,我们的目标就是突破这个纤维帽,或者在这个纤维帽上找到微通道或在纤维帽旁边找到微通道,用 Filder XT 超滑导丝通过。

确定目标后,我们就用 Filder XT 超滑导丝轻轻地以探针式方法进行试探,多个方向进行试探,同时轻度旋转导丝,一般旋转不超过 40°,动作要缓慢、轻柔,而且前进和后退的幅度一定要小,也就是 1~2mm。初学者一般建议用导丝操控器,它一般对旋转操控性比较好,手也比较不累,可以进行长时间操作,介入专家有时不大用它(累了的时候他们也不例外)。如果看到导丝弯曲过大,说明你的动作过于粗暴,这时导丝已经丧失穿透力了(原因前面已经说过了),或者看到导丝扭圈了,说明你的旋转力度和角度大了,试着纠正一下。

这时 CTO 病变介入手术的另一个特性开始表现出来了——耐力。这是非常重要的一个特性,就像钓鱼一样,要有钓鱼的耐性,不要扔下鱼钩 5 分钟没鱼上钩就换地方。要慢慢来,反复试探,反复地做,一个厉害的术者能把他的助手折磨得站着就能睡着。一般情况下,Filder XT 超滑导丝至少要反复试探 30~40 分钟,实在过不去,才能考虑换穿透性比较强的导丝,比如 Gaia 系列导丝。不过,一般术者在这时就会出现一个拐点,是继续做下去,更换器械,还是让位给更厉害的术者。其实你的让位并不一定表示你做不通,或做不下去,而是你继续做下去做通的概率比较小,或会导致手术时间拖沓得比较长,或对比剂用量、照射剂量将会比较大,无法给继任的术者留有足够的操作余地。例如,患者总共只能忍受在手术台上躺 2 小时,你用了 1.5 小时,那继任的术者用剩余的半小时怎么操作? 还有其他限制性条件,都是有极限的。因此,要充分评估病变程度和自己的能力,如果后面有比自己厉害的术者,不行就让位。如果在场者就数自己资深,不妨果断更换导丝继续操作,不过一般要估算好所有指标(患者耐受度、时间、对比剂剂量、X 射线剂量),到达极限的 2/3 前能通过导丝是相对安全的,剩下的那 1/3 用来球囊扩张、支架植入以及作为预留。还是那句话,这是锦上添花的操作,安全永远是第一位的,宁可半途而废,不要强拉硬弓,否则后患无穷。

赵 林 专家点评

CTO 病变介入治疗导丝的操作,可根据 CTO 病变介入治疗过程中不同的步骤使用不同方法。在突破近端纤维帽时,应"准"且"慢"。根据不同的纤维帽硬度选择不同导丝,可进行"导丝升级"。在通过闭塞段时,可相对快速通过,多选用 polymer-jacket 导丝或 Miracle 系列导丝,可进行"导丝降级",如果遇到困难,则可进行"导丝升级"和"导丝替换"。当到达 CTO 病变远端时,则要求再次选择合适的导丝,进行"导丝替换"和"导丝升级",穿刺进入血管真腔内,从而完成手术的关键步骤。正向导丝操作中,主要的技术就是"平行"导丝技术和"see-saw"技术,导丝相互参照、相互纠错,从而引导导丝进入真腔内。逆向导丝操作中,主要的步骤就是导丝通过侧支,此时的操作主要是可见侧支的寻找和通过(包括间隔支和心外膜侧支)、不可见侧支的"surfing"技术(主要用于间隔支侧支)。选择的导丝主要是Sion、Sionblack和Suoh03导丝,注意的主要是头端的塑形、导丝与微导管之间的距离、导丝旋转的速度与向前推送的力量配合等技术要领。总之,导丝的操作需要多进行练习,多加体会。在Hybrid策略的CTO病变介入治疗时代,并不是使导丝的操作技术更简单,而是让导丝的操作技术更丰富、更复杂,需要掌握不同操作导丝方法的使用。文中作者总结了很多初步的CTO病变操作经验,非常实用,对初学者有所裨益。同时,也提到了让有经验的术者进行指导及帮助的重要性,笔者非常认同。

五、冠状动脉介入手术主要并发症

1. **导丝穿孔**   冠状动脉介入导丝穿孔是每位介入医生挥之不去的梦魇,就像达克摩斯之剑一样时刻悬在头上,尤其对于初学者来说。首先对于手术医生,导丝的选择就是大难题。选择不容易穿孔、头端柔软、容易通过的导丝,穿透性就差,斑块稍微有点儿硬度,或通过路径稍微有点儿阻力,就很难通过病变;选择导丝头端较硬、亲水涂层的导丝,通过性倒是上去了,但是如果血管弯度迂曲,再使劲一捅,就进入血管内膜形成夹层或导丝穿孔了。因此,这是两难的选择,不仅让手术医生烦恼,更让导丝生产厂家烦恼,看看他们生产的导丝型号、类别就知道了,那不是一般的繁杂。

要想避免导丝穿孔,选择导丝是第一步。很多错误的发生,是由一连串细小错误的积累造成的,在这条错误的数据链上,每段链条被打断都会避免终极错误的发生,因此,管理好整个事件每一个环节是避免错误、走向成功的关键。首先,大部分病变或绝大部分病变都可以用一般导丝通过,即工作导丝,它头部硬度适中、通过性良好,最重要的是兼顾了穿孔的危险性,把导丝穿孔的危险性降低到可以承受的范围。其头部一般都是双金属丝互相缠绕而成的。这类工作导丝中,以Sion、Sionblue、Runthrough、BMW系列为代表,大部分病变都可以通过,包括急诊手术一般也在这类导丝中选择。即使一些CTO病变,如果可能,一般在微导管的支撑下也可以先尝试这类导丝。如果能通过更好,不能通过也无妨,就换比较硬的导丝再通。一般微导管到位还要通过这类工作导丝的帮助,不可能直接用硬度较大的导丝到位,这还涉及导丝塑形的问题。因此,为了求安全,工作导丝是首选,它不能保证你把手术做好,但是它可以保证你不把手术做坏,这是非常重要的,尤其在这种医疗环境下,逞能是有成本和代价的。如果微导管到位了,可以按顺序从较软的导丝开始试用通过病变,选择 Field XT、P50、P150 等,如果到了 P150 还无法通过,那么就建议改为其他方法,如对侧逆向导丝进入,有时放弃也是不错的选择,要知进知退。

接着聊导丝穿孔,了解导丝的特性并做好选择,之后就是操作了。其实,正确的操作才是避免导丝穿孔的关键。我们在操作导丝时,容易进分支,这点大家都深有同感,尤其在操作左前降支导丝时更容易进间隔支,因为左前降支的那些小间隔支实在太多了。首先要记图,在导丝没通过时你就知道这根血管的大概走行了。导丝一旦通过路径不对,你就能立即发现问题,避免导丝在错误的路径上一去不回头。这方面目前没有任何捷径,只能靠浴血奋战来磨炼了,都是靠手术例数堆积起来的。再者要及时冒烟,了解导丝头端和血管走行的关系。有些手术医生不喜欢冒烟,就认为血管是这样走行的,这种情况很容易出现在资深术者身上,记住“淹死的都是会水的”。另一种情况就是出现在极度疲劳的情况下,比如你已经穿着铅衣从早站到晚了,中午眼皮连打个架的空儿也没有,这时你可能就会精简一些操作步骤,虽然你也知道这些步骤精简了不好,但是这种情况下你的侥幸心理占了上风。冠状动脉介入手术医生是高风险的工作,有的医院让他们长期处于高劳动强度状态,是非常危险的,不仅将手术医生置于危险的境地,还将医院置于可能赔款割地的处境。例如,一位冠状动脉介入医生前一天晚上值完夜班,然后第二天就马不停蹄地再穿上铅衣做手术,心血管内科夜班的劳动强度大家心中有数;要不就是晚上值完急诊,白天接着做手术,这些都是极度危险的。

为了提高导丝的支撑力,大家一般都习惯把导丝尽量送到远端,其实这个原则本身没有错,而欧美医生一般不这样做,或鲜少这样做,即使做,程度也较我们保守,他们更喜欢以别的方式增加支撑力。但是我建议大家在往前送导丝时,尽量不要把导丝送到尽头,给造影留出一定的空间,这样即使导丝头端在里面轻微滑动,也是可以接受的。我还见过很多手术医生把导丝送到远端一个小分支里就不管了,这绝对不是个例,造影时导丝头端血管都不显影,只见到了导丝头端的影像。这些都是很让人担惊受怕的。虽然现在工作导丝的穿孔概率已经大大降低,但是也经不住你粗暴的操作。

在导丝上操作支架、球囊、微导管时,手术动作真的非常复杂,又是前送,又是退出球囊、支架。但是无论如何,都必须保持导丝的稳定性,即尽量保证导丝不前进、不后退(这点非常重要)。举个很简单的例子,大家都知道,在进球囊或支架时,需要助手在后面扯住导丝尾部,不让导丝随着球囊前进。但有时助手扯导丝尾部总是扯得不够紧,未将导丝拉直,有一定的弧度。这时你一送球囊,那么导丝就会向前进一小段距离,而且这名助手的小动作很隐蔽,你还不容易发现。这才是最致命的!另外,很多助手都是“二把刀”,甚至连独立造影都困难,他不仅不能给你出主意,还要你分心关照他,这样更容易出问题。这就是为什么我建议尽量把导丝留在主支里,而且尽量留出一定的余地。

避免并发症最好的方法是不让它发生,如果导丝穿出血管,进入心肌,很可能发生频繁室性期前收缩,这是导丝刺激心肌细胞使其激惹所致,时刻注意心电图变化是非常重要的。在手术结束后,把所有器械都退出导管后,尽量做一个造影,多踩一会儿踏板,查看血管末端注意是否有对比剂漏出,同时注意心包是否积液,如有,须及时处理。

如果所有预防措施都失效了,那么一旦出现导丝穿孔,应及时处理。但需要说明的是,导丝穿孔大部分是比较轻微的、可控的,出血量和出血速度相对较小。及时通过导丝送一个比较小的球囊,比如1.2mm、1.5mm的都可以,在穿破血管近心端处打起来,然后停几分钟,大部分血管都会自行闭合止血。如果血管仍未闭合,可以再重复上述步骤一次,这时只要没有特殊情况,大部分都是可以自行闭合的,抗凝药物可不减量或轻度减量。如果还是没有成功止血,那么就要用弹簧圈了。

最担心的情况是,血管破了未被发现,患者已出现全身症状,造影后才发现心包积液。此时首要的是解除患者的心脏压塞,否则患者时刻面临死亡风险。心包穿刺是必须的,如果导管没有撤出,可参考上述方法;如果鞘管已拔出,立即经股动脉建立动脉通道,在保证不出现心脏压塞、患者不出现全身症状的情况下,紧急处理破裂动脉。需要说明的一点,从心包里面抽出来的血液可以回输进静脉,是否需要加一定量的抗凝剂请咨询输血科,参考自体输血,这样更有利于保持患者的耐受力。

导丝穿孔的处理方法非常多,上面只提及了两种方法,还有很多其他方法。例如,现在有专门的带膜支架,即支架外面有一层薄膜,把这种支架送到穿孔位置,打起来就完事儿了,很简单。但是,大部分导管室不会常规配备这个器械,尤其县市级基层医院。另外,还有自己制作的带膜支架,这个比较麻烦,也比较费时,而且有支架脱载的风险。但我还是要介绍一下这个带膜支架的做法,万一用上了呢?即取两个支架,与目标血管相匹配,先把一个支架打起来,取下支架,然后把剩下的支架囊两头剪下来,只剩皮儿,把那皮儿套到另一个没被破坏的支架上,最后把那个空支架套到好的支架上面,捏紧即可。注意一定要捏紧,否则支架容易脱载(即使这样也不能保证不脱载)。

另外,还有两种比较厉害的处理方法。一种是李悦首先提出来的,用线头堵塞破口的方法,即先把微导管(Finecross)送入破裂血管,然后剪一段8~10mm的3-0型号缝合线,塞入微导管,最后用导丝将其推到目标处,据说效果不错。另一种是王海昌教授和付强教授在介入研讨会上提出来的,不过并非原创,而是从欧洲一位医生那儿学来的,该方法就是把一个球囊的前半部分剪掉,前端形成一个伞,然后把这个伞套到导丝上,再用另一个球囊顶住这个伞,把这个伞顶到目标处,让这个伞堵住破口,这个方法非常管用。

2. 支架脱载　介入并发症是任何人都无法避免的,而支架脱载是这些并发症中相对最让人烦恼和严重的并发症之一。关于支架脱载,说句实在话,现在做支架的各个品牌都做得比较用心,而且把"支架脱载"这个并发症作为一个主要的控制目标。

支架脱载一般都伴随着不适当的操作而存在,更可能发生在初学者身上,比如操作粗暴、暴力牵拉以及暴力向前推送,导致支架弯曲度过大,而且反复弯曲。而较多的支架脱载由大腔开口导致,以常用的右冠状动脉 SAL 大腔为例(因为初学者更愿意使用这种大腔),遇到一例右冠状动脉中段局限性病变、90% 狭窄、无分叉,操作大腔到位很顺利,将导丝送到远端,然后球囊后扩张,选择支架,将支架开始进入,进入后发现支架不合适得退出来(支架的长短、直径不合适或预扩张不充分使支架通过困难,可能需要多次重新进支架),往外退时支架却退不出来,再一使劲,支架脱载了! 送进去的是支架,拔出来的却是球囊。

就这个情况来说,几乎绝大部分支架脱载都发生在回撤支架时,大腔口和支架长径不同轴,大腔口猛顶支架腰部,导致起毛,然后脱载、变形。初学者由于各种原因,支架进进出出好几次很正常。把支架往大腔里面回拉时,一定要调整到与大腔同轴,尤其要与大腔口同轴。当右冠状动脉口向下开口时,更容易出现这种现象,而你用的是 SAL 大腔,此时大腔口是朝下开口的,非常难以同轴。单纯语言描述有点儿晦涩难懂,可参见图 12-1-12。

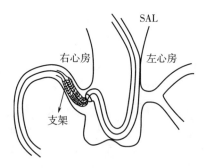

图 12-1-12　SAL 指引导管与右冠状动脉开口不同轴

我说的 SAL 大腔不同轴,有时并不是说左右不同轴,而是上下不同轴。左右不同轴容易被注意,术者知道要调整,但是大部分术者会忽略上下不同轴。正好有很多向下开口的右冠状动脉,而且 SAL 大腔应用率非常高,如果你又是新手,很可能造成支架脱载。

怎么处理这个并发症呢? 还是那句话,避免并发症最好的方法是不让它发生。发生后再想办法解决总是下下策,就像先污染再治理、先患病再治疗一样。首先,选支架一定要慎重,多听别人的意见,争取一次选准;其次,要充分预扩张,要有充分的把握支架能过去才行,实在不行就双导丝、双导丝球囊预扩张、切割球囊甚至旋磨,切记没把握时不要轻易进支架。总而言之,支架进去就尽量不要退出来了,这样肯定不会脱载。如果必须要退支架,那么,在退支架前,因为支架杆在大腔里面,这是非常好的支撑,你可以借助这根杆的力量,非常容易调整大腔至左右同轴,然后向下轻轻地坐大腔,在坐大腔的过程中你会发现大腔口开始向上走了,基本与向下开口的右冠状动脉走行同轴了(图12-1-13)。

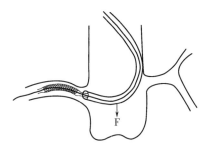

图 12-1-13　SAL 指引导管与右冠状动脉开口同轴

　　这样,然后回撤支架,一般不会出现什么问题了。其实在造影时就要充分注意右冠状动脉开口的方向,如果开始不选择SAL大腔,用JR或许就什么事儿也没有。

　　如果上述均失效,支架已经脱载了,实在不行就原位释放。虽然放的不是目标位置,直径也不匹配,但还是能接受的,一般2.5mm规格的支架经高压力扩张,能扩到2.75mm甚至3.0mm。体外测试显示,高压力打到至少20atm,支架仍然可以不变形。如果扔下去的是"鱼钩",提上来的是"鱼线",那就连原位释放的机会都没有了。此外,支架已经变形,但只要导丝没有被抽出来,还有最后一个方法(有些类似生物化学方面的基因修复),就是进球囊,从小球囊开始进,比如1.5mm的,逐渐换大球囊,一直到你的目标血管直径,目的就是把脱载支架挤压到血管壁上去,然后再送进去一个支架撑起来,这时一面血管壁上至少有3层支架。突然想起来,这是否与双支架的 Crush 术式一样?如果连这个方法也无法解决,只能请外周血管科、心脏外科联合介入会诊,评估是用抓捕器还是行外科手术处理。

(崔秀鹏)

第十三章

综 合 篇

导言

　　作为心血管科医生,除了熟练掌握对急危重症患者的诊治,我们还应该思考心血管学科的细微之处和宏观发展,力争对其有总体的把握和认识。强化临床上的科研意识,提高自身的人文素养,掌握与患者的沟通技巧,这无疑将为我们的专业插上稳健发展的"翅膀"。本章有刘茜蒨医生亲历美国克利夫兰心脏中心(CCF)的感悟体会,有尹明医生对6分钟步行试验的人文思考,还有余世成医生对于晕厥患者的逻辑推理等,这些内容将更新我们的医学理念。

1　心脏病学泰斗 Eugene Braunwald 教授大查房

　　2007年6月1日,我过了一个终生难忘的"儿童节",在 Cleveland Clinic 亲耳聆听了 Eugene Braunwald 教授讲那过去的故事。题目很长,《心肌缺血和心肌梗死的研究治疗进展:由临床到实验室到临床到实验室到临床》。故事由5个阶段组成:第一阶段(1950—1955年),在临床实践中认识到心绞痛和心肌梗死的关键是心肌需氧和供氧不平衡,当时的治疗是期待疗法,没有实质的治疗,结果是心肌梗死致死、心绞痛致残;第二阶段(1955—1967年)进行了心肌耗氧决定因素的实验室研究;第三阶段(1967—1971年)是顽固性心绞痛的临床治疗;第四阶段(1971—1981年)是降低缺血损伤的实验模型研究;第五阶段(1975年至今)降低缺血损伤的临床治疗,包括明确心肌梗死(急性和慢性)的自然病史、心肌梗死后心力衰竭机制、TIMI 大型临床试验溶栓治疗、卡托普利和氯吡咯雷的临床应用等。经历了50多年的风风雨雨后,他告诉年轻医生职业生涯中的几件大事:①医学院阶段遇到好导师,坚定临床和科研训练相结合的方向;②明确提出问题的重要性;③掌握解决问题的技术,如分离心肌细胞、血流动力学试验、大型临床试验设计流程等;④建立团队在大型临床试验中的重要性。

Eugene Braunwald 现为哈佛大学杰出的 Hersey 教授。他主编的 *Braunwald's Heart Disease* 和《哈里森内科学》是全世界心血管科医生的圣经,他的文章在心血管医学中被引用最多。我问坐在旁边的罗马尼亚医生:"Eugene Braunwald 教授太神了,怎么每次学科重大进展他都冲在前面?"他说:"我认为他有杰出的智慧,在每个阶段都去了他该去的地方,科学研究不是一个人做出来的,而需要一个团队。你看除了大型临床试验外,他的基础研究还有他妻子的帮助,他的妻子是一名外科医生,可以帮他装起搏器。等你回了中国,我回了罗马尼亚,我们很难做出 Eugene Braunwald 教授的成绩。"我很不服气:"我们把他的思想带回国,让需要这些技术的人享受更好的服务,难道不是成绩吗?"他说:"我们来这里只是学他的思想吗?你可以在国内上网查阅他的文章,学习他的思想。我们是来这里感受他们的工作方式,每一个工作细节都很实用,导致最后的成功。我们需要的是这个工作系统,我们要让更多的人来学习,回国后共同建立我们的工作系统。"他的话让我肃然起敬。

(刘茜蒨)

2 走路救美国:一位留美医生的心得

去年我在美国学习时,某天走在路上,看到路边一个醒目的大广告牌,赫然写着:走路救美国!我心里疑惑,这是谁在标新立异?后来爸爸来美国看我,他惊呼:"没想到美国有这么多胖人走不动路了。"我这才认识到问题的严重性。

再后来,Cleveland Clinic 发动全体职工参加 Heart Walk 的 Start 行动,我才知道这是美国心脏协会发起的签名筹款活动,即开始心脏步行,旨在促进美国人民体力活动和心脏健康。今年有 100 多万人士参加大约 500 次活动筹集资金,与这个国家的第 1 和第 3 号杀手——心脏病和脑卒中斗争,以拯救生命。这场轰轰烈烈的活动基于一个基本理念:更多步行,合理饮食,健康长寿。依据是每天规律运动 1 小时,生命延长 2 小时。除了发动个人外,积极发动各个企业、事业单位和社区集体有组织地参加步行活动。

想想非常有道理,心脏病和脑卒中致残率太高了,企业领导与其花大量金钱给职工买医疗保险,不如不花钱送一份真正的健康保险,动员职工步行,身体好了,不仅提高工作效率,还会挣钱,何乐而不为?

美国是轮子上的国家,许多人需要开车上下班,AHA 的心脏病专家建议健康人每天步行 90 分钟以上,如何实现?专家建议,把车停在离工作单位远一点的地方,停车后步行上下班。

我国医院住院患者大多是有心肌梗死、脑卒中且年龄在 60 岁以上的老年人,现在 30~50 岁的患者越来越多,有一位 50 岁心肌梗死的患者感叹,他的父母当年生活艰苦,活到 80 岁还很健康。现在生活富裕了,本以为生活会更美好,可是他们兄弟 5 人都不同程度地患上了高血压、糖尿病或冠心病,生活质量反而更低了,还背上巨额债务看病。

中国要不要救? 想想大多数心血管药物和治疗设备都是进口的,患者吃药、放支架的钱是吃饭、住房的多少倍,坚持终身服药,等于要多养活多少没有劳动力的人口,有多少家庭能承受? 我们要生产多少双鞋才能换回这些进口药物和设备? 如果我们经济不宽裕,没钱去健身房,就应该走路救自己,每天走路 45 分钟 + 45 分钟上下班,既可以锻炼身体,还节省了车费。

胡大一老师每天坚持走 1 万步,真让人敬佩。我希望长城会也能有 Heart Walk 的论坛,每年组织医师论坛,先发动中国医生自救再去救患者;再组织企业家论坛,发动企业家为职工送免费健康保险;再发动基层论坛,希望老百姓以多步行为荣,以少花医疗费为荣,以保健知识多为荣。

走路救中国! 我不禁想起来毛主席的一句话:星星之火,可以燎原。

(刘茜蒨)

3　亲历克利夫兰心脏中心的感悟

看了 CCF 纪念建院 87 周年的新纪录片 *All for One*,纵观 CCF 发展历史,当年建院仅 4 名医生及数名护士,但是这 4 名伟大医生非常有远见,立志建立临床、科研、教学为一体的非营利型创新型医院,CCF 经历了美国经济大萧条、大火灾、世界大战对医护人员的各种打击,矢志不移。今天我们看到的 CCF 拥有 3 万多名员工,年收入 40 多亿美元,很令人羡慕,可是这背后有多少人默默付出啊!

CCF 网上有一个“世界级服务”的常年征集活动,仅去年就征集 45 000 条建议,很多是非常常见的临床服务问题,从方方面面努力让患者感到“世界级服务”的质量。例如新设计的患者冬天用长袍服,后背有一个半掩的开口,这方便医生放入听诊器,又不麻烦患者脱衣服受凉。又如患者转运中的各种问题如何解决。我在导管室参观室时,看到导管室门后总是挂着几块梭形硬板,就感到很奇怪。护士告诉我,这是给患者转床用的,患者躺在床上一翻身,插入硬板,护士抬硬板上手术台,抽走硬板,返回病床亦然。在心血管内科普通病房,我发现每位患者床对面的墙上都有一块写字板,上面写着主管医护人员的名字,且可以随时变动。CCU 抢救患者时,发现许多抢救用药早已在注射器里备好,撕开包装袋可立即用于抢救,病房里还有专职的药剂师,无须护士配药。临床医生每看完一位患者,都自觉消毒双手再看下一位患者。

在美国医院查房时对我最大的震惊是,上级医生居然自己写病程记录,甚至

Nissen 主席也亲自写病程记录,而且是边查患者边记录,这是美国法律的规定,而且保险公司也会根据病程记录给医生计工作量后付费。病程记录有现成的表格,包括症状、体征、检验结果、诊断及处理计划,非常很简洁。不过 CCU 16 张床一直是满的,有时还把患者暂放心力衰竭 ICU,Nissen 主席每查一位患者都要写记录,还要看胸部 X 线片,同时给住院医师讲解,时间持续约 2 周,每天如此,可见其中的辛苦。

一起查房的除了内科轮转的住院医师、心血管内科专科住院医师、参观医师外,最醒目的还有我们的药剂师。Nissen 主席经常问大家药物的半衰期、药物的使用方法,大家答不上来时,药剂师就在旁边解答。住院医师开药后,药剂师每天都要审核,并写出自己的建议,避免药物配伍不当、剂量不对、用法错误等情况的发生。闲暇之余,Nissen 主席还给大家介绍一些用药技巧,保证用药又快又准。Cleveland Clinic 的临床电脑网络系统很发达,可以查出各种药物的使用方法,还可以计算出各种配药方法,再加上药剂师保驾,保障了医疗安全。Nissen 主席教导住院医师不要成为开处方的机器,要精通药代动力学才能正确用药,成为全面发展的医生。

CCF 的临床系统都有自己的数据库,临床研究产出率很高。医院的论文展示会上,我见到一名住院医师 1 年内完成了两篇各八九百例的临床研究,他们的工作是统计分析平时临床工作中早已录入数据库中的数据。相比之下,我国医生做临床研究需从手工收集病例开始,研究效率低下,很难参与国际竞争。当然,这和我们医疗经费不足有关,我们各科室还无经济能力雇用专门的录入员录入有价值的临床信息。中国人口众多,我们治疗了大量患者,高水平的临床研究却很少,这一点真是可惜。ACC-NCDR 是一个综合性的全美注册心血管数据储存库。其始于1998 年,旗舰注册为国家 CathPCI Registry 是评价心导管室的"金标准",之后为ICD Registry、CARE Registry 和新的 ACTION Registry 一系列优良的注册。我经常想,中国的心血管医学和美国的差距在哪里呢? 如何发挥我们的优势呢? 经过在 Cleveland Clinic 一年的学习,与心脏中心多位名医的接触,我感到我们的智力相当,但是美国医生的医学组织完善,充分利用网络资源发挥了群体力量。如果我们将来能有 ACC-NCDR 这样全面的数据库,我们也能很有底气地发表世界性的心血管医学指南,请全世界的医生来中国学习了。

科研工作和临床工作在科室规划时紧密结合。CCF 的心脏中心临床和研究室关系密切,日常工作中收集的大量患者和正常对照的血样构建了庞大的基因库,需要时可方便提取,基础研究方得以顺利进行。Lerner 研究所的动物房七八间手术室和临床手术室监护设备一模一样,还有术后 ICU。基于以上因素,他们可以创出世界一流手术来指导临床工作。研究所实验室的条件非常好,还经常有仪器使用的指导培训,帮助我们学习使用新技术,防止损坏仪器。研究所临床科室每天都有各种学术交流报告帮助大家学习,赶上迅速发展的学科前沿。正所谓"人无远虑,必有近忧",中国的医院要发展也需要百年远虑,创新就是我们的通向未来的高速公路。

(刘茜蒨)

4 6分钟步行试验的秘密

1985年,Guyatt等率先将6分钟步行试验(6MWT)应用于评价心力衰竭(HF)患者的活动能力。作为一种亚极量运动试验,6MWT能较好地复制患者日常生理状态,反映患者生理状态下的心功能,是一种无创、简单、安全的临床试验。2001年美国心脏病协会和欧洲心脏病协会把6MWT列入心力衰竭患者评价心功能和预测预后的一线诊断实验。在国内,它的重要性也逐渐被临床医生所认识,在实际工作中应用越来越普及。但也有医生反映,这项检查受到的影响因素较多,例如年龄、体重、其他系统疾病和精神状态等都可使结果出现偏差。殊不知,在这些影响因素背后,6MWT还隐藏着一个小秘密。

这里有一个如何灵活运用的技巧,下面结合病例详细说明。

HF患者入院后,在制定出院拟达到的预期目标时,6MWT是一个十分有用的参考指标。即使是对于HF急性期的患者,经过对症治疗,只要患者的心功能达到NYHA Ⅲ级水平,就可以鼓励他下地在床边活动,每次6分钟,不计算距离,只统计患者在不诱发自觉症状前提下的最大步数。患者每走1步,医生或患者家属在旁边报出数目。当患者的步数较前次有所增加时,立即给予充分鼓励。当患者能够在床边6分钟内完成200步(60m左右)时,即可开展正规6MWT。但与标准做法不同的是,医生不是站在一旁,而是跟在患者身边,观察患者的行走方式、呼吸状态,并及时给予必要的鼓励。这时,医生不再是简单的旁观者,而是这项检查的互动者。完成项目后,一定要请患者自己总结感受,尽量帮助患者通过康复日记的形式,记录每一天治疗的变化。参照先前制定的出院目标,比较治疗前后的差异。如果6MWT改善不明显,经治医生可以获得第一手资料,及时进行调整。

可能有的医生会质疑,这样完成的6MWT,是不是较多地受到心理因素的影响?结果是否客观、可靠?其实,6MWT所隐藏的秘密就在于"心理因素"。在科学技术飞速发展的今天,从较为主观的NYHA分级到相对客观的左心室造影,从无创的超声心动图到有创的血流动力学检测,有多种手段用于评价心功能。但没有哪一种检查方式能够像6MWT一样,可由经治医生和患者共同参与并建立如此紧密的互动;也没有哪一种检查方式能够像6MWT一样,如此及时地将治疗效果同时反馈给医生与患者。在完成6MWT的过程中,建立良好的医患之间的沟通,远远比表面上客观的数字更为重要。每一次检查所观察到的一点一滴、一步一米的进步，都会使患者增强战胜疾病的信心，同时也会增加对医生的信任。这种推动作用，是任何药物都无可比拟的。

从上述意义上讲，6MWT 不仅是一个经济、有效、易重复的心功能评价手段，也是医患之间一种重要的交流方式，甚至有辅助治疗的作用。

这就是 6MWT 背后的秘密。

（尹　明）

5　是治病救人，还是弃医从文？

【临床经过】

周日病房急诊白班，午后正准备写病程，护士说急诊推上来一名心力衰竭患者。我到病房看到患者，老年男性，不能自理，自带尿管，端坐位，神志淡漠。在了解相关病情后，患者女儿最后一句"我爸前天下午到今天下午没有尿"引起了我的关注，患者 24 小时尿量<100ml；追问病史，患者在心血管内科治疗未好转要求出院，本次以心力衰竭加重、肾衰竭入院。患者虽有心力衰竭，但是自带尿管中无尿液引出，床旁泌尿系统彩超示膀胱内约 18ml 尿液，可想而知患者为急性肾衰竭，我建议患者去肾内科就诊，行透析或到 ICU 行 CRRT，患者家属异口同声地说："我父亲就是心力衰竭，我们就来治心力衰竭的！"沟通无果，为患者办理入院手续。入院后 NT-proBNP 30 000pg/ml，肌钙蛋白和 CK-MB 均超出上限数十倍，超声心动图示 EF 26%。屋漏偏逢连夜雨，心力衰竭、肾衰竭又碰上 ACS？

【分析及处理】

我们当天给予利尿剂 150mg，患者仍无尿，请示上级医生后，建议转 ICU。患者家属不同意转入 ICU，要求"内科积极治疗"，给予对症治疗后患者尿量约 1200ml。第 2 天，患者儿子不再像入院时那么感恩戴德地说话，而是持怀疑态度，因费用高而不满意，说："尽量用一些有用的药，我知道你们医院为了创造业绩，但是请你们手下留情。"此时，这一番话对于刚工作的我来说是莫大的打击，好意得不到认可，"给你父亲用的药都是治疗心力衰竭的，还有抗炎、纠正心律失常的"，我回答道。次日患者其他家属要求停抗炎药，深入沟通后才了解，患者儿子想放弃治疗，此次入院是想在医院让老人度过临终。第 3 天我值夜班时，患者儿子与我探讨是否可以在"120"急救车上开死亡证明，我向他解释后，患者家属大悦，说早知道这样就不来医院了。"孙医生，我们今天晚上就出院，麻烦您给办一下，假如我父亲快不行的时候，来咱们医院还能收住院吗？"患者的一连串问题，让我在宁静的夜晚凌乱许久。

【心得体会】

众所周知,心力衰竭(心衰)作为临床常见病,治疗费用高、病死率高、病情易反复、患者生活质量下降等特点都给国家和人民带来了巨大的经济负担。2016 年欧洲心脏病学会相关指南报道,心力衰竭的患病率为 1%~2%,而 70 岁以上人群的患病率升至 10%。心力衰竭患者出院后 12 个月内约 20% 发生再住院,65 岁以上的老年人则是心力衰竭再住院的高危人群。心力衰竭患者不仅再住院率高,生活质量也明显受到影响。心力衰竭的管理涉及多学科,本文谈及的患者诊断毫无疑问,理应转入 ICU 进行 CRRT,但是反复沟通数次,患者家属拒绝。之所以拿这个病例和各位老师分享,旨在道出一些住院医的辛酸,当我们刚刚步入临床、一身正气时,慢慢会被临床上形形色色的患者刷新我们的职业观,为什么我们很努力地积极治疗、请会诊,而换不来患者家属的认可呢?很有可能是您治疗的方向不对。我们可以竭尽全力治疗躯体疾病,但是升华不了人的灵魂,做到问心无愧即可。

【经典箴言】

治病救人乃医生本职所在,但有时患者来医院就诊需求往往口是心非,揣摩患者本次来医院的真正"意图"才能赢得患方"满意"。

(孙宪彬　周大亮)

6　注意补钾

低钾血症是临床常见病症,我们也常在心血管科抢救因低钾导致的各种心律失常。在各种版本的教科书中,无论是《病理生理学》还是《内科学》《外科学》,里面均有针对低钾血症的内容。但看似简单的问题,仍常困扰着初入临床的住院医师。

记得我做实习医师时,有次跟随急诊科老师门诊,遇到一例 56 岁女性患者,该患者既往有高血压病史,平素血压控制欠佳,就诊时血压 170/100mmHg,患者诉头晕,神经系统查体无异常发现,随机血糖为 28mmol/L,就诊时心电图提示窦性心动过速。患者随后接受胰岛素静脉滴注降血糖治疗,治疗中患者自诉胸闷、胸痛,听诊心室率 170 次 /min,第一心音强弱不等,心律齐,床旁心电图示室性心动过速,立即请示上级医生,患者的室性心动过速很快进展为心室颤动,最后因抢救失败而死亡,当时急诊电解质示钾 2.3mmol/L。

个人体会:多年以后,每当我想起这例患者,就时常叮嘱自己给患者输注胰岛素时,如无补钾禁忌,应注意补钾。胰岛素降糖时,会携带钾离子进入细胞,造成低钾血症。该患者入院时为窦性心动过速,治疗中出现恶性室性心律失常,是当时接诊医生忘记补钾的缘故。医生的记忆也是有限的,在繁忙的临床工作中,也时常出一点错误,但应避免犯一些原则性、关键性、危及患者生命的低级错误。特别是当前,患者及其家属的自我保护意识很强,就应更要求医生自己加强素质训练,掌握好原则性问题。

低钾血症时出现的室性心动过速和心室颤动,大多对电和化学转复无反应,除非血钾恢复正常。临床工作中,应避免医源性低钾血症,比如使用胰岛素、利尿剂、激素、β受体激动剂等药物时应随访患者血钾水平。

(宋凌鲲)

7 当心血管内科医生遇到了中药

【临床经过】

最近出门诊,经常有患者问我:"医生,我确诊为冠心病,根据处方口服拜阿司匹灵(阿司匹林)、倍他乐克(美托洛尔)等药物,但是同时还服用一些中药,这些中药可以同西药一起服用吗?会不会影响治疗?"

【分析讨论与学习】

中药到底与我们心血管科医生的常规治疗有冲突吗?面对这么常见而又被漠视的问题,我们先简单地总结一下:

1. **阿司匹林** ①含有白芍的中药:白芍总苷体外对以 ADP(二磷酸腺苷)、PagVR(血小板聚集蛇毒试剂)诱导的家兔血小板聚集均有明显的抑制作用,因此与抗血小板聚集药物如阿司匹林联用时,有增加出血的风险,应避免联用。含有白芍的药物有丹栀逍遥丸、红花逍遥丸、三九胃泰颗粒、金相舒肝片等。②含有甘草的中药:甘草在体内常水解生成甘草次酸和葡萄糖醛酸,甘草次酸的化学结构、药理作用与肾上腺皮质激素相类似,如与水杨酸类药物联用,可加重或增加消化系统疾病的风险,有报道甘草与阿司匹林联用时可加重刺激胃肠黏膜炎性水肿。因此,应避免两者同时使用。常用药物有加味左金丸、舒肝颗粒等。③含有青皮的中药:青皮为含酸的中药,与阿司匹林合用时会发生中和反应,影响药物吸收,降低疗效。

2. **β受体阻滞剂** 比索洛尔、美托洛尔、普萘洛尔均经过 CYP2D6 系统代谢,而中药牡丹皮、黄连、大黄、羌活均经过 CYP2D6 系统代谢,因此与上述中药联用将增加 β受体阻滞剂的血药浓度,应避免联用。

3. **调脂类药物** 阿托伐他汀等调脂类药物需要经过 CYP3A4 系统代谢,会与相同代谢途径的中药五味子、吴茱萸、羌活、白芷产生相互作用,影响调脂类药物代谢,升高其血药浓度,应谨慎联用。

4. **硝酸酯类药物** ①硝酸酯类药物与葛根素联合,有报道可使患者心率、血压下降,应谨慎联用;②华山参片中的华山参有阻断 M 受体作用,可使舌下含化的硝酸甘油崩解减慢,影响其吸收,故不能联用;③硝酸酯类药物与中药复方丹参、川芎嗪、参麦注射液均有协同作用,且上述中药能够对抗硝酸酯类药物耐药,适合联用。

5. 抗凝药 ①肝素与当归、三棱中药制剂联用时可产生过度抗凝的效果,应避免联用;②香豆素类抗凝药如华法林禁与酱豆、缬草(复方缬草酊、复方丹参糖浆)联用,酱豆可增强香豆素类抗凝药的药效,而缬草可减弱香豆素类抗凝药物的药效,应避免联用。

【心得体会】

祖国医学博大精深,自从青蒿素获得诺贝尔生理学或医学奖后,祖国医学再次被推上了另一个高度,中医中药在广大患者心目中更加根深蒂固。在临床工作中,中西药同服的患者数量众多,因此,西医工作者也不要仅局限在西药上,了解常见的中药的药理作用及代谢途径,了解中西药的相互作用,不仅能提高疗效,还能避免不良反应的发生。

(郝 丹 周大亮)

8 "神药"阿司匹林你用对了吗?

【临床经过】

最近,东北的天气变化犹如过山车,以至于门诊和病房的患者都很多,冠心病、高血压患者的数量都较前一个月明显增多。患者男性,68岁,因"阵发性胸闷2个月,加重伴头晕1周"在家口服阿司匹林(拜阿司匹灵)1周未缓解,前来就诊。

【分析及处理】

目前阿司匹林是心血管疾病二级预防的推荐用药,如无禁忌,推荐患者长期服用,但是要根据患者的病情个体化治疗。仔细询问病史,患者2个月前曾入院行冠状动脉CTA,显示左前降支钙化斑块,管腔中度狭窄,诊断为冠心病,因症状发作不频繁,又担心阿司匹林刺激胃,遂未遵医嘱,未规律服用抗血小板药物及他汀类降脂药物。近1周受凉后患者再次出现胸闷症状,约10分钟缓解,伴有头晕,每天发作2~3次,想到不知道在哪儿看到的宣传"胸闷痛立即口服阿司匹林",又担心阿司匹林刺激胃,故在家饭后自服阿司匹林,胸闷症状未缓解,反而出现胃部疼痛后,来医院就诊。既往高血压病史5年,不规律服用非洛地平片(无头晕症状不服用),平时未监测血压,否认糖尿病病史。入院查体:血压180/100mmHg,脉搏75次/min,余查体无明显阳性体征。明确诊断为冠心病、不稳定型性心绞痛、高血压3级。给患者做了相关检查后,考虑为天气变化及血压控制不佳诱发的心绞痛发作,建议规律服用抗高血压药、他汀类降脂药物。患者胃部疼痛,考虑为餐后服用阿司匹林的不良反应,因为拜阿司匹灵为阿司匹林的肠溶剂型,具有抗酸包衣,阻止了阿司匹林在胃内释放,能够降低对胃黏膜的直接刺激作用,从而减少对胃黏膜的损伤和刺激作用,减少胃肠道不良反应的发生,但如果饭后或与饭同服,会破坏肠溶包膜,从而导致阿司匹林在胃内释放,会对胃有刺激,所以将拜阿司匹灵改为空腹口服,2天后胸闷、头晕、胃痛等不适症状缓解。

【心得体会】

对于阿司匹林,很多人既陌生又熟悉,熟悉是因为该药为百年老药,在临床常用,而陌生是因为很多人不清楚阿司匹林正确服用方法。

阿司匹林的传奇历史像人类文明一样悠长久远。在患者的心目中,可谓"救命神药"。人类很早就发现了柳树类植物提取物(天然水杨酸)的药用功能。苏美尔人的泥板上就有用柳树叶子治疗关节炎的记载。1897年,德国化学家费利克斯·霍夫曼(Felix Hoffman)给水杨酸分子加了一个乙酰基,发明了乙酰水杨酸,也就是现在的阿司匹林。只有了解阿司匹林的用途、不良反应,才能更好地指导临床正确应用。

1. 阿司匹林的用途

(1)抗血小板聚集:阿司匹林目前广泛用于心脏病患者中,主要是因为阿司匹林可通过抑制血小板、前列腺素、环氧合酶,防止血小板聚集、血栓形成。

(2)解热、镇痛:早期阿司匹林为解热镇痛药,可通过抑制前列腺素及缓激肽等物质来缓解疼痛,对慢性钝痛有效,对急性剧痛无效。另外,阿司匹林可降低发热患者的体温,对正常体温无影响。

(3)抗炎、抗风湿:阿司匹林抗炎作用机制尚不十分清晰,可能与抑制前列环素以及组胺等物质有关,常被用来治疗风湿性疾病。

(4)女性不孕、习惯性流产:阿司匹林可抑制 PG 形成,可用于治疗由 PG 增高所致的习惯性流产及不孕症。

(5)抗肿瘤:近期研究发现,阿司匹林在众多抗肿瘤领域有着不凡的表现,如长期服用阿司匹林,可使消化道癌症发病率最多下降47%,可降低乳腺癌风险等。阿司匹林这种跨界能力,再次奠定了其"神药"的根基。

2. 阿司匹林的不良反应

(1)过敏反应:对阿司匹林过敏的人服用此药后可引起皮疹、血管神经性水肿及哮喘等过敏反应,其发生率约为20%,其机制尚不清晰,严重者应及时就医。

(2)胃黏膜损伤:阿司匹林可引起胃黏膜糜烂、出血及溃疡等。多数患者服用阿司匹林数天,即见大便隐血试验阳性;长期服用本药者溃疡病发率高。

(3)血液系统功能障碍:阿司匹林能抑制环氧合酶的活性和减少凝栓质 A_2 的形成,阻止血小板聚集,使其不易放出凝血因子。严重出血倾向应到医院及时就诊。

3. 如何正确应用阿司匹林

(1)饭前服用还是饭后服用:普通剂型的阿司匹林口服后因为对胃有强烈的刺

激作用,所以一般建议饭后服用,但这种类型的药物很少见。目前常用的剂型是阿司匹林肠溶片,如拜阿司匹灵应空腹吃,主要因为该类型的药物具有抗酸、不抗碱的特性,空腹口服阿司匹林,药物会在肠衣的保护下顺利到达小肠,然后释放,对胃没有刺激作用;但是饭后胃内酸性环境被破坏,会导致阿司匹林肠溶片的肠衣溶解,使大量阿司匹林在胃内释放,对胃产生强烈刺激。

(2)早上服用还是晚上服用:目前说法不一,个人认为根据其机制,阿司匹林对于血小板的抑制作用是不可逆性的,一旦达到稳态,抗血小板作用可以持续 7~10天,所以早上服用还是晚上服用没有太大区别。

(3)血压增高时应慎服:血压持续增高,会增加阿司匹林导致出血的概率,研究认为血压超过 180/100mmHg 时,出血风险将增高 3 倍。

(4)与中药同时服用应注意:阿司匹林和含有白芍的中药联用,会增加出血的风险,含有白芍的中药有丹栀逍遥丸、红花逍遥丸、三九胃泰颗粒、金相舒肝片等。阿司匹林和含有甘草的药物联用,可加重或增加消化系统疾病如胃溃疡的风险,含有甘草的中药有加味左金丸、舒肝颗粒等。

(5)需要手术怎么办:血小板寿命为 7~14 天,每天约更新总量的 1/10,即 10 天血小板全部换新一次,因此,至少停用阿司匹林 7 天,血小板才能基本恢复正常。如果决定手术,目前推荐停用阿司匹林 7 天后进行。

【经典箴言】

任何药物都是双刃剑,掌握禁忌证不亚于适应证。

(郝 丹 周大亮)

9 经过逻辑推理的结论才是可靠的

【临床经过】

昨天晚上,和科室里的一位副主任医师到急诊科会诊,碰见一例比较特殊的患者。

患者为 56 岁男性,系当地农民,因"反复晕厥 3 年,再发 1 次伴精神异常 10小时"入院。患者 3 年前有一次在活动时突然跌倒,神志不清,持续时间不详,醒后发现小便失禁,伴头痛、呕吐。约 1 年后又发作 1 次类似症状,未予诊治,其间患者偶诉胸闷。10 小时前患者做农活时再次跌倒在地,被家属发现时仍神志不清,后送往当地医院,1 小时后到医院时患者神志转醒,但精神差,很快就转入烦躁状态、谵妄。查心电图示正常,头颅 CT、肺部 CT 未见异常,肌钙蛋白阳性(未定量)。因烦躁剧烈,不能明确诊断,转入我院。入院查体:患者平卧位,谵妄,烦躁不安,躁狂,肺部未闻及干、湿啰音,心率 76 次/min,律齐,未闻及病理性杂音,腹部无异常体征,神经系统体征无异常。发病以来患者未排小便。追问家族病史,患者有 1 个侄子有类似跌倒发作病史,另1个侄子有精神病病史(不详),入院后复查心电图仍然正常。复查肌钙蛋白12.6ng/ml(正常范围:<0.04ng/ml),肌酐轻度升高。主任会诊后认为心电图正常,无心力衰竭、肺部啰音等心脏病体征,不考虑心脏疾病。怀疑化验误差,嘱再次复查肌钙蛋白,并检查超声心动图。

【分析及处理】

对于这位患者,当时我有一点不同的看法,并认为患者心源性晕厥的可能性非常大。理由是:①患者现在的意识障碍和躁狂状态可以用晕厥后脑缺血缺氧时间比较长来解释,可能存在一定程度的脑水肿;②患者小便少,肌酐轻度升高,说明肾功能有影响,原因是肾灌注不足;③患者反复晕厥发作史,家族中有类似发作史,可能存在遗传性心律失常;④患者心肌梗死的可能性比较小,主要是缺乏与肌钙蛋白升高程度相对应的心脏病症状和体征。肌钙蛋白大幅度升高的原因不明确。

因此,我首先考虑的是心源性晕厥、恶性心律失常。

后来,急诊科复查肌钙蛋白仍然很高(12.8ng/ml),予镇静、利尿、脱水及支持对症处理后,患者烦躁逐渐好转,第2天清晨神志转清。查超声心动图示左心房内巨大肿块回声,大小为8cm×4cm,后来患者家属要求出院。

目前基本可以清楚该患者是因为左心房肿瘤阻塞二尖瓣,引起梗阻性血压下降、晕厥,继而因缺血缺氧引起意识障碍和全身表现。

【心得体会】

1. 医学是一门充满未知的、不断实践的学科　自始至终,患者肌钙蛋白大幅度升高的原因都不得而知。推测左心房肿瘤(如左心房黏液瘤)可能会分泌一种类似于肌钙蛋白的物质,这种类肌钙蛋白物质可以与肌钙蛋白抗体结合,引起肌钙蛋白的假性升高。患者前后两次肌钙蛋白检测值几乎相同也提示这一点。按照常规思维,肌钙蛋白是心肌损伤或坏死的特异性生化标志物,即肌钙蛋白升高几乎只能是心肌病变的问题。当我们用这样的思维去分析该患者的病情时,无论如何也无法解释患者的临床表现和肌钙蛋白升高之间的矛盾。这时,我们就应该清醒地意识到,医学是一门充满未知的学科,肌钙蛋白的特异性可能也不是100%,也许还有其他原因导致肌钙蛋白升高,只不过我们现在还不知晓罢了。这时我们就应该换一个角度,转移到其他线索上去分析病情。

2. 医学逻辑推理的结点之间没有绝对的确定关系　比如,"肌钙蛋白升高"与"心肌梗死"之间,从肌钙蛋白升高不能绝对地推理到心肌梗死;同样,从心肌梗死也不可以绝对地推理到肌钙蛋白升高。它们之间有联系,但并不是确定性的联系。"特异性"和"敏感性"就是用来描述这种联系特征的。

3. 只有经过逻辑推理的结论才是可靠的　既然医学逻辑推理的结点之间没有确定性的关系,那么,怎样合理地分析医学信息,才能得到正确的诊断呢?答案是运用逻辑推理的方法。比如,你可以先假设一种可能,然后寻找支持点;也可以运用反证法，"如果是……会……"，或者"如果不是……又会……"。经过这样的逻辑推理后，无论得出的结论是肯定的还是否定的，都比直接从研判症状、体征、辅助检查中得到的结论要可靠得多。又如，在这个病例中，我们假设患者肌钙蛋白大幅度升高是由心肌梗死引起的，那么，患者如此躁狂，还可以平卧，没有心力衰竭，肺部没有啰音，这些都是与心肌梗死严重矛盾的。这样就反过来证明，该患者肌钙蛋白升高不是由心肌梗死引起的。如果我们直接从肌钙蛋白升高的结果来判断，如此大幅度升高，除了心肌梗死外还能是什么？这样就局限了我们的思维，导致错误的临床判断。

【经典箴言】

医学逻辑推理的结点之间没有绝对的确定关系，所有医学推理结点之间形成的是一个充满不确定性的网状的联系。

（余世成）

10 支架都不能彻底改善的胸痛

【临床经过】

男性患者,67岁,有高血压病史17年,口服氨氯地平片5mg、1次/d,血压控制良好;吸烟史45年,20支/d。因"间断胸痛1年"入院,胸痛在活动及静息状态下都有发作,有针刺样、紧缩感及烧灼样,范围局限,且不固定,左胸背部及右胸都有发作,每次疼痛时间在数分钟到2小时不等,含化硝酸甘油可明显缓解,曾于当地县医院静脉滴注硝酸异山梨酯(消心痛),口服抗血小板、抗凝、调脂药物治疗,症状时轻时重。患者平素睡眠质量差,二便正常,进食正常。本次因为胸痛不典型,且伴有焦虑,睡眠欠佳,故全面药物治疗的同时进一步查胸部CT和冠状动脉CTA。双肺无明显问题,冠状动脉CTA发现左前降支重度狭窄,1周后冠状动脉造影检查见左前降支75%狭窄,介入治疗植入1枚支架。

【分析及处理】

介入治疗后患者胸痛有所减轻,但仍时有发作,这一发作又使患者更加焦虑,形成了恶性循环。进一步完善检查,胃镜提示慢性浅表性胃炎;颈椎磁共振成像提示$C_3 \sim C_4$、$C_4 \sim C_5$椎间盘突出,开始时向患者解释可能是焦虑症引起的胸痛,患者不接受,不承认是心理疾病,整天神经兮兮、失眠多梦,胸痛愈加频繁,后经Holter检查未发现阳性改变,运动试验也是阴性,心肌磁共振灌注扫描未见心肌缺血改变。所有检查均未发现问题,后来反复劝说患者去精神心理科就诊,患者勉强同意,经精神心理科会诊、问卷等一系列专科检测,确诊为焦虑症急性发作,专科治疗后症状明显改善。

【心得体会】

胸痛是临床上常见病、多发病,病因很多,可能涉及心血管系统疾病、呼吸系统疾病、消化系统疾病、主动脉疾病、肺动脉疾病、颈椎病、血液病等,而最容易忽视的是精神心理疾病所致的胸痛。鉴别时要根据患者的伴随症状、发病情况、疼痛性质、持续时间等完善相应检查进行排除,必要时还可以请相应科室会诊,协助诊断。这个病例提示我们,治疗无效往往是以下几个原因:①病情过于严重,超出药物及手术治疗所能解决的范围;②诊断及治疗方向错误,需要探究其他原因;③器质性疾病与精神心理疾病可能同时存在,症状可能相互交错,干扰我们的判断。

【经典箴言】

心绞痛的病因很多,精神心理疾病不可忽略。

(任仲侨)

11 如何把和患者的沟通做到极致

有效地和患者建立良好的沟通,和患者进行良好的良性互动,对医生开展工作是非常重要的,其重要性不亚于疾病治疗本身,这是毋庸置疑的。与患者建立良好的沟通,可以增加患者的依从性,更能把自己的医疗措施贯彻下去,同时在患者面前树立你自己的威信,这是非常重要的,而且是对患者治疗的前提。

我与大家分享一些沟通实战案例。打个比方,你问你的患者是干什么工作的,他说是种地的,他得了冠心病,一动就胸闷、气喘,需要做冠状动脉造影,评估是否需要 PCI 处理。那么,你就可以给他解释:"老大爷啊,您是种地的,家里肯定有拖拉机吧?"如果家里真没有拖拉机,那么你就说,"您老肯定见过拖拉机吧?没吃过猪肉,也见过猪跑。你的心脏就像拖拉机上的柴油机一样,你的血管就好比是柴油机上的油管,这个柴油机用的时间一长,油管里面就会有很多油泥,慢慢地油管过油就不通畅了,小油门的时候还没事儿,供油能跟得上,要是猛加油门拉货,就会冒黑烟,拖拉机没劲儿。现在,咱就想给您检查一下油管,把您的这个油管给清理了,让它过油更顺畅,这样拖拉机就有劲儿了,您活动也不会感到胸闷了。"当然,你也可以把二尖瓣、三尖瓣、主动脉瓣关闭不全比喻成"一扇门用的时间久了,关不严了",也可以形容成"柴油机用得久了,缸筒活塞间隙大了"。把瓣膜狭窄比喻成"大门开不全,只能一个一个地往里挤"。对于恶性肿瘤,把机体失去对它增殖的控制权比喻成"计算机里面的病毒,脱离机主的控制进行恶性自我复制增殖",讲给电脑程序员听。

同样,可以把窦房结比喻为"司令部",它命令心脏什么时候跳,心脏就要什么时候跳;把心脏的传导系统比喻成"电话线",把各种室内传导阻滞比喻成"电话线断了”,把室性期前收缩比喻成“有人成立第二司令部”。把病态窦房结综合征比喻成“司令部出问题了”,把安装起搏器比喻成“重新建立司令部,重新布设电线”。

记得曾经有位患者得了心脏病,住到心血管内科了,这个人有老寒腿,几十年了,非得缠着我们给他也把小腿陈旧性骨折畸形愈合给治疗了,闹着要开治疗老寒腿的药。我们老主任查房时,只用一句话就把他这个“邪恶”的念头给浇灭了:“我们是修发动机的,不是修车轱辘的,修车轱辘得去骨科”。话不多,就一句,但是道理说得很明白,让你无法反驳。这也是另一种形式的医患沟通,是高级别的另类沟通,并不一定非得口若悬河、滔滔不绝。

总之,把晦涩难懂的医学语言通过一定的载体通俗化成患者能听懂的语言,然后灌输给患者,这就叫沟通。干什么事情都要讲一个方法,即方法论,只要方法对了,就会起到事半功倍的结果,甚至有意想不到的收获。

(崔秀鹏)

12 心血管疾病诊疗指南与临床实践之间的差距——关于疾病诊疗指南讨论之一

近年来,依据循证医学的研究结果,国内外专家针对心血管疾病的预防、诊断和治疗制定了相应的指南及共识,这有利于临床实践的规范化治疗,并有助于提高心血管科医生的诊治水平。但基于种种因素,指南和临床实践仍存在一定的差距,使指南不能惠及更多的患者。如何认识这一问题并采取对策,需要广大临床医生的共同努力。各级医院尤其基层医院如何将指南和实践实现密切结合,丁香园网站心血管专业版块网友就以上问题展开了热烈的讨论,同时邀请李觉教授和吴泰相教授就热点问题进行点评。

【临床经过及问题】

刘光辉:作为心血管专业的医生,我们常感到临床工作中应用指南的重要性。其中包括 ACC/AHA/ESC 指南,同时包括中国的指南与专家共识,常在临床决策中给我们新的启示。众所周知,指南以大量多中心临床研究为依据,其中包含了适用于大量人群的治疗新证据和相关领域的新进展,最大限度地保证了应用指南的安全性和有效性。指南对于临床至关重要,但作为临床医生,如何更好地学习并应用指南呢? 这是个很实际的问题。为了更好地学习并贯彻指南,今天我们一起讨论:①在临床工作中,您认真学习指南了吗? ②在应用指南的过程中,您感到指南和实践之间的差距了吗? 这些原因是大环境的因素,还是自身没有意识应用的原因,或是其他?

【深入讨论及分析】

Ouandyin:指南对我们的临床诊疗起到了纲领性的作用,但任何一份指南都只是一份指南,它和临床实践总是存在一定的差距,甚至有时这种差距很大。不同患者之间的病情存在差异性,因此个体化治疗是医生追求的最高境界,但目前却很难达到,因为国内医生的日工作量都比较大,没有足够的时间和精力优化诊疗过程。其实早在很多年以前,传统的生物医学模式改变为生物-心理-社会医学模式。目前提倡从三维的角度对待患者,要考虑患者的病情(这是主要的),也要考虑患者的经济条件,更要考虑患者的心理精神因素。概括来说,指南的基本原则是要遵守,但更要灵活。

Sfboy:谈一谈自己的看法。所谓指南,即循证医学的成果,其目的在于规范化治疗和诉诸法制。指南的应用已经深入人心,且不谈其强大的治疗效果,在医患关系如此紧张的今天,更是成了医生和患者之间说理的凭证。其实从效果上讲,新指南的发布更多的时候仅仅是在观念和认识上得到了更新,而临床实践并没有突飞猛进的发展,这就好比新闻一般,只是说明了一个现象,但离应用还相去甚远。不可否认的是,指南的发布加速了年轻医生的成长,因为有章可循、有法可依,可以瞬间让一位刚刚毕业的医学院校大学生能够简单地处理患者病情,其作用不言而喻。但换一个角度讲,是否有些急功近利呢?"有章可循、有法可依"固然重要,那是一名医生成长的必备之路。但切记的是,医生的行业不是简单重复机械的劳动,更是一个脑力劳动。我们一定要认清国外制定指南的目的,并不是禁锢医生的头脑,简化医生的医务行为,更重要的是"有法可依"!我们应该清醒地认识到,指南应该看作我们在如今法治社会行医的参考和依据,并不是我们赖以生存的法宝,我们的法宝应该是不断临床实践中得出的临床思维能力。一家之言,欢迎大家一起探讨。

philosophy927:从另一个角度说,年轻住院医生对指南的依存性与对学科的认识掌握程度成反比。就像开车,驾驶熟练的司机一般是不看《驾驶技术快速入门》之类的书籍的(当然对经验丰富的高手也许更有用)。新手还是有必要学习,毕竟少走弯路。我们住院医生学习指南的最主要目的是运用、思考、实践检验、反馈及提高,这就是循证医学的整个过程。如果旧版指南有很多地方不明白,经过几年的理论联系实际实践,到新版指南出来后,能批判吸收,甚至结合临床实际指出指南的不足,那么我们住院医师的学习目的就达到了。我觉得打基础阶段,招式标准化并没有什么不好,"降龙十八掌"前十七招都是看似极其平淡的,只有稳扎稳打、步步为营,最后那招"亢龙有悔"才能厚积薄发、虎虎生威。指南原则性强,但是要注重实际运用的策略。将指南背得滚瓜烂熟是没有用的,我们需要的是对指南理解得滚瓜烂熟,然后根据具体情况来用药,按照指南一成不变的用药只会导致思维的僵化。

上善若水王:临床上的疾病千变万化,患者的症状、经济情况千差万别,我们都知道疾病不可能都像教科书一样有标准的症状,治疗也一样。指南给出的是目前所认为的最好的治疗方案,但具体针对某个患者,不一定是最适合的。指南必须要学会融会贯通,原则不能违背,在可能的情况下尽量按指南处理,关键是活学活用。

Fixedsoldier:这个话题是个很敏感的话题,说它敏感,那是因为它触动了我们每位医生的神经,同时它又是个很好的话题,那是因为现实中我们经常遇到这样的实际问题。对于指南,我往往不只看一遍,再加上学术会议上的一些耳濡目染,也就由陌生到熟悉。怎么样看待一份指南呢?我认为,只要能按照指南来处理的,那就尽量按照指南来处理。比如,有些高血压患者没钱,吃不起抗高血压药。其实不然,对不同人群有不同的要求。对于经济困难的患者,国产的 ACEI 类药物不是一样有吗?卡托普利 100 片才几元钱,我在门诊就经常给一些实在没钱的高血压尤其是伴有慢性心力衰竭的患者吃国产的卡托普利联合氢氯噻嗪。随访期间,药物可以逐渐加量,不超过指南规定的靶剂量就可行。以上只是关于经济条件导致指南与实践的距离,个人认为关键问题还在于医生本身的意识问题。我们自己认真贯彻指南了吗?是否遵循指南把冠心病患者的血脂降到 100mg/dl 甚至 70mg/dl 了?是否把合并糖尿病的高血压患者血压降到 130/80mmHg 以下了?是否把慢性心力衰竭患者的美托洛尔(倍他乐克)加到耐受剂量了?是否对心房颤动患者该抗凝时抗凝了?是否在处理 ACS 尤其 AMI 患者时都使用胰岛素进行血糖控制了?这些是我们自身应该意识的问题。因此,我呼吁大家能按照指南的就尽量按照指南处理,从而达到指南指导下的个体化治疗。用好指南的前提就是掌握指南,所谓掌握不是简单看看就能掌握,而是领会其内涵和本质,指南不可能把什么细节都写在上面。衣带渐宽终不悔,为"医"消得人憔悴,希望大家一起努力,缩小指南与临床实践之间的差距!

ngz7911:面对如此众多的指南,一部分医生言必称指南,所有诊断及治疗的决策都遵循临床指南;另一部分医生则对指南的推荐意见熟视无睹。那么,究竟如何认识临床医学指南呢?

第一,临床指南是对现有资料和证据全面、客观的总结。在指南的制定过程中,临床医生根据循证医学的原则,对检索得到的相关文献进行评估分级,然后依据不同级别文献的结论给出适当的推荐意见。按照上述程序所制定的临床指南,应是对特定临床问题的最佳医疗实践的总结,理应成为临床医生实际工作中的重要指导。第二,随着医学实践的不断深入,临床指南也在进行不断地更新,并非一成不变。临床指南只有不断总结,进行不断更新,才能真正起到指导作用。第三,部分临床医生单纯根据证据级别决定是否应该采纳该项推荐意见,这种认识显然有失偏颇。可以理解的是,并非所有问题均需要随机临床试验(RCT)证实,而与其临床重要性无关。第四,临床指南的推荐意见并非金科玉律不容违反。例如,拯救脓毒症行动指南(surviving sepsis campaign guideline)建议,对于严重全身性感染患者,应将中心静脉压(CVP)维持在 8~12mmHg。但是,多项临床试验显示,CVP 不能准确地预测心室舒张末容积,也不能反映患者对扩容试验的反应。因此,将所有患者的 CVP 机械地维持在 8~12mmHg,无视患者的个体差异,显然是错误的。第五,国内外医学界的临床指南虽然层出不穷,但在其制定过程中存在明显的伦理学和方法学缺陷。因此,建议指南的制定者参照国际学术界的常规,规范指南制定程序。如何影响临床行为,通过促进指南的实施,达到制定指南的目的,是指南制定者面临的更大课题之一。临床医学既是科学,也是艺术。在重视临床试验结果的同时,不应忽视个人经验的重要性;在重视群体共性的同时,还需要强调个体间的差异。

xxi98:各位网友的讨论让我受益匪浅,我也想说说自己的看法。我一开始不知道指南为何物,虽然教材上提到过,但也未当回事儿。但听师兄、师姐说多了,自己也就上心了,学习之余我找了很多治疗指南、预防指南、专家共识进行研读。个人认为,临床实践结合指南学习这样比较好,比如《中国高血压防治指南》《慢性稳定型心绞痛诊断与治疗指南》、ACC/AHA 急性冠脉综合征指南、ACC/AHA/ESC 关于心律失常的系列指南等。这对我们这些刚入门的医学生还是很好的,有助于培养良好的思维习惯,也有助于形成规范的治疗习惯,还有助于避免出现不必要的医疗差错。因此,临床上的基本治疗原则多是按照指南来的。对于指南指导下的个体化治疗,我想这是高年资医生应该注意的问题,当然不能将指南"教条化"。

jnmc:对于指南的理解,正所谓"仁者见仁,智者见智"。原则上的东西是不能变的,但指南只是指南,它是死的,而我们是有思维的医疗实践者。如果我们进行任何诊疗过程都以指南为纲,这无异于"照本宣科"。有的医生能够把指南内容完整地背下来,可关键时刻还是手忙脚乱。我觉得把指南理解好,能够根据每位患者的情况活学活用,这样才是学好了指南。

【心得体会】

学习指南、理解指南、运用指南指导临床实践,是现代医学模式的循证理念,是医学发展的必然趋势。作为临床医生,学习指南的要点是要遵守规范,但更要灵活运用;理解指南的要点是既要了解指南的科学性,更要了解指南的艺术性;而运用指南指导临床实践的要点是强调规范化,遵循个体化。

【经典箴言】

指南是一方罗盘,指引着医生诊疗的方向;指南更是一面镜子,透过镜子你能看清临床实践中更多深层次的内涵。

【李博总结】

指南是每位临床医生心中永远的"方向盘",结合实践并把握指南,才能做出合理的临床决策。目前,指南的制定尚有一些"盲区",很多问题尚无明确的答案,这就需要我们共同努力使其更完善,走向规范。运用指南、遵守规范的同时,也要具体情况具体分析,达到指南指导下的个体化治疗。开展指南和实践之间差距的讨论是我们前进的一个台阶,虽然临床上不确定的内容很多,但我们会继续前行,运用循证和临床结合的思维,去伪存真,去粗取精,才能不断进步。

(丁香园网站心血管专业版块网友供稿　田进伟编辑审校)

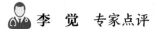 **李 觉** 专家点评

　　这样关于指南的讨论话题具有实际意义。加强临床医生对于指南的规范使用,缩小两者之间的差距,这是制定指南和共识的目的。心血管科医生是贯彻指南的中坚力量,我们对指南的理解和把握关乎指南是否能真正落实,因此我们应该加强对指南的学习和领会,才能提高指南的遵循率。我们课题组在2005年曾进行一项临床研究,结果提示,1937例心脑血管疾病和高危住院患者实施他汀类药物干预率不到40%,通过将此类患者与其他疾病的住院患者实施的干预状况进行对比,差异无统计学意义,这提示临床医生对血脂异常干预的重要性认识不足。此外,2008年国内开展了 China Care 研究,以评估心血管科医生自己的10年心血管风险,调查阿司匹林在心血管疾病一级预防中的使用情况。研究结果显示,目前威胁医生健康的主要危险因素是肥胖、吸烟和血脂异常,其心血管风险反而高于一般人群,这充分说明了指南和实践之间的差距,也提示将指南的原则变成行动任重而道远,心血管科医生应该主动地学习指南并规范自己的医疗实践,做好自身表率,积极推广并应用指南。

13　如何学习并掌握指南——关于疾病诊疗指南讨论之二

【临床经过及问题】
　　如何学习并掌握指南,如何认识指南对临床实践的益处?
【深入讨论及分析】
　　Twgrbl:指南是很多相关学科专家集体智慧的结晶,它对于心血管疾病的诊治原则有明确的指导意见,也是绝大部分医生能够接受的方案。如果不理解指南的真正含义,在临床中很难学好并掌握指南,也就不能正确地使运用指南来指导临床实践。因为指南只是一个简要的提纲而已,不可在未充分理解的情况下使用。

　　指南于临床的益处是无可争议的。它可以使一个经验不足的医生在最短的时

间里学到更多有价值的临床经验,迅速成长为一名有经验的医生。医学教育就是这样变得越来越容易了,特别是内科医生。以前都是基础最扎实的临床医生才能从事内科工作,因为那时可以提供的检查手段比现在少得多,临床思维分析对于内科医生尤其重要。以前的心血管内科老教授能够用听诊器估算二尖瓣狭窄的面积,他的预测与手术结果差别很小。现在很多临床医生听到病理性杂音,便为患者查超声心动图,反而对影像科医生要求高了。

jnmc:指南要去学,这是肯定的;但要怎么学,每个人有自己的理解。首先,原则上的东西是一定不能错的,违背原则,就等于触犯医疗行业的法规。其次,要明白指南只是指南,它是相关疾病的共性原则,而我们的思维是活的。因为临床中疾病具有多变性,每位患者都有其特征,每位患者的病情亦都有其"个性"特点,如果我们任何细节都以指南为纲,肯定也是不符合实际的。有的临床医生可以把指南完整地背下来,可是关键时刻还是手忙脚乱。因此,如 Twgrbl 网友所言,把指南理解好,能够根据每位患者的情况活学活用,自己总结经验,这样才是学好了指南。如同教材一样,临床中我们很少遇到某种疾病具有和书上描述完全一致的临床表现,现在的指南变化更新很快,今天正确的观点到了明天可能就是错误的。因此我认为,指南要学,但要活学;指南要用,要和每一位患者的具体病情相结合去灵活使用。

【心得体会】

指南并不都是循证医学的结果,指南反映的是这一时期大多数专家们的共识和见解。指南也是最安全的方案。指南在现代医学中的地位绝不能被轻视,应该值得每位医生去学习。学习指南的关键是,要理解指南的真正含义。指南的临床益处,不仅在于有助于我们年轻医生的快速成长,而且在很大程度上规范了临床实践,并且为我们的医疗行为提供了一定的法律保障。

【经典箴言】

指南对于临床的益处,如同是黑夜里的一盏烛光;要想学好它、掌握它,关键在于你是否已经深入、透彻地理解了它。

【李博总结】

看什么都要看到好处和优点,这是一种积极的人生态度,而用批判的目光对待指南,是一种严谨的科学态度、前进的目光。对于指南,要将这两种态度有机地结合起来。既要信任它,没有规矩,不能成方圆;又不能拘泥于它,临床问题千变万化。而对于我们,遵循指南给我们带来统一的目光,在这种统一目光中,各自的发现就会成为前进的步伐。遵循临床指南是我们的首要选择和思考。

(丁香园网站心血管专业版块网友)

14 如何在临床实践中践行指南——关于疾病诊疗指南讨论之三

【临床经过及问题】

在以上两期的讨论中,各位网友对于指南的理解深入、透彻,充分认识到指南与临床实践存在的差距。本期将探讨下一个问题,如何才能运用指南更好地指导临床实践,从而缩小两者之间的差距?

【深入讨论及分析】

刘光辉:近几年来,关于心血管方面的指南层出不穷,内容非常全面,如何在临床工作中把握应用指南的"度"? 这在学习和领会指南中确实存在具体问题,我来谈一下自己的学习经验。首先,我会对指南相关的理论知识进行"充电",常关注AHA/ACC/ESC 的最新指南,同时学习心血管疾病防治指南和共识,比较同类指南不同版本的内容差别,常会让我理解得更透彻。对于理解不到位的内容,我会研读专家对于指南的解读内容,这样会使自己的观念与时俱进。其次,要结合具体临床病例锻炼自己的实战经验。例如,去年我认真研读了《中国心血管医生临床戒烟实践共识》后,就常在查房后对患者进行戒烟宣教,这一做法不仅改善了医患关系,还能指导患者进行正确、健康的生活方式,真正改善患者的预后。通过学习《慢性心力衰竭防治指南》,我对 β 受体阻滞剂在心力衰竭治疗中的应用指征及用药原则有了进一步的了解,同时更新了我对于强心苷类药物、利尿剂应用的观念。NYHA Ⅲ~Ⅳ级伴低 LVEF 的心力衰竭患者,存在不同程度的心室收缩不同步,结合大量循证医学证据,2005 年 ACC/AHA/ESC 慢性心力衰竭指南便将 CRT 作为 Ⅰ 类推荐、A 级证据。因此,在临床上碰到类似的患者,我们就可以结合心力衰竭指南为他们制定出更合理的治疗措施。这种处理具体患者结合相关指南的方法,让我在临床实践中不断前进。

晓婕:目前在临床学习中,很多上级医师注重贯彻指南和共识的应用,在查房时往往结合具体病例来实战分析,这可以让我们有更加直观的理解。因此,对于指南的学习应该纳入临床常规工作中,如果每位医生都按照指南来治疗,那么我们的治疗就会变得越来越规范。另外,我们还常在工作之余开展疾病防治的相关讲座,在和患者面对面交流中融入对指南的理解,例如在讲座中提到健康的生活方式,同时具体地要求患者戒烟、选择健康食物、提倡适度的体力活动、控制体重等,从而深化了指南的影响范围。

余海波:我们不仅要熟悉指南的理论内容,更要把指南用到实践中去。古语云,纸上得来终觉浅,绝知此事要躬行。如果你自己亲身随访一位 CHF 患者,你就能

体会到 β 受体阻滞剂对于改善患者的预后是多么重要。例如,我自己亲历的一些患者,因为长期使用美托洛尔,大大减少了心血管事件的发生,真实的感受不是指南上几句话可以代替的。只有亲自将指南理论和实践相结合,才会对指南的理解上一个新的台阶。临床中患者的情况是千变万化的,而指南不能面面俱到,因此就需要灵活运用指南,把握基本原则,才不至于犯错误。因此,我们要认真学习指南内容,但不能故步自封,墨守成规。

【心得体会】

1. 指南中提到的方案是大多数专家的观点,比较通俗易懂,容易让人领会;如果我们没有真正理解指南理论,或者没有合适的指征,就不要去随意盲从,我们在实践中不追求"教条主义"。没有理解而生搬硬套指南上的观点,不仅于临床实践无益,反而有害。一言以蔽之——只有真正理解了、掌握了,再去运用,这才是明智的做法。

2. 只有理解了指南,才能更好地运用它去指导临床实践,这样才能缩小两者之间的差距。目前,在循证医学的指导下,已经形成了生物医学 – 心身医学 – 社会医学的复合医学模式,在这个大背景之下,我们要加强自身的理论学习,同时多开展同行之间的学术交流,多在具体病例中贯彻指南,把握其细节之处,才能使我们的治疗更加规范化。

【经典箴言】

因时、因地制宜,把握指南原则,灵活变通,才能真正体现指南的价值,缩短指南和实践之间的差距。

【李博总结】

古人云:"无以规矩,不能成方圆"。指南是对临床实践的规范化指导,临床医生的首要任务就是透彻理解指南,用这种统一的标准去权衡临床实践的每个细节,同时灵活把握诊疗原则,就会真正落实指南在实践中的应用。

(丁香园网站心血管专业版块网友)

15 基层医生谈指南——关于疾病诊疗指南讨论之四

【临床经过及问题】

刘光辉:目前我国还是以基层医院为主体来担负广大人民群众的医疗防治工作,基层医生对指南的熟悉程度是影响指南执行的重要因素。那么,基层医生该如何学习临床指南? 如何运用指南指导临床实践? 请大家进行深入讨论。

【深入讨论及分析】

沧海之水:由于身处基层医院,各方面资料获得途径有限,很多专业上的指南资料都是我从网站上通过下载或在线阅读来学习的。指南和临床实践之间的确存在差距,尤其在基层医疗中这种差距更大。个人分析其原因,一是因为基层医院医生对指南的了解不够、认识不足、理解不明,所以在临床诊疗过程中不能很好地运用指南指导临床实践;二是因为基层医院一般规模小且非专科医院,特别是在一些山区及欠发达地区,医疗资源匮乏,导致治疗上的依从性差,从而使指南指导临床的设想更多的时候只是一句空谈。但我们基层医生应该熟悉指南内容,对患者进行健康教育,并建议患者至有条件的医院进行正规诊治,这也是指南和实践结合的重要环节。

晓婕:治疗心血管疾病的目标主要是缓解症状并改善患者的预后,这两点也是制定指南的目的。在我国基础工作的心血管科医生众多,我们不能仅仅满足于缓解患者的症状,更要改善患者的预后。因为经济困难等,很多患者无法按照指南上的要求来用药,但我们还需要尽可能地为患者应用改善预后的药物。举例来说,针对慢性心力衰竭患者,很多临床医生给予患者强心、利尿、扩血管等常规治疗,但没有嘱患者口服卡托普利等 ACEI 类药物。众所周知,ACEI 类药物抑制心力衰竭患者代偿性神经 – 体液的不利影响,限制心肌及小血管的重塑,可以达到维护心肌的功能。卡托普利这种药物相对便宜,患者经济上多可以接收,同时改善患者的预后。因此,对于指南的应用处于"知难行易"的状况,基层医生应该加强对指南的理解和灵活应用。此外,我们基层医生应该加强学习的机会,多参与上级医院组织的指南培训讲座,这样有利于提高自己对指南的学习积极性。

余海波:我在一所县级医院工作,2005 年以前我只听主任说心血管内科疾病的诊疗一定要遵循指南,但我自己却从来没有关注心血管疾病的指南。后来我到一所三甲医院进修心血管内科专业,才知道心血管领域存在这么多的指南和共识。于是,我便自己买一些心血管指南方面的书籍,利用一切空余时间认真地去研读。在指南的学习中,我觉得自己收获很多,指南确实有助于我们年轻医生的成长,其中的很多内容都能给我们的临床实践带来了许多益处。但在学习的过程中,可能因为身处基层,知识有限,对指南还是有很多的不解和迷茫。

我工作在苏北的一个县城,我们的心血管内科更注重的是药物治疗。由于是基层医院,对于急性心肌梗死的患者,我们没有条件行急诊 PCI,但我们的药物治疗还是遵循指南去进行的,急诊溶栓是我们经常开展的项目,他汀、抗凝、抗血小板、β 受体阻滞剂、ACEI 等有临床证据的药物,我们同样能够按照指南去做。举例来说,心房颤动是心脏瓣膜病、二尖瓣狭窄的常见并发症,我曾收治一位心房颤动患者,入院后查超声心动图提示"左心房内径 78mm,左心房内附壁血栓",这无疑是抗凝的强适应证。我们能够在住院期间给予华法林进行抗凝治疗,同时可以有条件监测患者的 INR 动态变化。但在出院时,我们给患者的出院带药却只能是阿司匹林肠溶片。这是我们没有理解指南吗? 不是。我们意识到了指南中抗凝治疗的重要性,体会到了抗凝治疗的必要性,但我们还是没有使用华法林。因为很多患者出院后服药的依从性很差,更不会定期来门诊监测 INR,何况抗凝过度导致出血的风险。当向患者告知这种可能的风险时,这也是他们不能接收华法林治疗的重要原因。个人认为,在基层,指南若要充分应用于临床实践,经济发达的地区或许要容易一些,但经济欠发达的地区还会是一个漫长的过程。

【心得体会】

1. 不同的环境下,指南必然被赋予不同的意义。在基层这个特定的环境下,指南的特殊性就在于它的实用性。就如同一根被雕琢过的扁担,就算再完美,也还是一根扁担,若被用来挑东西时,反而不如一根普通的扁担那样坚固、实用。所以,指南在基层医院的推广,一定要注重其实用性,并利于患者的依从性。这样不仅有助于基层医生的理解和掌握,进而规范运用指南指导实践,让患者更好地配合医生做出最优化的诊疗方案。

2. 近年来指南的更新较快,但基层医生参与继续教育的机会较少,而指南在基层医疗落实的关键环节就是基层医生和全科医生,并且临床上的很多细节在已有指南中并未述及。因此,有必要制定适合基层医疗的相关指南,使得指南内容基层化,这样更加简单易懂,便于基层医生的理解和应用。

【经典箴言】

让指南内容基层化,这样可以更好地指导基层医疗工作,真正达到指南的"本土化"。

(丁香园网站心血管专业版块网友)

心血管科医生共勉

1. 正在持续静脉镇静或昏迷的患者,要注意患者是否张口呼吸。

2. 没有血栓,就没有心血管事件,静脉血栓抗凝,动脉血栓抗血小板,ACS 要双管齐下。

3. 科室里面有关急诊抢救的器械一定要牢记其位置和使用方法,特别是心电图、监护仪、除颤器等。

4. "不一定血脂高才降脂",应根据患者心血管疾病的危险分层及个体特点合理选择调脂药物,并根据不同的危险分层确定降脂治疗的目标值。

5. 胺碘酮仅用等渗葡萄糖溶液配制,不要向输液中加入任何其他制剂。

6. 氯吡格雷不能与奥美拉唑、埃索美拉唑共同服用,减低氯吡格雷的药效。

7. 有些血管扩张剂如双嘧达莫、罂粟碱等,可能引起所谓"冠状动脉窃血"，正常心肌的供血量增加，但缺血心肌的供血量反而更少，因而不再用于治疗心绞痛。

8. 胺碘酮刺激大，尽量通过中心静脉输液，没有也要使用较粗的血管，手背静脉不适合，容易发生静脉炎及皮肤坏死。

9. 胺碘酮不推荐按照公斤体重计算用量，个体差异较大。需要给予负荷量（胺碘酮复律的作用有剂量依赖性，需要足够的剂量才起效），按照先快后慢，前10分钟、6小时、18小时。

10. 氯吡格雷不是升级版本的阿司匹林，"有钱先吃氯吡格雷"的观念也是错误的。

11. 胺碘酮与华法林联用，可延长凝血酶原时间40%，故华法林剂量应减少25%~50%。

12. 地高辛一般不宜和钙盐联用，尤其忌与含钙注射剂联用。

13. 口服华法林INR不达标，不要盲目加大剂量。华法林可与多种药物或食物发生相互作用，先除外酒精、维生素、肝药酶诱导剂、含有维生素的蔬菜等因素。

14. 微量泵速度从0.1ml/h到99.9ml/h的波动范围，从机械学原理上看，如每次调0.1ml/h的微调是不准的。至少要0.5ml/h级别调整才能保证准确性，1~5ml/h调整级别是比较科学的。

15. 他汀类尽量避免与柚子同服，增加肝损伤概率、横纹肌溶解等不良反应的发生风险。

16. 过敏性休克时肾上腺素切不可直接静脉使用，务必稀释。

17. 临床上，吗啡肌内注射现象普遍存在，但说明书、指南不推荐吗啡肌内注射！

18. 医生要治病，首先要诊断正确，同时不能忘记"疗心"，要理解患者疾苦。医生面对的患者，都有喜怒哀乐、七情六欲，精神因素起到非常大的作用。医生的一句话，可以救人，也可以使人"生"病。每一位医生都应该让自己的善言成为良药。

（编辑整理：卡木荣　胡　俊　刘凯东　陈祥新）

52检